Jürgen Klauber
Max Geraedts
Jörg Friedrich
Jürgen Wasem

Krankenhaus-
Report 2016

Krankenhaus-Report 2016

Schwerpunkt: Ambulant im Krankenhaus

Herausgegeben von
Jürgen Klauber, Max Geraedts, Jörg Friedrich und Jürgen Wasem

Mit Beiträgen von

Volker Eric Amelung
Susanne Armbruster
Boris Augurzky
Andreas Beivers
Ute Bölt
Dirk Bürger
Reinhard Busse
Hendrik Dräther
Tobias Freund
Jörg Friedrich
Alexander Geissler
Max Geraedts
Bettina Gerste
Bernhard Gibis

Lena Harries
Matthias Hofmann
Klaus Jacobs
Elke Jeschke
Regina Klakow-Franck
David Klemperer
Ina Kopp
Rike Kraska
Christian Krauth
Wulf-Dietrich Leber
Gregor Leclerque
Jürgen Malzahn
Carina Mostert
Olaf Neubert

Monika Nothacker
Wilm Quentin
Antonius Reifferscheid
Marcel Richter
Torsten Schelhase
Harald Schrem
Wiebke Schüttig
Jutta Spindler
Niels Straub
Leonie Sundmacher
Dominik Thomas
Hanna Tillmanns
Jürgen Wasem
Christian Wehner

Mit 88 Abbildungen und 84 Tabellen

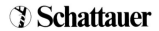 Schattauer

Zuschriften an:

Susanne Sollmann
Redaktion Krankenhaus-Report
Wissenschaftliches Institut der AOK (WIdO)
Rosenthaler Straße 31
10178 Berlin

Ihre Meinung zu diesem Werk ist uns wichtig!
Wir freuen uns auf Ihr Feedback unter www.schattauer.de/feedback oder direkt über QR-Code.

Bibliografische Information der Deutschen Nationalbibliothek
Die Deutsche Nationalbibliothek verzeichnet diese Publikation in der Deutschen Nationalbibliografie;
detaillierte bibliografische Daten sind im Internet über http://dnb.d-nb.de abrufbar.

© 2016 by Schattauer GmbH, Hölderlinstraße 3, 70174 Stuttgart, Germany
E-Mail: info@schattauer.de
Internet: www.schattauer.de
Printed in Germany

Lektorat: Lektorat und redaktionelle Bearbeitung durch die Herausgeber
Satz: Satzpunkt Ursula Ewert GmbH, Kulmbacher Straße 16 ½, 95445 Bayreuth
Druck und Einband: Westermann Druck Zwickau GmbH, Zwickau

Auch als E-Book erhältlich:
ISBN 978-3-7945-6980-9

ISBN 978-3-7945-3154-7

Vorwort

Im internationalen Vergleich stellt die medizinische Versorgung in Deutschland einen Sonderfall dar, ist sie doch geprägt durch die historisch gewachsene starke institutionelle Trennung von ambulanter und stationärer Leistungserbringung. Die unterschiedlichen strukturellen und rechtlichen Rahmenbedingungen für Leistungserbringer des ambulanten und stationären Sektors hinsichtlich der Ermittlung des Versorgungsbedarfs, der Definition des Leistungskatalogs, der Vergütung und der Qualitätssicherung erschweren es, die nicht nur aus Patientensicht zu wünschende integrierte Versorgung entlang eines Behandlungspfades mit ausreichender informationstechnischer Vernetzung abzustimmen. Die fachärztliche ambulante Versorgung ist in diesen Regelungskontexten gebunden. Vor dem Hintergrund der sektoralen Starre blieb die mögliche Verlagerung stationärer Versorgung in den ambulanten Bereich im internationalen Vergleich bislang deutlich zurück.

Gleichwohl hat sich das Bild der ambulanten Leistungserbringung an der Schnittstelle von ambulantem und stationärem Sektor kontinuierlich verändert. Auch wenn der Sicherstellungsauftrag für die vertragsärztliche ambulante Versorgung bei den kassenärztlichen Vereinigungen liegt, sind aus spezifischen Regelungszusammenhängen heraus immer mehr Formen der ambulanten Leistungserbringung im Krankenhaus entstanden. So wurden neben den bereits seit Anfang der 90er Jahre bestehenden Regelungen zum ambulanten Operieren diverse Institutsambulanzen für spezielle medizinische Felder geschaffen, den Hochschulambulanzen neben Forschung und Lehre jüngst explizit ein ambulanter Versorgungsauftrag zugewiesen, Medizinische Versorgungszentren auf den Weg gebracht und Regelungen zur sektorenübergreifenden ambulanten spezialfachärztlichen Versorgung getroffen. In der ambulanten Notfallversorgung nehmen die Krankenhäuser in der Praxis eine wachsende Stellung ein.

Die entstandene Vielfalt ambulanter Leistungserbringungsformen im Krankenhaus wirft aber auch verstärkt die Frage auf, wie sich diese Versorgungsformen hinsichtlich der benannten Herausforderungen in das Zusammenspiel von ambulanter und stationärer Versorgung in Deutschland einfügen. Bisher setzt die Politik darauf, möglichst adäquate Einzellösungen für die verschiedenen Versorgungsfragen zu schaffen.

Der Krankenhaus-Report 2016 beleuchtet vor diesem Hintergrund in seinem Schwerpunkt so weit wie möglich die Erbringung von ambulanten Leistungen durch die Krankenhäuser in ihren verschiedenen Formen. An diversen Stellen zeigt sich im Vergleich zur klassischen sektoralen Versorgung ein hoher Grad an Intransparenz, sei es hinsichtlich Leistungsgeschehen, Vergütung, Einbettung in die Versorgung und Qualitätssicherung. Dieser Umstand ist auch den spezifischen Regelungen für die unterschiedlichen Ambulanzformen geschuldet. Für eine systematische Weiterentwicklung mit dem Ziel, sektorale Barrieren zu überwinden, ist dies alles andere als förderlich.

Neben der Analyse der verschiedenen Erbringungsformen ambulanter Leistungen im Krankenhaus befassen sich weitere zentrale Kapitel mit der internationalen Einordnung, der historischen Entwicklung und den ordnungspolitischen Perspektiven der ambulanten Versorgung durch Krankenhäuser. Übergreifende Fragen, etwa nach der fachärztlichen Ausstattung oder wie alle jeweils relevanten Akteure in einen patientenbezogenen Versorgungspfad eingebettet sind, werden ebenfalls aufgegriffen. Nicht zuletzt geht es aber auch um die perspektivische und zielgerichtete Weiterentwicklung eines historisch gewachsenen Konglomerats an ambulanten Erbringungsformen durch Krankenhäuser.

Wie in jedem Jahr greift der Krankenhaus-Report über sein Schwerpunktthema hinaus weitere Themen von besonderer Relevanz und Aktualität in der Rubrik „Zur Diskussion" auf. Die Beiträge erörtern ein Konzept, die zukünftige Krankenhausplanung bedarfsgerecht auszurichten, um Unter-, Über- und Fehlversorgung zu vermeiden und stellen die aktuelle deutsche Choosing-Wisely-Initiative vor, auf deren Basis leitlinienbasierte Versorgungsziele besser umgesetzt werden sollen. Ein weiterer Beitrag untersucht auf Basis von Routinedaten die poststationäre Arzneimittelversorgung von Herzinsuffizienz-Patienten.

In seinem statistischen Teil stellt der Krankenhaus-Report auch in diesem Jahr wieder umfassende und detaillierte Informationen auf Basis der Daten des Statistischen Bundesamtes und des Wissenschaftlichen Instituts der AOK (WIdO) bereit. Das Krankenhaus-Directory gibt eine Übersicht über zentrale Kennziffern für circa 1 400 Krankenhäuser bezogen auf Struktur, Leistungsspektrum und Wettbewerbssituation. Im Internetportal des Krankenhaus-Reports findet sich eine um QSR-Behandlungsergebnisse ergänzte Version.

Den Mitgliedern des Editorial Boards gilt unser besonderer Dank. Ihre Anregungen und ihr Engagement von der konzeptionellen Gestaltung bis zur praktischen Umsetzung haben den Krankenhaus-Report in seiner vorliegenden Form erst möglich gemacht. Ebenso sei dem Schattauer-Verlag gedankt, der das Projekt wie gewohnt professionell und routiniert verlegerisch betreut hat.

Schließlich gebührt auch den Mitarbeiterinnen und Mitarbeitern des WIdO Dank für die vielfältige Unterstützung, insbesondere Susanne Sollmann und Gregor Leclerque für die redaktionelle Betreuung und Ursula Mielke für die Erstellung von Abbildungen und Grafiken sowie die Gestaltung des Internetauftritts.

Berlin, Witten und Essen, im Januar 2016

Jürgen Klauber
Max Geraedts
Jörg Friedrich
Jürgen Wasem

Inhalt

Teil IV Daten und Analysen

Einführung

Bei idealtypischer Betrachtung besteht hinsichtlich der Patientenversorgung gesetzlich Versicherter in Deutschland eine klare Dichotomie: Die ambulante medizinische Versorgung obliegt den niedergelassenen Ärzten; dies umfasst auch die Notfallversorgung. Der Sicherstellungsauftrag für die ambulante Versorgung liegt bei den kassenärztlichen Vereinigungen. Demgegenüber ist der Wirkungsbereich der Krankenhäuser prinzipiell auf die stationäre Leistungserbringung beschränkt; auch nicht-stationäre Behandlungen der Krankenhäuser stehen in einem engen Zusammenhang mit stationären Fällen, beispielsweise bei vor- oder nachstationärer Behandlung. Nach § 39 SGB V nehmen die Krankenhäuser im System der Gesundheitsversorgung eine sekundäre Rolle ein, die nur dann zum Tragen kommt, wenn eine qualitativ hochwertige Behandlung nicht auf anderem Wege, insbesondere durch die niedergelassenen Ärzte, möglich ist. Die Realität sieht jedoch ganz anders aus.

So ist in den letzten Jahren eine Vielzahl ambulanter Leistungsbereiche des Krankenhauses entstanden, aus den unterschiedlichsten Beweggründen und mit unterschiedlichen Zielrichtungen. Durch den 1993 eingeführten § 115b SGB V dürfen Krankenhäuser ambulante Operationen durchführen, im Jahr 2000 wandelte sich die Regelung in eine Vorgabe, ambulant mögliche Leistungen auch ambulant zu erbringen. Eine Ergänzung erfuhr der § 115b in verschiedenen gesetzlichen Modifikationsstufen durch § 116b SGB V, der die ambulante Behandlung durch Krankenhäuser mit Hinblick auf hochspezialisierte Leistungen und besondere Erkrankungen vorsieht, mithin auf diejenigen Leistungen abzielt, deren Erbringung durch die Niedergelassenen allein nicht garantiert werden kann. Die aktuelle gesetzliche Erweiterung des Versorgungsauftrags für die Hochschulambulanzen über die Forschung und Lehre hinaus vollzieht formal nach, dass hier ebenfalls spezialfachärztliche ambulante Versorgungsaufgaben schon länger wahrgenommen werden. Für diverse medizinische Versorgungsfelder der Psychiatrie, Geriatrie, Sozialpädiatrie etc. wurden neue Formen von Institutsambulanzen geschaffen, um Versorgungslücken zu schließen. In der sektorenübergreifenden ambulanten Notfallversorgung werden in vielen Regionen die Notfallambulanzen im Krankenhaus zunehmend von den Patienten in Anspruch genommen.

In seinem Schwerpunkt widmet sich der Krankenhaus-Report 2016 der ambulanten Leistungserbringung im Krankenhaus in ihren verschiedenen Facetten. Die historische Entwicklung wird nachgezeichnet und das ambulante Leistungsgeschehen an Kliniken wird im internationalen Vergleich dargestellt. Einzelbeiträge nehmen sich ausgewählter ambulanter Leistungsformen im Detail an und vertiefen Themen wie die fachärztliche Ausstattung in den ambulanten Strukturen im Krankenhaus oder deren Rolle bei der Patientenversorgung in der Transplantationsmedizin. Nicht zuletzt diskutiert der Schwerpunkt ordnungspolitische Perspektiven der Weiterentwicklung der ambulanten Versorgung im Krankenhaus.

Schwerpunktthema: Ambulant im Krankenhaus

Ambulante Krankenhausleistungen – ein Überblick, eine Trendanalyse und einige ordnungspolitische Anmerkungen

Seit Anfang der neunziger Jahre ist die historisch gewachsene strikte Trennung zwischen dem stationären und dem ambulanten Sektor schrittweise aufgebrochen worden. Mit der Ermächtigung von Krankenhausärzten, Regelungen zur vor- und nachstationären Behandlung und zum ambulanten Operieren, Programmen für bestimmte Patientengruppen im Rahmen von Institutsambulanzen bis hin zu Notfall- und Hochschulambulanzen existiert mittlerweile ein breites Spektrum der ambulanten Leistungserbringung durch Krankenhäuser.

Dieser gesundheitspolitische Trend folgte jedoch keinem übergeordneten Konzept. Vielmehr wurden für einzelne Fragen der Gesundheitsversorgung an der Schnittstelle des ambulanten und stationären Sektors jeweils ad hoc spezifische Lösungen geschaffen. Im Ergebnis stehen daher diverse Versorgungsangebote vergleichsweise inkonsistent nebeneinander, bis hin zu Fällen, in denen identische Leistungen je nach Regelungskreis unterschiedlich vergütet werden. Bei vielen neuen Versorgungsformen ist zugleich eine ungesteuerte Mengenentwicklung zu konstatieren – Ausdruck des Umstandes, dass sowohl im stationären als auch im niedergelassenen ambulanten Bereich Maßnahmen der Mengenbegrenzung greifen, die jedoch für die neuen Angebote keine Anwendung finden.

Letztlich zeigt sich hier, dass das deutsche System der starken sektoralen Trennung von ambulanter und stationärer Versorgung einer ordnungspolitischen Antwort harrt. Die vorliegende Diagnose bescheinigt ein klares Steuerungsdefizit. Es scheint hier geboten, institutionsunabhängig einen einheitlichen Ordnungsrahmen für die ambulante fachärztliche Versorgung zu schaffen. Es bedarf einer einheitlichen ambulanten Bedarfsplanung, eines Leistungsspektrums mit geklärten Innovationsregeln, vereinheitlichter Vergütungssysteme und einer geklärten Qualitätssicherung. Die Autoren halten es jedoch nicht für politisch realistisch, dass hier der „große Wurf" im Sinne eines einheitlichen Ordnungsrahmens gelingt. Vielmehr gehen sie davon aus, dass die gemeinsame Selbstverwaltung im Rahmen korporativistischer Steuerung sukzessive neue Prinzipien für die Vielfalt ambulanter Krankenhausleistungen implementieren kann. (*Beitrag Leber/Wasem*)

Ambulante Leistungen von Krankenhäusern im europäischen Vergleich

Im Vergleich zum europäischen Ausland wird in Deutschland nur ein sehr geringer Teil der ambulanten Versorgung im Krankenhaus erbracht. Dies lässt sich insbesondere am geringen Anteil der Krankenhäuser an den Ausgaben für die ambulante Behandlung ersehen, aber auch am Verhältnis zwischen im Krankenhaus angestellten und niedergelassenen Ärzten. Im Unterschied zu den meisten anderen europäischen Ländern besitzt die fachärztliche Versorgung durch Niedergelassene in Einzelpraxen in Deutschland einen herausragenden Stellenwert. Die Autoren halten die verstärkte Substitution von stationären Leistungen durch ein ausbalanciertes ambulantes Leistungsangebot sowohl für die Patienten als auch aus Systemperspektive für vorteilhaft. Innovativen sektorenübergreifenden Versorgungsstrukturen, die dies leisten, steht jedoch die fehlende Harmonisierung von sektoralen Vergütungs- und Planungsstrukturen entgegen.

Der Handlungsbedarf für Deutschland vor dem Hintergrund mangelnder intersektoraler Integration wird insbesondere am Beispiel der Notfallversorgung zunehmend deutlich, von der die Krankenhäuser immer größere Anteile übernehmen. Untersuchungen zeigen, dass Patienten im Falle eines (wahrgenommenen) Notfalls dazu tendieren, Krankenhäuser direkt aufzusuchen, da sie hier ein breiteres Spektrum an diagnostischen und therapeutischen Angeboten erwarten. Eine vergleichbare Einstellung der Patienten zeigt sich auch in anderen europäischen Ländern, wobei das Krankenhaus hier aufgrund des oftmals geringen Angebots fachärztlicher Anlaufstellen außerhalb des Krankenhauses ohnehin einen höheren Stellenwert hat. International haben Länder Initiativen entwickelt, um Notfallpatienten im Rahmen eines integrierten Notfallsystems besser zu steuern. Mögliche Elemente sind etwa flächendeckend integrierte Notrufzentralen oder auch die Einrichtung eines Systems von Notfall- bzw. Portalpraxen. (*Beitrag Geissler/Quentin/Busse*)

Ambulante Notfallversorgung an Krankenhäusern und durch ambulante Leistungserbringer

Im Jahr 2013 wurden hochgerechnet 18,6 % der GKV-Versicherten im Rahmen der ambulanten Notfallversorgung behandelt. Der Beitrag analysiert erstmals aus sektorenübergreifender Perspektive die ambulante Notfallversorgung, und zwar exemplarisch für die Länder Berlin, Brandenburg und Mecklenburg-Vorpommern. Die empirische Analyse der Notfallversorgung in Deutschland stößt generell auf eine Vielzahl regionaler Besonderheiten hinsichtlich Aufbau und Organisation wie auch hinsichtlich angebots- und nachfrageseitiger Einflussfaktoren. Dies gilt sicher auch für die hier analysierte Länderauswahl. So werden in Berlin und Brandenburg drei Viertel der ambulanten Notfälle im Krankenhaus versorgt, während es in Mecklenburg-Vorpommern 56 Prozent sind. Dahinter dürften einerseits die unterschiedlichen Ausgestaltungen des ambulanten Notfalldienstes stehen, aber auch das Inanspruchnahmeverhalten der Patienten dürfte spezifisch sein, etwa im großstädtischen Bereich in Berlin, wo zwischen zwei Notfallambulanzen von Krankenhäusern im Mittel nur 2,7 Kilometer liegen. Erwartungsgemäß nehmen die an der stationären Grundversorgung beteiligten Krankenhäuser durchweg an der Notfallversorgung teil. Beteiligt an der Notfallversorgung sind in den hier betrachten drei Ländern aber auch viele vergleichsweise kleine Leistungserbringer, denn ein Drittel dieser Krankenhäuser behandelt im Mittel weniger als fünf AOK-Notfälle pro Tag. Keineswegs endet die Notfallversorgung immer mit einem Kontakt. Fast 15 % der Patienten, die wegen eines Notfalls bei einem niedergelassenen Arzt waren, suchen am selben Tag noch ein Krankenhaus auf. (*Beitrag Dräther/Mostert*)

Psychiatrische Institutsambulanzen

Psychiatrische Institutsambulanzen (PIAs) stellen einen vom Budget her betrachtet kleinen, aber seit ihrer Einführung rasant wachsenden Teil der psychiatrischen und psychosomatischen Versorgung dar. Ihre Aufgabe besteht darin, die Versorgung psychisch Kranker sicherzustellen, die wegen Art, Schwere oder Dauer ihrer Erkrankung eines besonderen krankenhausnahen ambulanten Versorgungsangebotes bedürfen. Der Beitrag zeigt die gesetzlichen und vertraglichen Regelungen dieser Versorgungsform auf. Die empirische Analyse macht deutlich, dass die Teilhabe der PIAs an der Versorgung psychisch Kranker regional stark variiert. Auf 100 000 Einwohner kommen im gesamtdeutschen Durchschnitt sechs Ambulanzen. Im Jahr 2014 wurden bundesweit rund 2,4 Mio. Behandlungsfälle, im Regelfall Quartalsfälle, mit 7,6 Mio. Behandlungskontakten abgerechnet. Die Vergütung variiert je nach Vertrag mit den Krankenkassen und folgt verschiedenen Modellen zwischen Quartalspauschalen und Einzelleistungsvergütung. Den Versorgungsanteil der PIAs an den psychiatrischen Behandlungstagen beziffern die Autoren auf 21 %, während 13 % auf teilstationäre und 66 % auf vollstationäre Versorgung im Krankenhaus entfallen.

Obwohl die PIAs möglicherweise jener Bereich sind, in dem die ambulante Versorgung durch geöffnete Krankenhäuser am meisten fortgeschritten ist, ist hier die Transparenz über das Leistungsgeschehen nach wie vor sehr gering. Neben der im Bundesgebiet uneinheitlichen und im Regelfall wenig differenzierten Vergütungssystematik gibt es in der gesamten Psychiatrie bisher kein externes Qualitätssicherungsverfahren. Es mangelt an geeigneten Grundlagen durch eine Kodierung von Diagnosen und Prozeduren. Den Weg zu einem transparenten Leistungs- und Vergütungssystem halten die Autoren für die psychiatrische Versorgung insgesamt und insbesondere auch die PIAs mit ihrem wachsenden Versorgungsanteil für geboten. Dabei wird es auch erforderlich sein, die Standortplanung der PIAs im Sinne gemeindenaher Versorgung bedarfsorientiert auszurichten. (*Beitrag Neubert/Richter*)

Hochschulambulanzen

Mit dem GKV-Versorgungsstärkungsgesetz (GKV-VSG) wurde eine geänderte Rechtsgrundlage für die Hochschulambulanzen (HSA) geschaffen. War die Leistungserbringung zuvor de jure auf Forschung und Lehre beschränkt, so hat hier mit dem GKV-VSG eine Ausweitung stattgefunden. Tatsächlich hat der Gesetzgeber hier jedoch lediglich die bereits bestehende Praxis nachvollzogen, hatten HSA doch schon bisher spezielle ambulante Versorgungsaufgaben für Patienten mit schweren Erkrankungen wahrgenommen.

HSA behandelten 2013 rund 3,5 Millionen Fälle mit einem Erlösvolumen von 0,5 Mrd. Euro und bilden damit einen der gewichtigeren Teile der Beteiligungsformen der Krankenhäuser an der ambulanten Behandlung. Der Beitrag bietet eine Analyse zu Versicherten- und Versorgungsmerkmalen in den HSA auf Basis von AOK-Daten, wobei auch hier die mäßige Transparenz das größte Problem einer Untersuchung der derzeitigen Versorgungssituation anhand von Routinedaten darstellt. So lässt sich etwa nicht abschätzen, welchen Stellenwert die Forschung und Lehre einerseits und die spezialisierte ambulante Versorgung andererseits in den jeweiligen HSA einnehmen.

Wie auch schon vom Wissenschaftsrat 2010 vorgezeichnet, halten es die Autoren für erforderlich, den Weg zu einem differenzierten Abrechnungssystem und zu einer stärker leistungsbezogenen Vergütung zu beschreiten. Dazu könnte auch ein bundesweit einheitlicher Leistungskatalog gehören. Generell sind die Transparenz des Leistungsgeschehens und die Dokumentation in den HSA deutlich zu verbessern. Dies ist die Grundlage, um mittel- bis langfristig eine angemessene Finanzierung bei geregeltem Patientenzugang zu sichern. (*Beitrag Reifferscheid/Wasem/ Thomas*)

Ambulante spezialfachärztliche Versorgung gemäß § 116 SGB V

Der Beitrag beschreibt die lange Historie der ASV, geht doch die Möglichkeit der Erbringung ambulanter spezialfachärztlicher Leistungen durch die Krankenhäuser schon auf das GKV-Modernisierungsgesetz 2004 zurück. Ab 2007 wurde ein Zulassungsverfahren der Krankenhausplanungsbehörden der Länder eingeführt, im Rahmen dessen seither ungefähr 2 500 Krankenhäuser Anträge gestellt haben, von denen etwa die Hälfte bewilligt wurde. Den Umsetzungsschwerpunkt bildet dabei die Versorgung onkologischer Erkrankungen, wobei regional betrachtet große Unterschiede bestehen. Mit dem GKV-Versorgungsstrukturgesetz aus dem Jahr 2012 wurde ein neuer Anlauf unternommen, dieses Versorgungsangebot weiter zu fördern unter Einbezug der Leistungserbringer aus der vertragsärztlichen Versorgung und Umstellung des Zulassungsverfahrens bei Leistungserbringer-freundlichen Anreizen. Mit dem folgenden GKV-Versorgungsstärkungsgesetz entfiel die Eingrenzung auf die schweren Verlaufsformen bei onkologischen und rheumatischen Erkrankungen.

Faktisch ist die Umsetzung stark belastet durch den gesetzgeberischen Zielkonflikt zwischen Leistungserbringer-freundlichen Vorgaben einerseits und der Vermeidung einer unkontrollierten Ausgabenentwicklung andererseits. Die unterschiedlichen Rahmenbedingungen und Besonderheiten der Sektoren sind limitierende Faktoren für eine erfolgreiche Einführung. Der Durchbruch dieses sektorenübergreifenden Versorgungsangebots steht noch aus: So waren im Juli 2015 nur 18 Teams zur Teilnahme an der ASV gelistet. Die Erweiterung des Versorgungsauftrags für die Hochschulambulanzen bietet ggf. ein vergleichbares Leistungsangebot, das anstelle der ASV favorisiert wird. Ein anderer Unsicherheitsfaktor bleibt die unentschiedene Haltung der Ärzteschaft zu diesem Leistungsangebot vor dem Hintergrund von Budgetbereinigungen. (*Beitrag Klakow-Franck*)

MVZ im Krankenhaus

Seit ihrer Einführung im Jahr 2004 ist die Zahl der Medizinischen Versorgungszentren (MVZs) kontinuierlich gestiegen. Ende 2014 gab es insgesamt 2 073 MVZs in Deutschland, von denen sich 843 in der Trägerschaft von Krankenhäusern befanden. Hinsichtlich der regionalen Verteilung bestehen merkliche Unterschiede. Sowohl bei den MVZs allgemein als auch beim Anteil derjenigen in der Trägerschaft von Krankenhäusern findet sich ein besonderes Schwergewicht in den ostdeutschen Bundesländern. Krankenhaus-MVZs zeichnen sich dadurch aus, dass sie mit im Mittel 7,5 Ärzten etwas größer sind als das durchschnittliche MVZ. Die Ärzte in Krankenhaus-MVZs arbeiten fast vollständig im Angestelltenverhältnis und zu zwei Dritteln in Teilzeit. Damit eröffnen diese MVZs Medizinern eine besondere Form der Tätigkeit.

Mit den MVZs wurde den Krankenhäusern eine weitere Möglichkeit eröffnet, an der ambulanten Versorgung teilzunehmen. Eine sektorenübergreifende Versorgung in Form von Ärzteteams aus beiden Sektoren ist jedoch kaum anzutreffen – lediglich 1 % aller Ärzte in Krankenhaus-MVZs ist mit eigener Zulassung registriert. Nicht erfüllt hat sich die Erwartung, dass MVZs – gleichgültig ob unter der Trägerschaft von Krankenhäusern, Vertragsärzten oder anderen dazu berechtigten Gründern – stärker in dünn besiedelten Regionen gegründet werden und damit dort einen Beitrag zur Sicherstellung der Versorgung leisten. Es zeigt sich im Gegenteil ein auf Städte ausgerichtetes fachärztliches Versorgungsmodell: Krankenhaus-MVZs finden sich schwerpunktmässig, wie MVZs generell, in städtischen Verdichtungsgebieten. Es bleibt abzuwarten, was sich aus der Erweiterung des Gründerkreises auf kommunale Träger mit dem Versorgungsstärkungsgesetz für diese Perspektive ergibt. Die Autoren hoffen auf eine Weiterentwicklung der MVZ-Landschaft im Sinne eines echten sektorenübergreifenden Ansatzes mit lokaler Verbundbildung. (*Beitrag Gibis/Hofmann/Armbruster*)

Ambulante Operationen im Krankenhaus

Das ambulante Operieren (AOP) ist eine der frühesten Formen der Partizipation von Krankenhäusern an der ambulanten Versorgung. Der rechtliche Rahmen des 1993 mit dem Gesundheitsstrukturgesetz eingeführten § 115b SGB V sah zunächst eine zusätzliche Option zur Abrechnung vor, im Jahr 2000 erweiterte sich der Fokus auf stationsersetzende Leistungen mit dem Ziel, stationäre Behandlungsfälle zu substituieren. Ausgehend von der Darstellung der rechtlichen Grundlagen analysiert der Beitrag die globale Marktentwicklung des ambulanten Operierens durch Krankenhäuser und niedergelassene Vertragsärzte. Nach einer langen Phase wuchs der Bereich in seiner Marktbedeutung zeitgleich mit der Implementierung des DRG-Systems in der stationären Vergütung. In diesem kurzen Zeitraum wurden zwar relevante Anteile des ambulanten Potenzials in der stationären Versorgung in den AOP-Bereich verlagert, ein entsprechender Ausgabenrückgang der GKV ist allerdings nicht zu beobachten. Seitdem stagniert die Entwicklung. Ökonomisch ist AOP mit ca. 600 Mio. Euro pro Jahr einer der größeren Bereiche der ambulanten Betätigungsformen der Krankenhäuser, gleichwohl im Vergleich zu den Umsätzen der Krankenhäuser im stationären Bereich immer noch von geringer Bedeutung. Auf die niedergelassenen Vertragsärzte entfällt das Dreifache.

Die Analyse der Top 20 der AOP-Leistungen der Krankenhäuser zeigt, dass diese je nach der Art der Leistung und in komplexeren Behandlungszusammenhängen zu unterschiedlichen Anteilen auch stationär erbracht werden. Die Analysen verweisen aber auch darauf, dass es weiterhin relevante Anteile von stationären Krankenhausfällen im Kurzliegerbereich gibt, bei denen ein nicht ausgeschöpftes Ambulantisierungspotenzial vermutet werden kann.

Auch die Arbeitsteilung zwischen niedergelassenen Vertragsärzten, AOP im Krankenhaus und stationärer Leistung variiert zwischen den Leistungen stark. Der Anteil des AOP im Krankenhaus schwankt zwischen 6 und 59 Prozent. Zugleich unterscheidet sich die Arbeitsteilung auch regional erheblich. (*Beitrag Friedrich/Tillmanns*)

Krankenhausaufenthalte infolge ambulant-sensitiver Diagnosen in Deutschland

Dem Konzept der sogenannten ambulant-sensitiven Diagnosen (ASD) liegt der Gedanke zugrunde, Diagnosen zu fokussieren, für die stationäre Behandlungsfälle bei geeigneter ambulanter Versorgung hätten verhindert werden können. Auf der Basis eines Delphi-Prozesses mit 40 Medizinern der ambulanten und stationären Versorgung wurden internationalen Beispielen folgend 22 relevante ambulant-sensitive Diagnosegruppen für Deutschland identifiziert, die rd. 5 Mio. Krankenhausfälle umfassen. Von diesen bewerteten die Experten 3,7 Millionen bzw. 20 Prozent aller Krankenhausfälle, als potenziell vermeidbar – unter der Voraussetzung, dass im ambulanten Sektor die benötigte Versorgung adäquat angeboten wird, beispielsweise effektive Akutbehandlungen wie auch ein gutes Management chronischer Erkrankungen. Die Ausgaben für die vermeidbaren Krankenhausfälle schätzen die Autorinnen auf 7,2 Mrd. Euro. Mögliche Einsparungen, die durch die Vermeidung von stationären Krankenhausfällen und bei alternativer ambulanter Versorgung ggf. erzielt werden können, sind nicht Gegenstand der vorliegenden Studie. (*Beitrag Sundmacher/Schüttig*)

Die fachärztliche Ausstattung der ambulanten Versorgung im Krankenhaus

Vor dem Hintergrund einer wachsenden Anzahl und Vielfalt von Ambulanzen in den deutschen Krankenhäusern und einer zunehmenden Diversifizierung muss auch die Frage gestellt werden, ob diese Strukturen immer ausreichend fachärztliches Personal vorhalten. Dies ist letztlich auch eine Frage der Patientensicherheit.

In den Qualitätsberichten der Krankenhäuser für das Jahr 2012 zeigt sich, dass die dort ausgewiesene Personalausstattung der für die ambulante Leistungserbringung angeführten Fachabteilungen zwar ausreichend hoch ist, um in 95 % der Fälle eine mindestens achtstündige fachärztliche Versorgung pro Tag (einschließlich Wochenenden) zu gewährleisten. Allerdings gewährleisten danach 39 % der Abteilungen keine fachärztliche Personalausstattung rund um die Uhr an sieben Tagen der Woche.

Die faktische fachärztliche Arbeitsaufteilung zwischen ambulanter und stationärer Versorgung kann aus den Qualitätsberichten nicht abgelesen werden. Gleiches gilt für die Berufserfahrung des Personals oder auch die Fallzahl und Fallschwere der in den jeweiligen Ambulanzen zu versorgenden Patienten. Letztlich zeigen auch die Qualitätsberichte 2012 beachtliche Inkonsistenzen hinsichtlich der Angaben zur Facharztausstattung der Krankenhäuser. Die Interpretation der Ergebnisse unterliegt also diversen Limitationen. Hier spricht zunächst viel dafür, die Aussagekraft der Qualitätsberichte zu verbessern.

Gleichwohl wirft das Analyseergebnis die Frage auf, wie mit dem Problem mangelnder Facharztausstattung in Ambulanzen umzugehen ist. Aber auch, ob die Vielzahl der Ambulanzen mit starker Diversifizierung überhaupt in der bestehenden Breite notwendig ist und nicht vielmehr größere Ambulanzen mit spezialisierten Sprechstunden organisiert bzw. Ambulanzen zusammengelegt werden sollten. Im Weiteren sprechen sich die Autoren dafür aus, über eine Mindestpersonalausstattung der Krankenhäuser mit ambulanten Behandlungsmöglichkeiten nachzudenken. (*Beitrag Geraedts/Kraska*)

Behandlungswege in der Transplantationsmedizin – Herausforderungen bei der Bewältigung von ambulanten und stationären Schnittstellen

Die stetig wachsende Zahl ambulanter Versorgungsformen im Krankenhaus verstärkt die grundsätzliche Herausforderung, die Patientenversorgung mit einer Vielzahl beteiligter Akteure im ambulanten und stationären Sektor zu organisieren und zu integrieren. Die Transplantationsmedizin ist ein Beispiel für die Anforderung einer komplexen Kooperation einer Vielzahl von Leistungserbringern und Institutionen. Von der Diagnosestellung der Grunderkrankung über die Transplantation selbst bis hin zur Nachsorge ist eine Vielzahl von Beteiligten in den Prozess eingebunden. Die Abstimmung zwischen diesen verlangt auch vom Patienten selbst beziehungsweise von dessen Angehörigen eine erhebliche Koordinierungsleistung, die umso schwieriger zu erbringen ist, als sich der Patient quasi per Definition in einer physisch und psychisch sehr belastenden Situation befindet.

Für die Transplantationsmedizin wird ein intersektoraler Behandlungspfad im Sinne eines integrierten Versorgungskonzeptes benötigt, was generell für den Umgang mit diversen chronischen und meist komplexen Krankheitsbildern gilt. Hier erweist sich das deutsche Gesundheitswesen mit seinen sektoralen Versorgungsstrukturen als hinderlich. Hemmende sektorale Finanzierungsstrukturen und -anreize sind zu überwinden. Wesentlicher Baustein einer verbesserter Kooperation und Koordinierung in der Transplantationsmedizin ist auch die Überwindung der informationstechnischen Brüche zwischen den Sektoren. (*Beitrag Harries/Schrem/ Krauth/Amelung*)

Neuordnung der fachärztlich-ambulanten Versorgung

Ausgehend von einer ähnlichen Analyse des „Flickenteppichs" der fachärztlich-ambulanten Versorgung in seiner Entwicklungsgeschichte, wie im ersten Beitrag von Leber/Wasem dargelegt, postulieren auch hier die Autoren einen Neuordnungsbedarf. Um das ungesteuerte Neben- und Durcheinander von vertragsärztlicher Leistungserbringung und vielfältigen ambulanten Leistungen der Krankenhäuser zu koordinieren, halten sie es nicht für ausreichend, den Einzelbereichen der fachärztlich-ambulanten Versorgung mit Neuordnungen zu begegnen. Vielmehr bedarf es aus ihrer Sicht eines ausreichend grundsätzlichen Konzeptes, das die fachärztlich ambulante Versorgung sektorenübergreifend neu ordnet. Hierzu schlagen sie ein zweistufiges Konzept vor. In einer ersten Stufe sollen notwendige Vorbedingungen entwickelt werden, die unabhängig von der späteren systemischen Ausgestaltung erforderlich sind. Gemeint sind damit etwa der Aufbau einer populationsbezogenen Bedarfsplanung und die Festlegung von übergreifenden Regelungen zum Vergütungssystem. Für die folgende Umsetzungsstufe skizziert der Beitrag zwei Varianten einer möglichen Ausgestaltung der Neuordnung der fachärztlich-ambulanten Versorgung, d. h. ein Zulassungsmodell mit Kontrahierungszwang, das sich stärker am bestehenden Ordnungsrahmen der stationären Versorgung orientiert, und ein vertragswettbewerbliches Modell mit Angebotspflicht der Krankenkassen. (*Beitrag Malzahn/Jacobs*)

Zur Diskussion

Gemeinsam Klug Entscheiden – eine Initiative für die Gesundheitsversorgung in Deutschland?

Die US-amerikanische Choosing-Wisely-Kampagne aus dem Jahr 2011 zielt auf eine Stärkung der ärztlichen Berufsethik ab. Obgleich auf theoretischer Ebene praktisch unbestritten, geraten ethische Prinzipien der ärztlichen Berufsausübung im Alltag mitunter aus dem Blick. Hierzu gehört auch die eigentlich gebotene Beschränkung der Behandlung auf fachlich notwendige Leistungen. In den USA, aber auch in europäischen Ländern wurden Top-5-Listen oftmals nicht-indizierter Leistungen bei der Behandlung durch Ärzte in spezifischen Versorgungskontexten entwickelt. Zur Frage der Wirkung dieser Programme gibt es bisher kaum Evidenz – die Ergebnisse einzelner Analysen bleiben noch hinter den Veränderungserwartungen zurück, ggf. weil die bisherigen Implementierungsbemühungen nicht ausreichen.

In Deutschland wurde die Choosing-Wisely-Initiative insbesondere vom Deutschen Netzwerk Evidenzbasierte Medizin sowie der Arbeitsgemeinschaft der Wissenschaftlichen Medizinischen Fachgesellschaften (AWMF) aufgegriffen. Aufbauend auf den internationalen Vorbildern wurde mit der Initiative „Gemeinsam Klug Entscheiden" (GKE) ein eigener Weg beschritten. Das Ziel ist, wissenschaftlich fundierte Empfehlungen zu Versorgungsaspekten oder Krankheitsbildern zu geben, die auf Basis der Leitlinien nicht ausreichend in der Versorgungspraxis ankommen. Ein besonderes Gewicht liegt dabei auch auf dem Arzt-Patienten-Dialog im Sinne partizipativer Entscheidungsfindung. Welche Versorgungsrelevanz diese junge Initiative für Deutschland entwickeln wird, ist zum gegenwärtigen Zeitpunkt offen. (*Beitrag Klemperer/Kopp/Nothacker*)

Qualität der poststationären Arzneimittelversorgung von Patienten mit Herzinsuffizienz

Seit 2009 steht mit der Nationalen Versorgungsleitlinie Herzinsuffizienz (HI) eine evidenzbasierte Handlungsempfehlung für Patienten mit Herzinsuffizienz zur Verfügung. Im Rahmen des AQUA-Projektes „Qualitätsindikatorensystem für die ambulante Versorgung" (QISA) wurden Qualitätsindikatoren zur medikamentösen Behandlung der HI entwickelt, die zur Analyse der Arzneimittelversorgung von HI-Patienten herangezogen werden können.

Die sektorenübergreifende Analyse auf Basis der AOK-Routinedaten des Jahres 2012 zeigt, dass es bei der medikamentösen Versorgung von Patienten mit Herzinsuffizienz weiterhin Verbesserungspotenziale gibt. Im Ergebnis zeigt sich für den Indikator ACE-Hemmer/AT1-Blocker ein insgesamt hoher Erfüllungsgrad, für die Indikatoren Betablocker und orale Antikoagulation bei Vorhofflimmern fällt er moderat aus. Es zeigen sich aber für alle drei Verordnungsziele zum Teil deutliche regionale Unterschiede. Weiter auffällig sind die insgesamt niedrigeren Erfüllungsraten bei älteren Patienten und bei Patienten mit psychiatrischer Komorbidität. Aus den Ergebnissen leiten die Autoren weiteren Handlungsbedarf für Maßnahmen der Qualitätsförderung ab. (*Beitrag Freund/Gerste/Jeschke*)

Bedarfsgerechtigkeit zur Vermeidung von Über-, Unter- und Fehlversorgung im Krankenhaussektor

Der Beitrag skizziert ein Konzept einer grundsätzlichen Linie, wie die Operationalisierung von Bedarfsgerechtigkeit im Rahmen der zukünftigen Krankenhausplanung angegangen werden soll, um Über-, Unter- und Fehlversorgung zu vermeiden. Danach unterscheiden die Autoren den Ausführungen des Sachverständigenrates folgend zunächst zwischen subjektiver und objektiver Bedarfsgerechtigkeit. Bei der objektiven Bedarfsgerechtigkeit spielen einerseits quantitative Aspekte wie die Über- und Unterversorgung mit Leistungen eine Rolle, andererseits aber auch die qualitative Fehlversorgung.

Wesentliche Merkmale der subjektiven Bedarfsgerechtigkeit sind das Recht des Patienten auf Informationen über die medizinische Qualität eines Krankenhauses und die Wahlfreiheit des Patienten, etwa im elektiven Bereich längere Wege anzutreten. Maßgeblich für den Patienten sind Ergebnis- und Indikationsqualität und die Erreichbarkeit des freiwillig gewählten Krankenhauses.

Qualitativer Fehlversorgung ist einerseits durch Aufnahme von Qualitätsvorgaben in den Krankenhausplänen entgegenzuwirken, die sich auf Mindestanforderungen an die Struktur-, Prozess- und Ergebnisqualität beziehen. Anforderungen an Zentren und Schwerpunkte sollten klar definiert sein. Ebenso wesentlich sind Maßnahmen zu Stärkung der Indikationsqualität. Hier plädieren die Autoren für Zweitmeinungsverfahren.

Die Frage der Unterversorgung kann über Erreichbarkeitsschwellen adressiert werden, Analysen auf Basis von Geo-Informationssystemen erlauben ein entsprechendes Monitoring. Bei einer drohenden Krankenhausschließung sind die Auswirkungen auf die Erreichbarkeit alternativer Leistungserbringer zu analysieren. Sofern ein definiertes Erreichbarkeitsmaß nicht überschritten wird, kann das Krankenhaus ausscheiden. Bei Überschreiten sind alternative Versorgungskonzepte zu prüfen.

Überversorgung kann durch Gegenüberstellung regionaler Behandlungsraten mit einem bundesweiten Durchschnitt adressiert werden. Die Auffälligkeitsschwelle ist festzulegen. Perspektivisch sind für die Feststellung der Auffälligkeit weitere nachfrage- und angebotsseitige Faktoren, die die Inanspruchnahme von stationären Leistungen beeinflussen, ggf. für den Schwellenwert zu berücksichtigen. Im Falle einer festgestellten Überversorgung in einer Region sollen Maßnahmen zur Verbesserung der Indikationsqualität im betreffenden Leistungssegment ergriffen werden. Einer weiteren Angebotsausweitung ist über Verbotsregelungen oder Selektivverträge zu begegnen. (*Beitrag Augurzky/Beivers/Straub*)

Krankenhauspolitische Chronik, Daten und Analysen, Directory

Die Krankenhausbudgets 2013 und 2014 im Vergleich

Für die Einnahmen der Krankenhäuser beziehungsweise die Ausgaben der gesetzlichen und privaten Krankenversicherungen ist die jährliche Vereinbarung der Krankenhausbudgets von besonderer Bedeutung. Krankenhäuser, die ihre Leistungen über DRGs abrechnen, machen dabei den größten Anteil aus. Für diese analysieren die Autoren die Budgetentwicklung und die maßgeblichen Determinanten der Jahre 2013 und 2014 anhand der amtlichen Formulare „Aufstellung der Entgelte und Budgetermittlung" (AEB). Im Vergleich dieser zwei Jahre sind die Budgets ausgleichsbereinigt um rund 2,6 Mrd. Euro gestiegen. Das entspricht einem Anstieg um 4,4 %. Wie im Vorjahr ist dieses Budgetwachstum überwiegend der Preisentwicklung geschuldet, die im Wesentlichen von den Änderungen durch das Beitragsschuldengesetz getrieben wurde. Der ausgleichsbereinigte Preiseffekt liegt bei 2,9 %, während der Beitrag des Mengenwachstums mit 1,5 % ähnlich wie im Vorjahr ausfällt. (*Beitrag Mostert/Friedrich/Leclerque*)

Auch in der vorliegenden Ausgabe enthält der Krankenhaus-Report wieder die bewährte **Krankenhauspolitische Chronik** (*Beitrag Bürger/Wehner*). Sie umfasst alle wichtigen Ereignisse im Krankenhausbereich. Im Buch enthalten ist dabei der Zeitraum von der Jahresmitte 2014 bis zur Jahresmitte 2015. Die vollständige Chronik ab dem Jahr 2000 steht im Internetportal bereit.

Darüber hinaus enthält der Krankenhaus-Report 2016 wie üblich einen umfassenden **Statistikteil auf Basis der Daten des Statistischen Bundesamtes** mit Übersichten, Darstellungen und Analysen. In drei Beiträgen geben die Autoren Aufschluss über die Grund- und Kostendaten der Krankenhäuser (*Beitrag Bölt*) sowie über das Leistungsgeschehen in den deutschen Krankenhäusern sowohl auf Grundlage der Diagnosestatistik der Krankenhäuser (*Beitrag Schelhase*) als auch auf Basis der fallpauschalenbezogenen Statistik nach § 21 KHEntgG (*Beitrag Spindler*).

Das **Krankenhaus-Directory** präsentiert Angaben zu Grundcharakteristika, Leistungsmengen und Marktposition für ca. 1 400 Krankenhäuser auf Basis der hausbezogenen „Aufstellungen der Entgelte und Budgetermittlung" (AEBs). Eine um QSR-Informationen angereicherte Version findet sich ebenfalls im Internetportal.

Teil I Schwerpunktthema

Ambulant im Krankenhaus

(Kapitel 1–12)

1 Ambulante Krankenhausleistungen – ein Überblick, eine Trendanalyse und einige ordnungspolitische Anmerkungen

Wulf-Dietrich Leber und Jürgen Wasem

Abstract

Die spätestens mit dem Gesetz über Kassenarztrecht 1955 implementierte rigide Trennung zwischen dem stationären und dem ambulanten Sektor ist in den vergangenen 25 Jahren in vielen Einzelschritten vom Gesetzgeber aufgebrochen worden. Beispiele sind vor- und nachstationäre Behandlung, ambulantes Operieren, diverse Institutsambulanzen, jüngst die ambulante spezialfachärztliche Versorgung. Dieser gesundheitspolitische Trend folgte jedoch keinem übergeordneten Konzept. Vielmehr wurden für einzelne Fragen der Gesundheitsversorgung an der Schnittstelle des ambulanten und stationären Sektors jeweils ad hoc spezifische Lösungen geschaffen. Im Ergebnis stehen daher diverse Versorgungsangebote vergleichsweise inkonsistent nebeneinander; identische Leistungen werden je nach Regelungskreis unterschiedlich vergütet. Notwendig ist daher ein einheitlicher Ordnungsrahmen für die ambulante fachärztliche Versorgung. Er muss die Bereiche Bedarfsplanung, Qualitätssicherung, Innovationsregeln und Vergütung umfassen. Wahrscheinlich ist, dass die Ausgestaltung der gemeinsamen Selbstverwaltung übergeben wird.

The rigid separation between the inpatient and outpatient sector which was implemented in Germany with the SHI Physicians Act in 1955 has been broken by the legislature in many individual steps in the past 25 years. Examples include pre-admission and post-discharge treatment, outpatient surgery, diverse outpatient units and recently outpatient specialist care. However, this trend in health policy did not follow an overarching concept. Rather, specific solutions for individual health care issues were ad hoc created at the interface of outpatient and inpatient sectors. As a result, various health care services exist quite inconsistently side by side; identical services are paid differently, depending on the respective regulations. Thus, a uniform regulatory framework for outpatient specialist care is called for. It must include the areas of demand planning, quality assurance, innovation rules and remuneration. In all likelihood, the task of designing it will be passed on to the joint self-administration.

1

1.1   Der gesundheitspolitische Trend zu ambulanten Krankenhausleistungen

Die Öffnung der Krankenhäuser für ambulante Leistungen ist ein stabiler gesundheitspolitischer Trend der letzten 25 Jahre. Bis 1989 existierte die sektorale Trennung in ambulante und stationäre Versorgung quasi in Reinkultur. Mit dem Gesundheitsreformgesetz (GRG) begann eine Entwicklung zugunsten eigenständiger Versorgungsformen für ambulante Krankenhausleistungen, die in der Regel ohne ordnungspolitische Abstimmung neben der vertragsärztlichen Versorgung existieren. Inzwischen gibt es fast zwei Dutzend Rechtsformen, so z. B. Hochschulambulanzen, psychiatrische Institutsambulanzen, vor-, nach- und teilstationäre Versorgung. In Abschnitt 1.2 werden die jeweiligen Charakteristika kurz dargestellt. Außerhalb der Betrachtung bleiben die Tätigkeit von medizinischen Versorgungszentren in Krankenhausträgerschaft sowie die honorar- und belegärztliche Behandlung. Wir sprechen bei den ambulanten Krankenhausleistungen nicht von „sektorenübergreifender Versorgung", weil diese Begrifflichkeit für Versorgungskontexte, in denen zugleich Behandlungsabschnitte „mit" und „ohne" Bett einbezogen sind, reserviert sein sollte.

Abschnitt 1.3 skizziert diesen Trend zur Krankenhausambulanz als das Ende eines deutschen Sonderweges, Abschnitt 1.4 zeigt den Handlungsbedarf im Bereich Zulassung/Bedarfsplanung, Leistungskatalog, Vergütungssystem und Qualitätssicherung. Wahrscheinlich ist eine Marktregulierung durch die intermediären Instanzen wie den Gemeinsamen Bundesausschuss (G-BA) und das Institut für Qualität und Transparenz im Gesundheitswesen (IQTIG).

1.2   Rechtsformen und Regulierung

1.2.1   Rechtsformen im Überblick

Die Rechtsformen ambulanter Krankenhausleistungen sind extrem heterogen und lassen sich nur schwer in eine ordnungspolitische Systematik bringen. Eine gewisse Orientierung bietet die folgende Gruppierung:
1. Traditionelle Ergänzung der kassenärztlichen Versorgung: ermächtigte Krankenhausärzte und Notfallambulanzen
2. Allgemeine Erweiterung der Krankenhaustätigkeit: vor- und nachstationäre Versorgung, teilstationäre Versorgung, pseudostationäre Versorgung (Stundenfälle)
3. Ambulanzen für spezielle Patientengruppen: z. B. psychiatrische Institutsambulanzen, geriatrische Institutsambulanzen, sozialpädiatrische Zentren, spezialfachärztliche Versorgung
4. Besondere Versorgungsformen: Disease-Management-Programme (DMP), integrierte Versorgung

Tabelle 1–1 zeigt die unterschiedlichen Rechtsformen nebst initialem Gesetzgebungsverfahren. Sie werden anschließend kurz skizziert.

Tabelle 1–1

Rechtsformen ambulanter Krankenhausleistungen

#	Rechtsform	§(§) SGB V	Start	Initialgesetz
1	Ermächtigte Krankenhausärzte	116 (zuvor: 368a (6) RVO) 95 (1)	*18.08.1955	*Gesetz über Kassenarztrecht (GKAR)
	und ermächtigte ärztlich geleitete Einrichtungen		**01.01.1988	**Gesundheitsreformgesetz (GRG)
2	Pseudostationäre Behandlung (Stundenfälle)	– (39)		
3	Praxiskliniken (dreiseitige Verträge)	122*,	*25.03.2009	* Krankenhausfinanzierungs- reformgesetz (KHRG)
		115**	**01.01.1989	** Gesundheitsreformgesetz (GRG)
4	Ambulantes Operieren im Krankenhaus	115b	01.01.1993; 01.01.2000	Gesundheitsstrukturgesetz (GSG); erweitert durch GKV- Gesundheitsreformgesetz 2000
5	Vor- und nachstationäre Behand- lung im Krankenhaus	115a	01.01.1993	Gesundheitsstrukturgesetz (GSG)
6	Ambulante Behandlung im Kranken- haus bei Unterversorgung	116a	01.01.2004	GKV-Modernisierungsgesetz (GMG)
7	Ambulante Behandlung im Kranken- haus	116b (2 ff.) (alt)	01.01.2004	GKV-Modernisierungsgesetz (GMG)
8	Ambulante spezialfachärztliche Versorgung (ASV)	116b (neu)	01.01.2012	GKV-Versorgungsstrukturgesetz (GKV-VStG)
9	Hochschulambulanzen	117 (zuvor: 368n RVO)	18.08.1955	Gesetz über Kassenarztrecht (GKAR)
10	Sozialpädiatrische Zentren	119	01.01.1989	Gesundheitsreformgesetz (GRG)
11	Pädiatrische Spezialambulanzen/ Spezialambulanzen an Kinder- kliniken	120 (1a)	25.03.2009	Krankenhausfinanzierungs- reformgesetz (KHRG)
12	Psychiatrische Institutsambulanzen	118 (zuvor: 368n (6) 2 RVO)	01.01.1986	Gesetz zur Verbesserung der ambulanten und stationären Versorgung psychisch Kranker (PsychKVVerbG)
13	Geriatrische Institutsambulanzen	118a	01.01.2013	Psych-Entgeltgesetz (Psych- EntgG)
14	Strukturierte Behandlungs- programme (DMP)	137f	01.01.2004	GKV-Modernisierungsgesetz (GMG)
15	Integrierte Versorgung	140a-d	01.01.2000	GKV-Gesundheitsreformgesetz 2000
16	Besondere Versorgung	140a	23.07.2015	GKV-Versorgungs- stärkungsgesetz (GKV-VSG)
17	Teilstationäre Behandlung	39	01.01.1989	Gesundheitsreformgesetz (GRG)
18	Notfallambulanzen	75 (1)/76 (1) (zuvor: 368d (1) RVO)	01.01.1989	Gesetz über Kassenarztrecht (GKAR)/Gesundheitsreformge- setz (GRG)
19	Ambulante Behandlung via Terminservicestellen	75 (1a)	23.07.2015	GKV-Versorgungs- stärkungsgesetz (GKV-VSG)

1

1.2.2   Ermächtigte Krankenhausärzte (§ 116 SGB V)

Schon das Gesetz über Kassenarztrecht von 1955 sah die persönliche Ermächtigung von Krankenhausärzten zur ambulanten Behandlung als Möglichkeit für die kassenärztlichen Zulassungsausschüsse für den Fall vor, dass es an niedergelassenen Ärzten einer Fachrichtung fehlt oder ein Bedarf an bestimmten Leistungen besteht. Die Ermächtigung wird nur auf Zeit erteilt, da sie als Notlösung gilt und die Versorgung durch niedergelassene Ärzte immer Vorrang haben soll. Lassen sich im Ermächtigungszeitraum genügend zusätzliche Vertragsärzte nieder, darf die Ermächtigung nicht verlängert werden. Die institutionelle Ermächtigung von Krankenhäusern als „ärztlich geleitete Einrichtungen", die § 95 SGB V und vorher die RVO schon kennt, ist demgegenüber subsidiär; von ihr wurde und wird nur sehr zögerlich Gebrauch gemacht.

Trotz der stetig steigenden Zahl niedergelassener Vertragsärzte ist die Zahl der Ermächtigungen im Bundesgebiet nicht erheblich zurückgegangen. Sie liegt heute mit rund 9 500 auf dem Niveau der 1990er Jahre.[1] Ordnungspolitisch bedeutsam ist, dass es sich bei Ermächtigungen nicht um eine eigenständige Krankenhausleistung handelt. Vielmehr unterliegen sie den Regularien der vertragsärztlichen Versorgung und sind Teil des Honorarsystems.

1.2.3   Pseudostationäre Behandlung (Stundenfälle)

Eine Analyse der Krankenhausabrechnungsdaten (nach § 21 KHEntgG) zeigt, dass es 2014 rund 235 000 Fälle mit einem Ausgabenvolumen von fast 200 Mio. Euro gibt, bei denen Aufnahme- und Entlassungstag identisch sind, ohne dass Tod nach Aufnahme, Verlegung in ein anderes Krankenhaus oder Entlassung gegen ärztlichen Rat hierfür ursächlich sind. Anders als vielfach vermutet ist der Tatbestand eines vollstationären Krankenhausfalles offenbar nicht an eine Übernachtung gebunden. Diese Versorgungsform, bei der innerhalb des stationären Budgets Patienten morgens aufgenommen und nachmittags entlassen werden, soll im Folgenden als „pseudostationär" bezeichnet werden. Inwieweit solche Fälle im beiderseitigen Einverständnis von Krankenhäusern und Krankenkassen abgerechnet worden sind, ist schwer ermittelbar; jedenfalls sind keine nennenswerten Rechtsstreitigkeiten über diese Fälle bekannt. Offenbar handelt es sich bei der pseudostationären Versorgung um eine implizite Öffnung der Krankenhäuser für die quasi-ambulante Behandlung, bei der davon ausgegangen werden muss, dass – wenn sie denn nicht illegal war – in all diesen Fällen „die Mittel eines Krankenhauses" vonnöten waren. § 39 SGB V wäre dann eine legitime Rechtsgrundlage.

Obwohl zwischen den Fällen mit und ohne Übernachtung ein deutlicher Ressourcenunterschied besteht, konnten sich die Selbstverwaltungspartner, GKV-Spitzenverband und Deutsche Krankenhausgesellschaft (DKG), bislang nicht auf eigene DRGs für diese Stundenfälle verständigen. Offensichtlich wird krankenhausseitig eine Fehlbelegungsdebatte bei Kurzzeitfällen befürchtet.

---

1   Vgl. KBV: Grunddaten zur vertragsärztlichen Versorgung in Deutschland, verschiedene Jahrgänge.

Abbildung 1–1

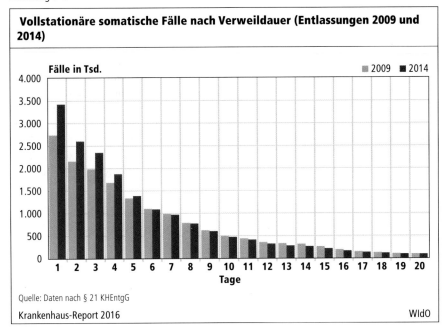

Vollstationäre somatische Fälle nach Verweildauer (Entlassungen 2009 und 2014)

Fälle in Tsd.   ■ 2009 ■ 2014

Tage

Quelle: Daten nach § 21 KHEntgG

Krankenhaus-Report 2016   WIdO

Die Entwicklung der Krankenhausverweildauer deutet darauf hin, dass die Bedeutung von Krankenhausfällen im Grenzbereich zur ambulanten Versorgung erheblich zugenommen hat. Abbildung 1–1 zeigt die „ambulante Kante" des Verweildauerspektrums. Der häufigste Verweildauerwert ist ein Tag – wobei vermutet werden kann, dass die Eintagesfälle von heute die ambulanten Fälle von morgen sind.

1.2.4   Ambulantes Operieren im Krankenhaus (§ 115b SGB V)

Seit 1993 haben die Krankenhäuser die Möglichkeit, ambulant zu operieren. Laut amtlicher Begründung des Gesundheitsstrukturgesetzes[2] zielt die Regelung auf die Substitution stationärer Leistungen durch ambulante Leistungen, die jedoch vom Krankenhaus erbracht werden. Der Katalog ambulant möglicher Operationen (AOP-Katalog) ist dreiseitig zwischen GKV-Spitzenverband, Kassenärztlicher Bundesvereinigung (KBV) und DKG jährlich zu vereinbaren. Seit 2004 gab es allerdings keine substanzielle Fortschreibung des Kataloges, da ein Konsens der Vereinbarungspartner nicht erreichbar ist und eine Schiedsstellenentscheidung (§ 115b Abs. 3 SGB V) von jedem der drei Partner als risikoreich eingeschätzt wird.

Zunächst nutzten die Krankenhäuser die neue Möglichkeit nur in geringem Umfang, da es offenbar als ökonomisch attraktiver eingeschätzt wurde, die Leistungen stationär zu erbringen. Ambulante Operationen fanden fast ausschließlich im Bereich der vertragsärztlichen Versorgung statt. Im GKV-Gesundheitsreformgesetz

---

2 Vgl. BT-Drucksache 12/3608.

2000 wurde die Öffnungsoption um „stationsersetzende Leistungen" erweitert und eine Art Beweislastumkehr eingeführt. Im Katalog sind seitdem Operationen und stationsersetzende Eingriffe gesondert gekennzeichnet, die regelhaft ambulant durchzuführen sind.

Im Gefolge der entsprechenden Katalogerweiterung zum 01.01.2004[3] verzeichneten die 115b-Leistungen ein geradezu explosionsartiges Wachstum mit Steigerungsraten von über 70% im Jahre 2004. Dies mag auch auf die parallele Einführung der DRG-Fallpauschalen für vollstationäre Leistungen zurückzuführen sein: Vor DRG-Einführung waren ambulante Operationen willkommene „Verdünnerfälle", die den Pflegesatz senkten. Nach DRG-Einführung wurden diese Fälle ausgegliedert und bedeuteten eine „extrabudgetäre" Einnahmequelle. Nach wie vor finden sich unter den stationären Eingriffen auch solche des AOP-Katalogs.

1.2.5   Praxiskliniken (§ 122 SGB V)

Mit dem Gesundheitsreformgesetz von 1989 ist eine Regelung zu den Praxiskliniken eingeführt worden (§ 115 Abs. 2 Nr. 1 SGB V): In dreiseitigen Verträgen zwischen den Landesverbänden der Krankenkassen und den Ersatzkassen, Kassenärztlichen Vereinigungen und Landeskrankenhausgesellschaften sollen Regelungen zu Einrichtungen vorgesehen werden, in denen die Versicherten durch Zusammenarbeit mehrerer Kassenärzte ambulant und stationär versorgt werden. Die Vorgabe ist bislang kaum umgesetzt. Auch der mit dem Krankenhausfinanzierungsreformgesetz von 2009 vorgegebene Rahmenvertrag zwischen dem GKV-Spitzenverband und der Spitzenorganisation der Praxiskliniken zu einem Katalog der in diesen Einrichtungen erbringbaren Leistungen wurde bislang nicht vereinbart. Praxiskliniken erbringen ihre Leistungen unter regional unterschiedlichen Rahmenbedingungen.

1.2.6   Vor- und nachstationäre Behandlung (§ 115a SGB V)

Nachdem 1977 im Rahmen des Krankenversicherungs-Kostendämpfungsgesetzes (KVKG) eine fakultative Möglichkeit für die Vertragspartner auf der Landesebene eingeführt worden war, haben Krankenhäuser seit 1992 einen Rechtsanspruch, Patienten, die zur stationären Behandlung eingewiesen worden sind, auch zur diagnostischen Vorabklärung und zur Nachbehandlung ambulant zu versorgen. Es gibt hierfür enge zeitliche Grenzen: drei Tage innerhalb von fünf Tagen vor Beginn der stationären Behandlung und sieben Tage innerhalb von 14 Tagen nach der stationären Behandlung. Seit der DRG-Einführung sind vor- und nachstationäre Behandlungen weitgehend mit der Fallpauschale abgegolten. Nur soweit bei einer nachstationären Behandlung die Summe aus den stationären Belegungstagen und den vor- und nachstationären Behandlungstagen die Grenzverweildauer der Fallpauschale übersteigt, wird sie gesondert vergütet. Indem der vollstationäre Krankenhausaufenthalt verkürzt wird, ermöglicht die Regelung dem Krankenhaus weiterhin Ressourceneinsparungen je Fall.

---

3 Vgl. als Fundstelle für Verträge auf Spitzenverbandsebene www.aok-gesundheitspartner.de.

1.2.7   Ambulante Behandlung im Krankenhaus bei Unterversorgung (§ 116a SGB V)

Die traditionelle Ermächtigung (Abschnitt 2.2) ist in erster Linie personengebunden. Mit dem GKV-Modernisierungsgesetz hat der Gesetzgeber ab 2004 für unterversorgte Gebiete eine zusätzliche institutionelle Ermächtigung von Krankenhäusern erlaubt, sodass in diesen Gebieten der Krankenhausträger auf alle qualifizierten Ärzte seines Hauses zurückgreifen kann. Voraussetzung ist, dass quantitative Versorgungslücken bestehen und diese durch den jeweiligen Landesausschuss festgestellt werden. Diese Regelung wurde bislang nicht angewendet.

1.2.8   Ambulante Behandlung im Krankenhaus (§ 116b alt SGB V)

Nachdem im § 115b SGB V eine Öffnung der Krankenhäuser für ambulante Operationen erfolgt war, schuf man im § 116b SGB V eine darüber hinausgehende Regelung für hochspezialisierte Leistungen, seltene Erkrankungen und Krankheiten mit besonderem Verlauf. Obwohl der § 116b SGB V ein vergleichsweise junger Paragraf ist, hat er bereits eine bewegte Geschichte. Das GKV-Modernisierungsgesetz aus dem Jahr 2003 ermöglichte den Krankenkassen, mit den Krankenhäusern gesonderte Verträge über die Erbringung hochspezialisierter Leistungen sowie zur Behandlung seltener Erkrankungen und von Erkrankungen mit besonderen Krankheitsverläufen zu schließen. Der Katalog möglicher 116b-Leistungen wird im G-BA festgelegt. In Erwartung der Schwierigkeiten, einen solchen Katalog zu verhandeln, hatte der Gesetzgeber bereits zwei hochspezialisierte Leistungen und 13 Erkrankungen vorgegeben, die nach seiner Meinung selten sind oder einen besonderen Verlauf haben.

Der Erfolg der Regelung war bescheiden: Selbst nach vier Jahren gab es nicht einmal eine Handvoll Verträge. Wieso sollten Krankenkassen auch für die ambulante Versorgung zusätzliche Verträge abschließen, wenn sie bereits im Rahmen der Gesamtvergütung für diese Leistungen Geld an die Kassenärztlichen Vereinigungen gezahlt hatten? Bereinigungsregeln für die Gesamthonorierung und das stationäre Budget fehlten.

Mit dem GKV-Wettbewerbsstärkungsgesetz (GKV-WSG) erhielten die Krankenhäuser 2007 eine Art Zulassungsanspruch, der formal über eine „Bestimmung" durch die Planungsbehörden der Bundesländer umgesetzt werden sollte. Es gab rund 4 000 Anträge und 2 000 Bestimmungen (jeweils krankheitsbezogen), die Hälfte davon im Bereich der Onkologie. Die Länder setzten jedoch die Regelung extrem uneinheitlich um: In Schleswig-Holstein gab es mehr als drei Bestimmungen je Krankenhaus, in Bayern nicht einmal 0,1! Im Ergebnis unterschied sich die Zahl der Zulassungen je Krankenhaus bundesweit um mehr als den Faktor 30.

Im Rahmen des GKV-Versorgungsstrukturgesetzes wurde im Jahr 2012 ein eigenständiger, von den Länderbehörden unabhängiger Zulassungsanspruch geschaffen, allerdings nicht nur für Krankenhäuser, sondern auch für spezialisierte niedergelassene Fachärzte. Dies geschah unter der neuen Überschrift „Ambulante spezialfachärztliche Versorgung (ASV)" und ist Thema des nächsten Abschnitts. Aufgrund der langen Bestandsschutzregeln existiert derzeit gleichzeitig eine Versorgung nach § 116b alt und nach § 116b neu.

1

1.2.9   Ambulante spezialfachärztliche Versorgung (§ 116b neu SGB V)

Mit den Regelungen zur ASV entstand im Jahr 2012 erstmals ein Rechtsrahmen, der Zulassung und Vergütung gleichermaßen für niedergelassene Ärzte und Krankenhäuser regelt. Die Umsetzung ist extrem komplex und konfliktbeladen. Aus der Welt des § 116b alt ist vor allem die gesetzliche Definition des Krankheitsspektrums geblieben. Eine Richtlinie des G-BA konkretisierte dieses Spektrum für insgesamt 20 Krankheitsbilder. Die Übertragung der Richtlinie in die Welt des § 116b neu ist inzwischen gelungen, allerdings konnte bislang nur ein Bruchteil der kranheitsbezogenen Konkretisierungen übertragen werden. Dementsprechend lief die Anzeige zur Leistungserbringung langsam an; es zeichnet sich jedoch eine zunehmende Dynamik ab.

Das Verhandlungsgeflecht ist komplex und geht über den G-BA hinaus. GKV-Spitzenverband, KBV und DKG verhandeln dreiseitig die Abrechnung und Vergütung der ASV-Leistungen. Da aber leistungseinschränkende Regelungen nicht jenseits des G-BA stattfinden können, wird in den Konkretisierungen des G-BA auch die Abrechenbarkeit „GOP-genau" geregelt, also je Gebührenordnungsposition (GOP) des einheitlichen Bewertungsmaßstabes (EBM) jeweils getrennt für die Arztgruppen und die Konkretisierungen. Bei 2 000 GOPs für 20 Arztgruppen in 20 Konkretisierungen sind das 800 000 Ja-Nein-Entscheidungen. Darüber hinaus werden Leistungen definiert, die bislang nicht Bestandteil des EBM sind.

Der extrem langsame Verhandlungsverlauf ist ein Indiz dafür, dass mit der ASV ein neuer Sektor geschaffen worden ist. Es werden nicht die Regelungen eines Sektors auf einen anderen ausgeweitet, sondern neue Sektorengrenzen gezogen und eigenständige Regelungen geschaffen. Das Ziel ist dabei ein Behandlungsangebot durch ein interdisziplinäres Team für all jene Fälle, in denen die Kompetenz eines einzelnen Facharztes nicht ausreicht.

1.2.10   Hochschulambulanzen (§ 117 SGB V)

Universitätskliniken sollen ihre ureigenen Aufgaben in Forschung und Lehre auch in der ambulanten Versorgung durchführen können. Sie haben daher seit 1955 mit dem Gesetz über Kassenarztrecht einen Anspruch auf Zulassung zur ambulanten Behandlung durch ihre Hochschulambulanzen, die faktisch auch schon immer zur Sicherstellung der spezialärztlichen Betreuung bestimmter Patientengruppen beitragen soll. 1998 wurden im Rahmen des Psychotherapeutengesetzes (PsychThG) auch poliklinische Institutsambulanzen an psychologischen Universitätsinstituten in die Versorgung einbezogen. Eine 2003 vorgelegte Studie (Lauterbach et al. 2004) weist aus, dass die Hochschulambulanzen tatsächlich in einem Ausmaß ambulante Patienten versorgen, das über den für Forschung und Lehre erforderlichen Umfang deutlich hinausgeht. Die ambulanten Fachärzte weisen offenbar Patienten in die Spezialambulanzen der Universitäten ein, die einen im Vergleich zum sonstigen Patientenklientel höheren Schwierigkeitsgrad der Versorgung aufweisen; dies wird durch durchschnittlich schwierigere Diagnosen, vermehrte Begleiterkrankungen und höheres Alter belegt. Nur 30 % der von den Fachärzten überwiesenen Patienten hatten einen Bezug zur Forschungseinrichtung bzw. zu den dort durchgeführten Studien.

Die Regelungen zur Teilnahme und Vergütung wurden mehrfach modifiziert (Wasem 2015). Die Vergütung wird auf Landesebene einheitlich und gemeinsam von den Landesverbänden der Krankenkassen und den Hochschulträgern verhandelt und direkt durch die Krankenkassen bezahlt. In der Praxis zeigte sich seitdem eine breite Palette von Vergütungsformen mit deutlicher Dominanz von Fallpauschalen bei Fallzahlbegrenzungen.

Mit dem GKV-Versorgungsstärkungsgesetz hat der Gesetzgeber den Auftrag der Hochschulambulanzen erweitert. Es wird eine explizite Rechtsgrundlage für die Diagnostik und Therapie auch solcher Patienten geschaffen, die aufgrund der Besonderheit ihrer Erkrankung einer Hochschulambulanz bedürfen. Näheres soll in dreiseitigen Verträgen auf der Bundesebene geregelt werden; Abweichungen können auf der Landesebene im Einvernehmen festgelegt werden. Für diese Patienten bedarf es einer Überweisung durch einen Facharzt.

Auch die Struktur der Vergütungen soll durch dreiseitige Vereinbarungen auf Bundesebene vorgeprägt werden. Die Politik hat im parlamentarischen Beratungsverfahren deutlich gemacht, dass sie Mengenbegrenzungen kritisch sieht. Die durch die Erweiterung des Auftrags der Hochschulambulanzen bewirkte Verlagerung von Leistungen aus der vertragsärztlichen Versorgung sollen dort zu einer Bereinigung der morbiditätsbedingten Gesamtvergütungen führen, um Doppelfinanzierungen durch die Krankenkassen zu vermeiden.

1.2.11 Sozialpädiatrische Zentren (§ 119 SGB V)

Sozialpädiatrische Zentren der Krankenhäuser können seit 1989 zur Teilnahme an der ambulanten Grundversorgung ermächtigt werden. Sie müssen dazu unter ständiger ärztlicher Leitung stehen und die Gewähr für eine leistungsfähige sozialpädiatrische Behandlung bieten. Diese ist auf diejenigen Kinder auszurichten, die wegen der Art, Schwere oder Dauer ihrer Krankheit oder einer drohenden Krankheit nicht von geeigneten Ärzten oder in geeigneten Frühförderstellen behandelt werden können. Abhängig vom jeweiligen Schwerpunkt des Zentrums werden Krankheitsbilder wie Koordinations- oder Sprachentwicklungsstörungen, aber auch Erkrankungen des Nervensystems und Stoffwechselerkrankungen behandelt. Charakteristisch für diese Versorgung ist, dass das soziale Umfeld einbezogen wird.

Die Leistungen der ermächtigten Institute werden unmittelbar von den Krankenkassen vergütet, typischerweise über quartalsbezogene Fallpauschalen. Derzeit existieren rund 130 sozialpädiatrische Zentren.

1.2.12 Pädiatrische Spezialambulanzen (§ 120 Abs. 1a SGB V)

Seit 2009 sollen die Landesverbände der Krankenkassen und die Ersatzkassen gemeinsam und einheitlich für ambulante Leistungen von pädiatrischen Spezialambulanzen der Krankenhäuser fall- oder einrichtungsbezogene Pauschalen vereinbaren, wenn diese erforderlich sind, um die Behandlung von Kindern und Jugendlichen, die auf Überweisung erfolgt, angemessen zu vergüten. Die Pauschalen werden von der Krankenkasse unmittelbar bezahlt. Sie ergänzen die Vergütung, die die Krankenhäuser aus der Gesamtvergütung von den Kassenärztlichen Vereinigungen nach § 120 Abs. 1 SGB V erhalten.

1

1.2.13   Psychiatrische Institutsambulanzen (§ 118 SGB V)

Neben den Hochschulambulanzen haben seit 1986 alle psychiatrischen Fachkrankenhäuser und Allgemeinkrankenhäuser mit selbstständigen, fachärztlich geleiteten psychiatrischen Abteilungen einen Anspruch auf Ermächtigung ihrer Ambulanzen. Es ist davon auszugehen, dass fast alle der 220 Fachabteilungen und 220 Fachkrankenhäuser von diesem Recht Gebrauch machen. Dazu kommen noch psychiatrische Institutsambulanzen (PIA) in der Kinder- und Jugendpsychiatrie. Sämtliche fachgebundenen Leistungen (psychiatrische und psychotherapeutische Leistungen, Soziotherapie, psychiatrische häusliche Krankenpflege, Laborleistungen usw.) können durch diese Spezialambulanzen erbracht werden.

Eine amtliche Übersicht zur Zahl der Einrichtungen existiert nicht. Einer Übersicht der Gesundheitsministerkonferenz (GMK) aus dem Jahr 2007 ist zu entnehmen, dass ambulante Leistungen von insgesamt 418 PIAs in 434 Fachkliniken und Psychiatrieabteilungen erbracht wurden (GMK 2007). Das finanzielle Volumen ist mit rund 500 Mio. Euro von erheblichem Gewicht. Auch wenn es schwierig ist, das „Komplementärvolumen" der vertragsärztlichen Versorgung abzugrenzen, so zeigt eine grobe Schätzung doch, dass es keinen anderen Bereich gibt, in dem Krankenhausambulanzen einen solch bedeutsamen Anteil an der ambulanten ärztlichen Versorgung haben wie im psychiatrischen Bereich.

Zugang und Leistungsumfang für PIA-Patienten in Allgemeinkrankenhäusern werden in einem dreiseitigen Vertrag zwischen DKG, KBV und GKV-Spitzenverband geregelt. Die Vergütung der Leistungen erfolgt direkt durch die Krankenkassen, ist aber extrem heterogen: Rund ein Drittel der Republik wendet eine Art Einzelleistungssystematik nach bayerischem Vorbild an. In den übrigen Ländern wird nach undifferenzierten Quartalspauschalen abgerechnet.

Die PIAs spielen eine bedeutsame Rolle im Rahmen der Psychiatrie-Entgeltreform. In einer Erweiterung der PIA-Aktivitäten wird ein wesentlicher Schritt zur Überwindung der Sektorengrenze und zur Substitution stationärer Leistungen gesehen. Unbefriedigend bleibt, dass es bislang keine differenzierte Leistungsdokumentation gibt, mit Hilfe derer Fallkonstellationen identifiziert werden könnten, für die eine sektorenübergreifende Vergütung sinnvoll ist. Bislang wird lediglich erfasst, ob der Patient Arztkontakt hatte und ob er zu Hause aufgesucht worden ist.

1.2.14   Geriatrische Institutsambulanzen (§ 118a SGB V)

Mit dem Psych-Entgeltgesetz vom 21.07.2012 erfolgte für den Bereich der geriatrischen Versorgung eine weitere Öffnung der Krankenhäuser für die ambulante Versorgung – allerdings im schmalen Rahmen einer bedarfsabhängigen Ermächtigung. Zur Ausgestaltung wurden der GKV-Spitzenverband und die KBV beauftragt, im Einvernehmen mit der DKG in einer Vereinbarung die Krankheitsverläufe der durch die geriatrischen Institutsambulanzen (GIA) zu versorgenden geriatrischen Patienten sowie die Anforderungen an die Leistungserbringung und die Qualitätssicherung zu regeln. Ein Ergebnis konnte erst nach längerem Vorlauf im Bundesschiedsamt am 15.07.2015 erreicht werden.

Die Vereinbarung[4] sieht vor, dass die GIAs fast ausschließlich auf Überweisung durch Hausärzte in Anspruch genommen werden können. GIAs werden dann ermächtigt, wenn eine ausreichende geriatrische Versorgung durch niedergelassene Geriater nicht sichergestellt ist. Die spezialisierte geriatrische Versorgung in den GIAs ist auf diagnostische Leistungen im Rahmen eines geriatrischen Assessments sowie die Erstellung eines Behandlungsplans beschränkt, die Therapie inklusive Verordnung erfolgt dagegen durch die behandelnden Hausärzte. Insgesamt handelt es sich um eine vorsichtige Einstiegslösung für einen wachsenden Versorgungsbereich.

Die GIA-Vereinbarung ist zum 01.10.2015 in Kraft getreten, wobei eine EBM-Vergütungsregelung für das geriatrische Assessment von GKV-Spitzenverband und KBV bis zum 31.03.2016 zu treffen ist. Erst danach wird die Regelung versorgungspolitische Relevanz entfalten können.

1.2.15 Disease-Management-Programme (§§ 137f und g SGB V)

Weitere Möglichkeiten der ambulanten Behandlung von Patienten bieten sich seit dem 01.01.2004 für Krankenhäuser, die sich an der Durchführung von strukturierten Behandlungsprogrammen zur Versorgung von chronisch Kranken beteiligen. Diese auch Disease-Management-Programme (DMP) genannte Versorgungsform wurde durch das Gesetz zur Reform des Risikostrukturausgleichs in der GKV (RSA-Reformgesetz) ab 2001 als GKV-Leistung aufgenommen und über den RSA gefördert. Der Gesetzgeber öffnete die Chronikerprogramme mit dem GKV-Modernisierungsgesetz von 2003 für die Krankenhäuser. Diese Programme setzen auf eine evidenzbasierte Gestaltung von Versorgungsprozessen und binden die Patienten über Schulungsprogramme in den eigenverantwortlichen Umgang mit ihrer Krankheit ein. Die Vermutung, dass die Behandlung von chronischen Erkrankungen in Deutschland zu unkoordiniert erfolgt, wurde in einem Gutachten des Sachverständigenrates (SVR) für die Konzertierte Aktion für mehrere chronische Krankheiten belegt.[5] Die Programme werden im G-BA von den beteiligten Trägerorganisationen (Spitzenverbände der GKV, KBV und DKG) erarbeitet. Sie wurden zunächst dem Verordnungsgeber zur Umsetzung empfohlen, mit dem GKV-Versorgungsstrukturgesetz von 2011 hat der Gesetzgeber die Programme abschließend in die Hände des G-BA gelegt.

1.2.16 Integrierte Versorgung (§ 140a bis d SGB V)

Die strikte Abschottung durch die Kollektivverträge im ambulanten und stationären Sektor erschwert eine am Krankheitsbild der Patienten orientierte Behandlung. Die Probleme können nach verbreiteter Auffassung in der Gesundheitspolitik durch eine

---

4 Vereinbarung nach § 118a SBG V (Geriatrische Institutsambulanzen – GIA) i. d. F. aus der Sitzung des erweiterten Bundesschiedsamtes gemäß § 118a SGB V vom 15.07.2015. www.gkv-spitzenverband.de/media/dokumente/krankenversicherung_1/krankenhaeuser/ambulante_krankenhausleistungen/gia/Vereinbarung_nach__118a_SGB_V_i_d_F_aus_BSA_inkl_Anlagen_Fassung_vom_18082015.pdf.

5 Vgl. Sachverständigenrat zur Begutachtung der Entwicklung im Gesundheitswesen (SVR 2001).

1

Integration und Kooperation von Leistungserbringern aus allen Bereichen überwunden werden. Die integrierte Versorgung verfolgt daher das Ziel sektorenübergreifender Behandlungsketten der Patienten. Erste Ansätze zur integrierten Versorgung wurden in Strukturverträgen und Modellvorhaben (vor allem mit Arztnetzen) in den 1990er Jahren umgesetzt. Ab dem Jahr 2000 wurde die integrierte Versorgung mit der GKV-Gesundheitsreform als Regelversorgung im SGB V verankert. Mit dem ab Januar 2004 geltenden GKV-Modernisierungsgesetz wurden die gesetzlichen Grundlagen entscheidend weiterentwickelt und die Stellung der integrierten Versorgung deutlich aufgewertet. Es ist seitdem ein relativ weitgehender Freiheitsgrad für die Krankenkassen vorgesehen, die Versorgung ihrer Versicherten insgesamt oder in Teilbereichen in Verträgen zur integrierten Versorgung neu zu gestalten. Krankenhäuser können von den Krankenkassen auch im ambulanten Bereich zur Durchführung von integrierter Versorgung einbezogen werden.

Mit dem GKV-Versorgungsstärkungsgesetz vom Juli 2015 hat der Gesetzgeber die Regelungen zu Selektivverträgen, darunter der integrierten Versorgung, im § 140a SGB V umfassend neu als „Besondere Versorgung" gefasst. Die Gestaltungsmöglichkeiten hinsichtlich der Mitwirkung von Krankenhäusern auch in der ambulanten besonderen Versorgung wurden erweitert. In der integrierten, nunmehr in der besonderen Versorgung werden die Vergütungsmodalitäten einzelvertraglich gestaltet und es findet sich ein breites Spektrum an Regelungen.

1.2.17   Teilstationäre Behandlung (§ 39 SGB V)

Die teilstationäre Versorgung ist ein deutsches Spezifikum, das international keine Entsprechung hat. Im Rahmen des Gesundheitsreformgesetzes 1989 wurde, ähnlich wie beim ambulanten Operieren sowie bei der vor- und nachstationären Behandlung, den Krankenhäusern die Möglichkeit zur Substitution vollstationärer Leistungen eröffnet. Eine Legaldefinition, wodurch sich teilstationäre Fälle einerseits von vollstationären, andererseits von ambulanten Fällen unterscheiden, fehlt bis heute. Ein Blick in die Versorgungswirklichkeit zeigt zwei unterschiedliche Formen:
1. Sequenzielle Mehrtagesfälle, bei denen der Patient nicht durchgängig 24 Stunden im Krankenhaus ist. Dies sind vor allem die geriatrischen Tageskliniken, bei denen der Patient die Nächte zu Hause verbringt. Außerdem gibt es Schlaflabore, bei denen der Patient tagsüber nicht im Krankenhaus verweilt.
2. Eintagesfälle, die sich in der Regel als Teil einer „Intervallbehandlung" wiederholen. Typisch sind die Chemotherapie und die Dialyse.

Das Ausmaß teilstationärer Versorgung ist nicht leicht zu beziffern, da wegen unterschiedlicher Falldefinition (teils Quartalszählung, teils Zählung der Einzelkontakte bei Intervallbehandlung) keine einheitliche Zählweise existiert. Destatis weist für 2014 rund 750 000 Fälle aus. Verglichen mit 18 Mio. vollstationären Fällen ist dies nicht besonders viel, aber für bestimmte Krankheitsbilder eine bedeutsame Versorgungsform.

Anders als es das Wort „teilstationär" suggeriert, handelt es sich de facto um ambulante Leistungen. Dialysen und Chemotherapie werden beispielsweise auch in niedergelassenen Praxen erbracht. Es sind fachärztliche Leistungen, die lediglich im Rahmen des stationären Budgets abgerechnet werden. Strittig ist die Frage, ob es eine Untermenge von teilstationären Fällen gibt, bei denen die Mittel eines Krankenhauses (z. B. aktuelle Verfügbarkeit eines interdisziplinären Teams) konstituierend sind, sodass eine qualitative Verschlechterung eintreten würde, wenn die Versorgung in niedergelassener Praxis stattfindet.

Die Einführung des Rechtskonstrukts „teilstationäre Versorgung" in den § 39 SGB V war zweifelsohne ein entscheidender Schritt für die Öffnung der Krankenhäuser zur ambulanten Versorgung. Es muss aber gefragt werden, ob es dieser Rechtskonstruktion künftig noch bedarf. Wahrscheinlich kann die zwitterhafte, rechtlich völlig unscharfe Fallgruppe sehr gut in tagesstationäre Fälle einerseits und ambulante fachärztliche Versorgung andererseits sowie in eine Sonderregelung für geriatrische Tageskliniken aufgelöst werden.

1.2.18   Notfallambulanz (§ 75 Abs. 1 und § 76 Abs. 1 SGB V)

Bereits das Gesetz über Kassenarztrecht von 1955 hatte vorgesehen, dass die Versicherten in Notfällen nicht zugelassene Ärzte in Anspruch nehmen durften, worunter neben Privatärzten insbesondere auch in Krankenhäusern beschäftigte Ärzte verstanden wurden.[6] Die Bedeutung der Inanspruchnahme von Krankenhäusern über Notfallambulanzen ist gestiegen. Für viele Patienten hat sich dieser Zugangsweg in die Versorgung auch vor dem Hintergrund gefühlter zunehmender Wartezeiten auf Facharzttermine und unklarer Versorgungsmöglichkeiten außerhalb der regulären Sprechstundenzeiten der Vertragsarztpraxen etabliert. Für Krankenhäuser bietet der Patientenkontakt über die Notfallambulanz Möglichkeiten, stationäre Krankenhausfälle zu generieren.

Das Bundessozialgericht (BSG) hat in ständiger Rechtsprechung dazu den Grundsatz entwickelt, dass für Notfallbehandlungen durch Krankenhäuser unabhängig vom zulassungsrechtlichen Status die Regelungen zur Vergütung niedergelassener Ärzte entsprechend Anwendung finden und die Krankenhäuser von den Kassenärztlichen Vereinigungen hierzu aus der Gesamtvergütung zu vergüten sind.[7]

Mit dem Gesundheitsreformgesetz von 1988 hat der Gesetzgeber die Kassenärztlichen Vereinigungen im Rahmen ihres Sicherstellungsauftrags zur Organisation eines Notdienstes verpflichtet. Auch sah dieses Gesetz vor, dass in dreiseitigen Verträgen zwischen den Landesverbänden der Krankenkassen und den Verbänden der Ersatzkassen, den Kassenärztlichen Vereinigungen sowie den Landeskrankenhausgesellschaften die Zusammenarbeit bei der Gestaltung und Durchführung eines ständig einsatzbereiten Notdienstes zu regeln ist. Diese Regelungen mit Blick auf den Einbezug von Krankenhäusern in den Notdienst wurden regional sehr unterschiedlich umgesetzt. Mit dem GKV-Versorgungsstärkungsgesetz hat der Gesetzgeber nunmehr vorgegeben, dass die Kassenärztlichen Vereinigungen den Notdienst auch durch Kooperation und eine organisatorische Verknüpfung mit zugelassenen Krankenhäusern sicherstellen sollen. Eine weitergehend enge Abstimmung sieht das aktuelle Krankenhausstrukturgesetz (KHSG) vor. Danach sollen die Kassenärztlichen Vereinigungen entweder an den Krankenhäusern Portalpraxen einrichten

---

6 Vgl. § 368d Abs. 1 RVO i. d. F. des Gesetzes über Kassenarztrecht (GKAR) vom 17.08.1955, BGBl. I S. 513; seit dem GRG § 76 Abs. 1 Satz 2 SGB V.
7 Vgl. beispielhaft BSG-Urteil B 6 KA 4/12 R vom 12.12.2012.

oder die Krankenhausambulanzen unmittelbar in den vertragsärztlichen Notdienst einbinden. Auf der Bundesebene wird die Zuständigkeit für die vergütungsrechtliche Ausgestaltung des Notdienstes auf den ergänzten Bewertungsausschuss, also unter Einbeziehung der DKG, übertragen. Mit den Neuregelungen beabsichtigt die Politik auch, der von den Krankenhäusern formulierten Kritik bezüglich einer Unterfinanzierung der Notfallambulanzen Rechnung zu tragen.

1.2.19   Ambulante Behandlung via Terminservicestellen (§ 75 Abs. 1a SGB V)

Zur Vermeidung langer Wartezeiten in der fachärztlichen Versorgung sind die Kassenärztlichen Vereinigungen seit dem GKV-Versorgungsstärkungsgesetz verpflichtet, Terminservicestellen einzurichten. Gelingt es der Terminservicestelle nicht, innerhalb von vier Wochen einen Behandlungstermin in zumutbarer Entfernung zu vermitteln, so hat sie einen ambulanten Behandlungstermin in einem zugelassenen Krankenhaus anzubieten. Inwieweit diese Regelung zu einer quantitativ bedeutsamen Regelung wird, ist derzeit schwer abschätzbar.

1.3   Zur Historie der deutschen Sektorentrennung

1.3.1   Sektorale Trennung durch das Kassenarztmonopol

Eine starre Trennung von ambulanter und stationärer Versorgung in Deutschland war lange ein dem internationalen Beobachter beim Blick auf die Versorgungsstrukturen im deutschen Gesundheitswesen auffallendes Charakteristikum (Hofmarcher et al. 2007). Sie ist eine Folge des Behandlungsmonopols der Kassenärztlichen Vereinigung, das am Ende der Weimarer Republik geschaffen wurde und bis heute die Grundstruktur für die ambulante Behandlung bildet. Im sogenannten Berliner Abkommen gelang es den Ärzten 1913 erstmals, die Zulassung zur kassenärztlichen Versorgung in die Hand eines gemeinsam getragenen „Vertragsausschusses" (später: Zulassungsausschuss) zu geben und die Zahl der Zulassungen je Versicherten gesetzlich vorzugeben. Dies wurde vom Gesetzgeber in der (damals) neuen Reichsversicherungsordnung (RVO) umgesetzt. Im Gefolge von verlorenem Weltkrieg und Weltwirtschaftskrise kam es Ende der 1920er Jahre zu erheblichen Einsparbemühungen. Als eine Art Ausgleich für den Verzicht auf weitere finanzielle Forderungen wurde mit der Brüningschen Notverordnung vom 08.12.1931[8] die Kassenärztliche Vereinigung gegründet und den Ärzten ein Vertragsmonopol zugestanden: Die Krankenkassen durften fortan weder mit Krankenhäusern noch mit einzelnen Ärzten Verträge zur ambulanten Versorgung ihrer Versicherten abschließen. Im Rahmen der sogenannten Aufbaugesetzgebung der Nationalsozialisten wurde die Position der Kassenärztlichen Vereinigungen weiter verfestigt.

---

8 Vgl. Notverordnung des Reichspräsidenten und der Reichsregierung vom 08.12.1931, RGBl. I 718.

Die Spitze ihrer Einflussmöglichkeiten erreichten die Kassenärztlichen Vereinigungen in der Adenauer-Zeit der Bundesrepublik Deutschland. Durch das Gesetz über Kassenarztrecht von 1955 entstand die Struktur, die bis heute für die ambulante Versorgung prägend ist. Die Kassenärztlichen Vereinigungen hatten de facto über den „Sicherstellungsauftrag" ein Behandlungsmonopol. Auch die belegärztliche Vergütung und die Vergütung von Hochschulambulanzen waren Teil einer Gesamtvergütung, die an die Kassenärztlichen Vereinigungen zu zahlen war. Durch Ermächtigungen und Belegarztwesen reichte der Gestaltungseinfluss der Kassenärztlichen Vereinigungen bis in die Krankenhäuser hinein.

Das Behandlungsmonopol der Kassenärztlichen Vereinigungen wurde zwar vielfach kritisiert, weil es z. B. die aufwendige „doppelte Facharztschiene" verursachte (Vorhalten fachärztlicher Kompetenz im Krankenhaus und im niedergelassenen Bereich), wurde jedoch lange nicht ernsthaft in Frage gestellt. Allerdings brachte der öffentlich-rechtliche Charakter der Kassenarztinstitutionen im Umkehrschluss eine große Zahl staatlicher Regulierungen mit sich (Entwicklung der Gesamtvergütung, Zulassungsrecht etc.), sodass von einer Art staatlich reguliertem Monopol gesprochen werden könnte. Eine „selbstbestimmte" ambulante Tätigkeit von Krankenhäusern in der ambulanten Versorgung neben den Kassenärztlichen Vereinigungen wurde für Jahrzehnte unterbunden.[9] Erst Ende des 20. Jahrhunderts setzte eine „Gegenbewegung" ein.

1.3.2 Entstehung pluraler ambulanter Behandlungsformen seit 25 Jahren

Seit Anfang der 1990er Jahre des vergangenen Jahrhunderts sind unter den Denkfiguren einer besseren Verzahnung von ambulanter und stationärer Versorgung und der Nutzung der Krankenhäuser für besonders komplexe ambulante Behandlungen eine Vielzahl von Tatbeständen geschaffen worden, die den Krankenhäusern für spezifische Anlässe ambulante Behandlungsmöglichkeiten einräumen.

Die Krankenhäuser können jedoch nicht in allen Regelungsbereichen autonom entscheiden, ihre Tätigkeit auszuweiten. Dies ist z. T. von der Zustimmung des Kassenarztsystems abhängig, wie z. B. beim ambulanten Operieren, wo der Katalog ambulanter Leistungen auf Bundesebene zwischen DKG, KBV und GKV-Spitzenverband vereinbart wird. Bei der Entscheidung, welches Krankenhaus in welchem Umfang ambulante Operationen durchführt, gibt es allerdings auf der „Ortsebene" keine Mitspracherechte der Kassenärztlichen Vereinigung. In anderen Fällen könnte konfliktiv gegen die Kassenärztlichen Vereinigungen entschieden werden, etwa wenn Krankenhäuser in unterversorgten Gebieten tätig werden wollen, wo es einer entsprechenden Entscheidung des Landesausschusses bedarf, die auch gegen die Position der Kassenärztlichen Vereinigung getroffen werden könnte. In wieder anderen Fällen ist die Kassenärztliche Vereinigung beim ambulanten Tätigwerden von Krankenhäusern gar nicht beteiligt – etwa, wenn Krankenkassen und Krankenhäuser sich bei der besonderen Versorgung (§ 140a SGB V) auf ambulante Leistungen der Krankenhäuser verständigen.

---

9 Zu den Auseinandersetzungen vgl. Rosewitz und Webber 1992, Kapitel 2.

Daraus resultiert insgesamt, dass der gegenwärtige Status des kassenärztlichen Sicherstellungsauftrags unscharf wird. So ist für die ambulanten Leistungen von Krankenhäusern im Rahmen der besonderen Versorgung (§ 140a SGB V) explizit geregelt, dass insoweit der Sicherstellungsauftrag der Kassenärztlichen Vereinigungen nicht gilt. Für die durch Krankenhäuser erbrachten Leistungen der ambulanten spezialärztlichen Versorgung (§ 116b SGB V) und die Leistungen der Hochschulambulanzen (§§ 117, 120 Abs. 2 SGB V) ist zwar eine Bereinigung der Vergütungen, jedoch keine Einschränkung des Sicherstellungsauftrags vorgesehen. Für ambulante Operationen (§ 115b SGB V) schließlich ist weder das eine noch das andere geregelt. Cum grano salis ist daher weniger ein schlüssiges Gesamtkonzept anstelle des durch die Kassenärztlichen Vereinigungen organisierten ambulanten Behandlungsmonopols niedergelassener Ärzte zu konstatieren als vielmehr ein inkonsistentes Nebeneinander der Versorgungsformen. Dies gilt etwa auch für die vertragsärztliche Bedarfsplanung: Während z. B. die von Krankenhausärzten im Rahmen der spezialfachärztlichen Versorgung oder im Rahmen von Ermächtigungen erbrachten Leistungen bei der Ermittlung des Versorgungsgrades zu berücksichtigen sind[10], fehlt eine entsprechende Regelung für die von Krankenhäusern erbrachten ambulanten Operationen.

1.3.3   Finanzvolumina

Kontrastierend zur Außenwahrnehmung des „bürokratischen" deutschen Gesundheitswesens sind aussagefähige Statistiken über die Finanzvolumina im Bereich ambulanter Krankenhausleistungen rar. Das mag zum einen daran liegen, dass es sich fast durchweg um neue Leistungen handelt, deren Volumen noch keine gesonderte Darstellung im Kontenrahmen rechtfertigte. Zum anderen liegt es daran, dass ein Teil der Leistungen integraler Bestandteil der vertragsärztlichen Gesamtvergütung ist und von den Kassenärztlichen Vereinigungen nicht explizit ausgewiesen wird. Es fehlen deshalb in den amtlichen Statistiken so wichtige Bereich wie die Notfallambulanzen oder der Versorgungsbeitrag ermächtigter Krankenhausärzte.

Sofern Daten vorliegen, zeigen sie fast durchgängig ein kräftiges Wachstum (Tabelle 1–2). Ambulante Krankenhausleistungen sind ein Erfolgsmodell, sofern man den Erfolg am Erlösvolumen der Krankenhäuser misst. Stagnation gibt es im Fünf-Jahres-Vergleich 2014 zu 2009 lediglich beim ambulanten Operieren, das seine stürmische Wachstumsphase zehn Jahre früher hatte. Für einige Rechtsformen (z. B. geriatrische Institutsambulanzen) liegen noch keine Daten vor.

Verglichen mit den großen GKV-Ausgabenblöcken Krankenhaus (2014: 68 Mrd. Euro) und ambulante Honorierung (2014: 33 Mrd. Euro) sind ambulante Krankenhausleistungen nach wie vor wenig beeindruckend. Nicht zuletzt wegen der Wachstumsraten hat dieser Bereich das Potenzial, stilbildend für neue (z. B. kooperative) Versorgungsformen zu werden.

---

10 Vgl. § 101 Abs. 2a und 2b SGB V.

Tabelle 1–2

Ausgabenvolumina ambulanter Krankenhausleistungen 2009 bis 2014

Versorgungsform (SGB V)	Kosten (in Mio. Euro)		Differenz (in %)	Anmerkungen/Erläuterungen
	2009	2014		
Ermächtigte Krankenhausärzte (§ 116)	–	–	0	Keine Zahlen vorhanden
Pseudostationäre Behandlung (Stundenfälle)	325	424	31	DRG-Abrechnungsstatistik
Ambulantes Operieren im Krankenhaus (§ 115b)	627	612	– 2	KJ 1-Statistik
Vor- und nachstationäre Behandlung im Krankenhaus (§ 115a)	287	388	35	KJ 1-Statistik (ca. 95 % vorstationär)
Ambulante Behandlung im Krankenhaus bei Unterversorgung (§ 116a)	0	0	0	Kein Anwendungsfall
Ambulante Behandlung im Krankenhaus (§ 116b alt)	37	–		KJ 1-Statistik; bis Ende 2012 im Kontenrahmen
Ambulante spezialfachärztliche Versorgung (ASV) (§ 116b neu)	–	175	0	KJ 1-Statistik; seit 2013 im Kontenrahmen inkl. § 116b alt
Hochschulambulanzen (§ 117)	–	536	0	KJ 1-Statistik; seit 2013 im Kontenrahmen
Sozialpädiatrische Zentren (§ 120 (2), ab 2013 § 119)	164	205	25	KJ 1-Statistik
Pädiatrische Spezialambulanzen (§ 120 (1a))	–	–	0	Keine Zahlen vorhanden
Psychiatrische Institutsambulanzen (§ 118)	387	523	35	KJ 1-Statistik
Geriatrische Institutsambulanzen (§ 118a)	0	0	0	Erste Ausgaben ab 2016 zu erwarten
Strukturierte Behandlungsprogramme (DMP) (§ 137f)	–	1	1	KJ 1-Statistik (ab 2013)
Besondere Versorgung (VSG) (ehemals Integrierte Versorgung) (§ 140a)	–	–	–	Bislang keine gesonderten Krankenhausdaten ausgewiesen
Teilstationäre Behandlung (§ 39)	–	1 586	0	DRG-Abrechnungsstatistik (kein Ausweis im Jahr 2009)
Notfallambulanzen (§ 75)	–	–		Keine Zahlen vorhanden

Quelle: GKV-Statistik

Krankenhaus-Report 2016   WIdO

1.3.4   Heterogenität und Steuerungsdefizite

Der Weg des Gesetzgebers, sukzessive neue Rechtsformen für „Einzelprobleme" auf den Weg zu bringen, hat – wie bereits angedeutet – zu einer extrem komplizierten, heterogenen Regelungsdichte geführt. Keine Rechtsform gleicht der anderen.

Die Heterogenität findet sich nicht nur bei der Zulassung, sondern auch im Bereich der Vergütung. Tabelle 1–3 zeigt, dass von Vergütungen nach dem Bewertungsmaßstab für kassenärztliche Leistungen (EBM) über Quartalspauschalen, tagesbezogene Vergütungen bis hin zur DRG fast alle Vergütungsformen vertreten sind. De facto werden identische Leistungen in unterschiedlichen Rechtsformen in

Tabelle 1–3

Vergütungssysteme für ambulante Krankenhausleistungen

Versorgungsform	§	Vergütung
Ambulantes Operieren	115b	Weitgehend nach EBM
Hochschulambulanzen	117	Frei vereinbart, überwiegend Quartalspauschalen und ergänzende Einzelleistungen
Psychiatrische Institutsambulanzen	119	Überwiegend Quartalspauschalen; mehrere Länder wenden ein bayerisches Einzelleistungssystem an
Vor- und nachstationär	115a	In DRG-Fallpauschale abgegolten, ansonsten abteilungsbezogene Pauschale
Teilstationär	39	Hausspezifische Tages- und Fallfallpauschalen
Ermächtigungen	116 ff.	EBM
Unterversorgung	116a	EBM
Hochspezialisierte Leistungen	116b	EMB mit Ergänzungen
DMP	137f	Frei vereinbart
Pseudostationäre Behandlung		DRGs
Integrierte Versorgung	140a-f	Frei vereinbart

Krankenhaus-Report 2016   WIdO

Höhe und Systematik divergierend vergütet. So hat beispielsweise die gleiche Chemotherapie eine völlig andere Vergütung – je nachdem, ob sie als vollstationäre, teilstationäre oder aber als ambulante Leistung im Rahmen einer Hochschulambulanz erbracht wird. Es fällt schwer zu glauben, dass hinter dieser Vielfalt ein rationales Ordnungsprinzip obwaltet.

Ein Charakteristikum für ambulante Krankenhausleistungen ist die ungesteuerte Mengenentwicklung. Während die großen Nachbarbereiche durch mengensteuernde Instrumente gekennzeichnet sind (Fixkostendegressionsabschläge, Regelleistungsvolumina), existieren solche Instrumente für ambulante Krankenhausleistungen mit wenigen Ausnahmen nicht (z. B. Fallzahlvereinbarungen bei Hochschulambulanzen, die allerdings nach dem GKV-Versorgungsstärkungsgesetz bald eher der Vergangenheit angehören dürften). Das mag eine der Ursachen für die zum Teil exorbitanten Wachstumsraten sein. Als „Fördermaßnahme" war der ungehinderte Marktzugang durchaus politisch gewollt. Es ist aber die Frage zu diskutieren, ob es sachgerecht ist, auch dauerhaft auf entsprechende Steuerungsinstrumente zu verzichten. So mag beispielsweise der Substitutionsgedanke beim ambulanten Operieren Anfang der 1990er Jahre eine bedarfsunabhängige Zulassung und mengenunabhängige Vergütungen gerechtfertigt haben, 20 Jahre später geben jedoch manche dieser Leistungen (z. B. Arthroskopien) durchaus Anlass zu kritischen Fragen zur weiteren Förderungswürdigkeit dieser Leistungen.

1.4 Neuordnung der ambulanten Versorgung nach Pluralisierung der ambulanten Behandlungsformen

1.4.1 Ordnungspolitische Optionen

Der aufgezeigte „Flickenteppich" nicht systematischer Einzelregelungen für die diversen Tatbestände ambulanter Tätigkeit von Krankenhäusern legt die Überlegung nach einem systematischeren ordnungspolitischen Ansatz nahe. Dazu gibt es (mindestens) fünf grundsätzliche Optionen.

Option 1: Sektorales Containment
Hierbei würden die Regelungskreise der vertragsärztlichen Versorgung und der ambulanten Leistungserbringung durch Krankenhäuser grundsätzlich getrennt nach unterschiedlichen Spielregeln ausgestaltet. Für den Krankenhausbereich würden über die diversen Einzelanlässe hinweg möglichst einheitliche Regelungen geschaffen.

Option 2: Wer kann, der darf.
Vorbild für dieses Laisser-faire-Modell wäre die ambulante spezialfachärztliche Versorgung: Der Gesetzgeber würde Qualifikationserfordernisse definieren; im Übrigen wären alle Leistungserbringer zugelassen, die diese Erfordernisse erfüllen – seien sie niedergelassene Ärzte, seien sie Krankenhäuser. Angesichts der gesundheitsökonomisch weitgehend unstrittigen Möglichkeiten von Ärzten wie Krankenhäusern zur „angebotsinduzierten Nachfrage" (Labelle et al. 1994) wäre eine solche Konstellation wohl nur dann überlebensfähig (sprich: finanzierbar), wenn sie mit relativ strikter Budgetierung der Vergütungen verbunden ist. Politisch erscheint dies auf Dauer eher wenig durchsetzbar.

Option 3: Selektives Kontrahieren
Nach dieser Option würde der Sicherstellungsauftrag für die ambulante ärztliche Versorgung auf die Krankenkassen übergehen und sämtliche ambulanten Leistungen, die die Krankenkassen für die Versorgung ihrer Versicherten benötigen, würden im Rahmen von Selektivverträgen eingekauft. Entsprechende Modelle sind bereits vor gut zehn Jahren formuliert worden (Ebsen et al. 2003). Die Politik schätzt diesen Weg offenbar allerdings als eher risikoträchtig ein, sodass auch diese Option eher unwahrscheinlich ist.

Option 4: Krankenhausambulanz als Teil der vertragsärztlichen Versorgung
Vorstellbar wäre auch, dass der Gesetzgeber ambulante Leistungen der Krankenhäuser konsequent in die vertragsärztliche Versorgung integriert – so wie etwa 1998 die Leistungen psychologischer Psychotherapeuten in die kassenärztliche Versorgung integriert worden sind. Vor dem Hintergrund der ohnehin intern mit hohen Spannungspotenzialen arbeitenden Kassenärztlichen Vereinigungen wäre ihre Erweiterung um Krankenhäuser wohl de facto gleichbedeutend mit ihrer Zerstörung – was politisch ebenfalls eher als nicht gewollt einzuschätzen ist.

Option 5: Ambulante Leistungen in einem neuen Ordnungsrahmen

Schließlich wäre vorstellbar, dass der Gesetzgeber einen neuen einheitlichen Ordnungsrahmen für alle ambulanten ärztlichen Leistungen gestaltet, der weder KV-Modell noch Einkaufsmodell noch Laisser-faire-Modell ist. Hierfür müssten eigenständige Spielregeln für Zulassung und Bedarfsplanung, Leistungsspektrum und Innovationsregeln, Vergütungssystem und Qualitätssicherung formuliert werden.

Die Option 5 ist gesundheitspolitisch aussichtsreich und sinnvoll. Zu einem solchen einheitlichen Ordnungsrahmen für die ambulante fachärztliche Versorgung – unabhängig von den sie erbringenden Institutionen – sollen nachfolgend wenige Überlegungen knapp skizziert werden.

1.4.2   Zulassung und Bedarfsplanung

Wie bereits angesprochen, ist der aktuelle Umgang mit den ambulanten Krankenhausleistungen hinsichtlich Zulassung und Bedarfsplanung unsystematisch. Das mit dem GKV-Versorgungsstrukturgesetz 2011 eingeführte „Gemeinsame Landesgremium" (§ 90a SGB V) könnte als Nukleus einer einheitlichen ambulanten Bedarfsplanung angesehen werden, befindet sich aber noch in einem eher embryonalen Stadium.

Es erscheint grundsätzlich sinnvoll, auf Basis von quantitativen und qualitativen Vorgaben, die im Kontext des deutschen Gesundheitswesens wohl durch die gemeinsame Selbstverwaltung im G-BA zu entwickeln wären, die gemeinsamen Landesgremien zu einer einheitlichen ambulanten fachärztlichen Bedarfsplanung weiterzuentwickeln. Auch wenn sich die Bedarfsplanung zur faktischen Kapazitätsbegrenzung bislang weder im ambulanten noch im stationären Bereich als sehr effektiv erwiesen hat, wird der Verzicht hierauf auch deswegen schwer fallen, weil dies bedeuten würde, den Grundsatz der gleichmäßigen Versorgung a priori aufzugeben. Die quantitativen Vorgaben für eine solche einheitliche ambulante Versorgung werden weniger an Kapazitäten, sondern vielmehr an Leistungsmengen anzusetzen haben; gesucht wird ein belastbarer „ambulanter Casemix".

1.4.3   Leistungsspektrum und Innovationsregeln

Für die unterschiedlichen Bereiche des aktuellen Versorgungssystems gelten heterogene Rahmenbedingungen hinsichtlich der Einführung neuer Leistungen. In einem einheitlichen Ordnungsrahmen sollten auch hierfür einheitliche Spielregeln gelten – unabhängig davon, ob die Leistungen von niedergelassenen Ärzten, Notfallambulanzen oder Hochschulambulanzen erbracht werden. Eine vollständige Übernahme des relativ rigiden Systems des Erlaubnisvorbehalts der vertragsärztlichen Versorgung wäre wenig sachgerecht. Aber auch die flächendeckende Öffnung für alle möglichen Innovationen ohne jede Nutzenprüfung erscheint wenig zielführend. Möglicherweise bietet sich als Ausgangspunkt für ein einheitliches System im ambulanten Bereich der Ansatz des GKV-Versorgungsstärkungsgesetzes an, für Innovationen mit neuen, risikobehafteten Medizinprodukten bei stationären Krankenhausleistungen eine Nutzenbewertung durchzuführen, wenn hierfür zusätzliche Entgelte gefordert werden.

1.4.4   Vergütungssystem

Die aufgezeigte Vielfalt an Vergütungsformen (Abschnitt 1.3.4) wirft die Frage auf, ob es ein einheitliches Vergütungssystem für ambulante Klinikleistungen geben kann und sollte. Wenn ja, ist zu fragen, ob dieses mehr Ähnlichkeiten mit der stationären Vergütung mit fallbezogenen Pauschalen (DRG) oder aber mehr Ähnlichkeiten mit dem Einzelleistungssystem der ambulanten Vergütung (EBM) haben sollte.

Die ordnungspolitische Herausforderung zur Vergütung ambulanter Krankenhausleistungen ist, die funktionslose Vielfalt zu reduzieren und einen „zeitgemäßen Minimalstandard" zur Abbildung der Leistungen durchzusetzen. Funktionslos ist die völlig unterschiedliche Vergütung der gleichen Leistung in unterschiedlichen Rechtssystemen. Als nicht mehr zeitgemäß sind die undifferenzierten Quartalspauschalen einzustufen, die weder den unterschiedlichen therapeutischen Aufwand noch die Qualität der Leistung abbilden. Sie führen dazu, dass Krankenhäuser primär einfache „Verdünnerfälle" maximieren, obwohl viele solcher Fälle gut in niedergelassenen Praxen behandelbar wären. Es fehlt zudem der Anreiz, kompliziertere, stationsersetzende Fälle zu attrahieren.

Eklatant ist der Mangel differenzierter Vergütungssysteme bei Hochschulambulanzen, bei psychiatrischen Institutsambulanzen und bei teilstationären Leistungen. Die gesetzliche Vorgabe, vor Ort Vergütungen zu vereinbaren, hat zwar eine Reihe differenzierterer Vergütungen hervorgebracht (vgl. die Vergütung der Hochschulambulanz in Thüringen oder das bayerische PIA-Modell), aber in weiten Teilen der Republik dominiert nach wie vor eine undifferenzierte Fallpauschale. Diese hat die erwähnten negativen Anreize und erlaubt weder Transparenz noch externe Qualitätssicherung. Es bedarf letztlich einer bundespolitischen Kompetenz, um einheitliche Vergütungssysteme mit ausreichender Differenzierung zu etablieren.

Die verpflichtende Einführung des EBM für sämtliche ambulanten Krankenhausleistungen wäre wahrscheinlich ein Weg in die falsche Richtung. Der EBM ist letztlich zu kleinteilig und zu sehr auf die separate Leistungserbringung einzelner Arztgruppen zugeschnitten. Nicht einmal die arztgruppenübergreifende Abrechnung einer ambulanten Operation im Rahmen einer Fallpauschale ist gelungen: Nach wie vor werden Operateur und Anästhesist separat vergütet. Das wird der Leistungserbringung im Team, wie sie typisch für das Krankenhaus ist, nicht gerecht und „taylorisiert" die Vergütung unnötig.

Moderne Vergütungssysteme, wie z. B. das DRG-System, bauen auf Prozeduren und Diagnosen auf und reduzieren die Unendlichkeit von ICD-OPS-Kombinationen mit Hilfe eines Groupers. Dadurch entsteht eine (halbwegs) überschaubare Zahl von Vergütungspositionen. Es ist zu erwägen, für ambulante Krankenhausleistungen ein bundesweites, grouperbasiertes Vergütungssystem einzuführen. Möglicherweise ist die Einführung eines alle Rechtssysteme umfassenden Systems zu anspruchsvoll, sodass ein schrittweises Vorgehen vorzuziehen ist. Beispielsweise bietet sich eine zunächst auf Hochschulambulanzen beschränkte Systementwicklung an (evtl. parallel für psychiatrische Institutsambulanzen). Als Basisversion wäre für Hochschulambulanzen ein System für rund 50 Fachrichtungen mit fünf Schweregraden denkbar, das durch ergänzende Vergütungsvereinbarungen auf Ortsebene komplettiert würde. Voraussetzung wäre die Ermittlung aufwandsgerechter Relativgewichte als Basis für einrichtungsspezifische Punktwerte. Die Verwendung von Diagnosen als vergütungsrelevanter Bestandteil setzt verbindliche Kodierrichtlinien voraus, die aber angesichts der bereits etablierten Kodierrichtlinien im stationären Bereich weniger Widerstand hervorrufen dürften als in der vertragsärztlichen Versorgung. Die Verwendung von OPS und ICD schafft die notwendige Transparenz und dient als Ausgangsbasis auch für bedarfsplanerische Zwecke, die letztlich immer auf definierten „Casemixvolumina" aufbauen müssen. Langfristig ist eine Konvergenz der Vergütungssysteme der unterschiedlichen Rechtsformen anzustreben.

In einem weiteren Sinne sind auch die verordneten Leistungen und die Überprüfung ihrer Wirtschaftlichkeit Teil des Honorierungssystems. Während die Wirtschaftlichkeitsprüfung in der vertragsärztlichen Versorgung Gegenstand heftiger Auseinandersetzungen war und durch das GKV-Versorgungsstärkungsgesetz regionalisiert wurde, führt die Prüfung der Wirtschaftlichkeit ambulanter Krankenhausleistungen ein Schattendasein. Künftig wäre zumindest sicherzustellen, dass eine Datenzusammenführung von Verordnungen im Rahmen ambulanter Versorgung durch Krankenhäuser stattfindet.

Schlussendlich ist im Rahmen der Honorarsystematik auch die Frage mengensteuernder Reglungen zu entscheiden. Wie bereits bei Bedarfsplanung, Innovationssteuerung und Vergütung diskutiert, wird ein vollständiger Verzicht auf jegliche Steuerungsinstrumente den Besonderheiten von Gesundheitsdienstleistungen im Rahmen einer gesetzlichen Zwangsversicherung nicht gerecht. Dies gilt insbesondere dann, wenn es attraktiv ist, bei bereits finanzierten Fixkosten durch Leistungsausweitungen positive Deckungsbeiträge zu erzielen. Bei Mengenausweitungen muss daher eine zumindest partielle Internalisierung der Effizienzgewinne für die Beitragszahler möglich sein.

1.4.5   Qualitätssicherung

Ambulante Krankenhausleistungen sind in puncto Qualitätssicherungsverfahren eine Wüste. Für stationäre Krankenhausleistungen besteht inzwischen ein beeindruckendes Qualitätssicherungssystem mit jährlich über 2 Mio. Qualitätssicherungsbögen und mehr als 400 Indikatoren. Annähernd dreihundert (2014: 279) davon werden klinikbezogen in den Qualitätsberichten veröffentlicht. Für ambulante Leistungen existieren rund zwei Dutzend Richtlinien im Rahmen der vertragsärztlichen Versorgung. Für ambulante Krankenhausleistungen außerhalb der vertragsärztlichen Versorgung (Ermächtigungen) gibt es jedoch bislang kein einziges Qualitätssicherungsverfahren. Dies belegt anschaulich, dass sektorenübergreifende Qualitätssicherung in Deutschland – trotz des gesetzlichen Auftrags – bislang nicht umgesetzt worden ist. Im GKV-Wettbewerbsstärkungsgesetz hatte der Gesetzgeber im Jahre 2007 durch die umfassende Neuordnung des G-BA einen unmissverständlichen Auftrag zur sektorenübergreifenden Qualitätssicherung kodifiziert[11]. Nach länglichen Debatten wurde im Jahre 2010 auch eine Richtlinie zur einrichtungs- und sektorenübergreifenden Qualitätssicherung (Qesü-RL) verab-

---

11   Vgl. § 92 Abs. 1 Nr. 13 i. V. m. § 137 SGB V.

schiedet. Gleichwohl gibt es bis zum heutigen Tage kein einziges funktionierendes Qualitätssicherungsverfahren nach dieser Richtlinie. Das erste Qesü-Verfahren wurde im Jahre 2015 beschlossen und betrifft die Perkutane Koronarintervention (PCI) und die Koronarangiographie. Dabei werden neben der verpflichtenden Dokumentation für die stationären und ambulanten Leistungserbringer erstmals auch Sozialdaten der Krankenkassen gemäß § 299 Abs. 1a SGB V zum Zwecke der Qualitätssicherung genutzt, die regelmäßig ab dem Jahr 2016 von allen Krankenkassen übermittelt werden müssen. Erste Auswertungen werden dann im Folgejahr 2017 zur Verfügung stehen. Berücksichtigt man, dass das erste Jahr in der Regel keine validen Ergebnisse zeigt, dann hat die Einführung der politisch extrem hoch gehandelten sektorenübergreifenden Qualitätssicherung eine ganze Dekade gedauert.

Ursächlich für den langen Weg zur sektorenübergreifenden Qualitätssicherung sind die sektoralen Eigeninteressen von Krankenhausgesellschaften und Kassenärztlichen Vereinigungen. Beide wollen die Qualitätssicherung letztlich „in den eigenen Reihen" halten. Symptomatisch hierfür sind die Organisationen auf Landesebene. Die Landesgeschäftsstellen für Qualitätssicherung (LQS) sind überwiegend bei den Landeskrankenhausgesellschaften angesiedelt, die Qualitätssicherung vertragsärztlicher Leistungen erfolgt mit nennenswertem Arbeitskräfteeinsatz bei den Kassenärztlichen Vereinigungen. Für die Abwicklung sektorenübergreifender Qualitätssicherungsverfahren sind laut Richtlinie Landesarbeitsgemeinschaften (LAG) einzurichten, was erst jetzt mit sehr unterschiedlichen Lösungen für das PCI-Verfahren geschieht. Es bleibt zu hoffen, dass die LAG-Gründung im Rahmen des neuen Verfahrens eine Art Initialzündung für sektorenübergreifende Verfahren bedeutet. Wichtig ist, dass die Chancen zur Neuaufstellung auf Landesebene genutzt und Doppelstrukturen mit den derzeitigen LQS vermieden werden.

Äußeres Zeichen der nach wie vor gespaltenen Qualitätssicherung ist die getrennte Berichterstattung. Bislang gibt es einen Qualitätsreport (in hellblau), den das Qualitätsinstitut nach § 137a SGB V (derzeit noch AQUA) jährlich für den stationären Sektor erstellt. Für den ambulanten Sektor gibt es hingegen einen davon unabhängigen Qualitätsbericht der KBV (in magenta). Ambulante Krankenhausleistungen tauchen in beiden Berichten nicht auf. Das „Zuständigkeitsdilemma" würde sich in dem Moment lösen, in dem das neue, durch das Gesetz zur Weiterentwicklung der Finanzstruktur und der Qualität in der gesetzlichen Krankenversicherung (GKV-FQWG) geschaffene IQTIG einen beide Sektoren übergreifenden Qualitätsreport erstellen würde.

Erwähnt sei – neben den sektoralen Beharrungstendenzen – noch eine zweite Ursache für die fehlenden Qualitätssicherungsverfahren für ambulante Krankenhausleistungen: Qualitätssicherung folgt in Deutschland der Vergütung. Die ersten Qualitätssicherungsverfahren wurden Ende der 1990er Jahre im Gefolge der Fallpauschaleneinführung etabliert. Im letzten Jahrzehnt folgten die noch nicht flächendeckenden, aber doch breit angelegten stationären Qualitätssicherungsverfahren, nachdem die für die DRGs notwendige Kodierung eingeführt worden war. Prozeduren- und Diagnosenerfassung auf der Basis verbindlicher Kodierrichtlinien sind immer die Basis, auf der Qualitätssicherungsverfahren aufsetzen. Wie in Abschnitt 1.4.4 dargestellt, fehlen für viele ambulante Krankenhausleistungen differenzierte, bundeseinheitliche Kodier- und Vergütungssysteme, so z. B. für bedeutsame Bereiche wie Hochschulambulanzen und psychiatrische Institutsambulanzen. Hier würde erst ein bundeseinheitliches Vergütungssystem mit verbindlicher, differenzierter Leistungserfassung die Basis bilden, auf der Qualitätssicherungsverfahren aufbauen könnten.

1.5   Ausblick: Marktregulierung durch intermediäre Instanzen

Die klassische korporativistische Steuerung in gemeinsamer Selbstverwaltung, bei der Krankenkassen und ihre Verbände mit Leistungserbringern bilateral verhandeln, ist in den letzten 15 Jahren durch zahlreiche „intermediäre" halbstaatliche Organisationen ergänzt worden, die wesentliche Steuerungsfunktionen übernommen haben. Gegründet wurde 2001 das Institut für das Entgeltsystem im Krankenhaus (InEK), 2004 das Institut für Qualität und Wirtschaftlichkeit im Gesundheitswesen (IQWiG), 2004 der Gemeinsame Bundesausschuss (G-BA), 2006 das Institut des Bewertungsausschusses (InBA) und 2015 das Institut für Qualität und Transparenz im Gesundheitswesen (IQTIG). Die Zahl der Mitarbeiter dieser Einrichtungen liegt zwischenzeitlich bei über 400 und zeigt einen stabilen Aufwärtstrend. Der Gesetzgeber hat diesen Institutionen wesentliche Steuerungsaufgaben zugewiesen, insbesondere bei den Entgeltsystemen, der Bedarfsplanung und der Qualitätssicherung. Träger dieser Institutionen sind zwar im Wesentlichen die klassischen Selbstverwaltungspartner (GKV-Spitzenverband, KBV, Kassenzahnärztliche Bundesvereinigung (KZBV), DKG), aber z. T. bestehen, wie z. B. im Falle von Ersatzvornahmen, direkte Zugriffsmöglichkeiten des Bundesministeriums für Gesundheit (BMG), das auch bisweilen seine Aufsichtsfunktion zur direkten Einflussnahme nutzt. Das Gesundheitswesen bekommt dadurch einen zunehmend „öffentlich-rechtlichen" Charakter.

Spätestens mit dem Krankenhausstrukturgesetz wurden auch ehemals landesplanerisch Funktionen auf die wichtigste intermediäre Instanz, den G-BA, übertragen. Künftig soll der G-BA Kriterien für Sicherstellungszuschläge und damit für die Notwendigkeit eines Krankenhauses definieren. Zudem sollen Kriterien für eine qualitätsorientierte Planung festgelegt werden. Für den Krankenhausbereich ist damit ein Paradigmenwechsel von der Landesplanung zu Marktregulierung durch eine intermediäre Instanz vorgezeichnet.

Am weitesten fortgeschritten ist dieser Prozess im Bereich der ambulanten spezialfachärztlichen Versorgung. Hier definiert der G-BA en détail Zulassungsvoraussetzungen, Qualitätsvorgaben und Behandlungsumfang. Auch wenn dieser konfliktreiche Vorgang extrem schleppend verläuft, könnte er doch stilbildend für das gesamte Spektrum ambulanter Krankenhausleistungen sein. Das Primat vertragsärztlicher Steuerung wird durch eine Steuerung in „G-BA-Parität" ersetzt, bei der die Krankenkassen die eine Hälfte der Stimmen haben und die Leistungserbringer (KBV und DKG) die andere Bank stellen. Das bedeutet keine Auflösung der Kassenärztlichen Vereinigung, aber letztlich die Beseitigung ihres Monopols für ambulante Leistungen. Zumindest für die fachärztliche Versorgung zeichnet sich hier das Ende eines deutschen Sonderweges ab.

Der neue Ordnungsrahmen könnte sich auch auf das Verhältnis von gesetzlicher und privater Krankenversicherung (PKV) auswirken. So besteht bezüglich Vergütungssystem und Qualitätssicherung im stationären Bereich letztlich „Bürgerversicherung": DRGs und externe Qualitätssicherung sind für GKV und PKV gleichermaßen verbindlich und es existieren lediglich ergänzende Zusatzleistungen wie Einbettzimmer und Chefarztbehandlung. In der ambulanten Versorgung hingegen ist der Kreis der privat Versicherten in eine eigene Rechts- und Vergütungssystematik „ausgegliedert". Bei ambulanten Krankenhausleistungen ist die Situation uneinheitlich: KHG-Regelungen (wie etwa vor- und nachstationäre Behandlung) folgen dem Bürgerversicherungsansatz, während SGB-Regelungen eher auf die gesetzliche Versicherung beschränkt bleiben. Es bedarf eines eigenen Artikels, um hierfür ein zukunftsfähiges Modell zu skizzieren.

Unklar ist, ob es eine Art Rechtsformbereinigung gibt, bei der die Vielfalt unterschiedlicher Regeln durch einen einheitlichen Ordnungsrahmen ersetzt wird (Leber 2010). Wahrscheinlicher ist, dass für die Vielfalt ambulanter Krankenhausleistungen sukzessive einheitliche Prinzipien für Marktzugang, Qualitätssicherung und Vergütung eingeführt werden – höchstwahrscheinlich mit starker Prägung durch die intermediären Instanzen.

Literatur

Ebsen I, Greß S, Jacobs K, Szecsenyi J, Wasem J. Vertragswettbewerb in der gesetzlichen Krankenversicherung zur Verbesserung von Qualität und Wettbewerb der Gesundheitsversorgung. Gutachten im Auftrag des AOK-Bundesverbands. Endbericht – 06. März 2003. Bonn, Berlin 2003. http://wido.de/fileadmin/wido/downloads/pdf_gesundheitssystem/wido_ges_gutachten_vertragsw_1104.pdf (20. Oktober 2015).

Gesundheitsministerkonferenz der Länder 2007. Psychiatrie in Deutschland – Strukturen, Leistungen, Perspektiven. Erarbeitet von der Arbeitsgruppe Psychiatrie der Obersten Landesgesundheitsbehörden im Auftrag der Gesundheitsministerkonferenz (76. Sitzung, Beschluss vom 02./03.07.2003). www.gmkonline.de/_beschluesse/Protokoll_80-GMK_Top1002_Anlage1_Psychiatrie-Bericht.pdf (20. Oktober 2015).

Hofmarcher MM, Oxley H, Rusticelli E. Improved Health System Performance through better care coordination. OECD Working Papers 30. Paris 2007. www.oecd.org/els/health-systems/39791610.pdf (20. Oktober 2015).

Labelle R, Stoddart G, Rice T. A re-examination of the meaning and importance of supplier-induced demand. J Health Econ; 1994 Oct;13 (3): 347–68.

Lauterbach K, Schwartz FW, Potthoff P, Schmitz H, Lüngen M, Krauth C, Klostermann B, Gerhardus A, Stock S, Steinbach T, Müller U, Brandes I. Bestandsaufnahme der Rolle von Ambulanzen der Hochschulkliniken in Forschung, Lehre und Versorgung an ausgewählten Standorten (Hochschulambulanzenstudie). Ein Gutachten im Auftrag des Bundesministeriums für Bildung und Forschung (BMBF). St. Augustin: Asgard 2004.

Leber WD. § 115x. Spezialärztliche Versorgung – Ein Reformprojekt ab 2011. führen und wirtschaften im Krankenhaus 2010; 7 (6): 572–5.

Rosewitz B, Webber D. Reformversuche und Reformblockaden im deutschen Gesundheitswesen. Frankfurt: Campus 1990.

Sachverständigenrat zur Begutachtung der Entwicklung im Gesundheitswesen. Gutachten 2000/2001. Bedarfsgerechtigkeit und Wirtschaftlichkeit. Band III. 3. Bedarf, bedarfsgerechte Versorgung, Über-, Unter- und Fehlversorgung. Bonn 2001. www.svr-gesundheit.de/index.php?id=160 (20. Oktober 2015).

Wasem J. Hochschulambulanzen. In: Best D, Halbe B, Lubisch B, Orlowski U, Preusker UK, Schiller H, Schütz J, Wasem J. Versorgungsstärkungsgesetz (GKV-VSG) – Auswirkungen auf die psychotherapeutische Praxis. Heidelberg: medhochzwei 2015, 83–6.

2 Ambulante Leistungen von Krankenhäusern im europäischen Vergleich

Alexander Geissler, Wilm Quentin und Reinhard Busse

Abstract

Im Gegensatz zu vielen anderen Ländern Europas werden in Deutschland ambulante Leistungen traditionell zumeist außerhalb von Krankenhäusern erbracht. Ein internationaler Vergleich der Ausgaben für die ambulante Versorgung im Krankenhaus (in Deutschland 2,8 %, in Portugal 39,8 %), des Anteils der im Krankenhaus beschäftigten Ärzte, des Anteils an Tagesfällen und der Organisation der fachärztlichen Versorgung machen dies deutlich. Beispielhaft zeigt sich die hiermit einhergehende Problematik in der Notfallversorgung. Notaufnahmen der Krankenhäuser werden oftmals auch in weniger dringlichen Fällen in der Erwartung einer raschen ärztlichen Behandlung aufgesucht. Internationale Erfahrungen zeigen, dass Maßnahmen zur besseren Patientensteuerung wie die Einrichtung von vernetzten und integrierten Telefonzentralen, die Ausweitung von Angeboten außerhalb regulärer Sprechzeiten und die Schaffung von Strukturen für weniger dringliche Fälle innerhalb oder im Umfeld von Krankenhäusern helfen können, die Notaufnahmen zu entlasten. Derartigen innovativen und sektorenübergreifenden Versorgungsstrukturen steht jedoch die fehlende Harmonisierung von sektoralen Vergütungs- und Planungsstrukturen in Deutschland entgegen.

In contrast to many other European countries, ambulatory services in Germany are traditionally mostly provided outside of hospitals. This is evident in international comparisons when looking at the share of expenditures for outpatient care provided by hospitals (in Germany 2.8 %, in Portugal 39.8 %), the share of physicians working at hospitals, the share of day cases or the organisation of secondary care provision. However, in the context of emergency care services, patients' expectations of receiving more convenient and better accessible care for non-urgent or minor problems have led to increasingly crowded emergency departments. International experience suggests that different activities aiming at a better coordination of care, such as integrated call centers, extending out-of-hours services and offering ambulatory services within or nearby hospitals, can help to steer patients to the most appropriate provider. However, innovative and integrated health care service models are in conflict with the fragmented payment and planning structures in Germany.

2.1 Einleitung

2

Verschiedene Reforminitiativen haben in der Vergangenheit immer wieder versucht, die starke Trennung von ambulanter und stationärer Versorgung im deutschen Gesundheitssystem zu überwinden (zuletzt durch die Einführung der ambulanten spezialfachärztlichen Versorgung im Jahr 2012). So wurde es einerseits Krankenhäusern zunehmend ermöglicht, ambulante Leistungen zu erbringen, und anderseits werden immer mehr Operationen, die vormals stationär im Krankenhaus erbracht wurden, nun in ambulanten Einrichtungen durchgeführt (SVR 2012).

Die für eine Überwindung der sektoralen Trennung erforderliche Harmonisierung der historisch gewachsenen und sektorspezifischen Organisations-, Planungs- und Finanzierungsmechanismen wurde jedoch bisher nicht weiter vorangebracht. Vielmehr wird nach wie vor z. B. bei der Krankenhausplanung im stationären Sektor bzw. bei der Bedarfsplanung im ambulanten Sektor das Leistungsangebot des jeweils anderen Sektors meist nur unzureichend berücksichtigt und die Parallelität von unterschiedlichen Vergütungssystemen setzt an verschiedenen Stellen Fehlanreize für die beteiligten Akteure (Geissler und Busse 2015).

Nachteilig ist die sektorale Trennung insbesondere für Patienten, die im Laufe eines Behandlungsprozesses Leistungen aus beiden Sektoren in Anspruch nehmen. Sowohl vermehrte und verlängerte Wege als auch Kommunikationsbrüche können zur Verschlechterung des Ergebnisses in der Behandlungskette führen. Besonders deutlich werden Schnittstellendefizite in der Notfallversorgung. Diese wird zwar innerhalb beider Sektoren angeboten (Kassenärztlicher Bereitschaftsdienst vs. Notaufnahmen der Krankenhäuser), jedoch sind diese Angebote oftmals nur unzureichend miteinander verknüpft. Dies wird allein an der Vielzahl unterschiedlicher Notrufzentralen bzw. Leitstellen für die Verarbeitung von Notrufen sichtbar (SVR 2014).

Um die deutsche Versorgungssituation besser einordnen zu können, lohnt ein Blick in andere europäische Länder, um beispielsweise der Frage nachzugehen, wie dort die Arbeitsteilung zwischen ambulanten und stationären Leistungserbringern gestaltet ist und welche Rolle insbesondere Krankenhäuser dabei spielen. Dafür werden in diesem Kapitel zunächst Kennzahlen der Organisation für wirtschaftliche Zusammenarbeit und Entwicklung (OECD) und der Weltgesundheitsorganisation (WHO) herangezogen, mit deren Hilfe sich der Grad der Ambulantisierung im Krankenhaus abschätzen lässt. Darüber hinaus wird die Teilnahme von Krankenhäusern an der ambulanten Versorgung im internationalen Vergleich auf Grundlage von standardisierten Gesundheitssystemvergleichen qualitativ näher beleuchtet. Aufgrund der steigenden Inanspruchnahme von ambulanten notfallmedizinischen Leistungen und der sich dabei aktuell wandelnden Rolle der Krankenhäuser werden abschließend international eingesetzte Instrumente zur Gestaltung der Schnittstelle von ambulanter und stationärer Versorgung anhand des Beispiels der Notfallversorgung diskutiert.

2.2   Kennzahlen

Da Gesundheitssysteme angesichts vielfältiger nationaler Anforderungen und Entstehungsgeschichten oftmals unterschiedliche Versorgungsstrukturen aufweisen, ist auch die Art und der Umfang der Leistungen, die innerhalb und außerhalb von Krankenhäusern erbracht werden, international sehr unterschiedlich (Paris et al. 2010). Dies spiegelt sich auch in den Datenstrukturen wider. In international vergleichenden Datenbanken werden oftmals für Deutschland die Zahlen der diversen Krankenhausstatistiken verwendet. Diesen mangelt es jedoch aufgrund der sektoralen Trennung an Informationen zum ambulanten Leistungsgeschehen, sodass insbesondere Aussagen zu Deutschland an der Schnittstelle zwischen ambulanten und stationären Leistungsbereichen im internationalen Vergleich schwierig sind. Zudem lassen sich in internationalen Datenbanken einzelne Leistungen aufgrund unterschiedlicher nationaler Definitionen teilweise nur schwer vergleichen. Dennoch und ungeachtet der schwierigen Datenlage und eingeschränkten Übertragbarkeit internationaler Erfahrungen auf Deutschland empfiehlt sich ein Vergleich mit anderen Ländern, da zum einen interessante (Reform-) Entwicklungen beobachtet werden können und zum anderen auch ein zumindest überblickartiger Vergleich der Organisationsarten durchgeführt werden kann.

Auf Grundlage verfügbarer Datenquellen der OECD und WHO, die mit großem Aufwand (z. B. mit dem System of Health Accounts) standardisiert Daten erfassen und somit erst internationale Vergleiche ermöglichen (OECD 2011), werden im Folgenden beispielhaft Indikatoren betrachtet, die es zulassen, das ambulante Leistungsgeschehen in Krankenhäusern abzuschätzen. Zu diesen Indikatoren zählen der Ausgabenanteil für ambulante Leistungen in Krankenhäusern, der Anteil von Ärzten, der in Krankenhäusern beschäftigt ist, und die Anzahl von Tagesfällen bzw. ambulanten Operationen in Krankenhäusern.

Ausgaben
Daten zu den Ausgaben von einzelnen Leistungserbringergruppen im Gesundheitswesen sind – auch ohne Angabe der maßgeblich bestimmenden Preis- und Mengenrelationen – ein guter Indikator für eine Grobeinschätzung auf Makroebene; insbesondere dann, wenn sie auch im Zeitverlauf verfügbar sind.

Ein Vergleich der Ausgaben in 19 europäischen Ländern für die ambulante Versorgung in Krankenhäusern (Abbildung 2–1) zeigt deutlich dass Deutschland, aber auch Belgien relativ wenig ambulante Leistungen in Krankenhäusern erbringen (2,8 % bzw. 2,9 % der Ausgaben). Im Gegensatz dazu fließen in anderen Ländern ein Viertel und mehr aller Ausgaben für ambulante Leistungen an Krankenhäuser (z. B. in Dänemark, Finnland, Portugal, Schweden oder Spanien). Betrachtet man die Entwicklung der Ausgaben anhand der durchschnittlichen jährlichen Wachstumsraten für ambulante Krankenhausleistungen der letzten Dekade, so zeichnet sich für die meisten Länder ein Trend zur Ausgabensteigerung in diesem Bereich ab. Insbesondere in Belgien werden offensichtlich ausgehend von einem niedrigen Niveau nun deutlich mehr ambulante Leistungen in Krankenhäusern erbracht. Für Deutschland zeigt sich seit dem Jahr 2000 eine leicht negative Wachstumsrate in diesem Ausgabenbereich.

Abbildung 2–1

2

Anteil der Krankenhäuser an den Ausgaben für ambulante Versorgung in 2012 und deren durchschnittliche jährliche Wachstumsrate 2000–2012

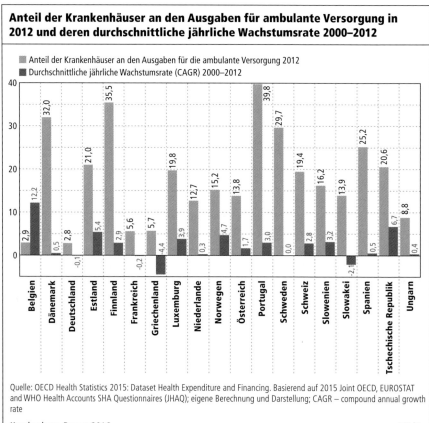

Quelle: OECD Health Statistics 2015: Dataset Health Expenditure and Financing. Basierend auf 2015 Joint OECD, EUROSTAT and WHO Health Accounts SHA Questionnaires (JHAQ); eigene Berechnung und Darstellung; CAGR – compound annual growth rate

Krankenhaus-Report 2016   WIdO

Personal

Der Anteil der im Krankenhaus tätigen Ärzte an der Gesamtheit aller praktizierenden Ärzte kann als Maß für die Leistungsbreite (einschließlich ambulanter Leistungen) von Krankenhäusern dienen, da umso weniger Leistungen außerhalb von Krankenhäusern angeboten werden können, je größer dieser Anteil ist. Tabelle 2–1 zeigt den Anteil für die zuletzt verfügbaren Datenjahre für 17 Länder. Es wird deutlich, dass es innerhalb Europas sehr große Unterschiede gibt. Folgt man den Zahlen der OECD, sind in Belgien nur ca. 25 % aller praktizierenden Ärzte im Krankenhaus tätig. Dieses geringe Maß hängt jedoch damit zusammen, dass in Belgien (ähnlich wie in den USA) die Mehrheit der Ärzte nicht in einem Anstellungsverhältnis zu einen Krankenhaus steht, sondern freiberuflich tätig ist, aber nur die in Krankenhäusern angestellten Ärzte in die Statistik eingehen. In Frankreich hingegen suggerieren die Daten, dass ein Großteil der Ärzte im Krankenhaus tätig ist (ca. 82 %), jedoch werden für die französische Statistik neben den im Krankenhaus angestellten auch die dort freiberuflich tätigen Ärzte berücksichtigt. In Deutschland praktizieren etwas mehr als die Hälfte (ca. 53 %) aller Ärzte in Krankenhäusern.

Tabelle 2–1
Anteil und Wachstumsrate der im Krankenhaus tätigen Ärzte

	Anteil in %			Durchschnittliche jährliche Wachstumsrate 2000–2013* (CAGR)
	2011	2012	2013	
Belgien*	24,2	24,8	n.v.	–0,28
Dänemark*	73,3	73,7	n.v.	0,75
Deutschland	52,1	53,0	53,2	0,66
Estland	66,9	68,1	65,5	–0,27
Finnland	48,7	47,6	47,9	–1,07
Frankreich	81,8	82,0	82,0	0,10
Irland	55,3	54,4	55,0	0,07
Island	80,8	78,8	76,6	–0,46
Italien*	n.v.	55,4	n.v.	–1,73
Norwegen	58,2	55,3	54,8	–0,84
Österreich	56,4	57,1	56,0	–0,08
Polen	50,8	50,7	50,3	–0,72
Schweiz	70,8	69,9	70,0	1,97
Slowenien	57,4	56,5	55,2	0,19
Spanien	56,7	57,3	57,3	0,19
Tschechische Republik	57,6	57,9	58,5	0,67
Ungarn	63,8	58,4	60,8	3,32

Quelle: OECD Health Statistics 2015: Dataset Health Care Resources
n.v. nicht verfügbar; *letztes verfügbares Datenjahr

Krankenhaus-Report 2016   WIdO

Damit liegt Deutschland zusammen mit Polen und Finnland (ca. 50 % bzw. 48 %) im unteren Drittel des Ländervergleichs. Ein Blick auf die durchschnittlichen jährlichen Wachstumsraten von 2000 bis 2013 verrät, dass es unterschiedliche Entwicklungen innerhalb Europas gibt. Während in der Schweiz und Ungarn der Anteil der Krankenhausärzte deutlich wächst (jährlich im Durchschnitt um ca. 2 % bzw. 3 %), ist die Entwicklung in anderen Ländern wie z. B. Italien und Finnland entgegengesetzt (jährlich im Durchschnitt ca. –2 % bzw. –1 %). In der Mehrheit der Länder ist jedoch kein deutlicher Trend in eine der beiden Richtungen zu beobachten.

Betrachtet man den Ausgabenanteil für ambulante Leistungen im Krankenhaus und den Anteil an Ärzten im Krankenhaus, wird für die meisten Länder ein Zusammenhang deutlich, d. h. ein niedriger Anteil an ambulanten Ausgaben geht mit relativ wenigen Ärzten im Krankenhaus einher (z. B. Belgien, Deutschland, Norwegen), während hohe Anteile ebenfalls gemeinsam vorkommen (z. B. Dänemark).

Tagesfälle und ambulante Operationen
Medizintechnologische Fortschritte wie die stetige Entwicklung minimalinvasiver Operationstechniken oder moderne Anästhesieformen haben ermöglicht, dass ein immer größer werdender Teil von Eingriffen ambulant vorgenommen werden

2

kann. Patienten, die sich einer ambulanten Operation unterziehen, werden international auch als Tagesfälle (Krankenhausaufnahme und -entlassung am gleichen Tag) bezeichnet, da – soweit keine Komplikationen auftreten – eine stationäre Aufnahme bzw. Übernachtung in einem Krankenhaus nicht nötig ist. Weit verbreitet sind Tagesfälle heutzutage auch in Bereichen der Chemo- und Strahlentherapie. Die ambulante Behandlung eines Patienten als Tagesfall kann die Anzahl von Krankenhausaufenthalten reduzieren und damit zu einer Kostenreduktion beitragen.

Abbildung 2–2 zeigt die Anzahl von Tagesfällen in Krankenhäusern je 1 000 Einwohner für 19 europäische Länder und die Jahre 2004 und 2012. Im Ländervergleich zeigen sich starke Unterschiede. So wurden 2012 in Belgien, Frankreich, Irland, den Niederlanden und im Vereinigten Königreich mindestens 100 Fälle je 1 000 Einwohner (teilweise sogar weit mehr) als Tagesfall im Krankenhaus behandelt. Deutschland zeigt mit sieben Fällen je 1 000 Einwohner neben der Tschechischen Republik (sechs Fälle je 1 000 Einwohner) die geringste Anzahl von Tagesfällen in Krankenhäusern. Für beide Länder lassen sich diese geringen Zahlen mit dem großen ambulanten Leistungsangebot außerhalb von Krankenhäusern begründen. Für Deutschland ist die Anzahl von Tagesfällen in

Abbildung 2–2

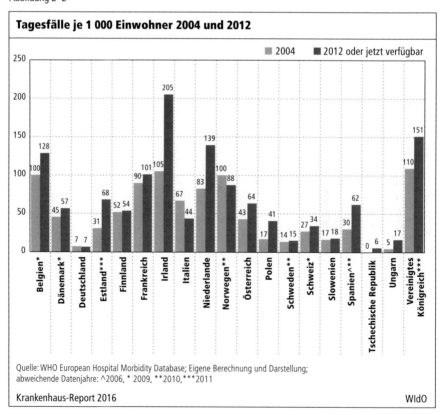

Quelle: WHO European Hospital Morbidity Database; Eigene Berechnung und Darstellung; abweichende Datenjahre: ^2006, * 2009, **2010,***2011

Krankenhaus-Report 2016   WIdO

2

Krankenhäusern im Beobachtungszeitraum sogar leicht rückläufig, während in den meisten anderen Ländern die Anzahl der Tagesfälle teilweise sehr deutlich (z. B. Irland) angestiegen ist.

Der Anteil an Tagesfällen korreliert oft mit dem Anteil an ambulanten Leistungen im Krankenhaus (beides niedrig z. B. in Deutschland, Slowenien und Ungarn) und mit dem Anteil an Krankenhausärzten.

Betrachtet man einzelne Eingriffe wie etwa die Kataraktoperation (Entfernung der getrübten Linse bzw. des grauen Stars) oder die Mandeloperation (Entfernung der Gaumenmandeln), so wird deutlich, dass diese in manchen Ländern ganz überwiegend als Tagesfälle erbracht werden. So sind in einigen Ländern (z. B. Dänemark, Niederlande, Schweden, Spanien oder im Vereinigten Königreich) nahezu 100 % aller Kataraktoperationen Tagesfälle in Krankenhäusern. Abbildung 2–3 zeigt auch, dass der Anteil der Tagesfälle in den meisten Ländern ausgehend von einem hohen Niveau im Jahr 2005 noch weiter gesteigert werden konnte. Analog dazu zeigt sich die Entwicklung bei Mandeloperationen. Zwar ist der Tagesfallanteil noch deutlich geringer, aber auch hier gibt es einen klaren Trend in Richtung mehr Tagesfälle. Für Deutschland lassen sich die Daten der OECD schwer interpretieren, da die meisten ambulanten Operationen außerhalb von Krankenhäusern er-

Abbildung 2–3

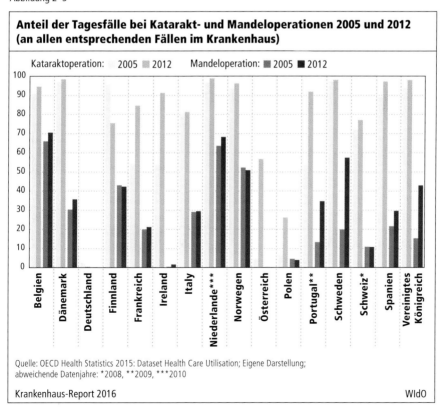

Anteil der Tagesfälle bei Katarakt- und Mandeloperationen 2005 und 2012 (an allen entsprechenden Fällen im Krankenhaus)

Quelle: OECD Health Statistics 2015: Dataset Health Care Utilisation; Eigene Darstellung; abweichende Datenjahre: *2008, **2009, ***2010

Krankenhaus-Report 2016   WIdO

bracht werden und somit nicht in dieser Aufstellung enthalten sind. Brökelmann und Toftgaard (2013) zeigten jedoch in einer Analyse unter Einbezug von Abrechnungsdaten des ambulanten Sektors, dass 2011 ca. 80 % aller Katarakt- und 4 % der Mandeloperationen in Deutschland ambulant durchgeführt wurden.

2.3 Organisation

Während die primärärztliche bzw. hausärztliche Versorgung in Europa im Wesentlichen über Einzel- und Gemeinschaftspraxen sowie über ambulante Versorgungszentren erfolgt und nur selten im Krankenhaus erbracht wird, gibt es bei der sekundärärztlichen (fachärztlichen) Versorgung ein breiteres Spektrum an Einrichtungen der Leistungserbringung (Busse und Wörz 2009). Eine qualitative Analyse der standardisierten Gesundheitssystemberichte (Health Systems in Transition [HiT] series) des European Observatory on Health Systems and Policies für ausgewählte Länder zeigt, dass vielerorts Krankenhausambulanzen die wichtigste Rolle bei der sekundärärztlichen Versorgung spielen (Abbildung 2–4). So gibt es beispielsweise in Ländern mit einem nationalen Gesundheitsdienst (England, Italien oder Irland) abgesehen von wenigen privatwirtschaftlichen Praxen keine fachärztliche Versorgung im Rahmen des öffentlichen Gesundheitswesens außerhalb von Krankenhäusern. So ist es z. B. Fachärzten in England, die für den nationalen Gesundheitsdienst (NHS) im Krankenhaus tätig sind, erst nach einer abzuleistenden Arbeitszeit von 44

Abbildung 2–4

Verteilung der fachärztlichen Versorgung nach Einrichtung in Europa

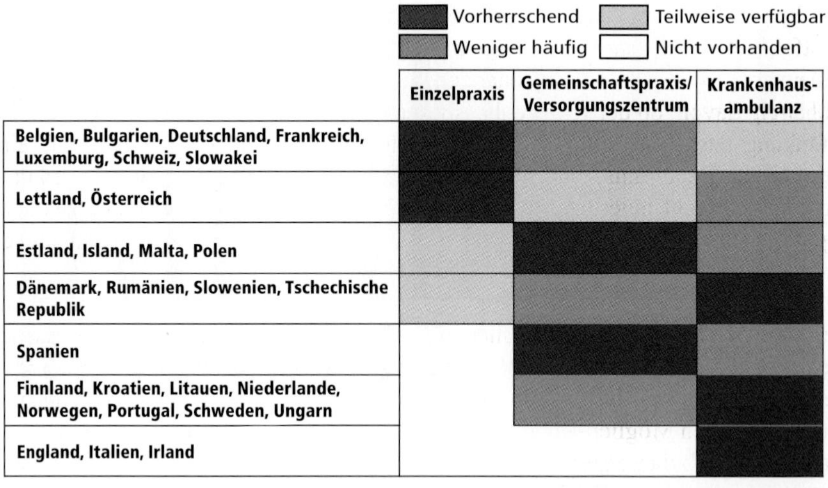

Legende: Vorherrschend · Teilweise verfügbar · Weniger häufig · Nicht vorhanden

	Einzelpraxis	Gemeinschaftspraxis/ Versorgungszentrum	Krankenhaus-ambulanz
Belgien, Bulgarien, Deutschland, Frankreich, Luxemburg, Schweiz, Slowakei	Vorherrschend	Weniger häufig	Teilweise verfügbar
Lettland, Österreich	Vorherrschend	Teilweise verfügbar	Weniger häufig
Estland, Island, Malta, Polen	Teilweise verfügbar	Weniger häufig	Weniger häufig
Dänemark, Rumänien, Slowenien, Tschechische Republik	Teilweise verfügbar	Weniger häufig	Vorherrschend
Spanien	Nicht vorhanden	Weniger häufig	Weniger häufig
Finnland, Kroatien, Litauen, Niederlande, Norwegen, Portugal, Schweden, Ungarn	Nicht vorhanden	Weniger häufig	Vorherrschend
England, Italien, Irland	Nicht vorhanden	Nicht vorhanden	Vorherrschend

Quelle: eigene Darstellung basierend auf Health System Reviews (HiT series) und Paris et al. 2010

Krankenhaus-Report 2016   WIdO

Stunden in der Woche erlaubt, zusätzlich in einer privaten Praxis tätig zu werden (Van de Voorde et al. 2014).

Einen Gegenpol dazu bieten traditionell Länder, deren Gesundheitssystem auf einem Sozialversicherungssystem aufbaut (Deutschland, Frankreich oder Schweiz). Hier dominieren Einzelpraxen die fachärztliche Versorgungsstruktur. Ebenso wie im primärärztlichen Bereich ist hier jedoch ein Trend in Richtung größerer Einrichtungen, d. h. hin zu Gemeinschaftspraxen oder ambulanten Versorgungszentren zu beobachten, da dies insbesondere für die beteiligten Ärzte viele Vorteile bietet (z. B. Teilung des finanziellen Risikos, leichtere gegenseitige Vertretung oder verlässlichere Arbeitszeiten).

2.4   Notfallversorgung und Zugang zum Krankenhaus

Die Erbringung ambulanter Leistungen sowohl durch niedergelassene Ärzte als auch durch Krankenhäuser und die damit einhergehenden Herausforderungen lassen sich insbesondere am Beispiel der Notfallversorgung veranschaulichen. Die ambulante Notfallversorgung wird in Deutschland sowohl durch niedergelassene Ärzte bzw. deren Notdienst der Kassenärztlichen Vereinigungen als auch durch Notaufnahmen der Krankenhäuser erbracht. Aufgrund eines stetigen Anstiegs der Fallzahlen in den Notaufnahmen mehren sich die Diskussionen um eine strukturelle Neuordnung der Notfallversorgung (Riessen et al. 2015; Schreyögg et al. 2014). Einerseits ersuchen Patienten möglicherweise Behandlungen, die nicht die Ressourcen eines Krankenhauses benötigen und somit auch von niedergelassenen Ärzten ambulant behandelt werden könnten. Andererseits werden die Notaufnahmen möglicherweise bewusst von den Krankenhäusern als attraktive Zugangsoption wahrgenommen, um jenseits von Einweisungen durch niedergelassene Ärzte entsprechende Fallzahlen zu generieren.

Jüngste Untersuchungen zeigen, dass Patienten im subjektiv wahrgenommenen Notfall tendenziell eher dazu neigen, ein Krankenhaus aufzusuchen, statt sich bei einem niedergelassenen Arzt behandeln zu lassen (Schmiedhofer et al. 2015). Unabhängig davon, ob der Krankenhausbesuch angesichts des Schweregrades der Erkrankung tatsächlich angemessen ist, stellt sich daher auch die Frage, wie eine strukturelle Neuordnung dazu beitragen kann, die eigenständig ankommenden Patienten zielgerecht innerhalb oder im Umfeld des Krankenhauses an den richtigen Spezialisten (Allgemein- bzw. Facharzt) für eine ambulante Behandlung zu verweisen.

Auch andere Länder stehen vor vergleichbaren Herausforderungen hinsichtlich der steigenden Anzahl von Notfällen in Krankenhäusern. Als wesentliche Ursachen gelten dabei, dass Patienten im Notfall eine zentrale Anlaufstelle präferieren, die zu jeder Zeit erreichbar ist und ein möglichst großes Spektrum an diagnostischen und therapeutischen Möglichkeiten verspricht. Auch die Nicht-Verfügbarkeit von Alternativen im ambulanten Bereich scheint in manchen Ländern ursächlich für die steigende Frequentierung der Notaufnahmen zu sein. Um diesen Ursachen zu begegnen, haben andere Länder eine Reihe von Instrumenten entwickelt, die jüngst in einer Studie der OECD zusammengefasst wurden (Berchet 2015).

2

Diese Instrumente lassen sich im Wesentlichen in die Einrichtung von vernetzten und integrierten Telefonzentralen für eine bessere Beratung und Steuerung der Patienten, die Ausweitung von Angeboten außerhalb regulärer Sprechzeiten und die Schaffung von Strukturen für weniger dringliche Fälle innerhalb und im Umfeld von Krankenhäusern unterteilen.

Vernetzte Telefonzentralen

Die Einrichtung von einheitlichen Telefonzentralen gewinnt in vielen europäischen Ländern immer stärker an Bedeutung. Im Notfall kann eine solche Zentrale helfen, Patienten auf Grundlage der von ihnen genannten Symptome an die am ehesten geeigneten Leistungserbringer zu vermitteln, sie dort anzumelden und bei Bedarf auch einen Hausbesuch oder Transport zu organisieren. Gut vernetzte Zentralen haben zudem einen aktuellen Überblick über die zur Verfügung stehenden Ressourcen und können somit im Voraus Behandlungsverläufe effizient planen und damit Wartezeiten verkürzen. Neben Initiativen in Belgien, England und Frankreich zur Einrichtung solcher vernetzter Zentralen ist seit 2014 in der Hauptstadtregion Dänemarks die Telefonzentrale sogar der einzige Einstiegspunkt für Patienten zur Notfallversorgung außerhalb regulärer Öffnungszeiten. Selbständig in einer Notaufnahme vorstellig zu werden ist dort für Patienten ohne vorherige Beratung und Anmeldung über die Telefonzentrale nicht mehr möglich.

In Deutschland gibt es bisher nur vereinzelte Beispiele von vernetzten Telefonzentralen. So wurde beispielsweise bereits Ende der 1990er Jahre die Integrierte Zentrale Leitstelle Lahn-Dill gegründet. Dort ist der Arztnotruf des Kassenärztlichen Bereitschaftsdienstes mit Rettungsdienst, der Feuerwehr und dem Katastrophenschutz eng verknüpft (Rieser 2013).

Angebote außerhalb regulärer Sprechzeiten

In zahlreichen internationalen Studien (z. B. für Irland, die Niederlande, Schweden oder die USA) konnte gezeigt werden, dass die Auslastung von Notaufnahmen stark davon abhängt, welche alternativen Behandlungsmöglichkeiten es für Patienten außerhalb der regulären Sprechstundenzeiten gibt (Berchet 2015). Insbesondere Patienten mit plötzlichen Erkrankungen oder Verletzungen, die nicht lebensbedrohlich sind, können gut ambulant im Rahmen alternativer Behandlungsangebote versorgt werden. In vielen Ländern werden diese Angebote – so wie auch in Deutschland – von der Ärzteschaft selbstständig organisiert. Jedoch geschieht dies oft in kleineren regionalen Kooperativen (z. B. in den Niederlanden) und teilweise auch in eigens dafür eingerichteten Gesundheitszentren (z. B. in Frankreich).

In England wurde das Angebot an alternativen ambulanten Behandlungsmöglichkeiten in den letzten Jahren gezielt ausgebaut, u. a. durch die Einrichtung von so genannten *minor injury units* oder *walk-in centres*. In *minor injury units* behandeln notfallmedizinisch geschulte Krankenschwestern kleinere Verletzungen und verschreiben Medikamente für unkomplizierte, aber dringende allgemeinmedizinische Probleme. In *walk-in centres* behandeln ebenfalls Krankenschwestern die meisten Patienten, aber für kompliziertere Fälle sind in manchen *walk-in centres* auch Allgemeinärzte zur Stelle. Häufig sind *walk-in centres* rund um die Uhr und auch am Wochenende geöffnet und können von Patienten auch im Fall von routinemäßigen Untersuchungen oder chronischen Gesundheitsproblemen aufgesucht werden.

Schaffung von Strukturen im Krankenhausumfeld

Neben den zuvor genannten Instrumenten können vor allem Strukturen im Krankenhausumfeld mit einfachem Zugang (ohne Terminvergabe) auch außerhalb regulärer Sprechzeiten für die Versorgung von weniger dringlichen Fällen dazu beitragen, die Ressourcen der Notaufnahmen eher für schwere Fälle zu verwenden. In England und Irland wurden *walk-in centres*, *minor injury units* und *urgent care centres* häufig in unmittelbarer Nähe von Krankenhäusern eingerichtet. Auch in den Niederlanden oder in Dänemark wurden Einrichtungen des ambulanten ärztlichen Notdienstes in den letzten Jahren zunehmend in der Nähe von Krankenhäusern angesiedelt. Aus Irland gibt es eindeutige Evidenz, dass sich die Inanspruchnahme der Notaufnahmen reduziert hat, nachdem diese alternativen Behandlungsangebote eröffnet wurden. In Deutschland gibt es vereinzelt ähnliche Modelle, die jedoch oftmals aufgrund von Budgetverteilungsfragen zwischen Krankenhäusern und Kassenärztlichen Vereinigungen kontrovers diskutiert werden (Korzilius 2015). Der Gesetzgeber plant jedoch nun, dies stärker zu formalisieren und im Rahmen des Krankenhausstrukturgesetzes (KHSG) an Krankenhäusern, die sich an der Notfallversorgung beteiligen, sogenannte Portalpraxen der KVen einzurichten bzw. die vorhandenen Krankenhausambulanzen in den vertragsärztlichen Notfalldienst strukturell zu integrieren (Beerheide und Rieser 2015).

2.5   Zusammenfassung

Die eingangs dargestellten Kennzahlen zeigen, dass in Deutschland vergleichsweise wenig ambulante Leistungen von Krankenhäusern erbracht werden und dass deren Anteil rückläufig ist. Insbesondere im fachärztlichen Bereich werden in anderen Ländern Krankenhausambulanzen in wesentlich stärkerem Maße für die ambulante Versorgung eingesetzt. Auch der Anteil von Tagesfällen in Krankenhäusern (d. h. Patienten, die nicht über Nacht bleiben) sowie der Anteil der in Krankenhäusern tätigen Ärzte sind in vielen anderen Ländern deutlich größer als in Deutschland.

Die Ergebnisse des Forschungsauftrags zur Mengenentwicklung haben gezeigt, dass ein großer Teil des in den vergangenen Jahren zu beobachtenden Fallzahlanstiegs auf Fälle mit sehr geringer Verweildauer (unter zwei Tagen) zurückzuführen ist (Schreyögg et al. 2014). Nicht nur angesichts der im europäischen Vergleich außergewöhnlich hohen Zahl von Krankenhausfällen in Deutschland liegt die Vermutung nahe, dass zumindest ein Teil dieser Patienten ambulant oder als Tagesfälle behandelt werden könnte. Die Substitution von stationären Leistungen durch ein ausbalanciertes ambulantes Leistungsangebot wäre sowohl für Patienten als auch aus Systemperspektive vorteilhaft. Während in anderen Ländern Krankenhäuser in zunehmendem Maße ambulante Leistungen erbringen, wird eine solche Entwicklung in Deutschland jedoch durch die starren sektoralen Grenzen verhindert.

Insbesondere am Beispiel der Notfallversorgung zeigen sich die Schnittstellenprobleme zwischen ambulantem und stationärem Sektor. Einerseits haben sich Krankenhäuser zunehmend zum bevorzugten Anlaufpunkt von Patienten für eine als dringend wahrgenommene Behandlung entwickelt, auch wenn diese Behandlung häufig keine stationäre Aufnahme erfordert. Andererseits hat die Anzahl der als

2

Notfälle kodierten stationären Patienten im Krankenhaus deutlich zugenommen (Huke und Robra 2015), wobei Zweifel bestehen, ob eine stationäre Aufnahme in allen Fällen notwendig wäre. Gleichzeitig ist es fraglich, ob durch eine verstärkte ambulante Notfallversorgung die Patienten weniger häufig die Notaufnahme als Behandlungsort aufsuchen würden.

Der Blick ins Ausland zeigt, dass ein Bündel von Maßnahmen dazu beitragen kann, den Patientenstrom besser zu organisieren und somit die Notaufnahmen von weniger schweren Fällen zu entlasten. Im deutschen Kontext wäre es durchaus vorstellbar, flächendeckend integrierte Notrufzentralen aufzubauen, in denen sowohl der kassenärztliche Bereitschaftsdienst als auch die Rettungsdienste und die Feuerwehr vernetzt sind. Ebenso könnte auch die ambulante Notfallversorgung ausgehend von einigen guten Vorbildern, die bereits in Deutschland existieren, reorganisiert werden. So wäre es vorstellbar, mehr Notfallpraxen (bzw. Portalpraxen) mit ansprechenden Öffnungszeiten in den Krankenhäusern zu verankern. Damit würde auch dem Wunsch der Patienten Rechnung getragen, außerhalb der regulären Sprechstundenzeiten einen Anlaufpunkt für eine schnelle Versorgung zu haben. Außerdem könnte über eine gestärkte fachärztlich-ambulante Versorgung die Anzahl der nicht notwendigen stationären Aufenthalte reduziert werden. Neben den rein organisatorischen Gedanken scheint jedoch der wesentlichste Punkt eine Harmonisierung der Vergütungs- und Planungsgrundlagen zu sein, da innovative Versorgungskonzepte allzu oft an gegensätzlichen ökonomischen Interessen der beteiligten Akteure scheitern. Es bleibt daher spannend zu beobachten, wie die Partner der Selbstverwaltung die vom Gesetzgeber im Rahmen des KHSG (Eckpunkte zum Änderungsbedarf des KHSG) diskutierten strukturellen Änderungen der Notfallversorgung aufnehmen und umsetzen werden.

Literatur

Berchet C. Emergency Care Services: Trends, Drivers and Interventions to Manage the Demand. OECD Health Working Papers No. 83, Paris: OECD Publishing 2015.

Beerheide R, Rieser S. Krankenhausstrukturgesetz: Bereitschaftsdienste unter Beobachtung. Deutsches Ärzteblatt 2015; 112 (42): A-1695.

Brökelmann J, Toftgaard C. Survey on incidence of surgical procedures and percentage of ambulatory surgery in 6 European countries. Ambulatory Surgery 2013; 19 (4): 116–20.

Busse R, Wörz M. Ausländische Erfahrungen mit ambulanten Leistungen am Krankenhaus. In: Klauber J, Robra BP, Schellschmidt H. Krankenhaus-Report 2008/2009. Schwerpunkt: Versorgungszentren. Stuttgart, New York: Schattauer 2009; 49–58.

Geissler A, Busse R. Stationäre Kapazitätssteuerung im internationalen Vergleich. In: Klauber J, Geraedts M, Friederich J, Wasem J. Krankenhaus-Report 2015: Schwerpunkt Strukturwandel. Stuttgart: Schattauer 2015; 13–22.

Huke T, Robra BP. Notfallversorgung im stationären Sektor. In: Klauber J, Geraedts M, Friederich J, Wasem J. Krankenhaus-Report 2015: Schwerpunkt Strukturwandel. Stuttgart: Schattauer 2015; 61–76.

Korzilius H, Rieser S, Strathaus RS. Ambulante Notfallversorgung: Patienten behandeln – aber am richtigen Ort. Deutsches Ärzteblatt 2015; 112 (9): A-353.

OECD/WHO/Eurostat. A System of Health Accounts: 2011 Edition, Paris: OECD Publishing 2011. DOI: http://dx.doi.org/10.1787/9789264116016-en

Paris V, Devaux M, Wei L. Health Systems Institutional Characteristics: A Survey of 29 OECD Countries. OECD Health Working Papers No. 50. Paris: OECD Publishing 2010.

Rieser S. Wo Ärzte nachts gut schlafen. Deutsches Ärzteblatt 2013; 110 (9): A-366–8.

Riessen R, Gries A, Seekamp A, Dodt C, Kumle B, Busch HJ. Positionspapier für eine Reform der medizinischen Notfallversorgung in deutschen Notaufnahmen. Notfall + Rettungsmedizin 2015; 18: 174–85.

Sachverständigenrat zur Begutachtung der Entwicklung im Gesundheitswesen (SVR). Wettbewerb an der Schnittstelle zwischen ambulanter und stationärer Gesundheitsversorgung. Sondergutachten 2012. Deutscher Bundestag 2012. Drucksache 17/10323.

Sachverständigenrat zur Begutachtung der Entwicklung im Gesundheitswesen (SVR). Bedarfsgerechte Versorgung – Perspektiven für ländliche Regionen und ausgewählte Leistungsbereiche. Deutscher Bundestag 2014. Drucksache 18/1940.

Schmiedhofer M, Searle J, Slagman A, Möckel M. Inanspruchnahme Zentraler Notaufnahmen: Qualitative Erhebung der Motivation von Patientinnen und Patienten mit nichtdringlichem Behandlungsbedarf. 14. Deutscher Kongress für Versorgungsforschung 2015, doi: 10.3205/15dkvf105.

Schreyögg J, Bäuml M, Krämer J, Dette T, Busse R, Geissler A. Endbericht zum Forschungsauftrag gem. § 17b Abs. 9 KHG. Siegburg: Institut für das Entgeltsystem im Krankenhaus (InEK) 2014.

Van de Voorde C, Van den Heede K, Obyn C, Quentin W, Geissler A, Wittenbecher F, Busse R, Magnussen J, Camaly O, Devriese S, Gerkens S, Misplon S, Neyt M, Mertens R. Conceptual framework or the reform of the Belgian hospital payment system. KCE Reports 229. D/2014/10.273/68. Brussels: Belgian Health Care Knowledge Centre (KCE) 2014.

3 Ambulante Notfallversorgung an Krankenhäusern und durch ambulante Leistungserbringer

Hendrik Dräther und Carina Mostert

Abstract

Im Rahmen der ambulanten Notfallversorgung werden bundesweit schätzungsweise mehr als 18,6 % der GKV-Versicherten pro Jahr behandelt. Auf Basis von AOK-Abrechnungsdaten des Jahres 2013 für Berlin, Brandenburg und Mecklenburg-Vorpommern werden regionale Unterschiede sichtbar: In Berlin werden z. B. 20,8 % der AOK-Versicherten mindestens einmal im Jahr ambulant notfallversorgt, in Mecklenburg-Vorpommern dagegen 14,4 %. Formal obliegt die Sicherstellung der ambulanten Notfallversorgung zwar den Kassenärztlichen Vereinigungen, allerdings werden – gemäß den Hochrechnungen – mehr ambulante Notfälle an Krankenhäusern als von Vertragsärzten versorgt. In Berlin und Brandenburg rechnen die Krankenhäuser sogar ca. drei Viertel der ambulanten Notfälle ab. Zudem weisen einzelne Krankenhäuser mehr ambulante Notfälle als vollstationäre Aufnahmen auf. Erwartungsgemäß nehmen die GKV-Versicherten die ambulante Notfallversorgung vor allem am Wochenende in Anspruch und suchen Krankenhäuser insbesondere bei „Verletzungen, Vergiftungen und bestimmte andere Folgen äußerer Ursachen" auf. Der Versorgungsschwerpunkt ambulanter Ärzte liegt dagegen bei Krankheiten des Atmungssystems. Knapp 15 % der Notfallpatienten, bei denen ambulante Ärzte medizinische Hilfe leisten, werden am gleichen Tag auch im Krankenhaus ambulant notfallversorgt oder stationär aufgenommen.

In Germany, more than 18.6 % of SHI insurees per year are treated in the context of ambulatory emergency care. An analysis of AOK claims data of 2013 for Berlin, Brandenburg and Mecklenburg-Vorpommern reveals regional differences. In Berlin, 20.8 % of the AOK insurees are treated at least once a year as emergency outpatients, whereas in Mecklenburg-Vorpommern this applies only to 14.4 %. Formally, it is the responsibility of the physicians' associations to ensure outpatient emergency care; however – according to the extrapolations –, overall more emergency outpatients are treated in hospitals than by office-based physicians. In Berlin and Brandenburg hospitals settle as much as three quarters of the outpatient emergency cases. As a result, some hospitals even treat more emergency outpatients than inpatients. As expected, SHI insurees utilise outpatient emergency care especially on weekends and visit hospitals particularly for the treatment of "injuries, poisoning and certain other consequences of external causes". Office-based physicians, on the other hand, mainly treat respiratory system diseases in an emergency context. Nearly 15 % of emergency patients undergoing medical assistance of ambulatoty physicians are also treated as emergency outpatients in a hospital or hospitalized on the same day.

3.1   Einleitung

3

Eine der Schnittstellen zwischen der ambulanten und stationären Versorgung stellt die sogenannte ambulante Notfallversorgung dar. An dieser sind sowohl Krankenhäuser als auch niedergelassene Vertragsärzte und die bei ihnen angestellten Ärzte (im Folgenden als „ambulante Ärzte" bezeichnet) beteiligt. Im Jahr 2013 haben die Krankenhäuser ca. 7,5 Mio. GKV-Versicherte innerhalb eines Jahres mindestens einmal (ca. 10,5 Mio. Notfälle)[1] ambulant versorgt.[2] Ambulante Ärzte leisteten 2013 bei knapp 6,9 Mio. GKV-Versicherten in ca. 10,4 Mio. Fällen – also im vergleichbaren Umfang wie die Krankenhäuser – ambulant ärztliche Notfallhilfe.[3] Das entspricht einer Inanspruchnahmerate von insgesamt 18,7 % der Versicherten, wobei sie bei Krankenhäusern bei 10,7 % und bei ambulanten Ärzten bei 9,8 % lag.[4]

Krankenhäuser sind dazu verpflichtet, alle medizinischen Notfälle zu versorgen, auch wenn keine weitergehende stationäre Versorgung erforderlich ist (vgl. Laufs und Kern 2010; § 80 Rz. 34). Unabhängig davon kommen ambulante Ärzte einem Sicherstellungsauftrag nach § 75 Abs. 1b SGB V nach, der bei den Kassenärztlichen Vereinigungen (KV) liegt und der einen organisierten „Notdienst" zu den „sprechstundenfreien Zeiten" der Vertragsarztpraxen zur Folge hat. Die Ausgestaltung des ambulanten oder ärztlichen Notfalldienstes (im Folgenden als organisierter Notdienst bezeichnet) obliegt den jeweiligen KVen, die dabei nur an wenige bundesweite Vorgaben gebunden sind. Die in diesem Beitrag beschriebene ambulante Notfallversorgung setzt sich somit aus den in Krankenhäusern behandelten ambulanten Notfällen und dem organisierten Notdienst zusammen.[5]

Um die ambulante Notfallversorgung wird eine intensive Diskussion geführt. Zum einen wird eine sachgerechtere Vergütung der Krankenhäuser gefordert. Zum anderen wird die Frage gestellt, inwiefern die Krankenhäuser dabei auch einen Teil des Sicherstellungsauftrages der KVen übernehmen. Ebenfalls Gegenstand der Diskussion ist, ob Krankenhäuser, Kassenärztliche Vereinigungen und der durch die Länder zu organisierende Rettungsdienst – u. a. aufgrund fehlender gemeinsamer Steuerung – effizient und bedarfsgerecht organisiert sind (vgl. Augurzky et al. 2015).

---

1 Zur Definition eines Notfalls siehe Abschnitt 3.3.1.

2 Eigene Hochrechnung auf Basis von Abrechnungsdaten des Jahres 2013 für AOK-Versicherte mit Wohnort in Bayern, Schleswig-Holstein, Hessen, Berlin, Mecklenburg-Vorpommern oder Brandenburg mit in diesen Bundesländern abgerechneten ambulanten Notfallbehandlungen und auf Basis der Statistik des Bundesministeriums für Gesundheit zur Anzahl der Versicherten in der gesetzlichen Krankenversicherung (KM 6) für das Jahr 2013 (BMG 2014).

3 Quelle: siehe Fußnote 2. Diese GKV-Versicherten werden im Durchschnitt 1,5 mal im Jahr durch ambulante Leistungserbringer ambulant notfallversorgt (vgl. Tabelle 3–3).

4 Die Inanspruchnahmerate drückt das Verhältnis von Versicherten mit der Inanspruchnahme mindestens einer ambulanten Notfallleistung zu der Gesamtheit aller Versicherten aus. Ein signifikanter Anteil der Versicherten wird im Laufe eines Jahres sowohl durch ambulante Ärzte als auch in Krankenhäusern ambulant notfallversorgt. Die Inanspruchnahmerate insgesamt fällt daher kleiner aus als die Summe der beiden einzelnen Inanspruchnahmeraten.

5 Leistungen des durch die Länder organisierten Rettungsdienstes sind ausgeschlossen. Sofern auch nicht an der Vertragsärztlichen Versorgung teilnehmende Leistungserbringer ambulante Notfallleistungen über die jeweilige Kassenärztliche Vereinigung abrechnen, sind diese Leistungen jedoch Teil des organisierten Notdienstes und der folgenden Auswertungen.

Bisher liegen nur wenige empirische Untersuchungen zur ambulanten Notfallversorgung vor (vgl. auch Huke und Robra 2015). Eine durch das IGES-Institut durchgeführte und mit empirischen Schwerpunkten vorgenommene Studie zum „Ambulanten Potential in der stationären Notfallversorgung" bezieht sich auf vollstationäre Abrechnungsdaten von Krankenhäusern und klammert damit ambulante Notfallleistungen in dem hier definierten Sinne aus (vgl. IGES 2015). Das „Gutachten zur ambulanten Notfallversorgung im Krankenhaus" von der Management Consult Kestermann GmbH hat im Auftrag u. a. der Deutschen Krankenhausgesellschaft „fallbezogene Kosten- und Leistungsdaten für insgesamt 612 070 ambulante Notfälle" von insgesamt 55 Krankenhäusern untersucht. Hier stehen stationäre Kostenfragen im Vordergrund (vgl. MCK 2015).

Der vorliegende Beitrag wirft erstmals sektorenübergreifend einen empirischen Blick auf die Inanspruchnahme ambulanter Notfallleistungen. Es werden dabei zeitliche, regionale und institutionelle Versorgungsschwerpunkte aufgezeigt. Die alters- und geschlechtsspezifische Inanspruchnahme und die dokumentierten Behandlungsanlässe werden in den Blick genommen. Ferner werden Versorgungsketten von der ambulanten Notfallversorgung durch ambulante Ärzte und Notfallambulanzen bis hin zur vollstationären Aufnahme von Notfallpatienten betrachtet.

Aufgrund regional unterschiedlicher ambulanter und stationärer Versorgungsstrukturen, Vergütungsregelungen, Abrechnungsmodalitäten und Kooperationen zwischen Krankenhäusern und kassenärztlichen Vereinigungen musste die Analyse für diesen Beitrag auf die drei Bundesländer Berlin, Brandenburg und Mecklenburg-Vorpommern eingeschränkt werden. Sie kann daher keinen Anspruch auf Repräsentativität für die Bundesrepublik Deutschland erheben.

3.2 Struktur des organisierten Notdienstes in Berlin, Brandenburg und Mecklenburg-Vorpommern

Ziel des organisierten Notdienstes ist es, die Versorgung von gesetzlich und privat Versicherten, die aus gesundheitlichen Gründen keinen Arzt aufsuchen können und Patienten, die nachts, am Wochenende oder an Feiertagen dringend medizinische Hilfe benötigen, sicherzustellen. Grundsätzlich sind alle in eigener Praxis niedergelassenen Mitglieder der Kassenärztlichen Vereinigungen berechtigt und verpflichtet, daran teilzunehmen. Dies gilt entsprechend auch für in Praxen angestellte Ärzte und Ärzte in Medizinischen Versorgungszentren. Grundlage für die Durchführung und Organisation des ärztlichen Notfalldienstes ist die von den jeweiligen Vertreterversammlungen der KVen beschlossene Bereitschaftsdienstordnung bzw. Notdienstverordnung (vgl. Kassenärztliche Vereinigung Berlin 2011; Landesärztekammer Brandenburg und Kassenärztliche Vereinigung Brandenburg 2013; Kassenärztliche Vereinigung Mecklenburg-Vorpommern 2012).

Die Dienstordnungen definieren u. a. den Leistungsumfang und die Vergütung der Leistungen, die auf Grundlage des bundesweit Einheitlichen Bewertungsmaßstabes (EBM), aber auch regionaler Vergütungsvereinbarungen erfolgt. Auch wenn die Beteiligung der Krankenhäuser in den Dienstordnungen des organisierten Not-

3

dienstes nicht gesondert geregelt ist, können mit ihnen Kooperationsvereinbarungen getroffen werden.

Im ärztlichen Notdienst in Berlin stehen den Patienten z. B. zur Verfügung:

1. der sogenannte fahrende Dienst (eigens für die diensthabenden Ärzte von der Kassenärztlichen Vereinigung bereitgestellte Fahrzeuge),
2. der ärztliche Notdienst in der Leitstelle der KV,
3. der Dienst in der KV-eigenen Erste-Hilfe-Stelle (inklusive des kinderärztlichen Notdienstes) sowie
4. der Dienst in Erste-Hilfe-Stellen von Krankenhäusern, mit denen entsprechende vertragliche Regelungen zur Einbindung in den Ärztlichen Notdienst bestehen (inklusive des kinderärztlichen Notdienstes).

In den Notdienstordnungen Brandenburgs und Mecklenburg-Vorpommerns werden zwar keine konkreten Kooperationen mit den Krankenhäusern getroffen, diese sind aber nicht ausgeschlossen. Eine weitere Besonderheit in Berlin besteht darin, dass der ambulante Notdienst nahezu ausschließlich außerhalb der eigenen Praxisräumlichkeiten des Arztes geleistet wird. Im Gegensatz dazu findet die Versorgung der Notfallpatienten in Brandenburg und Mecklenburg-Vorpommern auch in den eigenen Praxisräumlichkeiten statt. Im Bedarfsfall fahren die diensthabenden Notdienstärzte aber auch zum Notfallpatienten hin. Zusätzlich gibt es in diesen beiden Regionen sogenannte Bereitschaftspraxen, die als Eigeneinrichtung der KVen betrieben werden. Der fahrende ärztliche Notdienst der KV Berlin stellt dabei nicht nur eine ambulante Versorgung außerhalb der üblichen Praxisöffnungszeiten ab, sondern steht rund um die Uhr zur Verfügung.

3.3   Angebot und Inanspruchnahme ambulanter Notfallleistungen

3.3.1   Datengrundlage und methodische Hinweise

Basis für die nachfolgenden empirischen Analysen zur ambulanten Notfallversorgung bei AOK-Versicherten bilden die Abrechnungsdaten nach § 295 Abs. 1 SGB V des Jahres 2013 aus den KV-Regionen Berlin, Brandenburg und Mecklenburg-Vorpommern. Sie enthalten neben den Abrechnungen für Versicherte der Kassenart AOK nach §§ 5ff. SGB V auch sogenannte „Erstattungsfälle" für Personen, die nicht zum versicherten Personenkreis in der GKV zählen. Für diese Fälle werden der AOK die Kosten durch Dritte (z. B. Sozialhilfeträger) erstattet.

Ambulante Notfallleistungen werden von ambulanten Ärzten abgerechnet, sofern sie am organisierten Notdienst teilnehmen. Auch Krankenhäuser rechnen solche Leistungen ab. Allerdings ist hier eine Abrechnung nur dann zulässig, wenn der Patient nicht am selben Tag und im selben Krankenhaus stationär aufgenommen wird. Im Falle einer stationären Aufnahme deckt die stationäre Vergütung, z. B. durch DRGs, die Leistungen in der Notfallambulanz mit ab.

Grundsätzlich werden Leistungen von Krankenhäusern fallbezogen, die von ambulanten Ärzten quartalsbezogen abgerechnet. Im Rahmen dieses Beitrages werden ambulante Notfälle betrachtet, die einheitlich tages-, versicherten- und leistungserbringerbezogen gezählt werden. Leistungen des Rettungsdienstes werden ebenso ausgegrenzt wie alle weiteren „Notfallleistungen" ambulanter Ärzte außerhalb des organisierten Notdienstes. Da die Analyse auf Abrechnungsdaten basiert, folgt der hier verwendete Notfallbegriff damit einer administrativen Perspektive (vgl. Huke und Robra 2015).

Die ergänzenden Analysen zum stationären Leistungsgeschehen erfolgen auf Basis der Abrechnungsdaten nach § 301 SGB V für AOK-Pateinten des gleichen Jahres. Im Rahmen dieses Verfahrens identifizieren sich die Leistungserbringer über das Institutskennzeichen (IK). Insgesamt gehen 145 IKs in die nachfolgende Analyse ein.[6] Diese werden im Folgenden als Grundgesamtheit bezeichnet.

Für weitergehende Strukturinformationen der Krankenhäuser werden die gesetzlichen Qualitätsberichte nach § 137 SGB V mit dem Berichtsjahr 2013 herangezogen, die anhand ihres IKs den abrechnenden Einrichtungen zugeordnet werden. Anhand der dort dokumentierten Fachabteilungen werden die Krankenhäuser in solche mit Leistungen der stationären Grundversorgung (im Folgenden „Grundversorger" genannt) und in Fachkrankenhäuser unterteilt. Zu den Grundversorgern wurden diejenigen Häuser gezählt, die mindestens zwei Fachabteilungen aus den Bereichen „Innere Medizin", „Allgemeine Chirurgie" und/oder „Frauenheilkunde und Geburtshilfe" vorhalten (n = 93). Somit deckt sich die hier verwendete Definition von Grundversorgern nicht mit dem entsprechenden Begriff in Krankenhausplänen, da auch Maximalversorger Leistungen der stationären Grundversorgung anbieten. In fünf Fällen wurden nach Recherche auf den jeweiligen Internetseiten und in Landeskrankenhausplänen weitere Krankenhäuser der Gruppe der Grundversorger zugeordnet. Die übrigen Krankenhäuser gelten als Fachkliniken, da sie in der Regel entweder höchstens zwei Fachabteilungen vorhalten (n = 30) oder ausschließlich in den Bereichen Psychiatrie und/oder Neurologie tätig sind (n = 5). Im Ergebnis ergibt sich für die Analyse eine Aufteilung der 145 Krankenhäuser in 98 Grundversorger und 47 Fachkliniken.[7]

3.3.2   Analyse der Leistungserbringer im Krankenhausbereich

Von den betrachteten 145 Krankenhäusern mit stationärer Abrechnung im Jahr 2013 befinden sich 59 in Berlin, 52 in Brandenburg und 34 in Mecklenburg-Vorpommern. Von den insgesamt 98 Krankenhäusern, die laut der Definition in Abschnitt 3.3.1 Leistungen der Grundversorgung erbringen, beteiligen sich erwartungsgemäß alle an der ambulanten Notfallversorgung.

---

6 Für das Jahr 2013 haben die Krankenhäuser ihre stationären Fälle über 149 verschiedene IKs mit der AOK abgerechnet. Zwei Einrichtungen, die nicht in den Krankenhausplänen der jeweiligen Bundesländer aufgeführt sind, wurden aus dem Datensatz entfernt. Zudem wurde in zwei Fällen die Abrechnung eines Krankenhauses am gleichen Standort unter zwei verschiedenen Abrechnungs-IKs konsolidiert.

7 Die Autoren danken der AOK Nordost für Auswertungen zu den ambulanten Notfallleistungen von Krankenhäusern und der Bereitstellung von Strukturmerkmalen zu anonymisierten Betriebsstättennummern („Grundversorger" oder „Fachkrankenhaus") und Kennzeichen zum Standort (Agglomerationsdichte).

3

Abbildung 3–1

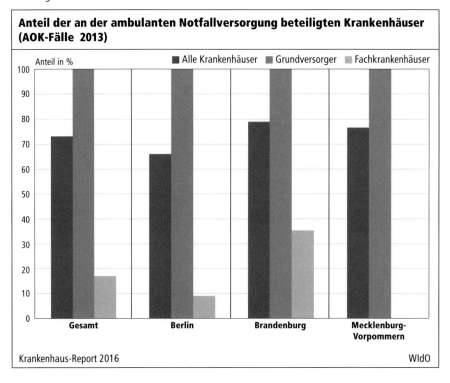

Anteil der an der ambulanten Notfallversorgung beteiligten Krankenhäuser (AOK-Fälle 2013)

Anteil in %   ■ Alle Krankenhäuser ■ Grundversorger ■ Fachkrankenhäuser

Gesamt   Berlin   Brandenburg   Mecklenburg-Vorpommern

Krankenhaus-Report 2016   WIdO

Für Fachkliniken ist die Beteiligung an der ambulanten Notfallversorgung dagegen nicht die Regel. In Mecklenburg-Vorpommern ist fast jedes vierte Krankenhaus eine Fachklinik nach o. g. Definition, keines dieser Häuser erbringt ambulante Notfallleistungen. In Brandenburg beteiligen sich sechs der 17 Fachkliniken und in Berlin zwei von 20 Fachkliniken an der ambulanten Notfallversorgung.

Von den acht Fachkliniken mit ambulanten Notfällen sind fünf auf neurologische und psychiatrische Leistungen spezialisiert. Darüber hinaus existiert nur eine weitere Fachklinik dieser Art, die keine ambulanten Notfälle mit der AOK abrechnet. Von den zehn Einrichtungen mit geriatrischem Schwerpunkt behandelt nur ein Krankenhaus ambulante Notfälle. Bei orthopädischen Fachkliniken ist es eine von vier, bei Fachkliniken der Augenheilkunde eine von zwei.

Insgesamt nehmen mit 106 Krankenhäusern 73,1 % der betrachteten 145 Einrichtungen an der ambulanten Notfallversorgung teil (vgl. Abbildung 3–1). Die höchste Beteiligungsquote findet sich mit 78,8 % in Brandenburg, die niedrigste in Berlin mit 66,1 %. Dieser Wert ist auf die große Zahl von Fachkliniken in Berlin zurückzuführen.

Aufgrund der vergleichsweise geringen Beteiligung von Fachkliniken an der ambulanten Notfallversorgung bei gleichzeitiger Teilnahme der Grundversorger im Regelfall zeigen vergleichende Analysen nach Größe, Trägerschaft und Lage erwartbare Ergebnisse: Die Teilnehmer an der ambulanten Notfallversorgung halten im Mittel 410 Betten in 9,3 Fachabteilungen vor. Das sind 24 % mehr Betten

Tabelle 3–1

Besondere apparative Ausstattung der an der Notfallversorgung beteiligten Krankenhäuser mit Leistungen der Grundversorgung (Strukturierte Qualitätsberichte nach § 137 SGB V 2013)

Vorhandene Geräte	Anzahl der Krankenhäuser		Davon: mit 24h-Notfallverfügbarkeit	
	absolut	in %	absolut	in %
Computertomograph (CT)*	98	100,0	95	96,9
Gerät für Nierenersatzverfahren*	86	87,8	84	97,7
Angiographiegerät/DAS*	78	79,6	71	91,0
Elektroenzephalographiegerät (EEG)*	76	77,6	63	82,9
Magnetresonanztomograph (MRT)*	70	71,4	51	72,9
Uroflow/Blasendruckmessung/Urodynamischer Messplatz	69	70,4	15	21,7
Beatmungsgerät zur Beatmung von Früh- und Neugeborenen*	69	70,4	64	92,8
Mammographiegerät	57	58,2	12	21,1
Inkubatoren Neonatologie*	54	55,1	54	100,0
Elektrophysiologischer Messplatz mit EMG, NLG, VEP, SEP, AEP	51	52,0	10	19,6
Gerät zur Lungenersatztherapie/-unterstützung*	50	51,0	47	94,0
Kapselendoskop	46	46,9	16	34,8
Radiofrequenzablation (RFA) und/oder andere Thermoablationsverfahren	45	45,9	6	13,3
Hochfrequenzthermotherapiegerät	43	43,9	10	23,3
Lithotripter (ESWL)	42	42,9	3	7,1
Szintigraphiescanner/Gammasonde	34	34,7	6	17,6
Positronenemissionstomograph (PET)/PET-CT	17	17,3	1	5,9
Single-Photon-Emissionscomputertomograph (SPECT)	17	17,3	1	5,9
offener Ganzkörper-Magnetresonanztomograph*	6	6,1	5	83,3
Druckkammer für hyperbare Sauerstofftherapie	4	4,1	1	25,0
Protonentherapie	4	4,1	0	0,0

*Verpflichtende Zusatzangabe: 24h Notfallverfügbarkeit (Ja/Nein)

Krankenhaus-Report 2016   WIdO

und 28 % mehr unterschiedliche Fachabteilungen als Einrichtungen ohne Beteiligung.

Der größte Anteil der teilnehmenden Krankenhäuser in der hier betrachteten Grundgesamtheit entfällt mit 39,6 % auf freigemeinnützige Träger, gefolgt von Einrichtungen in öffentlicher Trägerschaft mit 32,1 %, die nur knapp ein Viertel aller Krankenhäuser in den drei Bundesländern betreiben. Die übrigen 28,3 % der beteiligten Krankenhäuser sind in privater Trägerschaft.

3

Mit 47,2 % befindet sich fast die Hälfte der an der ambulanten Notfallversorgung beteiligten Krankenhäuser in den hier untersuchten Bundesländern in dünnbesiedelten Kreisen, 10,4 % der Häuser liegen in ländlichen Kreisen mit Verdichtungsansätzen. In Berlin beträgt der durchschnittliche Luftlinien-Abstand zwischen zwei beteiligten Einrichtungen 2,7 km, in Brandenburg und Mecklenburg-Vorpommern fällt dieser mit 19,3 bzw. 21,9 km deutlich größer aus.

Laut ihren gesetzlichen Qualitätsberichten halten 16 der 98 Grundversorger, die ambulante Notfallleistungen mit der AOK abrechnen, keine 24-stündige Notfallambulanz vor. Dieses Ergebnis lässt zwei Interpretationsmöglichkeiten zu: Entweder sind die Angaben in den Qualitätsberichten unvollständig oder 16,3 % der Leistungserbringer versorgen nur zu bestimmten Uhrzeiten ambulante Notfälle[8].

Darüber hinaus geben die Leistungserbringer im Abschnitt „Besondere Apparative Ausstattung" des Qualitätsberichts an, im Durchschnitt insgesamt zehn Geräte vorzuhalten und davon 6,2 Geräte 24 Stunden verfügbar zu haben. Diese Zusatzangabe ist nur bei neun der 21 zur Auswahl stehenden Apparate verpflichtend (vgl. Tabelle 3–1). Ein Computertomograph (CT) steht bei allen Grundversorgern grundsätzlich zur Verfügung. Bei allen Kliniken, die einen Inkubator für Neonatologie haben, ist auch ein 24-Stunden-Betrieb dieses Geräts möglich. Von den Fachkliniken halten vier gar kein Gerät und neun keines der Geräte rund um die Uhr vor.

3.3.3 Ambulantes Fallzahlvolumen in den Krankenhäusern

Die 106 an der ambulanten Notfallversorgung teilnehmenden Krankenhäuser rechneten im Jahr 2013 rund 410,7 Tausend ambulante Notfälle mit der AOK ab[9]. Bezogen auf alle vollstationären Krankenhausfällen entspricht dies einer Größenordnung von 65,3 % (vgl. Tabelle 3–2): Auf drei vollstationäre Fälle kommen also durchschnittlich noch rund zwei ambulante Notfälle. In Berlin werden fast genauso viele Fälle ambulant notfallversorgt wie vollstationär behandelt. Für die Berliner Einrichtungen mit ambulanter Notfallversorgung übersteigt die Summe der ambulanten Notfälle sogar die der vollstationären Fälle.

Die Zahl der ambulanten AOK-Notfälle variiert erwartungsgemäß deutlich zwischen den 106 beteiligten Krankenhäusern (vgl. Abbildung 3–2). Dabei behandeln Krankenhäuser mit größeren stationären Fallzahlen in der Regel auch mehr ambulante Notfälle. Nur vier Einrichtungen erbringen im Mittel mehr als 30 ambulante AOK-Notfälle je Kalendertag, diese sind allesamt in Berlin verortet. Dagegen behandelt insgesamt ein Drittel der Einrichtungen weniger als fünf AOK-Notfälle pro Tag. In Brandenburg fällt mit 48,8 % nahezu die Hälfte der beteiligten Krankenhäuser in diese Kategorie der vergleichsweise kleinen Leistungserbringer.[10] In Berlin trifft dies immerhin noch auf 15,4 % der teilnehmenden Krankenhäuser zu.

---

8 Anhand der Abrechnungsdaten ist nicht erkennbar, zu welcher Uhrzeit die Leistung erbracht wurde.

9 Nach der KV-Abrechnungslogik, in der jeder Patient, der in einem Quartal mehr als einmal in der gleichen Einrichtung behandelt wird, nur einmal zählt, entspricht diese Zahl 320,7 Tausend Quartalsabrechnungsfällen.

10 Aufgrund des unbekannten Anteils der AOK-Versicherten an allen behandelten ambulanten Patienten auf der Ebene der einzelnen Leistungserbringer lässt sich nicht exakt auf die kassenüber-

Tabelle 3–2

Anteil der ambulanten Notfälle an vollstationären Krankenhausfällen (AOK-Fälle 2013)

Region	Ambulante Notfälle in KH (in Tsd.)	Alle KH		KH mit ambulanten Notfällen	
		Vollstationäre Fälle (in Tsd.)	Verhältnis ambulanter Notfälle in KH zu vollstationären Fällen	Vollstationäre Fälle (in Tsd.)	Verhältnis ambulanter Notfälle in KH zu vollstationären Fällen
Gesamt	**410,7**	**628,9**	**65,3 %**	**596,3**	**68,9 %**
Brandenburg	107,9	215,4	50,1 %	207,1	52,1 %
Berlin	240,1	247,3	97,1 %	231,5	103,7 %
Mecklenburg-Vorpommern	62,7	166,2	37,7 %	157,6	39,8 %

Quelle: WIdO

Krankenhaus-Report 2016   WIdO

Abbildung 3–2

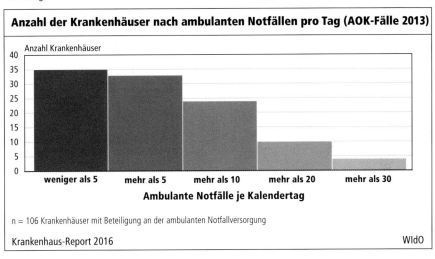

Anzahl der Krankenhäuser nach ambulanten Notfällen pro Tag (AOK-Fälle 2013)

n = 106 Krankenhäuser mit Beteiligung an der ambulanten Notfallversorgung

Krankenhaus-Report 2016   WIdO

Die Existenz vieler kleiner Leistungserbringer in Brandenburg führt dazu, dass die Leistungen vergleichsweise konzentriert erbracht werden: Die 20 % der Häuser mit den höchsten Fallzahlen behandeln dort 50,7 % der ambulanten Notfälle. Berlin liegt mit 50,0 % auf einem identischen Niveau, während die fallzahlstärksten Einrichtungen in Mecklenburg-Vorpommern 43,1 % der Notfälle versorgen.

greifende Fallzahl schließen. Zudem existieren alternative Abrechnungsoptionen, die unter bestimmten Voraussetzungen ebenfalls für vergleichbare Notfallbehandlung zur Abrechnung kommen können (z. B. vorstationäre Behandlung). Dennoch ist eine niedrige AOK-Fallzahl ein starkes Indiz dafür, dass in der entsprechenden Einrichtung insgesamt wenige ambulante Notfälle zur Abrechnung kommen.

Abbildung 3–3

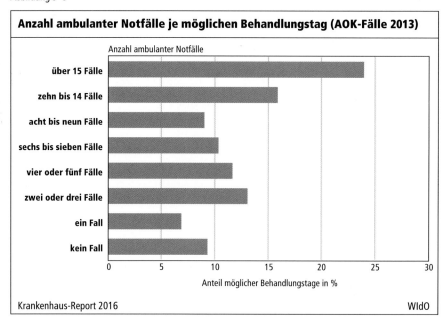

Anzahl ambulanter Notfälle je möglichen Behandlungstag (AOK-Fälle 2013)

Anzahl ambulanter Notfälle

über 15 Fälle

zehn bis 14 Fälle

acht bis neun Fälle

sechs bis sieben Fälle

vier oder fünf Fälle

zwei oder drei Fälle

ein Fall

kein Fall

0   5   10   15   20   25   30

Anteil möglicher Behandlungstage in %

Krankenhaus-Report 2016   WIdO

Nicht zuletzt führt die Existenz vieler kleiner Leistungserbringer dazu, dass an vielen möglichen Behandlungstagen keine bzw. sehr wenige ambulante AOK-Notfälle behandelt werden[11] (vgl. Abbildung 3–3). An 9,3 % der möglichen Behandlungstage sind keine AOK-Fälle behandelt worden, an 16,2 % der Tage weniger als zwei. An rund einem Drittel der Behandlungstage werden maximal drei AOK-Fälle erreicht. Auf Basis von AOK-Daten allein lassen sich allerdings keine Rückschlüsse darauf ziehen, inwieweit Einrichtungen an den entsprechenden Tagen überhaupt keine ambulante Notfallversorgung leisten. Vielmehr konzentrieren sich Behandlungstage ohne AOK-Patienten auf vergleichsweise kleine Leistungserbringer, was auf einen Stichprobeneffekt hindeutet.

3.3.4   Inanspruchnahme nach Alter und Wohnort

In Berlin, Brandenburg und Mecklenburg-Vorpommern wird die überwiegende Zahl (72,7 %) ambulanter Notfälle in Krankenhäusern behandelt, 27,3 % durch ambulante Leistungserbringer (vgl. Abbildung 3–4). Allerdings werden in Mecklenburg-Vorpommern nur 56,1 % der ambulanten Notfälle insgesamt in Krankenhäusern versorgt, während es in Berlin mit 77,0 % und in Brandenburg mit 76,8 % deutlich mehr sind. Diese Zahlen verdeutlichen, dass die mit der vorliegenden Stichprobe untersuchte Versorgungssituation nicht repräsentativ für Deutschland ist. So

---

11   Aus 106 Leistungserbringern und 365 Tagen im Jahr ergeben sich 38 690 mögliche Behandlungstage.

Abbildung 3–4

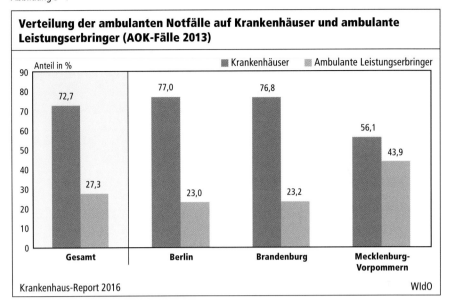

Verteilung der ambulanten Notfälle auf Krankenhäuser und ambulante Leistungserbringer (AOK-Fälle 2013)

Krankenhaus-Report 2016   WIdO

zeigen nicht nur die eigenen Hochrechnungen für die Bundesrepublik Deutschland ein ausgeglichenes Verhältnis (so auch z. B. MCK 2015). In Berlin zum Beispiel dürfte ein höherer Anteil an ambulanten Notfällen in Krankenhäusern u. a. damit zusammenhängen, dass hier im Notfall keine von ambulanten Ärzten betriebene Notfallpraxis aufgesucht wird. Stattdessen gibt es die Möglichkeit, einen mobilen Notfalldienst zu rufen. Jeder, der eine Notfalleinrichtung aufsucht, wird in Berlin in einem Krankenhaus behandelt.

In der zugrunde gelegten Population haben 17,4 % der Versicherten im Durchschnitt 1,51 mal die ambulante Notfallversorgung in Anspruch genommen (vgl. Tabelle 3–3). Etwa 15,4 % der Versicherten aus Brandenburg und ca. 14,4 % derjenigen aus Mecklenburg-Vorpommern werden innerhalb eines Jahres mindestens einmal im Rahmen der ambulanten Notfallversorgung behandelt, während die Inanspruchnahmerate für Versicherte aus Berlin mit 20,8 % deutlich höher ausfällt. Möglicherweise kommen solche hohen Inanspruchnahmeraten insbesondere in städtisch geprägten Ballungsräumen wie in Berlin unter anderem wegen einer besseren Erreichbarkeit von Krankenhäusern zustande (siehe Abschnitt 3.3.2). Denn 17,7 % der Versicherten mit Wohnort in Berlin werden in Krankenhäusern notfallversorgt, während es lediglich 12,6 % der Versicherten mit Wohnort in Brandenburg und 9,0 % derjenigen mit Wohnort in Brandenburg sind. Daneben kann das auffällig hohe Inanspruchnahme-Niveau in Berlin auch durch soziostrukturelle Merkmale der versorgten Population bedingt sein.

Für einzelne Versichertenpopulationen nimmt die ambulante Notfallversorgung unterschiedlich hohe Stellenwerte ein (vgl. Abbildung 3–5). Erwartungsgemäß gewinnt sie bei Versicherten mit einer altersbedingten höheren Morbidität an Bedeutung, die – gemessen an den Inanspruchnahmeraten – ab dem 60. bis 70. Lebensjahr

Tabelle 3–3

Anteil der Versicherten mit Inanspruchnahme ambulanter Notfallleistungen nach Regionen

Ort der Inanspruchnahme	Inanspruchnahmeraten in % der AOK-Versicherten insgesamt (2013)				Anzahl ambulanter Notfälle je Versicherten
	Berlin	Mecklenburg-Vorpommern	Branden-burg	Gesamt	Gesamt
Gesamt	20,8	14,4	15,4	17,4	1,51
In Krankenhäusern	17,7	9,0	12,6	13,8	1,40
Bei ambulanten Leistungs-erbringern (LB)	5,3	6,8	3,9	5,2	1,41
Sowohl in Krankenhäusern als auch bei ambulanten Leistungserbringern	2,2	1,3	1,1	1,6	3,18

Krankenhaus-Report 2016   WIdO

Abbildung 3–5

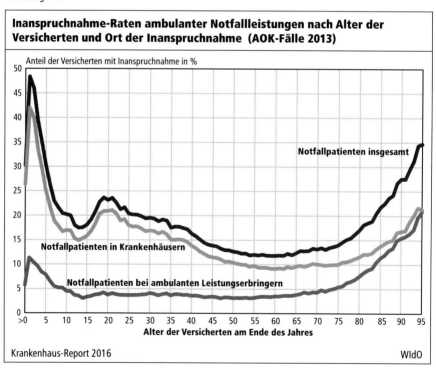

Inanspruchnahme-Raten ambulanter Notfallleistungen nach Alter der Versicherten und Ort der Inanspruchnahme (AOK-Fälle 2013)

Anteil der Versicherten mit Inanspruchnahme in %

Notfallpatienten insgesamt

Notfallpatienten in Krankenhäusern

Notfallpatienten bei ambulanten Leistungserbringern

Alter der Versicherten am Ende des Jahres

Krankenhaus-Report 2016   WIdO

deutlich zunimmt. Bis zu 35 % der Versicherten, die älter als 90 Jahre sind, werden mindestens einmal im Jahr ambulant notfallversorgt. Ebenfalls erwartungsgemäß werden viele Versicherte im frühen Kindesalter im Rahmen der ambulanten Notfallversorgung behandelt. Die Inanspruchnahmerate, hinter der in erster Linie die Inanspruchnahme von Notfallambulanzen steht, erreicht im ersten Lebensjahr fast 50 %. Auffallend ist schließlich eine dritte Personengruppe: Auch Versicherte im Alter zwischen dem 15. und 25. Lebensjahr – und hier insbesondere Frauen – weisen eine überdurchschnittlich hohe Inanspruchnahmerate auf.

3.3.5 Notfallversorgung nach Wochentagen

Krankenhäuser wie auch ambulante Ärzte sollten an den Wochenendtagen die meisten ambulanten Notfälle zu versorgen haben, da an diesen Tagen die Vertragsarztpraxen weitgehend (samstags) oder grundsätzlich (sonntags) geschlossen sind.[12] An diesen beiden Tagen lässt sich auch sowohl bei den ambulanten Ärzten als auch bei den Krankenhäusern ein deutlicher Anstieg der Anzahl ambulanter Notfälle beobachten (vgl. Abbildung 3–6). In der Summe leisten die ambulanten Ärzte ca. 50 %

Abbildung 3–6

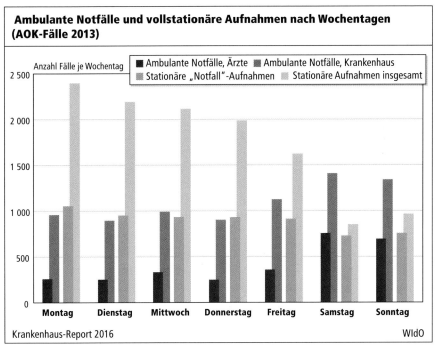

Ambulante Notfälle und vollstationäre Aufnahmen nach Wochentagen (AOK-Fälle 2013)

Krankenhaus-Report 2016   WIdO

---

12 Auf Basis der Abrechnungsdaten ist die Uhrzeit der Leistungsinanspruchnahme nicht feststellbar. Feiertage können sich grundsätzlich auf alle Wochentage verteilen, spielen aber im Vergleich zu der Gesamtzahl an Wochen- und Wochenendtagen eines Jahres nur eine geringere Rolle und sind in den Berechnungen nicht gesondert berücksichtigt.

3

ihrer ambulanten Notfälle am Wochenende. Bei den Krankenhäusern entfallen auf diese beiden Tage lediglich ca. 36 %. Gleichzeitig geht die Anzahl der stationären Aufnahmen insgesamt um mehr als die Hälfte zurück. Die an den Wochenendtage verbleibenden stationären Aufnahmen sind dabei zum überwiegenden Teil auf „Notfall"-Aufnahmen zurückzuführen, bei denen im Vergleich zwischen den einzelnen Wochentagen nur relativ wenige Schwankungen zu erkennen sind. Bei den Krankenhäusern verbleiben am Wochenende erwartungsgemäß kaum planbare bzw. elektive Leistungen, sondern fast ausschließlich stationäre „Notfall"-Aufnahmen und die Versorgung ambulanter Notfälle.

Nicht unmittelbar zu erwarten war, dass generell auch freitags mehr ambulante Notfälle versorgt wurden als an den anderen Wochentagen. Das deutet darauf hin, dass die ambulanten Arztpraxen freitags weniger für Versicherte zur Verfügung stehen als an den anderen Wochentagen oder dass die Bereitschaft von Patienten und Ärzten, kurz vor einem Wochenende noch beobachtend abzuwarten, geringer ist als an anderen Werktagen. Auch ein Mittwochseffekt scheint in diesem Sinne erkennbar zu sein.

3.3.6   Übergänge zwischen ambulanten Ärzten und Krankenhäusern

Die ambulante Notfallversorgung leistenden niedergelassenen Ärzte, die Notfallambulanzen und die Krankenhäuser bilden eine Versorgungskette, in der Patienten an mehreren Stellen versorgt werden können.

Sofern ambulante Notärzte tätig werden, können diese ihre Patienten an eine Notfallambulanz überweisen, um dort insbesondere mithilfe der meist umfangreicheren technischen Ausstattung weitergehende Untersuchungen vornehmen zu lassen.[13] Ebenso ist es dem Notfallpatienten selbst überlassen, auch ohne Überweisung am selben Tag eine Notfallambulanz aufzusuchen.[14] Im Durchschnitt werden 4,2 % aller Notfallpatienten, die ambulante Notärzte aufgesucht oder zu sich gerufen haben, am selben Tag auch in einer Notfallambulanz eines Krankenhauses behandelt (vgl. Abschnitt 3.4). Häufiger ist es der Fall, dass Patienten am selben Tag sowohl von ambulanten Notärzten behandelt als auch zur vollstationären Behandlung aufgenommen werden. Dies ist bei 11,0 % der Patienten ambulanter Notärzte zu beobachten. Werden beide Fälle zusammengerechnet, kommen bei etwa 14,9 % der Notfallpatienten von ambulanten Ärzten am selben Tag auch Leistungen von Krankenhäusern hinzu (vgl. Tabelle 3–4).

Aus Sicht der Krankenhäuser haben die Übergänge zwischen den Notfallambulanzen und den anderen Notfallversorgungsformen eine quantitativ geringere Be-

---

13 In den Abrechnungsdaten sind keine Angaben zur Uhrzeit der Behandlung enthalten, sodass letztlich offen bleibt, ob ein Patient zuerst von einem ambulanten Arzt und erst anschließend in einem Krankenhaus notfallversorgt wurde. Es ist davon auszugehen, dass in der Regel die ambulante Notfallversorgung einer Krankenhausbehandlung vorausgegangen ist.

14 Am selben Tag können sich auch zufällig zwei Ereignisse unabhängig voneinander ereignen, die jeweils eine ambulante Notfallversorgung zur Folge haben (z. B. Unwohlbefinden am Tagesbeginn und ein Unfall am Abend).

Tabelle 3–4

Notfallpatienten*bei ambulanten Ärzten, in Notfallambulanzen oder mit vollstationärer Aufnahme am Tag der ambulanten Notfallbehandlung in % (AOK-Fälle 2013)

Ort der Notfall-versorgung	(1) Bei (anderen) ambulanten Notärzten	(2) In (anderen) Notfall-ambulanzen	(3) In voll-stätionärer Versorgung	(4) Sowohl (2) als auch (3)	(5) Entweder (2) oder (3)
Ambulante Ärzte	0,7	4,2	11,0	0,2	14,9
Krankenhäuser	1,5	0,9	1,9	0,02	2,8

*Ein Notfallpatient ist definiert als ein Versicherter, für den an einem Tag mindestens einmal ein ambulanter Notfall abgerechnet wurde. Hinter einem Notfallpatienten können sich mehrere ambulante Notfälle verbergen.

Krankenhaus-Report 2016   WIdO

deutung.[15] Dabei ist zu beachten, dass in diesen Regionen auf die Notfallambulanzen bereits mehr als 72 % aller ambulanten Notfälle entfallen. Viele Patienten suchen im Bedarfsfall keinen ambulanten Notarzt, sondern direkt eine Notfallambulanz auf. Lediglich 1,5 % der Notfallpatienten in Notfallambulanzen wurden am selben Tag auch von ambulanten Notärzten medizinisch untersucht. Auffällig ist, dass immerhin noch 0,9 % der Notfallpatienten in Notfallambulanzen am selben Tag auch bei einer weiteren Notfallambulanz eines anderen Krankenhauses vorstellig wurden. Ob in diesen Fällen die Patienten an eine andere Notfallambulanz überwiesen wurden oder ob die Patienten von sich aus ohne entsprechende Überweisung eine weitere Ambulanz aufsuchten, lässt sich aus den Abrechnungsdaten nicht entnehmen. Beide Möglichkeiten stehen aber offen. Ebenfalls auffällig ist, dass ca. 1,9 % der Patienten von Notfallambulanzen in einem anderen Krankenhaus vollstationär aufgenommen wurden. Auch dies ist möglich, wenn beispielsweise der Versorgungsbedarf eines Notfallpatienten sinnvollerweise in einem anderen Krankenhaus gedeckt werden muss oder soll. In der Summe dieser beiden Konstellationen werden immerhin 2,8 % der Patienten von Notfallambulanzen am selben Tag in einem anderen Krankenhaus in einer Notfallambulanz versorgt oder vollstationär aufgenommen.

3.3.7   Dokumentierte Behandlungsanlässe in Krankenhäusern und bei ambulanten Ärzten

In der ambulanten Versorgung sind bei der Abrechnung von Leistungen Behandlungsanlässe mithilfe von ICD-10-Diagnosen anzugeben. Bisher wurden die ambulante Notfälle anhand der Kontakte eines Versicherten mit Leistungserbringern der ambulanten Notfallversorgung gezählt. An dieser Stelle geht jeder Versicherte, der

---

15 In dieser Betrachtung sind Übergänge von einer Notfallambulanz eines Krankenhauses in die stationäre Versorgung desselben Krankenhauses ausgenommen. In diesen Fällen werden keine ambulanten Notfälle, sondern stationäre (DRG-)Fälle abgerechnet, aus denen derartige Übergänge nicht zu entnehmen sind.

Tabelle 3–5

Von ambulanten und stationären Leistungserbringern kodierte Behandlungsanlässe nach ICD-Hauptgruppen und Wohnort der Versicherten* (AOK-Fälle 2013)

Nr.	Kapitel-Bezeichnung	Berlin Anteile in % an Gesamt			Mecklenburg-Vorpommern Anteile in % an Gesamt			Brandenburg Anteile in % an Gesamt			Gesamt Anteile in % an Gesamt		
		Ambul. LB	KH	Gesamt	Ambul. LB	KH	Gesamt	Ambul. LB	KH	Gesamt	Ambul. LB	KH	Gesamt
1	Bestimmte infektiöse und parasitäre Krankheiten	9,6	5,4	6,5	10,7	4,2	6,9	9,7	3,9	5,2	10,0	4,8	6,2
2	Neubildungen	1,1	0,7	0,8	2,3	0,6	1,3	2,7	0,6	1,1	1,8	0,6	1,0
3	Krankheiten des Blutes und der blutbildenden Organe sowie bestimmte Störungen mit Beteiligung des Immunsystems	0,3	0,5	0,5	0,5	0,4	0,4	0,7	0,4	0,4	0,4	0,4	0,4
4	Endokrine, Ernährungs- und Stoffwechselkrankheiten	4,7	2,1	2,7	7,9	1,3	4,0	8,6	1,7	3,2	6,4	1,8	3,1
5	Psychische und Verhaltensstörungen	8,0	5,3	5,9	8,3	4,0	5,8	8,7	3,8	4,9	8,2	4,7	5,6
6	Krankheiten des Nervensystems	3,3	2,7	2,8	4,0	1,5	2,5	4,9	2,0	2,6	3,8	2,3	2,7
7	Krankheiten des Auges und der Augenanhangsgebilde	0,7	3,9	3,1	2,3	2,7	2,5	5,0	1,6	2,3	2,0	3,1	2,8
8	Krankheiten des Ohres und des Warzenfortsatzes	1,4	3,4	2,9	3,3	3,8	3,6	2,9	3,1	3,1	2,3	3,4	3,1
9	Krankheiten des Kreislaufsystems	12,1	5,4	7,1	15,5	3,8	8,7	18,0	6,6	9,1	14,4	5,5	7,9
10	Krankheiten des Atmungssystems	26,5	10,3	14,3	24,8	9,0	15,5	24,8	7,8	11,6	25,6	9,4	13,9
11	Krankheiten des Verdauungssystems	8,5	6,1	6,7	8,0	3,6	5,4	7,2	4,6	5,2	8,1	5,3	6,1
12	Krankheiten der Haut und der Unterhaut	1,8	3,4	3,1	2,9	2,6	2,7	3,1	2,8	2,8	2,4	3,1	2,9
13	Krankheiten des Muskel-Skelett-Systems und des Bindegewebes	19,6	9,5	12,0	14,3	11,5	12,6	15,1	12,7	13,2	17,1	10,7	12,4

Tabelle 3–5

Fortsetzung

Nr.	Kapitel-Bezeichnung	Berlin Anteile in % an Gesamt			Mecklenburg-Vorpommern Anteile in % an Gesamt			Brandenburg Anteile in % an Gesamt			Gesamt Anteile in % an Gesamt		
		Ambul. LB	KH	Gesamt	Ambul. LB	KH	Gesamt	Ambul. LB	KH	Gesamt	Ambul. LB	KH	Gesamt
14	Krankheiten des Urogenitalsystems	3,4	5,9	5,3	5,6	3,9	4,6	5,7	4,0	4,4	4,5	5,1	4,9
15	Schwangerschaft, Geburt und Wochenbett	0,0	3,7	2,8	0,0	1,6	1,0	0,0	1,4	1,1	0,1	2,7	2,0
16	Bestimmte Zustände, die ihren Ursprung in der Perinatalperiode haben	0,0	0,2	0,1	0,0	0,0	0,1	0,0	0,0	0,1	0,1	0,1	0,1
17	Angeborene Fehlbildungen, Deformitäten und Chromosomenanomalien	0,1	0,2	0,2	0,4	0,0	0,2	0,5	0,1	0,2	0,3	0,1	0,2
18	Symptome und abnorme klinische und Laborbefunde, die anderenorts nicht klassifiziert sind	21,2	16,7	17,8	24,1	22,3	23,1	23,8	19,5	20,4	22,6	18,4	19,6
19	Verletzungen, Vergiftungen und bestimmte andere Folgen äußerer Ursachen	4,0	30,0	23,6	8,3	45,9	30,3	8,4	42,1	34,5	6,2	35,9	27,7
20	Äußere Ursachen von Morbidität und Mortalität	0,0	0,4	0,3	0,0	0,8	0,5	0,0	0,7	0,6	0,0	0,6	0,4
21	Faktoren, die den Gesundheitszustand beeinflussen und zur Inanspruchnahme des Gesundheitswesens führen	0,7	2,3	1,9	2,2	4,6	3,6	3,0	2,7	2,8	1,6	2,8	2,4
22	Schlüsselnummern für besondere Zwecke	0,0	0,0	0,0	0,0	0,0	0,0	0,0	0,0	0,0	0,0	0,0	0,0
99	**Gesamt**	100	100	100	100	100	100	100	100	100	100	100	100

* Notfälle – in der hier verwendeten Abgrenzung – werden mehrfach gezählt, wenn bei einem Notfall Diagnosen aus unterschiedlichen ICD-Hauptkapitel angegeben wurden (die Spaltensumme der Prozentangaben sind aufgrund dieser Mehrfachzählung größer als 100 %).

Quelle: WIdO

WIdO

3

innerhalb eines Quartals bei demselben Leistungserbringer mindestens einmal ambulant notfallversorgt wurde, als ein ambulanter Notfall in die Analyse ein.[16]

Die ambulanten Ärzte geben im Durchschnitt 1,6 ICD-10-Diagnosen je Notfall an, die Krankenhäuser 1,43. Gemessen an den dokumentierten Behandlungsanlässen lassen sich bei den Krankenhäusern andere Versorgungsschwerpunkte erkennen als bei den ambulanten Ärzten (vgl. Tabelle 3–5). So entfallen 35,9 % aller Notfälle in Krankenhäusern auf die ICD-Hauptgruppe 19 „Verletzungen, Vergiftungen und bestimmte andere Folgen äußerer Ursachen", die bei den ambulanten Leistungserbringer in quantitativer Hinsicht eine weit geringere Bedeutung einnehmen (6,2 % der Notfälle). Bei den ambulanten Leistungserbringern sind dagegen ca. 25,6 % der Notfälle auf Krankheiten des Atmungssystems (ICD-Hauptkapitel 10) zurückzuführen, während derartige Erkrankungen nur bei etwa 9,4 % der in Krankenhäusern behandelten Notfälle dokumentiert werden. Berlins Krankenhäuser geben bei 30,0 % ihrer versorgten ambulanten Notfälle „Verletzungen, Vergiftungen und bestimmte andere Folgen äußerer Ursachen" (ICD-Hauptgruppe 19) als Behandlungsanlass an, während es in Brandenburg mit 45,9 % und in Mecklenburg-Vorpommern mit 42,1 % deutlich mehr sind.

3.4   Fazit

Im Jahr 2013 wurden im Rahmen der ambulanten Notfallversorgung schätzungsweise knapp 21 Millionen Behandlungsfälle für 14,4 Millionen GKV-Versicherte erbracht. Das entspricht etwa 18,7 % der GKV-Versicherten. Besonders häufig werden Babys, Kleinkinder und Ältere ab dem 75. Lebensjahr notfallversorgt. Die ambulante Notfallversorgung hat damit einen hohen Stellenwert in der Gesundheitsversorgung. Auch Krankenhäuser nehmen darin eine wichtige Rolle wahr, da sie ca. die Hälfte der ambulanten Notfälle versorgen.

Die empirische Untersuchung der bundesweiten Versorgungslandschaft im Bereich der Notfallversorgung wird allerdings durch regionale Unterschiede in Aufbau, Organisation und weiteren angebots- und nachfrageseitigen Faktoren erheblich erschwert.

Für die hier untersuchten Bundesländer ist eine unterdurchschnittliche Inanspruchnahme ambulanter Notfallleistungen festzustellen, jedoch mit deutlichen regionalen Unterschieden. So befindet sich mit Berlin ein Land in der Stichprobe, das deutlich überdurchschnittliche Häufigkeiten bei ambulanten Notfallbehandlungen im Krankenhaus aufweist. Dies ist bemerkenswert, weil Berlin bezüglich der ambulanten Angebotsdichte gemessen an Ärzten je Einwohner einen Spitzenplatz einnimmt.

---

16 In die folgende Betrachtung können nicht alle Abrechnungsdaten eingehen. Ca. 8 % bis 15 % der ambulanten Notfälle in Brandenburg und Mecklenburg-Vorpommern werden zusammen mit weiteren vertragsärztlichen Leistungen abgerechnet. In diesen Fällen ist nicht eindeutig zu identifizieren, welche angegebenen ICD-10-Diagnosen den ambulanten Notfallleistungen zuzuordnen sind.

3

Regionale Unterschiede lassen sich auch in der Arbeitsteilung zwischen dem organisierten Notfalldienst und den Notfallambulanzen an Krankenhäusern feststellen. So werden in Berlin und Brandenburg mehr als drei Viertel der ambulanten Notfälle an Krankenhäusern versorgt, während der Anteil der stationären Einrichtungen in Mecklenburg-Vorpommern 56,1 % beträgt. Dies liegt mutmaßlich nicht nur an der unterschiedlichen Ausgestaltung des ambulanten Notfalldienstes durch die Kassenärztlichen Vereinigungen (auch im Hinblick auf Kooperationen mit den Krankenhäusern), sondern u. a. auch an den Krankenhaus-, Haus- und Facharztdichten und -beteiligungen, die zwischen dicht besiedelten städtischen (Berlin) und eher ländlichen Regionen (Mecklenburg-Vorpommern) deutlich variieren.

Die Arbeitsteilung erfolgt erwartungsgemäß auch anhand medizinischer Kategorien. Ambulante Ärzte leisten insbesondere bei „Erkrankungen des Atmungssystems" ambulante Notfallhilfe. Bei „Verletzungen, Vergiftungen und bestimmten anderen Folgen äußerer Ursachen" (ICD-Hauptgruppe 19) werden dagegen überwiegen Krankenhäuser aufgesucht; ca. 35,9 % der dort behandelten Notfälle entfallen auf diese Behandlungsanlässe. Hier spielt sicherlich die apparative Ausstattung wie z. B. die Möglichkeiten zur bildgebenden Diagnostik eine wichtige Rolle. Die Versorgung ist aber nicht immer mit einem Kontakt beendet: Bei ca. 14,8 % der Versicherten, die von ambulanten Ärzten versorgt wurden, findet am selben Tag auch eine (ambulante oder stationäre) Versorgung im Krankenhaus statt.

Es zeigt sich erwartungsgemäß, dass Krankenhäuser, die stationäre Grundversorgung leisten, durchweg an der ambulanten Notfallversorgung teilnehmen. Insgesamt rechnen in den hier untersuchten Bundesländern ca. drei Viertel der Krankenhäuser ambulante Notfallleistungen mit der AOK ab. Darunter finden sich auch sehr viele vergleichsweise kleine Leistungserbringer: Ein Drittel der Krankenhäuser behandelt im Mittel weniger als fünf AOK-Notfälle pro Tag. In Berlin trifft dies immerhin noch auf 15,4 % der teilnehmenden Krankenhäuser zu. Inwieweit insbesondere die kleineren Krankenhäuser auch an allen Tagen des Jahres und rund um Uhr eine ambulante Notfallversorgung leisten, kann mit den vorliegenden Daten nicht abschließend bewertet werden.

Die Krankenhäuser sind nicht nur für die ambulante Notfallversorgung relevant, die ambulante Notfallversorgung hat auch für die Krankenhäuser eine hohe Bedeutung: Auf drei vollstationäre Fälle kommen in den betrachteten Regionen durchschnittlich rund zwei ambulante Notfälle. Insbesondere in Berlin finden sich Krankenhäuser, die mehr ambulante Notfälle als stationäre Fallzahlen behandeln.

Die hier vorliegende explorative Arbeit liefert erstmals für drei Bundesländer – Berlin, Brandenburg und Mecklenburg-Vorpommern – vertiefende Einblicke in das Versorgungsgeschehen. Eine entsprechende bundesweite Analyse steht noch aus. Auch wenn dem vorliegenden Beitrag keine für die Bundesrepublik Deutschland insgesamt repräsentative Stichprobe zugrunde liegt, liefert er neue empirisch basierte Ergebnisse zur ambulanten Notfallversorgung, die über den gewählten Regionalbezug hinausgehen.

Danksagung

Wir danken Tobias Schäfer, Jörg Friedrich, Stefanie Bendick (WIdO), Thomas Nentwig (AOK-BV), Marita Moskwyn und Heike Steinmüller (AOK Nordost) für ihre wertvollen Hinweise, konstruktiven Diskussionsbeiträge und ihre Unterstützung bei der Datenanalyse und -aufbereitung.

Literatur

Augurzky B, Beivers A, Giebner M. Organisation der Notfallversorgung in Dänemark: Lösungsansätze für deutsche Probleme? In: Klauber J, Geraedts M, Friedrich J, Wasem J (Hrsg). Krankenhaus-Report 2015. Stuttgart: Schattauer 2015; 77–97.

Bundesministerium für Gesundheit (BMG). Mitglieder und Versicherte. KM 6, Statistik über Versicherte gegliedert nach Status, Alter, Wohnort und Kassenart (Stichtag jeweils zum 1. Juli des Jahres). Bonn 2015. http://www.bmg.bund.de/themen/krankenversicherung/zahlen-und-fakten-zur-krankenversicherung/mitglieder-und-versicherte.html (15. September 2015).

Kassenärztliche Vereinigung Berlin. Bereitschaftsdienstordnung der Kassenärztlichen Vereinigung Berlin. https://www.kvberlin.de/20praxis/70themen/aebd/index.html (28. September 2015). Berlin 2011; 10.

Kassenärztliche Vereinigung Mecklenburg-Vorpommern. Notdienstordnung. http://www.kvmv.info/aerzte/15/20/index.html (28. September 2015). Schwerin 2012; 6.

Gemeinsamer Bundesausschuss (GBA). Beschluss des Gemeinsamen Bundesausschusses über die Neufassung der Regelungen zum Qualitätsbericht der Krankenhäuser (Qb-R): Änderungen für das Berichtsjahr 2012. Berlin 2013. https://www.g-ba.de/downloads/39-261-1726/2013-05-16_Qb-R_Neufassung_BAnz.pdf.

Huke T, Robra B (2015): Notfallversorgung im stationären Sektor. In: Klauber J, Geraedts M, Friedrich J, Wasem J (Hrsg). Krankenhaus-Report 2015. Stuttgart: Schattauer 2015; 61–76.

Institut für Gesundheits- und Sozialforschung (IGES). Ambulantes Potential in der stationären Notfallversorgung. Ergebnisbericht zur Projektphase I für das Zentralinstitut für die Kassenärztliche Versorgung in Deutschland. Berlin: IGES 2015; 185.

Landesärztekammer Brandenburg, Kassenärztliche Vereinigung Brandenburg. Gemeinsame Bereitschaftsdienstordnung der Landesärztekammer Brandenburg und der Kassenärztlichen Vereinigung Brandenburg. http://www.kvbb.de/praxis/service/aerztlicher-bereitschaftsdienst/ (28. September 2015). Potsdam 2013; 7.

Laufs A, Kern B (Hrsg). Handbuch des Arztrechts, 4. Auflage. München: C. H. Beck 2010.

MCK Management Consult Kestermann GmBH. Gutachten zur ambulanten Notfallversorgung im Krankenhaus – Fallkostenkalkulation und Strukturanalyse. http://www.dkgev.de/dkg.php/cat/38/aid/13122/title/DKG_zum_"Gutachten_zur_ambulanten_Notfallversorgung_im_Krankenhaus" (17. September 2015). Bremen: MCK 2015; 82.

4 Psychiatrische Instituts- ambulanzen

Erste Schritte zur Transparenz im Rahmen der Psych-Entgeltreform

Olaf Neubert und Marcel Richter

Abstract

Psychiatrische Institutsambulanzen (PIA) nach § 118 SGB V haben einen spezifischen Versorgungsauftrag für schwer und chronisch psychisch Kranke, die wegen der Art, Schwere oder Dauer ihrer Erkrankung eines besonderen krankenhausnahen Versorgungsangebotes bedürfen. Vor 40 Jahren wurden im Rahmen der Umsetzungsempfehlungen der Psychiatrie-Enquete erstmals psychiatrische Fachkrankenhäuser ermächtigt. Der Beitrag zeigt die bestehenden gesetzlichen und vertraglichen Regelungen (Patientenzugang, Versorgungsrolle, Vergütung etc.) in ihrer Entwicklung auf. Der empirischen Teil widmet sich dem Leistungsspektrum der PIAs (auf Basis von § 21-Daten) und den regionalen Unterschieden in Art und Umfang der Patientenversorgung. Außerdem werden die Behandlungspfade „Stationär" und „Ambulanz" untersucht sowie die Frage der „Grenzziehung" zwischen den Leistungsbereichen diskutiert. Abschließend erfolgt eine Einordnung mit Blick auf die Vergütungsreform der psychiatrischen und psychosomatischen stationären Behandlung.

According to § 118 of the German Code of Social Law, Psychiatric institutional outpatient units (PIA) have a specific mandate to treat severely and chronically mentally ill patients who need special hospital-based care due to the nature, severity or duration of their disease. 40 years ago, specialised psychiatric hospitals were first authorised within the framework of the recommendations of the commission of inquiry on psychiatry. This paper describes the current legal and contractual arrangements (patient access, supply role, reimbursement etc.) and their development. The empirical part is devoted to the service spectrum of PIAs (based on § 21 data) and regional differences in the nature and scope of psychaitric patient care. In addition, the clinical pathways "inpatient" and "outpatient" are investigated and the issue of "boundaries" between service sectors are discussed. Finally, outpatient units are classified with a view to the reimbursement reform of psychiatric and psychosomatic inpatient care.

4.1   Ambulante psychiatrische Krankenhausleistungen

Die ambulante Versorgung schwer psychisch Kranker im Krankenhaus ist eine wesentliche Veränderung infolge der Psychiatrie-Enquete 1975[1]. Vor 40 Jahren verpflichtete der Gesetzgeber die Kassenärztlichen Vereinigungen zur Ermächtigung psychiatrischer Fachkrankenhäuser. Die Psychiatrischen Institutsambulanzen (PIA) haben einen spezifischen Versorgungsauftrag speziell für psychisch Kranke, die wegen der Art, Schwere oder Dauer ihrer Erkrankung eines besonderen, krankenhausnahen Versorgungsangebots bedürfen. Ziel ist es, durch multiprofessionelle psychiatrisch-psychotherapeutische Behandlungsangebote Krankenhausaufenthalte zu vermeiden, stationäre Behandlungszeiten zu verkürzen und Behandlungsabläufe zu optimieren.

Die Ausgaben für PIAs sind seit deren statistischer Erfassung (1999) bundesweit kontinuierlich gestiegen (Abbildung 4–1). Jährliche Wachstumsraten im zweistelligen Prozentbereich sind dabei nicht ungewöhnlich. Mittlerweile haben die gesetzlichen Krankenkassen bereits Ausgaben von über einer halben Milliarde Euro (2014) in diesem Bereich zu verzeichnen. Betrachtet man die Entwicklung dieser 15 Jahre, ent-

Abbildung 4–1

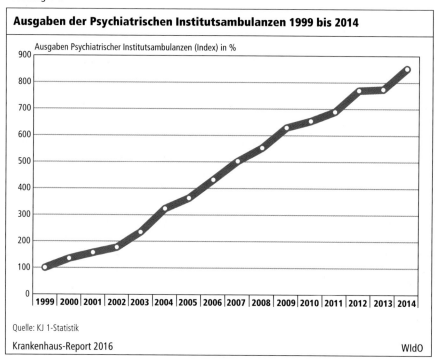

Ausgaben der Psychiatrischen Institutsambulanzen 1999 bis 2014

Ausgaben Psychiatrischer Institutsambulanzen (Index) in %

Quelle: KJ 1-Statistik

Krankenhaus-Report 2016   WIdO

---

1 Deutscher Bundestag: Bericht über die Lage der Psychiatrie in der Bundesrepublik Deutschland – Zur psychiatrischen und psychotherapeutischen/psychosomatischen Versorgung der Bevölkerung, 1975, BT-Drs. 7/4200. http://dipbt.bundestag.de/doc/btd/07/042/0704200.pdf (11. November 2015).

spricht dies fast dem 8,5-Fachen des Ausgangswerts. Eine Sättigung scheint noch lange nicht erreicht. Die neuesten Veröffentlichungen des Bundesministeriums für Gesundheit (BMG) zu den Rechnungsergebnissen der gesetzlichen Krankenversicherung zeigen, dass die Ausgaben von 2013 auf 2014 um weitere 10 % gestiegen sind (KJ1 2014). Es handelt sich damit um einen dynamischen Leistungsbereich.

4.2 Entwicklung des gesetzlichen Rahmens für Psychiatrische Institutsambulanzen

Eine seit Jahren gesetzlich verankerte Form der Krankenhausambulanzen in der Psychiatrie und Psychosomatik sind die PIAs. Bereits in den 1970er Jahren fanden diese ihre erste Erwähnung in der Bundesgesetzgebung (Reichsversicherungsordnung (RVO)[2]). Ende der 1980er Jahre wurden diese in die Sozialgesetzgebung überführt (Gesetz zur Verbesserung der ambulanten und teilstationären Versorgung psychisch Kranker[3]). Seitdem unterliegen die Regelungen einer ständigen Änderung und Fortentwicklung (Tabelle 4–1).

Was sind die wesentlichen Regelungen? § 118 SGB V sieht bei den PIAs von Anfang an eine Unterscheidung zwischen psychiatrischen Krankenhäusern und Krankenhäusern mit selbstständig, gebietsärztlich geleiteten psychiatrischen Abteilungen mit regionaler Versorgungsverpflichtung vor. Erstere sind dabei vom Zulassungsausschuss im Land zu ermächtigen. Letztere sind per Gesetz ermächtigt, anfangs noch mit der Regelung, dass diese zur Versorgung notwendig sein müssen. Eine Beschränkung auf die Patienten, die nach Art, Schwere oder Dauer ihrer Krankheit behandelt werden müssen, wurde bereits früh gesetzlich geregelt. Später wurde die vorgeschriebene Prüfung auf Versorgungsnotwendigkeit außer Kraft gesetzt (GKV-Gesundheitsreformgesetz[4]). Dreiseitig gilt es nun auf Bundesebene, die in PIAs der Allgemeinkrankenhäuser zu behandelnde Patientenklientel zu definieren. Seit dem Jahr 2013 gibt es eine eigenständige Regelung für psychosomatische Krankenhäuser und Allgemeinkrankenhäuser mit selbstständig, fachärztlich geleiteten psychosomatischen Abteilungen mit regionaler Versorgungsverpflichtung (neuer Absatz 3 in § 118 SGB V).

Die Höhe und Art der Vergütung wird jeweils in den Bundesländern geregelt. Vereinbarungspartner sind dabei die Krankenkassen auf Landesebene, die gemeinsam und einheitlich für alle Krankenkassen mit den jeweiligen Krankenhäusern Regelungen treffen. In einigen Bundesländern gibt es für alle PIAs einen einheitlichen Landesvertrag (z. B. Bayern, Mecklenburg-Vorpommern), in anderen für jede PIA eigene Verträge (z. B. Berlin, Baden-Württemberg) oder sogar Mischformen (z. B. Sachsen-Anhalt).

---

2 Reichsversicherungsordnung, Gesetz zur Weiterentwicklung des Kassenarztrechts (Krankenversicherungs-Weiterentwicklungsgesetz KVWG) vom 28.12.1976, BGBl I S. 3873–3874.

3 Gesetz zur Verbesserung der ambulanten und teilstationären Versorgung psychisch Kranker (PsychKVVerbG) vom 26.02.1986 zum 01.01.1986, BGBl I S. 324.

4 Gesetz zur Reform der gesetzlichen Krankenversicherung ab dem Jahr 2000 (GKV-Gesundheitsreformgesetz 2000) vom 29.12.1999 zum 01.01.2000, BGBl I S. 2626.

4

Tabelle 4–1
Überblick über Gesetzgebung und Entwicklung von PIAs

Datum	Gesetz	Weiterführende Aktivitäten auf Ebene der Selbstverwaltung
01.01.1977	§ 368n Reichsversicherungsordnung: PIAs erstmals mit eigener Rechtsgrundlage	
01.01.1986	Gesetz zur Verbesserung der ambulanten und teilstationären Versorgung psychisch Kranker: „Institutsverträge auf Landesebene"	
22.12.1986		Gemeinsame Empfehlung zum Abschluss von Institutsverträgen zwischen Kassenärztlicher Bundesvereinigung (KBV) und den Krankenkassenverbänden auf Bundesebene
01.01.1989	Überführung der RVO-Regelungen in die Sozialgesetzgebung (SGB V)	
01.01.1999		Überarbeitung des Kontenrahmens für die Träger der gesetzlichen Krankenversicherung, Etablierung eines eigenen Sachbuchkontos
01.04.2001		Rahmenvertrag zur „Patientengruppe" in Allgemeinkrankenhäusern auf Bundesebene (KBV, DKG, Krankenkassenverbände auf Bundesebene)
01.01.2009		Kündigung des Rahmenvertrages durch die KBV
24.03.2009	Krankenhausfinanzierungsreformgesetz: Einführung des Psych-Entgeltsystems und PIA-Prüfauftrag	
30.11.2009		Vereinbarung über die Einführung eines pauschalierenden Entgeltsystems für psychiatrische und psychosomatische Einrichtungen zwischen DKG und GKV-Spitzenverband
01.01.2010		Vertrag zum Datenaustausch (DTA) zur elektronischen Übermittlung der Abrechnungsdaten (DKG, GKV-Spitzenverband)
01.07.2010		Neuer Rahmenvertrag zur „Patientengruppe" (KBV, DKG, GKV-Spitzenverband)
16.03.2012		Vertrag zur PIA-Dokumentation (DKG, GKV-Spitzenverband), Dokumentation ab dem Jahr 2013
01.01.2013	Psych-Entgeltgesetz[1]: u. a. neu § 118 Abs. 3 SGB V (Psychosomatische Institutsambulanzen)	
30.06.2015		Daten der PIA-Dokumentation für die Jahre 2013 und 2014

[1] Gesetz zur Einführung eines pauschalierenden Entgeltsystems für psychiatrische und psychosomatische Einrichtungen (Psych-Entgeltgesetz – PsychEntgG) vom 21.07.2012 zum 01.01.2013, BGBl I S. 1613.

Mit der Einführung eines pauschalierenden Entgeltsystems für psychiatrische und psychosomatische Einrichtungen (PEPP) im Krankenhausfinanzierungsreformgesetz (KHRG)[5] kommt den PIAs eine besondere Rolle zu. Im Rahmen eines gesonderten Prüfauftrages sind die Selbstverwaltungspartner (GKV-Spitzenverband, Verband der Privaten Krankenversicherung (PKV) und Deutsche Krankenhausgesellschaft (DKG)) beauftragt zu prüfen, inwieweit die im Krankenhaus ambulant zu erbringenden Leistungen der PIAs in das stationäre Entgeltsystem einbezogen werden können. DKG, GKV-Spitzenverband und PKV haben sich Ende 2009 dazu verständigt, dass die Integration der Leistungen der PIAs in das neue Vergütungssystem erst zu einem späteren Zeitpunkt stattfindet. Auf der Grundlage von gesonderten, bundesweit einheitlichen Dokumentationen sollen weitere Prüfungen erfolgen. Diese zu den Abrechnungsdaten zusätzlichen Daten sind an das DRG-Institut (InEK) zu übermitteln.

Mit dem KHRG wurden die Krankenhäuser verpflichtet, die Abrechnungsdaten ihrer PIAs in maschinenlesbarer Form direkt an die Krankenkassen zu übermitteln. Vorher wurde in der Regel über papiergebundene Sammelrechnungen abgerechnet, in denen alle Behandlungen bei Patienten der entsprechenden Krankenkasse zusammengefasst wurden. Die direkte Abrechnung mit der Krankenkasse vermeidet den Umweg über die Kassenärztliche Vereinigung. DKG und GKV-Spitzenverband haben sich auf eine elektronische Datenübermittlung der Abrechnungsdaten ab dem Jahr 2010 verständigt. Mit einer klar definierten Entgeltsystematik und der nun möglichen Zuordnung der Abrechnung zum einzelnen Versicherten konnte ein erster Schritt zu mehr Transparenz erzielt werden.

Das GKV-Versorgungsstrukturgesetz (GKV-VStG)[6] schaffte die gesetzliche Grundlage für eine bundesweite Datenerhebung, indem die Vereinbarungspartner beauftragt wurden, für die Dokumentation der Leistungen der PIAs bis spätestens 30.04.2012 einen bundeseinheitlichen Katalog sowie das Nähere zur Datenübermittlung zu bestimmen. Vor diesem Hintergrund gab es auf Bundesebene am 16.03.2012 eine Verständigung auf die sog. PIA-Doku-Vereinbarung[7], die erstmals vorsieht, dass PIAs bundeseinheitliche Dokumentationsschlüssel an das DRG-Institut zu übermitteln haben. Mittels einheitlicher Patienten-IDs ist die Abbildung des Behandlungsverlaufs (PIA, teilstationär, stationär) von Patienten möglich. Darüber hinaus sind Patientenkontakte in standardisierter Form sowohl an das InEK als auch im Wege der Abrechnung an die Krankenkassen zu übermitteln.

Um sich ein genaueres Bild über die Leistungen und die Aufgaben einer PIA machen zu können, wird nun die PIA-Vereinbarung näher beleuchtet.

---

5 Gesetz zum ordnungspolitischen Rahmen der Krankenhausfinanzierung ab dem Jahr 2009 (Krankenhausfinanzierungsreformgesetz – KHRG) vom 17.03.2009 zum 25.03.2015, BGBl I S. 534.

6 Gesetz zur Verbesserung der Versorgungsstrukturen in der gesetzlichen Krankenversicherung (GKV-Versorgungsstrukturgesetz – GKV-VStG) vom 22.12.2011 zum 01.01.2012, BGBl I S. 2983.

7 Vereinbarung des bundeseinheitlichen Kataloges für die Dokumentation der Leistungen der psychiatrischen Institutsambulanzen (PIA) nach § 295 Abs. 1b Satz 4 SGB V (PIA-Doku-Vereinbarung) vom 16.03.2012. www.gkv-spitzenverband.de/media/dokumente/krankenversicherung_1/krankenhaeuser/psychiatrie/psychiatrische_institutsambulanzen/KH_2012_03_16_PIA-Doku_Vereinbarung_final.pdf (3. August 2015).

4.3   PIA-Vereinbarung: Bestimmung des Personenkreises

PIAs lassen sich dem Gesetz nach in verschiedene Gruppen einteilen. Psychiatrische Krankenhäusern sind quasi per Automatismus durch den Zulassungsausschuss zu ermächtigen. Hier sind keine weiteren Spezifizierungen auf Bundesebene vorgesehen. Allgemeinkrankenhäuser mit selbstständig, fachärztlich geleiteten psychiatrischen oder psychosomatischen Abteilungen sind per Gesetz zur Behandlung einer gesondert (auf Bundesebene) festzulegenden Gruppe von Patienten ermächtigt. Hier tritt dann per se ein Ermächtigungsautomatismus ein. Die Krankenhäuser müssen lediglich vom Bundesland mit einer regionalen Versorgungsverpflichtung beauftragt sein. Die aktuelle PIA-Vereinbarung wurde 2010 dreiseitig zwischen KBV, DKG und GKV-Spitzenverband vereinbart.[8] Sie definiert u. a. die Patientengruppen. Außerdem stellt sie klar, dass kinder- und jugendpsychiatrische Abteilungen, aber auch psychiatrische Abteilungen an Universitätskliniken mit regionaler Versorgungsverpflichtung zur Leistungserbringung ermächtigt sind. Überschneidungen sehen die Autoren hier mit den Leistungen der psychologischen Hochschulambulanzen. Diese dürfen nun Patienten behandeln, deren Erkrankung nach Art, Schwere oder Komplexität einer Behandlung in einer Hochschulambulanzen bedarf.[9] Hier braucht es einer gewissen Nachjustierung, um die Versorgungsbereiche voneinander abzugrenzen.

Was ist geregelt? Aufgabe der PIAs ist es, insbesondere dort Angebote zu unterbreiten, wo im niedergelassenen Bereich nur eine unzureichende Erreichbarkeit sichergestellt ist. Krankenhausaufnahmen sollen vermieden oder stationäre Behandlungszeiten verkürzt werden. In der Regel erfolgt deshalb die Inanspruchnahme mittels Überweisungen. In einer PIA gilt der Facharztstandard und es wird Kontinuität in den persönlichen Beziehungen von Patient und multiprofessionellem Behandlungsteam vorausgesetzt. Durch die organisatorische Bindung der PIA an die psychiatrische oder psychosomatische Abteilung des Krankenhauses ist dort auch ein Notfalldienst außerhalb der regulären Dienstzeiten sicherzustellen.

PIAs haben zu Beginn der Behandlung zu prüfen, ob der Patient einer Behandlung gemäß PIA-Vereinbarung bedarf. Das Ergebnis ist in der Patientenakte zu dokumentieren. Nach einem Zeitraum von zwei Jahren ist diese Prüfung zu wiederholen. Die Einschlusskriterien der PIA-Vereinbarung lassen sich in drei Komplexe einteilen und werden nach Erwachsenen, Kindern und Jugendlichen unterschieden. Liegt eine Behandlungsdiagnose (Art der Erkrankung) vor und ist mindestens eines der weiteren Merkmale (Schwere oder Dauer der Erkrankung) erfüllt (Tabelle 4–2), ermächtigt dies die PIA zur Leistungserbringung.

Vor der Behandlung durch eine PIA haben alternative kontinuierliche und ausreichende Behandlungen durch Vertragsärzte oder Psychotherapeuten oder ein ausreichend stützendes soziales Netzwerk Vorrang. Soziotherapie schließt eine Behandlung durch die PIA aus.

---

8 Vereinbarung zu Psychiatrischen Institutsambulanzen gemäß § 118 Absatz 2 SGB V vom 30.04.2010. www.gkv-spitzenver-band.de/media/dokumente/krankenversicherung_1/krankenhaeuser/psychiatrie/ psychiatrische_institutsambulanzen/KH_Psych_20100430_PIA-Vereinbarung.pdf (30. Juli 2015).

9 Vgl. GKV-Versorgungsstärkungsgesetz.

Tabelle 4–2
Überblick über die Spezifizierung der Patientengruppe

Kennzeichen	Merkmal	Beschreibung
A	Art der Erkrankung	In Form einer Diagnosen-Positivliste werden die F-Diagnosen des ICD-Kataloges aufgeführt, für die Behandlungen durchgeführt werden dürfen.
B	Schwere der Erkrankung	Die Schwere einer Erkrankung bilden z. B. Notfälle oder Verkürzungen von aktuellen stationären Aufenthalten, schwere Krankheitsverläufe anhand von medizinischen Skalen, Gefährdungspotenziale beim Patienten o. ä. ab.
C	Dauer der Erkrankung	Die Erkrankung muss seit mindestens sechs Monaten bestehen oder bei rezidiven Erkrankungen mindestens ein Rezidiv innerhalb von zwei Jahren aufgetreten sein.

Krankenhaus-Report 2016   WIdO

4

4.4   Regionale Verteilung der PIAs

Im Jahr 2014 gab es 584 Krankenhäuser mit psychiatrischen und psychosomatischen Fachabteilungen (Tabelle 4–3). Zu dem Zeitpunkt gab es für 481 PIAs eine Vergütungsvereinbarung mit den gesetzlichen Krankenkassen. Damit verfügen ca. 80 % der Krankenhäuser über die Möglichkeit der ambulanten Behandlung. Für 100 000 Einwohner stehen im gesamtdeutschen Durchschnitt sechs Ambulanzen zur Verfügung. In den einzelnen Bundesländern variiert die Anzahl sehr stark zwischen vier in Berlin und Baden-Württemberg sowie zehn in Schleswig-Holstein, Mecklenburg-Vorpommern und Rheinland-Pfalz. Tatsächlich liegt die Anzahl der PIAs jedoch deutlich höher, da es weder für den stationären noch für den ambulanten Versorgungsbereich der Krankenhäuser eine einheitliche Standortabgrenzung gibt. Der GKV-Spitzenverband hat diesen Mangel erneut im Gesetzgebungsverfahren zum Krankenhausstrukturgesetz (KHSG) thematisiert und eine gesetzliche Grundlage für ein Kennzeichen des Ortes der Leistungserbringung für Krankenhausstandorte, Fachabteilungen und Ambulanzen gefordert.[10] Die genaue Verortung der Leistungserbringung ist zwingende Voraussetzung dafür, dass die neuen gesetzlichen Aufträge zur Berücksichtigung der Erreichbarkeit bzw. des Einzugsbereichs im Rahmen von Sicherstellungszuschlägen, der Krankenhaus- und Bedarfsplanung, von Strukturqualitätsvorgaben sowie der Qualitätsberichterstattung umgesetzt werden.

Zahlreiche psychiatrische Krankenhäuser haben neben dem Hauptstandort weitere teilstationäre Nebenstandorte mit angeschlossenen PIAs, ohne dass diese in den Vereinbarungs- und Abrechnungsdaten unterscheidbar sind. Im Rahmen der Datenübermittlung nach § 21 Krankenhausentgeltgesetz (KHEntgG) werden

---

10 Vgl. Stellungnahme des GKV-Spitzenverbandes zum Entwurf eines Gesetzes zur Reform der Strukturen der Krankenhausversorgung (Krankenhausstrukturgesetz – KHSG) vom 20.08.2015. www.bundestag.de/blob/386080/0348ddcfe31811b660017a01f8f7c66c/gkv-spitzenverband-data.pdf (9. November 2015).

Tabelle 4–3
Anzahl der Krankenhäuser und PIAs nach Bundesländern

Bundesland	Anzahl Krankenhäuser	Anzahl PIA	PIAs je 1 Mio. Einwohner	Anzahl PIAs (21er Daten)	Abweichung (21er Daten)
Baden-Württemberg	90	45	4	45	0
Bayern	84	57	5	52	−5
Berlin	17	12	4	12	0
Brandenburg	18	18	7	18	0
Bremen	5	5	8	5	0
Hamburg	13	12	7	12	0
Hessen	46	40	7	33	−7
Mecklenburg-Vorpommern	14	16	10	15	−1
Niedersachsen	42	37	5	37	0
Nordrhein-Westfalen	116	105	6	97	−8
Rheinland-Pfalz	37	41	10	31	−10
Saarland	9	9	9	9	0
Sachsen	27	26	6	24	−2
Sachsen-Anhalt	20	18	8	17	−1
Schleswig-Holstein	32	27	10	26	−1
Thüringen	14	14	6	15	1
Deutschland	**584**	**482**	**6**	**448**	**−34**

Quelle: Vereinbarungsdaten und Daten nach § 21 KHEntgG, Datenjahr 2014

Krankenhaus-Report 2016 WIdO

von den Krankenhäusern PIA-Daten mit 448 unterschiedlichen Institutionskennzeichen (IK) übermittelt. Im Vergleich zu den Vereinbarungsdaten fehlen damit detaillierte Leistungsdaten von 35 Einrichtungen. Für Thüringen gibt es in den Leistungsdaten eine im Vergleich zu den Vertragsdaten differenziertere Standortabgrenzung.

Ein Drittel der PIAs sind an Fachkrankenhäusern mit ausschließlich psychiatrischen Fachabteilungen und die anderen zwei Drittel der PIAs an Allgemeinkrankenhäusern mit psychiatrischen Fachabteilungen angesiedelt.[11] Die entsprechenden Krankenhäuser weisen eine unterschiedliche Fachabteilungsstruktur auf. Bei 77 % der PIAs ist eine allgemein-psychiatrische Fachabteilung, bei 29 % eine Kinder- und Jugendpsychiatrie (KJP) und bei 22 % eine Fachabteilung der Psychosomatik bzw. Psychotherapie vorhanden.

Diese Standorte der PIAs sind im Bundesgebiet grundsätzlich flächendeckend verteilt (Abbildung 4–2). Eine Häufung gibt es erwartungsgemäß in den Ballungs-

---

11 In der Zählung konnten 35 PIAs wegen fehlender Strukturangaben zu den DRG- und Psych-Betten nicht berücksichtigt werden.

Abbildung 4–2

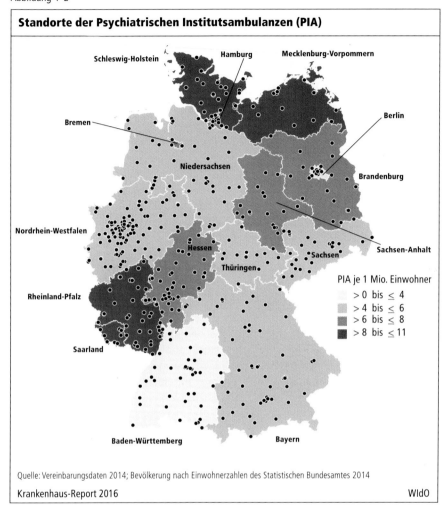

Standorte der Psychiatrischen Institutsambulanzen (PIA)

Schleswig-Holstein

Hamburg

Mecklenburg-Vorpommern

Berlin

Bremen

Niedersachsen

Brandenburg

Nordrhein-Westfalen

Hessen

Sachsen-Anhalt

Sachsen

Thüringen

PIA je 1 Mio. Einwohner
- > 0 bis ≤ 4
- > 4 bis ≤ 6
- > 6 bis ≤ 8
- > 8 bis ≤ 11

Rheinland-Pfalz

Saarland

Baden-Württemberg

Bayern

Quelle: Vereinbarungsdaten 2014; Bevölkerung nach Einwohnerzahlen des Statistischen Bundesamtes 2014

Krankenhaus-Report 2016   WIdO

zentren wie z. B. Berlin, Hamburg, Frankfurt am Main und dem Ruhrgebiet. In den Flächenländern Brandenburg, Niedersachsen, Thüringen oder Bayern zeigt sich dagegen eine eher geringe Standortdichte. Eine Erreichbarkeitsanalyse scheitert gegenwärtig an der fehlenden Erfassung der Außenstandorte. Für Bayern sind beispielsweise über die IKs nur 57 der insgesamt über 90 Standorte bekannt. Die mittlere Entfernung zur nächsten Ambulanz würde dann stets viel zu hoch berechnet werden.

Versorgungspolitisch ist eine gute Erreichbarkeit jedoch die zentrale Voraussetzung für eine stärkere ambulante Leistungserbringung der Krankenhäuser. Durch die Aufhebung der Standortbindung an das Krankenhaus im § 118 Abs. 4 SGB V infolge des GKV-Versorgungsstärkungsgesetzes im Jahr 2015 wird es den Krankenhäuser ermöglicht, weitere Satellitenstandorte zu eröffnen. Es muss jedoch auch bei den bestehenden stationären Einrichtungen hinterfragt werden, ob ihre historisch geprägten Standorte für einen zukünftig viel stärker teilstationär und ambulant ausgerichteten Versorgungsauftrag geeignet sind.

4.5   PIA-Doku-Vereinbarung: Transparenz im Rahmen der Psych-Entgeltreform

Zur Prüfung der Vergütungsabbildung im Psych-Entgeltsystem (PEPP) ist es notwendig, Datengrundlagen zu etablieren, die eine sachgerechte Bewertung zulassen. Der Gesetzgeber hat dafür den notwendigen Rahmen geschaffen. GKV-Spitzenverband, PKV und DKG wurden beauftragt, einen bundeseinheitlichen Katalog zur Dokumentation der PIA-Leistungen zu schaffen. Dieser dient der Vereinheitlichung der in den Bundesländern unterschiedlich ausgeprägten Leistungen und deren Vergütung und stellt diese auf ein empirisches Fundament.

Die Daten werden im Rahmen der Abrechnung an die Krankenkasse sowie jährlich zusammengefasst im Rahmen der Datenübermittlung nach § 21 KHEntgG gesondert an das DRG-Institut übermittelt. Es sind Informationen zu Patienten (z. B. Alter, Geschlecht), Indikationen und Entgelten enthalten. Zusammen mit den stationären und teilstationären Leistungen der Krankenhäuser am PIA-Patienten ergibt sich ein Überblick über dessen gesamte Behandlung im Kalenderjahr. Problematisch ist hier lediglich der nicht aufgehobene Quartalsbezug bei den PIAs, der bei der Fallzählung und dem Vergleich mit Krankenhausdaten zu beachten ist.

Darüber hinaus werden bei den PIAs Tage mit einem unmittelbaren Patientenkontakt dokumentiert. Es wird dabei differenziert, ob ein Arzt- bzw. Psychologenkontakt stattgefunden hat und ob dieser im Rahmen einer aufsuchenden Behand-

Abbildung 4–3

PIA-Doku-Schlüssel		
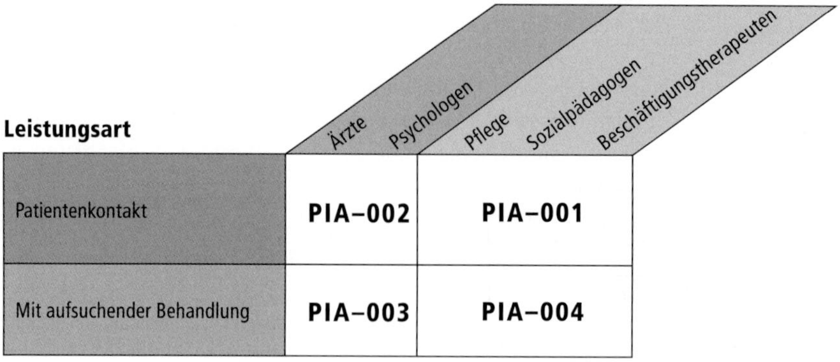 **Leistungsart**	Ärzte / Psychologen	Pflege / Sozialpädagogen / Beschäftigungstherapeuten
Patientenkontakt	PIA-002	PIA-001
Mit aufsuchender Behandlung	PIA-003	PIA-004

PIA = Psychiatrische Institutsambulanzen

Krankenhaus-Report 2016   WIdO

lung außerhalb der PIA-Räumlichkeiten stattfand (Abbildung 4–3). In einigen Bundesländern lässt sich diese Information bereits aus den vereinbarten Entgelten (z. B. Wegepauschalen nach Behandlergruppen) ableiten, sodass eine gesonderte Dokumentation nicht notwendig ist. Die bundesweit einheitliche PIA-Dokumentation erfolgt seit dem 01.01.2013, sodass eine erste Aussage zu den Jahren 2013 bis 2014 möglich ist.

4.6 Versorgung durch PIAs im Jahr 2014

4.6.1 Behandlungsfälle und Kontakthäufigkeit

In den PIAs wurden im Jahr 2014 rund 2,4 Mio. Behandlungsfälle abgerechnet (Tabelle 4–4). Dies sind typischerweise Quartalsfälle, in denen alle Behandlungsleistungen zusammengefasst abgerechnet werden. Die Behandlung von Kindern und Jugendlichen findet überwiegend in spezifischen Ambulanzen statt und entspricht mit ca. 0,4 Mio. Fällen einem Anteil von 16 %.

Mit der Einführung der zusätzlichen Dokumentation für jeden Tag mit einem unmittelbaren Patientenkontakt durch die PIA-Doku-Vereinbarung ist es erstmals möglich, eine Aussage über den bundesweiten Behandlungsumfang zu treffen. Insgesamt kam es zu 7,6 Mio. Behandlungskontakten. Dies entspricht 3,2 Kontakttagen je Fall. Die Anzahl der mittleren Kontakttage je Fall ist dabei für den Bereich der Kinder und Jugendlichen mit 2,7 deutlich niedriger.

Eine Differenzierung nach den Bundesländern zeigt eine deutliche Variation der Kontakttage je Fall (Abbildung 4–4). Die wenigsten Kontakttage mit Werten unter drei Tagen gibt es in Brandenburg, Rheinland-Pfalz, Schleswig-Holstein und Baden-Württemberg. Die höchste Anzahl an Kontakttage gibt es mit 4,3 in Bayern.

Bei einer bevölkerungsgewichteten Betrachtung zeigen sich besonders niedrige Versorgungsgrade mit weniger als 70 Kontakten je 1 000 Einwohner in Baden-Württemberg, Rheinland-Pfalz und Sachsen-Anhalt. In Hessen finden mit über 140 Kontakten je 1 000 Einwohner besonders viele ambulante Behandlungen im Krankenhaus statt. Fraglich ist, ob ein direkter Zusammenhang mit dem regionalen Versorgungsgrad der vertragsärztlichen Versorgung besteht. Nach der aktuellen

Tabelle 4–4

Anzahl der Fälle und Kontakte

	Anzahl Fälle	in %	Anzahl Kontakte	in %	Kontakttage je Fall
Kinder und Jugendliche (Alter ≤ 18)	381 094	16	1 020 650	13	2,7
Erwachsene (Alter >18)	1 973 699	84	6 608 815	87	3,4
Gesamt	2 354 793	100	7 629 465	100	3,2

Quelle: Daten nach § 21 KHEntgG, Datenjahr 2014

Abbildung 4–4

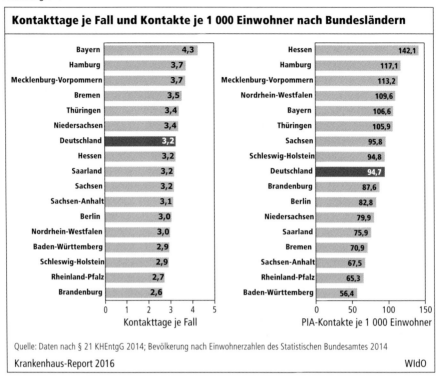

Kontakttage je Fall und Kontakte je 1 000 Einwohner nach Bundesländern

Quelle: Daten nach § 21 KHEntgG 2014; Bevölkerung nach Einwohnerzahlen des Statistischen Bundesamtes 2014

Krankenhaus-Report 2016   WIdO

Bundesarztstatistik[12] gibt es in Hessen und Baden-Württemberg mit jeweils 5,7 Ärzten je 100 000 Einwohner die wenigsten Nervenärzte. Gleichzeitig bilden Baden-Württemberg mit 56 und Hessen mit 142 Kontakten je 1 000 Einwohner beim ambulanten Versorgungsgrad der Krankenhäuser die beiden Extrempunkte.[13]

Eine Betrachtung der Verteilung der Fälle nach Anzahl der Behandlungskontakte zeigt, dass die Behandlung für die meisten Patienten an nur einem einzigen Tag im Quartal stattgefunden hat (Abbildung 4–5). Sowohl bei Erwachsenen als auch bei Kindern und Jugendlichen sind dies immerhin ein Drittel der Fälle, bei einem weiteren Drittel sind es nur zwei oder drei Behandlungstage.

Bei der Analyse der Anzahl der Behandlungskontakte in den einzelnen Bundesländern zeigt sich ein besonders hoher Anteil von rund 40 % in Brandenburg, Sachsen und Schleswig-Holstein. Lediglich in den Bundesländern Baden-Württemberg und Hessen ist der Anteil der Fälle mit zwei Kontakten größer als der Anteil mit nur einem Behandlungskontakt je Quartal (Abbildung 4–6). Hier liegt die Vermutung

---

12 KBV, Bundesarztregister für die vertragsärztlichen Versorgung 2014, Stand 31.08.2015. http://gesundheitsdaten.kbv.de/cms/html/16402.php (25. Oktober 2015).

13 Die Anzahl der psychologischen Psychotherapeuten je 100 000 Einwohner liegen mit 35 in Baden-Württemberg bzw. 25 in Hessen relativ vergleichbar im mittleren Bereich aller Bundesländer von 16 bis 59.

Tabelle 4–5
Anzahl der Fälle und Kontakte nach Bundesländern

Bundesland	Anzahl Fälle	PIA-Fälle je 1 000 Einwohner	Anzahl Kontakte	PIA-Kontakte je 1 000 Einwohner	Kontakt- tage je Fall
Baden-Württemberg	202 792	19,2	596 237	56,4	2,9
Bayern	313 362	25,0	1 335 156	106,6	4,3
Berlin	91 870	27,2	279 578	82,8	3,0
Brandenburg	82 116	33,5	214 474	87,6	2,6
Bremen	13 200	20,2	46 423	70,9	3,5
Hamburg	54 841	31,6	203 095	117,1	3,7
Hessen	264 379	43,9	855 159	142,1	3,2
Mecklenburg-Vorpommern	49 192	30,7	181 234	113,2	3,7
Niedersachsen	185 271	23,8	621 553	79,9	3,4
Nordrhein-Westfalen	646 555	36,8	1 923 963	109,6	3,0
Rheinland-Pfalz	96 219	24,1	260 633	65,3	2,7
Saarland	23 793	23,9	75 496	75,9	3,2
Sachsen	122 918	30,3	388 143	95,8	3,2
Sachsen-Anhalt	48 816	21,6	152 541	67,5	3,1
Schleswig-Holstein	91 610	32,6	265 928	94,8	2,9
Thüringen	67 859	31,3	229 852	105,9	3,4
Gesamtergebnis	**2 354 793**	**29,2**	**7 629 465**	**94,7**	**3,2**

Quelle: Daten nach § 21 KHEntgG, Datenjahr 2014; Bevölkerung nach Einwohnerzahlen des Statistischen Bundesamtes, Datenjahr 2014

Krankenhaus-Report 2016   WIdO

nahe, dass dies im Zusammenhang mit der nach Einmalkontakt und Mehrfachbe-
handlung differenzierten Quartalspauschale steht. Da die Vergütung für Behandlungen mit nur einem einmaligen Kontakt deutlich geringer ist, kommt es aber nur zu
einer Verschiebung hin zum zweimaligen Kontakt.

Unter Berücksichtigung der im § 118 SGB V eng gefassten Ermächtigungskri-
terien zur Art, Schwere und Dauer der Erkrankung und den mittleren stationären
Verweildauern von deutlich über 20 Tagen überrascht die vergleichsweise geringe
Anzahl von ambulanten Behandlungskontakten. Im Einzelfall ist es nicht möglich,
zwischen Fällen, für die die besonderen Mittel der psychiatrischen Krankenhäuser
notwendig sind, und Fällen, bei denen es sich um „Ersatzleistungen" handelt, die
wegen einer unzureichenden niedergelassenen vertragsärztlichen/vertragspsycho-
therapeutischen Versorgung notwendig sind, zu unterscheiden.

4.6.2   Vergütung

Die Leistungen der PIAs werden nach § 120 SGB V außerhalb des vertragsärztlichen Gesamtbudgets unmittelbar von der Krankenkasse vergütet. Die Vergütung
wird von den Landesverbänden der Krankenkassen gemeinsam und einheitlich mit

Abbildung 4–5

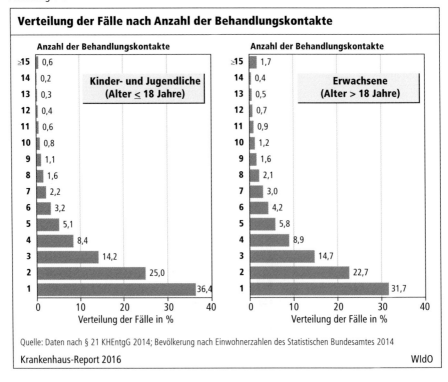

Verteilung der Fälle nach Anzahl der Behandlungskontakte

Anzahl der Behandlungskontakte — Kinder- und Jugendliche (Alter ≤ 18 Jahre):
≥15: 0,6; 14: 0,2; 13: 0,3; 12: 0,4; 11: 0,6; 10: 0,8; 9: 1,1; 8: 1,6; 7: 2,2; 6: 3,2; 5: 5,1; 4: 8,4; 3: 14,2; 2: 25,0; 1: 36,4

Anzahl der Behandlungskontakte — Erwachsene (Alter > 18 Jahre):
≥15: 1,7; 14: 0,4; 13: 0,5; 12: 0,7; 11: 0,9; 10: 1,2; 9: 1,6; 8: 2,1; 7: 3,0; 6: 4,2; 5: 5,8; 4: 8,9; 3: 14,7; 2: 22,7; 1: 31,7

Verteilung der Fälle in %

Quelle: Daten nach § 21 KHEntgG 2014; Bevölkerung nach Einwohnerzahlen des Statistischen Bundesamtes 2014

Krankenhaus-Report 2016   WIdO

den Krankenhäusern vereinbart. Sie erfolgt heterogen nach drei unterschiedlichen Modellen: nach Quartalspauschalen, nach Komplexleistungen und nach dem Einheitlichen Bewertungsmaßstab (EBM) mit zusätzlicher Vergütung der nichtärztlichen Leistungen.

Die Vergütung nach stark differenzierten Komplexleistungen, wie sie in Bayern bereits seit über 15 Jahren vereinbart sind, erfolgt berufsgruppenbezogen und zeitorientiert. Zusätzlich wird zwischen Einzeltherapie, Klein- und Großgruppe unterschieden. Durch die differenzierten Vergütungssätze und die damit verbundenen Abrechnungsschlüssel wird die Leistung einfach und transparent dokumentiert. Was allerdings medizinisch-therapeutisch in der abgerechneten Zeit geschieht, ist auch hier nicht nachvollziehbar.

Die Bundesländer mit Einzelleistungsvergütung nach dem bayerischen Katalog (Bayern, Sachsen-Anhalt, Sachsen, Thüringen und Mecklenburg-Vorpommern) erzielen mit einer deutlich niedrigeren Vergütung je Behandlungskontakt eine vergleichsweise hohe Kontaktanzahl (Abbildung 4–7). Für eine Vergütung auf Basis von Quartalspauschalen wird aus Kassensicht oft damit argumentiert, dass sie die Kosten und die Leistungsmenge minimiere. Die empirische Realität widerspricht dieser Erwartung; es zeigt sich eine höhere Anzahl von Einmalkontakten (sog. Verdünnerfälle). Die Kosten des einzelnen Behandlungskontaktes sind damit vergleichsweise hoch.

Abbildung 4–6

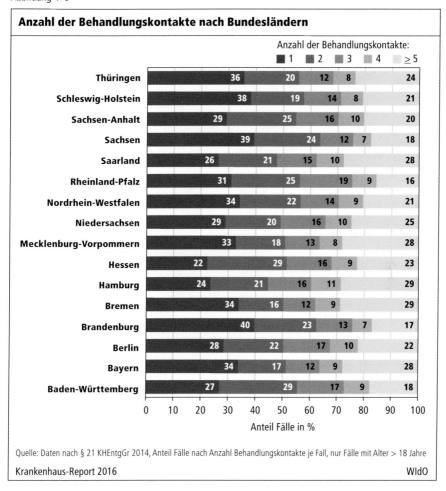

Anzahl der Behandlungskontakte nach Bundesländern

Anzahl der Behandlungskontakte: 1, 2, 3, 4, ≥5

Bundesland	1	2	3	4	≥5
Thüringen	36	20	12	8	24
Schleswig-Holstein	38	19	14	8	21
Sachsen-Anhalt	29	25	16	10	20
Sachsen	39	24	12	7	18
Saarland	26	21	15	10	28
Rheinland-Pfalz	31	25	19	9	16
Nordrhein-Westfalen	34	22	14	9	21
Niedersachsen	29	20	16	10	25
Mecklenburg-Vorpommern	33	18	13	8	28
Hessen	22	29	16	9	23
Hamburg	24	21	16	11	29
Bremen	34	16	12	9	29
Brandenburg	40	23	13	7	17
Berlin	28	22	17	10	22
Bayern	34	17	12	9	28
Baden-Württemberg	27	29	17	9	18

0 10 20 30 40 50 60 70 80 90 100

Anteil Fälle in %

Quelle: Daten nach § 21 KHEntgGr 2014, Anteil Fälle nach Anzahl Behandlungskontakte je Fall, nur Fälle mit Alter > 18 Jahre

Krankenhaus-Report 2016 WIdO

4.6.3 Differenzierung nach Leistungsziffern

Nach dem zum 01.01.2013 eingeführten einheitlichen Dokumentationsschema der PIA-Doku-Vereinbarung ist für jeden Tag mit einem unmittelbaren Patientenkontakt die entsprechende Leistungsziffer zu dokumentieren in Abhängigkeit davon, ob ein Arzt- bzw. ein Psychologenkontakt stattgefunden hat und ob dieser im Rahmen einer aufsuchenden Behandlung außerhalb der Räumlichkeiten der PIA erbracht wurde. Eine über diese sehr minimalistische Unterscheidung hinausgehende Leistungsdifferenzierung, wie sie der GKV-Spitzenverband als sog. „Bayern-light"-Modell (Leber et al. 2011) vorgeschlagen hatte, konnte in den Verhandlungen mit der DKG nicht durchgesetzt werden. Bei Anwendung des bayerischen Einzelleistungsvergütungssystems können die vier Leistungsschlüssel der bundeseinheitlichen Dokumentation aus der viel differenzierteren Vergütungssystematik abgeleitet

Abbildung 4–7

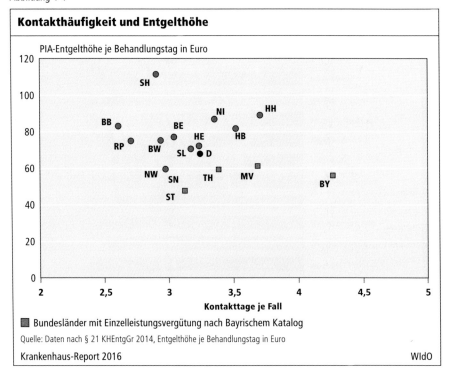

Kontakthäufigkeit und Entgelthöhe

PIA-Entgelthöhe je Behandlungstag in Euro

■ Bundesländer mit Einzelleistungsvergütung nach Bayrischem Katalog

Quelle: Daten nach § 21 KHEntgGr 2014, Entgelthöhe je Behandlungstag in Euro

Krankenhaus-Report 2016   WIdO

Abbildung 4–8

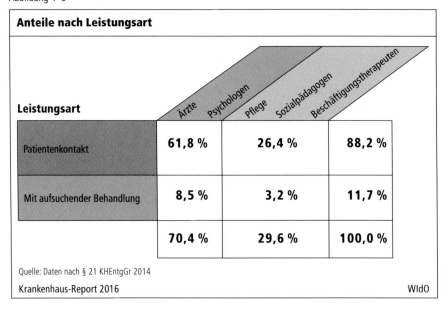

Anteile nach Leistungsart

Leistungsart	Ärzte	Psychologen	Pflege	Sozialpädagogen	Beschäftigungstherapeuten
Patientenkontakt	61,8 %		26,4 %		88,2 %
Mit aufsuchender Behandlung	8,5 %		3,2 %		11,7 %
	70,4 %		29,6 %		100,0 %

Quelle: Daten nach § 21 KHEntgGr 2014

Krankenhaus-Report 2016   WIdO

Abbildung 4–9

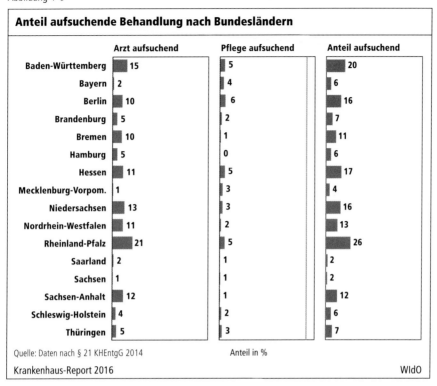

Anteil aufsuchende Behandlung nach Bundesländern

	Arzt aufsuchend	Pflege aufsuchend	Anteil aufsuchend
Baden-Württemberg	15	5	20
Bayern	2	4	6
Berlin	10	6	16
Brandenburg	5	2	7
Bremen	10	1	11
Hamburg	5	0	6
Hessen	11	5	17
Mecklenburg-Vorpom.	1	3	4
Niedersachsen	13	3	16
Nordrhein-Westfalen	11	2	13
Rheinland-Pfalz	21	5	26
Saarland	2	1	2
Sachsen	1	1	2
Sachsen-Anhalt	12	1	12
Schleswig-Holstein	4	2	6
Thüringen	5	3	7

Quelle: Daten nach § 21 KHEntgG 2014   Anteil in %

Krankenhaus-Report 2016   WIdO

werden. Bei Vergütung nach Quartalspauschale oder EBM ergibt sich durch die PIA-Dokumentation eine deutlich höhere Leistungstransparenz. Neben der Häufigkeit der Inanspruchnahme liegen für alle Behandlungsfälle erstmals Informationen zu der Frage vor, durch wen und wo die Behandlung erfolgte.

Im Jahr 2014, dem zweiten Jahr der bundesweiten Anwendung, wurde die Behandlung zu 70 % durch Ärzte und Psychologen und lediglich zu 30 % durch Pflegepersonal, Beschäftigungstherapeuten oder anderes nichtärztliches Personal vorgenommen (Abbildung 4–8). Die Behandlungen finden mit 88 % ganz überwiegend in den Räumlichkeiten der PIA statt. Doch selbst die 12 % der aufsuchenden Behandlungen überraschen in ihrem Umfang.

Gerade bei der aufsuchenden Behandlung zeigt sich in den einzelnen Bundesländern eine große Bandbreite, die bei ärztlichen Leistungen von 1 % der Behandlungskontakte in Sachsen und Mecklenburg-Vorpommern bis zu 21 % in Rheinland-Pfalz reicht (Abbildung 4–9). Lediglich in Bayern erfolgt die aufsuchende Behandlung überwiegend durch nichtärztliches Personal.

Bei der Betrachtung der Altersstruktur der an den PIAs behandelten Patienten fällt der besonders hohe Anteil von über 70-Jährigen in der aufsuchenden Behandlung auf. Fast 40 % der Behandlungskontakte von Ärzten und fast 30 % der Behandlungskontakte durch Pflegekräfte betrifft diese Altersgruppe. Es liegt nahe, dass das

Abbildung 4–10

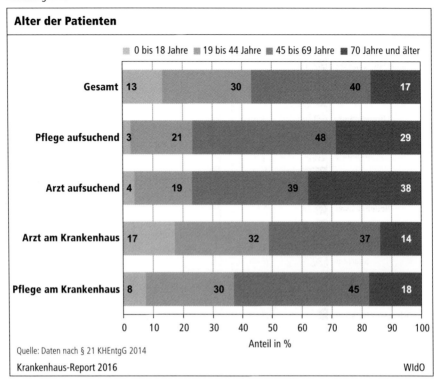

Alter der Patienten

■ 0 bis 18 Jahre   ■ 19 bis 44 Jahre   ■ 45 bis 69 Jahre   ■ 70 Jahre und älter

Gesamt	13	30	40	17
Pflege aufsuchend	3	21	48	29
Arzt aufsuchend	4	19	39	38
Arzt am Krankenhaus	17	32	37	14
Pflege am Krankenhaus	8	30	45	18

0   10   20   30   40   50   60   70   80   90   100
Anteil in %

Quelle: Daten nach § 21 KHEntgG 2014
Krankenhaus-Report 2016   WIdO

sogenannte „home treatment" damit in einem großen Umfang als „Heimtreatment"
in Pflegeheimen stattfindet (Abbildung 4–10).

Der Anteil der ärztlichen Behandlungen ist mit 55 % in Mecklenburg-Vorpommern besonders gering (Abbildung 4–11). Nur hier wird fast jede zweite Behandlung durch Pflegepersonal oder anderes nichtärztliches bzw. nichtpsychologisches
Personal durchgeführt.

Die länderdifferenzierten Auswertungen zeigen die große Heterogenität, in der
die ambulante Versorgung im Krankenhaus stattfindet. Es muss nun genauer untersucht werden, was die gefundenen Unterschiede in den Behandlungsleistungen erklären kann. Welche Rolle spielen regionale Besonderheiten in der Morbidität und
Anbieterstruktur sowie die unterschiedlichen Vergütungsmodelle?

4.6.4   Ambulante und stationäre Behandlung im Krankenhaus

Durch die Dokumentation der ambulanten Behandlungskontakte ist es erstmals
möglich, die ambulanten Leistungen der psychiatrischen Krankenhäuser in Bezug
zu den voll- und teilstationären Kontakten zu setzen. Dabei zeigt sich mit 66 % ein
deutliches Übergewicht von vollstationären Behandlungstagen (Abbildung 4–12).
Teilstationäre und ambulante Behandlungen haben mit 13 bzw. 21 % einen deutlich
niedrigeren Anteil. Auch hier zeigen sich in den einzelnen Versorgungsbereichen

Abbildung 4–11

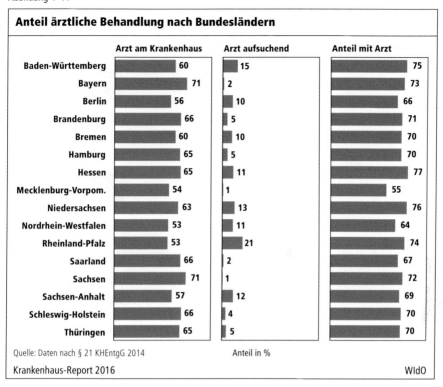

Anteil ärztliche Behandlung nach Bundesländern

	Arzt am Krankenhaus	Arzt aufsuchend	Anteil mit Arzt
Baden-Württemberg	60	15	75
Bayern	71	2	73
Berlin	56	10	66
Brandenburg	66	5	71
Bremen	60	10	70
Hamburg	65	5	70
Hessen	65	11	77
Mecklenburg-Vorpom.	54	1	55
Niedersachsen	63	13	76
Nordrhein-Westfalen	53	11	64
Rheinland-Pfalz	53	21	74
Saarland	66	2	67
Sachsen	71	1	72
Sachsen-Anhalt	57	12	69
Schleswig-Holstein	66	4	70
Thüringen	65	5	70

Quelle: Daten nach § 21 KHEntgG 2014   Anteil in %

Krankenhaus-Report 2016   WIdO

große Unterschiede im Verhältnis der Versorgungsstufen zwischen den Bundesländern. Der Anteil der vollstationären Behandlungen reicht von 55 % in Mecklenburg-Vorpommern bis hin zu 75 % in Baden-Württemberg. Auf der anderen Seite variiert sowohl der Anteil der ambulanten Behandlung als auch der Anteil der teilstationären Behandlungen zwischen 8 und 28 %.

Neben der aggregierten Betrachtung der ambulanten und stationären Versorgungsanteile ist es für die Frage des stationären Bezuges notwendig, den patientenbezogenen Behandlungsverlauf zu betrachten. Die PIA-Dokumentation ermöglicht dies prinzipiell, indem die Verwendung von einheitlichen stationären und ambulanten Patientenkennzeichen vorgegeben ist. In der Umsetzung zeigen sich Anfangsprobleme bei der Zuordnung, weil unterschiedliche IKs und unterschiedliche Patienten-IDs verwendet werden. Das DRG-Institut kann für das Datenjahr 2014 für 34 % der PIA-Fälle einen stationären Aufenthalt zuordnen (Abbildung 4–13). Auch wenn die Einschränkungen aufgrund der Zuordnungsprobleme für ca. 15 % der Einrichtungen berücksichtigt werden, zeigt sich, dass der überwiegende Anteil der Fälle nicht im Zusammenhang mit einem stationären Aufenthalt steht.

Für weitergehende Auswertungen als Grundlage für die Umsetzung des PIA-Prüfauftrages ist der stationäre Bezug inhaltlich und zeitlich genauer abzugrenzen. Für den grundsätzlichen Bezug zu einem stationären Aufenthalt sind beispielweise längere Zeitfenster von 90 Tagen sinnvoll, bei einer ambulanten Anschlussbehand-

Abbildung 4–12

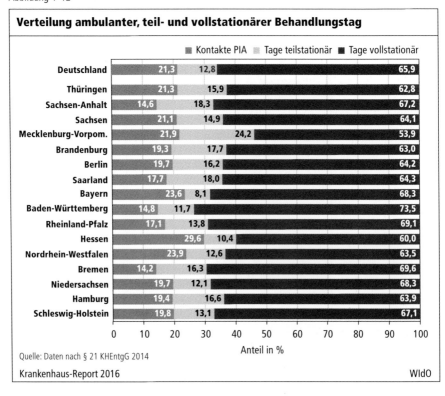

Verteilung ambulanter, teil- und vollstationärer Behandlungstag

■ Kontakte PIA　▓ Tage teilstationär　■ Tage vollstationär

	Kontakte PIA	Tage teilstationär	Tage vollstationär
Deutschland	21,3	12,8	65,9
Thüringen	21,3	15,9	62,8
Sachsen-Anhalt	14,6	18,3	67,2
Sachsen	21,1	14,9	64,1
Mecklenburg-Vorpom.	21,9	24,2	53,9
Brandenburg	19,3	17,7	63,0
Berlin	19,7	16,2	64,2
Saarland	17,7	18,0	64,3
Bayern	23,6	8,1	68,3
Baden-Württemberg	14,8	11,7	73,5
Rheinland-Pfalz	17,1	13,8	69,1
Hessen	29,6	10,4	60,0
Nordrhein-Westfalen	23,9	12,6	63,5
Bremen	14,2	16,3	69,6
Niedersachsen	19,7	12,1	68,3
Hamburg	19,4	16,6	63,9
Schleswig-Holstein	19,8	13,1	67,1

0　10　20　30　40　50　60　70　80　90　100
Anteil in %

Quelle: Daten nach § 21 KHEntgG 2014

Krankenhaus-Report 2016　　　　　　　　　　　　　　　　WIdO

Abbildung 4–13

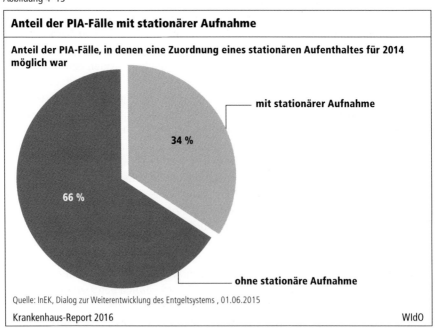

Anteil der PIA-Fälle mit stationärer Aufnahme

Anteil der PIA-Fälle, in denen eine Zuordnung eines stationären Aufenthaltes für 2014 möglich war

— mit stationärer Aufnahme

34 %

66 %

— ohne stationäre Aufnahme

Quelle: InEK, Dialog zur Weiterentwicklung des Entgeltsystems , 01.06.2015

Krankenhaus-Report 2016　　　　　　　　　　　　　　　　WIdO

4

lung hingegen Fristen unter sieben Tagen. Weitere Untersuchungen müssen zeigen, welche Fristen für eine Abgrenzung des stationären Bezuges geeignet sind. Problematisch bleibt der Leistungsbereich der stationsvermeidenden Behandlungen der Ambulanzen, da dieser nur durch eine enge Abgrenzung für chronisch Kranke erfasst werden kann. Dazu fehlen bisher geeignete Schweregradmaße und Angaben zum Behandlungsinhalt, die diese Leistungen von der psychiatrischen Grundversorgung abgrenzen. Zusammenfassend zeigen die ersten Analysen, dass ein erheblicher, wenn nicht gar der überwiegende Anteil der Behandlungen eher der Grundversorgung zuzuordnen ist. Es ist zu erwarten, dass dieser Widerspruch zum Sicherstellungsauftrag der Kassenärztlichen Vereinigungen ein zentraler Punkt der Diskus-sionen zum PIA-Prüfauftrag sein wird.

4.7   Zur Rolle der PIAs in der künftigen psychiatrischen Versorgung

Verglichen mit anderen Versorgungsbereichen ist die Psychiatrie möglicherweise jener Versorgungsbereich, bei dem die ambulante Versorgung durch dafür geöffnete Krankenhäuser am meisten fortgeschritten ist. Gleichwohl ist die Transparenz über das Leistungsgeschehen in den PIAs nach wie vor gering. Dies ist im Wesentlichen eine Folge der uneinheitlichen und im Gros der Bundesrepublik wenig differenzierten Vergütungssystematik. Diese Intransparenz ist im Übrigen nicht nur ein Charakteristikum ambulanter Krankenhausleistungen, sie betrifft die Psychiatrie insgesamt. Bei einem System, das bislang nur undifferenzierte pauschale Tagessätze kannte, verwundert es nicht, dass in der Psychiatrie bislang kein einziges Verfahren externer stationärer Qualitätssicherung existiert. Die für die Qualitätssicherung und Transparenz notwendige Kodierung von Diagnosen und Prozeduren fehlte bislang und hat erst mit der Einführung eines leistungsorientierten Vergütungssystems im Jahr 2010 begonnen.

Der Auftrag an die gemeinsame Selbstverwaltung, die Einbeziehung der PIAs in das neue Entgeltsystem zu prüfen, verläuft ähnlich schleppend wie die Psych-Entgeltreform insgesamt. Der Widerstand gegen detaillierte Dokumentationspflichten führte im Psych-Entgeltgesetz sogar zu einer Regelung, die eine stichprobenhafte Erfassung an die Stelle der notwendigen flächendeckenden Dokumentation setzte. Auf Selbstverwaltungsebene führte dies letztlich zu einem Kompromiss, der eine zwar flächendeckende, aber inhaltlich wenig aussagekräftige „Vierfeldermatrix" zum Ergebnis hatte. Die Auswertung erlaubt erste Problemanalysen, ist aber für den eigentlichen Prüfauftrag nicht hinreichend. Dies erfordert eine diagnosespezifische Analyse von Behandlungspfaden und therapeutischen Leistungen, die mit zwei Ja-Nein-Angaben nicht geleistet werden kann. Zudem stehen die eigentlich wichtigen Auswertungen des DRG-Instituts zur Verknüpfung von stationären und ambulanten Leistungen noch aus.

Es verwundert wenig, dass zur Rolle der PIAs im künftigen Psych-Entgeltsystem vor allem undifferenzierte Globalansätze wie die Regionalbudgets vorgeschlagen werden. Mit einer leistungsorientierten Vergütung hat das wenig zu tun. Es ist eher ein Reflex der psychiatrischen Einrichtungen zur Budgeterhaltung in einer

Zeit, in der ambulante Leistungen versorgungspolitisch bedeutsamer werden. Konkrete Vorschläge für kombinierte Vergütungen von stationär-ambulanten Behandlungspfaden fehlen bislang. Vorrangig für eine datenbasierte Weiterentwicklung der Psych-Entgelte im ambulant-stationären Grenzbereich ist deshalb eine weitergehende, medizinisch gehaltvollere Erfassung der PIA-Aktivitäten. Auf der Basis solcher Daten könnten dann jene Bereiche identifiziert werden, die sich für sektorübergreifende Vergütungskomponenten eignen.

Die ersten patientenbezogenen Analysen deuten darauf hin, dass sich die PIAs möglicherweise überwiegend zu einer (durchaus sinnvollen) ambulanten Versorgungsform entwickelt haben, die eher in Ausnahmefällen einen direkten Bezug zu stationären Aufenthalten haben. Auch hier steht die Auswertung nach Krankheitsbildern noch aus.

Die Unabhängigkeit der PIAs vom stationären Versorgungsgeschehen manifestiert sich auch in einer bislang noch wenig untersuchten, aber essenziellen Versorgungsfrage: den PIA-Standorten. Eine nicht unmaßgebliche Zahl von PIAs befindet sich örtlich unabhängig von den stationären Einrichtungen. Da sich insbesondere viele Fachkliniken nach wie vor in siedlungsfernen Gegenden befinden, ist das ein sinnvoller Schritt zur „gemeindenahen" Versorgung. Er hat aber mit den häufig bemühten durchgängigen Patientenpfaden nicht allzu viel zu tun. Eine der zentralen Herausforderungen einer versorgungspolitischen Neuorientierung der Psychiatrie ist die Standortverlagerung. Sie sollte auf zuverlässigen Daten aufbauen. Dazu fehlt derzeit noch ein verbindliches Standortverzeichnis, in dem die stationären Einrichtungen, die Tageskliniken und die PIAs valide geokodiert sind. Das Leistungsgeschehen sollte diesen Standorten eindeutig zuzuordnen sein.

Der Trend zur ambulanten Behandlung macht die PIAs zu einem zentralen Eckpfeiler der künftigen psychiatrischen Versorgung. Damit sie aber diesen Hoffnungen gerecht werden, bedarf es einer wesentlich verbesserten Dokumentation von Diagnosen, Leistungsgeschehen und Standorten. Möglicherweise wird es dazu erst kommen, wenn ein bundesweit einheitliches Vergütungssystem etabliert wird.

Literatur

Bundesministerium für Gesundheit. Gesetzliche Krankenversicherung – Endgültige Rechnungsergebnisse (KJ1). www.bmg.bund.de/themen/krankenversicherung/zahlen-und-fakten-zur-krankenversicherung/finanzergebnisse.html (30. Juli 2015).

Leber WD, Haas A, Hahn J, Tolzin CJ, Martinsohn-Schittkowski W. PIA-Dokumentation – Konzept des GKV-Spitzenverbandes und des KompetenzCentrums für Psychiatrie und Psychotherapie (KCPP) zur Erfassung der Leistungen in den psychiatrischen Institutsambulanzen. 20. April 2011. Berlin: 2011. https://www.gkv-spitzenverband.de/media/dokumente/krankenversicherung_1/krankenhaeuser/psychiatrie/fakten_und_analyse/psychiatrische_institutsambulanzen_pia/2011_04_20_GKV-SV-Positionspapier_PIA-Doku_CD-konform_aktualisiert.pdf (9. November 2015).

5 Hochschulambulanzen

Antonius Reifferscheid, Jürgen Wasem und Dominik Thomas

Abstract

Dieser Beitrag wirft einen Blick auf die ambulante Versorgung in den Hochschulambulanzen (HSA). Mit 3,5 Mio. Fällen und einem Erlösvolumen von gut 0,5 Mrd. € im Jahr 2013 stellen sie eine wichtige Säule in der ambulanten universitären Versorgung dar. Gemäß der bisherigen Gesetzgebung hatten die HSA nur die Berechtigung im für die Lehre und Forschung erforderlichen Umfang Patienten ambulant zu versorgen. Dennoch übernahmen die HSA in den letzten Jahren zunehmend Aufgaben bei der ambulanten Behandlung von Patienten mit schweren Erkrankungen. Diese bisherige Versorgungspraxis wurde im Juli 2015 durch das GKV-Versorgungsstärkungsgesetz (GKV-VSG) gesetzlich legitimiert. Vor dem Hintergrund dieser Gesetzesänderung wurde zuletzt intensiv über die Aufgabenbereiche, aber auch über die Finanzierung der HSA diskutiert. Auf Basis der Abrechnungsdaten der AOK-Versicherten soll in diesem Beitrag ein differenzierter Überblick über die Versicherten- und Versorgungsmerkmale in den HSA gegeben werden. Insbesondere werden in diesem Zusammenhang der Zugang, das Diagnose- sowie Prozedurenspektrum und die Vergütung der HSA näher analysiert.

This paper takes a look at patient care in outpatient departments of university hospitals (HSA) in Germany. With 3.5 million cases and a revenue of more than € 0.5 billion in 2013, they represent an important pillar of university outpatient care. According to present legislation, HSA only have permission to treat outpatients in a scope necessary for teaching and research. Nevertheless, in recent years HSA have increasingly taken over the outpatient treatment of seriously ill patients. This current practice was legitimised by the Health Care Supply Enhancement Act (GKV-VSG) in July 2015. Against the backdrop of this amendment, the responsibilities, but also the financing of HSA were recently discussed intensively. Based on AOK claims data, this paper provides a differentiated summary of the characteristics of insurees treated and health care supply in HSA. In particular, the access to HSA, their diagnostic and procedure spectrum and their remuneration are analysed.

5.1   Einleitung

Hochschulambulanzen (HSA) sind mit insgesamt 3,5 Mio. Fällen und einem Erlösvolumen von gut 0,5 Mrd. € im Jahr 2013 eine wichtige Versorgungsform in der ambulanten universitären Krankenbehandlung der GKV-Versicherten (Bundesministerium für Gesundheit 2014a; 2014b).[1] Im Verhältnis zum finanziellen Gesamtvolumen des ambulanten Sektors von 33,5 Mrd. € für die ärztliche Behandlung (GKV-Spitzenverband 2015) ist ihre Bedeutung für die Gesamtversorgung jedoch zu relativieren. Die gesetzliche Grundlage für die HSA bildet § 117 SGB V, der zuletzt im Juli 2015 durch das GKV-Versorgungsstärkungsgesetz (GKV-VSG) geändert wurde. Gemäß § 117 SGB V Abs. 1 sind *„Ambulanzen, Institute und Abteilungen der Hochschulkliniken (Hochschulambulanzen) [...] zur ambulanten ärztlichen Behandlung [...] ermächtigt"*. Es handelt sich bei den HSA nicht um eine bestimmte Organisationsform, sondern vielmehr um eine spezifische Versorgungsform und Abrechnungsart basierend auf entsprechenden Ermächtigungen (Wissenschaftsrat 2010). Früher beschränkte sich der rechtliche Aufgabenbereich lediglich auf eine ambulante Patientenversorgung *„in dem für Forschung und Lehre erforderlichen Umfang"*. Mit dem GKV-VSG wurden die Aufgaben der HSA erweitert und in § 117 SGB V eine Behandlungsermächtigung für Patienten ergänzt *„die wegen Art, Schwere oder Komplexität ihrer Erkrankung einer Untersuchung oder Behandlung durch die Hochschulambulanz bedürfen"*. Grundsätzlich darf dieser erweiterte Patientenkreis nur auf Überweisung eines Facharztes behandelt werden. Zudem sollen bis Anfang 2016 der Spitzenverband Bund der Krankenkassen, die Kassenärztliche Bundesvereinigung und die Deutsche Krankenhausgesellschaft die relevanten Patientengruppen der HSA definieren sowie ggf. Ausnahmen für das fachärztliche Überweisungsgebot vereinbaren.

Diese Gesetzesänderung hat letztlich nur die bestehende Versorgungsrealität umgesetzt, dass in den HSA seit Jahren über die Aufgabenbereiche Forschung und Lehre hinaus Patienten behandelt werden. So werden Patienten mit komplexen Krankheitsbildern häufig gezielt von Vertragsärzten an die HSA überwiesen, da es sich oftmals um Erkrankungen handelt, die einen hohen und somit kostenintensiven diagnostischen und therapeutischen Aufwand erfordern, der durch niedergelassene Ärzte nicht gewährleistet werden kann oder mit längeren Wartezeiten verbunden ist (Bauer et al. 2011). Entsprechend forderte der Wissenschaftsrat im Jahr 2010, die HSA adäquat in das ambulante Versorgungssystem zu integrieren (Wissenschaftsrat 2010). Bereits im Jahr 2003 hat die im Auftrag des BMBF durchgeführte Hochschulambulanzstudie von Lauterbach et al. anhand einer empirischen Erhebung in sechs Universitätsklinika gezeigt, dass im Durchschnitt nur 11 % der Arbeitszeit für Forschungsaufgaben und weitere 8 % für die Lehre verwendet werden. Entsprechend wurde für die gesetzliche Hauptaufgabe der HSA lediglich knapp ein Fünftel der Arbeitszeit eingesetzt. Eine andere Studie an einem Universitätsklinikum erhob einen Forschungsanteil von 9 % und einem Lehranteil von 19 % und er-

---

1   Die Behandlung von Privatversicherten in Hochschulambulanzen, die im Regelfall über die Privatabrechnung der liquidationsberechtigten Hochschullehrer erfolgt, ist nicht Gegenstand dieses Beitrages. Der Verband der Universitätsklinika schätzt die Fallzahl basierend auf Angaben von 18 Kliniken auf 4,6 Mio. €. (o. V. 2015a)

mittelte damit relativ vergleichbare Werte (Gieselmann et al. 2007). In den letzten Jahren ist die Bedeutung der HSA für die Behandlung von Patienten mit schweren Erkrankungen (um durchschnittlich 5 % p. a.) weiter gestiegen, obwohl dies bisher nicht dem gesetzlichen Auftrag gemäß § 117 SGB V entsprach (Wissenschaftsrat 2010). Darüber hinaus nehmen die HSA weitere Aufgaben in der konsiliarischen Konsultation von stationären Patienten wahr (Gieselmann et al. 2007). Da diese Leistungen über die DRG-Fallpauschalen abgedeckt sind, finden sich entsprechend keine Abrechnungsdokumentationen zu diesem Aufgabenbereich.

Die Ausgaben der Krankenkassen für die Leistungen der HSA in Versorgung, Forschung und Lehre beliefen sich im Jahr 2014 auf 523 Mio. € und sind damit um knapp 13 % gegenüber dem Vorjahr (464 Mio. €) gestiegen (Bundesministerium für Gesundheit 2014b, 2015). In diesem Zusammenhang ist allerdings zu erwähnen, dass die HSA-Kosten in der KV-45-Statistik erst seit 2013 erfasst werden und sich aufgrund der unmittelbaren Abrechnung zwischen Leistungserbringer und Krankenkassen nach § 120 Abs. 2 SGB V in diesem Punkt ein eher intransparentes Bild zeigt.

Die Höhe der Vergütung der HSA sollte sich im bislang geltenden Recht an den Entgelten vergleichbarer ambulanter Leistungen orientieren. In jedem Bundesland wird die konkrete Ausgestaltung der Vergütung zwischen den Landesverbänden der Krankenkassen und den jeweiligen Universitätsklinika abgestimmt, sodass unterschiedliche Regelungen bestehen. Vorwiegend werden HSA über Quartalspauschalen ohne nähere Differenzierung finanziert (Bauer et al. 2011). Daneben existieren jedoch zahlreiche weitere Einzelentgelte und Pauschalen zur Vergütung der HSA. Insbesondere in Bayern und Baden-Württemberg gelten differenzierte Vergütungsregelungen. Darüber hinaus wird häufig über Fallobergrenzen das Budget der HSA gedeckt. Diese Fallobergrenzen orientieren sich in der Regel am gesetzlichen Auftrag der HSA zur Erfüllung von Leistungen im Rahmen von Forschung und Lehre und decken daher häufig nicht die darüber hinausgehende Versorgungsfunktion komplexer Krankheitsbilder ab, sodass viele Universitätskliniken über eine unzureichende Finanzierung der tatsächlich erbrachten Leistungen klagen. Hinzu kommt, dass die gezahlten Quartalspauschalen nach Angaben der Universitätskliniken kein kostendeckendes Niveau aufweisen (Richter-Kuhlmann 2014).

5.2 Datensatz

Die nachfolgenden Angaben beruhen auf Daten des Wissenschaftlichen Instituts der AOK (WIdO), das den AOK-Datenbestand aus dem Abrechnungsverfahren HSA des Jahres 2013 für die Untersuchung aufbereitet und zur Verfügung gestellt hat.[2] Aus diesem Datensatz wurden 0,001 % der Fälle ausgeschlossen, die sich auf 23 Institutskennzeichen verteilten und keinem Universitätsklinikum zuordenbar waren. Der finale Datensatz enthält Angaben zu knapp 1,4 Mio. Fällen, die insgesamt

---

2 Die Datenbestände des Jahres 2014 lagen ebenfalls vor. Allerdings ist die Abrechnung im ambulanten Bereich teilweise stark verzögert, sodass relevante Fallzahlen selbst ein Jahr nach Leistungserbringung abgerechnet werden.

5

822 000 Versicherten zugeordnet sind, was einem Durchschnitt von 1,65 Fällen je Versicherten entspricht. Ferner ist mit den AOK-Abrechnungsdaten ein Erlösvolumen von 152 Mio. € verbunden. Insgesamt enthält der AOK-Datensatz knapp 40 % der bundesweiten HSA-Fälle der GKV. In Summe rechnen 67 HSA mit eigenem Institutskennzeichen (IK) an 48 Standorten Fälle mit der GKV ab. Die Fallzahlen der jeweiligen HSA variieren dabei sehr stark von einigen wenigen Patientenkontakten bis hin zu über 100 000 Fällen im Jahr. Die durchschnittliche Anzahl abgerechneter Fälle je Standort lag 2013 bei 28 000. Das Durchschnittsalter der Patienten betrug 47,5 Jahre und der Frauenanteil lag bei 53,7 %. Es ist zu beachten, dass 67 % der Versicherten nur in einem Quartal im Jahr Kontakt mit der HSA hatten. Weitere 20 % bzw. 8 % hatten mindestens einen HSA-Kontakt in zwei bzw. drei Quartalen. Somit hatten nur 5 % der Patienten einen durchgängigen Kontakt in allen vier Quartalen. Grundsätzlich erscheint das Patientenklientel der HSA eine höhere Morbidität aufzuweisen – 43 % der Versicherten mit HSA-Kontakt hatte 2013 mindestens einen zusätzlichen stationären Aufenthalt. Gerade bei ambulanten Behandlungen, die eng an den Krankenhausaufenthalt angrenzen, fällt die Wertung des Kontakts als HSA-Fall oder vor-/nachstationäre Leistung zwischen Krankenkassen und Universitätskliniken teilweise unterschiedlich aus.

5.3   Ergebnisse

5.3.1   Zugang zu den HSA

Der Zugang der Patienten zu den HSA erfolgt laut der Hochschulambulanzstudie von Lauterbach et al. aus dem Jahre 2003 überwiegend (ca. zwei Drittel der Patienten) per Überweisung von niedergelassenen Ärzten. Daneben spielen Konsiliarleistungen, Notfallversorgung (i. d. R. nur bei Abwesenheit einer zentralen Notaufnahme) und der „freie" Patientenzugang z. B. für Teilnehmer von Forschungsstudien eine Rolle (Lauterbach et al. 2003, S. 59). Der Datensatz der AOK-Versicherten zeigt, dass in knapp 79 % aller Fälle ein Kennzeichen einer einweisenden Institution hinterlegt ist. Da zwischen den Einrichtungen deutliche Unterschiede (33–99 % der Fälle mit Überweisungs-IK) beobachtet werden, die vermutlich teilweise auf ein unterschiedliches Dokumentationsverhalten hinweisen, wurde auf eine differenzierte Analyse der Einweisungssituation verzichtet.

Hinsichtlich der Anfahrtszeiten (ausgehend von der PLZ des Wohnortes) zu den HSA lässt sich feststellen, dass gemäß den AOK-Daten je Behandlungsfall im Median 24 km Anfahrtsweg (bzw. 25 Minuten Fahrtdauer) mit dem PKW anfielen.[3] Das untere Quartil liegt bei 9 km Fahrtweg (bzw. 15 Minuten), während das obere Quartil bei ca. 57 km liegt (bzw. 44 Minuten Fahrzeit). Der GKV-Spitzenverband hat eine vergleichbare Analyse bezogen auf die Erreichbarkeitssituation der Gesamtbevölkerung durchgeführt. Für die Gesamtbevölkerung werden durchgängig

---

3 Wird die Fahrzeitenanalyse auf Versichertenebene durchgeführt, ergeben sich marginal abweichende Werte (Median: 25 km; unteres Quartil: 10 km; oberes Quartil: 59 km).

höhere Werte festgestellt – exemplarisch sei auf den Median von 43 km Entfernung bzw. 35 Minuten Fahrzeit verwiesen (Leber 2015). Dies bedeutet, dass die HSA überwiegend Patienten aus dem direkteren räumlichen Umfeld behandeln.

Die Analyse der einzelnen Standorte zeigt, dass die Anfahrtszeiten zwischen den HSA sehr heterogen ausfallen. Der Median liegt jeweils zwischen 13 und 41 Minuten Anfahrtszeit. Das untere Quartil liegt zwischen 4 und 23 Minuten, während das obere Quartil der Fahrzeit bei 20 bis 63 Minuten liegt. Daran wird deutlich, dass einzelne HSA eine wesentlich lokalere Versorgungsausrichtung aufweisen, während andere HSA eine größere überregionale Bedeutung für die Versorgung des Umlandes besitzen. Tendenziell sind die Anfahrtszeiten erwartungsgemäß in Metropolregionen geringer. Diese Beobachtungen korrespondieren mit der Untersuchung von Lauterbach et al. (2003), die festgestellt haben, dass bei einzelnen HSA eine große lokale Versorgungsrelevanz besteht (teilweise über 50 % Patientenanteil aus der jeweiligen Universitätsstadt), andere HSA hingegen eine stärkere überregionale Bedeutung aufweisen.

Auch wenn seitens der Unikliniken auf die Bedeutung der HSA für die Patientenversorgung an den Wochenenden, Feiertagen oder am Mittwochnachmittag hingewiesen wird (o. V. 2015b), manifestiert sich dies kaum am Anteil der Wochenendaufnahmen. Nur 3,6 % der HSA-Fälle (ca. 51 000) werden am Samstag oder Sonntag behandelt. Diese Ergebnisse korrespondieren mit früheren Beobachtungen (Gieselmann et al. 2007). Gleichzeitig ist darauf hinzuweisen, dass unter dem Gesichtspunkt der Lehre eine hohe Behandlungsintensität am Wochenende nicht zweckmäßig erscheint. Unter der Woche werden im Schnitt insgesamt 266 000 Fälle pro Jahr an jedem Wochentag behandelt. Nur am Freitag werden mit insgesamt 205 000 Fällen leicht unterdurchschnittlich viele Patienten versorgt. Der Mittwoch zeigt hingegen keine Auffälligkeiten.

5.3.2 Diagnosedaten der Patienten

Insgesamt wurden bei den 1,4 Mio. Fällen des AOK-Datensatzes knapp 1,7 Mio. Diagnosen kodiert. Im Durchschnitt werden 1,23 Diagnosen pro Patient kodiert und hierbei über 1 500 verschiedene ICD-3-Steller genutzt. Die zehn am häufigsten kodierten ICD-Kapitel finden sich in Tabelle 5–1. Es ist erkennbar, dass am häufigsten Z-Diagnosen auftreten, gefolgt von Erkrankungen des Auges oder Ohres sowie Neubildungen.

In Tabelle 5–2 sind die zehn häufigsten Diagnosen auf ICD-3-Steller-Ebene dargestellt. Hier sind gleich drei Diagnosen aus dem ICD-Z-Kapitel anzutreffen. Mit Abstand am häufigsten wird der ICD-3-Steller Z01 (Sonstige spezielle Untersuchungen und Abklärungen bei Personen ohne Beschwerden oder angegebene Diagnose) mit rund 123 000 Fällen eingesetzt. Mit rund 33 000 Fällen sind die sonstigen Affektionen der Netzhaut (H35) die zweithäufigste Diagnose, gefolgt von den bösartigen Neubildungen der Brustdrüse (C50) mit etwa 23 000 Fällen.

Eine nähere Analyse der ICD-3-Steller nach der Häufigkeit der Patientenkontakte zeigt ein abweichendes Bild: Während sich für die am häufigsten kodierte, aber abstrakte Diagnose Z01 die Verteilung zwischen Einzelkontakten und Mehrfachkontakten noch die Waage hält, liegt für sämtliche weiteren Diagnosen eine größere Spezifität vor. So weisen die Diagnosen H35, C50, Z94, L40 und B18 einen überdurchschnittlich hohen Anteil an Patienten mit Mehrfachkontakten auf – bei durchschnittlich ca. 2,5 bis 3 Quartals-Kontakten pro Patient und Jahr. Die verbleibenden Diagnosen M54, R10, I25 und Z96 weisen hingegen einen Anteil zwischen 60 und 80 % an Patienten mit nur einem HSA-Kontakt im Jahr auf. Betrachtet man nur diejenigen Versicherten, die 2013 in jedem der vier Quartale einen Kontakt zur HSA hatten (ca. 44 000), treten logischerweise die chronischen Erkrankungen (von Haut (L40) und Augen (H35)) noch stärker in den Vordergrund. Auch die ICD-3-Steller K50 (Chronische Erkrankungen der Verdauungsorgane), E10 und E11 (Dia-

5

Tabelle 5–1

Top 10 ICD-Hauptkapitel in HSA für AOK-Patienten 2013

ICD-Kapitel	Bezeichnung	Fallzahl (in Tsd.)
Z	Faktoren, die den Gesundheitszustand beeinflussen und zur Inanspruchnahme des Gesundheitswesens führen	263,1
H	Krankheiten des Auges oder Ohres	188,6
C	Neubildungen	155,6
M	Krankheiten des Muskel-Skelett-Systems u. Bindegewebes	147,4
I	Krankheiten des Kreislaufsystems	110,5
L	Krankheiten der Haut und der Unterhaut	87,7
E	Endokrine, Ernährungs- und Stoffwechselkrankheiten	86,2
R	Symptome u. abnorme klinische u. Laborbefunde	81,9
D	Krankheiten des Blutes und der blutbildenden Organe	73,9
G	Krankheiten des Nervensystems	70,9

Krankenhaus-Report 2016   WIdO

Tabelle 5–2

Top 10 ICD-3-Steller in HSA für AOK-Patienten 2013

ICD-3-Steller	Bezeichnung	Fallzahl (in Tsd.)
Z01	Sonstige spezielle Untersuchungen und Abklärungen bei Personen ohne Beschwerden oder angegebene Diagnose	122,8
H35	Sonstige Affektionen der Netzhaut	33,2
C50	Bösartige Neubildung der Brustdrüse	23,4
M54	Rückenschmerzen	18,7
Z94	Zustand nach Organ- oder Gewebetransplantation	16,7
L40	Psoriasis	14,6
R10	Bauch- und Beckenschmerzen	14,2
B18	Chronische Virushepatitis	13,6
I25	Chronische ischämische Herzkrankheit	13,5
Z96	Vorhandensein von anderen funktionellen Implantaten	13,4

Krankenhaus-Report 2016   WIdO

betes Mellitus) und K50 (Morbus Crohn) sind hier relativ häufiger anzutreffen. Ebenfalls sind regelmäßige Kontrollen nach Transplantationen (Z94) bei dieser spezifischen Patientenklientel recht verbreitet.

5.3.3   OPS-Kodes

Im AOK-Datensatz finden sich insgesamt 785 verschiedene OPS-Kodes, die in den HSA verwendet werden. Allerdings wurden nur bei 8 % der Fälle OPS-Kodes dokumentiert. Dabei tritt jedoch eine große Spannbreite zwischen den HSA auf. Während einzelne HSA trotz hoher Fallzahlen (bis zu 75 000 Fälle im Jahr) teils gar keine OPS dokumentieren, weisen andere HSA in bis zu 18 % aller Fälle einen entsprechenden OPS-Kode auf. Insbesondere die HSA in Bayern und Baden-Württemberg weisen überwiegend höhere Dokumentationsraten von über 10 % auf, was vermutlich auf die differenzierten Vergütungsregelungen in diesen Bundesländern zurückzuführen ist. Sofern OPS-Kodes bei einem Fall genutzt werden, dokumentieren die HSA im Jahr 2013 durchschnittlich 2,7 OPS-Kodes pro Fall (insgesamt 296 199 OPS-Kodes). Die Hälfte der verwendeten OPS-Kodes entstammt dem Bereich der „bildgebenden Diagnostik". Der Großteil der Leistungen dieses OPS-Kapitels konzentriert sich auf CT- und MRT-Untersuchungen (mit Kontrastmittel) sowie die Mammographie. Weitere relevante Bereiche sind „diagnostische Maßnahmen" mit einem OPS-Anteil von 25 %. Aus dem OPS-Kapitel werden insbesondere Spiegelungen (des Rachens, Kehlkopfes, Speiseröhre etc.) sowie audiometrische und neurologische Untersuchungen kodiert. „Nichtoperative therapeutische" Maßnahmen traten mit einem Anteil von 16 % auf, wobei die Hochvoltstrahlentherapie und die therapeutische Injektion die mit Abstand häufigsten Leistungen aus diesem Kapitel sind. Eine Auflistung der Top 10 OPS-Kodes findet sich in Tabelle 5–3.

Tabelle 5–3
Top 10 OPS-4-Steller in HSA für AOK-Patienten 2013

OPS-4-Steller	Bezeichnung	Fallzahl (in Tsd.)
8-522	Hochvoltstrahlentherapie	21,8
3-990	Computergestützte Bilddatenanalyse mit 3D-Auswertung	20,1
3-100	Mammographie	12,7
3-222	Computertomographie des Thorax mit Kontrastmittel	11,1
3-225	Computertomographie des Abdomens mit Kontrastmittel	11,1
8-020	Therapeutische Injektion	9,6
1-611	Diagnostische Pharyngoskopie	9,5
3-200	Native Computertomographie des Schädels	8,2
3-993	Quantitative Bestimmung von Parametern	7,3
1-242	Audiometrie	6,0

Krankenhaus-Report 2016   WIdO

5.3.4   Entgeltarten

Hinsichtlich der Vergütung der HSA ist festzustellen, dass die Abrechnung über Quartalspauschalen klar dominiert. Insgesamt wurden rund 790 000 Quartalspauschalen abgerechnet, auf die 43 % des Erlösvolumens entfallen und die mit durchschnittlich 82 € vergütet werden. Der Erlösanteil der weiteren (insgesamt knapp 900 verschiedenen) Entgeltpositionen ist deutlich geringer. Mit etwa 2 % Erlösanteil folgt der Sprechstundenbedarf, der bei 99 % der Quartalspauschalen ebenfalls abgerechnet wird und somit insgesamt knapp 790 000 Abrechnungsposten ausmacht (durchschnittliche Vergütungshöhe 4 €). CT- und MRT-Untersuchungen treten wesentlich seltener in Erscheinung (30 000 respektive 22 000 Abrechnungsposten), dafür werden sie mit durchschnittlich 100 € bzw. 171 € wesentlich höher vergütet, sodass diese beiden Abrechnungsposten ebenfalls einen nennenswerten Erlösanteil aufweisen. Darüber hinaus werden in der Laboratoriumsmedizin, Augenheilkunde, Inneren Medizin und Dermatologie umsatzmäßig relevante „Pauschalen nach Katalog" abgerechnet, allerdings nur von sehr wenigen Einrichtungen (siehe Tabelle 5–4). Insgesamt entfallen 65 % der Erlöse auf die umsatzmäßig stärksten 20 Entgeltarten. Betrachtet man die umsatzstärksten 50 Erlöspositionen, werden rund 80 % des finanziellen Gesamtvolumens erklärt.

Die Anzahl der verschiedenen abgerechneten Entgeltpositionen schwankt stark zwischen den Einrichtungen. Dies zeigt sich bereits darin, dass nur zehn Abrechnungspositionen in mindestens zehn verschiedenen HSA eingesetzt werden. In Bayern und Baden-Württemberg werden aufgrund der differenzierten Vergütungssituation überdurchschnittlich viele verschiedene Abrechnungspositionen dokumentiert – einzelne HSA dokumentieren bis zu 350 verschiedene Entgelte. In den anderen

Tabelle 5–4

Top 10 Entgeltpositionen (nach Erlösanteil) in HSA für AOK-Patienten 2013

Entgelt-kode	Bezeichnung	Anzahl Entgelte (in Tsd.)	Durch-schnittliches Entgelt	Erlös-anteil	Anzahl abrechnende IK
21000000	Quartalspauschale (ohne Differenzierung)	789,8	81,60 €	42,93 %	47
21000010	Sprechstundenbedarf	786,5	4,09 €	2,14 %	20
28034001	CT-Untersuchung	30,0	100,39 €	2,01 %	9
23000070	Tagespauschale Laboratoriums-medizin	22,3	75,29 €	1,12 %	2
21027000	Quartalspauschale Augenheilkunde	20,0	58,58 €	0,78 %	3
28034002	MRT-Untersuchung	18,9	170,64 €	2,15 %	9
26000001	Notfallpauschale	16,7	60,31 €	0,67 %	4
21034000	Quartalspauschale Dermatologie	16,2	60,27 €	0,65 %	3
21038260	Quartalspauschale Fachbereich Klinische Chemie und Laboratoriums-diagnostik	15,7	54,24 €	0,57 %	2
25101109	Pauschale nach Katalog Innere I	14,0	120,97 €	1,13 %	2

Krankenhaus-Report 2016   WIdO

Bundesländern kommen die HSA mit deutlich weniger Entgeltpositionen aus. Die meisten Einrichtungen greifen lediglich auf ein bis zwei verschiedene Quartalspauschalen zurück und keine HSA kodiert mehr als 50 unterschiedliche Entgeltpositionen. Die Differenzierung der Entgeltkodes scheint in einem gewissen Verhältnis zu den Erlösen zu stehen. In Baden-Württemberg ist der Mittelwert der Vergütung pro Erstkontakt mit 167 € überdurchschnittlich hoch. In Bayern liegt er mit durchschnittlich 99 € leicht unter dem bundesweiten Mittelwert von 105 €, der allerdings von Baden-Württemberg stark verzerrt wird. Ohne Bayern und Baden-Württemberg liegt die durchschnittliche Vergütung des Erstkontakts bei 75 €. Insgesamt liegt die Vergütung des Erstkontakts in den einzelnen HSA zwischen gut 50 € bis knapp 200 €.[4] Im Jahresdurchschnitt erhielten die Krankenhäuser zwischen 70 und 350 € pro Versicherten – wobei natürlich die unterschiedliche Zahl an Folgekontakten bedacht werden muss.

5.4   Diskussion

Wie bereits die Einschränkungen z. B. bei der Vergütungsanalyse gezeigt haben, ist eine insgesamt eher mäßige Transparenz das größte Problem bei einer Routinedaten-Untersuchung der derzeitigen Versorgungssituation in den HSA. Bei den verbreiteten Quartalspauschalen kann nur nachvollzogen werden, dass ein Patient mit einer bestimmten Diagnose in der HSA behandelt wurde. Daher lässt sich anhand des AOK-Datensatzes nicht abschätzen, welchen Stellenwert die Forschung, Lehre und spezialisierte ambulante Versorgung in den jeweiligen HSA einnimmt. Differenzierte Vergütungsansätze in den südlichen Bundesländern ermöglichen zumindest tiefere Einblicke in das Versorgungsgeschehen. Allerdings kann nicht beurteilt werden, ob tatsächlich eine seitens der Universitätskliniken beklagte massive Unterfinanzierung der HSA besteht. Für eine pauschale Bewertung dieses Sachverhalts sind die Patientenklientel der einzelnen HSA sowie ihre Vergütungsstrukturen zu heterogen. In Baden-Württemberg, das die mit Abstand höchste durchschnittliche Vergütung aufweist, ist eine solche Unterfinanzierung jedoch weniger zu erwarten als in anderen Bundesländern. Umgekehrt liegen in einzelnen Bundesländern die Quartalspauschalen deutlich unterhalb der durchschnittlichen (quartalsbezogenen) Vergütung. Gleichzeitig ist zu bedenken, dass die HSA nicht die einzige Möglichkeit zur Abrechnung ambulanter universitärer Leistungen darstellen. Vielmehr bietet sich den Universitätskliniken eine Reihe weiterer ambulanter Gestaltungsmöglichkeiten – etwa die § 116b-Regelung, teilstationäre Behandlungen, Ermächtigungen zur Teilnahme an der vertragsärztlichen Versorgung oder die vor- und nachstationäre Versorgung. Ökonomisch wäre es rational, sich aus den im Einzelfall anwendbaren Vergütungsmöglichkeiten jeweils den vorteilhaftesten Abrechnungsweg zu wählen. Vor diesem Hintergrund sollten mögliche Veränderungen im Leistungsspektrum sorgsam beobachtet werden.

---

4 Hierbei wurden rein psychiatrische HSA nicht betrachtet.

Mit dem GKV-VSG kommen verschiedene gesetzliche Änderungen auf die HSA zu. So soll unter anderem die Wirtschaftlichkeit und Qualität der HSA-Versorgung geprüft werden (§ 117 SGB V). Außerdem wird der definierte Personenkreis, der in den HSA versorgt werden soll, um Patienten erweitert, *„die wegen Art, Schwere oder Komplexität ihrer Erkrankung einer Untersuchung oder Behandlung durch die Hochschulambulanz bedürfen"* (§ 117 SGB V). Die Politik reagiert somit auf die viel kritisierte Einschränkung auf den Bereich Forschung und Lehre, welche dem tatsächlichen Behandlungsspektrum seit längerem nicht mehr entsprach. Gleichzeitig wird jedoch eingeschränkt, dass nur die Versorgung im Rahmen von Forschung und Lehre ohne fachärztliche Überweisung möglich ist. Die nun auch gesetzlich fixierte Erweiterung des Personenkreises, der zur Behandlung zugelassen wird, gilt es nun auch vergütungstechnisch umzusetzen. Im Raum stehen derzeit rund 265 Millionen Euro, die unter anderem aufgrund der Anpassung der Fallzahlobergrenzen den HSA zufließen könnten. Allerdings wird es wenigstens bis Ende 2016 dauern, bis Vergütungsdetails mit den Krankenkassen und den KVen abgestimmt sind (VUD 2015). Über den Wegfall des Investitionskostenabschlags (von 10 %) werden den HSA zumindest schon einmal über 50 Millionen € zufließen. Für alles weitere sind die Ergebnisse der Verhandlungen der Selbstverwaltungspartner abzuwarten – ebenso wie in Bezug auf die Vereinbarung des HSA-Patientenkollektivs.

Die Reform der Hochschulambulanzen vollzieht sich in einem Spannungsfeld unterschiedlicher gesundheitspolitischer Interessen. Die Krankenkassen befürchten einen spürbaren Ausgabenanstieg und sehen aufgrund der Bedeutung für Forschung und Lehre zudem eine gewisse Vergütungsverantwortung bei den Ländern. Die Landesregierungen befürworten wiederum einen stärkeren Mittelzufluss zu den HSA, da sie zumindest mittelbar als Gewährträger der Universtätskliniken für Verluste einstehen müssen. Anderseits sehen die Krankenkassen die Ausgabensteigerungen der vergangenen Jahre aufgrund der fehlenden Kosten-, Leistungs- und Qualitätstransparenz höchst kritisch. Die Kassenärztlichen Vereinigungen (KVen) hingegen wehren sich seit jeher dagegen, dass die HSA in die Grund- und Regelversorgung hineinwirken. Daher wird es interessant, ob sich die KVen bis Ende Januar 2016 mit den anderen Akteuren der Selbstverwaltung auf die behandlungsbedürftigen HSA-Patientengruppen und einen Ausnahmenkatalog für das Überweisungsgebot einigen können oder ob das Bundesschiedsamt hier entscheiden muss.

In seinem Gutachten hat der Wissenschaftsrat sich für ein differenzierteres Abrechnungssystem ausgesprochen (Wissenschaftsrat 2010). Grundsätzlich sollte ein differenzierteres Abrechnungssystem zu einer stärker leistungsbezogenen Vergütung und einer erhöhten Transparenz führen. Die Verfahren aus Bayern und Baden-Württemberg könnten hierfür als mögliche Vorlage genutzt werden. Ebenfalls könnten die seitens der Selbstverwaltung definierten Behandlungsbereiche der HSA als Ausgangspunkt für einen bundesweit einheitlichen Leistungskatalog genutzt werden. Auf der anderen Seite sollte ein gewisses Maß an Komplexität nicht überschritten werden, um den Administrationsaufwand der Universitätskliniken zu begrenzen. Allerdings besteht auf Seiten der HSA in vielen Einrichtungen noch ein deutliches Optimierungspotenzial in Bezug auf die Dokumentation, die oft keine differenzierte Darstellung der verschiedenen Aufgabenbereiche erlaubt (Wissenschaftsrat 2010).

5.5 Fazit

Die Hochschulambulanzen sind die wichtigste Versorgungsform in der ambulanten universitären Versorgung. Allerdings sind die Vergütungsregelungen und -formen bislang sehr unterschiedlich gestaltet, was der Transparenz und Vergleichbarkeit abträglich ist. Das GKV-VSG stellt diesbezüglich einen Schritt in die richtige Richtung dar. Einerseits wird die gesetzliche Lage der bisherigen Versorgungspraxis angepasst und so der Zugang für spezifische ambulante Patientengruppen sichergestellt, andererseits wird die finanzielle Situation der Hochschulambulanzen verbessert. Um eine leistungsgerechte Vergütung zu ermöglichen, sind gleichzeitig die HSA aufgefordert, ihre Dokumentation zu verbessern, um eine entsprechende Grundlage für die (Weiter-)Entwicklung von leistungsbezogenen Entgelten zu schaffen. In mittel- bis langfristiger Perspektive kann eine auskömmliche Finanzierung in Kombination mit einem geregelten Zugang für bestimmte Patientengruppen und den wissenschaftlichen und technischen Kapazitäten der Unikliniken einen wichtigen Beitrag zu einer verstärkten Verlagerung des stationären Leistungsgeschehens in den ambulanten Bereich beitragen.

Literatur

Bauer H, Fölsch UR, Gaebel W, Korting HC, Müller W, Niebling W, Rahn KH, Roeder N, Wagner W, Wienke A. Hochschulambulanzen: heutiger Stand und zukünftige Perspektiven. GMS Mitteilungen aus der AWMF 2011; 8: 1–8.

Bundesministerium für Gesundheit: Gesetzliche Krankenversicherung – Leistungsfälle und Tage (KG2-Statistik). 2014a.

Bundesministerium für Gesundheit: Gesetzliche Krankenversicherung – Vorläufige Rechnungsergebnisse (KV45-Statistik). 2014b.

Bundesministerium für Gesundheit: Gesetzliche Krankenversicherung – Vorläufige Rechnungsergebnisse (KV45-Statistik). 2015.

Gieselmann G, Brandes I, Diener HC, Haerting J, Fleig W. Leistungsorientierte Budgetierung der Ambulanzen des Universitätsklinikums Halle. Zeitschrift für ärztliche Fortbildung und Qualität im Gesundheitswesen 2007; 101 (8): 564–76.

GKV-Spitzenverband: Kennzahlen der gesetzlichen Krankenversicherung. Berlin 2015.

Lauterbach K, Schwartz FW, Potthoff P, Schmitz H, Lüngen M, Krauth C, Klostermann B, Gerhardus A, Stock S, Steinbach T, Müller U, Brandes I. Bestandsaufnahme der Rolle von Ambulanzen der Hochschulkliniken in Forschung, Lehre und Versorgung an ausgewählten Standorten (Hochschulambulanzenstudie). 2003. http://www.gesundheitsforschung-bmbf.de/_media/Gutachten_Ambulanzen_26.pdf (15. Oktober 2015).

Leber WD. Hochschulambulanzen – Handlungsbedarf aus Sicht des GKV-Spitzenverbandes. VUD Frühjahrsforum, Berlin 2015. http://www.uniklinika.de/media/file/6438.3Folien_Leber_Wulf-Dietrich_VUD_Hochschulambulanzen.pdf (15. Oktober 2015).

o. V. Die Hälfte der Patienten kommt mit einer Facharztüberweisung. 2015a. http://www.aerzteblatt.de/nachrichten/63363/Die-Haelfte-der-Patienten-kommt-mit-einer-Facharztueberweisung (15. Oktober 2015).

o. V. Hochschulambulanzen – Uniklinika sehen Korrekturbedarf im Gesetzentwurf. 2015b. http://www.aerzteblatt.de/nachrichten/62586/Hochschulambulanzen-Uniklinika-sehen-Korrekturbedarf-im-Gesetzentwurf (15. Oktober 2015).

Richter-Kuhlmann E. Vergütungswege unklar. Ärzteblatt 2014; 111 (16): A671.

Verband der Universitätsklinika e. V. (VUD). VUD-Politikbrief. Nr. 2. Berlin 2015. http://www.uni-klinika.de/vud.php/cat/465/aid/1892/title/Hochschulambulanzen (15. Oktober 2015).

Wissenschaftsrat. Empfehlungen zur Weiterentwicklung der ambulanten Universitätsmedizin in Deutschland. Berlin, 2010.

5

6 Ambulante spezialfachärztliche Versorgung gemäß § 116b SGB V

Regina Klakow-Franck

Abstract

Das entscheidende Potenzial zur Optimierung der Patientenversorgung liegt in interdisziplinär-berufsgruppenübergreifender Abstimmung und sektorenübergreifender Strukturierung der Versorgung. Die Einführung der ambulanten spezialfachärztlichen Versorgung (ASV) durch Neufassung des § 116b SGB V im Rahmen des GKV-Versorgungsstrukturgesetzes aus dem Jahr 2012 stellte den einzigen gesetzgeberischen Impuls in diese Richtung in der vergangenen Legislaturperiode dar. Als untergesetzlichem Normgeber obliegt dem Gemeinsamen Bundesausschuss (G-BA) die Ausgestaltung dieses neuen sektorenübergreifenden Leistungsbereichs. Die Umsetzung wird erschwert durch den gesetzgeberischen Zielkonflikt zwischen leistungserbringerfreundlichen Vorgaben einerseits und der Sorge vor einer unkontrollierbaren Ausgabenentwicklung andererseits. Mit dem zum 23. Juli 2015 in seinen wesentlichen Teilen in Kraft getretenen GKV-Versorgungsstärkungsgesetz wurden weitere Änderungen der ASV in Gang gesetzt. Der G-BA hat die ASV als lernendes System angelegt und die neue ASV-RL seit 2013 kontinuierlich weiterentwickelt. Die sektorunterschiedlichen Rahmenbedingungen und Besonderheiten, die für ASV-Leistungserbringer jeweils maßgeblich sind, stellen jedoch limitierende Faktoren für eine erfolgreiche Einführung dieses sektorenübergreifenden Leistungsangebots dar.

The ultimate potential for optimising patient care lies in interdisciplinary multiprofessional coordination and sectoral structuring of health care supply. The introduction of outpatient specialist medical care (ASV) by the amendment of § 116b SGB V under the SHI Health Care Structure Act of 2012 represents the only recent legislative impulse in this direction. As a sub-legal setter of standards, the Federal Joint Committee (G BA) is responsible for the design of this new intersectoral area of health care supply. The implementation is complicated by the legislative conflict between supplier-friendly guidelines on the one hand and the fear of uncontrollable expenditure on the other hand. With the SHI Supply Enhancement Act which came into force in its essential parts on 23 July 2015, further changes of ASV were implemented. The G-BA has designed ASV as a learning system and continuously developed the new ASV-RL since 2013. However, the conditions and characteristics of the different sectors that are relevant for ASV providers constitute limiting factors for a successful launch of this intersectoral medical service offering.

6.1   Historie des § 116b SGB V

Bei der ambulanten spezialfachärztlichen Versorgung (ASV) handelt es sich um eine hochspezialisierte, interdisziplinär abgestimmte Versorgung von komplexen und seltenen Erkrankungen. Sie ist als solche keine gänzlich neue Versorgungs-form, sondern wurde im Rahmen des GKV-Modernisierungsgesetzes (GMG) zum 1. Januar 2004 zunächst in Form eines ausschließlich von Krankenhäusern erbring-baren ambulanten Leistungsangebots neu eingeführt. Der Gesetzgeber verband hiermit die Erwartung, den Zugang der Patientinnen und Patienten zu abgestimmten Versorgungskonzepten „aus einer Hand" zu verbessern (Deutscher Bundestag 2003, S. 97).

Die erste Fassung des § 116b SGB V im Jahr 2004 sah zunächst die Möglichkeit frei aushandelbarer Verträge zwischen Krankenkassen und Krankenhäusern vor. Ab 2007 wurde auf ein Zulassungsverfahren durch die Krankenhausplanungsbehörden der Länder umgestellt, weil die Krankenkassen die ihnen bis dahin eingeräumte Vertragskompetenz zur Ergänzung der vertragsärztlichen Versorgung kaum genutzt hatten. Grundlage der Zulassung bildete die Einhaltung der Richtlinie des Gemein-samen Bundesausschusses (G-BA) über ambulante Behandlung im Krankenhaus gemäß § 116b SGB V (ABK-RL) (G-BA 2011). Unter diesen Rahmenbedingungen wurden seither ca. 2 500 Anträge auf Zulassung zur § 116b-Versorgung von Kran-kenhäusern bei den Landesbehörden gestellt, wovon rund 50 Prozent bewilligt wur-den.

Anträge auf Zulassung zu § 116b SGB V wurden umso eher gestellt, je größer das Krankenhaus und je dichter die das Krankenhaus umgebende Siedlungsstruktur ist. Das größte Interesse an § 116b-Zulassungen zeigten in Ballungsgebieten ange-siedelte Krankenhäuser der Maximalversorgung. Im Rahmen einer Erhebung, die der Sachverständigenrat zur Begutachtung der Entwicklung im Gesundheitswesen für sein Sondergutachten „Wettbewerb an der Schnittstelle zwischen ambulanter und stationärer Gesundheitsversorgung" im Jahr 2011 hat durchführen lassen, wur-de als häufigstes Motiv zur Teilnahme der fortschreitende Trend zur sogenannten „Ambulantisierung" der Medizin genannt, wobei rund 91 Prozent der befragten Krankenhäuser bereits ambulante Leistungen (nach § 116b SGB V, § 115b SGB V, Medizinische Versorgungszentren, sonstige Formen wie beispielsweise Hochschul-ambulanzen oder Ermächtigungen) erbringen (SVR Gesundheit 2012, S. 266).

Die meisten Zulassungen wurden für die § 116b-Behandlung onkologischer Er-krankungen erteilt (n = 697), gefolgt von den Indikationen Multiple Sklerose (n = 73) und schwere Herzinsuffizienz (n = 55) (SVR Gesundheit 2012, S. 266). Hierbei ist zu beachten, dass die Anzahl der Zulassungen sich auf die Indikationen des § 116b-Leistungskatalogs bezieht und nicht mit der Anzahl der nach § 116b SGB V zugelas-senen Krankenhäuser gleichgesetzt werden darf. Im Gegensatz zu den bundesweit einheitlichen Trends, was die bevorzugten Indikationen und die Relevanz der ambu-lanten spezialfachärztlichen Versorgung aus Sicht der Krankenhäuser anbelangt, er-gibt die regionale Verteilung der § 116b-Zulassungen ein sehr unterschiedliches Bild: Während beispielsweise in Schleswig-Holstein mit einer Einwohnerzahl von 2 815 955 (2013) und einer Krankenhausdichte (SVR Gesundheit 2012, S. 257) von 235 Krankenhäusern je 10 Mio. Einwohnern 224 Zulassungen erteilt wurden, waren es in Bayern (Einwohner ca. 12,6 Mio., Krankenhausdichte 254 Krankenhäuser je

Abbildung 6–1

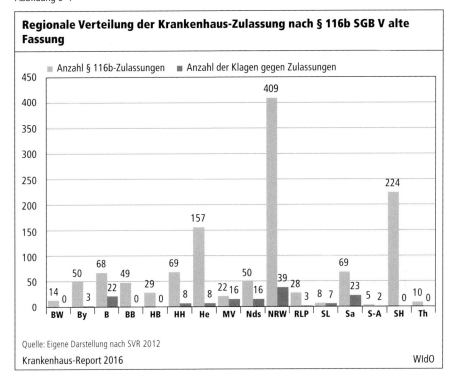

Regionale Verteilung der Krankenhaus-Zulassung nach § 116b SGB V alte Fassung

Quelle: Eigene Darstellung nach SVR 2012

Krankenhaus-Report 2016   WIdO

6

10 Mio. Einwohner) lediglich 50, in Baden-Württemberg (Einwohner ca. 10,6 Mio., Krankenhausdichte 209 Krankenhäuser je 10 Mio. Einwohner) gar nur 14 (Stand: September 2011, Abbildung 6–1) (SVR Gesundheit 2012, S. 259).

Diese regionale Heterogenität erscheint weder mit der strategischen Bedeutung vereinbar, die die Krankenhäuser einhellig dem § 116b SGB V beimessen, noch passt sie mit der Versorgungsrelevanz beziehungsweise Prävalenz komplexer Erkrankungen zusammen. Demografiebedingt ist mit einem Anstieg der Prävalenz sowohl für onkologische Erkrankungen zu rechnen, die im Jahr 2010 mit 1,15 Millionen Frauen und 1,08 Millionen Männern beziffert wurde Robert Koch-Institut 2010), als auch für weitere vom § 116-Katalog umfasste komplexe Erkrankungen wie beispielsweise die rheumatoide Arthritis, deren Prävalenz mit 0,5 bis 0,8 Prozent der erwachsenen Bevölkerung angegeben wird (Fuchs et al. 2013).

6.2   Änderungen des § 116 SGB V durch das GKV-VStG

Die Gründe für den „Zulassungsstau" in einigen Bundesländern dürften weniger an etwaigen regionalen Unterschieden hinsichtlich der Morbidität der Bevölkerung liegen als an mangelnder Kooperationsbereitschaft zwischen den Sektoren. So war im Jahr 2011 noch eine Vielzahl von Gerichtsverfahren mit Klagen aus dem niedergelassenen Bereich bzgl. der Interpretation der laut Gesetzgeber erforderlichen „Berücksichtigung der vertragsärztlichen Versorgungssituation" anhängig (SVR Gesundheit 2012, Fußnote 175, S. 246).

Vor diesem Hintergrund unternahm der Gesetzgeber im Jahr 2012 den dritten Anlauf, die ambulante spezialfachärztliche Versorgung als sowohl von Experten und den Patientinnen und Patienten als auch von den Krankenhäusern und – zumindest seinerzeit – von der Mehrheit der Vertragsärzte grundsätzlich für gut befundenes Versorgungsangebot zu fördern.

Zu den wesentlichen Änderungen im Rahmen des GKV-Versorgungsstruktur-Gesetzes (GKV-VStG) zählte neben der Einbeziehung der an der vertragsärztlichen Versorgung teilnehmenden Leistungserbringer insbesondere die Umstellung des Zulassungsverfahrens durch die Planungsbehörden der Länder auf ein Anzeigeverfahren bei den erweiterten Landesausschüssen (eLA) gemäß § 90 Absatz 1 SGB V i. V. m. § 116b Absatz 3, Satz 1 SGB V. Der amtlichen Begründung ist als übergeordnetes Ziel zu entnehmen, dass der bereits bestehende Leistungsbereich auf Basis der ABK-RL nicht lediglich für Vertragsärzte geöffnet, sondern in einen sektorenübergreifenden Versorgungsbereich mit neu zu definierenden einheitlichen Rahmenbedingungen für Krankenhäuser und niedergelassene Spezialisten umgestaltet werden soll (Deutscher Bundestag 2011a, S. 132).

Dem G-BA als untergesetzlichem Normgeber wurde dabei die Aufgabe zugewiesen, einheitliche Teilnahmevoraussetzungen und Qualitätsanforderungen an die Leistungserbringer im Sinne neuer „Zulassungskriterien" festzulegen sowie den Behandlungsumfang zu definieren. Die Vergütung der ASV-Leistungen soll perspektivisch auf Basis einer von den Vertragspartnern im ergänzten Bewertungsausschuss, der um die Vertreter der Krankenhäuser erweitert wurde, noch zu entwickelnden sektorenübergreifend einheitlichen betriebswirtschaftlich kalkulierten Vergütungssystematik erfolgen. Bis diese Systematik entwickelt ist, wird die Vergütung – den gesetzlichen Vorgaben entsprechend – nach dem Einheitlichen Bewertungsmaßstab für die vertragsärztliche Versorgung (EBM) vorgenommen werden (§ 116b Abs. 6 SGB V).

Im Zuge des dritten Implementierungsversuchs war der Gesetzgeber durchaus zur Schaffung von Anreizen für die Leistungserbringer bereit: Die ASV ist ausdrücklich außerhalb der Bedarfsplanung angesiedelt, unmittelbar von den Krankenkassen zu vergüten und kann neue Untersuchungs- und Behandlungsmethoden umfassen, die bislang nicht in der vertragsärztlichen Versorgung zugelassen sind. Die erste Konzeption des neuen Versorgungsbereichs sah darüber hinaus eine Integration der ambulanten Operationen gemäß § 115b SGB V sowie weiterer ambulant erbringbarer Krankenhausleistungen in den § 116b-Leistungskatalog vor (Deutscher Bundestag 2011a, S. 33). Die insgesamt marktoffen-leistungserbringerfreundliche Ursprungskonzeption der ASV, für die die Lösung „Wer kann, der darf" sprichwörtlich wurde, wurde im Zuge des Gesetzgebungsverfahrens jedoch teilweise wieder revidiert. Die nicht nur von Seiten der gesetzlichen Krankenkassen geäußerten Warnungen vor einer Kostenexplosion in diesem extrabudgetär „angereizten" und von der Bedarfsplanung ausgeklammerten Versorgungsbereich, aber auch die gemischte Interessenlage innerhalb der Vertragsärzteschaft hatte unter anderem zur Folge, dass der neue § 116b-Leistungskatalog nicht erweitert, sondern durch die Eingrenzung auf die schweren Verlaufsformen von Erkrankungen mit besonderen Krankheitsverläufen im Vergleich zum alten § 116b-Leistungskatalog eingeschränkt wurde. Darüber hinaus wurde – um den Bedenken innerhalb der Vertragsärzteschaft Rechnung zu tragen – gesetzlich verankert, dass sich die Bereinigung der vertragsärztlichen morbiditätsbedingten Gesamtvergütung nicht zu Lasten der haus- und fachärztlichen Grundversorgung auswirken dürfe (§ 116b Abs. 6 Satz 13 und 14 SGB V).

6.3 Neue Richtlinie zur ambulanten spezialfachärztlichen Versorgung (ASV-RL)

Seit Inkrafttreten des GKV-VStG hat der G-BA eine neue Rahmenrichtlinie (ASV-RL) mit indikationsübergreifenden allgemeinen Anforderungen sowie vier indikationsspezifische Anlagen beschlossen, und zwar die „Anlage 1 a) onkologische Erkrankungen – Tumorgruppe 1: gastrointestinale Tumoren und Tumoren der Bauchhöhle" (Anlage GiT), „Anlage 2 a) Tuberkulose und atypische Mykobakteriose" (Anlage Tbc), „Anlage 2 – Buchstabe k Marfan-Syndrom" (Anlage Marfan) und die „Anlage 1 a) onkologische Erkrankungen – Tumorgruppe 2: gynäkologische Tumoren" (Anlage Gyn), die um Zusatz-Beschlüsse zur Subspezialisierung auf die Diagnose „Mammakarzinom" bzw. „andere gynäkologische Tumore" ergänzt wurde (G-BA2013). Zurzeit berät der G-BA – immer parallel sowohl zu einer komplexen und einer seltenen Erkrankung – über die Anlagen zu rheumatologischen Erkrankungen (Anlage Rheuma) sowie zur pulmonalen arteriellen Hypertonie (Anlage PAH) (Abbildung 6–2).

Abbildung 6–2

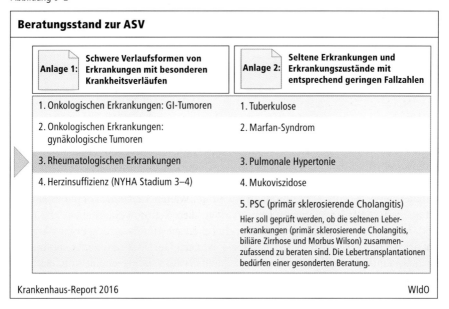

Beratungsstand zur ASV

Anlage 1:	Schwere Verlaufsformen von Erkrankungen mit besonderen Krankheitsverläufen	Anlage 2:	Seltene Erkrankungen und Erkrankungszustände mit entsprechend geringen Fallzahlen
1. Onkologischen Erkrankungen: GI-Tumoren		1. Tuberkulose	
2. Onkologischen Erkrankungen: gynäkologische Tumoren		2. Marfan-Syndrom	
3. Rheumatologischen Erkrankungen		3. Pulmonale Hypertonie	
4. Herzinsuffizienz (NYHA Stadium 3–4)		4. Mukoviszidose	
		5. PSC (primär sklerosierende Cholangitis) Hier soll geprüft werden, ob die seltenen Lebererkrankungen (primär sklerosierende Cholangitis, biliäre Zirrhose und Morbus Wilson) zusammenfassend zu beraten sind. Die Lebertransplantationen bedürfen einer gesonderten Beratung.	

Krankenhaus-Report 2016   WIdO

6.4   Interdisziplinäre Teambildung durch Leistungs- kooperationen

Die wichtigste in der neuen ASV-RL verankerte Strukturqualitätsanforderung ist die Bildung eines interdisziplinären Teams. Schon in der ABK-RL stellte die interdisziplinäre Abstimmung ein hervorstechendes Prozessqualitätsmerkmal dar. Das ASV-Team ist in drei Ebenen untergliedert: Teamleiter, in der Regel in die Behandlung einzubindende Kernteam-Mitglieder sowie bei Bedarf auf Überweisung hinzuziehende Fachärzte (§ 3 Abs. 2 ASV-RL). Während die gebotene interdisziplinäre Abstimmung in der ABK-RL durch Vorhalten der diagnosenspezifisch jeweils erforderlichen Fachabteilungen im Krankenhaus gewährleistet wurde, ist nach der ASV-RL eine namentliche Benennung der Kernteammitglieder erforderlich, auch wenn es sich dabei um Krankenhausärzte handelt. Für die Indikationsstellung und therapieleitende Entscheidungen gilt – auch im Krankenhaus – der Facharztstatus.

Da seit dem GKV-VStG auch niedergelassene Spezialisten an der ASV teilnehmen können, hat der G-BA die Möglichkeit zur Bildung von Leistungskooperationen zur Erfüllung der personellen, sächlichen und organisatorischen Voraussetzungen geschaffen (§ 2 ff ASV-RL). Anders als in der Vergangenheit ist die Bildung eines ASV-Teams zukünftig nicht ausschließlich „unter einem Dach" – des Krankenhauses –, sondern auch durch Vernetzung möglich: sei es durch Kooperation vertragsärztlicher Spezialisten untereinander, sei es durch gemischte Kooperationen zwischen Vertragsärzten und einem Krankenhaus oder durch Kooperation zwischen Krankenhäusern. Vertragsärztliche Spezialisten müssen für ASV-Zwecke kein Medizinisches Versorgungszentrum oder eine (Teil-)Berufsausübungsgemeinschaft gründen, sondern vergleichsweise niederschwellig eine Leistungskooperation gemäß § 2 ASV-RL mit den erforderlichen Teammitgliedern in Gestalt eines privatrechtlichen Vertrags eigener Art vereinbaren. Im Rahmen dieser Leistungskooperation bleibt der einzelne Vertragsarzt beziehungsweise das einzelne Krankenhaus eigenständiger Leistungserbringer und rechnet seine ASV-Leistungen individuell ab.

6.5   ASV-Kooperation zur Förderung sektorenübergreifender Abstimmung

Von der Leistungskooperation gemäß § 3 Absatz 1 Satz 2 ASV-RL zu trennen ist die sogenannte ASV-Kooperation gemäß § 10 ASV-RL. Diese stellt ein zusätzliches, bei der ASV von onkologischen Erkrankungen vom Gesetzgeber vorgegebenes Kooperationserfordernis zur Förderung der Zusammenarbeit zwischen den Sektoren dar, das nicht nur zwischen zwei unterschiedlichen ASV-Teams, sondern auch im Rahmen einer bereits sektorenübergreifend gebildeten Leistungskooperation zwischen zwei ASV-Berechtigten vereinbart werden kann. Wesentlicher Inhalt der ASV-Kooperation ist die sektorenübergreifende Abstimmung der Eckpunkte der onkologischen Diagnostik und Therapie sowie die Durchführung einer wenigstens zweimal jährlich stattfindenden gemeinsamen Qualitätskonferenz in Anlehnung an die Morbiditäts- und Mortalitäts-Konferenzen der Krankenhäuser.

6.6   Kernteam- und arztbezogene Mindestmengen

Ein weiteres Kernelement der ASV ist die Festlegung von Mindestmengen, die jeweils in den indikationsspezifischen Anlagen konkretisiert werden (§ 11 ASV-RL). Bereits die ABK-RL sah den Nachweis einer Mindestmenge an behandelten Patienten pro Jahr als Zulassungsvoraussetzung vor, die von der § 116b-Einrichtung zu erfüllen waren. Gemäß ASV-RL werden die Mindestmengen auf das Kernteam bezogen, das heißt, Behandlungsfälle der dritten Teamebene werden bei der Summierung der Mindestmenge nicht mitgerechnet.

Während in der vom G-BA am 19. Dezember 2013 beschlossenen neuen Anlage Tuberkulose die bis dato schon geltende Mindestmenge von 20 Patienten mit Tuberkulose pro Jahr fortgeschrieben wurde, musste die im Frühjahr 2014 beschlossene Anlage GiT infolge des GKV-VStG bzw. aufgrund der bei onkologischen Erkrankungen vom Gesetzgeber vorgegebenen Einschränkung auf die schweren Verlaufsformen angepasst werden. Da onkologische Erkrankungen anders als zum Beispiel die Herzinsuffizienz nicht nach Schweregraden klassifiziert werden und somit etablierte medizinische Kriterien zur Berechnung der Prävalenz schwerer Verlaufsformen fehlen, musste der G-BA einen eigenen Kriterienkatalog zur Unterscheidung schwerer und nicht schwerer Verlaufsformen entwickeln. Bei seiner Definition der schweren Verlaufsform einer onkologischen Erkrankung hat der G-BA sowohl Besonderheiten der Erkrankung – wie zum Beispiel ein fortgeschrittenes Stadium oder schlechte Prognosefaktoren – als auch Besonderheiten der Behandlung berücksichtigt. Aus Sicht des G-BA ist bei der ASV von schweren Verlaufsformen einer onkologischen Erkrankung typischerweise eine interdisziplinär abgestimmte multimodale Therapie oder Kombinationschemotherapie erforderlich, das heißt, „es ist entweder als Primärtherapie oder als adjuvante Therapie oder neoadjuvante Therapie eine systemische Therapie und/oder eine Strahlentherapie indiziert, die einer interdisziplinären oder komplexen Versorgung oder besonderen Expertise oder Ausstattung bedarf" (G-BA 2014). Hierbei handelt es sich um eine weite Definition der schweren Verlaufsform, auf deren Basis – unter der Voraussetzung einer gesicherten Erstdiagnose eines Tumors – die Mehrheit der onkologischen Patientinnen und Patienten in die ASV eingeschlossen werden kann.

Zu den erwähnenswerten weiteren Änderungen einzelner Regelungen in der ASV-RL gegenüber der ABK-RL zählen neben dem bereits erwähnten Erfordernis einer gesicherten Diagnose die Einführung einer arztbezogenen Mindestmenge in Anlehnung an die ambulante Onkologievereinbarung (GKV-Spitzenverband und KBV 2013), die Reduzierung der vormaligen Überweisungsdauer in die ASV von drei Jahren auf vier Quartale sowie die Einschränkung der Mitbehandlung von Begleiterkrankungen.

6

6.7   Behandlungsumfang einschließlich nicht im EBM enthaltener Leistungen

Neben der Festlegung der Anforderungen an die Struktur- und Prozessqualität sowie Pflege des § 116b-Katalogs einschließlich Definition der schweren Verlaufsformen von onkologischen Erkrankungen ist der G-BA außerdem für die Festlegung des Behandlungsumfangs zuständig (§ 116b Absatz 4, Satz 2 SGB V). Während die Beschreibung des Behandlungsumfangs in der ABK-RL ohne jeglichen Bezug zu einem Prozedurenschlüssel oder sonstigem Klassifikationsschema erfolgte, werden in der ASV-RL die Leistungen in einem zusätzlichen Appendix zur diagnosenspezifischen Anlage jeweils fachgebietsspezifisch auf die Leistungsbeschreibungen des EBM heruntergebrochen, wofür sich die Bezeichnung „EBM-Ziffernkranz" eingebürgert hat.

Hintergrund dieser Vorgehensweise ist, dass die Vergütung der ASV zunächst einzelleistungsbezogen auf Basis des EBM erfolgen wird. Der Appendix zur Anlage ist mehr oder weniger einer Abrechnungscheckliste gleichzusetzen, aus welcher der jeweils an der ASV beteiligte Facharzt beziehungsweise das Krankenhaus ersehen kann, welche EBM-Leistungen im Rahmen der ASV abrechnungsfähig sind oder nicht. Nach § 116b SGB V neue Fassung können außerdem neue Untersuchungs- und Behandlungsmethoden, die nicht Bestandteil der vertragsärztlichen Versorgung sind, in die ASV eingeschlossen werden (§ 116b Absatz 1, Satz 3 SGB V). Im Rahmen seines Gestaltungsspielraums hat der G-BA beschlossen, jeweils diagnosenspezifisch in den Anlagen abschließend festzulegen, um welche Leistungen es sich dabei handelt. Diese werden in einem zweiten Abschnitt des Appendix zur Anlage abgebildet. Im Falle der Anlage GiT wurden beispielsweise PET/PET-CT, aber auch die Koordination der ASV durch den Teamleiter und die Teilnahme der ASV-Kernteam-Mitglieder an interdisziplinären Tumorkonferenzen in den Behandlungsumfang eingeschlossen (Tabelle 6–1).

6.8   Häufig gestellte Fragen

Seit Inkrafttreten der ASV-Rahmenrichtlinie am 20. Juli 2013 und der Anlagen Tbc am 24. April 2014 und GiT am 26. Juli 2014 erreichen den G-BA Auslegungsfragen zu den von ihm getroffenen Regelungen sowohl von Leistungserbringerseite als auch von den erweiterten Landesausschüssen (eLAs), denen die Operationalisierung des Anzeigeverfahrens gemäß § 116b Abs. 2 Satz 1 SGB V obliegt. Die eLAs können von dem anzeigenden Leistungserbringer zusätzliche Informationen zur Prüfung der Erfüllung der Teilnahmevoraussetzungen anfordern (§ 116b Abs. 2 Satz 5 SGB V); bis zum Eingang der Auskünfte ist die Zweimonatsfrist, innerhalb der ein eLA der Teilnahmeberechtigung widersprechen kann (§ 116b Abs. 2 Satz 4 SGB V), unterbrochen.

Besonders strittig ist, wie die Qualitätssicherungsvereinbarungen gemäß § 135 Abs. 2 SGB V, die betriebsstätten- und insbesondere auch arztbezogene Anforderungen an die Erbringung hochspezialisierter Leistungen im vertragsärztlichen Bereich festlegen, entsprechend auf an der ASV teilnehmende Krankenhäuser bzw.

6

Tabelle 6–1

Appendix, Abschnitt 2: nicht im EBM enthaltene Leistungen

Lfd. Nr.	Bezeichnung der Leistung	Innere Medizin und Hämatologie und Onkologie	Strahlen-therapie	Innere Medizin und Gastro-enterologie	Allgemein-chirurgie	Viszeral-chirurgie	HNO-Heilkunde	Nuklear-medizin (Kernteam)
1	PET/PET-CT – bei Patienten mit Ösophagus-Karzinom zur Detektion von Fernmetastasen – bei Patienten mit resektablen Lebermetastasen eines kolorektalen Karzinoms mit dem Ziel der Vermeidung einer unnötigen Laparotomie Im Zusammenhang mit § 137 e SGB V definierte besondere Qualitätsanforderungen sind zu beachten.	0	0	0	0	0	0	1
2	Zusätzlicher Aufwand für die Koordination der Behandlung eines Patienten mit gastrointestinalem Tumor und/oder einem Tumor der Bauchhöhle unter tumorspezifischer, insbesondere zytostatischer, Therapie (entsprechend der Kostenpauschale 86512 der Onkologie-Vereinbarung [Anlage 7 BMV-Ärzte])	1	1	1	1	1	1	1
3	Zusätzlicher Aufwand für Behandlung und/oder Betreuung eines Patienten mit einer gesicherten onkologischen Erkrankung bei laufender onkologischer Therapie (entsprechend der Zusatzpauschalen für die onkologische Behandlung und/oder Betreuung für andere Fachgebiete im Abschnitt 1, etwa GOP 07345 des EBM)	0	1	0	0	0	0	1
4	Zusätzlicher Aufwand für die intravenös und/oder intraarteriell applizierte zytostatische Tumortherapie (entsprechend der Kosten-pauschale 86516 der Onkologie-Vereinbarung [Anlage 7 BMV-Ärzte])	1	1	1	1	1	1	1
5	Zusätzlicher Aufwand für die Teilnahme an einer Tumorkonferenz mit Vorstellung eines Patienten	1	1	1	1	1	1	1
6	Zusätzlicher Aufwand für die Durchführung von und Teilnahme an Qualitätskonferenzen gemäß § 10 Absatz 3 Buchstabe c) ASV-RL	1	1	1	1	1	1	1

Tabelle 6–1

Fortsetzung

Lfd. Nr.	Bezeichnung der Leistung	Innere Medizin und Hämatologie und Onkologie	Strahlentherapie	Innere Medizin und Gastroenterologie	Allgemeinchirurgie	Viszeralchirurgie	HNO-Heilkunde	Nuklearmedizin (Kernteam)
7.1	Zuschlag für die Palliativversorgung bei progredientem Verlauf der Krebserkrankung nach Abschluss einer systemischen Chemotherapie oder Strahlentherapie eines Patienten ohne Aussicht auf Heilung, insbesondere für die Durchführung eines standardisierten palliativmedizinischen Basisassessments (PBA) zu Beginn der Palliativbehandlung und die Überleitung des Patienten in die vertragsärztliche Versorgung oder weitere Versorgungsformen (etwa Hospize, SAPV)	1	0	1	1	1	1	0
7.2	Zuschlag für die Palliativversorgung bei progredientem Verlauf der Krebserkrankung nach Abschluss einer systemischen Chemotherapie oder Strahlentherapie eines Patienten ohne Aussicht auf Heilung, insbesondere für die Überleitung des Patienten in die vertragsärztliche Versorgung oder weitere Versorgungsformen (etwa Hospize, SAPV)	1	1	1	1	1	1	1
8	Vorhaltung einer 24-Stunden-Notfallversorgung mindestens in Form einer Rufbereitschaft	1	1	1	1	1	1	1

0 = Die mit der Gebührenordnungspositionen (GOP) beschriebenen Leistungsinhalte des Abschnitts 1 bzw. die aufgeführte Leistung in Abschnitt 2 gehören für die jeweilige Arztgruppe nicht zum Behandlungsumfang.
1 = Die mit der Gebührenordnungspositionen (GOP) beschriebenen Leistungsinhalte des Abschnitts 1 bzw. die aufgeführte Leistung in Abschnitt 2 gehören für die jeweilige Arztgruppe zum Behandlungsumfang.

Krankenhaus-Report 2016   WIdO

deren Ärzte zu übertragen sind (§ 3 Abs. 5 Satz 2 ASV-RL). Bei der Neufassung des § 116b SGB V im GKV-VStG wurde der Querverweis auf die entsprechende Geltung der QS-Vereinbarungen gemäß § 135 Abs. 2 SGB V vor dem Hintergrund, dass der G-BA sektorenübergreifend einheitliche Qualitätsanforderungen neu definieren soll, bereits gestrichen.

Ein von Seiten der eLAs thematisierter Aspekt von besonderer Bedeutung betrifft den im Appendix zur jeweiligen ASV-Anlage auf Basis der EBM-Leistungsbeschreibungen indikationsspezifisch festgelegten Umfang von Untersuchungs- und Behandlungsleistungen. Hierbei ist derzeit noch strittig, ob es sich um eine abschließende Beschreibung des maximal möglichen Behandlungsumfangs im Rahmen der ASV handelt oder es zur Erfüllung der Teilnahmevoraussetzungen für die ASV erforderlich ist, sämtliche Leistungen vorzuhalten bzw. ein Nachweis des Vorhaltens sämtlicher Leistungen zwingend erforderlich ist.

Weitere Probleme aus Sicht der eLAs, die jedoch nicht an den G-BA, sondern an den Gesetzgeber zu adressieren sind, betreffen insbesondere die Regelung in § 116b Abs. 2 Satz 5 SGB V, die sowohl eine Hemmung der Zweimonats-Frist im Sinne von § 209 BGB als auch eine Unterbrechung im Sinne von § 217 BGB (a. F.) zulässt sowie die grundsätzliche Problematik, dass das Anzeigeverfahren verwaltungsrechtlich nicht hinreichend geregelt ist.

6.9   Änderungen des § 116b SGB V im GKV-VSG

Die im Referentenentwurf zum GKV-VSG noch vorgeschlagene Dauer-Bestandsschutzregelung für Krankenhäuser, die bereits nach § 116b SGB V a. F. zugelassen waren, wurde nicht umgesetzt, stattdessen wurde die Übergangsregelung für alte, nach der ABK-RL beschlossene Anlagen von zwei auf drei Jahren verlängert (Deutscher Bundestag 2015, S. 54f). Die zentrale Änderung des GKV-VSG am § 116b SGB V aus Sicht des G-BA stellt jedoch die mit dem Änderungsantrag Nr. 33 eingebrachte und in die Beschlussempfehlung des Gesundheitsausschusses aufgenommene Streichung der Eingrenzung auf die schweren Verlaufsformen bei onkologischen und rheumatologischen Erkrankungen dar (Deutscher Bundestag 2015, S. 53ff). Die Neuregelung ist medizinisch sachgerechter als die artifizielle Trennung in schwere und einfache Verlaufsformen bei ohnehin komplexen Erkrankungen, lässt jedoch nicht den Umkehrschluss zu, dass nun jedwede Erkrankung in die ASV eingeschlossen werden könnte. Schon in der Begründung zum Änderungsantrag Nr. 33 wird darauf hingewiesen, dass auch nach Streichung der schweren Verlaufsformen „das generelle Merkmal, dass die ambulante spezialfachärztliche Versorgung bei Erkrankungen mit besonderen Krankheitsverläufen eine interdisziplinäre Abstimmung und Koordination der Patientenversorgung erfordert, auch für onkologische und rheumatologische Erkrankungen bestehen bleibt. Dies war auch bereits in den bisherigen konkretisierenden Richtlinienbeschlüssen des G-BA zu Krankheiten mit besonderen Krankheitsverläufen nach § 116b alter und neuer Fassung ein wichtiger Bestandteil" (Deutscher Bundestag 2015, S. 131)

Laut Begründung zum Regierungsentwurf des GKV-VStG kann sich der besondere Krankheitsverlauf einer Erkrankung sowohl durch die Krankheit selbst (z. B.

bestimmte Formen, Stadien oder Phasen) als auch durch die Merkmale der Patienten im individuellen Fall (z. B. Begleiterkrankungen, Komplikationen) ergeben (Deutscher Bundestag 2011a, S. 82). Der G-BA hatte Kriterien für einen besonderen Krankheitsverlauf einer Erkrankung definiert, und zwar im Zusammenhang mit Aufnahme und Verbleib als Kataloginhalt nach § 116b SGB V in der bis zum 1. Januar 2012 geltenden Fassung seiner Verfahrensordnung. Deshalb dürfte unstreitig sein, dass auch nach Aufhebung der Eingrenzung auf die schweren Verlaufsformen vergleichsweise einfach therapierbare, wenig komplexe Krankheiten, die keiner spezialfachärztlichen Versorgung bedürfen, nicht in die ASV gehören, sondern – neben seltenen Erkrankungen – nur Erkrankungen mit besonderen Krankheitsverläufen in die ASV eingeschlossen werden können.

Als Konsequenz aus dem GKV-VSG wird der G-BA zu prüfen haben, ob er auf eine jeweils indikationsspezifische Konkretisierung des besonderen Krankheitsverlaufs oder gar auf eine allgemeine Definition des besonderen Krankheitsverlaufs in der ASV-RL verzichten kann. Des Weiteren dürfte die Streichung der schweren Verlaufsformen insbesondere Konsequenzen für die Höhe der Mindestmengen sowie gegebenenfalls für die Regelung des Überweisungsvorbehalts einschließlich der Dignität der Diagnose – gesicherte oder Verdachtsdiagnose – und der Überweisungsdauer haben. Änderungen am jeweils indikationsspezifisch festgelegten Behandlungsumfang dürften nach vorläufiger Einschätzung eigentlich nur marginal sein, da die Behandlung von Patientinnen und Patienten mit schweren Verlaufsformen von onkologischen und rheumatologischen Erkrankungen unverändert – nunmehr jedoch als Teilmenge – zum Leistungsumfang der ASV zählt.

6.10   Zwischenfazit und Ausblick

Der im GKV-VStG offenbar gewordene gesetzgeberische Zielkonflikt zwischen Ausweitung oder Eingrenzung der ASV stellte für den G-BA eine schwierige Ausgangsbasis bei der Entwicklung der neuen ASV-RL dar. Angesichts der Szenarien einer Kostenexplosion oder einer zu weitgehenden Budgetbereinigung erhielten die vom G-BA zu definierenden Qualitätsvorgaben sowie die Festlegung des Behandlungsumfangs faktisch den Charakter von Zulassungskriterien und Instrumenten zur Mengensteuerung. Die hieraus resultierende Regelungsdichte stellt sich für viele an der ASV grundsätzlich interessierte Leistungserbringer als hohe Barriere dar.

Zudem haben Interpretationsspielräume verschiedener Regelungen in der ASV-RL sowie die in verwaltungsrechtlicher Hinsicht offenen Fragen zur Umsetzung des Anzeigeverfahrens aus Absicherungsgründen in nicht wenigen Bundesländern zu besonders hohen Anforderungen der eLAs an die Nachweise der zu erfüllenden Teilnahmevoraussetzungen geführt.

Bisher (Stand 14. Juli 2015) sind bei der zentralen ASV-Servicestelle nur 18 Berechtigungen zur Teilnahme an der ASV gelistet. Davon haben acht ASV-Teams zur Anlage Tbc und zehn zur Anlage GiT eine Teilnahmeberechtigung erhalten (ASV-Servicestelle 2015). Diese Zwischenbilanz kann nur als enttäuschend bezeichnet werden und sollte Anlass zu einer Verschlankung sowohl der derzeitigen ASV-Regelungsdichte beim G-BA als auch der Nachweispflichten bei den eLAs sein.

Der G-BA beabsichtigt, die aus dem GKV-VSG resultierenden Änderungen sowie zusätzlich notwendige Präzisierungen bisheriger Regelungen in der ASV-RL bis Ende 2015 zu beschließen, sodass die Beschlüsse zur Anlage Gyn Anfang 2016 in einer konsolidierten, der neuen Gesetzeslage entsprechenden Fassung in Krafttreten können. An den Zusatzbeschlüssen zur Anlage Gyn vom 18. Juni 2015 wurde von allen Seiten positiv hervorgehoben, dass sich der G-BA durch Einführung von Subspezialsierungen zum Beispiel für die ASV von Patientinnen mit Mammakarzinom um die Vermeidung von Doppelstrukturen bzw. um eine möglichst unbürokratische Integration bereits bestehender sektorenübergreifend-interdisziplinärer Kooperationsstrukturen, wie es zum Beispiel die Brustzentren darstellen, in die ASV bemüht.

Auch wenn mit dem GKV-VSG Einschränkungen der ambulanten spezialfachärztlichen Versorgung wieder revidiert wurden – der Durchbruch dieses Versorgungsangebots bleibt dennoch abzuwarten. Ebenfalls im GKV-VSG wurde für die Hochschulambulanzen durch Änderung des Versorgungsauftrags in § 117 SGB V n. F. ein der ASV vergleichbares Leistungsangebot geschaffen, das für die Universitätskliniken bzw. die Vertragspartner gegebenenfalls anstelle der ASV favorisiert werden wird.

Ein Unsicherheitsfaktor im Hinblick auf die Zukunft der ASV bleibt außerdem die unentschiedene Haltung der Vertragsärzteschaft zu diesem Leistungsangebot. Anlass hierfür ist die Budgetbereinigungsproblematik. Zwischenzeitlich haben die Vertragspartner im ergänzten Bewertungsausschuss die durchschnittlichen Leistungsmengen zu den Anlagen Tbc und GiT beschlossen. Um welche Gesamtsumme die Gesamtvergütung am Ende bereinigt wird, wird von der Anzahl der ASV-Patienten abhängen (Ärzte Zeitung 2015).

Der G-BA hat die ASV als lernendes System angelegt und die ASV-RL seit Inkrafttreten des ersten Beschlusses vom 20. Juli 2013 konsequent weiterentwickelt. Die sektorspezifisch völlig unterschiedlichen Rahmenbedingungen und Besonderheiten, in denen die Leistungserbringer jeweils verbleiben bzw. die von diesen bestimmt werden, stellen jedoch relevante Limitationen für eine erfolgreiche Einführung dieses sektorenübergreifenden Leistungsangebots dar.

Literatur

Ärzte Zeitung. Bereinigung des Budgets für ASV festgelegt. 06. Juli 2015. http://www.aerztezeitung. de/politik_gesellschaft/asv/article/889979/honorar-bereinigung-des-budgets-asv-festgelegt.html (16. Juli 2015).

ASV-Servicestelle. ASV-Verzeichnis. 2015. https://www.asv-servicestelle.de/Home/ASVVerzeichnis (14. Juli 2015).

Deutscher Bundestag. Gesetzentwurf der Fraktionen SPD und BÜNDNIS 90/DIE GRÜNEN: Entwurf eines Gesetzes zur Modernisierung des Gesundheitssystems (Gesundheitssystemmodernisierungsgesetz – GMG). 2003. Drucksache 15/1170, S. 97. http://dip21.bundestag.de/dip21/ btd/15/011/1501170.pdf (14. Juli 2015).

Deutscher Bundestag. Gesetzentwurf der Bundesregierung: Entwurf eines Gesetzes zur Verbesserung der Versorgungsstrukturen in der gesetzlichen Krankenversicherung (GKV-Versorgungsstrukturgesetz – GKV-VStG). 2011a. Drucksache 17/6906. http://dip21.bundestag.de/dip21/btd/17/ 069/1706906.pdf (14. Juli 2015).

Deutscher Bundestag. Beschlussempfehlung und Bericht des Ausschusses für Gesundheit a) zu dem Gesetzentwurf der Bundesregierung – Drucksache 18/4095 – […]. 2015. Drucksache 18/5123, S. 54f. http://dip21.bundestag.de/dip21/btd/18/051/1805123.pdf (14. Juli 2015).

Fuchs J, Rabenberg M, Scheidt-Nave C. Abteilung für Epidemiologie und Gesundheitsmonitoring, Robert Koch-Institut: Prävalenz ausgewählter muskuloskelettaler Erkrankungen – Ergebnisse der Studie zur Gesundheit Erwachsener in Deutschland (DEGS1). Berlin 2013. In: Bundesgesundheitsblatt 2013 56: 678–86. DOI 10.1007/s00103-013-1687-4. Online publiziert: 27. Mai 2013.

Gemeinsamer Bundesausschuss. Richtlinie über die ambulante Behandlung im Krankenhaus (§ 116b SGB V). 2011. https://www.g-ba.de/informationen/richtlinien/43/ (14. Juli 2015).

Gemeinsamer Bundesausschuss. Beschlüsse des Gemeinsamen Bundesausschusses zur Ambulanten spezialfachärztlichen Versorgung § 116b SGB V – ASV-RL. 2013. https://www.g-ba.de/informationen/richtlinien/80/ (14. Juli 2015).

Gemeinsamer Bundesausschuss. Richtlinie ambulante spezialfachärztliche Versorgung § 116b SGB V: Anlage 1 a) onkologische Erkrankungen – Tumorgruppe 1: gastrointestinale Tumoren und Tumoren der Bauchhöhle. 2014. https://www.g-ba.de/informationen/beschluesse/1941/ (14. Juli 2015).

GKV-Spitzenverband und KBV. Vereinbarung über die qualifizierte ambulante Versorgung krebskranker Patienten „Onkologie-Vereinbarung" (Anlage 7 zum Bundesmantelvertrag Ärzte) zwischen dem GKV-Spitzenverband (Spitzenverband Bund der Krankenkassen) und der Kassenärztlichen Bundesvereinigung vom 1. Juli 2009. Zuletzt geändert am 10. Dezember 2013, in Kraft getreten am 1. Januar 2014.

Robert Koch-Institut. Beiträge zur Gesundheitsberichterstattung des Bundes. Verbreitung von Krebserkrankungen in Deutschland. Entwicklung der Prävalenzen zwischen 1990 und 2010. Eine Veröffentlichung des Zentrums für Krebsregisterdaten am Robert Koch-Institut (RKI). Berlin 2010.

SVR Gesundheit. Sondergutachten 2012 des Sachverständigenrates zur Begutachtung der Entwicklung im Gesundheitswesen – Wettbewerb an der Schnittstelle zwischen ambulanter und stationärer Gesundheitsversorgung. Deutscher Bundestag 2012, Drucksache 17/10323. http://dip21.bundestag.de/dip21/btd/17/103/1710323.pdf (14. Juli 2015).

7 MVZ im Krankenhaus

Bernhard Gibis, Matthias Hofmann und Susanne Armbruster

Abstract

Mit der Einrichtung von MVZ im Jahre 2004 hat der Gesetzgeber eine weitere Teilnahmemöglichkeit von Krankenhäusern an der vertragsärztlichen Versorgung geschaffen. Von 2073 zugelassenen MVZ Ende 2014 wurden 843 durch Krankenhäuser gegründet. Schwerpunkte der Tätigkeit beziehen sich auf die fachärztliche, weniger auf die hausärztliche Versorgung. Wie MVZ insgesamt sind Krankenhaus-MVZ in Verdichtungsräumen und weniger in strukturschwachen Regionen angesiedelt. 99 % aller in Krankenhaus-MVZ tätigen Ärzte sind als Angestellte tätig, weit über die Hälfte (65 %) in Teilzeit. Nach Jahren stetigen Wachstums flacht die Kurve der MVZ-Neugründungen zwar ab, das MVZ hat sich jedoch als Strukturvariante der ambulanten Versorgung – auch für Krankenhäuser – fest etabliert.

Medical service provision in German outpatient care for SHI insured patients is traditionally confined to self-employed office-based physicians. It has been on the agenda of various governments to enable hospitals to provide ambulatory care. By the end of 2014, out of a total of 2,073 legally authorised Medizinische Versorgungszentren (medical service centres), 843 have been established by hospitals, mainly in the field of specialized care. High rates of salaried (99 % of all physicians working in hospital-owned MVZ) and part-time workers (65 %) show a shift towards larger units providing services mostly in densely populated areas. Besides other means of providing ambulatory care, MVZ have become a staple for hospitals in the fast-growing field of outpatient care.

7.1 Hintergrund

Zu den Charakteristika der ambulanten vertragsärztlichen Versorgung gehört für Versicherte die freie Arztwahl und ein niedrigschwelliger Zugang zu ärztlichen Leistungen nahezu aller ambulant tätigen Fachrichtungen. Sichergestellt wird dieser Zugang – zwar mit abnehmender Tendenz, nach wie vor jedoch überwiegend – durch das prägende Konzept des selbstständig tätigen Arztes in eigener Praxis. So waren 2014 noch 82 582 Ärzte mit eigener Zulassung in Einzelpraxen tätig (KBV 2015a). Da die durchschnittliche Tätigkeitsdauer von selbstständigen Ärztinnen und Ärzten bekannt ist, ist davon auszugehen, dass auf absehbare Zeit die Mehrheit der im System Tätigen ihren Beruf nach wie vor in der eigenen Praxis ausüben wird. Patienten schätzen an dieser Form der Leistungserbringung die personelle Kontinuität und die Überschaubarkeit der Einrichtung ohne die Probleme größerer, durch häufigen Wechsel der behandelnden Ärzte gekennzeichneter Einrichtungen (Wensing et al. 2008). Dies wird umso relevanter vor dem Hintergrund einer älter werdenden Bevölkerung, deren Erkrankungsspektrum von Multimorbidität gekennzeichnet ist, mit entsprechenden Auswirkungen auf die Koordination und Kontinuität der Behandlung.

Die Berufsausübung in eigener Praxis ohne weitere Kollegen ist jedoch zahlreichen Veränderungsfaktoren ausgesetzt: Die Erwartungen junger Kolleginnen und Kollegen an die Berufsausübung ändern sich in Richtung Teamarbeit mit gegenseitigen Vertretungsmöglickeiten (Gibis et al. 2012), die Komplexität der Medizin erfordert immer mehr die kollegiale Befundung und Beurteilung und nicht zuletzt führt die Kostenentwicklung dazu, dass durch den Zusammenschluss von Ärztinnen und Ärzten Skalierungseffekte realisiert werden können. Ein weiterer relevanter Trend spielt ebenso in diese Entwicklung hinein, nämlich die Verlagerung stationärer Behandlungen in den ambulanten Sektor: Die Zukunft der medizinischen Versorgung in einer Gesellschaft des langen Lebens liegt – auch bedingt durch den technischen Fortschritt – in wesentlichen Anteilen in der ambulanten Versorgung. Schon heute führen zahlreiche Krankenhäuser keine Hauptabteilungen mehr, da einige Leistungsspektren – wie z. B. das ambulante Operieren – in den ambulanten Bereich verlagert wurden und auch deshalb ehemals vollstationäre Behandlungen und Prozeduren dort erbracht werden, was Auswirkungen bis hin zur Abgabe vollumfänglicher Weiterbildungsbefugnisse hat.

Vor dem Hintergrund der Verschiebung des Leistungsgeschehens in die ambulante Versorgung ist es aus verschiedenen, hier nicht näher zu beleuchtenden Gründen konstanter Gegenstand der Gesetzgebung der letzten 15 Jahre gewesen, die Krankenhäuser für die ambulante Versorgung zu öffnen.

Die vertragsärztliche Versorgung war hingegen bis 2004 auf den selbstständig in eigener Praxis tätigen Vertragsarzt zugeschnitten. Krankenhäuser konnten im Wesentlichen nur auf dem Wege der persönlichen oder institutionellen, in der Regel zeitlich sowie inhaltlich begrenzten Ermächtigung an der vertragsärztlichen Versorgung teilnehmen (Schallen 2012). Nur Vertragsärzte konnten in Form der Einzelpraxis oder einer Gemeinschaftspraxis aus zugelassenen Vertragsärzten gegenüber der Kassenärztlichen Vereinigung als Vertragspartner auftreten. Krankenhäusern selbst war bis dahin nicht gestattet, vertragsärztliche Einrichtungen auf dem Wege der Zulassung[1] zu betreiben.

Sowohl im Berufsrecht als auch im Sozialrecht wurde die kollegiale Leistungserbringung Schritt für Schritt liberalisiert. So konstituierte das GKV-Modernisierungsgesetz das MVZ erstmals als neue gleichberechtigte Form der Teilnahme an der vertragsärztlichen Versorgung. Diese Entwicklung setzte das Vertragsarztrechtsänderungsgesetz 2007 beispielsweise mit der Möglichkeit Ärzte außerhalb von MVZs anzustellen, den Zweigpraxen und Teil-Berufsausübungsgemeinschaften fort. Wesentliche Neuerung ist dabei die Etablierung einer neuen Form der Zulassung: Gegenüber der Kassenärztlichen Vereinigung tritt als Zulassungsinhaber nicht mehr der selbstständige und persönlich haftende Vertragsarzt, sondern das MVZ als Person des privaten Rechts auf. Dies macht das MVZ insbesondere für Fachgebiete interessant, die durch eine kapitalintensive Kostenstruktur gekenn-

---

1 Das Zulassungsrecht unterscheidet grundsätzlich die Teilnahme an der vertragsärztlichen Versorgung nach dem Status der Zulassung (Selbstständige und MVZ), der Genehmigung (angestellte Ärzte) und der Ermächtigung.

zeichnet sind. Die Motivationslage des Gesetzgebers für diesen Schritt geht nur bedingt aus den korrespondierenden Gesetzesbegründungen und Protokollen des Gesundheitsausschusses hervor. Der Hauptgrund waren offensichtlich die Diversifizierung von Versorgungsstrukturen zur „Förderung des Wettbewerbs im Gesundheitswesen" mit dem Ziel, patientenadäquate Versorgungsstrukturen entstehen zu lassen bzw. zu fördern, „Innovationen zu beschleunigen und Effizienzreserven zu erschließen sowie sektorale Grenzen zu überwinden" (Deutscher Bundestag 2003). Auch spielte die Wiederbelebung des Poliklinikgedankens der ehemaligen DDR eine Rolle. MVZ-gründungsberechtigt waren ursprünglich neben Vertragsärzten und zugelassenen Krankenhäusern auch andere an der Versorgung teilnehmende Akteure wie Apotheken oder Pflegedienste. Als Gesellschaftsformen waren alle berufsrechtlich zugelassenen Kooperationsformen, auch die Aktiengesellschaft, möglich. Zur Förderung des kooperativen Elements war die Anlage eines fachgruppenübergreifenden MVZ Voraussetzung für die Zulassung. Angestrebt wurde auch die interdisziplinäre (heute eher „multiprofessionelle") Zusammenarbeit mit anderen Berufsgruppen – ein Element, das bis heute nicht ausgestaltet wurde. Im Laufe weiterer Reformen erfolgten im Vertragsarztrechtsänderungsgesetz 2006 Konkretisierungen hinsichtlich der gleichzeitigen Tätigkeit im Krankenhaus und im MVZ und die Einführung von Bürgschaftserklärungen für Schadensfälle (z. B. Regressforderungen) (Deutscher Bundestag 2006), zudem wurden im GKV-Versorgungsstrukturgesetz 2012 die Rolle des ärztlichen Leiters gestärkt sowie die gründungsberechtigten Leistungserbringer auf zugelassene Vertragsärzte, zugelassene Krankenhäuser, Erbringer nichtärztlicher Dialyseeinrichtungen nach § 126 Absatz 3 oder auf gemeinnützige Träger eingegrenzt (Deutscher Bundestag 2011). Auch wurde der Kreis der zulässigen Gesellschaftsformen geändert: Die Aktiengesellschaft wurde ausgeschlossen, Genossenschaften wurden aufgenommen mit dem Ziel, die ärztliche Selbstbestimmung der Berufsausübung in MVZ zu stärken. Zudem muss der ärztliche Leiter Angestellter des MVZ sein. Ähnliche Grundsätze gelten auch bei Rechtsanwälten: Die so genannte Rechtsanwalts-GmbH darf ausschließlich von sozietätsfähigen Berufen gegründet werden; Voraussetzung ist die Stimmrechtsmehrheit der Rechtsanwälte. Ziel dieser Gesetzgebung war, eine Entwicklung zurückzudrängen, die MVZ in erster Linie zum Renditeobjekt zur Realisierung von Kapitalinteressen gemacht hatten.

Ohne dass dies offenkundig Teil der MVZ-Strategie des Gesetzgebers war – zumindest geht dies nicht explizit aus den Gesetzesbegründungen hervor – lässt sich somit eine Konstante erkennen: Zugelassenen Krankenhäusern wurde mit der Einführung der MVZ die reguläre Teilhabe an der vertragsärztlichen Versorgung in all den Planungsbereichen ermöglicht, für die entweder keine Zulassungsbeschränkungen bestanden oder – falls doch – Zulassungen erworben werden beziehungsweise ein Sonderbedarf durch den zuständigen Zulassungsausschuss festgestellt worden ist. Krankenhäuser haben von dieser Regelung regen Gebrauch gemacht. Die Entwicklung wurde und wird von niedergelassenen Ärzten überaus kritisch beobachtet, wobei auch Vertragsärzte von der Organisationsform des MVZ Gebrauch machen[2].

---

2 Befürchtet wird ein merkantil und nicht qualitätsorientiert betriebener Wettbewerb zur Verdrängung von Ärztinnen und Ärzten in selbstständiger Berufsausübung. So schreibt ein Unternehmensberater 2011 „Jede Verbesserung der Kosten- und Erlösstrukturen beginnt bei einem Krankenhaus mit der

Die Entwicklung seit Einführung im Jahre 2004, insbesondere auch unter Abgleich mit den durch den Gesetzgeber benannten Zielen, soll in diesem Kapitel deshalb näher betrachtet werden. Nach der Darstellung der Datenquellen wird auf die MVZ-Entwicklung im Allgemeinen, die der Krankenhaus-MVZ im Besonderen und schließlich auf die sich abzeichnenden Entwicklungen eingegangen.

7.2   Datenquellen

Für die Darstellung und Bewertung der Entwicklung werden drei Datenquellen der Kassenärztlichen Bundesvereinigung verwendet, die seit 2004 zur Begleitung der MVZ eingerichtet bzw. genutzt wurden. Das Bundesarztregister dient der kontinuierlichen Erfassung aller an der vertragsärztlichen Versorgung teilnehmenden Ärzte und wird quartalsweise aktualisiert. Jährlich werden die Ergebnisse in Tabellenbänden auf der Webseite der KBV veröffentlicht (KBV 2015b). Die zweite Datenquelle betrifft die sogenannte MVZ-Statistik, die bis Ende 2011 quartalsweise, ab 2012 jährlich einen Grunddatensatz bei den Kassenärztlichen Vereinigungen zu den von ihnen zugelassenen MVZ abfragt. Ziel der Erhebung sind die im Bundesarztregister nicht erhobenen Variablen wie z. B. Gesellschaftsform des MVZ oder Anzahl der Mitarbeiter. Die Ergebnisse werden ebenfalls regelmäßig auf der Webseite der KBV veröffentlicht (KBV 2015c) sowie an Akteure des Gesundheitswesens versandt. Während die ersten beiden Datenquellen quantitativer Natur sind, werden mittels des sogenannten MVZ-Surveys qualitative Informationen per Fragebogen bei zugelassenen MVZ abgefragt. Hierzu gehören Fragen wie zur Zufriedenheit mit der Zulassungsform MVZ oder auch Zukunftserwartungen. Auch der MVZ-Survey wird auf der Webseite der KBV veröffentlicht (KBV 2015d). Die KBV hat bislang zweimal zusammen mit dem Medizinischen Fakultätentag unter Mitwirkung des Bundesverbandes der Medizinstudierenden Deutschlands (BVMD) eine Befragung unter Medizinstudierenden durchgeführt, deren Ergebnisse im Hinblick auf die spätere Tätigkeit in einem MVZ ebenfalls in die Betrachtung einbezogen werden (KBV 2015e).

Ausrichtung auf den richtigen Fallmix, und der wiederum gelingt nur mit einer adäquaten Zuweiserstruktur. Genau daher ist die ambulante MVZ-Strategie so wichtig. Also sollten Krankenhäuser noch bis Spätsommer 2011 die richtige MVZ-Strategie umsetzen. Bis dahin bleibt der Königsweg für ‚starke' Krankenhäuser, mit großen zentralen und dezentralen MVZ-Einheiten auf einen gewissen Konfrontationskurs zu den niedergelassenen Ärzten zu gehen. ... Durchlässige Fallführung durch gleiche Ansprechpartner, Verschiebung von Diagnostikaufwendungen aus dem Krankenhaus in das MVZ mit ambulanter Abrechnung zulasten der KV sind willkommene Zusatzeffekte. Wesentlich dient das MVZ als ‚Staubsauger' für geeignete stationäre Fälle und als ‚Staubfänger' für solche Fälle, die besser anderswo versorgt werden sollten." (Leobrechtung 2011) http://www.trillium.de/fileadmin/user_upload/Zeitschriften/Trillium_Diagnostik/Archiv/2011/2011_-_1_-_Das_MVZ_bleibt_attraktiv.pdf (29. Mai 2015).

7.3   MVZ als Strukturvariante der ambulanten Versorgung

MVZ-Anzahl und Gründer

MVZ sind seit 2004 etablierter Bestandteil der Versorgung geworden. Seit dem Beginn im Sommer 2004 wächst die Zahl der zugelassenen MVZ beständig, wobei sich seit ca. zwei Jahren ein Plateau gebildet zu haben scheint. Es ist ein linearer Anstieg zu beobachten (Abbildung 7–1).

Von 2 073 MVZ, die Ende 2014 zugelassen waren, befindet sich der größte Teil in der Trägerschaft von Vertragsärzten. 38,4 % (843) aller MVZ-Träger sind Krankenhäuser, 40,7 % (893) befinden sich in vertragsärztlicher Trägerschaft und 20,9 % (459) weitere in anderer Trägerschaft (aus dem Kreis der Gründungsberechtigten vor 2012, die einem Bestandsschutz unterliegen)[3]. Seit 2004 überwiegt die Gründung durch selbstständige Vertragsärzte, wobei die MVZ in der Regel aus Einbringung von eigenen Zulassungen hervorgehen.

Bei Zugrundelegung von 1 996 registrierten Kliniken im Jahre 2013 (Statistisches Bundesamt 2015) scheint jedes dritte registrierte Krankenhaus ein MVZ gegründet zu haben, wobei einzelne Kliniken auch mehrere MVZ gründen können und damit der Anteil von Krankenhäusern mit MVZ tendenziell geringer ausfallen dürfte.

Vor dem Hintergrund von ca. 150 000 an der vertragsärztlichen Versorgung teilnehmenden Ärzten und ca. 100 000 Einrichtungen spiegelt die Gesamtzahl von 2 073 MVZ mit 13 465 Ärzten (31.12.2014) immer noch die Neuartigkeit des Ansatzes wider.

Abbildung 7–1

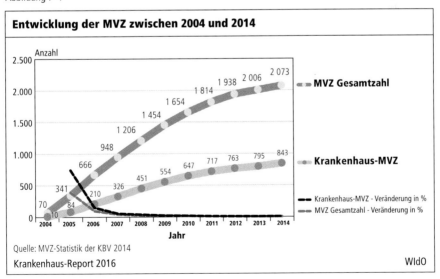

Entwicklung der MVZ zwischen 2004 und 2014

Quelle: MVZ-Statistik der KBV 2014

Krankenhaus-Report 2016   WIdO

---

3 Mehrfachträgerschaften sind möglich, weshalb die Summe aller Träger größer als die Anzahl aller MVZ ist.

Abbildung 7–2

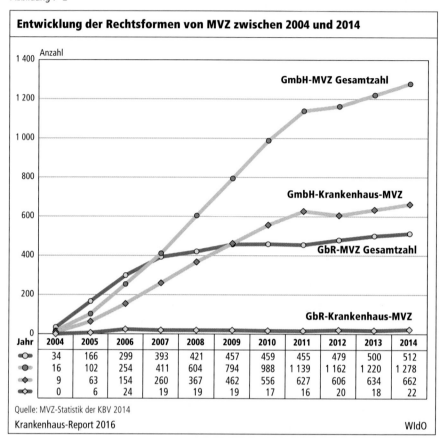

Entwicklung der Rechtsformen von MVZ zwischen 2004 und 2014

Anzahl

GmbH-MVZ Gesamtzahl

GmbH-Krankenhaus-MVZ

GbR-MVZ Gesamtzahl

GbR-Krankenhaus-MVZ

Jahr	2004	2005	2006	2007	2008	2009	2010	2011	2012	2013	2014
	34	166	299	393	421	457	459	455	479	500	512
	16	102	254	411	604	794	988	1 139	1 162	1 220	1 278
	9	63	154	260	367	462	556	627	606	634	662
	0	6	24	19	19	19	17	16	20	18	22

Quelle: MVZ-Statistik der KBV 2014

Krankenhaus-Report 2016

WIdO

Rechtsformen der MVZ

Mit zunehmendem Wachstum der MVZ-Größe sowie höherem Engagement der Krankenhäuser hat die Gesellschaft mit beschränkter Haftung (GmbH) die Gesellschaft bürgerlichen Rechts (GbR) als häufigste Rechtsform abgelöst. Krankenhaus-MVZ werden nahezu ausschließlich als GmbH gegründet (Abbildung 7–2), die GbR spielt hier im Gegensatz zu vertragsärztlich getragenen MVZ so gut wie keine Rolle. Mit zunehmender Größe des MVZ wird die GmbH als die geeignetere Gesellschaftsform angesehen.

Größe der MVZ

Die durchschnittliche Größe der MVZ hat kontinuierlich seit Einführung zugenommen (Abbildung 7–3). Von zunächst 3,6 Ärzten je MVZ hat sich der Durchschnitt auf 6,5 Ärzte erhöht, der Median liegt bei 5 Ärzten. Krankenhaus-MVZ sind dabei tendenziell mit 7,5 Ärzten etwas größer. Fast 41 % der Krankenhaus MVZ arbeiten mit mehr als 7 Ärzten (Abbildung 7–4). Das größte Einzel-MVZ hatte im 4. Quartal 2014 125 gemeldete Ärzte. Da in dieser Betrachtung eine Kopf-

Abbildung 7–3

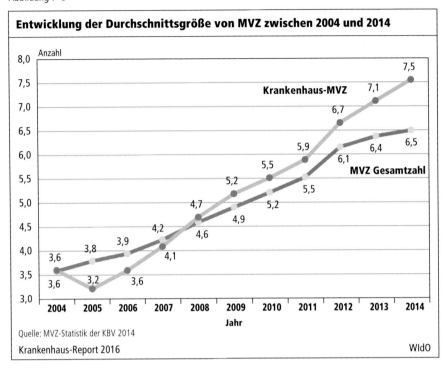

Entwicklung der Durchschnittsgröße von MVZ zwischen 2004 und 2014

Quelle: MVZ-Statistik der KBV 2014

Krankenhaus-Report 2016   WIdO

Abbildung 7–4

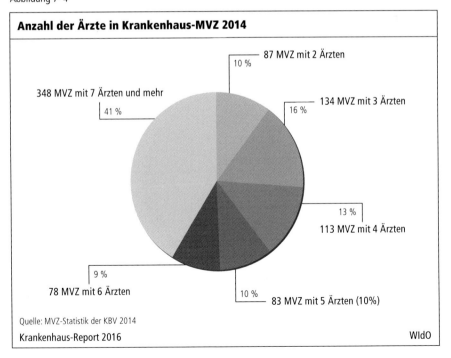

Anzahl der Ärzte in Krankenhaus-MVZ 2014

87 MVZ mit 2 Ärzten
10 %

348 MVZ mit 7 Ärzten und mehr
41 %

134 MVZ mit 3 Ärzten
16 %

113 MVZ mit 4 Ärzten
13 %

9 %
78 MVZ mit 6 Ärzten

10 %
83 MVZ mit 5 Ärzten (10%)

Quelle: MVZ-Statistik der KBV 2014

Krankenhaus-Report 2016   WIdO

zählung vorgenommen wird, muss das Ergebnis weiter nach Teilnahmeumfang bewertet werden.

Beschäftigungsumfang und -verhältnis

Hinsichtlich des Teilnahmeumfangs an der Versorgung zeigen sich erhebliche Unterschiede: Angestellte Ärzte arbeiten insgesamt häufiger in Teilzeit. Nach Bedarfsplanungsrichtlinie werden für die Tätigkeitserfassung in 10-Stunden-Abständen vier Gruppen gebildet. 65 % der angestellten Ärzte in Krankenhaus-MVZ arbeiten Teilzeit (Abbildung 7–5), während 10 % der in MVZ tätigen Vertragsärzte im Jahr 2014 über eine halbe Zulassung verfügten und 90 % über eine volle Zulassung.

Das MVZ ist klar eine Domäne der ärztlichen Berufsausübung in der Angestelltenform. Seit dem 4. Quartal 2005 arbeitet die überwiegende Anzahl der Ärzte im MVZ im Anstellungsverhältnis. Zum Stichtag 31.12.2014 waren 90 % aller im MVZ tätigen Ärzte im Angestelltenverhältnis tätig (Abbildung 7–6). Diesbezüglich hatte das MVZ zunächst Alleinstellungsmerkmale, die später durch die Einführung von Anstellungsverhältnissen, auch für fachfremde Kombinationen (z. B. Arzt für Innere Medizin stellt einen Chirurgen an), in Einzel- und Gemeinschaftspraxen relativiert wurden (Deutscher Bundestag 2006).

Während die Versorgung in MVZ im Allgemeinen durch angestellte Ärzte sichergestellt wird, trifft dies besonders auf Krankenhaus-MVZ zu. Ende 2014 arbeiteten 6 325 Ärzte in Krankenhaus-MVZ in Anstellung, 38 waren als Selbstständige in einem Krankenhaus-MVZ tätig (Abbildung 7–7). Wie oben beschrieben war Ende 2014 für alle MVZ festzustellen, dass 90 % der Ärzte als Angestellte tätig waren.

Abbildung 7–5

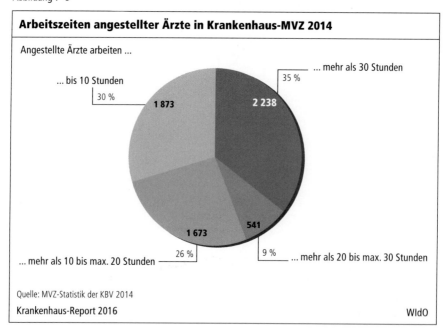

Arbeitszeiten angestellter Ärzte in Krankenhaus-MVZ 2014

Angestellte Ärzte arbeiten ...

... bis 10 Stunden
30 %
1 873

... mehr als 30 Stunden
35 %
2 238

... mehr als 10 bis max. 20 Stunden
26 %
1 673

... mehr als 20 bis max. 30 Stunden
9 %
541

Quelle: MVZ-Statistik der KBV 2014
Krankenhaus-Report 2016   WIdO

Abbildung 7–6

Entwicklung Vertragsärzte/angestellte Ärzte in MVZ zwischen 2004 und 2014

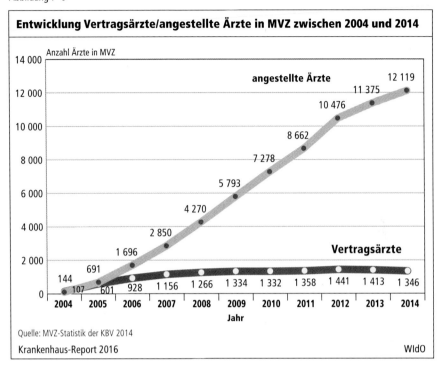

Quelle: MVZ-Statistik der KBV 2014

Krankenhaus-Report 2016   WIdO

Abbildung 7–7

Entwicklung Vertragsärzte/angestellte Ärzte in Krankenhaus-MVZ zwischen 2004 und 2014

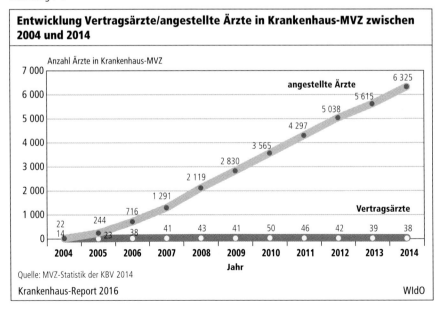

Quelle: MVZ-Statistik der KBV 2014

Krankenhaus-Report 2016   WIdO

Fachgruppenausrichtung von MVZ

Hausärzte stellen ca. ein Drittel aller an der vertragsärztlichen Versorgung teilnehmenden Ärzte dar und sind auch die am häufigsten vertretene Gruppe in MVZ. Dies galt bislang in unterschiedlichem Ausmaße gleichermaßen für vertragsärztliche und Krankenhaus-MVZ. Während die Rangfolge für MVZ insgesamt Hausärzte, Internisten, Chirurgen, Frauenärzte und Nervenärzte[4] in absteigenden Reihenfolge verzeichnet, sieht diese für Krankenhaus-MVZ etwas anders aus: Hier führen seit 2014 die Chirurgen, gefolgt von Fachinternisten, Hausärzten, Frauenärzten und Nervenärzten. Für einzelne Fachgruppen lassen sich sektorenspezifische Präferenzen erkennen: MVZ, in denen Neurochirurgen, Strahlentherapeuten, Pathologen und Urologen arbeiten, wurden überwiegend von Krankenhäusern gegründet. MVZ mit Hausärzten, Psychotherapeuten, Augenärzten, aber auch Laborärzten haben überwiegend vertragsärztliche Gründer (Abbildung 7–8).

Damit wird das Tätigkeitsspektrum von Krankenhaus-MVZ deutlich, ohne dass allerdings Erklärungsmuster jenseits anekdotischer Hinweise für die Auswahl identifiziert werden können. Für einzelne Fachgruppen wie die Strahlentherapie könnte eine Erklärung sein, dass die Fachgruppe neben der überwiegend ambulanten Aus-

Abbildung 7–8

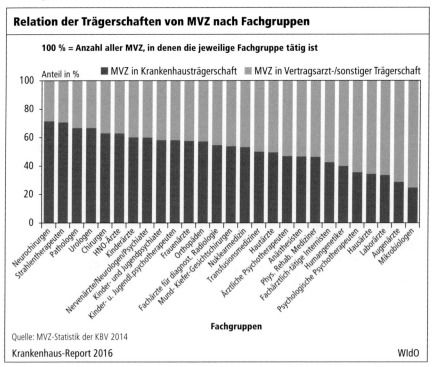

Relation der Trägerschaften von MVZ nach Fachgruppen

100 % = Anzahl aller MVZ, in denen die jeweilige Fachgruppe tätig ist

Quelle: MVZ-Statistik der KBV 2014

Krankenhaus-Report 2016　　　　　　　　　　　　　　　　WIdO

4　In Anlehnung an die Bedarfsplanungsrichtlinie des Gemeinsamen Bundesausschusses werden die Weiterbildungsgebiete Facharzt für Psychiatrie und Psychotherapie und Facharzt für Neurologie zusammengefasst.

richtung bis 2013 nicht der Bedarfsplanung unterlag und Krankenhäuser deshalb Zulassungen ohne Bedarfsprüfung erlangen konnten. Festzustellen ist auch, dass eine hausärztliche Ausrichtung der Versorgung kein vorherrschendes Tätigkeitsfeld von Krankenhaus-MVZ darstellt.

Regionale Verbreitungsmuster
Die Betrachtung der regionalen Verbreitung kann nach unterschiedlichen Stratifizierungen erfolgen: Gesamtzahl der MVZ je Bundesland, MVZ je Gesamtzahl Ärzte oder MVZ je Einwohner sowie getrennt für vertragsärztliche und Krankenhaus-MVZ.

In absoluten Zahlen führt Bayern mit 391, d. h. 19 % aller MVZ bundesweit. Niedersachsen mit 202 MVZ (10 %) sowie Nordrhein mit 179 MVZ (9 %) schließen sich an. Anders sieht die Reihenfolge bei der Anzahl der MVZ je Arzt, also dem Anteil der im MVZ tätigen Ärzte an der Gesamtzahl der Ärzte aus. Hier dominierten bislang die neuen Bundesländer; die MVZ-Statistik 2014 weist folgende Reihenfolge aus: Hamburg, Thüringen, Sachsen-Anhalt, Berlin, Sachsen und Schleswig Holstein. Dies betrifft auch die Krankenhaus-MVZ, die eine starke Verbreitung in den neuen Ländern gefunden haben, möglicherweise auch bedingt durch die ältere Tradition des Betriebs von Polikliniken zu Zeiten der DDR (Abbildung 7–9).

Je Einwohner betrachtet gibt es die meisten MVZ in Berlin, gefolgt von Hamburg, Thüringen und Sachsen. Die Gründung von MVZ unterliegt demnach unterschiedlichen Mustern, die offensichtlich von regionalen Faktoren abhängen.

Abbildung 7–9

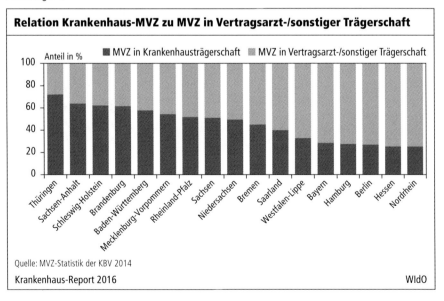

Relation Krankenhaus-MVZ zu MVZ in Vertragsarzt-/sonstiger Trägerschaft

Quelle: MVZ-Statistik der KBV 2014
Krankenhaus-Report 2016   WIdO

Ansiedlungs- und Kooperationsmuster von MVZ

Stratifiziert nach Siedlungstypen in Anlehnung an die Kategorien des Bundesinstituts für Bau-, Stadt- und Raumforschung (BBSR 2015) fällt auf, dass MVZ überwiegend in Kernstädten (47,5 %) und Ober- bzw. Mittelzentren (38,5 %) gegründet werden. Ländliche Gemeinden bilden mit 14,0 % die Ausnahme. Durch Krankenhäuser gegründete MVZ unterscheiden sich diesbezüglich insofern als dass der Schwerpunkt der Gründungen in Mittel- und Oberzentren liegt (49,2 %). Ländliche Gemeinden liegen mit 17,2 % auch hier an dritter Stelle (Abbildung 7–10).

Damit zeigt sich insgesamt eine eher fachärztliche und auf Städte ausgerichtete Konzentration des Versorgungsmodells MVZ und weniger eine Ausrichtung auf ländliche Gemeinden sowie die allgemeinmedizinische Versorgung. Ein – zumindest erhoffter – Effekt des Versorgungsbeitrags von MVZ in (drohend) unterversorgten Gebieten lässt sich somit zum jetzigen Zeitpunkt noch nicht erkennen.

Im Hinblick auf die Kooperation von MVZ wird im Laufe der Jahre eine zunehmende Vernetzung mit anderen Gesundheitsberufen im MVZ-Survey berichtet. Besonders deutliche Veränderungen sind bei Physiotherapeuten, Apotheken und Psychotherapeuten festzustellen. Der Trend zur Netzwerkbildung macht sich nach den Ergebnissen des MVZ-Surveys auch durch die Schaffung dezentraler Strukturen bemerkbar, z. B. durch Zweigstellen bei MVZ in ländlichen Gebieten. Hinsichtlich der Bewertung der aktuellen Geschäftslage gaben von den teilnehmenden Krankenhaus-MVZ 24,4 % diese als sehr gut bzw. gut, 49,7 % als befriedigend an (MVZ-Survey der KBV 2014).

Abbildung 7–10

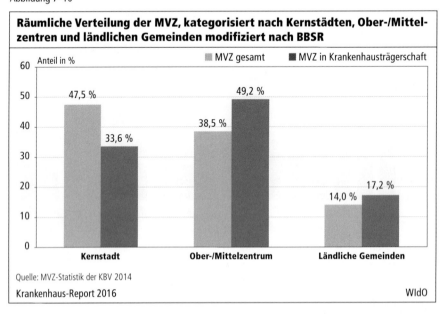

Räumliche Verteilung der MVZ, kategorisiert nach Kernstädten, Ober-/Mittelzentren und ländlichen Gemeinden modifiziert nach BBSR

Quelle: MVZ-Statistik der KBV 2014

Krankenhaus-Report 2016   WIdO

7.4　Perspektiven

Mit der Einrichtung von MVZ wurde ein wesentliches die ambulante Versorgung prägendes Merkmal verlassen: Die persönliche Zulassung mit direkter Haftung als Voraussetzung für die Aufnahme einer Tätigkeit in der vertragsärztlichen Versorgung wurde erweitert zugunsten einer institutionellen Zulassung, die an einen gesellschaftsrechtlich legitimierten Zusammenschluss von gründungsberechtigten Akteuren einschließlich zugelassener Krankenhäuser übertragen werden kann. Die vorgelegten Auswertungen zeigen, dass Krankenhäuser auf dem Wege des MVZ einen relevanten Beitrag im System der vertragsärztlichen Versorgung leisten.

Mit der Einführung der Strukturvariante MVZ hat der Gesetzgeber die Voraussetzungen für Krankenhäuser geschaffen, sich zugelassenen Vertragsärzten vergleichbar an der ambulanten ärztlichen Versorgung von GKV-Patienten zu beteiligen. MVZ genießen dabei Privilegien, die diese Form der Teilhabe an der ambulanten Versorgung für Krankenhäuser attraktiv machen. Im Unterschied zur zeitlich sowie leistungsseitig begrenzten Ermächtigung ist mit der Gründung eines MVZ eine vollumfängliche vertragsärztliche Tätigkeit möglich. Weitere Vorteile betreffen die immer weiter gehende Bevorzugung der Angestelltentätigkeit durch den Gesetzgeber, der beispielsweise vorsieht, dass eine Zulassung bei Rückgabe durch den Zulassungsinhaber aufgekauft, nicht aber, dass die Nachbesetzung eines Angestelltensitzes überprüft wird. Krankenhäuser nutzen diese Möglichkeit und konzentrieren sich dabei auf die fachärztliche Versorgung. Wie in der Gesamtheit der MVZ liegt auch bei Krankenhaus-MVZ der Schwerpunkt der Tätigkeit in Verdichtungs- und weniger in ländlichen Räumen. Es liegt für Krankenhäuser auf der Hand, angestellte Krankenhausärzte zur Nutzung von Synergieeffekten im MVZ tätig werden zu lassen. Dabei gilt es, die Rahmenbedingungen der vertragsärztlichen Versorgung, die eine gleichzeitige Tätigkeit im Krankenhaus und im MVZ ausdrücklich gestatten, wie die der persönlichen Leistungserbringung einschließlich des Facharztstatus zu beachten. Der Leistungserbringung durch Nicht-Fachärzte sind hierbei enge Grenzen gesetzt. Für die nachwachsende Medizinergeneration scheint die Tätigkeit in einem MVZ attraktiv zu sein: In einer Befragung von 11 462 Medizinstudierenden im September 2014 (Jacob et al. 2015) konnten sich zwar 76 % aller Befragten insgesamt eine Tätigkeit in eigener Praxis vorstellen, gegen Studienende im PJ sank dieser Wert jedoch auf 69,3 %, gefolgt von der Tätigkeit als Angestellte in einem MVZ mit 61,2 %.

Insgesamt zeigt sich eine erhebliche regionale Variabilität der MVZ-Gründungsbestrebungen von Krankenhäusern. In Baden-Württemberg sind insgesamt wenige MVZ zugelassen, die überwiegend von Krankenhäusern gegründet wurden. In den neuen Ländern wiederum ist unter den Flächenländern traditionell der höchste MVZ-Anteil an allen tätigen Ärzten zu verzeichnen und die meisten MVZ werden auch hier durch Krankenhäuser betrieben. Einmal mehr wird hier deutlich, dass die Motivationslage und die Rahmenbedingungen für die Etablierung von Gesundheitseinrichtungen nicht einheitlich wirken, sondern eine ausgeprägte Regionalität entfalten. Dies lässt sich in Anbetracht der Vielfalt der regionalen Versorgungsunterschiede (Demografie, Krankenhaus- und Arztdichte, wirtschaftliche Situation etc.) nachvollziehen.

Im Hinblick auf die zumindest aus der Gesetzesbegründung hervorgehenden Zielsetzungen für die Einrichtung von MVZ ergibt sich eine gemischte Bilanz. Wenn mit der Etablierung sektorenübergreifender Versorgungsformen gemeint gewesen war, dass Krankenhäusern der Zugang zur vertragsärztlichen Versorgung eröffnet wird, so ist dieses Ziel eingetreten. So gesehen stellt die MVZ-Gründungsberechtigung für Krankenhäuser neben der Ermächtigung, der ambulanten spezialfachärztlichen Versorgung, dem ambulanten Operieren, der vor- und nachstationären Behandlung, dem Betrieb von Institutsambulanzen u. a. eine weitere Form der Beteiligung an der ambulanten Versorgung dar. Eine sektorenübergreifende Versorgung in Form von Ärzteteams aus beiden Sektoren kann jedoch nur vereinzelt festgestellt werden; lediglich 1 % aller in Krankenhaus-MVZ tätigen Ärzte ist mit eigener Zulassung registriert. Damit wird zumindest hinsichtlich der Auswirkungen deutlich, dass mit sektorenübergreifender Tätigkeit vielfach die Öffnung von Krankenhäusern für die vertragsärztliche Versorgung verstanden werden kann. Nicht eingetreten sind Hoffnungen, wonach MVZ einen relevanten Versorgungsbeitrag in weniger gut versorgten Gebieten leisten. Hier unterscheiden sich MVZ insgesamt einschließlich der Krankenhaus-MVZ nicht wesentlich; die Versorgung in solchen Regionen wird nach wie vor überwiegend durch selbstständig tätige Ärzte übernommen. Die grundversorgende Tätigkeit in Gebieten, die von Überalterung und Bevölkerungsschwund gekennzeichnet sind, ist offenbar auch für institutionelle Träger wenig attraktiv. Die Folge ist, dass hierfür neue Formen der Sicherstellung der Versorgung, auch mit lokaler Unterstützung, zu entwickeln sind.

Gegenstand der Diskussion war in diesem Zusammenhang auch die Frage des Beitrags von MVZ zur Gesamtversorgung. Zwar zeigt die Auswertung, dass in MVZ und insbesondere in Krankenhaus-MVZ überwiegend angestellte Ärzte tätig werden, und dies häufig in Teilzeit. Die Produktivität von angestellten Ärzten (weniger Fallzahlen, kürzere Wochenarbeitszeit, längere Urlaubs- bzw. Fehlzeiten etc.) wird gemeinhin als unter der eines selbstständig tätigen Arztes eingeschätzt, doch trifft dies auch auf angestellte Ärzte in Gemeinschaftspraxen zu und ist kein spezifisches MVZ-Merkmal. Es ist allerdings festzustellen, dass mit zunehmender Teilzeittätigkeit in Anstellung die insgesamt zur Verfügung gestellte Versorgungsleistung trotz steigender Arztzahlen sinkt und kompensiert werden muss.

Der Gesetzgeber hat mit dem Versorgungsstärkungsgesetz im Jahre 2015 den Gründerkreis auf kommunale Träger erweitert, um vor allem in schlechter versorgten Gebieten Versorgungsangebote schaffen zu können. Weitere Regelungen betreffen den Fortbestand der Gründereigenschaften auch nach Wechsel des Zulassungsstatus des Gründers sowie Regelungen zur Überprüfung des Leistungsgeschehens in MVZ, für die regionale Unterschiede zu verzeichnen waren. Damit wird deutlich, dass der Gesetzgeber die Form des MVZ weiterentwickeln möchte. Doch wird dabei nicht nur das MVZ als Kooperationsform ins Visier genommen. Nach der Etablierung der Gemeinschaftspraxis als kooperative Form der Berufsausübung und dann der MVZ schließt sich folgerichtig das Konzept des Praxisverbundes an: Die verbindliche Kooperation von Ärzten rund um die hausärztliche Tätigkeit in Form eines Praxisnetzes, gebildet aus Einzel-, Gemeinschaftspraxen und MVZ, bietet weitergehende Möglichkeiten einer populationsbezogenen und patientenorientierten lokalen ambulanten Versorgung und dies vor allem auch für kleinere Einrichtungen. Der hierfür erforderliche gesetzliche Rahmen sowie die dazugehörigen untergesetzlichen Normen wurden verabschiedet (Rieser 2013). So gesehen ist die Etablierung von MVZ und damit die Einbindung von Krankenhäusern in die vertragsärztliche Versorgung ein wichtiger Schritt in Richtung einer weitergehenden lokalen Verbundbildung vor dem Hintergrund neuer Möglichkeiten der elektronischen Vernetzung und angesichts der komplexer, aber auch fragmentierter werdenden Versorgung. Die Einbindung von Krankenhäusern, auch über Krankenhaus-MVZ, in solche Strukturen lässt auf einen echten sektorenübergreifenden Ansatz hoffen.

Literatur

Bundesinstitut für Bau-, Stadt- und Raumforschung 2015. http://www.bbsr.bund.de/BBSR/DE/ Raumbeobachtung/Raumabgrenzungen/raumabgrenzungen_node.html (6. Juli 2015).

Gibis B, Heinz A, Jacob R, Müller CH. Berufserwartung von Medizinstudierenden: Ergebnisse einer bundesweiten Befragung. Dtsch Arztebl. 2012; 109 (18): 327–32.

Deutscher Bundestag. Entwurf eines Gesetzes zur Modernisierung der gesetzlichen Krankenversicherung (GKV-Modernisierungsgesetz – GMG). Drucksache 15/1525. Berlin 2003.

Deutscher Bundestag. Entwurf eines Gesetzes zur Änderung des Vertragsarztrechts und anderer Gesetze (Vertragsarztrechtsänderungsgesetz – VÄndG), Drucksache 16/2474. Berlin 2006.

Deutscher Bundestag. Beschlussempfehlung und Bericht des Ausschusses für Gesundheit (14. Ausschuss) zu dem Gesetzentwurf der Bundesregierung – Drucksachen 17/6906, 17/7274 – Entwurf eines Gesetzes zur Verbesserung der Versorgungsstrukturen in der gesetzlichen Krankenversicherung (GKV-Versorgungsstrukturgesetz – GKV-VStG), Drucksache 17/8005. Berlin 2011.

Jacob R, Kopp J, Schultz S. Berufsmonitoring Medizinstudenten 2014. Ergebnisse einer bundesweiten Befragung. Abschlussbericht. KBV (Hrsg) 2015, S. 29.

Leobrechting G v. Das MVZ bleibt attraktiv. trilliumreport 2011; 9(1): 30–1. http://www.trillium.de/ fileadmin/user_upload/Zeitschriften/Trillium_Diagnostik/Archiv/2011/2011_-_1_-_Das_MVZ_bleibt_attraktiv.pdf (29. Juni 2015).

KBV 2015a. Statistische Informationen aus dem Bundesarztregister. www.kbv.de/html/421.php. (29. Juni 2015).

KBV 2015b. Arztzahlen. www.kbv.de/html/421.php. (29. Juni 2015).

KBV 2015c. MVZ-Statistik. www.kbv.de/html/423.php. (29. Juni 2015).

KBV 2015d. MVZ-Survey 2014. In Veröffentlichung.

KBV 2015e. Berufsmonitoring Medizinstudenten 2014. www.kbv.de/html/5724.php. (29. Juni 2015).

Rieser S. Rahmenvorgabe für Praxisnetze. Anerkennung für Teamworker. Dtsch Arztebl 2013; 110 (17): A-814 / B-708 / C-708.

Schallen R. Zulassungsverordnung für Vertragsärzte, Vertragszahnärzte, Medizinische Versorgungszentren, Psychotherapeuten. Kommentar. Heidelberg: C.F. Müller 2012.

Statistisches Bundesamt. https://www.destatis.de/DE/ZahlenFakten/GesellschaftStaat/Gesundheit/ Krankenhaeuser/Tabellen/KrankenhaeuserJahreOhne100000.html. (29.6.2015). Wiesbaden 2015.

Wensing M, Hermsen J, Grol R, Szecsenyi J. Patient evaluations of accessibility and co-ordination in general practice in Europe. Health Expectations 2008; 11: 384–90.

8 Ambulante Operationen im Krankenhaus

Jörg Friedrich und Hanna Tillmanns

Abstract

In den über 20 Jahren seit der Öffnung der Krankenhäuser für das ambulante Operieren waren es vor allem die Entwicklungen in einer relativ kurzen Zeitspanne Mitte der 2000er Jahre, die zum aktuellen Niveau führten. Aktuell ist – auch nach der weitergehenden Öffnung der Krankenhäuser für die ambulante Leistungserbringung der letzten Jahre – der AOP-Bereich immer noch das ambulante Leistungssegment mit der höchsten Relevanz für Krankenhäuser mit somatischen Fachabteilungen, was den Gesamtumsatz und die Zahl der beteiligten Einrichtungen betrifft.

Die Top 20 AOP-Leistungen der Krankenhäuser werden, in Abhängigkeit von der Art der Leistung und der Komplexität der Behandlungszusammenhänge, im Jahr 2014 zu unterschiedlichen Anteilen stationär erbracht. Des Weiteren gibt es bei den stationären Krankenhausfällen immer noch relevante Anteile von Fällen mit sehr kurzer Verweildauer, was auf ein nicht realisiertes Ambulantisierungspotenzial hindeutet. AOP sind zum überwiegenden Teil planbare Leistungen, der daraus generierte Erlös spielt in den meisten Krankenhäusern eine untergeordnete Rolle.

Die Krankenhäuser erbringen ungefähr ein Viertel aller AOP und spielen damit eine wichtige Rolle in der Versorgung der Versicherten. Die Arbeitsteilung zwischen niedergelassenen Vertragsärzten, AOP im Krankenhaus und stationärer Leistung variiert allerdings zwischen den Leistungen stark. Der Anteil der an Krankenhäusern vorgenommenen AOP schwankt zwischen 6 und 59 %.

In the more than 20 years since hospitals in Germany were opened for outpatient surgery, it was mainly the developments in a relatively short period in the mid-2000s that led to the current level. In terms of overall turnover and the number of participating institutions, outpatient surgery– even after a further opening of hospitals for outpatient services in recent years – is currently still the most important outpatient segment for hospitals with somatic departments

In 2014, the top 20 outpatient surgical services rendered by hospitals were provided in an inpatient setting in different percentages, depending on the nature of the procedure and the complexity of the treatment context. Moreover, there are still quite a number of inpatient cases with a very short hospital stay, suggesting an unrealised potential of outpatient treatment. For the most part, outpatient surgery consists of plannable services and the revenue generated from it plays a subordinate role in most hospitals.

Hospitals provide about 25 % of outpatient surgery and thus play an important role in health care. However, the division of labour between office-based physicians, outpatient surgery performed by hospitals and inpatient care varies greatly between services. The proportion of outpatient surgery performed by hospitals varies between 6 and 59%.

8.1   Einleitung

Das ambulante Operieren (AOP) durch Krankenhäuser gemäß § 115b SGB V wurde 1993 durch das Gesundheits-Strukturgesetz eingeführt. Ziel des Gesetzgebers war es, durch eine Reduzierung der vollstationären Krankenhausbehandlungen bei ambulant möglichen Operationen Einsparungen zu erreichen.[1] Das Gesetz regelte, dass die Selbstverwaltung aus Spitzenverbänden der Krankenkassen, Deutscher Krankenhausgesellschaft und Kassenärztlicher Bundesvereinigung eine vertragliche Grundlage für das ambulante Operieren durch Krankenhäuser wie niedergelassene Ärzte zu schaffen habe. Bis 1993 durften Krankenhäuser solche Leistungen grundsätzlich nicht durchführen und waren daher in der ambulanten Versorgung unbedeutend (vgl. v. Stackelberg 1993).

Diese vertragliche Grundlage nach § 115b Abs. 1 SGB V (AOP-Vertrag[2]) wurde erstmals im Jahr 1993 geschlossen und legt seitdem die möglichen AOP-Leistungen fest. Um solche ambulante Operationen abrechnen zu können, müssen niedergelassene Ärzte[3] und Krankenhäuser jeweils formlos ihre Teilnahme am AOP-Vertrag erklären (§ 1 AOP-Vertrag bzw. EBM). Eine Voraussetzung für Krankenhäuser ist, dass die entsprechenden Leistungen grundsätzlich auch in der stationären Versorgung erbracht werden. Eine weitere Vorbedingung ist, dass die Krankenhäuser die im AOP-Vertrag bzw. der anhängigen Vereinbarung von Qualitätssicherungsmaßnahmen genannten Strukturkriterien erfüllen. Ein gesondertes Genehmigungsverfahren für die Teilnahme existiert dagegen nicht.

Die Vergütung von AOP-Leistungen erfolgt auf Grundlage des einheitlichen Bewertungsmaßstabes (EBM[4]) für niedergelassene Ärzte und Krankenhäuser grundsätzlich gleich. Neben der Vergütung auf Grundlage des EBM definiert der AOP-Vertrag eine Liste von Sachmitteln, die zusätzlich nach Aufwand erstattet werden.[5] Krankenhäuser dürfen allerdings nicht alle im EBM genannten AOP abrechnen, sondern nur die in den Anlagen zum AOP-Vertrag aufgeführten Operationen.[6] Für niedergelassene Ärzte gilt diese Begrenzung nicht. Für beide Akteure gilt, dass

---

1 BT-Drucksache 12 / 3608.
2 http://www.aok-gesundheitspartner.de/bund/krankenhaus/ambulant_versorgung/amb_operieren/ index.html.
3 Zur besseren Lesbarkeit wird der Begriff „Arzt" einheitlich und neutral als Synonym für Vertragsärzte und Vertragsärztinnen, Krankenhausärzte und Krankenhausärztinnen sowie Ärzte und Ärztinnen und der Begriff „Patient" einheitlich und neutral für Patientinnen und Patienten verwendet.
4 http://www.aok-gesundheitspartner.de/bund/krankenhaus/ambulant_versorgung/amb_operieren/ ebm/index.html
5 Dies gilt, sofern die Sachmittel einen Betrag von 12,50 Euro im Behandlungsfall überschreiten, z.B. für im Körper verbleibende Implantate, Röntgenkontrastmittel, diagnostische und interventionelle Katheter oder auch Narkosegase.
6 Geregelt in § 3 Abs. 1 des AOP-Vertrages: „In der Anlage sind abschließend die Leistungen aufgeführt, die Operationen und stationsersetzende Eingriffe gemäß § 115b SGB V darstellen."

Abbildung 8–1

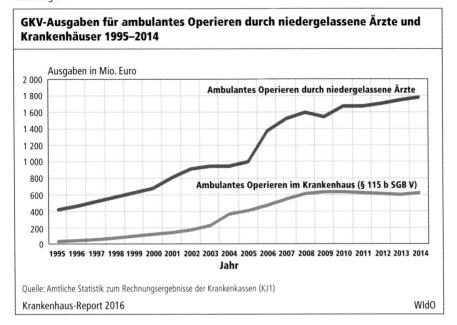

GKV-Ausgaben für ambulantes Operieren durch niedergelassene Ärzte und Krankenhäuser 1995–2014

Ausgaben in Mio. Euro

Ambulantes Operieren durch niedergelassene Ärzte

Ambulantes Operieren im Krankenhaus (§ 115 b SGB V)

Jahr

Quelle: Amtliche Statistik zum Rechnungsergebnisse der Krankenkassen (KJ1)

Krankenhaus-Report 2016   WIdO

AOP-Leistungen ohne Mengenbegrenzungen erbracht werden dürfen; sie sind nicht budgetiert.

In den ersten sieben Jahren der Einführung entfalteten die Regelungen nur wenig Wirkung. Die jährlichen Ausgaben für ambulantes Operieren durch Krankenhäuser stiegen von der Einführung bis zum Jahr 2000 auf ca. 100 Mio. Euro. Die beabsichtigte Verlagerung vollstationärer Krankenhausbehandlungen wurde nicht erreicht. Der Anteil der Krankenhäuser an den Gesamtausgaben für ambulantes Operieren in der GKV lag zu diesem Zeitpunkt bei 13,7 %. (Abbildung 8–1)

Die GKV-Gesundheitsreform 2000 erweiterte die Regelungen des ambulanten Operierens auf stationsersetzende Leistungen und verpflichtete die Selbstverwaltung, die Leistungen zu benennen, die in der Regel ambulant durchgeführt werden können und allgemeine Tatbestände zu bestimmen, bei deren Vorliegen eine stationäre Durchführung erforderlich sein kann. In den nachfolgenden Revisionen des AOP-Vertrags wurde für jede Leistung unterschieden, ob diese „in der Regel ambulant erbracht werden" (Kategorie 1) oder ob „sowohl eine ambulante als auch eine stationäre Durchführung" (Kategorie 2) möglich ist. Bei einigen Leistungen unterscheidet sich diese Einstufung nach Alter oder Diagnose der Versicherten.[7]

---

7 Dieser grundsätzlichen Einstufung von ambulant möglichen Leistungen folgt aber die Bewertung im konkreten Einzelfall durch den Arzt, insbesondere bezüglich des Gesundheitszustandes des Patienten, aber auch mit Blick auf die Möglichkeiten der ärztlichen und pflegerischen Versorgung im häuslichen Bereich. Somit können auch Leistungen der Kategorie 1 begründet stationär erfolgen.

Obwohl sich die bisherige reine Kann-Regelung zu einer stärkeren Verpflichtung zur ambulanten Erbringung wandelte, führte dieses zunächst zu keiner Dynamisierung des ambulanten Operierens durch Krankenhäuser, die Ausgaben entwickelten sich nach 2000 vielmehr im Trend der Vorjahre. Erst ab dem Jahr 2004 nahm die Teilnahme der Krankenhäuser am ambulanten Operieren deutlich zu. Innerhalb von drei Jahren bis 2007 verdoppelten sich die Ausgaben der gesetzlichen Krankenkassen für AOP, der Anteil der Krankenhäuser an den Gesamtumsätzen für AOP stieg in diesen Jahren von 18,6 % im Jahr 2003 auf 26,1 %. In diese Jahre fallen der Einzug von Mappingtabellen von ambulanten Gebührenordnungspositionen (EBM) auf die im stationären Bereich üblichen Operationen- und Prozedurenschlüssel (OPS), die Überarbeitung der vertraglichen AOP-Grundlagen zum Jahr 2004, das Inkrafttreten des EBM2000plus sowie die DRG-Einführung in der Krankenhausbudgetfindung und -abrechnung.

Die Zuordnung der ambulanten Abrechnungspositionen auf die dokumentierten Leistungen der stationären Versorgung ermöglichte es den Kassen erstmals, Krankenhausfälle effektiv auf eine mögliche ambulante Erbringung nach § 115b zu prüfen. Zudem konnten Krankenhäuser in den ersten Jahren der DRG-Einführung 2003 und 2004 vergleichsweise budgetneutral Leistungen aus dem stationären Behandlungsportfolio ausgliedern; seit dem Einstieg in die DRG-Budgetkonvergenz ab 2005 hängt das Budgetvolumen der Krankenhäuser unmittelbar von der vereinbarten Leistungsmenge ab. Dies setzte für Krankenhäuser in den Jahren 2003 und 2004 Anreize, vollstationäre Krankenhausfälle durch AOP-Fälle zu substituieren. Tatsächlich sanken im Zeitraum 2002 bis 2005 die stationären Fallzahlen um ca. 890 Tausend (–5,1 %)[8]; die Verlagerung in den AOP-Bereich ist hierbei ein bedeutender, aber nicht der einzige Einflussfaktor.[9] In der Ausgabenentwicklung der GKV für Krankenhausbehandlung findet sich dieser Rückgang allerdings nicht wieder: Die Ausgaben stiegen im gleichen Zeitraum von 45,9 Mrd. im Jahr 2002 um 6,1 % auf 48,7 Mrd. im Jahr 2005.[10] Demnach ist der Leistungsverlagerung keine Ausgliederung der Kosten aus der stationären Vergütung gefolgt.

Der Erlösanstieg der Leistungserbringer für ambulante Operationen in dieser Zeit geht aber nicht nur auf eine Ausweitung der Leistungszahlen zurück, sondern auch auf Änderungen in der Vergütung. Ab dem zweiten Quartal 2005 trat mit dem EBM2000plus eine neue Abrechnungssystematik für AOP sowohl für die niedergelassenen Ärzte als auch für die Krankenhäuser in Kraft. Leistungen des ambulanten Operierens setzten sich im zuvor geltenden EBM aus einzelnen Leistungen aus unterschiedlichen Kapiteln zusammen[11]. Der neue EBM fasste dagegen Leistungen des ambulanten Operierens nicht nur in eigenen Kapiteln[12] zusammen, sondern gliederte diese nach Art und Umfang der Operationen. Dadurch entstand eine differen-

---

8   Statistisches Bundesamt; Fachserie 12 Reihe 6.1.1.
9   In diesen Zeitraum fallen aber auch Regelungen zur verpflichtenden Fallzusammenführung bei Wiederaufnahmen zur Vermeidung von Fallsplitting bei DRG-Abrechnung. Seit Einführung der unmittelbaren Ableitung von Krankenhausbudgets aus den Leistungsmengen der Krankenhäuser steigen die stationären Fallzahlen wieder durchgängig an.
10   Vgl. Amtliche Statistik zum Rechnungsergebnisse der Krankenkassen (KJ1) 2002–2005.
11   Vgl. Einheitlicher Bewertungsmaßstab (EBM) Stand: 9. Juli 2003.
12   Vgl. Einheitlicher Bewertungsmaßstab (EBM) Kapitel 31 und 36.

zierte Systematik, die die Anzahl der abrechenbaren ambulanten Operationen erhöhte (vgl. Held et al. 2005). Die Ausgaben der Krankenkassen für ambulante Operationen stiegen nach der EBM-Revision bei niedergelassenen Ärzten von ca. 940 Mio. Euro im Jahr 2004 auf ca. 1,5 Mrd. Euro im Jahr 2007 und für Krankhäuser von 360 Mio. Euro im Jahr 2004 auf 540 Mio. im Jahr 2007.

In den Jahren nach 2005 ist der AOP-Katalog nur marginal überarbeitet worden. Ab 2008 stagnieren die Erlöse der Krankenhäuser für ambulante Operationen. Bei den niedergelassenen Ärzten steigen sie dagegen weiterhin stetig an, mit Ausnahme von 2009, dem Jahr der Honorarreform mit ihrer Angleichung der Punktwerte[13]. Im Jahr 2014 summieren sich die GKV-Ausgaben für das ambulante Operieren auf 2,4 Mrd. Euro, dabei entfielen ca. 1,8 Mrd. Euro auf niedergelassene Ärzte und 600 Mio. Euro auf Krankenhäuser. Das entspricht jeweils ca. 5 % der Gesamtausgaben für niedergelassene Ärzte bzw. weniger als 1 % aller Ausgaben für Krankenhäuser.[14]

8.1.1   Datengrundlage und methodische Hinweise

Die nachfolgenden Analysen basieren auf den anonymisierten Daten der AOK des Jahres 2014 für ca. 24 Millionen Versicherte aus den ambulanten und stationären Abrechnungsverfahren. In den anonymisierten Daten zu den Versicherten liegen Informationen zu Alter und Geschlecht sowie zum Wohnort in Form der fünfstelligen PLZ vor, deren Mittelpunktkoordinate als Ausgangspunkt für Analysen zu Patientenwegen dient.

Daten nach § 301 SGB V (Krankenhäuser)
Die Abrechnung stationärer Fälle wie auch ambulanter Operationen erfolgt für Krankenhäuser nach § 301 SGB V direkt mit der Krankenkasse. Die zugehörige technische Anlage regelt den konkreten Ablauf sowie den übermittelten Datensatz. Neben dem Institutionskennzeichen (IK) der erbringenden Einrichtung liegen auf Einzelfallebene u. a. Daten zu Diagnosen, OPS, abgerechneten Entgelten sowie Verlaufsdaten vor.

Krankenhäuser rechnen stationäre und ambulante Leistungen ggf. unter verschiedenen IKs ab, zum Teil existieren auch verschiedene Abrechnungs-IKs für AOP innerhalb eines einzelnen Krankenhauses. Eine Zuordnungstabelle stellt sicher, dass alle AOP abrechnenden IKs der entsprechenden stationären Abrechnungskennung zugeordnet werden.[15] Die geografische Verortung für die Analyse von Patientenwegen geschieht über die vollständige Adresse der Krankenhäuser.

Für die Darstellung des Leistungsgeschehens im AOP-Bereich wurde in diesem Beitrag der OPS gewählt – nicht nur, weil er eine einheitliche Produktdefinition für ambulante und stationäre Leistungen bildet und aufgrund der Regelungen aus dem

---

13 In diesem Jahr wurden die Punktwerte für die Vergütung von AOP mit allen übrigen ambulanten Leistungen vereinheitlicht.

14 Amtliche Statistik zum Rechnungsergebnisse der Krankenkassen (KJ1) 2014.

15 Wenn im Weiteren von abrechnenden Krankenhäusern die Rede ist, so ist damit die übergeordnete stationäre Einheit gemeint. Die Zahl der abrechnenden AOP-IKs ist höher.

AOP-Vertrag von einer weitgehend vollständigen Dokumentation auszugehen ist. Er ist auch verglichen mit dem EBM deutlich trennschärfer in der Definition der erbrachten Leistung.[16]

Daten nach § 295 SGB V (niedergelassene Ärzte)

Die Abrechnung von ambulanten Operationen im Rahmen der kollektivvertraglichen Versorgung erfolgt bei niedergelassenen Ärzten nach § 295 SGB V über die jeweilige Kassenärztliche Vereinigung (KV). Die Krankenkassen erhalten von den KVen für ihre Versicherten Einzelfallnachweise, die ebenfalls die erbrachten Gebührenordnungspositionen (EBM), Diagnosen (ICD) sowie Operationen- und Prozedurenschlüssel (OPS) enthalten. Im vorliegenden Datensatz liegen die Leistungserbringer allerdings anders als bei stationären Leistungserbringern nur anonym vor. Abgesehen von der KV-zugehörigkeit sowie der Arztgruppe[17] sind keine weitergehenden Informationen zum behandelnden Arzt bekannt. Tiefergehende Analysen insbesondere in Bezug auf regionale Angebotsstruktur, Patientenwege o. ä. sind daher im Rahmen dieser Arbeit nicht möglich.

Die Leistungen durch niedergelassene Ärzte werden in diesem Beitrag ebenfalls über die gemeldeten OPS dargestellt, um die Vergleichbarkeit mit Krankenhausleistungen zu ermöglichen. Allerdings unterliegt die Verwendung von OPS aus den Daten nach § 295 Restriktionen bezüglich ihrer Vollständigkeit. Zwar hat der Arzt bei der Abrechnung einer ambulanten Operation aus Abschnitt 31.2 des EBM die dazugehörigen OPS zu übermitteln. Allerdings existieren auch in den fachgruppenspezifischen Kapiteln Leistungen, die im AOP-Vertrag erfasst sind.[18] Für diese Leistungen außerhalb der Kapitel 31 muss im Abrechnungsverfahren für niedergelassene Ärzte nicht zwingend ein OPS-Kode kodiert werden. Zudem existieren zahlreiche regionale Verträge zum ambulanten Operieren, die nicht nur die Verwendung vom EBM abweichender Gebührenordnungspositionen regeln, sondern auch die Verpflichtung zur Dokumentation von OPS berühren.[19]

---

16 Der EBM fasst nicht selten verschiedene Leistungen zu einer gemeinsamen Gebührenposition zusammen. Die GOP 31301 umfasst u. a. sowohl die Therapeutische Kürettage als auch Biopsie ohne Inzision am Endometrium.

17 Die Bedeutung von ambulanten Operationen variiert naturgemäß deutlich zwischen den Arztgruppen: So machen AOP-Fälle bei Gastroenterologen und Chirurgen ca. 8 % aller Abrechnungsfälle aus, bei Urologen, Augen- und Hautärzten jeweils ca. 4 %, während der Anteil bei den fachärztlichen Internisten, HNO-Ärzten und Orthopäden zwischen 1 % und 2 % liegt.

18 Z. B. die Koloskopie im Kapitel der gastroenterologischen Gebührenordnungspositionen (GOP 13421 Zusatzpauschale Koloskopie).

19 Insgesamt wurden im Jahr 2014 ca. 1,7 Mio. Fälle durch niedergelassene Ärzte mit ambulanten Operationen für AOK-Versicherte abgerechnet, zu denen auch OPS kodiert wurden.

8.2   Bedeutung für die Versorgung und die Erlöse der Krankenhäuser

8.2.1   OPS-Leistungsinhalte für ambulante Operationen

Die konkreten Leistungsinhalte für AOP-Fälle lassen sich am genauesten anhand der dokumentierten Operationen- und Prozedurenschlüssel (OPS) beschreiben (s. o.). Tabelle 8–1 führt die 20 häufigsten OPS bei ambulanten Operationen im Krankenhaus 2014 auf. Die dort aufgelisteten Leistungen sind in 70,5 % aller mit der AOK abgerechneten AOP-Fälle enthalten und bilden damit einen Großteil der behandelten Fälle ab. Die Darstellung erfolgt auf Ebene der vierstelligen OPS.[20] Es werden nur solche Leistungen berücksichtigt, die auch im AOP-Katalog des Jahres 2014 aufgeführt sind.[21]

Die Darstellung in der Tabelle 8–1 erfolgt auf Basis von AOK-Fällen, die mittels der vorhandenen Information zu Alter und Geschlecht auf Einzelfallbasis auf die Versichertenpopulation der GKV hochgerechnet wurden. Demnach wäre die mit Abstand häufigste Leistung für GKV-Versicherte im Rahmen von ambulanten Operationen in Krankenhäusern die diagnostische Koloskopie mit mehr als 300 Tausend Fällen. Unter den 20 häufigsten OPS finden sich zudem weitere Eingriffe am Verdauungstrakt. Weitere Schwerpunkte bilden die Augenheilkunde, chirurgische Eingriffe am Bewegungsapparat, die HNO-Heilkunde sowie die Gynäkologie.

8.2.2   OPS-Leistungskombinationen

Im Mittel haben die Krankenhäuser 2014 in jedem AOP-Fall 1,7 OPS dokumentiert. Für Fälle mit Leistungen aus der Top-20-Liste liegt diese Quote mit 1,8 OPS je Fall etwas höher. Unter den fünf häufigsten Kombinationen aus zwei unterschiedlichen OPS in einem Fall finden sich zumeist Leistungen aus dem oberen Bereich der Top-Liste.

Die beiden häufigsten Konstellationen finden sich unter Beteiligung der Diagnostischen Koloskopie. Insgesamt 34 % der Koloskopie-Fälle weisen ebenfalls eine Endoskopische Biopsie am unteren Verdauungstrakt, 22 % weitere eine Lokale Exzision und Destruktion von erkranktem Gewebe des Dickdarmes auf. Umgekehrt gehen diese Biopsien und lokalen Exzisionen fast immer mit einer dokumentierten Koloskopie im gleichen Fall einher (Tabelle 8–2).

Ebenfalls häufige Kombinationen bilden die Diagnostische Hysteroskopie in Verbindung mit einer Biopsie ohne Inzision am Endometrium oder einer Therapeutischen Kürettage sowie die Adenotomie gemeinsam mit einer Parazentese.

---

20 Dabei ist zu beachten, dass in der Regel nicht alle Leistungen unterhalb des vierstelligen OPS auch Teil des AOP-Kataloges sind.

21 Ohne diese Begrenzung wären Mikrochirurgische Technik sowie die Diagnostische Ösophago-gastroduodenoskopie in der Top-20-Liste der dokumentierten OPS enthalten.

8

Tabelle 8–1

Top 20 OPS in AOP-Fällen im Krankenhaus 2014 nach hochgerechneter GKV-Fallzahl

OPS	AOP im Krankenhaus					Stationäre Leistungen an AOP teilnehmender Krankenhäuser					
	Anzahl KH	AOP-Fallzahl GKV in Tsd. (HR auf AOK-Daten)	AOP-Erlöse für Fälle mit OPS	Alter	FZ-Anteil AOP an AOP + Stat.	Alter	VWD	Anteil Fälle mit VWD <4	Anteil Fälle mit VWD =1	Erlöse für Fälle mit VWD =1	Alter für Fälle mit VWD =1
Diagnostische Koloskopie	932	314,1	240	59,6	32,9 %	65,2	9,4	26,8 %	8,5 %	906	58,7
Extrakapsuläre Extraktion der Linse [ECCE]	184	127,5	556	73,4	54,0 %	72,5	2,2	85,8 %	51,6 %	1 252	73,6
Endoskopische Biopsie am unteren Verdauungstrakt	840	110,7	251	57,0	29,2 %	61,8	9,7	26,6 %	8,2 %	907	53,1
Diagnostische Hysteroskopie	738	107,8	363	51,0	66,2 %	52,6	3,0	79,4 %	51,1 %	1 414	53,8
Therapeutische Kürettage [Abrasio uteri]	752	97,7	315	40,5	64,0 %	40,7	2,5	83,4 %	57,6 %	1 239	40,7
Entfernung von Osteosynthesematerial	1 043	83,0	411	39,7	50,0 %	54,3	9,7	48,9 %	27,2 %	1 710	48,3
Biopsie ohne Inzision am Endometrium	703	74,3	358	50,8	65,5 %	55,2	3,1	79,8 %	54,9 %	1 400	54,4
Andere Operationen an Blutgefäßen	948	73,7	434	61,5	39,1 %	62,4	17,3	22,7 %	11,3 %	1 237	60,5
Lokale Exzision und Destruktion von erkranktem Gewebe des Dickdarmes	858	71,5	263	63,8	35,1 %	68,8	8,4	33,7 %	13,6 %	973	65,1
Arthroskopische Operation am Gelenkknorpel und an den Menisken	952	70,7	629	51,4	34,9 %	51,5	2,6	80,9 %	44,6 %	1 580	53,8
Adenotomie (ohne Tonsillektomie)	478	47,8	235	5,7	57,1 %	6,0	2,2	82,1 %	55,1 %	1 352	4,8
Neurolyse und Dekompression eines Nerven	912	46,6	374	58,0	54,4 %	57,3	5,5	55,9 %	30,7 %	1 594	61,9
Destruktion von erkranktem Gewebe an Retina und Choroidea	107	41,5	190	64,0	74,1 %	63,1	5,6	43,7 %	7,1 %	1 387	60,6
Einlegen, Wechsel und Entfernung einer Ureterschiene [Ureterkatheter]	369	41,1	165	65,2	17,5 %	58,8	6,5	49,8 %	19,3 %	1 361	56,1

Tabelle 8–1

Fortsetzung

OPS	AOP im Krankenhaus					Stationäre Leistungen an AOP teilnehmender Krankenhäuser					
	Anzahl KH	AOP-Fallzahl GKV in Tsd. (HR auf AOK-Daten)	AOP-Erlöse für Fälle mit OPS	Alter	FZ-Anteil AOP an AOP + Stat.	Alter	VWD	Anteil Fälle mit VWD <4	Anteil Fälle mit VWD =1	Erlöse für Fälle mit VWD =1	Alter für Fälle mit VWD =1
Operationen am Präputium	615	39,9	292	20,6	72,6 %	43,2	4,9	62,9 %	39,5 %	1 608	32,7
Transarterielle Linksherz-Katheteruntersuchung	328	38,0	642	63,8	5,1 %	67,1	7,0	40,8 %	20,3 %	2 027	65,4
Unterbindung, Exzision und Stripping von Varizen	699	34,9	563	50,7	34,8 %	56,5	2,4	88,6 %	58,5 %	1 958	55,2
Parazentese [Myringotomie]	444	34,1	245	6,2	45,9 %	13,2	3,3	69,2 %	42,0 %	1 368	8,0
Arthroskopische Operation an der Synovialis	862	29,4	655	47,9	20,0 %	51,6	3,5	72,2 %	31,0 %	1 664	51,5
Operationen an Bändern der Hand	846	27,2	331	56,5	69,0 %	57,3	3,9	70,8 %	41,6 %	1 645	60,3

Krankenhaus-Report 2016

WIdO

8

Tabelle 8–2

Top 5 OPS-Kombinationen bei AOP-Fällen im Krankenhaus 2014

Leistung 1	Leistung 2	Anteil an Leistung 1	Anteil an Leistung 2
Diagnostische Koloskopie	Endoskopische Biopsie am unteren Verdauungstrakt	34 %	97 %
Diagnostische Koloskopie	Lokale Exzision und Destruktion von erkranktem Gewebe des Dickdarms	22 %	96 %
Diagnostische Hysteroskopie	Biopsie ohne Inzision am Endometrium	55 %	80 %
Diagnostische Hysteroskopie	Therapeutische Kürettage [Abrasio uteri]	30 %	33 %
Adenotomie (ohne Tonsillektomie)	Parazentese [Myringotomie]	59 %	82 %

Krankenhaus-Report 2016   WIdO

8.2.3   Anzahl der Leistungserbringer

Insgesamt haben 1 206 verschiedene Krankenhäuser im Jahr 2014 ambulante Operationen mit der AOK abgerechnet. Aus der Top-20-Liste der OPS des Jahres 2014 ist die Entfernung von Osteosynthesematerial diejenige Leistung, die mit über 1 000 Einrichtungen in den meisten Krankenhäusern ambulant erbracht wurde (Tabelle 8–1). Die übrigen chirurgischen Leistungen aus der Top-Liste, aber auch die Maßnahmen der Gastroenterologie werden ebenfalls in der Regel von mehr als 800 Krankenhäusern ambulant durchgeführt. Dies liegt in erster Linie daran, dass die entsprechenden Fachabteilungen in deutschen Krankenhäusern sehr häufig sind. Leistungen der operativen Gynäkologie finden sich in mehr als 700 Krankenhäusern, im Bereich der HNO-Heilkunde sind es mehr als 400. Die kleine Zahl an Fachabteilungen der Augenheilkunde mit der resultierenden Konzentration von stationären Leistungen in diesem Bereich ist auch der Grund, warum die Zahl der Leistungserbringer, die die entsprechenden ambulanten Operationen durchführen, mit deutlich unter 200 die geringste ist.

8.2.4   Vergütungshöhe

Die durchschnittliche Vergütungshöhe für Krankenhäuser bei AOK-Versicherten im Jahr 2014 je AOP-Fall liegt etwas über 360,– Euro, darin sind etwa 31 Euro nach Aufwand erstattete Sachmittel enthalten. Nicht enthalten sind dagegen Kosten, die außerhalb der direkten Rechnungsstellung des Krankenhauses nach § 301 SGB V anfallen, wie z. B. korrespondierende Voruntersuchungen oder Nachsorge durch niedergelassene Ärzte, resultierende Verschreibungen etc.

Die in Tabelle 8–1 ausgewiesenen Durchschnittspreise für Fälle mit einem der Top-20-OPS drücken aber auch noch aus einem anderen Grund die Krankenhauserlöse für eine konkrete Leistung nur näherungsweise aus: Aufgrund der großen Zahl an Kombinationen aus mehreren OPS (vgl. Abschnitt 8.2.2) können die ausgewiesenen durchschnittlichen Erlöse der Krankenhäuser nicht genau dem jeweiligen OPS zugeordnet werden. So ist z. B. die Vergütung eines Falls mit diagnostischer Koloskopie auch davon abhängig, welche weiteren Leistungen bzw. OPS im Fall erbracht wurden und in die dargestellte Vergütungshöhe der anderen OPS geht entsprechend auch immer die (anteilige) Vergütungshöhe der Koloskopie mit ein.

Dennoch hilft die Darstellung zumindest bei einer vergleichenden Einordnung der Vergütungshöher untereinander. Demnach weisen aus der Liste der Top-20-AOP-Fälle die Arthroskopischen Operationen an der Synovialis, die Linksherz-Katheteruntersuchung sowie die Arthroskopischen Operationen am Gelenkknorpel und an den Menisken die höchsten durchschnittlichen Erlöse auf, während sie bei Fällen mit Einlegen, Wechsel und Entfernung einer Ureterschiene am niedrigsten ausfallen.

8.2.5 OPS bei stationären Leistungen der teilnehmenden Krankenhäuser

In Tabelle 8–1 finden sich zu den 20 häufigsten AOP-Leistungen auch Eckdaten bzw. Vergleichswerte aus der stationären Versorgung. Alle Kennzahlen basieren nur auf solchen Krankenhäusern, die den jeweiligen OPS auch als AOP erbringen.[22]

In der stationären Versorgung sind Kombinationen verschiedener Leistungskomplexe in noch viel stärkerem Maße relevant als im AOP-Bereich. Somit beschreibt der OPS in den stationären Fällen in der Regel einen kleineren Anteil vom Gesamtumfang der Leistungen als es in den AOP-Fällen mit gleichem OPS der Fall ist.

Die durchschnittliche Verweildauer (VWD) der entsprechenden stationären Fälle verdeutlicht dies. Die hohen Durchschnittswerte z. B. bei Anderen Operationen an Blutgefäßen (17,3 Tage), der Entfernung von Osteosynthesematerial (9,7 Tage) oder bei Diagnostischer Koloskopie (9,4 Tage) deuten an, dass diese OPS in der vollstationären Versorgung häufig nur Teil von deutlich komplexeren Leistungszusammenhängen sind. Für diese Leistungen entfällt auch nur ein vergleichsweise kleiner Anteil der vollstationären Fälle auf solche mit maximal einer Übernachtung (VWD=1) im Krankenhaus. Die höchsten Anteile solcher Fälle mit extrem kurzer Verweildauer mit deutlich mehr als 50% finden sich bei Varizen-OPs, Therapeutischer Kürettage, Adenotomie, Biopsie am Endometrium sowie bei der Extrakapsulären Extraktion der Linse.

Die Krankenhauserlöse für eine stationäre Behandlung mit bis zu einer Übernachtung sind im Mittel mit Faktor 4,3 um ein Vielfaches höher als für die Fälle mit AOP aus der Top-20-Liste. Die entstehenden Kosten der Krankenhäuser bei der Leistungserbringung variieren in unbekanntem Ausmaß. Dennoch unterstreicht die Größenordnung der Vergütungsunterschiede den geringen ökonomischen Anreiz für die Krankenhäuser, Leistungen vorrangig ambulant zu erbringen.

Im Mittel sind die Patienten aus der vollstationären Versorgung knapp acht Jahre älter als die Patienten mit einer Behandlung als AOP. Besonders deutlich treten die Unterschiede bei den Operationen am Präputium sowie bei der Entfernung von Osteosynthesematerial zu Tage. Bei stationären Fällen mit bis zu einer Übernach-

---

22 Auch die Darstellung der stationären Eckdaten erfolgt hochgerechnet auf die Versichertenpopulation der GKV.

tung variiert das Durchschnittsalter über alle Top-20-OPS-Fälle allerdings nur noch um 1,8 Jahre.

Immerhin zehn OPS aus der Liste der zwanzig häufigsten werden von Krankenhäusern mit AOP-Beteiligung überwiegend ambulant erbracht. Die 107 Einrichtungen, welche die Destruktion von erkranktem Gewebe an Retina und Choroidea als AOP anbieten, erbringen fast drei Viertel der Fälle ambulant. Für das AOP-Angebot Linksherz-Katheteruntersuchung beträgt der Anteil in den über 300 beteiligten Krankenhäusern dagegen nur 5,1 % (Tabelle 8–1). Da sich diese Werte nur auf die Krankenhäuser beziehen, welche die entsprechenden Leistungen sowohl ambulant als auch stationär erbringen, ist der Anteil der Ambulantisierung über alle Einrichtungen geringer als hier ausgewiesen.

8.2.6   Ökonomische Bedeutung von ambulanten Operationen für die teilnehmenden Krankenhäuser

Die ökonomische Bedeutung ambulanter Operationen für Krankenhäuser ist gering. Deren mittlerer Anteil an den gesamten Krankenhauserlösen aus ambulanten und stationären Fällen liegt für 2014 bei nur 0,9 %. Bei nicht mal einem Zehntel der ambulant operierenden Krankenhäuser überschreitet er 2,0 % (Abbildung 8–2). Nur sehr wenige Krankenhäuser erlösen über AOP mehr als 10 % ihrer Gesamteinnahmen. Dabei handelt es sich in der Regel um Fachkliniken der Augenheilkunde, de-

Abbildung 8–2

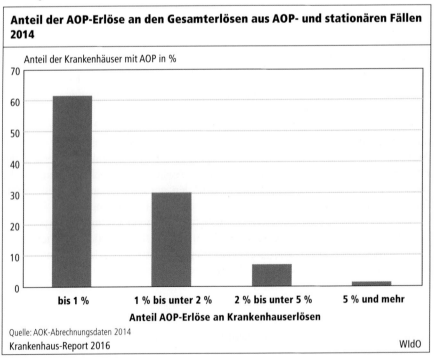

Anteil der AOP-Erlöse an den Gesamterlösen aus AOP- und stationären Fällen 2014

Quelle: AOK-Abrechnungsdaten 2014

Krankenhaus-Report 2016   WIdO

Abbildung 8–3

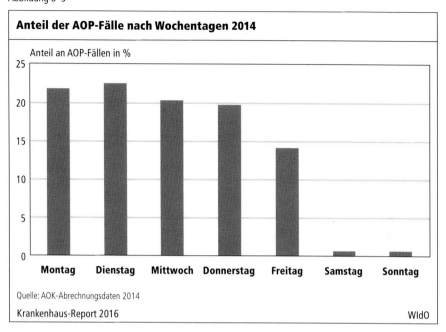

Anteil der AOP-Fälle nach Wochentagen 2014

Anteil an AOP-Fällen in %

Quelle: AOK-Abrechnungsdaten 2014

Krankenhaus-Report 2016   WIdO

ren stationäre Leistungsmenge zum einen vergleichsweise klein ist und die zum anderen vergleichsweise überdurchschnittlich vergütete AOP aus diesem Fachgebiet in großer Zahl abrechnen.

8.2.7 Ambulante Operationen als planbare Leistung

Bei den ambulanten Operationen in Krankenhäusern handelt es sich fast durchweg um planbare bzw. geplante Leistungen, von denen im Jahr 2014 98,6% unter der Woche stattfanden (Abbildung 8–3). Dabei sind die Tage Montag und Dienstag die fallzahlstärksten, der Freitag weist von allen Werktagen die geringste Frequenz an AOP auf. Im Vergleich dazu entfallen im Jahr 2014 für vollstationäre somatische AOK-Patienten 15,8% der Aufnahmen auf das Wochenende. Für die Wochentage zeigt sich bei stationären Eingriffen ansonsten der gleiche degressive Verlauf zum Ende der Woche.

Die konkreten Leistungen bei ambulanten Operationen am Wochenende deuten auf eine Erbringung im Rahmen der ambulanten Notfallversorgung im Krankenhaus hin. Unter den fünf häufigsten Operationen am Wochenende finden sich geschlossene Repositionen bei Gelenkluxationen bzw. Frakturen, die Therapeutische Kürettage sowie Operationen an Sehnen der Hand.

8.2.8   Ambulante Operationen in Fallketten

Mehr als 30% der AOK-Versicherten, die im Jahr 2014 eine ambulante Operation im Krankenhaus haben durchführen lassen, weisen zusätzlich mindestens einen weiteren vollstationären Krankenhausfall in einer somatischen Fachabteilung auf.

Für ca. 6% der AOP-Fälle für AOK-Versicherte des Jahres 2014 erfolgte innerhalb von 30 Tagen vor dem ambulanten Eingriff eine Entlassung aus vollstationärer Behandlung. Für weitere 6% der Fälle fand eine stationäre Aufnahme innerhalb von 30 Tagen nach AOP statt. In der überwiegenden Zahl der Fälle erfolgt die stationäre Behandlung in der gleichen Einrichtung, die auch die ambulante Operation durchgeführt hat. Die Identität des Leistungserbringers in Kombination mit der zeitlichen

8

Tabelle 8–3

Vollstationäre Fälle in somatischen Fachabteilungen innerhalb von 30 Tagen vor und nach einer ambulanten Operation im Krankenhaus 2014

OPS	Stationär vor ambulant		Stationär nach ambulant	
	Ins-gesamt	Im gleichen KH	Ins-gesamt	Im gleichen KH
Diagnostische Koloskopie	4,2%	3,2%	6,1%	4,7%
Extrakapsuläre Extraktion der Linse [ECCE]	2,5%	1,1%	3,4%	1,4%
Endoskopische Biopsie am unteren Verdauungstrakt	4,1%	3,0%	7,0%	5,4%
Diagnostische Hysteroskopie	2,2%	1,5%	8,2%	7,2%
Therapeutische Kürettage [Abrasio uteri]	3,6%	2,8%	4,6%	3,9%
Entfernung von Osteosynthesematerial	9,7%	8,9%	2,0%	1,5%
Biopsie ohne Inzision am Endometrium	2,1%	1,4%	8,8%	7,8%
Andere Operationen an Blutgefäßen	44,2%	35,9%	22,5%	18,3%
Lokale Exzision und Destruktion von erkranktem Gewebe des Dickdarmes	3,7%	2,7%	6,7%	5,2%
Arthroskopische Operation am Gelenkknorpel und an den Menisken	1,1%	0,6%	2,5%	1,8%
Adenotomie (ohne Tonsillektomie)	1,0%	0,4%	1,6%	0,9%
Neurolyse und Dekompression eines Nerven	1,9%	1,1%	2,1%	1,3%
Destruktion von erkranktem Gewebe an Retina und Choroidea	6,6%	4,7%	5,5%	3,3%
Einlegen, Wechsel und Entfernung einer Ureter-schiene [Ureterkatheter]	24,6%	21,1%	13,7%	10,4%
Operationen am Präputium	1,8%	1,1%	2,4%	1,7%
Transarterielle Linksherz-Katheteruntersuchung	10,7%	6,1%	10,3%	5,5%
Unterbindung, Exzision und Stripping von Varizen	1,3%	0,8%	2,7%	2,0%
Parazentese [Myringotomie]	1,2%	0,6%	1,7%	0,9%
Arthroskopische Operation an der Synovialis	1,3%	0,7%	2,5%	1,9%
Operationen an Bändern der Hand	1,7%	0,9%	2,1%	1,3%

Nähe allein ist noch kein Beweis, aber immerhin ein starkes Indiz für einen medizinischen Zusammenhang.[23]

Die Darstellung solcher Konstellationen für die Top-20-OPS in Tabelle 8–3 zeigt ein erwartbares Bild für die Bedeutung von ambulanten Operationen in ambulant-stationären Fallketten im Krankenhaus: Die Gruppe der Anderen Operationen an Blutgefäßen weist die jeweils höchsten Raten an stationären Fällen im zeitlichen Umfeld der AOP auf. Die Gruppe umfasst insbesondere Implantation und Wechsel bzw. die Entfernung von venösen Katheterverweilsystemen (z. B. zur Chemotherapie oder zur Schmerztherapie) für Patienten mit onkologischen Diagnosen. Fast ein Drittel aller Fallketten gehen auf AOPs unter Beteiligung dieser OPS zurück.

Weiterhin sind AOP mit Einlegen, Wechsel und Entfernung einer Ureterschiene bei obstruktiver Uropathie bzw. Linksherz-Katheteruntersuchung bei Patienten mit chronisch ischämischer Herzkrankheit vergleichsweise häufig im zeitlichen Umfeld stationärer Behandlungen zu finden.

8.2.9   Ambulante Operationen in der regionalen Versorgung

In der stationären Versorgung gilt der teilweise große Anteil von Patienten, die bei planbaren Leistungen nicht das wohnortnächste Krankenhaus aufsuchen, als deutlicher Hinweis darauf, dass die wahrgenommene Eignung und Qualität als Entscheidungskriterium bei der Krankenhauswahl eine bedeutende Rolle spielt (vgl. Friedrich und Beivers 2009; Geraedts und de Cruppé 2015; Scheller-Kreinsen und Krause 2015). Da ambulante Operationen in der Regel geplant sind, wäre dies auf der einen Seite auch hier zu erwarten. AOP innerhalb von ambulant-stationären Fallketten sind zudem vermutlich stark von der stationären Krankenhauswahl mit determiniert. Auf der anderen Seite besitzt die Wohnortnähe bei ambulanten Operationen mutmaßlich eine deutlich höhere Bedeutung, da der Aufenthalt in der durchführenden Einrichtung i. d. R. nur wenige Stunden beträgt.[24]

Für alle AOP im Krankenhaus bei AOK-Versicherten im Jahr 2014 beträgt der Patientenweg im Median 13,3 PKW-Kilometer. Im Vergleich weisen AOP-Leistungen der Augenheilkunde die weitesten Patientenwege im Median auf, hier ist die Zahl der beteiligten Krankenhäuser auch am geringsten. Die fallzahlstarken Leistungen aus dem Bereich der Gastroenterologie sind dagegen in der Gruppe der Leistungen mit den kürzesten Patientenwegen zu finden. Dass die Patientenwege bei der Entfernung von Osteosynthesematerial trotz der großen Zahl an erbringenden Krankenhäusern nur leicht unterdurchschnittlich ist, liegt auch daran, dass sich darunter

---

23 Stationäre Aufnahmen im Nachgang einer ambulanten Operation können grundsätzlich aber auch auf Komplikationen zurückzuführen sein. Aufgrund der Komplexität einer umfassenden Identifikation solcher Konstellation wird auf eine vertiefende Analyse im Rahmen dieses Beitrags verzichtet.

24 Mit den für diesen Beitrag vorliegenden Daten lässt sich die o. g. Analyse nicht auf den Bereich der ambulanten Operationen übertragen, da die ebenfalls beteiligten niedergelassenen Ärzte nur anonymisiert vorliegen und daher nicht geografisch verortet werden können. Die Patientenwege für ambulante Operationen im Krankenhaus lassen sich dagegen für die unterschiedlichen Eingriffsarten ermitteln und sind untereinander sowie mit denen der vollstationären Versorgung vergleichbar.

Tabelle 8-4

Patientenwege bei AOP-Fällen im Krankenhaus im Vergleich zum vollstationären Einzugsgebiet* der beteiligten Krankenhäuser 2014

OPS		Ambulante Operationen				Abweichung von vollstationären Patienten*			
		Patientenwege in PKW-Kilometern							
	Anzahl KH	Mittel-wert	uQuartil	Median	oQuartil	Mittel-wert	uQuartil	Median	oQuartil
Diagnostische Koloskopie	932	16,5	3,9	10,1	19,4	---	---	---	---
Extrakapsuläre Extraktion der Linse [ECCE]	184	23,9	7,9	16,5	30,2	--	+++	++	+
Endoskopische Biopsie am unteren Verdauungstrakt	840	17,9	4,1	10,7	20,0	---	---	---	---
Diagnostische Hysteroskopie	738	18,0	5,2	11,8	21,3	---	-	-	---
Therapeutische Kürettage [Abrasio uteri]	752	18,8	4,8	10,8	20,1	---	-	---	---
Entfernung von Osteosynthesematerial	1043	22,0	5,2	12,0	22,7	-	-	-	-
Biopsie ohne Inzision am Endometrium	703	18,0	5,1	11,7	21,4	---	-	-	---
Andere Operationen an Blutgefäßen	948	20,5	6,1	13,4	25,0	--	++	+	+
Lokale Exzision und Destruktion von erkranktem Gewebe des Dickdarmes	858	15,6	4,0	9,9	18,7	---	---	---	---
Arthroskopische Operation am Gelenkknorpel und an den Menisken	952	22,7	6,7	15,4	27,3	-	+++	+++	+
Adenotomie (ohne Tonsillektomie)	478	19,9	5,6	12,3	23,8	---	-	-	-
Neurolyse und Dekompression eines Nerven	912	22,1	6,8	15,3	27,9	-	+++	++	++
Destruktion von erkranktem Gewebe an Retina und Choroidea	107	31,7	10,1	22,5	42,9	+	+++	+++	+++
Einlegen, Wechsel und Entfernung einer Ureterschiene [Ureterkatheter]	369	22,8	6,8	14,9	27,4	-	++	++	+
Operationen am Präputium	615	22,2	6,1	13,7	25,8	-	+	+	-
Transarterielle Linksherz-Katheteruntersuchung	328	23,1	7,2	16,1	29,4	-	++	++	+
Unterbindung, Exzision und Stripping von Varizen	699	26,0	7,2	16,1	30,2	++	+++	+++	++
Parazentese [Myringotomie]	444	20,5	5,7	12,3	24,5	---	-	-	-

Tabelle 8–4
Fortsetzung

OPS	Anzahl KH	Ambulante Operationen Patientenwege in PKW-Kilometern				Abweichung von vollstationären Patienten* Patientenwege in PKW-Kilometern			
		Mittel-wert	uQuartil	Median	oQuartil	Mittel-wert	uQuartil	Median	oQuartil
Arthroskopische Operation an der Synovialis	862	25,4	6,8	15,5	29,4	+	+++	+++	++
Operationen an Bändern der Hand	846	21,8	5,9	14,3	26,7	-	+	++	+

*Erläuterung:
---: Patientenweg AOP mehr als 20 % kürzer als bei allen stationären Patienten der beteiligten KHs
--: Patientenweg AOP 10–20 % kürzer als bei allen stationären Patienten der beteiligten KHs
-: Patientenweg AOP bis 10 % kürzer als bei allen stationären Patienten der beteiligten KHs
+++: Patientenweg AOP mehr als 20 % weiter als bei allen stationären Patienten der beteiligten KHs
++: Patientenweg AOP 10–20 % weiter als bei allen stationären Patienten der beteiligten KHs
+: Patientenweg AOP bis 10 % weiter als bei allen stationären Patienten der beteiligten KHs

Krankenhaus-Report 2016   WIdO

8

viele Fälle der Nachbehandlung eines vorangegangenen vollstationären Falls im gleichen und nicht wohnortnächsten Krankenhaus befinden.

Der Vergleich mit den Patientenwegen für vollstationäre Leistungen mit dem gleichen OPS wäre insofern verzerrt, als diese im Kontext mit anderen, ggf. aufwendigeren Leistungen stehen, die eigentlich entscheidend für die Krankenhauswahl sind. Daher zeigt Tabelle 8–4 den Vergleich mit dem gesamten vollstationären Patientenspektrum der jeweils beteiligten Häuser. Die Gegenüberstellung ermöglicht so eine Einschätzung, inwieweit eine ambulante Operation verglichen mit dem vollstationären Einzugsgebiet relativ wohnortnah oder -fern stattfand. Hier zeigt sich, dass u. a. die AOP-Leistungen der Augenheilkunde, Arthroskopien an Menisken und der Synovialis oder die Neurolyse vergleichsweise überregional erbracht werden, während dies z. B. für den Bereich der Gastroenterologie nicht der Fall ist.

8.3   Arbeitsteilung zwischen Krankenhäusern und niedergelassenen Ärzten

Aktuell wird der überwiegende Teil der Erlöse für ambulante Operationen von niedergelassenen Ärzten realisiert, aber ca. ein Viertel der GKV-Ausgaben für ambulante Operationen entfallen auf Leistungen der Krankenhäuser. Dieser bedeutende Stellenwert der Krankenhäuser variiert naturgemäß auf Ebene der einzelnen Leistungen. Um die Unterschiede in der Arbeitsteilung nach Leistungen zu illustrieren, wird im Weiteren auf die vorliegenden Abrechnungsdaten nach § 295 SGB V zurückgegriffen. Deren Vollständigkeit in Bezug auf die dokumentierten OPS bzw. deren Verknüpfbarkeit mit ambulanten Gebührenordnungspositionen ist nicht für alle AOP-Maßnahmen bundesweit gesichert (vgl. Abschnitt „Daten nach § 295 SGB V (niedergelassene Ärzte)" unter 8.1.1). Daher beschränkt sich die hier vorliegende Darstellung der Arbeitsteilung zwischen Krankenhäusern und Ärzten jeweils auf solche KV-Regionen, in denen nach aktuellem Kenntnistand von einer vollständigen Dokumentation bzw. Identifizierbarkeit ausgegangen werden kann. Im Mittel über alle betrachteten OPS gilt dies für 14 Bezirke.[25]

Für die betrachteten OPS ist die Bedeutung der Krankenhäuser bei AOP im Bereich der Anderen Operationen an Blutgefäßen am stärksten ausgeprägt (Tabelle 8–5).[26] Diese Leistung ist durch eine starke Einbettung in Fallketten geprägt, vorrangig im Rahmen von onkologischen Krankheitsbildern. Eine starke Beteiligung findet auch bei gynäkologischen Maßnahmen statt: Für therapeutische Kürettage [Abrasio uteri] und diagnostische Hysteroskopien – oft in Kombination mit Biopsien ohne Inzision am Endometrium – liegen die Anteile der Krankenhäuser an allen ambulanten Operationen weit über 60 %.

---

25 Tabelle 8–5 stellt die Arbeitsteilung nur für 19 OPS dar: Der OPS Einlegen, Wechseln und Entfernen einer Ureterschiene (Ureterkatheter) ist nicht dargestellt, da bei dieser Leistung durch niedergelassene Ärzte i. d. R. kein OPS-Kode kodiert wird, da sie sich im urologischen Kapitel 26 des EBM befindet.

26 Die Darstellung der Arbeitsteilung zwischen den Leistungserbringern erfolgt hochgerechnet auf die Versichertenpopulation der GKV.

Tabelle 8–5

Arbeitsteilung für TOP 20 OPS für AOP im Krankenhaus

OPS	Ambulante Operationen		Insgesamt		
	Ärzte	Amb. KH	Ärzte	Amb. KH	Stat. KH
Diagnostische Koloskopie	72 %	28 %	45 %	18 %	37 %
Extrakapsuläre Extraktion der Linse [ECCE]	81 %	19 %	70 %	17 %	14 %
Endoskopische Biopsie am unteren Verdauungstrakt	62 %	38 %	32 %	19 %	49 %
Diagnostische Hysteroskopie	33 %	67 %	24 %	50 %	26 %
Therapeutische Kürettage [Abrasio uteri]	32 %	68 %	24 %	49 %	28 %
Entfernung von Osteosynthesematerial	43 %	57 %	28 %	36 %	36 %
Biopsie ohne Inzision am Endometrium	16 %	84 %	11 %	59 %	30 %
Andere Operationen an Blutgefäßen	15 %	85 %	7 %	37 %	57 %
Lokale Exzision und Destruktion von erkranktem Gewebe des Dickdarmes	59 %	41 %	34 %	23 %	43 %
Arthroskopische Operation am Gelenkknorpel und an den Menisken	67 %	33 %	42 %	20 %	38 %
Adenotomie (ohne Tonsillektomie)	59 %	41 %	45 %	31 %	24 %
Neurolyse und Dekompression eines Nerven	75 %	25 %	62 %	20 %	17 %
Destruktion von erkranktem Gewebe an Retina und Choroidea	69 %	31 %	62 %	28 %	10 %
Operationen am Präputium	66 %	34 %	59 %	30 %	11 %
Transarterielle Linksherz-Katheteruntersuchung	57 %	43 %	7 %	6 %	87 %
Unterbindung, Exzision und Stripping von Varizen	72 %	28 %	47 %	18 %	34 %
Parazentese [Myringotomie]	44 %	56 %	28 %	36 %	36 %
Arthroskopische Operation an der Synovialis	47 %	53 %	15 %	17 %	68 %
Operationen an Bändern der Hand	42 %	58 %	33 %	46 %	21 %
Krankenhaus-Report 2016					WIdO

In der Augenheilkunde dagegen liegt ein deutlicher Schwerpunkt bei den niedergelassenen Ärzten: So finden 90 % der AOP Destruktion von erkranktem Gewebe an Retina und Choroidea bzw. 80 % der extrakapsulären Extraktionen der Linse außerhalb des Krankenhauses statt. Letztere ist immerhin die zweithäufigste AOP in Krankenhäusern, wenngleich an wenigen Standorten.

Die ambulante Arbeitsteilung bei Transarteriellen Linksherz-Katheteruntersuchungen ist vergleichsweise ausgeglichen, allerdings erfolgt hier die Leistungserbringung mit fast 90 % überwiegend in der stationären Versorgung.

Die Daten aus den im Rahmen dieses Beitrags auswertbaren KV-Bezirken deuten bereits relevante Unterschiede in der Arbeitsteilung zwischen den Regionen an – ein folgerichtiger Effekt aus der gleichermaßen heterogenen Anbieterstruktur. Entsprechend variiert sie auch zwischen den einzelnen Leistungen; für die auswertbaren Bezirke zeichnet sich ab, dass in keiner KV-Region z. B. der Anteil der Krankenhäuser über alle OPS gleichermaßen über- oder unterdurchschnittlich ist.

8.4   Fazit

Die Ambulantisierung von Krankenhausleistungen ist in Deutschland weniger weit fortgeschritten als in vielen anderen Ländern (u. a. OECD 2015, S. 118ff.). In den über 20 Jahren seit der Öffnung der Krankenhäuser für das ambulante Operieren waren es vor allem die Entwicklungen in einer relativ kurzen Zeitspanne Mitte der 2000er Jahre, die zum aktuellen Niveau führten. In diesem Zeitraum wurden auch relevante Teile der angestrebten Verlagerung von Fällen aus der stationären Versorgung erreicht. Die Bereinigung der stationären Vergütung ist allerdings nur unzureichend erfolgt, aus der Verlagerung in die ambulante Leistungserbringung ist kein Rückgang der GKV-Ausgaben erwachsen, sondern vielmehr eine unbudgetierte Zusatzvergütung neben dem bestehenden Budget entstanden. Somit sind die Effekte aus den Regelungen des § 115b SGB V – insbesondere in diesem Zeitraum – zwiespältig.

Aktuell ist – auch nach der weitergehenden Öffnung der Krankenhäuser für die ambulante Leistungserbringung der letzten Jahre – der AOP-Bereich das ambulante Leistungssegment mit der höchsten Relevanz für Krankenhäuser mit somatischen Fachabteilungen, was den Gesamtumsatz und die Zahl der beteiligten Einrichtungen betrifft. Dennoch spielt er in der Gesamtbetrachtung des Leistungsspektrums von Krankenhäusern in den meisten Fällen eine untergeordnete Rolle. Ökonomische Anreize zur Verlagerung von stationären Leistungen in den AOP-Bereich sind nicht zu vermuten. Ein weiterer Schub für eine Verlagerung wäre nur aus einer substanziellen Erweiterung des AOP-Katalogs zu erwarten, die in den letzten zehn Jahren ausgeblieben ist. Aber auch nach den bestehenden Regularien und Katalogen ist das Potenzial der Verlagerung in den AOP-Bereich noch nicht umfassend ausgeschöpft. Der Beitrag zeigt, dass es für Leistungen aus dem AOP-Katalog immer noch relevante Anteile von vollstationären Krankenhausfällen im Kurzliegerbereich gibt.

In der Betrachtung des Leistungsbereichs AOP wiederum leisten die Krankenhäuser mit ungefähr einem Viertel der Ausgaben einen wichtigen Anteil in der Versorgung der Patienten. Allerdings stagniert die Entwicklung in den Krankenhäusern seit einigen Jahren, Steigerungen der Umsätze finden vor dem Hintergrund der aktuellen Regelungen nur noch im niedergelassenen Bereich statt.

Auch nach mehr als zwanzig Jahren besteht noch vergleichsweise wenig Transparenz über ambulante Operationen bei niedergelassenen Ärzten und Krankenhäusern. Eine öffentliche Berichterstattung fehlt. Der vorliegende Beitrag leistet hier einen ersten Versuch, Art und Umfang der Leistungserbringung sowie die Arbeitsteilung zwischen den Akteuren des ambulanten Operierens auf der Grundlage aktueller Daten darzustellen. Dabei sind fraglos zahlreiche Fragen noch unbeantwortet, so fehlen noch – nicht zuletzt aufgrund der vorhandenen Datenlage – tiefergehende Analysen mit regionalem Bezug. Die Rechtslage eröffnet u. a. viele Optionen für regionale Sonderverträge, die hinsichtlich der Versorgung zu begrüßen sind. Vor dem Hintergrund der Vergleichbarkeit und Verfügbarkeit von Daten erschweren sie jedoch teilweise die Transparenz über das Leistungsgeschehen. Es bleibt aus Sicht der Autoren der Bedarf, regionale Unterschiede im Umfang insgesamt und in der Arbeitsteilung für die verschiedenen Operationen weiter zu erforschen.

Literatur

Friedrich J, Beivers A. Patientenwege ins Krankenhaus: Räumliche Mobilität bei Elektiv- und Notfallleistungen am Beispiel von Hüftendoprothesen. In: Klauber J, Robra BP, Schellschmidt H (Hrsg). Krankenhaus-Report 2008/2009. Stuttgart: Schattauer 2009; 155–81.

Geraedts M, de Cruppé W. Strukturwandel aus Patientenperspektive. In: Klauber J, Geraedts M, Friedrich J, Wasem J (Hrsg). Krankenhaus-Report 2015. Stuttgart: Schattauer 2015; 115–25.

Gurgel D. Kooperationen im Rahmen des ambulanten Operierens nach § 115b SGB V. Das Krankenhaus 2006; 1: 40–4.

Held M, Leber WD, Wolff J. Ambulantes Operieren neu geregelt – Dreiseitiger Vertrag im Schiedsamt entschieden. f&w 2005; 3: 256–62.

OECD. Health at a Glance 2015: OECD Indicators. Paris: OECD Publishing 2015. DOI: http://dx. doi.org/10.1787/health_glance-2015-en

Rochell B, Bunzemeier H, Roeder N. Ambulante Operationen und stationsersetzende Eingriffe im Krankenhaus nach § 115b SGB V – eine Einstiegshilfe (I). Das Krankenhaus, 2004; 3: 172–88.

Rochell B, Bunzemeier H, Roeder N. Ambulante Operationen und stationsersetzende Eingriffe im Krankenhaus nach § 115 b SGB V – eine Einstiegshilfe (II). Das Krankenhaus 2004; 4: 269–86.

Scheller-Kreinsen D, Krause F. Die Ausgangslage für eine Strukturbereinigung: Fahrtzeiten, Krankenhauserreichbarkeit und -kapazitäten. In: Klauber J, Geraedts M, Friedrich J, Wasem J (Hrsg). Krankenhaus-Report 2015. Stuttgart: Schattauer 2015; 23–39.

v. Stackelberg JM. Das ambulante Operieren im Krankenhaus – ein Aufbruch verkrusteter Strukturen, In: Arnold M, Paffrath D (Hrsg). Krankenhaus-Report 1993. Stuttgart/Jena: Gustav Fischer 1993; 101–10.

Vollmer R, Dold S. Ambulantes Operieren im Krankenhaus (§ 115b SGB V). Loseblattsammlung. Remagen: AOK-Verlag 2002.

8

9 Krankenhausaufenthalte infolge ambulant-sensitiver Diagnosen in Deutschland

Leonie Sundmacher und Wiebke Schüttig

9

Abstract

Dem Konzept der ambulant-sensitiven Diagnosen liegt die Annahme zugrunde, dass Krankenhausfälle infolge bestimmter Diagnosen durch effektives Management chronischer Erkrankungen, effektive Akutbehandlungen im ambulanten Sektor oder Immunisierungen vermieden werden können. Innerhalb eines Konsensprozesses wurde eine Liste ambulant-sensitiver Diagnosen (ASD) zusammengestellt, die für das deutsche Gesundheitssystem abgestimmt ist. Vierzig Ärzte aus allen für die Behandlung von ASD relevanten medizinischen Disziplinen nahmen an der Delphi-Befragung teil. Die vorgeschlagene Kernliste umfasst 22 Diagnosegruppen, die 90 % aller Krankenhausfälle infolge ASD sowie Hospitalisierungen mit mindestens 85 % Vermeidbarkeit durch einen effektiven ambulanten Sektor abdeckt. Von den 18,6 Mio. Krankenhausfällen in Deutschland im Jahr 2012 stuften die Teilnehmer der Delphi-Befragung 5,04 Mio. Krankenhausfälle als ambulant-sensitiv ein. Hiervon wurden 3,72 Mio. als tatsächlich vermeidbar bewertet. Die am häufigsten genannte Strategie zur Reduzierung von Krankenhausfällen infolge ASD ist die Verbesserung kontinuierlicher Behandlung im ambulanten Sektor. Der Ressourcenverbrauch der tatsächlich vermeidbaren Krankenhausfälle wird auf 7,2 Mrd. Euro geschätzt. Es wird angenommen, dass dieser Ressourcenverbrauch durch Veränderungen der Versorgungsstrukturen und geeignete Maßnahmen des Qualitätsmanagements reduziert werden könnte. Mögliche Einsparungen, die durch eine niedrigere Rate von Krankenhausfällen infolge ambulant-sensitiver Diagnosen erzielt werden könnten, werden in dem vorliegenden Beitrag jedoch nicht beziffert.

The idea underlying ambulatory care sensitive conditions (ACSC) is that effective treatment of acute conditions, good management of chronic illnesses and immunisation against infectious diseases can reduce a specified set of hospitalisations. The present study describes group consensus methods to synthesize available evidence with expert opinion, thus identifying relevant ACSC for the German context. Forty physicians proportionally selected from all medical disciplines relevant to the treatment of ACSC participated in the three round Delphi survey. The proposed core list is a subset of 22 ACSC diagnosis groups, covering 90 percent of all consented ambulatory care sensitive hospitalisations (ACSH) and conditions with a degree of preventability estimated higher than 85 percent. Of all 18.6 million German hospital cases 2012, the panelists considered 5.04 million hospitalisations (27 %) as sensitive to ambulatory care, 3.72 million of which were estimated to be actually preventable. The average degree of preventability was 75 percent across all diagnosis groups. By far the most frequently mentioned strategy for reducing ACSH was "improving continuous care". Resource consumption of preventable hospitalisations was estimated to amount to 7.2 billion Euros per year. These costs could most likely be reduced by an effective quality management and organisation of ambulatory care units.

9.1   Einführung

In den meisten Ländern ist der niedergelassene Arzt der erste Ansprechpartner für Patienten und agiert als Lotse in einem oftmals komplexen Gesundheitssystem (Smith et al. 2010). Die Versorgung im ambulanten Sektor ist somit ein Eckpfeiler des Gesundheitssystems und die Messung ihrer Qualität kann dazu beitragen, dass das System effektiv, effizient und zum Wohle der Patienten funktioniert (Starfield et al. 2005; Smith et al. 2010).

Die Messung von Ergebnisqualität im ambulanten Sektor ist mit Schwierigkeiten verbunden, da sich die Behandlung der häufig chronischen Erkrankungen meist über einen langen Zeitraum hinweg erstreckt und diese Krankheiten in der Regel ohne einen klaren Endpunkt verlaufen (Sundmacher und Kopetsch 2015). „Eindeutig messbare" Parameter der Ergebnisqualität wie beispielsweise Mortalität können zwar in Zusammenhang mit Versorgungsdefiziten in der ambulanten Versorgung stehen, doch werden diese Ereignisse meist erst Jahre nach der Behandlung beobachtet und können nur in Ausnahmefällen einzelnen Versorgungseinheiten oder Verbünden von Versorgungseinheiten zugeordnet werden.

Um Qualität zu messen, nutzen die meisten Qualitätsinitiativen entwickelter Gesundheitssysteme daher vorzugsweise Indikatoren wie beispielsweise die Impfquote in einer Praxis, die den ambulanten Behandlungsprozess erfassen. Eine ausschließliche Fokussierung auf solche Prozessmaße kann jedoch zur Vernachlässigung einer gesamtheitlichen und ergebnisorientierten Betrachtung der Patientengesundheit sowie zu falschen Schlüssen hinsichtlich der Beurteilung der Performanz von ambulanten Versorgern führen. Vor diesem Hintergrund wurden in den 90er Jahren in den USA Raten von Krankenhausfällen, die durch effektive und zeitnahe ambulante Behandlung potenziell reduziert werden können, als Maß zur weiteren Einschätzung von Ergebnisqualität im ambulanten Sektor konzeptualisiert.

Hospitalisierungen infolge ambulant-sensitiver Diagnosen (ASD) sowie deren Vorzüge und Limitationen in der Qualitätsmessung wurden in der Literatur vielfach diskutiert (für einen Überblick siehe van Loenen et al. 2014; Gibson et al. 2013; Trachtenberg et al. 2014). Dem Konzept der ambulant-sensitiven Diagnosen liegt die Annahme zugrunde, dass Krankenhausfälle infolge bestimmter Diagnosen durch effektives Management chronischer Erkrankungen, effektive Akutbehandlungen im ambulanten Sektor oder Immunisierungen vermieden werden können. Gemäß diesen Annahmen weist eine erhöhte Rate ambulant-sensitiver Krankenhausfälle (ASK) auf Defizite im Zugang zum oder der Qualität im ambulanten Sektor hin (Weissman et al. 1992).

Die Bewertung, welche Krankenhausdiagnosen als ambulant-sensitiv eingestuft werden, ist abhängig von der jeweiligen Organisation der ambulanten Versorgung, den bevölkerungsrelevanten Krankheiten (zum Beispiel liegen Infektionskrankheiten im Fokus des brasilianischen Qualitätsmanagements (Alfradique et al. 2009)), regionalen Unterschieden in Normen und Praktiken der ärztlichen Versorgung, der Diagnosekodierung sowie dem technischen Fortschritt in der Medizin (Faisst und Sundmacher 2015). Länderspezifische und von Versorgern konsentierte Listen ambulant-sensitiver Krankenhausfälle existieren bereits für die USA, Kanada, UK, Spanien, Australien und Neuseeland. In Analysen zu ambulant-sensitiven Krankenhausfällen in Deutschland wurde auf ASD-Listen von Purdy et al. (2009) (siehe Sundmacher und Busse 2012; Sundmacher und Kopetsch 2015; Augustin et al. 2015; IGES 2015) und auf Kompilationen von Diagnosen aus international veröffentlichten Katalogen zurückgegriffen (Sachverständigenrat 2012; IGES 2015). Ein konsentierter deutscher Katalog existierte bislang allerdings nicht.

Bei der Interpretation von Raten ambulant-sensitiver Krankenhausfälle muss berücksichtigt werden, dass der Zusammenhang zwischen der Güte des ambulanten Sektors und Krankenhausaufenthalten infolge ambulant-sensitiver Diagnosen durch externe Faktoren beeinflusst wird. Zu diesen externen Faktoren zählen das individuelle Krankheits- und Hospitalisierungsrisiko von Patienten, was unter anderem bedingt ist durch Unterschiede in demografischen Charakteristika (Barnett und Malcolm 2010; Kim et al. 2011; Longman et al. 2012; Balogh et al. 2010; Walker et al. 2014), dem Gesundheitsverhalten von Patienten (Ansari et al. 2006), Compliance (Freund et al. 2013), sozioökonomischen Faktoren (Sundmacher und Kopetsch 2015; White et al. 2014; Billings et al. 1993; Giuffrida et al. 1999; Barnett und Malcolm 2010; Trachtenberg et al. 2014; Walker et al. 2014), der generellen Krankheitslast (Ansari et al. 2006; Walker et al. 2014; Giuffrida et al. 1999), Präferenzen von Patienten (Ansari et al. 2006) sowie der Organisation des Krankenhaussektors (Berlin et al. 2014; Sundmacher und Kopetsch 2015).

Ziel der vorliegenden Studie war es somit, eine von Ärzten konsentierte Liste ambulant-sensitiver Diagnosen für den deutschen ambulanten Sektor zu erstellen, um so die Aussagekraft des Indikators für das Gesundheitssystem zu stärken. In diesem Kontext wurde auch der Grad der Vermeidbarkeit unter Berücksichtigung potenziell verzerrender Einflüsse geschätzt und medizinische Behandlungen und systemische Maßnahmen erörtert, die zu einer Reduktion der Krankenhausaufenthalte infolge ambulant-sensitiver Diagnosen führen könnten. Die Daten zu dieser Studie sind im ZI-Versorgungsatlas veröffentlicht. Weiterhin wurden für Deutschland die Kosten ambulant-sensitiver Krankenhausfälle geschätzt.

9.2   Methodik

In der Studie von Sundmacher et al. (2015a) wurden empirische Evidenz und Expertenmeinungen innerhalb eines Delphi-Prozesses zusammengeführt, um einen wohlinformierten Konsens hinsichtlich der Auswahl und Bewertung ambulant-sensitiver Diagnosen zu erreichen. Basierend auf Arbeiten von Caminal et al. (2004), Solberg et al. (1990) und Weißman et al. (1992) wurden fünf Kriterien zur Bewertung herangezogen, ob eine Diagnose im deutschen Kontext ambulant-sensitiv ist: (i) Evidenz in der Literatur; (ii) Relevanz der Diagnose für die deutsche Bevölkerungsgesundheit; (iii) Konsens unter Experten/Versorgern; (iv) Einigkeit bezüglich der Definition und Kodierung; (v) eine gewisse Notwendigkeit einer Hospitalisierung infolge der ambulant-sensitiven Diagnose.

Das **erste Kriterium** wurde mit einer ausführlichen Literaturrecherche zur Vorbereitung der anschließenden Delphi-Analyse erfüllt. Basierend auf den Ergebnissen der Literaturrecherche wurden diejenigen Listen ambulant-sensitiver Diagnosen ausgewählt, die Krankenhausfälle infolge von ASD im engeren Sinne betrachten. Listen allgemeiner vermeidbarer Krankenhausfälle wurden nicht oder nur teilweise berücksichtigt.

Zusätzlich zu den existierenden Listen wurden anhand der Krankenhausstatistik 2011 Diagnosen identifiziert, die in Deutschland sowohl eine hohe Public-Health-Relevanz als auch eine besonders hohe regionale Varianz zwischen den Bundesländern aufweisen. Eine solche Varianz kann auf Über-, Unter- und Fehlversorgung hinweisen (Wennberg 2004).

Im Anschluss wurden Krankheiten mit geringer Relevanz für das deutsche Gesundheitssystem aus der Liste gestrichen. Solberg et al. (1990) und Weissman et al. (1992) schlagen vor, dass ambulant-sensitive Diagnosen relevant für die Bevölkerungsgesundheit sind (**zweites Kriterium**), wenn diese eine Hospitalisierungsrate von wenigstens 1 pro 10 000 Einwohner aufweisen und/oder ein riskantes Gesundheitsproblem darstellen. Vor diesem Hintergrund wurden nicht vorhandene ICD-Codes ebenso wie Diagnosegruppen, die deutschlandweit die vorgeschlagene Grenze deutlich unterschritten, von der Vorschlagsliste entfernt. Anders wurde mit Krankheiten verfahren, bei denen eine Immunisierung oder Prophylaxe möglich ist. Bei diesen Diagnosen wurde keine Mindestfallmenge festgelegt, da hier bereits geringe Fallzahlen auf Mängel hinweisen können.

Die Bewertung, welche Diagnosen potenziell durch zeitliche und effektive ambulante Versorgung vermeidbar sind (**drittes Kriterium**), die Präzisierung der Kodierung (**viertes Kriterium**) und die Notwendigkeit einer Hospitalisierung (**fünftes Kriterium**) wurden durch eine Delphi-Analyse mit drei Runden und einem Panel von 40 ambulant und stationär tätigen Ärzten vorgenommen.

Die Delphi-Methode ist eine strukturierte interaktive Technik, die mehrere iterative Fragerunden und regelmäßige Feedbacks mit dem Ziel der Konsensfindung beinhaltet (Campbell et al. 2002). Die Delphi-Analyse setzte die beschriebene Identifikation der Vorschlagsliste voraus und beinhaltete darüber hinaus die Entwicklung der Fragebögen, eine möglichst umfassende und repräsentative Auswahl der Teilnehmer, drei Runden anonymer Befragungen sowie die Zusammenfassung und Rückspiegelung der Ergebnisse der ersten und zweiten Delphi-Runde an die Teilnehmer.

Es wurden 40 Experten für die Delphi-Analyse rekrutiert, die je zur Hälfte im ambulanten und stationären Sektor in Deutschland tätig sind. Dabei wurde darauf geachtet, dass auf beiden Seiten ein breites Spektrum relevanter Fachgebiete abgedeckt ist und sowohl der urbane als auch der ländliche Raum ausreichend repräsentiert sind (Hasson et al. 2000). Es nahmen somit Experten der Fachbereiche Allgemeinmedizin, ambulante Krankenpflege, Anästhesie, Chirurgie, Dermatologie, Gynäkologie, HNO, Innere Medizin, Neurologie, Onkologie, Ophthalmologie, Orthopädie, Pädiatrie, Psychiatrie, Psychotherapie, Radiologie, Urologie und Zahnmedizin an der Studie teil.

Zu Beginn der ersten Runde erhielten die Teilnehmer detaillierte Informationen zum Konzept ambulant-sensitiver Krankenhausfälle sowie zur Abgrenzung des Begriffs und der Anwendungsgebiete eines deutschen ASK-Katalogs. Die Teilnehmer waren aufgefordert, die Frage, ob ein Krankenhausfall mit der genannten Diagnose durch gute Qualität und/oder Erreichbarkeit des ambulanten Sektors vermeidbar sei, mit „Ja", „Nein", „Nur Sub-Kategorien" oder „Keine Meinung" zu beantworten. Am Ende eines jeden Kapitels von Diagnosegruppen wurde überdies nach weiteren Diagnosen des jeweiligen Bereichs gefragt, die nach Meinung der Teilnehmer in der Vorschlagsliste fehlten.

In Vorbereitung auf die zweite Runde erhielten die Teilnehmer einen Feedbackbogen, der ihre Antworten im Vergleich zum Durchschnitt der Antworten der anderen Teilnehmer zeigte. Durch dieses Feedback sollte der Konsensbildungsprozess unterstützt werden. In Runde 2 wurden Diagnosen abgefragt, bei denen weder 70 % Zustimmung noch 70 % Ablehnung erreicht wurden sowie solche, von denen die Teilnehmer annahmen, dass nur Subgruppen ambulant-sensitiv seien. In der zweiten Runde gab es nur noch die Antwortmöglichkeiten „Ja", „Nein" und „Keine Meinung", da alle ICD-Codes vollständig disaggregiert abgefragt wurden.

In Vorbereitung auf die dritte Runde erhielten die Teilnehmer wiederum Feedback über die Ergebnisse der zweiten Runde. In dieser letzten Runde sollte eine Validierung der Auswahl erfolgen sowie die Frage beantwortet werden, wie die Hospitalisierung infolge der ambulant-sensitiven Diagnose vermieden werden könnte. Innerhalb von Diagnosegruppen wurden zunächst die darin enthaltenen ICD-Codes einzeln abgefragt, wobei es hier nicht darum ging, ob die Diagnose ambulant-sensitiv ist, sondern inwieweit Krankenhausfälle infolge dieser Diagnose tatsächlich durch einen effektiven ambulanten Sektor vermieden werden könnten. Die Teilnehmer schätzten somit den prozentualen Anteil von Krankenhausfällen, der bei optimaler ambulanter Versorgung tatsächlich vermeidbar ist.

Zusätzlich bewerteten die Teilnehmer, welche Art von medizinischer Behandlung zur Vermeidung von ambulant-sensitiven Krankenhausfällen (ASK) für die jeweiligen Diagnosegruppen geeignet ist. Diese adressierten Maßnahmen der Immunisierung, sonstigen Primärprävention durch Verhaltensempfehlungen, Früherkennung, Management andauernder Erkrankungen und Behandlung von Akuterkrankungen. Innerhalb der Studie wurde zudem die Einschätzung der Ärzte eingeholt, durch welche systemischen Maßnahmen ein Krankenhausaufenthalt infolge ambulant-sensitiver Diagnosen vermieden werden könnte. Zur Auswahl standen Maßnahmen, die im deutschen Gesundheitswesen auf lokaler, regionaler oder nationaler Ebene umgesetzt werden können (Purdy et al. 2012; Harrison et al. 2014; Gray et al. 2014; van Loenen et al. 2014; Walker et al. 2014). Abbildung 9–1 gibt Aufschluss über den Ablauf der Befragung und die jeweiligen Ergebnisse der Befragungsrunden. Eine ausführliche Beschreibung der Methodik kann zudem in der Veröffentlichung von Sundmacher et al. (2015b) nachgelesen werden.

Weiterhin wurde das Ausmaß dieser ambulant-sensitiven Krankenhausfälle hinsichtlich des Ressourcenverbrauchs geschätzt. Auf Basis der Datenveröffentlichungen gemäß § 21 KHEntgG des InEK wurden zu diesem Zweck die direkten Krankenhauskosten des Jahres 2011 ermittelt, die auf Krankenhausfälle infolge ambulant-sensitiver Diagnosen zurückzuführen waren.

Abbildung 9–1

Übersicht zur Delphi-Analyse und den wichtigsten Ergebnissen

1. Runde:
Beurteilung vorwiegend basierend auf 3-stelligen ICD-Codes

Auswahl der vorgeschlagenen Diagnosen:
- Auswahl Public-Health-relevanter ASD basierend auf Literaturrecherche
- Identifikation von 20 Public-Health-relevanten Diagnosen, die durch eine große regionale Variation in Deutschland gekennzeichnet sind
- Identifikation von insgesamt 252 Diagnosen

Struktur des Fragebogens
- Ausführliche Darstellung von Hintergrundinformationen
- Hierarchische Anordnung der ICD-Codes (in der Regel 3-stellig, teilweise 4-stellig)
- Beurteilung, ob die Diagnose als ambulant-sensitiv eingestuft wird [ja/nein/nur Unterkategorien der ICD/keine Meinung]
- Teilnehmer wurden gebeten, weitere ambulant-sensitive Diagnosen vorzuschlagen
- Entscheidungsregel: bei > 70 Prozent Zustimmung → Validierung in 3. Runde; bei > 70 Ablehnung → Ausschluss der Diagnose; anderenfalls detaillierte Bewertung in der 2. Runde

Hauptergebnisse
- 95 von 252 ICD-Codes erhielten mehr als 70 Prozent Zustimmung (→ 3. Runde)
- 14 von 252 ICD-Codes erhielten mehr als 70 Prozent Ablehnung (→ Ausschluss)
- 66 zusätzliche Diagnosen wurden von den Teilnehmern vorgeschlagen
- Alle 40 Ärzte schlossen die erste Runde ab und erhielten einen Feedback-Bogen zu ihrer eigenen Einschätzung im Vergleich zur Einschätzung der anderen Teilnehmer

2. Runde:
Beurteilung vorwiegend basierend auf 4-stelligen ICD-Codes

Auswahl der vorgeschlagenen Diagnosen:
- Ergänzung um die von Teilnehmern vorgeschlagenen Diagnosen, sofern Public-Health-relevant
- ICD-Codes, die weder 70 Prozent Zustimmung noch 70 Prozent Ablehnung fanden, wurden erneut detaillierter als 4-stelliger Code vorgelegt
- Vorlage von 295 (vorwiegend 4-stelligen) ICD-Codes

Struktur des Fragebogens
- Darstellung ausführlicher Hintergrundinformationen
- Beurteilung, ob die Diagnose als ambulant-sensitiv eingestuft wird [ja/nein/keine Meinung]
- Teilnehmer konnten in vorgesehenem Freitext-Feld kommentieren
- Entscheidungsregel: bei > 70 Prozent Zustimmung → Validierung in 3. Runde; anderenfalls → Ausschluss der Diagnose

Hauptergebnisse
- 171 von 295 ICD-Codes erhielten mehr als 70 Prozent Zustimmung (→ 3. Runde); diese konnten auf 174 (3-und 4-stelligen) ICD-Codes extrahiert werden konnten
- 124 von 295 ICD-Codes wurden ausgeschlossen
- 3 Ärzte brachen ihre Teilnahme ab
- 37 Ärzte schlossen die zweite Runde ab und erhielten einen Feedback-Bogen zu ihrer eigenen Einschätzung im Vergleich zur Einschätzung der anderen Teilnehmer

3.Runde: Validierung und Beurteilung von Maßnahmen zur Reduzierung von ASK

Auswahl der vorgeschlagenen Diagnosen:
- Das Zusammenführen und Extrahieren der ICD-Codes aus der 1. und 2. Runde ergab 258 allgemeine (3-und 4-stellige) ICD-Codes

Struktur des Fragebogens
- Ausführliche Darstellung von Informationen zu ASK und Maßnahmen zur Verringerung von ASK
- Letzte Beurteilung zur Einstufung einer Diagnose als ambulant-sensitiv [ja/nein/keine Meinung]
- Zusammenfassung der ICD zu Diagnosegruppen Entscheidungsregel: bei > 70 Prozent Zustimmung → Gruppe wird in Katalog aufgenommen
- Einschätzung des Grades der Vermeidbarkeit auf einer Skala von 1 bis 100 Prozent, heruntergebrochen auf Diagnosegruppen
- Einschätzung, welche medizinische Maßnahme am geeignetsten ist, Hospitalisierungen durch ASD zu reduzieren, heruntergebrochen auf Diagnosegruppen
- Evaluation von Systemänderungen zur Reduzierung von ASK, heruntergebrochen auf Diagnosegruppen
- Teilnehmer wurden gebeten, ihre Antworten im Freitext-Feld zu kommentieren/zu erklären

Hauptergebnisse
- Alle 258 ICD-Codes übertrafen die 70-Prozent-Schwelle (→ Aufnahme in ASD-Katalog)
- Niedrigste Zustimmungsrate 87 Prozent
- Geschätzte Vermeidbarkeit reichte von 55 bis 96 Prozent
- 2 Ärzte brachen ihre Teilnahme ab
- 35 Ärzte schlossen Runde 3 ab

Hierzu wurde anhand des DRG-Browsers des InEK für jede ICD der Kernliste ermittelt, in welcher DRG diese als Hauptdiagnose kodiert wurde. Die Codelisten sind auf Diagnose- bzw. Prozedurencodes beschränkt, die mindestens vier Fälle repräsentieren und können somit geringfügige Abweichungen beinhalten. Für die relevanten DRGs wurde anschließend ermittelt, wie hoch der Anteil der Fälle relevanter ICDs sowie die Gesamtfallzahl pro DRG waren. Aufgrund von Rundungen von Prozentangaben können diese Angaben gegebenenfalls geringfügig von den tatsächlichen Werten abweichen. Weiterhin wurde das Relativgewicht der relevanten DRGs erhoben. Hierbei wurden lediglich Normallieger in die Schätzung einbezogen. Zu- und Abschläge für Kurz- und Langlieger sowie Zusatzentgelte wurden nicht berücksichtigt. Waren in der Datenangabe des InEK keine Relativgewichte für das Jahr 2011 genannt, wurden die des Folgejahres verwendet bzw. aufgrund der fehlenden Angaben nicht berücksichtigt, was lediglich eine sehr geringe Anzahl von Fällen betraf.

Die ermittelte Anzahl von Krankenhausfällen pro DRG wurde mit den entsprechenden Relativgewichten der DRGs multipliziert. Diese gewichtete Anzahl von ASK wurde weiterhin mit dem durchschnittlichen Basisfallwert des Jahres 2011 multipliziert, um die Kosten je Diagnose zu ermitteln.

Da ein Teil der Fälle durch externe Faktoren beeinflusst wird, lassen sich nicht all diese Krankenhausfälle durch effektive Behandlungen im ambulanten Sektor vermeiden. Es wurden somit zusätzlich die Kosten ermittelt, die unter Berücksichtigung jener potenziell verzerrenden Einflüsse als tatsächlich durch effektive ambulante Behandlungen im stationären Sektor vermeidbar eingestuft wurden.

9.3   Ergebnisse

Innerhalb des Delphi-Prozesses wurden insgesamt 40 ambulant-sensitive Diagnosegruppen konsentiert. Wir empfehlen, von diesen Diagnosegruppen 22 aufgrund der Public-Health-Relevanz und der Vermeidbarkeit als Kernliste zu verwenden. Diese 22 Diagnosegruppen decken 90 % aller Krankenhausfälle infolge ambulant-sensitiver Diagnosen sowie Hospitalisierungen ab, die zu mindestens 85 % durch einen effektiven ambulanten Sektor vermeidbar wären. Tabelle 9–1 veranschaulicht die Anzahl der Hospitalisierungen in diesen 22 Kerndiagnosegruppen im Jahr 2012 (Spalte 2), den geschätzten Prozentsatz, zu dem diese tatsächlich vermieden werden können (Spalte 4), und den geschätzten Anteil, zu dem diese vermieden werden können, multipliziert mit der Anzahl der Fälle (Spalte 3). Die Daten zu den Krankenhausfällen stammen aus der DRG-Statistik, welche die Diagnosen und Prozeduren aller vollstationären Patientinnen und Patienten in Krankenhäusern erfasst. Nicht von dieser Statistik erfasst werden jedoch Hospitalisierungen infolge psychiatrischer Erkrankungen.

Einige Studien zu ambulant-sensitiven Krankenhausfällen bewerten insbesondere ungeplante Notfalleinweisungen als vermeidbar (Purdy et al. 2009; Purdy et al. 2011; Johnson et al. 2012). Dies ist im deutschen Kontext nicht eindeutig zu beurteilen, da auch geplante Hospitalisierungen auf Versorgungslücken insbesondere in ländlichen Gebieten hinweisen können und die Kennzeichnung als Notfall oftmals

9

Tabelle 9–1

Krankenhausfälle, Grad der Vermeidbarkeit und Anteil der Notfälle sowie ihre Kombination aus dem Jahr 2012; medizinische und systemische Maßnahmen zur Reduzierung von ASK

Diagnosegruppe	Anzahl der Fälle (in Tsd.)	Anzahl der vermeidbaren Fälle (in Tsd.)	Prozentsatz der vermeidbaren Fälle	Anzahl verm. Fälle * Prozentsatz der Notfälle	Prozentsatz der Notfälle	Häufigste genannte medizinische Maßnahme zur Reduzierung von ASK	Häufigste genannte systemische Maßnahme zur Reduzierung von ASK
Ischämische Herzkrankheiten	426	260	61	75	29	MoCD	ICT
Herzinsuffizienz	381	246	64	81	33	MoCD	ICT
Sonstige Herz-Kreislauf-Erkrankungen	370	282	76	86	31	MoCD	ICT
Bronchitis & COPD	320	245	76	138	57	MoCD	ICT
Psychische u. Verhaltensstörungen durch Alkohol o. Opioide	315	209	66	136	65	OPP	ICT
Rückenbeschwerden	284	231	81	84	37	OPP	ICT
Hypertonie [Hochdruckkrankheit]	279	231	83	133	58	OPP	ICT
Gastroenteritis und bestimmte Krankheiten des Darmes	263	202	77	110	55	MoCD	ICT
Infektiöse Darmkrankheiten	259	195	75	137	70	OPP	ICT
Grippe und Pneumonie	256	175	68	109	63	ETaD	ICT
HNO-Infektionen	252	214	85	37	18	ETaD	ICT
Depressive Störungen	251	175	70	53	31	MoCD	ICT
Diabetes mellitus	196	160	81	59	37	MoCD	ICT
Gonarthrose	190	110	58	4	4	MoCD	ICT
Krankheiten der Sehnen und Weichteilgewebe	183	134	73	21	16	ETaD	ICT
Sonstige vermeidbare psychische und Verhaltensstörungen	175	129	74	63	49	MoCD	ICT
Krankheiten des Auges	153	124	81	10	8	MoCD	ICT
Krankheiten des Harnsystems	146	126	86	69	25	ETaD	ICT

Tabelle 9–1

Fortsetzung

Diagnosegruppe	Anzahl der Fälle (in Tsd.)	Anzahl der vermeidbaren Fälle (in Tsd.)	Prozentsatz der vermeidbaren Fälle	Anzahl verm. Fälle * Prozentsatz der Notfälle	Prozentsatz der Notfälle	Häufigste genannte medizinische Maßnahme zur Reduzierung von ASK	Häufigste genannte systemische Maßnahme zur Reduzierung von ASK
Schlafstörungen	127	105	83	6	24	MoCD	ICT
Infektionen der Haut und der Unterhaut	125	96	77	52	22	ETaD	ICT
Mangelernährung	49	42	85	12	21	OPP	ICT
Zahn- und Mundhöhlenerkrankungen	36	33	94	10	19	OPP	ICT

MoCD: Management andauernder Erkrankungen; OPP: Sonstige Primärprävention durch Verhaltensempfehlungen; ETaD: Behandlung von Akuterkrankungen; ICT: Kontinuierliche Behandlung verbessern

Krankenhaus-Report 2016   WIdO

aus pragmatischen Gründen erfolgt und es sich nicht unbedingt um eine Notfalleinweisung handelt (Schreyögg et al. 2014). Zwecks umfassender Darstellung der Ergebnisse ist in Tabelle 9–1 der Anteil der Notfälle in Spalte 6 und die Anzahl vermeidbarer Fälle multipliziert mit dem Prozentsatz von Notfällen in Spalte 5 dargestellt. Weiterhin ist in Tabelle 9–2 für jede Diagnosegruppe die von den Teilnehmern meistgenannte medizinische Behandlung (Spalte 7) und systemische Maßnahme (Spalte 8) zur Vermeidung einer Hospitalisierung aufgeführt.

Laut den Teilnehmern der Delphi-Studie kann eine effektive Behandlung chronischer Erkrankungen die Hospitalisierungsrate infolge ambulant-sensitiver Krankenhausfälle potenziell am besten reduzieren. Weitere häufig gewählte Maßnahmen sind die frühzeitige Diagnose von Krankheiten und andere primär präventive Maßnahmen. Immunisierung spielt wie erwartet eine ungeordnete Rolle. Als systemische Maßnahme, die in den meisten Fällen effektiv die ASK-Rate reduzieren könnte, nannten die Versorger die Verbesserung der intra- und intersektoralen kontinuierlichen Versorgung, gefolgt von einem verbesserten Zugang zum ambulanten Sektor und der Reduktion medizinischer Unsicherheit. Änderungen in der Vergütung der Ärzte spielen bei der Reduktion potenziell vermeidbarer Krankenhausfälle gemäß den Teilnehmern eine untergeordnete Rolle. Interessanterweise ist die am häufigsten genannte systemische Maßnahme zur Reduzierung der Krankenhausfälle bei allen Kerndiagnosen die Verbesserung der kontinuierlichen Versorgung.

Oftmals wird argumentiert, dass die Kosten ambulant-sensitiver Krankenhausfälle ein hohes Einsparpotenzial bergen. Mögliche Einsparungen durch die Reduzierung von ambulant-sensitiven Krankenhausfällen können im vorliegenden Beitrag nicht verlässlich geschätzt werden. Die Vermeidung von Hospitalisierungen infolge ambulant-sensitiver Diagnosen lässt sich voraussichtlich durch gezielte Maßnahmen in der ambulanten Versorgung und durch Veränderungen der Versorgungsstrukturen erreichen. Die Implementierung solcher Maßnahmen kann mit Kosten verbunden sein, die den Einsparungen durch vermiedene Krankenhausfälle infolge fortgeschrittener ambulant-sensitiver Krankheitsbilder gegenüberstehen. Eine genaue Schätzung des Kosten-Nutzen-Verhältnisses gezielter Maßnahmen zur Vermeidung ambulant-sensitiver Krankenhausfälle setzt daher voraus, dass sowohl die Kosten als auch die Effektivität der Interventionsmaßnahmen im ambulanten Sektor bekannt sind. Vor diesem Hintergrund wird im vorliegenden Beitrag kein Einsparpotenzial errechnet, sondern lediglich der Ressourcenaufwand abgebildet, der mit Hospitalisierungen infolge ambulant-sensitiver Diagnosen einhergeht. Dieser Ressourcenaufwand ist je Diagnosegruppe des Kernkatalogs in Tabelle 9–2 dargestellt (Spalte 3). Aus dieser Kostenerhebung ergeben sich insgesamt stationäre Kosten in Höhe von rund 10 Mrd. Euro für 3,2 Mio. Krankenhausfälle infolge ambulant-sensitiver Diagnosen. Außerdem ist in Tabelle 9–2 der Ressourcenaufwand der vermeidbaren Fälle dargestellt (Spalte 4). Der Ressourcenverbrauch dieser tatsächlich vermeidbaren Krankenhausfälle wird auf insgesamt 7,2 Mrd. Euro geschätzt.

Frühere Studien haben ein Einsparpotenzial in Bezug auf ambulant-sensitive Krankenhausfälle beziffert, indem sie beispielsweise den Mittelwert oder kreisspezifische erwartete Werte als Benchmark für Regionen mit vergleichsweise hohen Raten ambulant-sensitiver Krankenhausfälle angelegt und die Differenz als de facto vermeidbar klassifiziert haben (IGES 2015; Albrecht und Sander 2015). Diese An-

Tabelle 9–2

Vollstationäre Fälle in Hauptabteilungen, Kosten in Mio. Euro und Kosten potenziell vermeidbarer Krankenhausfälle in Mio. Euro (2011)

Krankheitsgruppe	Gesamtfallzahl-vollstationär, Hauptabteilung (in Tsd.)	Krankenhaus-kosten in Mio. Euro	Kosten potenziell vermeidbarer Krankenhausfälle in Mio Euro*
Ischämische Herzkrankheiten	273	1 132	691
Herzinsuffizienz	309	1 142	731
Sonstige Herz-Kreislauf-Erkrankungen	238	1 004	763
Bronchitis und COPD	259	781	593
Psychische und Verhaltensstörungen durch Alkohol o. Opiate	53	93	61
Rückenbeschwerden	247	795	644
Hypertonie [Hochdruckkrankheit]	207	360	299
Gastroenteritis und bestimmte Krankheiten des Darmes	206	590	455
Infektiöse Darmkrankheiten	212	367	275
Grippe und Pneumonie	225	777	528
HNO-Infektionen	150	290	247
Depressive Störungen	14	26	18
Diabetes mellitus	163	569	461
Gonarthrose	157	1 001	581
Krankheiten der Sehnen und Weichteil-gewebe	126	334	244
Sonstige vermeidbare psychische und Verhaltensstörungen	42	61	45
Krankheiten des Auges	73	111	90
Nierenkrankheiten und Krankheiten des Harnsystems	110	245	210
Schlafstörungen	67	59	49
Infektionen der Haut und der Unterhaut	88	195	150
Mangelernährung	38	9	8
Zahn- und Mundhöhlenerkrankungen	20	46	43
Summe	3 276	9 986	7 185

* Potenziell vermeidbar durch Maßnahmen im ambulanten Sektor gemäß der Einschätzung der Teilnehmer der Delphi-Befragung

Krankenhaus-Report 2016   WIdO

sätze werden im vorliegenden Beitrag nicht verfolgt, allerdings ermöglichen die Angaben zum Grad der Vermeidbarkeit einzelner ambulant-sensitiver Diagnosegruppen und zu den medizinischen und systemischen Maßnahmen, mit denen ASK reduziert werden sollten, den potenziell veränderbaren Ressourcenaufwand einzuschätzen und geeignete Veränderungen im ambulanten Sektor zu benennen, mithilfe derer Krankenhausfälle reduziert werden können (vgl. Tabelle 9–1 und 9–2).

In Bezug auf die größten Kostengruppen der sonstigen Herz- und Kreislauf-krankheiten, Herzinsuffizienz und ischämischen Herzkrankheiten wurde beispiels-weise das Management andauernder Krankheiten als geeignete medizinische Maß-nahme zur Reduktion von ASK eingeschätzt. Beispiele sind die Vernetzung von Versorgungsstrukturen sowie die Unterstützung durch nicht-ärztliche Berufe bei der Behandlung von Patienten.

9.4   Diskussion

Dem ambulanten Sektor wird im Zuge des demografischen Wandels eine große Bedeutung beim Management von chronisch kranken und multimorbiden Patienten zukommen. Die systematische Erfassung und Rückmeldung gemessener Qualität ist vor diesem Hintergrund eine wichtige Maßnahme, um eine effektive und effizi-ente Versorgung zu ermöglichen. Es bleibt allerdings zu beachten, dass Qualität nie perfekt gemessen werden kann und jegliche Schätzung nur eine Annäherung an die latente Ergebnisqualität ambulanter Behandlungen und Strukturen darstellt. Die Größe des Schätzfehlers lässt sich durch eine valide, belastbare und weithin akzep-tierte Konstruktion des Qualitätsmaßes begrenzen.

In der Studie von Sundmacher et al. (2015a) wurden innerhalb eines dreistufi-gen Konsensprozesses relevante ambulant-sensitive Diagnosen bestimmt und ihr Grad der Vermeidbarkeit je Diagnosegruppe geschätzt. Weiterhin wurden medizini-sche Behandlungen sowie systemische Maßnahmen, die zur Reduzierung der Hos-pitalisierungen infolge von ambulant-sensitiven Diagnosen beitragen können, erör-tert und konsentiert und der Ressourcenverbrauch durch ambulant-sensitive Kran-kenhausfälle geschätzt.

Insgesamt 5,036 Millionen oder circa 27 % aller Krankenhausfälle entsprechen laut der konsentierten Liste ambulant-sensitiven Diagnosen. Davon sind 3,72 Mil-lionen, also circa 20 % aller Krankenhausfälle, gemäß der Schätzung der Teilneh-mer tatsächlich vermeidbar. Betrachtet man nur die als Notfall eingewiesenen Hos-pitalisierungen, so sind es noch 1,48 Millionen oder circa 8 % aller Krankenhausfäl-le, die als de facto vermeidbar gelten.

Die Teilnehmer der Delphi-Analyse repräsentieren verschiedene medizinische Disziplinen im ambulanten und stationären Sektor in unterschiedlichen Regionen Deutschlands. Trotz der Heterogenität der Gruppe wurden in der vorliegenden Stu-die überraschend hohe Konsensraten erreicht: In der letzten Runde lag die finale Konsensrate unter den Teilnehmern bei durchschnittlich 98 %. Der geringste Kon-sens bei einer Diagnosegruppe lag bei 87 %.

Die Unterschiede der finalen Liste im Vergleich zu bereits existierenden Katalo-gen ambulant-sensitiver Diagnosen illustrieren, dass die Konstruktion von Quali-tätsindikatoren abgestimmt auf das jeweilige Anwendungsgebiet bzw. Gesundheits-system erfolgen muss (vgl. Sundmacher et al. 2015b). In diesem Kontext betonen Marshall et al, dass die Güte der Indikatoren stark von der Arbeit und von For-schungsergebnissen aus anderen Systemen profitiert, bei der Konstruktion jedoch unbedingt die medizinische Kultur und klinische Praxis der jeweiligen Settings be-achtet werden müssen.

In der Realität ist der Zusammenhang zwischen der Güte der ambulanten Versorgung und Krankenhausfällen infolge ambulant-sensitiver Diagnosen einer Reihe potenziell verzerrender Einflüsse ausgesetzt. Die Einschätzung des Grades der Vermeidbarkeit der einzelnen Diagnosegruppen gibt Hinweise darauf, inwieweit die jeweiligen Diagnosen von diesen Einflüssen betroffen sind. Der Grad der geschätzten Vermeidbarkeit reichte von 58 % bei Gonarthrose bis zu 94 % bei Zahnerkrankungen. Die durchschnittliche geschätzte Vermeidbarkeit lag bei 75 %. Die medizinische Behandlung/Maßnahme, welche die Rate der Krankenhausaufenthalte reduzieren könnte, unterschied sich je nach Krankheitsgruppe.

Der geschätzte Ressourcenverbrauch infolge ambulant-sensitiver Krankenhausfälle beläuft sich auf ca. 10 Mrd. Euro. Diese Kosten lassen sich durch geeignete Maßnahmen im ambulanten Bereich ggf. verringern.

Die von den Teilnehmern der Delphi-Analyse am effektivsten eingeschätzte Maßnahme zur Reduktion von ASK ist die Stärkung der kontinuierlichen Versorgung im ambulanten Sektor. Hierzu gehört die Verbesserung der intra- und intersektoralen Behandlung. Brüche in der kontinuierlichen Versorgung entstehen, wenn Patienten auf ihrem Weg durch das Gesundheitswesen keine Unterstützung erhalten oder wahrnehmen und/oder die Versorger keine Informationen über den Krankheitsverlauf oder parallele Behandlungen des Patienten erhalten haben.

Auch wenn sich die meisten Patienten für einen Haus- oder Allgemeinarzt als erste Anlaufstelle in der Versorgung entscheiden, existiert in Deutschland kein verpflichtendes Gatekeeper-System. Prinzipiell darf ein Patient jeden Arzt aufsuchen, sodass der ambulante Arzt nicht unbedingt von parallelen oder zusätzlichen Behandlungen erfährt – es sei denn, der Patient informiert den Arzt. Dies kann die Gefahr von Unter-, Über- und Fehlversorgung bergen. Beispielsweise kann mangelnde Koordination innerhalb des ambulanten Sektors zu Inkompatibilität von Medikation, Verlust von Lebensqualität aufgrund doppelter medizinischer Tests und Behandlungen, Informationslücken auf Seiten des Arztes und/oder Ineffizienzen führen.

Die vorliegende Studie weist gewisse Limitationen auf, die bei der Interpretation der Ergebnisse berücksichtigt werden müssen. Es ist wichtig zu beachten, dass der erzielte Konsens nicht die korrekte, wahre Liste ambulant-sensitiver Diagnosen darstellt. Mit Hilfe nachvollziehbarer, transparenter Methoden wurden lediglich diejenigen ambulant-sensitiven Diagnosen identifiziert, die für die Teilnehmer der Studie relevant waren. Eine hohe Konsensrate deutet auf hohe Einigkeit unter den Teilnehmern und eine mögliche Übertragbarkeit hin. Die konsentierten Ergebnisse können in der Diskussion zur Anwendung ambulant-sensitiver Diagnosen in der Qualitätsmessung genutzt und sollten durch weitere Untersuchungen bestätigt werden.

Weiterhin ist die Schätzung des Grades der Vermeidbarkeit einer ambulant-sensitiven Diagnose subjektiv und somit abhängig von den professionellen Erfahrungen der Teilnehmer der Studie. Weitere Untersuchungen zur Vermeidbarkeit von Hospitalisierungen sind anzustreben.

Literatur

Albrecht M, Sander M. Einsparpotenziale durch ambulant-sensitive Krankenhausfälle (ASK) – Re¬gionale Auswertungen der fallpauschalen-bezogenen Krankenhausstatistik für das Jahr 2011. Zentralinstitut für die kassenärztliche Versorgung in Deutschland (ZI). Versorgungsatlas-Be¬richt Nr. 15/08. Berlin 2015. http://www.versorgungsatlas.de/themen/alle-analysen-nach-datum-sortiert/?tab=6&uid=59 (28. September 2015).

Alfradique ME, de Fátima Bonolo P, Dourado I, Lima-Costa MF, Macink, J, Mendonça CS, Oliveira VB, Sampaio LFR, De Simoni C, Turci MA. [Ambulatory care sensitive hospitalizations: elaboration of Brazilian list as a tool for measuring health system performance (Project ICSAP – Brazil)]. Cadernos de Saúde Pública 2009; 25 (6): 1337–49.

Ansari Z, Laditka JN, Laditka SB.. Access to health care and hospitalization for ambulatory care sensitive conditions. Medical Care Research and Review (MCRR) 2006; 63 (6): 719–41.

Augustin U, Naumann C, Sundmacher L. Ambulant-sensitive Krankenhausfälle in Deutschland: Eine Analyse auf Kreisebene für die Jahre 2006–2009. Das Gesundheitswesen 2015; 77 (04): e91–e105.

Balogh RS. Hospitalisation rates for ambulatory care sensitive conditions for persons with and without an intellectual disability – a population perspective. Journal of Intellectual Disability Research (JIDR) 2010; 54 (9): 820–32.

Barnett R, Malcolm L. Practice and ethnic variations in avoidable hospital admission rates in Christchurch, New Zealand. Health und Place 2010; 16 (2): 199–208.

Berlin C, Busato A, Djalali S, Maessen M, Rosemann T. Avoidable hospitalizations in Switzerland: a small area analysis on regional variation, density of physicians, hospital supply and rurality. BMC Health Services Research 2014; 14 (1): 289.

Billings J, Blank AE, Carey TS, Lukomnik J, Newman L, Zeitel L. Impact of socioeconomic status on hospital use in New York City. Health Affairs (Project Hope) 1993; 12 (1): 162–73.

Caminal J, Casanova C, Morales M, Sánchez E, Starfield B. The role of primary care in preventing ambulatory care sensitive conditions. European Journal of Public Health 2004; 14 (3): 246–51.

Campbell SM, Braspenning J, Hutchinson A, Marshall M. Research methods used in developing and applying quality indicators in primary care. Quality und Safety in Health Care 2002; 11 (4): 358–64. http://www.pubmedcentral.nih.gov/articlerender.fcgi? artid=1758017&tool=pmcentrez&rendertype=abstract (28. Januar 2015).

Faisst C, Sundmacher L. Ambulatory Care-Sensitive Conditions: An International Overview with Conclusions for a German Catalogue. Das Gesundheitswesen 2015; 77: 168–77.

Freund T, Campbell SM, Geissler S, Kunz CU, Mahler C, Peter-Klimm F, Szecsenyi J. Strategies for reducing potentially avoidable hospitalizations for ambulatory care-sensitive conditions. Annals of Family Medicine 2013; 11 (4): 363–70.

Gibson OR, Segal L, McDermott RA. A systematic review of evidence on the association between hospitalisation for chronic disease related ambulatory care sensitive conditions and primary health care resourcing. BMC Health Services Research 2013; 13: 336.

Giuffrida A, Gravelle H, Roland M. Measuring quality of care with routine data: avoiding confusion between performance indicators and health outcomes. BMJ 1999; 319 (7202): 94–8.

Gray BM, Holmboe ES, Johnston MM, Lipner RS, Lynn LA, McCullough JS, Reschovsky JD, Vandergrift JL. Association between imposition of a Maintenance of Certification requirement and ambulatory care-sensitive hospitalizations and health care costs. JAMA 2014; 312 (22): 2348–57.

Harrison MJ, Doran T, Dusheiko M, Roland M, Sutton M. Effect of a national primary care pay for performance scheme on emergency hospital admissions for ambulatory care sensitive conditions: controlled longitudinal study. BMJ (Clinical research ed) 2014; 349: g6423.

Hasson F, Keeney S, McKenna H. Research guidelines for the Delphi survey technique. Journal of Advanced Nursing 2000; 32 (4): 1008–15.

IGES Institut GmbH. Ambulantes Potential in der stationären Notfallversorgung. Studienbericht zur Projektphase I für das Zentralinstitut für die Kassenärztliche Versorgung in Deutschland. Berlin 2015. http://www.zi.de/cms/fileadmin/images/content/PDFs_alle/Ergebnisbericht_Ambulantes_Potential_Notf %C3 %A4lle_2015_03_19.pdf.

9

Johnson PJ, Boland LL, Ghildayal N, Hokanson J, Ward AC, Westgard BC. Disparities in potentially avoidable emergency department (ED) care: ED visits for ambulatory care sensitive conditions. Medical care 2012; 50 (12): 1020–8.

Kim H, Boockvar K, Helmer DA, Zhonglin Z. Potentially preventable hospitalizations among older adults with diabetes. The American Journal of Managed Care 2011; 17 (11): e419–26.

Van Loenen T, Van den Berg MJ, Faber MJ, Westert GP. Organizational aspects of primary care related to avoidable hospitalization: a systematic review. Family Practice 2014; 31 (5): 502–16.

Longman JM, Barclay LM, Dunn T, Ewald DP, Heathcote KE, Morgan GG, Passey MD, Rolfe MI. Frequent hospital admission of older people with chronic disease: a cross-sectional survey with telephone follow-up and data linkage. BMC Health Services Research 2012; 12: 373.

Marshall MN, Shekelle PG, McGlynn EA, Campbell S, Brook RH, Roland MO. Can health care quality indicators be transferred between countries? Qual Saf Health Care. 2003; 12(1): 8–12.

Purdy S, Griffin T, Salisbury C, Sharp D. Ambulatory care sensitive conditions: terminology and disease coding need to be more specific to aid policy makers and clinicians. Public health 2009; 123 (2): 169–73.

Purdy S, Griffin T, Salisbury C, Sharp D. Emergency admissions for coronary heart disease: a cross-sectional study of general practice, population and hospital factors in England. Public health 2011; 125 (1): 46–54.

Purdy S, Brindle P, Elwyn G, Huntley A, Huws D, Mann M, Paranjothy S, Thomas R. Interventions to reduce unplanned hospital admission: a series of systematic reviews. 2012. http://www.bristol.ac.uk/media-library/sites/primaryhealthcare/migrated/documents/unplannedadmissions.pdf (1. Juli 2015).

Sachverständigenrat zur Begutachtung der Entwicklung im Gesundheitswesen (SVR). Wettbewerb an der Schnittstelle zwischen ambulanter und stationärer Gesundheitsversorgung. Bonn 2012. http://www.svr-gesundheit.de/index.php?id=6 (1. Juli 2015).

Schreyögg J, Bäuml M, Busse R, Dette T, Geissler A, Krämer J. Forschungsauftrag zur Mengenentwicklung nach § 17b Abs. 9 KHG. 2014. http://www.dkgev.de/media/file/17192.2014-07-10_Anlage_Forschungsbericht-zur-Mengenentwicklung_FIN.pdf (1. Juli 2015).

Smith P, Mossialos E, Papanicolas I, Leatherman S. Performance Measurement for Health System Improvement: Experiences, Challenges and Prospects. Cambridge University Press 2010.

Solberg LI, Ellis RW, Peterson KE, Rohrenbach E, Romness K, Routier A, Smith A, Stillmank MW, Thell T, Zak S. The Minnesota project: a focused approach to ambulatory quality assessment. Inquiry : A Journal of Medical Care Organization, Provision and Financing 1990; 27 (4): 359–67.

Starfield B, Shi L, Macinko J. Contribution of primary care to health systems and health. The Milbank Quarterly 2005; 83 (3): 457–502.

Sundmacher L, Fischbach D, Schütting W, Naumann C, Faisst C. Which hospitalisations are ambulatory care-sensitive, to what degree, and how could the rates be reduced? Results of a group consensus study with German providers. Health Policy 2015b.

Sundmacher L, Schütting W, Faisst. C. Krankenhausaufenthalte infolge ambulant-sensitiver Diagnosen in Deutschland; ZI Endbericht 2015a.

Sundmacher L, Busse R. Der Einfluss der Arztdichte auf ambulant-sensitive Krankenhausfälle. Krankenhaus-Report 2012; 183–202.

Sundmacher L, Kopetsch T. The impact of office-based care on hospitalizations for ambulatory care sensitive conditions. The European Journal of Health Economics 2015; 16 (4): 365–75.

Trachtenberg AJ, Chateau D, Dik N, Katz A. Inequities in ambulatory care and the relationship between socioeconomic status and respiratory hospitalizations: a population-based study of a canadian city. Annals of Family Medicine 2014; 12 (5): 402–7.

Walker RL, Campbell NRC, Chen G, Dixon E, Ghali W, Hemmelgarn BR, Jette N, McAlister FA, Quan H, Rabi D, Tu K. Relationship between primary care physician visits and hospital/emergency use for uncomplicated hypertension, an ambulatory care-sensitive condition. The Canadian Journal of Cardiology 2014; 30 (12): 1640–8.

Weissman JS, Gatsonis C, Epstein AM. Rates of avoidable hospitalization by insurance status in Massachusetts and Maryland. JAMA 1992; 268 (17): 2388–94.

Wennberg JE. Practice variation: implications for our health care system. Managed Care (Langhorne, Pa) 2004; 13 (9 Suppl): 3–7.

White BM, Ellis Jr C, Simpson KN. Preventable hospital admissions among the homeless in California: A retrospective analysis of care for ambulatory care sensitive conditions. BMC Health Services Research 2014; 14 (1): 511.

9

10 Die fachärztliche Ausstattung der ambulanten Versorgung im Krankenhaus

Max Geraedts und Rike Kraska

Abstract

Die Ausweitung der ambulanten Tätigkeiten der Krankenhäuser steht in der Diskussion. Während die Krankenhausgesellschaft diese Ausweitung für notwendig erachtet, sprechen die Kassenärzte den Krankenhäusern die Fähigkeit ab, den ambulanten Behandlungsbedarf qualifiziert decken zu können. Vor diesem Hintergrund wurde auf der Basis der Qualitätsberichte der Krankenhäuser untersucht, inwieweit Krankenhäuser in denjenigen Fachabteilungen, die ambulante Behandlungsmöglichkeiten vorhalten, durchgängig eine fachärztliche Versorgung garantieren können. Die Analysen, die unter einer eingeschränkten Datenvalidität zu interpretieren sind, weisen darauf hin, dass zwar 95 % dieser Abteilungen eine zumindest ganzjährige, am Tag mindestens achtstündige fachärztliche Versorgung vorhalten, eine 24/7-Versorgung mit Fachärzten können jedoch 39 % der Abteilungen nicht sicherstellen. Um die Patientensicherheit nicht zu gefährden, sollte die Mindestpersonalausstattung der Krankenhäuser mit ambulanten Behandlungsmöglichkeiten festgelegt werden.

The expansion of outpatient services of hospitals is under discussion. Whereas the German Hospital Federation considers an expansion essential, the National Association of Statutory Health Insurance Physicians denies the hospitals' ability to professionally satisfy the demand for outpatient care. Against this background, we used the hospital quality reports to analyse if hospital departments which offer outpatient care can guarantee continuous provision of specialist care. The analyses – which have to be interpreted with caution due to limited data validity – show that whereas 95 % of these departments are able to provide eight hours of specialist care per day, 39 % of them cannot safeguard 24/7 specialist care. In order to avoid jeopardizing patient safety, a minimum physician staffing of hospitals providing outpatient care should be established.

10.1 Einführung

Die Öffnung der Krankenhäuser für die ambulante Versorgung wird spätestens seit der Einführung der ambulanten spezialfachärztlichen Versorgung (ASV) im Jahr 2004 äußerst kontrovers diskutiert. Auf der einen Seite argumentiert die Kassenärztliche Bundesvereinigung (KBV), dass die Öffnung der Krankenhäuser für die ambulante Versorgung vollkommen unnötig sei, da eine qualitativ hochwertige fachärztliche Versorgung aller ambulanten Patienten allein durch niedergelassene Ärzte fast immer möglich sei (KBV 2015). Darüber hinaus führt die KBV einen in den Krankenhäusern Deutschlands festzustellenden Ärztemangel an, der laut einer Studie des Zentralinstituts für die kassenärztliche Versorgung (ZI) dazu beiträgt, dass die Krankenhäuser gerade in den Bereichen, in denen auch im ambulanten Sektor ein Facharztemangel existiert, bei Betrachtung des ärztlichen Personals unzureichend ausgestattet sind (ZI 2015).

Auf der anderen Seite argumentiert die Deutsche Krankenhausgesellschaft (DKG), dass die ambulante Versorgung schon heute ohne das Leistungspotenzial der Krankenhäuser nicht mehr aufrechtzuerhalten sei. Zur Beseitigung bestehender Versorgungsdefizite, aber auch zur patientengerechten Weiterentwicklung des Versorgungssystems sei eine Einbindung der DKG in die Bedarfsplanung notwendig (DKG 2011). Als Vorteile der ambulanten Behandlung im Krankenhaus führt die DKG u. a. an: „Patientenbehandlung aus einem Guss; Vermeidung von Doppeluntersuchungen, langen Wegen und Terminproblemen für die Patienten; tief gefächerte diagnostische Möglichkeiten und modernste medizintechnische Ausstattung; Interdisziplinarität und Mehraugenprinzip; Sicherung der Aus- und Weiterbildung der zukünftigen niedergelassenen Ärzte in Disziplinen mit überwiegend ambulanter Leistungserbringung; Synergien durch die Vorhaltung und Nutzung von Kapazitäten und ärztlichen Kompetenzen gleichzeitig für stationäre und ambulante Leistungen" (DKG 2011).

Gleichzeitig fürchtet die DKG jedoch mögliche ungedeckte Kosten der ambulanten Behandlung im Krankenhaus, sodass hierzu weitreichende Änderungen der Vergütungssystematik gefordert werden. Allein für den Bereich der Notfallversorgung durch Krankenhäuser, der von vielen Patienten außerhalb der Sprechzeiten zur regulären ambulanten Versorgung oder aber zur Notfallversorgung in Anspruch genommen würde, beziffert ein im Auftrag der DKG durchgeführtes aktuelles Gutachten der Management Consult Kestermann GmbH (MCK) in Kooperation mit der Deutschen Gesellschaft interdisziplinäre Notfall- und Akutmedizin e. V. (DGINA) die Höhe der ungedeckten Kosten auf 1 Milliarde € pro Jahr. Diese ungedeckten Kosten beruhen auf rund 9 Millionen Fällen pro Jahr, für die durchschnittliche Erlöse von 32 €, jedoch Kosten von 126 € anfielen (Haas et al. 2015).

Sowohl KBV als auch DKG führen an, dass der jeweils andere Akteur zu einer flächendeckenden, wohnortnahen, den Facharztstandard erfüllenden Versorgung nicht in der Lage sei.

Vor diesem Hintergrund wird im vorliegenden Beitrag eine Analyse der fachärztlichen Personalausstattung von Krankenhausabteilungen mit ambulanten Behandlungsmöglichkeiten vorgestellt, die auf den Angaben der Krankenhäuser in den strukturierten Qualitätsberichten des Jahres 2012 beruht. Dabei wird der Frage nachgegangen, inwieweit die somatischen Fachabteilungen der Krankenhäuser und insbesondere diejenigen mit ambulanten Behandlungsmöglichkeiten über eine Personalausstattung verfügen, die eine fachärztliche Versorgung garantiert, das heißt: rund um die Uhr an 365 Tagen (§ 107 SGB V) oder zumindest acht Stunden täglich.

Bevor die Methodik und Ergebnisse dieser Analysen vorgestellt und diskutiert werden, soll vorab noch kurz der gesetzliche Hintergrund zur medizinischen Versorgung in Krankenhausambulanzen sowie zu den strukturierten Qualitätsberichten geschildert werden.

10.2   Gesetzlicher Hintergrund der Gesundheitsversorgung in Krankenhausambulanzen

Zunächst sind Krankenhäuser nach § 107 SGB V unter anderem dadurch charakterisiert, dass sie „mit Hilfe von jederzeit verfügbarem ärztlichem, Pflege-, Funktions- und medizinisch-technischem Personal darauf eingerichtet sind, vorwiegend durch ärztliche und pflegerische Hilfeleistung Krankheiten der Patienten zu erkennen, zu heilen, ihre Verschlimmerung zu verhüten, Krankheitsbeschwerden zu lindern oder Geburtshilfe zu leisten". Dabei sieht das SGB V für die Beteiligung von Krankenhäusern bzw. Krankenhausärztinnen und -ärzten an der ambulanten Versorgung neben der Durchführung ambulanter Operationen, vor- und nachstationärer Behandlung oder der Behandlung in Hochschul- oder Institutsambulanzen insbesondere folgende Möglichkeiten vor: die Ermächtigung einzelner qualifizierter Ärzte (§ 116 SGB V), die Ermächtigung zugelassener Krankenhäuser (§ 116a SGB V) bei Unterversorgung und die ambulante spezialfachärztliche Versorgung (§ 116b SGB V).

Bei der Ermächtigung einzelner Krankenhausärzte schreibt das SGB V vor, dass diese vom Zulassungsausschuss (§ 96 SGB V) zur Teilnahme an der vertragsärztlichen Versorgung der Versicherten ermächtigt werden können, wenn sie über eine entsprechende abgeschlossene Weiterbildung verfügen und der jeweilige Träger der Einrichtung zustimmt, in der der Arzt tätig ist. Die Voraussetzung für die Ermächtigung besteht darin, dass eine ausreichende ärztliche Versorgung der Versicherten ohne die besonderen Untersuchungs- und Behandlungsmethoden oder Kenntnisse von hierfür geeigneten Krankenhausärzten nicht sichergestellt werden kann.

Die Ermächtigung zugelassener Krankenhäuser durch den Zulassungsausschuss kommt dann infrage, wenn der Landesausschuss der Ärzte und Krankenkassen in den Planungsbereichen eine Unterversorgung nach § 100 Absatz 1 SGB V oder einen zusätzlichen lokalen Versorgungsbedarf nach § 100 Absatz 3 für das entsprechende Fachgebiet festgestellt hat. Auf Antrag können Krankenhäuser dann so lange und soweit zur vertragsärztlichen Versorgung ermächtigt werden, wie dies zur Beseitigung der Unterversorgung oder zur Deckung des zusätzlichen lokalen Versorgungsbedarfs erforderlich ist.

Die ambulante spezialfachärztliche Versorgung umfasst gemäß SGB V „die Diagnostik und Behandlung komplexer, schwer therapierbarer Krankheiten, die je nach Krankheit eine spezielle Qualifikation, eine interdisziplinäre Zusammenarbeit und besondere Ausstattungen erfordern". In § 116b SGB V werden eine Reihe von Krankheiten aufgeführt, wobei hierunter „schwere Verlaufsformen von Erkrankungen mit besonderen Krankheitsverläufen, seltene Erkrankungen und Erkrankungszustände mit geringen Fallzahlen sowie hochspezialisierte Leistungen" zu zählen sind. Die Spezifizierung dieses Kataloges und genaue Anforderungen zu den jeweils vorzuhaltenden Behandlungsstrukturen und zum Behandlungsumfang werden in der entsprechenden Richtlinie des Gemeinsamen Bundesausschusses genannt. Erfüllt ein nach § 108 zugelassenes Krankenhaus die maßgeblichen Anforderungen und Voraussetzungen, kann es dem erweiterten Landesausschuss der Ärzte und Krankenkassen gegenüber unter Beifügung entsprechender Belege anzeigen, dass es diese Leistungen erbringen wird. Der erweiterte Landesausschuss überprüft die Voraussetzungen und kann die Leistungserbringung gegebenenfalls versagen.

10

Eine der wesentlichen Anforderungen an die Leistungserbringung stellt dabei die Vorhaltung der jeweils zur Behandlung notwendigen Fachärzte dar. Dies gilt im Allgemeinen nicht nur für die Behandlung nach § 116b, sondern gemäß der wiederholten Rechtsprechung des Bundesgerichtshofs für jegliche Behandlung im Krankenhaus. Demnach hat ein Patient einen Anspruch auf eine ärztliche Behandlung, die dem Stand eines erfahrenen Facharztes entspricht (BGH, NJW 1996, 77). Dabei spricht man oft von dem sogenannten Facharztstandard, der einzuhalten ist. Die Rechtsprechung differenziert jedoch dahingehend, dass je nach den Versorgungsstufen nicht erwartet werden kann, dass beispielsweise ein Haus der Grund- und Regelversorgung spezielle Abteilungen und auch Fachärzte für jede Subspezialisierung im Sinne des Facharztstandards vorhält (BGH, NJW 1988, 1511 ff.). Genauso wird nicht erwartet, dass im Bereitschaftsdienst in Häusern der Grund- und Regelversorgung die Patientenbehandlung nur durch Fachärzte selbst stattfindet. Stattdessen wird gefordert, dass Fachärzte in Rufbereitschaft innerhalb von höchstens 15 Minuten zur Verfügung stehen müssen. In Universitätskliniken dagegen wird erwartet, dass Fachärzte immer vor Ort zur Verfügung stehen, da bei den zu erwartenden komplizierteren Krankheitsfällen nur so der Facharztstandard bei der Behandlung einzuhalten ist.

10.3 Qualitätsberichte der Krankenhäuser

Beginnend mit dem Berichtsjahr 2004 sind alle zugelassenen Krankenhäuser Deutschlands verpflichtet, einen gemäß den Vorgaben des Gemeinsamen Bundesausschusses (G-BA) strukturierten Qualitätsbericht abzugeben. Die Berichtspflicht bestand bis 2012 zunächst alle zwei Jahre, ab dem Berichtsjahr 2013 müssen die Krankenhäuser jährlich solche Berichte erstellen. Struktur und Inhalte der Qualitätsberichte werden vom Gemeinsamen Bundesausschuss kontinuierlich angepasst und in einer entsprechenden Richtlinie im Bundesanzeiger veröffentlicht (G-BA 2015). Sehr detailliert werden Struktur- und Leistungsdaten des Krankenhauses und der einzelnen Organisations- und Fachabteilungen aufgeführt. Zudem finden sich Angaben zur Teilnahme an externen Qualitätssicherungsverfahren inklusive der krankenhausindividuellen Ausprägungen von mehr als 300 Qualitätsindikatoren sowie Angaben zum internen Qualitätsmanagement.

Unter den Angaben zu den Fachabteilungen sind deren Bezeichnung sowie der Fachabteilungsschlüssel, das medizinische Leistungsangebot, die hauptsächlich behandelten Diagnosen sowie durchgeführten Prozeduren, die Ausstattung mit Personal und dessen Qualifikation sowie die ambulanten Behandlungsmöglichkeiten zu finden.

Bei den ambulanten Behandlungsmöglichkeiten können laut Ausfüllanleitung des G-BA „grundsätzlich alle ambulanten ärztlichen Behandlungsmöglichkeiten unabhängig von der gesetzlichen oder vertraglichen Grundlage und der Art der Abrechnung dargestellt werden" (G-BA 2015). Die entsprechenden Ambulanzarten sind aus einer Auswahlliste „Ambulante Behandlungsmöglichkeiten" auszuwählen. Die jeweils ambulant angebotenen Leistungen sind aus einer Auswahlliste für die fachabteilungsbezogenen medizinischen Leistungsangebote auszuwählen. Werden

Leistungen nach § 116b SGB V (ambulante spezialfachärztliche Versorgung) angeboten, dann müssen diese gesondert aufgeführt werden.

10.4   Methodisches Vorgehen

Ausgangsmaterial der vorliegenden Analysen waren die Qualitätsberichte der Krankenhäuser zum Berichtsjahr 2012. Insgesamt lagen 2 171 Berichte vor, worunter 194 als Gesamtberichte von Krankenhausverbünden klassifiziert waren und 1 977 Berichte von Krankenhäusern bzw. Krankenhausstandorten stammten. Diejenigen Standortberichte, die nicht die jeweils standortspezifischen Daten, sondern fälschlicherweise nur die Daten des gesamten Krankenhausverbundes berichteten, mussten aus der Analyse ausgeschlossen werden, da diesen keine individuellen Daten zuzuordnen waren; zudem wurden Berichte ohne Angaben zur ärztlichen Personalausstattung entfernt (zusammen N = 231). Damit verblieben 1 746 Krankenhäuser bzw. Krankenhausstandorte. Darunter befanden sich 203 Krankenhäuser, die keine Fachabteilung mit einer von zwölf bei den Analysen berücksichtigten ambulanten Behandlungsmöglichkeiten angegeben hatten (s. Tabelle 10–1). Unter den 16 im Auswahlmenü der strukturierten Qualitätsberichte vorgesehenen ambulanten Behandlungsmöglichkeiten wurden vier von den Ana-

Tabelle 10–1

Anzahl Krankenhäuser inklusive Anzahl Fachabteilungen, die im Jahr 2012 über eine der zwölf analysierten ambulanten Behandlungsmöglichkeiten verfügten

		Anzahl Krankenhäuser	Anzahl Abteilungen[#]
AM01	Hochschulambulanz	71	935
AM04	Ermächtigungsambulanz	1 036	3 828
AM05	Ermächtigung zur ambulanten Behandlung	329	693
AM06	Bestimmung zur ambulanten Behandlung (§ 116b)	281	756
AM08	Notfallambulanz (24 h)	1 186	5 202
AM09	D-Arzt-/Berufsgenossenschaftliche Ambulanz	972	1 257
AM10	Medizinisches Versorgungszentrum	330	797
AM11	Vor- und nachstationäre Leistungen	1 063	4 450
AM12	Ambulanz im Rahmen eines Vertrages zur Integrierten Versorgung	156	216
AM13	Ambulanz nach § 311 SGB V (DDR-Altverträge)	23	42
AM14	Ambulanz im Rahmen von DMP	128	170
AM15	Belegarztpraxis im Krankenhaus	291	521
	Insgesamt	**1 543**	**8 761**

[#] Mehrfachnennungen möglich, d. h. bei einer Angabe „Innere Medizin und Intensivmedizin" wurden beide Abteilungen einzeln berücksichtigt

lysen ausgeschlossen, da diese entweder nicht-somatische oder nicht überwiegend ärztliche Fachgebiete waren oder aber nicht GKV-Patienten betrafen (AM02: Psychiatrische Institutsambulanz nach § 118 SGB V; AM03: Sozialpädiatrisches Zentrum nach § 119 SGB V; AM07: Privatambulanz; AM16: Heilmittelambulanz nach § 124 Abs. 3 SGB V).

Aus den für die Analysen verbliebenen 1 543 Krankenhaus-Qualitätsberichten wurden die Angaben zur Anzahl der Fachärzte und Belegärzte pro Fachabteilung extrahiert, für die eine ambulante Behandlungsmöglichkeit aufgeführt war.

Um die zeitliche Verfügbarkeit von Fachärzten in den Fachabteilungen und Ambulanzen zu quantifizieren, wurde der Personalbedarf für eine Rund-um-die-Uhr-Versorgung wie folgt berechnet: Bei einer durchschnittlichen Arbeitszeit von acht Stunden pro Tag und 230 Tagen pro Jahr steht ein Arzt 1 840 Stunden pro Jahr zur Verfügung. Für eine 24-stündige, an 365 Tagen gewährleistete Versorgung müssten 8 760 Stunden Anwesenheit eines Arztes pro Jahr gefordert werden. Damit sind 4,7 Ärzte (8 760 h/1 840 h) für eine dauerhafte ärztliche Versorgung notwendig. Soll zumindest für acht Stunden pro Tag an 365 Tagen eine ärztliche Versorgung garantiert werden, dann sind 1,6 Ärzte notwendig (365*8 = 2 920 h/1 840 h). Pro Fachabteilungsart und Ambulanzart wurde der anteilige Erfüllungsgrad für diese beiden Personalausstattungen berechnet. Als mittlerer Ausprägungsgrad wurde zudem eine Personalausstattung von drei Fachärzten pro Fachabteilungs- bzw. Ambulanzart analysiert, womit eine Annäherung an eine minimale Ausstattung mit sowohl stationär als auch in der Ambulanz tätigen Fachärzten an acht Stunden täglich ausgedrückt werden sollte.

Als weitere Differenzierung wurde der Erfüllungsgrad dieser drei Personalausstattungen für die drei Krankenhausträgergruppen (öffentlich, freigemeinnützig, privat), die Krankenhausgrößenklassen (<100, 100–200, 201–300, 301–500, >500) und die Regionen (Nordwest = SH, HH, HB, NI, NW; Ost = MV, BE, BB, SN, ST, TH; Süd = HE, RP, SL, BY, BW) analysiert. Eventuelle Unterschiede in der Personalausstattung zwischen diesen Kategorien wurden per Chi^2-Test abgesichert.

10.5   Ergebnisse

Die in den Analysen berücksichtigten 1 543 Krankenhäuser gaben für das Jahr 2012 insgesamt 8 761 Fachabteilungen mit mindestens einer der zwölf ambulanten Behandlungsmöglichkeiten an, wobei solche Abteilungen, die mehrere Fachabteilungsbezeichnungen im Namen führen, jeweils doppelt gezählt wurden (Tabelle 10–1). Als häufigste ambulante Behandlungsmöglichkeiten nannten die Krankenhäuser Notfallambulanzen, vor- und nachstationäre Leistungen sowie Ermächtigungsambulanzen (persönliche Chefarztermächtigung). Betrachtet man das Verhältnis zwischen der Anzahl der Abteilungen mit einer Ambulanz pro Ambulanzart und Krankenhaus, dann fand sich die niedrigste Ausprägung bei den DMP-Ambulanzen mit einem Faktor von 1,3 Abteilungen mit einer solchen Ambulanz pro Krankenhaus und die höchste Ausprägung bei den Hochschulambulanzen mit 13 Abteilungen pro Krankenhaus, das eine solche Ambulanz führt.

Tabelle 10–2

Anzahl Krankenhäuser und Anzahl Fachabteilungen mit mindestens einer Ambulanz je medizinisches Fachgebiet

	Anzahl Krankenhäuser	Anzahl Abteilungen#
1 Innere Medizin	1 182	2 110
2 Geriatrie und Rheumatologie	143	158
3 Spezialisierung-Innere Medizin	357	691
4 Pädiatrie	347	533
5 Chirurgie	1 113	1 466
6 Unfallchirurgie	493	529
7 Spezialisierung-Chirurgie	413	661
8 Urologie	392	415
9 Orthopädie	404	464
10 Frauenheilkunde und Geburtshilfe	724	876
11 HNO	340	351
12 Augenheilkunde	169	174
13 Neurologie	328	347
14 Psychiatrie	252	370
15 Dermatologie	101	103
16 Zahn- und Kieferheilkunde	112	116
17 Intensivmedizin	318	530
18 Sonstige	164	250
Insgesamt	**1 543**	**8 761**

Mehrfachnennungen möglich, d. h. bei einer Angabe „Innere Medizin und Intensivmedizin" wurden beide Abteilungen einzeln berücksichtigt

Krankenhaus-Report 2016   WIdO

Tabelle 10–2 spiegelt eine andere Betrachtungsweise wider, nämlich die Anzahl an Krankenhäusern und Abteilungen der unterschiedlichen medizinischen Fachrichtungen, die mindestens eine ambulante Behandlungsmöglichkeit angaben. Wie nicht anders zu erwarten, führten die meisten Krankenhäuser Abteilungen der Inneren Medizin und der Chirurgie auf, in denen auch ambulante Behandlungsmöglichkeiten existierten. Die geringste Anzahl an ambulanten Behandlungsmöglichkeiten in Krankenhäusern fand sich im Bereich der Dermatologie. Zu beachten ist, dass die hier aufgeführten intensivmedizinischen Abteilungen vermutlich nicht selbst über eine ambulante Behandlungsmöglichkeit verfügen, sondern aufgrund der Mehrfachnennungen als Teil einer anderen Fachabteilung, die auch ambulant versorgt, in den Qualitätsberichten aufgeführt werden. Die von den Krankenhäusern in den Qualitätsberichten gemachten Angaben zur ärztlichen Ausstattung beziehen sich dann auf diese gemeinsam aufgeführten Abteilungen, zum Beispiel für „Innere Medizin und Intensivmedizin".

Tabelle 10–3 gibt einen Überblick zur Personalausstattung derjenigen Abteilungen, die über mindestens eine der Ambulanzarten verfügten. Demnach gaben mehr

Tabelle 10–3

Facharztausstattung der Abteilungen mit mindestens einer Ambulanz

Fachärzte	0–1	>1–2	>2–3	>3–4	>4–5	>5	Insgesamt
N	335	669	979	1 076	1 123	4 579	8 761
%	3,8	7,6	11,2	12,3	12,8	52,3	100

Krankenhaus-Report 2016   WIdO

als die Hälfte aller Krankenhausabteilungen, die mindestens eine der genannten Ambulanzarten betrieben, eine Ausstattung mit mehr als fünf Fachärzten an. 23 % besaßen eine Personalausstattung von bis zu drei Fachärzten. Dabei ist zu beachten, dass diese Ambulanzen größtenteils nicht isoliert betrachtet werden können, sondern zusätzlich zur jeweiligen stationären Versorgungsaufgabe ärztlich ausgestattet sein müssen. Wie viele der Fachärzte jeweils stationär gebunden sind und wie viele für die Arbeit in den Ambulanzen zur Verfügung stehen, lässt sich aufgrund der Angaben in den Qualitätsberichten nicht zuordnen.

In Anbetracht dieser Größenordnungen sind die in Tabelle 10–4 dargestellten fachärztlichen Personalausstattungen für eine Rund-um-die-Uhr-Versorgung bzw. mindestens achtstündige ganzjährige Versorgung der Patienten verständlich. Unter den insgesamt 8 761 Abteilungen mit mindestens einer Ambulanz erfüllten 39 % nicht das Kriterium einer Ausstattung mit mindestens 4,7 Fachärzten, womit ganzjährig rund um die Uhr eine Patientenversorgung mit Fachärzten ermöglicht würde (s. Tabelle 10–4). Dagegen verfügten 95,1 % der Abteilungen mit Ambulanzen über mindestens 1,6 Fachärzte, sodass zumindest ganzjährig an acht Stunden am Tag ein Facharzt in der Abteilung für die ambulante und stationäre Versorgung der Patienten zur Verfügung steht. Die mittlere Ausprägung mit mindestens drei Fachärzten pro Abteilung mit Ambulanz wurde im Jahr 2012 von 77,4 % aller Abteilungen erfüllt.

Betrachtet man die Krankenhausebene, dann werden hier geringere Werte für die Personalausstattung deutlich. Gemessen wird hier, ob ein Krankenhaus in jeder Abteilung mit ausgewiesener Ambulanz über die betrachtete Personalausstattung verfügt. Über alle Abteilungen mit Ambulanzen hinweg besaßen nur 22,7 % der Krankenhäuser eine Ausstattung von mindestens 4,7 Fachärzten, 38,9 % hatten mindestens drei und 78,8 % mindestens 1,6 Fachärzte in jeder ihrer ambulanzführenden Abteilungen (Tabelle 10–4).

In den Tabellen 10–5 und 10–6 wird dieser Erfüllungsgrad für die verschiedenen Ambulanzarten und die verschiedenen Fachabteilungen aufgeschlüsselt. Hier zeigte sich, dass sich der Anteil der Abteilungen, die die verschiedenen Personalausstattungsvorgaben nicht erfüllten, zwischen den Ambulanz- und Fachabteilungsarten stark unterschied. Zudem wird deutlich, wie viele Krankenhäuser bei mindestens einer ihrer ambulanzführenden Abteilungen die jeweilige Personalausstattung nicht erreichten.

Wenn man die ambulanten Behandlungsmöglichkeiten auf der Abteilungsebene betrachtet, erreichten die Hochschulambulanzen den höchsten Erfüllungsgrad der drei gewählten Facharztausstattungen. Betrachtet man dagegen die Krankenhausebene, dann scheint es so zu sein, dass 57,8 % der Krankenhäuser, die Hochschul-

Tabelle 10–4

Anzahl und Anteil der Abteilungen und Krankenhäuser, die eine Facharztausstattung von 4,7/3,0/1,6 in jeder Abteilung mit Ambulanzen erfüllen bzw. nicht erfüllen

Facharztausstattung (N)	Ausstattung vorhanden		Anzahl Abteilungen	Anzahl Krankenhäuser
≥4,7	Nein	N	3 417	1 193
		%	**39,0**	**77,3**
	Ja	N	5 344	350
		%	61,0	22,7
≥3,0	Nein	N	1 983	943
		%	**22,6**	**61,1**
	Ja	N	6 778	600
		%	77,4	38,9
≥1,6	Nein	N	428	327
		%	**4,9**	**21,2**
	Ja	N	8 333	1 216
		%	95,1	78,8
	Insgesamt	N	8 761	1 543

Krankenaus-Report 2016   WIdO

ambulanzen führen, in mindestens einer dieser Ambulanzen keine 24/7-Ausstattung mit Fachärzten garantieren konnten. Sowohl auf der Abteilungs- als auch Krankenhausebene als sehr gut ausgestattet erwiesen sich Ambulanzen im Rahmen von DMP und integrierten Versorgungsverträgen, D-Arzt-Ambulanzen und Ambulanzen, die nach § 116b zur ambulanten Behandlung bestimmt sind.

Wie zu erwarten, verfügten Krankenhäuser mit einer Belegarztpraxis sehr häufig über keine durchgängige fachärztliche Versorgung, da die hauptsächlich verantwortlichen Ärztinnen und Ärzte zusätzlich im niedergelassenen Bereich tätig sind. Bemerkenswert sind jedoch die Angaben zu den Notfallambulanzen: Hier zeigte sich, dass bei Betrachtung der Abteilungsebene 36 % keine 24/7-Facharztausstattung garantieren konnten, auf der Krankenhausebene waren dies sogar 68,2 % (Tabelle 10–5).

Betrachtet man den Erfüllungsgrad der verschiedenen Facharztausstattungen in ambulanzführenden Abteilungen innerhalb der jeweiligen Fachgebiete, so konnten rund die Hälfte der Abteilungen für Geriatrie und Rheumatologie, Frauenheilkunde und Geburtshilfe, Hals-Nasen-Ohren-Heilkunde, Augenheilkunde und Zahn- und Kieferheilkunde auf der Abteilungsebene keine 24/7-Facharztausstattung garantieren. Ein ähnliches Bild zeigte sich auch bei Betrachtung der Krankenhausebene, wobei hier noch Krankenhäuser mit pädiatrischen Fachabteilungen hinzukamen, die nicht in allen ihren Abteilungen eine solche ganzjährige fachärztliche Versorgung sicherstellen konnten (Tabelle 10–6). Der weitaus größte Teil aller Abteilungen verfügte jedoch über eine Facharztausstattung ≥1,6, womit ganzjährig zumindest an acht Stunden pro Tag Fachärzte zugegen sind. Unter den Abteilungen, die diese Versorgung am wenigsten garantieren konnten, fanden sich wiederum die Abteilungen für Geriatrie und Rheumatologie, Hals-Nasen-Ohren-Heilkunde, Augen-

Tabelle 10–5

Anteil der Abteilungen bzw. Krankenhäuser, die eine Facharztausstattung in den einzelnen Ambulanzen bzw. in allen diesen Ambulanzen und zugehörigen Abteilungen von ≥1,6/≥3/≥4,7 nicht erreichen

Ambulanzarten	Abteilungen, in denen die Facharztanzahl in den einzelnen Ambulanzen nicht erreicht wird (in %)			Krankenhäuser, in denen die Facharztanzahl in mindestens einer Ambulanz nicht erreicht wird in (%)		
Facharztanzahl	≥1,6	≥3	≥4,7	≥1,6	≥3	≥4,7
AM01 Hochschulambulanz	1,0	7,2	14,1	11,3	42,3	57,8
AM04 Ermächtigungsambulanz	2,5	17,1	34,5	8,1	40,8	64,1
AM05 Ermächtigung zur ambulanten Behandlung	2,0	18,5	35,5	4,3	32,2	52,0
AM06 Bestimmung zur ambulanten Behandlung	1,7	11,8	24,1	4,6	24,9	43,8
AM08 Notfallambulanz (24h)	3,0	18,5	36,0	11,2	47,2	68,2
AM09 D-Arzt-/Berufsgenossenschaftliche Ambulanz	2,2	14,2	31,2	2,8	15,7	33,9
AM10 Medizinisches Versorgungszentrum	8,4	25,5	41,0	16,7	42,4	59,1
AM11 Vor- und nachstationäre Leistungen	3,1	18,9	35,7	10,8	46,4	67,3
AM12 Ambulanz im Rahmen eines Vertrages zur Integrierten Versorgung nach § 140b SGB V	2,3	12,5	22,7	3,2	13,5	26,3
AM13 Ambulanz nach § 311 SGB V (DDR-Altverträge)	0,0	11,9	23,8	0,0	21,7	30,4
AM14 Ambulanz im Rahmen von DMP	0,6	12,9	24,7	0,8	15,6	28,9
AM15 Belegarztpraxis im Krankenhaus	22,5	66,8	77,0	34,7	75,3	82,8

Krankenhaus-Report 2016   WIdO

10

heilkunde und Zahn- und Kieferheilkunde. Bemerkenswert stellt sich bei dieser Betrachtung die Intensivmedizin dar. Die hier aufgeführten 530 intensivmedizinischen Abteilungen in 318 Krankenhäusern (s. Tabelle 10–2), die aufgrund der Mehrfachnennungen vermutlich alle als Teil einer anderen Fachabteilung in den Qualitätsberichten aufgeführt wurden, verfügten zu 16,4 % bei Betrachtung der Abteilungsebene und zu 17,9 % bei Betrachtung der Krankenhausebene nicht über eine Rund-um-die-Uhr-Facharztausstattung. Dabei muss bedacht werden, dass sich die Angaben der Krankenhäuser zur ärztlichen Ausstattung der Abteilungen in den Qualitätsberichten jeweils auf die gemeinsam aufgeführte Abteilung, also zum Beispiel „Innere Medizin und Intensivmedizin", beziehen. Bei den hier aufgeführten Berechnungen wurden diese ärztlichen Ausstattungsangaben doppelt gezählt, d. h. jeder Abteilung zugeordnet. Der Erfüllungsgrad der fachärztlichen Ausstattung muss also als konservative Schätzung interpretiert werden, wobei der wahre Erfüllungsgrad bei kombinierten Fachabteilungen unterhalb der hier aufgeführten Werte anzusiedeln ist.

Tabelle 10–7 schlüsselt die Facharztausstattung in Abhängigkeit von den Krankenhauscharakteristika Trägerschaft, Bettenzahl und Region auf. Bei der Trägerschaft fällt auf, dass Krankenhäuser in öffentlicher Trägerschaft signifikant häufiger die Anforderungen an die Facharztausstattung erfüllten – sowohl bei Betrachtung der Abteilungsebene als auch der Krankenhausebene, wobei bei letzte-

Tabelle 10–6

Anteil der Abteilungen bzw. Krankenhäuser, die eine Facharztausstattung in den einzelnen Ambulanzen bzw. in allen diesen Ambulanzen und zugehörigen Abteilungen von ≥1,6/≥3/≥4,7 nicht erreichen

Abteilungsarten[#]	Abteilungen, in denen die Facharztanzahl in den einzelnen Ambulanzen nicht erreicht wird (in %)			Krankenhäuser, in denen die Facharztanzahl in mindestens einer Ambulanz nicht erreicht wird (in %)		
Facharztanzahl	≥1,6	≥3	≥4,7	≥1,6	≥3	≥4,7
1 Innere Medizin	3,5	19,2	35,5	5,3	27,7	46,6
2 Geriatrie und Rheumatologie	10,1	32,3	53,8	10,5	32,9	51,8
3 Spezialisierung-Innere Medizin	3,2	14,5	26,9	5,9	23,5	39,8
4 Pädiatrie	2,8	19,9	37,9	4,3	28,0	49,6
5 Chirurgie	2,5	17,1	34,4	3,3	18,8	36,2
6 Unfallchirurgie	2,8	11,3	26,8	2,8	11,2	26,6
7 Spezialisierung-Chirurgie	3,2	20,7	38,6	5,1	29,3	51,1
8 Urologie	3,9	26,7	44,3	4,1	27,3	44,1
9 Orthopädie	2,2	14,9	29,1	2,2	16,1	30,9
10 Frauenheilkunde und Geburtshilfe	5,7	29,0	49,0	6,4	29,7	50,1
11 HNO	16,5	47,9	60,7	16,8	47,9	60,9
12 Augenheilkunde	8,6	35,1	48,9	8,9	35,5	49,7
13 Neurologie	2,6	12,1	32,0	2,4	11,9	32,6
14 Psychiatrie	6,8	24,9	38,1	8,3	30,6	45,2
15 Dermatologie	4,9	30,1	44,7	5,0	30,7	44,6
16 Zahn- und Kieferheilkunde	16,4	40,5	53,4	16,1	40,2	53,6
17 Intensivmedizin	0,8	8,5	16,4	0,9	10,7	17,9
18 Sonstige	15,6	44,8	62,8	22,0	57,9	77,4

[#] Mehrfachnennungen möglich, d.h. bei einer Angabe „Innere Medizin und Intensivmedizin" wurden beide Abteilungen einzeln berücksichtigt und die Facharztzahlen doppelt zugeordnet

Krankenhaus-Report 2016   WIdO

rer erst bei der Rund-um-die-Uhr-Versorgung signifikante Unterschiede deutlich wurden.

Im Hinblick auf die Bettenzahl wundert es zunächst nicht, dass bei Betrachtung der Abteilungsebene Krankenhäuser mit einer größeren Bettenzahl die Facharztausstattungsmerkmale eher erfüllten als kleinere Krankenhäuser. Betrachtet man jedoch die Krankenhausebene, dann fällt auf, dass größere Krankenhäuser häufiger einzelne Abteilungen besaßen, die ambulante Behandlungsmöglichkeiten anführten und nicht die jeweiligen Facharztausstattungen erreichten.

Der Erfüllungsgrad der Facharztausstattungsanforderungen unterschied sich zwischen den Regionen Deutschlands nur geringfügig. Nur in Bezug auf eine Facharztausstattung auf der Abteilungsebene von ≥1,6 oder ≥3 ist festzustellen, dass im Süden häufiger Krankenhäuser zu finden waren, die diese Facharztausstattungen nicht erfüllten. Dieses Ergebnis ist im Zusammenhang mit der durchschnittlich geringeren Größe der Krankenhäuser im Süden zu interpretieren. Im ausgewerteten Datensatz war der Anteil von Krankenhäusern mit weniger als 200 Betten im Süden mit 59,2 % aller Krankenhäuser am höchsten; im Nordwesten Deutschlands fielen nur 33,4 % der Krankenhäuser in diese Kategorie, im Osten 45,7 %.

Tabelle 10–7

Anteil der Abteilungen bzw. Krankenhäuser, die eine Facharztausstattung in den einzelnen Ambulanzen bzw. in allen diesen Ambulanzen und zugehörigen Abteilungen von ≥1,6/≥3/≥4,7 nicht erreichen, in Abhängigkeit von den Krankenhauscharakteristika Trägerschaft, Bettenanzahl und Region

Krankenhauscharakteristika		Abteilungen, in denen Facharztanzahl in den einzelnen Abteilungen mit Ambulanzen <u>nicht</u> erreicht wird (in %)			Krankenhäuser, in denen Facharztanzahl in mindestens einer Abteilung mit Ambulanz <u>nicht</u> erreicht wird (in %)		
Facharztanzahl		≥1,6	≥3	≥4,7	≥1,6	≥3	≥4,7
Krankenhausträgerschaft (p-Wert chi²-Test)		p<0,05	p<0,00	p<0,05	p>0,05	p>0,05	p<0,01
Öffentlich	N	165	731	1282	119	347	446
	%	4,2	18,5	32,5	21,4	62,4	80,2
Freigemeinnützig	N	176	817	1445	136	398	503
	%	5,3	24,8	43,8	21,1	61,7	78
Privat	N	87	435	690	72	198	244
	%	5,8	28,8	45,7	21,1	57,9	71,4
Krankenhausbettenzahl (p-Wert chi²-Test)		p<0,00	p<0,00	p<0,00	p>0,05	p<0,00	p<0,00
0–100	N	67	239	336	51	147	178
	%	13,2	47	66	20,6	59,3	71,8
>100–200	N	139	637	1098	103	298	388
	%	4,4	20,1	34,6	19,4	56,2	73,2
>200–300	N	66	356	646	56	166	229
	%	4,9	26,6	48,4	19,4	57,6	79,5
>300–500	N	104	486	870	77	226	276
	%	4,6	21,6	38,6	23,2	68,1	83,1
>500	N	52	265	467	40	106	122
	%	3,5	17,8	31,3	27,6	73,1	84,1
Region (p-Wert chi²-Test)		p<0,01	p<0,01	p>0,05	p>0,05	p>0,05	p>0,05
Nord-West	N	144	704	1291	116	366	462
	%	4,3	20,9	38,3	19,5	61,5	77,7
Süd	N	201	826	1340	148	383	485
	%	5,9	24,4	39,7	23	59,5	75,3
Ost	N	83	453	786	63	194	246
	%	4,1	22,5	39,1	20,7	63,8	80,9

10.6   Diskussion

Die fachärztliche Ausstattung der ambulanten Versorgung im Krankenhaus in Deutschland entspricht bei vielen Ambulanzen und in vielen medizinischen Fachgebieten sicher nicht den Erwartungen der Patienten. Patienten gehen üblicherweise davon aus, dass sie – wie auch im ambulanten Sektor – in Krankenhäusern von Fachärzten versorgt werden. Rund um die Uhr und ganzjährig konnten jedoch 39 % der Abteilungen, die im Jahr 2012 eine ambulante Behandlungsmöglichkeit angaben, aufgrund ihrer Personalausstattung keine fachärztliche Versorgung garantieren. In 77 % aller Krankenhäuser war zumindest eine der Abteilungen, die auch eine ambulante Versorgung anboten, nicht zu einer solchen 24/7-Versorgung imstande. Dies traf auch auf die 24-stündig betriebenen Notfallambulanzen zu, die zu 36 % nicht über eine ständige fachärztliche Besetzung verfügten. Nimmt man dagegen eine zumindest ganzjährige, am Tag mindestens achtstündige fachärztliche Versorgung als Maßstab, dann waren mit 95 % fast alle Abteilungen dazu imstande. Schaut man sich die Fachgebiete an, bei denen eher keine durchgängige fachärztliche Versorgung erwartet werden kann, dann handelt es sich um verhältnismäßig kleine Fachgebiete wie beispielsweise die Hals-Nasen-Ohren-Heilkunde, Augenheilkunde, Zahn- und Kieferheilkunde, aber oftmals auch die Frauenheilkunde und Geburtshilfe. Im Hinblick auf die Krankenhauscharakteristika waren signifikante Unterschiede insofern festzustellen, dass Krankenhäuser mit einer geringeren Bettenzahl, in privater Trägerschaft und solche im Süden Deutschlands eher eine geringere Facharztausstattung aufwiesen.

Bei der Interpretation der Daten ist zu bedenken, dass das verwendete Datenmaterial keine Differenzierung in der Hinsicht zulässt, dass genau gesagt werden kann, wie die Aufteilung der für eine Abteilung angegebenen Fachärzte auf die ambulante und die stationäre Tätigkeit erfolgt. In den Qualitätsberichten werden nur die Anzahl der Ärzte insgesamt und darunter die Zahl der Fachärzte sowie die Zahl der Belegärzte angegeben. Zudem werden die vorhandenen ambulanten Behandlungsmöglichkeiten berichtet. Da man nicht davon ausgehen kann, dass alle Fachärzte einer Abteilung zunächst einmal die ambulante Versorgung in den Krankenhäusern gewährleisten, wird der in den Analysen genannte Erfüllungsgrad der fachärztlichen Personalausstattung sicher eine Überschätzung darstellen. Der Facharztstandard muss nun einmal auch bei der stationären Versorgung sichergestellt werden, wobei insbesondere bei invasiven, vor allem operativen Prozeduren eine ständige Überwachung der in der Weiterbildung befindlichen Ärztinnen und Ärzte garantiert sein sollte.

Eine weitere Differenzierung, die bei den vorliegenden Analysen vernachlässigt wurde, stellt die Berücksichtigung der Fallzahl und Fallschwere der jeweils behandelten Patienten dar. Zwar gibt es keine Anhaltszahlen dafür, welche ärztliche Personalausstattung pro ambulant oder stationär im Krankenhaus behandelten Patienten gegeben sein muss. Dennoch ist klar, dass bei einer höheren Fallzahl oder komplexeren Patientenfällen eine bessere Personalausstattung notwendig ist. Diese Tatsache wurde bei den Analysen nicht berücksichtigt. Stattdessen beziehen sich die Analysen auf die reine Vorhaltung einer bestimmten Personalausstattung, die ohne Berücksichtigung der Patientenzahlen notwendig ist, um eine Abdeckung von acht Stunden jeden Tag oder aber rund um die Uhr gewährleisten zu können. Insofern fordert auch diese Einschränkung der Analysen, die Ergebnisse nur als konservative Schätzung zu interpretieren. Die tatsächliche fachärztliche Personalausstattung in Krankenhäusern wird vermutlich noch geringer sein als in den vorliegenden Analysen dargestellt.

Zuletzt muss einschränkend erwähnt werden, dass die Analysen auf den Krankenhausangaben zur fachärztlichen Ausstattung der Abteilungen fußen. Diese Angaben, von denen die Öffentlichkeit erwartet, dass man sich darauf verlassen kann, müssen aber mit Vorsicht betrachtet werden. Beim Vergleich der Summe der Fachärzte über alle Abteilungen hinweg mit den Angaben der Krankenhäuser zur Gesamtzahl der Fachärzte im Krankenhaus stimmten nur 35,5 % der Zahlen überein. Zu 88 % gaben die Krankenhäuser eine höhere Gesamtzahl an; bei rund 50 % der Krankenhäuser betrug die Abweichung der Zahlen mehr als 10 %.

10.7   Fazit

Die Angaben in den Qualitätsberichten der Krankenhäuser zur fachärztlichen Personalausstattung von Abteilungen, die ambulante Behandlungsmöglichkeiten anbieten, lassen den Schluss zu, dass viele Abteilungen über einen zu geringen Facharztschlüssel verfügen. Eine Versorgung nach Facharztstandard in den Ambulanzen und gleichzeitig auf den Stationen der Krankenhäuser scheint vielerorts nicht möglich zu sein.

Voreilige Schlussfolgerungen sollten aus dieser Feststellung jedoch nicht gezogen werden. Zunächst muss sichergestellt sein, dass das verwendete Datenmaterial valide ist. Die hohe Zahl der Krankenhäuser, deren Facharztzahl im Gesamtkrankenhaus weit entfernt von der Summe der Facharztzahlen in den Abteilungen liegt, lässt vermuten, dass die Validität optimiert werden könnte. Dies sollte im Rahmen einer Eingangsprüfung durch den G-BA sichergestellt werden, der offensichtlich unplausible Daten so lange an die Krankenhäuser zurückweisen sollte, bis die Daten stimmen. Dabei sollte dafür gesorgt werden, dass auch die Belegärzte in Form von Vollzeitäquivalenten angegeben werden, was bisher nicht der Fall zu sein scheint. Um die Aussagekraft der Qualitätsberichte im Hinblick auf die Personalausstattung der Fachabteilungen weiter zu erhöhen, könnte zudem als neue Anhaltszahl die Berufserfahrung des vorhandenen Personals erfasst werden, zum Beispiel in Form der Jahre nach der Approbation bzw. Jahre nach der Facharztanerkennung oder der Pflegeausbildung.

Gesetzt den Fall, die berichteten Daten stimmen, dann bieten sich verschiedene Möglichkeiten zum Umgang mit diesem Problem. Zu diskutieren wäre zum einen, ob die Vielzahl der Abteilungen mit Ambulanzen und die Diversifizierung der Ambulanzen, wie sie gerade in größeren Kliniken anzutreffen ist, überhaupt notwendig ist. Hier wäre es vielleicht günstiger, von spezialisierten Sprechstunden innerhalb größerer Ambulanzen zu sprechen, die dann eine 24/7-Versorgung für das Fachgebiet, nicht aber für jede Subspezialisierung garantieren können. Daneben sollte eruiert werden, inwieweit Zusammenlegungen von Ambulanzen und Abteilungen dabei helfen könnten, eine fachärztliche Ausstattung rund um die Uhr sicherzustellen. Dabei sollten auch Möglichkeiten in Betracht gezogen werden, die eine stärkere regionale Vernetzung und bessere Absprachen zwischen dem ambulanten und dem stationären Sektor als Grundlage haben.

Zum anderen könnte überlegt werden, ob die von der Deutschen Krankenhausgesellschaft immer wieder geforderte verbesserte Finanzausstattung eine Abhilfe bieten könnte. Solche Überlegungen sollten zur Bedingung haben, dass zunächst der Bedarf für die jeweilige Ambulanz der Fachabteilung in der Region überprüft wurde. Sodann wäre es vordringlich, die ärztliche und insbesondere fachärztliche Mindestausstattung pro vorgehaltener Abteilung und Ambulanz ohne und mit Berücksichtigung der Fallzahl und Fallschwere der behandelten Patienten politisch festzulegen. Sollte ein Krankenhaus nachweisen können, dass unter den gegebenen Finanzierungsmöglichkeiten eine für den Bedarf notwendige Ambulanz nicht mit ausreichendem Personal ausgestattet werden kann, könnten die derzeit diskutierten Sicherstellungszuschläge eine Abhilfe darstellen. Anderenfalls sollten die ambulanten Behandlungsmöglichkeiten der Krankenhäuser dann eingeschränkt werden, wenn trotz ausreichender Mittel keine adäquate Personalausstattung nachgewiesen werden kann. Nur so kann in Zukunft eine Gesundheitsversorgung in den Krankenhäusern garantiert werden, die der Patientensicherheit Genüge tut.

10

Literatur

Deutsche Krankenhausgesellschaft (DKG). Positionspapier der Deutschen Krankenhausgesellschaft zur Sicherstellung der medizinischen Versorgung. Berlin 2011. http://www.dkgev.de/media/file/9360.DKG-Vorschlaege_zur_Sicherstellung_der_medizinischen_Versorgung.pdf (13. Juli 2015).

Gemeinsamer Bundesausschuss (G-BA). Regelungen zum Qualitätsbericht der Krankenhäuser, Stand: 16. April 2015 des Gemeinsamen Bundesausschusses gemäß § 137 Abs. 3 Satz 1 Nr. 4 SGB V über Inhalt, Umfang und Datenformat eines strukturierten Qualitätsberichts für nach § 108 SGB V zugelassene Krankenhäuser. BAnz AT 10.06.2015 B2.

Kassenärztliche Bundesvereinigung (KBV). Stellungnahme der Kassenärztlichen Bundesvereinigung vom 19. März 2015 zum Regierungsentwurf für ein GKV-Versorgungsstärkungsgesetz (GKV-VSG). http://www.kbv.de/media/sp/2015_03_19_KBV_Stellungnahme_GKV_VSG.pdf (13. Juli 2015).

Haas C, Larbig M, Schöpke T, Lübke-Naberhaus KD, Schmidt C, Brachmann M, Dodt C. Gutachten zur ambulanten Notfallversorgung im Krankenhaus – Fallkostenkalkulation und Strukturanalyse. Management Consult Kestermann GmbH (MCK) (Hrsg). Hamburg 2015. http://www.dkgev.de/media/file/19401.2015-02-17_Gutachten_zur_ambulanten_Notfallversorgung_im_Krankenhaus_2015.pdf (13. Juli 2015).

Zentralinstitut für die kassenärztliche Versorgung (ZI). Übernahme der ambulanten Versorgung durch Krankenhäuser in unterversorgten Gebieten: Empirische Untersuchung zur Relevanz der Änderung von § 116a SGB V im GKV-VSG. Berlin 2015. http://www.zi.de/cms/fileadmin/images/content/PDFs_alle/ZiPaper_01-2015_Ambulante_Versorgung_Krankenh%C3%A4user_final_01.pdf (13. Juli 2015)

11 Behandlungswege in der Transplantationsmedizin – Herausforderungen bei der Bewältigung von ambulanten und stationären Schnittstellen

Lena Harries, Harald Schrem, Christian Krauth und Volker Eric Amelung

Abstract

Die Transplantationsmedizin ist ein Beispiel für eine medizinische Interaktion zwischen den Sektoren und verschiedenen Institutionen. Der Behandlungsverlauf umfasst neben transinstitutionellen und -sektoralen Versorgungsstrukturen die Einbindung von verschiedensten Fachdisziplinen. Eine patientenorientierte kontinuierliche Behandlung wird durch Schnittstellen-Problematiken zwischen den Sektoren sowie bestehende Versorgungsbrüche und fehlende Informationsflüsse wesentlich erschwert. Zur verbesserten Kooperation und Koordinierung mit funktionierendem Informationsaustausch zwischen den Akteuren und sinnvoll aufeinander abgestimmten Prozessketten bedarf es einer stärkeren integrierten Versorgung mit sektoren- und berufsfeldübergreifenden Versorgungsstrukturen.

Transplantation medicine is an example of a medical interaction between different sectors and institutions of care. The course of treatment includes not only trans-institutional and -sectoral care structures, but also the integration of diverse specialist disciplines. However, due to problems at the interface of the different health care sectors as well as interruptions in treatment and a lack of information flows, a patient-centered continuous treatment is hard to put into practice. In order to achieve a better cooperation with a continuous information exchange between stakeholders as well as coordinated process chains, a better integrated health care with cross-sectoral and cross-professional structures is required.

11.1 Einleitung

Die Transplantationsmedizin stellt ein besonders sensibles Feld mit chronisch schwer erkrankten Patienten und einer äußerst komplexen Versorgungsstruktur dar. Der Prozess von der Behandlung der Grunderkrankung über die Transplantation bis zur Nachsorge betrifft sektorenübergreifend eine Vielzahl von Institutionen. Er weist somit viele Schnittstellen und ethische Fragestellungen auf: Neben niedergelassenen Fachärzten und Krankenhausärzten aus verschiedenen Fachrichtungen sind auch Leistungserbringer der Rehabilitation, der Pflege und der psychischen Betreuung mit eingebunden. Dementsprechend werden hohe Anforderungen an die Vernetzung der verschiedenen Versorgungsbereiche gestellt, die allerdings auch sehr anfällig für die Schwachstellen des deutschen Gesundheitssystems sind: Fehler in den Strukturen, in der Organisation und in den Entscheidungsbereichen wirken sich besonders gravierend aus – insbesondere auch auf das öffentliche Vertrauen, das bei der Organspende eine maßgebliche Rolle einnimmt. Der Rückgang in den Spenderzahlen durch den Transplantationsskandal hat verdeutlicht, wie vulnerabel der Bereich der Transplantation und Organspende ist: Im Jahr 2011 wurden noch 1 200 Organe gespendet, 2014 hingegen nur 864 (DSO 2014; Pondrom 2013; Schrem und Kaltenborn 2013).

Der Versorgungsprozess wird darüber hinaus von diversen unbeständigen Variablen beeinflusst, wie beispielsweise von der Wartelistenzeit. Patienten, die z. B. eine Lebertransplantation benötigen, warten je nach Blutgruppe und Dringlichkeit ungefähr fünf bis 13 Monate auf eine Transplantation respektive stehen auf der Warteliste (Rahmel 2014; Jung et al. 2008; Schlitt et al. 2011). Bei einer Nierentransplantation stellt sich die Situation bezüglich der langen Wartezeit noch komplizierter dar. Wenn ein endgültiges Nierenversagen vorliegt und eine Dialysebehandlung erforderlich ist, warten Patienten in Deutschland durchschnittlich fünf bis sechs Jahre auf ein Spenderorgan. Der Wartelistenzeit sind nach oben hin keine Grenzen gesetzt sind, wie beispielsweise Wartezeiten von 15 Jahren verdeutlichen (DSO 2015a). Darüber hinaus befinden sich Patienten nach der Transplantation in einer kontinuierlichen Nachsorgepflicht, da zum Beispiel bei sämtlichen medizinischen Maßnahmen die medikamentösen Wechselwirkungen berücksichtigt werden müssen (Schrem et al. 2009).

Die Qualität und Wirtschaftlichkeit eines Gesundheitssystems hängt stark von der Organisation und Verzahnung der Versorgungsbereiche ab. Hierbei stoßen die zugrunde liegenden Strukturen jedoch an ihre Grenzen, insbesondere weil individualisierte Behandlungsprozesse eher die Ausnahme darstellen. Bekannte Problematiken sind dabei die Überwindung der Trennung des ambulanten, stationären und rehabilitativen Sektors, die mangelnde prozess- und informationstechnische Verzahnung sowie die daraus resultierende Parallelität von personellen und apparativen Kapazitäten (Amelung et al. 2012). Die mangelnde Kooperation und Koordination wird auch in der Bevölkerung wahrgenommen. In einer internationalen Vergleichsstudie gaben 23 % der befragten deutschen Patienten (n=1 200) an, dass der Informationsfluss zwischen den Leistungserbringern ungenügend ist (Schoen et al. 2011) und in einer Befragung des Commonwealth Fund wurde die *Coordinated Care* in Deutschland als die zweitschlechteste bewertet (Davis et al. 2014).[1] In einer deutschen Umfrage wurde zudem gezeigt, dass 65 % der Bürger der Meinung sind, dass mangelnde Vernetzung und Kommunikation zwischen Ärzten, Krankenhäusern und Krankenkassen zu ineffizienten Behandlungswegen führen (Braun et al. 2011).

Dies zeigt, dass große Anforderungen an die Koordination und Kommunikation zwischen den unterschiedlichen Akteuren gestellt werden, um über einen langfristi-

---

1 Im Vergleich zu Australien, Kanada, Frankreich, Deutschland, Niederlande, Neuseeland, Norwegen, Großbritannien, USA.

gen Therapieverlauf eine patientenorientierte und kontinuierliche Behandlung zu gewährleisten. Die traditionelle Sektorentrennung erschwert dies jedoch und wird zudem durch bestehende Brüche in den Vergütungs- und Anreizsystemen verschärft (Amelung et al. 2015b).

In diesem Beitrag soll aufgezeigt werden, wie sich die Schnittstellen-Problematik auf den Behandlungsprozess auswirkt und welche Rolle der Patient dabei einnimmt. Vor dem Hintergrund einer patientenorientierten und sektorenübergreifenden Versorgung werden daraufhin diverse Ansätze einer integrierten Versorgung vorgestellt.

11.2   Ambulanz und stationäre Versorgung

Das Transplantationswesen ist dezentral organisiert. Jeweils verschiedene Akteure erfassen Transplantationsbedürftige, stellen Spenderorgane bereit, transplantieren diese und sichern die Nachsorge. Zudem sind verschiedene Institutionen an der Organisation, Koordination, Prüfung und Qualitätssicherung dieses Prozesses beteiligt. Die Gründe hierfür liegen in verschiedenen sozial- und berufsrechtlichen Zuständigkeiten, gewachsenen Strukturen oder im Persönlichkeitsschutz von Spendern und Empfängern (Veit et al. 2014). Für die Patienten bedeutet diese dezentrale Organisation viele einzelne, voneinander getrennte Behandlungsschritte – insbe-

Abbildung 11–1

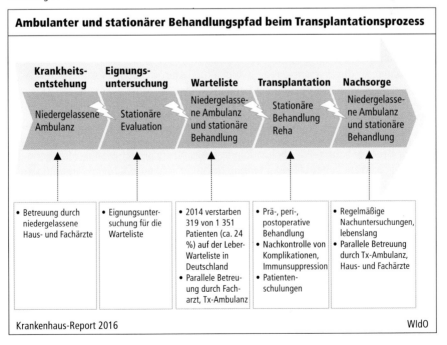

Ambulanter und stationärer Behandlungspfad beim Transplantationsprozess

Krankheits-entstehung	Eignungs-untersuchung	Warteliste	Transplantation	Nachsorge
Niedergelassene Ambulanz	Stationäre Evaluation	Niedergelasse-ne Ambulanz und stationäre Behandlung	Stationäre Behandlung Reha	Niedergelasse-ne Ambulanz und stationäre Behandlung
• Betreuung durch niedergelassene Haus- und Fachärzte	• Eignungsunter-suchung für die Warteliste	• 2014 verstarben 319 von 1 351 Patienten (ca. 24 %) auf der Leber-Warteliste in Deutschland • Parallele Betreu-ung durch Fach-arzt, Tx-Ambulanz	• Prä-, peri-, postoperative Behandlung • Nachkontrolle von Komplikationen, Immunsuppression • Patienten-schulungen	• Regelmäßige Nachuntersuchungen, lebenslang • Parallele Betreuung durch Tx-Ambulanz, Haus- und Fachärzte

Krankenhaus-Report 2016   WIdO

sondere zwischen den Sektoren – sowie oftmals eine parallele Behandlung durch niedergelassene und Krankenhausärzte (Abbildung 11–1). Vor dem Hintergrund der sich in der Regel kontinuierlich verschlechternden Organfunktionen und einem drohenden Organversagen ist diese Situation für Patienten entsprechend prekär.

11.2.1   Beteiligte Akteure

Neben dem Hausarzt können in Abhängigkeit von der individuellen Krankheitssituation (Grunderkrankung, Vorliegen von Multimorbidität etc.) verschiedene Fachärzte bei der ambulanten ärztlichen Betreuung mitwirken. Bei einer chronischen Lebererkrankung sind dies beispielsweise Gastroenterologen, Hepatologen oder Onkologen. Parallel hierzu findet neben der Eignungsuntersuchung für die Warteliste die regelmäßige Vor- und Nachsorge der Patienten in der ambulanten Sprechstunde an einem Krankenhaus oder Transplantationszentrum statt (Tx-Ambulanz) (IFB-Tx 2015a).

Für die Eignungsuntersuchung müssen der Ambulanz diverse klinische Beurteilungen vorliegen. Für eine Nierentransplantation bedarf es zum Beispiel kardiologischer, pneumologischer, urologischer, gastroenterologischer, endokrinologischer, vaskulärer oder hämatologischer Untersuchungen. Im Falle einer Transplantation (Tx) der Niere muss sich der Patient in der Regel selbst um die benötigten Untersuchungen kümmern, er wird hierbei in der Regel organisatorisch durch einen niedergelassenen Nephrologen unterstützt. Dies geht mit einer enormen Belastung für den Patienten einher, da einerseits ein hoher zeitlicher Aufwand entsteht und anderseits eine Vielzahl an (niedergelassenen) Fachärzten sowie Ärzten aus der Tx-Ambulanz Untersuchungen durchführen. Im Rahmen der weiteren Vor- und Nachsorge sind ebenfalls Fachärzte aus verschiedenen Gebieten in den Prozess eingebunden, wie z.B. Allgemein-, Viszeral- und Transplantationschirurgen, Nephrologen oder Gastroenterologen (IFB-Tx 2015b). Diese Situation stellt hohe Anforderungen an ein Daten- und Schnittstellenmanagement.

Im Rahmen der Vorsorge von Transplantationspatienten müssen die medizinischen Daten für die Warteliste regelmäßig aktualisiert werden, da Änderungen Auswirkungen auf den Wartelistenrang haben können. Dafür ist es essentiell, dass jegliche Informationen über medizinische Ereignisse eines Wartelisten-Patienten möglichst schnell und vollständig zu den betreuenden Ärzten gelangen. Diese Situation birgt einige Herausforderungen. Wenn ein Patient z.B. einen Unfall hatte und in ein anderes Krankenhaus als das behandelnde Tx-Zentrum eingeliefert wird, wissen die zuständigen Ärzte in der Unfallabteilung bei nicht auskunftsfähigen Patienten nicht unmittelbar über die Transplantationsbedürftigkeit des Patienten Bescheid. Dies wirkt sich nicht nur auf die akute Behandlung des Patienten in dem Krankenhaus aus, sondern kann auch bedeutende Auswirkungen auf die Wartelisten-Eignung haben, etwa wenn der Patient aufgrund von Kontraindikationen infolge des Unfalls nicht mehr transplantiert werden kann. Gelangen solche Informationen nicht (rechtzeitig) zum Tx-Zentrum, ist dieses nicht über den aktuellen Zustand des Patienten informiert, sodass notwendige Maßnahmen nicht eingeleitet werden. Stand zum Unfallzeitpunkt beispielsweise ein geeignetes Organ für den Patienten zur Verfügung, kann dieses nicht angenommen werden. Diese Information würde im Falle einer Informationsweitergabe zwischen den Krankenhäusern zu einer Meldung an

Eurotransplant führen, sodass eine andere Allokation des zur Verfügung stehenden Organs erfolgen würde (KBV 2015, BÄK 2013b).

Auch die Nachsorge bei Organtransplantierten erfordert eine besonders enge Zusammenarbeit zwischen den niedergelassenen Ärzten, der Tx-Ambulanz und den Rehabilitationskliniken. Der Langzeiterfolg und das übergeordnete Ziel einer vollständigen Wiederherstellung der sozialen und beruflichen Integration des Patienten hängen stark von der interdisziplinären Versorgung und Nachsorge ab. Unabhängig von der Komplexität der originären Wertschöpfungskette der Transplantation hat eine möglichst engmaschige Kontrolle einen hohen Stellenwert für einen „guten" Verlauf nach einer Transplantation. Dies ermöglicht eine regelmäßige Überprüfung der Compliance des Patienten oder eine frühzeitige Diagnose und Behandlung von Komplikationen. Beide Aspekte spielen bei der Nachsorge eine übergeordnete Rolle. Ein wesentliches Problem ist, dass es kein System für die Nachverfolgung von Patienten gibt. Manche Patienten werden nach einer Transplantation nur sehr unre-

Abbildung 11–2

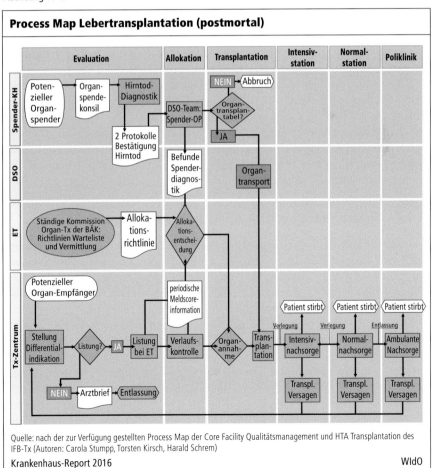

Process Map Lebertransplantation (postmortal)

Quelle: nach der zur Verfügung gestellten Process Map der Core Facility Qualitätsmanagement und HTA Transplantation des IFB-Tx (Autoren: Carola Stumpp, Torsten Kirsch, Harald Schrem)

Krankenhaus-Report 2016 WIdO

gelmäßig in der Tx-Ambulanz vorstellig, sodass eine engmaschige Kontrolle nicht möglich ist (BÄK 2013b; Mayr 2005). Darüber hinaus müssen bei sämtlichen medizinischen Maßnahmen (z. B. der Verschreibung von einfachen Grippe-Medikamenten oder der rezeptfreien Anwendung von Johanniskraut) die medikamentösen Wechselwirkungen sowie die Arzneimitteltherapiesicherheit berücksichtigt werden. In diesem Zusammenhang ist im Entwurf zum E-Health-Gesetz die Einführung eines Medikationsplans definiert worden, in dem jegliche Arzneimittel eines Patienten dokumentiert werden. Dies ist insbesondere für Patienten relevant, die mehrere Medikamente einnehmen (BT-Drs. 18/5293). Die Nachsorge von Transplantationspatienten stellt entsprechend große Anforderungen an die Koordination und Kommunikation zwischen den unterschiedlichen Akteuren (Schrem et al. 2009).

Neben diesem klinischen Prozess sind im Zusammenhang mit der Organspende weitere Institutionen wie die Deutsche Stiftung Organtransplantation (DSO), Eurotransplant (ET) und das Spenderorgan-Entnahmekrankenhaus beteiligt. Eine praxisnahe Visualisierung dieses umfassenden Prozesses wurde im Rahmen des Integrierten Forschungs- und Behandlungszentrums Transplantation (IFB-Tx) an der Medizinischen Hochschule Hannover (MHH) im Bereich der Core Facility Qualitätsmanagement und HTA Transplantation in Form einer Process Map erstellt (Abbildung 11–2). Die Vielzahl an horizontalen und vertikalen Schnittstellen im klinischen Ablauf wird dabei besonders deutlich und beinhaltet höchst sensible und vulnerable Bereiche. Sehr gut zu erkennen ist die parallele Einbindung verschiedener Institutionen bei jeglichem Prozessschritt (Evaluation, Allokation etc.). Allein die Schritte im Transplantationszentrum sind durch eine Parallelität von vielen einzelnen Elementen gekennzeichnet, was erkennen lässt, wie komplex die klinischen Prozesse in der Transplantationsmedizin sind. Die Darstellung verdeutlicht zudem, dass der Patient sich neben der Betreuung durch diverse Ärzte auch auf räumliche Herausforderungen einstellen muss. Die Komplexität des Behandlungsprozesses steigert sich zudem dadurch, dass über den klinischen Prozess hinaus weitere Schnittstellen zum sozialen Bereich und zur psychologischen Versorgung bestehen.

11.2.2   Spezialisierung und medizinische Vielschichtigkeit

Die hochkomplexen Versorgungsstrukturen der Transplantationsmedizin müssen über einen längeren Zeitraum abgebildet werden können und dabei dem Anspruch einer flächendeckenden Versorgung gerecht werden. Im Kontrast dazu steht die zunehmende Spezialisierung und medizinische Vielschichtigkeit, die durch das rasant wachsende Wissen gefördert werden.

Die Muster-Weiterbildungsordnung der Bundesärztekammer (BÄK) enthielt 1979 noch 27 Gebietsbezeichnungen, 14 Teilgebietsbezeichnungen und 15 Zusatzbezeichnungen. Mittlerweile gibt es 33 Gebiete mit über 60 dazugehörigen Facharzt- und Schwerpunktkompetenzen und fast 50 Zusatzkompetenzen (BÄK 2013a). In diesem Zusammenhang wird auch über die Einführung einer Gebietsbezeichnung für die Transplantationsmedizin diskutiert. Der medizinische Vorteil eines hohen Maßes an Spezialisierung erlaubt dabei eine gezielte Behandlung. Vor dem Hintergrund zunehmender Komplexität stellt sich entsprechend die Frage, ob es nicht noch weiterer Spezialisierung bedarf, um den Anforderungen gerecht zu werden, vor allem bei verhältnismäßig „seltenen" Indikationen.

Abbildung 11–3

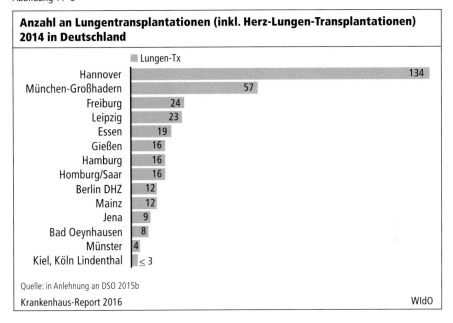

Anzahl an Lungentransplantationen (inkl. Herz-Lungen-Transplantationen) 2014 in Deutschland

Quelle: in Anlehnung an DSO 2015b

Krankenhaus-Report 2016   WIdO

Abbildung 11–4

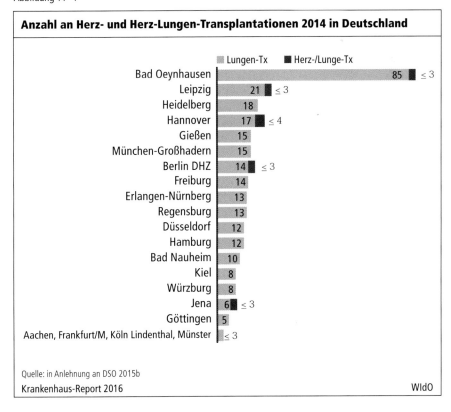

Anzahl an Herz- und Herz-Lungen-Transplantationen 2014 in Deutschland

Quelle: in Anlehnung an DSO 2015b

Krankenhaus-Report 2016   WIdO

Lebendorganspenden umfassten im Jahr 2014 knapp 18 % der Transplantationen (ET 2015). Eine Teilleber-Lebendorganspende wurde in acht verschiedenen Transplantationszentren durchgeführt, wobei knapp die Hälfte der Transplantationen in zwei Zentren durchgeführt wurde. Ähnlich verhält es sich mit Lungen- oder Herz- und Herz-Lungen-Transplantationen: In Deutschland wurden 2014 in 15 Zentren Lungentransplantationen durchgeführt, wobei der Großteil auf ein bzw. zwei Zentren entfiel. Bei Herz- und Herz-Lungen-Transplantationen waren sogar 21 Kliniken beteiligt (Abbildung 11–3 und 11–4) (DSO 2015b). Daran anknüpfend wird intensiv über die aus medizinischer Sicht benötigte Anzahl von Zentren diskutiert. Es wird angezweifelt, dass die hohe Anzahl an Zentren notwendig ist. Als Argumente werden z. B. angeführt, dass zum einen aufgrund geringer Fallzahlen die Effizienz und Qualität der Behandlung nicht überprüft werden kann und zum anderen ein daraus resultierender schädlicher Wettbewerb vermieden werden könnte (L'hoest und Marschall 2013).

Diese Entwicklung steht jedoch im Widerspruch zu einer flächendeckenden Versorgung, insbesondere vor dem Hintergrund, dass die zunehmende Chronifizierung und Komplexität der Krankheitsbilder eine patientennahe und sektorenübergreifende Versorgung erfordert. In diesem Zusammenhang stellt sich die Frage, ob eine zunehmende Spezialisierung mit weniger Tx-Zentren einen funktionierenden Informationsaustausch zwischen den Akteuren und sinnvoll aufeinander abgestimmte Prozessketten erschwert oder eher von Vorteil für die Transplantationspatienten ist (Amelung et al. 2015a).

11

11.3   Zukünftige Anforderungen an die Versorgung

Die letzte Reform des Transplantationsgesetzes (TPG) fokussierte eine Erhöhung der Transparenz, Sicherheit und Qualität sowie die Umsetzung von EU-rechtlichen Vorgaben. Es wurden einheitliche gesetzliche Standards für Qualität und Sicherheit festgelegt. Dadurch sollte eine Verbesserung der Abläufe und Strukturen in den Krankenhäusern erreicht werden. Hierfür wurde unter anderem vereinbart, dass Entnahmekrankenhäuser für die Organisation der Organspende einen Transplantationsbeauftragten benennen müssen. Hinsichtlich einer Verbesserung der sektorenübergreifenden Kooperation und Koordination wurde lediglich der Vertrag überarbeitet, der auf die Koordinierungsaufgabe der DSO abzielt. Hierbei stand die Verbesserung der Zusammenarbeit zwischen den Entnahmekrankenhäusern und Transplantationszentren im Fokus. Darüber hinaus wurden keine weiteren Maßnahmen formuliert (BMG 2012). Seit 2009 unterstützt der G-BA eine sektorenübergreifende und datengeschützte Qualitätssicherung (QS), um eine verbesserte Abstimmung zwischen dem ambulanten und stationären Sektor zu fördern. Neben der Betreuung, Pflege und Weiterentwicklung der externen stationären Qualitätssicherung liegt der Fokus auf der Etablierung einer sektorenübergreifenden Qualitätssicherung im Gesundheitswesen (SQG) (AQUA 2014).

Einen wesentlichen limitierenden Faktor hierbei stellen die äußeren Rahmenbedingungen dar. Außerhalb von integrierten Versorgungsprojekten fehlt eine sektorenübergreifende IT-Vernetzung, sodass das Ziel einer schnittstellenübergreifenden

Qualitätsmessung und -sicherung derzeit nicht erreicht werden kann. Es zeigen sich beispielsweise Schwierigkeiten bezüglich der sektorenübergreifenden QS-Fallauslösung, was auf die Heterogenität der Datenkodierung zurückgeführt werden kann. (Klakow-Franck 2014; Heller et al. 2014). Im Bereich der Datenerhebung von Transplantationsleistungen bestätigt sich dieses Problem, da sektorenübergreifende Daten nicht systematisch gesammelt werden. Es werden hauptsächlich Informationen von den Transplantationszentren übermittelt, aber kaum von weiteren am Behandlungsprozess beteiligten Akteuren. Den Transplantationszentren können auch Informationen von den jeweiligen Haus- und Fachärzten vorliegen, dies wird jedoch nicht systematisch gesondert erfasst (AQUA 2014). Für bestimmte Verfahren ist der G-BA daher dazu übergegangen, Sozialdaten von den Krankenkassen zu nutzen, wie z. B. bei der perkutanen Koronarintervention und Koronarangiographie oder der Arthroskopie am Kniegelenk. Es zeigt sich jedoch, dass bei der SQG noch ein umfassender Weiterentwicklungsbedarf hinsichtlich der sektorenübergreifenden Outcome-Orientierung besteht. Darüber hinaus bestehen noch weitere Herausforderungen, wie beispielsweise eine stärkere Einbindung der Patientenperspektive in die Qualitätsmessung. Mithilfe von Patientenbefragungen könnten Informationen zur QS-Dokumentation von den Leistungserbringern erfasst werden (Klakow-Franck 2014; Heller et al. 2014).

Wie sich zeigt, bedarf es der Umsetzung weiterer praxisnaher Schritte hinsichtlich einer integrierten Versorgung mit sektoren- und berufsfeldübergreifenden Versorgungsmodellen, um eine patientenorientierte und sektoren- bzw. fachübergreifende Versorgung in der Transplantationsmedizin voranzutreiben.

11.3.1 Informationstechnische Verzahnung

Für die Transplantationsmedizin ist es von besonderer Bedeutung, die beschriebenen Brüche in der Kontinuität einer sektorenübergreifenden Behandlung durch eine prozess- und informationstechnische Verzahnung zu fördern. Ein integrierter Informationsaustausch zwischen den dezentral organisierten Akteuren und Institutionen ist essentiell, um Unklarheiten in der Informationslage zu vermeiden und Informationsverlusten vorzubeugen. Der Informationsaustausch gestaltet sich derzeit eher konfus und undurchsichtig (Abbildung 11–5). Eine Vereinheitlichung und Zusammenführung der transplantationsmedizinischen Daten wird bereits im Rahmen eines nationalen Transplantationsregisters diskutiert. Vor dem Hintergrund eines verbesserten Dokumentations- und Datenflusses stehen z. B. die Datenharmonisierung, die Effizienzsteigerung bei der Dokumentation oder die Integration von unterschiedlichen Datenquellen im Fokus. Voraussetzung dafür ist der großflächige Einsatz von strukturierten Informations- und Kommunikationsinstrumenten. Ein wesentlicher Baustein ist die (bereits seit Jahren überfällige) elektronische Gesundheitskarte bzw. Patientenakte. Dadurch würde der Informationsaustausch zwischen den beteiligten Fachärzten – insbesondere bei einem medizinischen Zwischenfall – enorm erleichtert werden (Veit et al. 2014; Amelung, Wolf 2012).

Abbildung 11–5

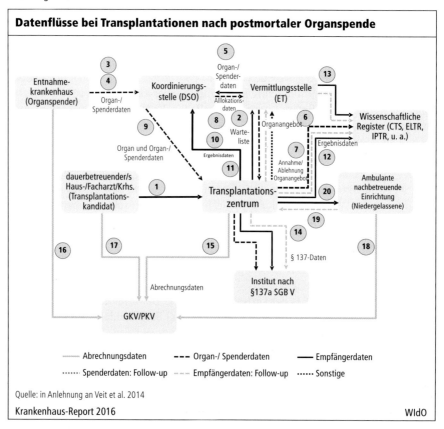

Datenflüsse bei Transplantationen nach postmortaler Organspende

Quelle: in Anlehnung an Veit et al. 2014

Krankenhaus-Report 2016   WIdO

11.3.2   Finanzierung

Die Finanzierungsstrukturen in der Zeitspanne von der Identifikation eines geeigneten Spenders bis zur Transplantation schließen bereits verschiedene Vergütungsformen ein. Darüber hinaus kommen weitere vergütungsrelevante Schnittstellenbereiche hinzu, wie jene der niedergelassenen Haus- und Fachärzte, der Transplantationsambulanz und der Rehabilitationskliniken (Abbildung 11–6).

Die Leistungen der niedergelassenen Haus- und Fachärzte werden über den einheitlichen Bewertungsmaßstab (EBM) vergütet. Für die Behandlung eines Patienten mit einer chronischen Lebererkrankung können neben allgemeinen oder arztgruppenspezifischen Gebührenordnungspositionen (GOP) im Falle einer Transplantation entsprechende Zusatzpauschalen abgerechnet werden (KBV 2015).

Die DSO erhält für jedes transplantierte und postmortal gespendete Organ eine Pauschale vom Kostenträger des Empfängers.[2] Damit sollen die Kosten der Über-

---

2 Eine Einsicht in die Pauschalen und weitere Komponenten des Budgets der DSO siehe (GKV-Spitzenverband 2012).

Abbildung 11–6

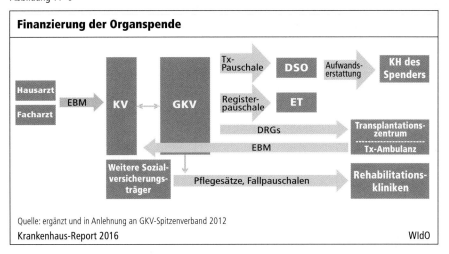

Finanzierung der Organspende

Quelle: ergänzt und in Anlehnung an GKV-Spitzenverband 2012
Krankenhaus-Report 2016   WIdO

prüfung der medizinischen und rechtlichen Spendereignung, der Organentnahme und des Transports der gespendeten Organe abgedeckt werden. Die stationären prä-, peri- und postoperativen Transplantationsleistungen werden über G-DRGs vergütet. Die Pflege der Warteliste des Transplantationszentrums ist mit den DRGs abgegolten und wird nicht separat vergütet. Werden Patienten jedoch stationär für die Warteliste evaluiert, gibt es spezifische DRGs, die diese Leistungen abbilden. (GKV-Spitzenverband 2012).

Die Transplantationsambulanz rechnet dagegen mit der Kassenärztliche Vereinigung (KV) über EBM-Ziffern ab, wofür es allerdings einer Ermächtigung durch die KV bedarf. Im Rahmen einer Institutsermächtigung werden beispielsweise konkrete Fachbereiche benannt, die Untersuchungen und Behandlungen von Patienten vor und nach Transplantationen durchführen dürfen. Zudem werden die abrechnungsfähigen Leistungen gemäß ausgewählter Kapitel des EBM-Katalogs angegeben. Zum Beispiel dürfen (ermächtigte) Ärzte einer Klinik für pädiatrische Nieren-, Leber- und Stoffwechselerkrankungen Leistungen gemäß Kapitel 4 des EBM-Katalogs abrechnen (Münzel und Nicola 2008).

Die Kosten für eine Transplantation variieren je nach Krankheitsschwere und Komplikationen stark. Für eine Lebertransplantation werden z. B. durchschnittliche (stationäre) Kosten von 53 000 € angegeben, wobei die Spanne von ca. 18 000 € bis knapp 400 000 € reicht (Lock et al. 2010).

Getrennte Finanzierungsstrukturen und eigene Budgets der Sektoren hemmen jedoch die sektorenübergreifende Zusammenarbeit. Eine schnittstellenübergreifende Ressourcenallokation gerät in den Hintergrund. Die Finanzierung erzeugt vielmehr Anreize für die Akteure eines Sektors, zu Lasten des anderen Sektors zu handeln, um finanziell zu profitieren. Als Vergütungsmöglichkeit für die Überwindung der organisatorischen Trennung der Sektoren bieten sich sogenannte *bundled payments* an. Diese orientieren sich an einem Leistungskomplex, in dem charakteristischerweise alle Leistungen, die im Zusammenhang mit einer spezifischen Krankheitsepisode erbrachten werden, pauschal und prospektiv vergütet werden. Die Vergütung umfasst somit nicht nur einzelne Sektoren, sondern alle an der Versorgung beteiligten Stufen. Diese Form der Vergütung ist demnach geeignet, die organisatorische Trennung der Sektoren zu überwinden und die Kooperation der Leistungserbringer zu fördern. Im Bereich der Transplantationsmedizin könnte es ab dem Zeitpunkt des Wartelisteneintrags eine Pauschale für die ambulante und stationäre Betreuung des Patienten geben. Darüber hinaus ließen sich die Rehabilitation und Pflege auch mit in die Vergütung einschließen. Ein weiterer Bestandteil könnte zudem die medikamentöse Therapie darstellen, indem die Verordnung von Immunsuppressiva in dem Komplex eingeschlossen wird. Solch ein einheitliches Finanzierungssystem würde einen reibungsloseren Versorgungsprozess von Transplantationspatienten fördern und darüber hinaus die Kosten reduzieren.

Eine grundlegende Voraussetzung für *bundled payments* ist eine adäquate Abbildung der benötigten Ressourcen. Es wird empfohlen, auf der Basis von evidenzbasierten Leitlinien den Verbrauch für einen Behandlungszeitraum zu ermitteln, woraus sich eine entsprechende Vergütung ableiten lässt. Um zu verhindern, dass aufgrund dieser Vergütung einzelne Akteure lieber profitablere als finanziell weniger attraktive Leistungen anbieten, kann die Verteilung sich ebenfalls an den Leitlinien orientieren. Der Gefahr von weiteren Fehlanreizen, wie z. B. eine Risikoselektion von Patienten oder eine verminderte Qualität der Leistungserbringung, kann dabei durch diverse Modifizierungen entgegengewirkt werden. Der Anreiz zur Selektion von bestimmten Patienten lässt sich beispielsweise durch Risikoadjustierung nach Alter oder Geschlecht minimieren. Um eine Maßnahme zur Qualitätssicherung zu integrieren, kann eine Kombination mit Zusatzvergütungen erfolgen. Die *bundled payments* könnten durch einen prozentualen Anteil aufgestockt werden, der an gewisse Voraussetzungen geknüpft ist.

Das Geisinger Health System in den USA beispielsweise vergütet seit dem Jahr 2006 eine Koronararterien-Bypass-Operation mit *bundled payments*. Der Leistungskomplex umfasst neben dem stationären Aufenthalt jegliche prä-operativen Leistungen sowie einen Follow-up-Zeitraum von 90 Tagen. Die Vergütung berechnet sich auf Basis von evidenzbasierten Leitlinien, wobei es einen Zuschlag für Komplikationen gibt. Als Beitrag zur Qualitätssicherung haben die Mitarbeiter zugestimmt, bei jedem Patienten 40 evidenzbasierte Leistungen anzuwenden. Nach dem ersten Jahr verminderte sich die Wiedereinweisungsrate um 10 % und Krankenhausaufenthalte verkürzten sich um 16 %. Insgesamt führten *bundled payments* zu 5,2 % weniger Krankenhauskosten (Amelung 2013).

In den Niederlanden werden für die Behandlung des Diabetes seit mehreren Jahren großflächig *bundled payments* eingesetzt. Leistungsanbieter der Primärversorgung haben sich zusammengeschlossen und mit den Krankenversicherungen Leistungskomplexe sowie die Vergütung definiert. Die Patienten bewerteten dabei beispielsweise die multidisziplinäre Zusammenarbeit, Effizienz und Transparenz zunehmend positiv. Kritisiert wurde hingegen, dass *bundled payments* einen zunehmenden administrativen Aufwand erzeugen und die Behandlung von Komorbiditäten der Patienten nicht vergüten, zudem wurden Bedenken bezüglich der Substitution von Leistungen geäußert (Struijs et al. 2012; Tol et al. 2013).

Bundled payments gelten zwar als neuartig, greifen allerdings auf bekannte Steuerungsinstrumente zurück und erweisen sich insbesondere in Kombination mit anderen Entlohnungsformen als effizientes Vergütungssystem.

11.3.3   Führung

Die komplexen und vulnerablen Bereiche bei der Versorgung von Transplantations-patienten sowie die bedeutende Rolle des öffentlichen Vertrauens erfordern neben den etablierten Managementstrukturen eine ganzheitliche Führung des Prozesses. Die Entwicklung von Strategien, deren Kommunikation sowie die Einbindung jeg-licher Akteure sind Führungsaufgaben. Im Gesundheitswesen erscheint dies als eine besonders schwierige Aufgabe, da der Fokus auf einer ganzen Organisation liegt und die Schaffung solcher Strukturen entsprechend umfangreicher und komplizier-ter ist als in klassischen Organisationen. Für das Transplantationswesen mit einer Vielzahl von transsektoralen und -institutionellen Schnittstellen stellt sich diese Aufgabe noch komplexer dar. Ein umfassendes Führungskonzept erfordert zudem ein Aufbrechen von bisherigen traditionellen Rollenmustern und Strukturen und kann ein Eindringen in bisher autonome Bereiche bedeuten. Dabei ist es ebenso wichtig, die verschiedenen Professionen, Kulturen und Unternehmensstrukturen zu integrieren. Die Führungsstruktur sollte losgelöst von den bisherigen Strukturen gesehen und entsprechend implementiert werden (Sydow et al. 2011; Reinertsen et al. 2008; Den Hertog et al. 2005; Schmitz und Berchthold 2009).

Die Rolle der medizinischen Professionen steht im Rahmen des Behandlungs-prozesses dabei nicht zur Disposition, es sollen keine Leistungen substituiert wer-den. Viel entscheidender ist, dass Leistungen delegiert werden. Hier kommt z. B. das Case Management für Patienten zum Tragen. Case Manager übernehmen die Verantwortung, für den Patienten den Behandlungsprozess über die verschiedenen Versorgungsbereiche zu planen, bewerten, implementieren, koordinieren, beauf-sichtigen und zu evaluieren. Das Aufgabenspektrum reicht dabei von der (auch psy-chologischen) Betreuung bei der medizinischen Behandlung bis zur Beratung hin-sichtlich finanzieller Angelegenheiten oder berufsbezogener Schwierigkeiten. Die-se hochanspruchsvollen Funktionen können nach entsprechend profunder Weiter-bildung von qualifizierten Pflegepersonen wahrgenommen werden. Aufgrund die-ser Weiterbildung können diese z. B. ein leitliniengeführtes Management leisten oder Unterstützung bei der Selbstversorgung bieten (Amelung 2013).

11.4   Fazit

Die Versorgungsstrukturen im Transplantationswesen weisen eine Vielzahl von komplizierten Wegen und Hürden für den Patienten auf. Neben räumlichen Heraus-forderungen in Form der Einbindung verschiedener Sektoren und Institutionen gibt es für die Patienten keinen übergeordneten und steuernden Prozesseigner (*Owner of the process*). Es bestehen weder klare Zuständigkeiten für die Patienten noch wer-den sie durch das System geführt. Da der Behandlungsweg den Kontakt mit einer Vielzahl von Fachärzten aus verschiedenen Gebieten umfasst, ist es an dieser Stelle von hoher Bedeutung, dass der Hausarzt den Behandlungsweg organisiert und dem Patienten eine Orientierung gibt. In der Praxis hat sich dabei gezeigt, dass der Patient darüber hinaus mit der Aufgabe konfrontiert wird, die jeweiligen Informationen zu bündeln und den eigenen Therapieweg mit zu organisieren. Die zuständigen Hausärzte sind meistens nicht erfahren im Umgang mit transplantationsspezifischen Aspekten der Behandlung. Neben der Bewältigung einer schweren Erkrankung kann dies für den Patienten eine starke Überforderung und Zusatzbelastung darstellen. Dabei ist das Feld der Organtransplantation ein besonders sensibles: Das Versagen einer Organisationsstruktur hat unmittelbare Auswirkungen auf das Überleben und Sterben von Transplantationsbedürftigen, wie sich beispielsweise durch den Transplantationsskandal gezeigt hat: Ein starker Rückgang in der Spendebereitschaft reduziert die Anzahl der zur Verfügung stehenden Organe (BT-Drs. 18/3566 2014).

Die Weltgesundheitsorganisation (WHO) entwickelt in diesem Zusammenhang derzeit die „Global Strategy on People-centred and Integrated Health Service" (WHO 2014). Für das Transplantationswesen gilt ganz besonders, dass die Einbindung von verschiedenen Fachdisziplinen zu optimieren ist, indem der transinstitutionelle und -sektorale Versorgungsprozess besser verzahnt wird. Probleme in dieser äußerst komplexen Wertschöpfungskette gehen zu Lasten der Patienten und der Versorgungsqualität im Sinne einer kontinuierlichen Behandlung. Es ist daher dringend angezeigt, die Schnittstellen-Problematiken zwischen den Sektoren zu lösen, indem bestehende Versorgungsbrüche und fehlende Informationsflüsse durch die aufgezeigten Handlungsoptionen beseitigt werden. Dabei sollte im Fokus stehen, einen ganzheitlichen Behandlungsablauf mit einer patientenorientierten Koordinierung der medizinischen Versorgung zu fördern. Das deutsche Gesundheitswesen bewältigt bisher kaum die hohen Anforderungen, die mit chronischen und meist komplexen Krankheitsbildern einhergehen und erschwert darüber hinaus entsprechende Versorgungswege. Vor diesem Hintergrund besteht ein Bedarf an einem intersektoralen Behandlungspfad „Transplantation" im Sinne eines integrierten Versorgungskonzeptes.

Literatur

Amelung V, Hildebrandt H, Wolf S. Integrated care in Germany-a stony but necessary road! Int J Integr Care 2012 Jan-Mar; 12:e16.

Amelung V, Wolf S, Ozegowski S, Eble S, Hildebrandt H, Knieps F et al. Totgesagte leben länger. Empfehlungen zur Integrierten Versorgung aus Sicht der gesetzlichen Krankenkassen. Bundesgesundheitsbl 2015a 17.03.2015; 58 (4-5): 352–9.

Amelung VE, Eble S, Hildebrandt H, et al editors. Patientenorientierung Schlüssel für mehr Qualität. Berlin: MWV, Medizinisch-Wiss. Verl.-Ges 2015b.

Amelung VE, Wolf S. Integrierte Versorgung – Vom Hoffnungsträger zum Ladenhüter der deutschen Gesundheitspolitik? G+S 2012 (1): 13–9.

Amelung VE. Healthcare Management. Managed Care Organisations and Instruments. Heidelberg u. a.: Springer 2013.

BÄK. (Muster-)Weiterbildungsordnung 2003, in der Fassung vom 28.06.2013. 2013. http://www.bundesaerztekammer.de/fileadmin/user_upload/downloads/20130628-MWBO_V6.pdf (10. Juni 2015).

BÄK. Richtlinien für die Wartelistenführung und Organvermittlung zur Lebertransplantation. Richtlinien zur Organtransplantation gem. § 16 Abs. 1 S. 1 Nrn. 2 u. 5 TPG ed. 2013.

BMG. Bundesgesundheitsministerium. Gesetz zur Neuregelung der Organspende tritt in Kraft. 2012. http://www.bmg.bund.de/presse/pressemitteilungen/2012-03/neuregelung-zur-organspende.html (10. Juni 2015).

Braun B, Marstedt G, Sievers, C. Zur Bedeutung von Schnittstellen und Übergängen im deutschen Gesundheitssystem. Gütersloh: Verlag Bertelsmann Stiftung 2011.

BT-Drs. 18/3566. Unterrichtung durch die Bundesregierung. Bericht der Bundesregierung über den Fortgang der eingeleiteten Reformprozesse, mögliche Missstände und sonstige aktuelle Entwicklungen in der Transplantationsmedizin. Drucksache 18/3566 ed.: Deutscher Bundestag 18. Wahlperiode 2014.

BT-Drs. 18/5293. Gesetzentwurf der Bundesregierung. Entwurf eines Gesetzes für sichere digitale Kommunikation und Anwendung im Gesundheitswesen. Deutscher Bundestag 18. Wahlperiode 2015.

Davis K, Stremikis K, Squires D, Schoen C. Mirror, Mirror on the Wall. How the Performance of the U. S. Health Care System Compares Internationally. 2014. http://www.commonwealthfund. org/~/media/files/publications/fund-report/2014/jun/1755_davis_mirror_mirror_2014.pdf (10. Juni 2015).

Den Hertog F, Groen M, Weehuizen R. Mapping Health Care Innovation: tracing walls and ceilings. Maastricht: Maastricht Economic Research Institute on Innovation and Technology (MERIT), International Institute of Infonomics 2005.

DSO. Niere – Warteliste und Vermittlung. 2015. http://www.dso.de/organspende-und-transplantation/warteliste-und-vermittlung/niere.html (30. Juli 2015).

DSO. Organspende und Transplantation in Deutschland 2014. Bundesweite Grafiken zur Transplantation 2014. 2015. http://www.dso.de/dso-news-home/galerie-jahresbericht-2014.html; http://www.dso.de/uploads/tx_dsodl/Grafiken_Transplantation_2014.zip (23. Juni 2015).

DSO. Organspende und Transplantation in Deutschland. Jahresbericht 2014. 2014. http://www.dso.de/uploads/tx_dsodl/JB_2014_Web_1.pdf (05. Juli 2015).

Eurotransplant (ET). Transplants in 2014, by country, by donor type, by organ type. 2015. http://statistics.eurotransplant.org/index.php?search_type=transplants+%28living+donor%29&search_organ=&search_region=by+country&search_period=2014&search_characteristic=&search_text= (24. Juni 2015).

GKV-Spitzenverband. Transplantation – Finanzierung. 2012. http://www.gkv-spitzenverband.de/krankenversicherung/krankenhaeuser/transplantation/transplantation_finanzierung/finanzierung.jsp (10. Juni 2015).

Heller G, Szecsenyi J, Willms G, Broge B. Quality measurement using administrative data in mandatory quality assurance. Zeitschrift für Evidenz, Fortbildung und Qualität im Gesundheitswesen 2014; 108 (8–9): 465–9.

IFB-Tx. Patienteninformation – Lebertransplantation. 2015. http://www.ifb-tx.de/patienteninformation/lebertransplantation/ (18. Juni 2015).

IFB-Tx. Patienteninformation – Nierentransplantation. 2015. http://www.ifb-tx.de/patienteninformation/nierentransplantation/ (30. Juli 2015).

Institut für angewandte Qualitätsförderung und Forschung im Gesundheitswesen GmbH (AQUA). Qualitätsreport 2013. Gemeinsame Bundesausschuss 2014.

Jung GE, Encke J, Schmidt J, Rahmel A. Model for end-stage liver disease. New basis of allocation for liver transplantations. Chirurg 2008 Feb; 79 (2): 157–63.

KBV. Kassenärztliche Bundesvereinigung. Einheitlicher Bewertungsmaßstab (EBM) Stand: 2. Quartal 2015. 2015. http://www.kbv.de/media/sp/EBM_Gesamt___Stand_2._Quartal_2015.pdf (10. Juni 2015).

Klakow-Franck R. Points of view: the role of quality measurement from the Federal Joint Committee's perspective. Zeitschrift für Evidenz, Fortbildung und Qualität im Gesundheitswesen 2014; 108 (8–9): 456–64.

L'hoest H, Marschall U. Ist häufiger besser und weniger teuer? Eine Datenanalyse zur Organtransplantation. In: Repschläger U, Schulte C, Osterkamp N (Hrsg). Gesundheitswesen Aktuell 2013. Beiträge und Analysen. Wuppertal: BARMER GEK 2013; 247–68.

11

Lock J, Reinhold T, Bloch A, Malinowski M, Schmidt SC, Neuhaus P et al. The cost of graft failure and other severe complications after liver transplantation – experience from a German Transplant Center. Ann Transplant 2010 Jul-Sep; 15 (3): 11–8.

Mayr M. Management after transplantation. Ther Umsch 2005 Jul; 62 (7): 487–501.

Münzel H, Nicola Z. Ambulante Leistungen in und an Krankenhäusern. 2008.

Pondrom S. Trust is everything. Am J Transplant 2013 May; 13 (5): 1115–6.

Rahmel A. Annual Report 2013. Eurotransplant International Foundation. 2014.

Reinertsen JL, Bisognano M, Pugh MD. Seven Leadership Leverage Points for Organization-Level Improvement in Health Care (Second Edition). IHI Innovation Series white paper. Cambridge, MA: Institute for Healthcare Improvement 2008.

Schlitt HJ, Loss M, Scherer MN, Becker T, Jauch KW, Nashan B, et al. Current developments in liver transplantation in Germany: MELD-based organ allocation and incentives for transplant centres. Z Gastroenterol 2011 Jan; 49 (1): 30–8.

Schmitz C, Berchthold P. Managing professionals – Führung im Krankenhaus. In: Amelung VE, Sydow J, Windeler A (Hrsg). Vernetzung im Gesundheitswesen Wettbewerb und Kooperation Stuttgart: W. Kohlhammer 2009; 167–80.

Schoen C, Osborn R, Squires D, Doty M, Pierson R, Applebaum S. New 2011 survey of patients with complex care needs in eleven countries finds that care is often poorly coordinated. Health Aff (Millwood) 2011 Dec; 30 (12): 2437–48.

Schrem H, Barg-Hock H, Strassburg CP, Schwarz A, Klempnauer J. Aftercare for patients with transplanted organs. Dtsch Arztebl Int 2009 Feb; 106 (9): 148–56.

Schrem H, Kaltenborn A. Germany: Avoid more organ transplant scandals. Nature 2013 Jun 6; 498 (7452): 37.

Struijs, JN, de Jing-van Til JT, Lemmens LC, Drewes HW, de Bruin SR, Baan CA. Three years of bundled payments for diabetes care in the Netherlands. Impact on health care delivery process and the quality of care. Bilthoven: National Institute for Public Health and the Environment Ministry of Health, Welfare and Sport 2012.

Sydow J, Lerch F, Huxham C, Hibbert P. A silent cry for leadership: Organizing for leading (in) clusters. The Leadership Quarterly 2011; 22 (2): 328–43.

Tol J, Swinkels IC, Struijs JN, Veenhof C, de Bakker DH. Integrating care by implementation of bundled payments: results from a national survey on the experience of Dutch dietitians. International journal of integrated care 2013; 13: e055.

Veit C, Bungard D, Eichwald D, Schillhorn K, Trümner A. Fachgutachten zu einem nationalen Transplantationsregister. Sachstandsbericht zur Datenerfassung und Vorschläge für die Gestaltung eines Transplantationsregisters im Auftrag des Bundesministeriums für Gesundheit. 2014. https://www.bundesgesundheitsministerium.de/fileadmin/dateien/Publikationen/Gesundheit/Bericht/BMG-TxReg-Gutachten_140808c.pdf (10. Juni 2015).

WHO. Global strategy on people-centred and integrated health services. 2014. http://www.who.int/servicedeliverysafety/areas/people-centred-care/en/ (13. Juni 2015).

11

12 Neuordnung der fachärztlich-ambulanten Versorgung

Jürgen Malzahn und Klaus Jacobs

Abstract

Reformen der Versorgungsstrukturen zur Verbesserung von Bedarfsgerechtigkeit, Qualität und Wirtschaftlichkeit der GKV-finanzierten Versorgung zählen zu den Daueraufgaben des Gesetzgebers. Dieser springt dabei jedoch regelmäßig zu kurz, weil die institutionelle Versorgerperspektive eine konsequente Patientensicht dominiert. Das gilt nicht nur sektorübergreifend, sondern speziell auch für den Bereich der fachärztlich-ambulanten Versorgung, der aktuell durch ein ungesteuertes Neben- und Durcheinander von vertragsärztlicher Leistungserbringung und vielfältigen ambulanten Leistungen von Krankenhäusern gekennzeichnet ist. Deshalb wird in dem Beitrag für eine grundlegende Neuordnung der fachärztlich-ambulanten Versorgung plädiert sowie ein zweistufiges Konzept entwickelt. Während Stufe 1 zentrale allgemeine Vorbedingungen betrifft – u. a. Festlegungen zur populationsbezogenen Bedarfsplanung und zum Vergütungssystem –, werden für Stufe 2 zwei alternative Umsetzungsmodelle vorgestellt: ein Zulassungsmodell mit Kontrahierungszwang, das sich stärker am bestehenden Ordnungsrahmen der stationären Versorgung orientiert, und ein vertragswettbewerbliches Modell mit Angebotspflicht der Krankenkassen.

Health care structure reforms with the aim of improving appropriateness, quality and efficiency of SHI-funded health care are among the permanent tasks of the legislature. However, they regularly fall short because the perspective of the institutional provider dominates over a consistent patient's perspective. This applies not only across sectors, but especially in the field of specialist outpatient care which is currently characterized by an uncontrolled juxtaposition and mix of the services of office-based physicians and various outpatient services of hospitals. Therefore, the authors advocate a fundamental reorganisation of specialist outpatient care in a two-step approach. While stage 1 relates to central general preconditions – such as specifications for population-based demand planning and the remuneration system –, there are two alternative implementation models for step 2: an authorisation model with an obligation to contract which focuses on the existing regulatory framework of inpatient care and a competitive model with a bid obligation of the health insurance funds.

12

12.1   Ausgangslage: Versorger- statt Versorgungssicht

12.1.1   Ständiges Reformerfordernis

In jeder Legislaturperiode gibt es mindestens ein größeres Gesetzesvorhaben zur Weiterentwicklung der Versorgungsstrukturen in der gesetzlichen Krankenversicherung (GKV). Im Verlauf der letzten Dekade hießen die entsprechenden Gesetze mit regelmäßig wohlklingenden Bezeichnungen GKV-Modernisierungsgesetz (GMG; Rot-Grün 2003), GKV-Wettbewerbsstärkungsgesetz (WSG; Große Koalition 2007), GKV-Versorgungsstrukturgesetz (Schwarz-Gelb 2011) sowie GKV-Versorgungsstärkungsgesetz (VSG; Große Koalition 2015). Doch damit nicht genug, denn weitere Gesetze wie zum Beispiel das Vertragsarztrechtsänderungsgesetz (VÄndG; Große Koalition 2006) oder das Krankenhausstrukturgesetz (KHSG; Große Koalition 2015) tragen ebenfalls dazu bei, zentrale Elemente der Versorgungsstrukturen einem ständigen Reformprozess zu unterziehen.

Was kann man aus diesem nahezu pausenlosen Prozess der Bemühungen des Gesetzgebers schlussfolgern? Obwohl Politiker und Verbandsfunktionäre nicht müde werden zu betonen, dass Deutschland eines der besten Gesundheitssysteme der Welt besitzt, gibt es in der Wahrnehmung der politisch Verantwortlichen offenbar dennoch eine stete Reformnotwendigkeit, um Bedarfsgerechtigkeit, Qualität und Wirtschaftlichkeit der GKV-finanzierten Gesundheitsversorgung durch die fortlaufende Weiterentwicklung der Rahmenbedingungen zu verbessern. Aber auf noch etwas deutet der schier ununterbrochene Reformprozess hin: Es fehlt augenscheinlich an politischem Mut für wirklich tiefgreifende Strukturreformen mit Selbststeuerungspotenzial, denen zur Entfaltung eine gewisse Zeit eingeräumt werden muss, damit sich die Beteiligten – die Leistungserbringer und ihre Vertragspartner, die Krankenkassen, aber letztlich auch die Patientinnen und Patienten – auf die reformierten Rahmenbedingungen einstellen können. Stattdessen bleiben die Grundstrukturen des deutschen Versorgungssystems bei dem ständigen Reformprozess im Kern unberührt und werden zumeist lediglich in Details modifiziert oder durch einige neue Elemente ergänzt, oder es wird auch einfach nur zusätzliches Geld in die grundsätzlich unangetastet bleibenden Strukturen gesteckt, um kurzfristig aktuellen Problemen auf den Leib zu rücken. Weil damit aber die wesentlichen Ursachen vieler Versorgungsdefizite im Hinblick auf Bedarfsgerechtigkeit, Qualität und Wirtschaftlichkeit nicht wirklich angegangen werden, wird die Erfahrung „nach der Reform ist vor der Reform" regelmäßig bestätigt. Ein typisches Beispiel für diesen Prozess sind die dauerhaften Reformbemühungen um die ambulante fachärztliche Versorgung, deren zunehmende Defizite bisher nicht systematisch adressiert wurden.

12.1.2   Brüche in der Behandlungskontinuität

Das Ziel einer engeren Verzahnung zwischen ambulanter und stationärer Behandlung zählt seit Jahren, wenn nicht Jahrzehnten nahezu unverändert zum Katalog der als vordringlich erachteten Reformmaßnahmen in der Gesundheitsversorgung. Eng verbunden damit ist als weitere Zielsetzung „ambulant vor stationär" bzw. „so viel ambulant wie möglich und so viel stationär wie nötig". Speziell in der akutmedizinischen Krankenbehandlung ist die rechtliche und finanztechnische Abschottung zwischen dem ambulanten und dem stationären Sektor jedoch derart ausgeprägt, dass dieser Zielsetzung im praktischen Versorgungsgeschehen häufig nur mit Hilfe von Umgehungsstrategien entsprochen wird, wie sie sich auch in manchen Begriffen widerspiegeln, die mittlerweile jedoch derart vertraut sind, dass sie gar nicht mehr als ungewöhnlich empfunden werden, wie etwa „teilstationäre Leistungen" oder „Praxisklinik" oder „Belegbetten".

Aus versorgungsinhaltlicher Sicht unterscheiden sich ambulant und stationär vor allem darin, dass die medizinische Behandlung entweder „allein" oder in unmittelbarer Verbindung mit Unterkunfts- und Verpflegungsleistungen für die Patienten erfolgt, wogegen sich die medizinische Leistung als der „eigentliche Kern" der Behandlung aufgrund des mittlerweile erreichten medizinischen und medizintechnischen Entwicklungsstands in vielen Fällen längst nicht mehr nach klaren inhaltlichen Kriterien dem einen oder anderen Versorgungsbereich zuordnen lässt. Die gleichwohl unverändert starre institutionelle und finanztechnische Trennung zwischen beiden Bereichen hat vielfach Konsequenzen im Versorgungsgeschehen, die mit erheblichen Qualitätsproblemen und gesamtwirtschaftlichen Ineffizienzen verbunden sind.

Qualitätsprobleme infolge der Abschottung von ambulant und stationär sind insbesondere mit der Sicherung der Behandlungskontinuität verbunden, wenn der Bedarf eines Patienten an gleichzeitiger Verpflegung und Unterkunft im Verlauf eines Behandlungsfalles entsteht bzw. nicht mehr besteht: Zunächst besteht u. U. kein Bedarf nach behandlungsbegleitenden Unterkunfts- und Verpflegungsleistungen und der Patient ist entsprechend „ein Fall" für den ambulanten Sektor; von dem Zeitpunkt an, an dem Unterkunfts- und Verpflegungsbedarf besteht, wird der Patient „ein Fall" für den stationären Sektor. Aber nicht nur die erstmals erforderlichen Unterkunfts- und Verpflegungsleistungen werden nun dort erbracht, sondern auch die zuvor von anderen erbrachten ärztlichen und ggf. pflegerischen Leistungen, wodurch die Behandlungskontinuität unterbrochen wird[1].

Dieser Bruch in der Behandlungskontinuität erfolgt genauso auch umgekehrt beim Übergang vom stationären zum ambulanten Versorgungsbereich. Durch das 1992 verabschiedete Gesundheitsstrukturgesetz ist den Krankenhäusern die Möglichkeit zur vor- und nachstationären Behandlung ohne gleichzeitige Bereitstellung von Unterkunfts- und Verpflegungsleistungen gegeben worden (§ 115a SGB V). Dabei schreibt das Gesetz für die vorstationäre Behandlung eine maximale Dauer von drei Behandlungstagen innerhalb von fünf Tagen vor Beginn der stationären Behandlung und für die nachstationäre Behandlung von sieben Tagen innerhalb von 14 Tagen nach Beendigung der stationären Behandlung vor (außer bei Organübertragungen). Ein älterer Patient, der z. B. nach einem Sturz im Krankenhaus an der Schulter operiert worden ist und eine Nachuntersuchung drei oder sechs Monate nach der Krankenhausentlassung benötigt, kann dazu nicht etwa den Krankenhausarzt aufsuchen, der die Operation durchgeführt hat, sondern ist gezwungen, sich an

12

---

1 Zudem ist die Informationsweitergabe nicht standardisiert; hier könnte die breite Nutzung einer umfassenden Telematikinfrastruktur zu Verbesserungen führen, doch bleibt die Selbstverwaltung in der Umsetzung seit 2003 weit hinter den Erwartungen zurück. Ob das neue E-Health-Gesetz hier Abhilfe schafft, bleibt abzuwarten.

einen ambulanten Vertragsarzt zu wenden, den er nicht kennt und der seinerseits ihn und seine Krankengeschichte nicht kennt – es sei denn, er ist Privatpatient, denn in diesem Fall kann er die Untersuchung auch ambulant von „seinem" Krankenhausarzt durchführen lassen (oder er bezahlt sie als gesetzlich Versicherter aus der eigenen Tasche).

Schon dieses kleine Beispiel zeigt, dass das Versorgungssystem nicht auf den Bedarf des Patienten an kontinuierlicher Versorgung aus einer Hand ausgerichtet ist, sondern dass der Behandlungsbedarf in einzelne Teil-Fälle zerlegt wird, die entsprechend einer historisch gewachsenen „Zuständigkeit" von Sektoren behandelt werden. Dabei scheint jedoch nicht einmal die „Übergabe" des Patienten an der „klassischen" Schnittstelle zwischen dem stationären und ambulanten Sektoren befriedigend geregelt, denn anders wäre es kaum zu erklären, dass der Gesetzgeber noch im Jahr 2015 – im Rahmen des VSG – neue gesetzliche Regelungen zum Krankenhausentlassmanagement bzw. eine gesetzliche Anweisung an die Spitzenorganisationen der Selbstverwaltung zur Konkretisierung dieser Regelungen für erforderlich gehalten hat (§ 39 Abs. 1a SGB V).[2]

12.1.3   Zuständigkeitsgerangel in der ambulanten fachärztlichen Versorgung

Historisch gewachsene Zuständigkeitsregelungen konterkarieren das Patienteninteresse an einer qualitativ hochwertigen und wirtschaftlichen Gesamtversorgung aber nicht erst im Hinblick auf eine koordinierte sektorenübergreifende Versorgung – auch dieser noch vergleichsweise neue Begriff verweist im Übrigen auf die Dominanz der institutionell geprägten Sicht gegenüber einer patientenorientierten Versorgungsperspektive; unübersehbare Versorgungsdefizite bestehen vielmehr auch schon „diesseits" des Erfordernisses von integrierten Versorgungsregimen innerhalb der ambulanten medizinischen Versorgung. Das betrifft keineswegs allein die hausärztliche Versorgung, zu deren systematischer Aufwertung es in der jüngeren Vergangenheit immerhin verschiedene Anläufe gegeben hat,[3] sondern vor allem auch die ambulant erbrachte fachärztliche Versorgung.

Wenn eine aktuelle Untersuchung zu ambulant-sensitiven Krankenhausfällen als einem Indikator für die Qualität der ambulanten medizinischen Versorgung zu dem Ergebnis kommt, dass rund 3,7 Millionen Krankenhausfälle in Deutschland als vermeidbar angesehen werden können (Sundmacher et al. 2015), werden damit – unbeschadet möglicher Einwände gegen die Methodik der Studie und ihr konkret beziffertes Ergebnis – der Qualität der ambulanten, insbesondere fachärztlichen Versorgung vom Grundsatz her zunächst einmal erhebliche Mängel attestiert. Die

---

2 Sollte das Thema „Entlassmanagement" nach dem dritten Anlauf künftig zufriedenstellend geregelt sein, wird mutmaßlich das „Aufnahmemanagement" auf die politische Agenda rücken. Beide Maßnahmen sind aber eher Symptombehandlungen als Ursachenbekämpfung, denn beide Sektoren handeln jeweils institutionell nachvollziehbar – aber eben nicht patientenorientiert, weil der Schutz des eigenen Sektors Priorität genießt.

3 Auch wenn diese – wie insbesondere auch die wiederholt veränderten gesetzlichen Regelungen in § 73b SGB V – häufig eher das Prädikat „gut gemeint, aber noch lange nicht gut gemacht" verdienen.

Beitragszahler der gesetzlichen Krankenversicherung bezahlen Milliardensummen für die ambulante ärztliche Versorgung – insbesondere in Gestalt der Gesamtvergütung an die Kassenärztlichen Vereinigungen, aber auch im Rahmen diverser Regelungen zur ambulanten Versorgung durch Krankenhäuser –, bei der laut Sozialgesetzbuch „Qualität und Wirksamkeit der Leistungen (…) dem allgemein anerkannten Stand der medizinischen Erkenntnisse zu entsprechen und den medizinischen Fortschritt zu berücksichtigen (haben)" (§ 2 Abs. 1 Satz 3 SGB V), dies aber nicht unbedingt in dem gebotenen Umfang zu tun scheinen.

Die Reaktionen der „Sektoren-Verbände" auf die genannte Studie fielen insoweit typisch aus, als sofort der vertraute Austausch wechselseitiger Schuldzuweisungen samt Zuständigkeits-Gezerre einsetzte: Während die Kassenärztliche Bundesvereinigung (deren wissenschaftliches Institut die Studie finanziell gefördert hatte) auf die Notwendigkeit der verstärkten finanziellen Ausstattung des vertragsärztlichen Versorgungssektors verwies[4], reklamierte die Deutsche Krankenhausgesellschaft erweiterte ambulante Versorgungskompetenzen für den stationären Sektor. Für eine differenzierte Sicht – zum Beispiel nach unterschiedlichen Regionstypen, wie sie aus der Versorgungsperspektive der Patienten zunehmend bedeutsam erscheint – ist dabei naturgemäß kein Platz, weil es den genannten Verbänden letztlich nicht um die aus Patientensicht primär relevante Sicht „ambulant vor stationär" und deren nach der Versorgungskonstellation vor Ort jeweils zweckmäßigen Umsetzung geht, sondern immer nur pauschal um die Sicht „KV oder Krankenhaus". Diese Einschätzung gilt in gleicher Weise für den Bereich der ambulanten spezialfachärztlichen Versorgung (ASV), in dem nach der jeweiligen örtlichen Versorgungskonstellation ganz unterschiedliche Potenziale und Realisierungsoptionen für eine gezielte Verbesserung der Versorgung bestünden, die aber nicht entsprechend differenziert betrachtet und umgesetzt werden, weil die Perspektive der Patienten im Zuständigkeits-Gezerre der institutionellen Akteure auf der Strecke bleibt.

12.1.4   Versorgungsdefizite infolge sektoral bedingter Konflikte

Vor dem Hintergrund der sektoral geprägten institutionellen Sicht auf Kosten einer konsequenten Versorgungs- bzw. Patientensicht erscheint speziell für den Bereich der ambulanten fachärztlichen Versorgung eine grundlegende Neuordnung geboten. Dafür spricht nicht zuletzt, dass der Sicherstellungsauftrag der Kassenärztlichen Vereinigungen faktisch längst ausgehöhlt ist. So hat etwa die Kassenärztliche Bundesvereinigung in ihrer Stellungnahme zum VSG nachvollziehbar festgestellt, dass eine Erweiterung des Versorgungsauftrags von Hochschulambulanzen kritisch zu sehen sei, weil die Universitäten als Träger der Hochschulambulanzen oft in großen Städten lägen und gerade dort ein absoluter Mangel an vertragsärztlich tätigen Fachärzten eher weniger ausgeprägt sei als in ländlichen Gebieten (KBV 2015, 52).

---

4   Dabei ist die Korrelation zwischen Fachärztedichte und dem Umfang ambulant-sensitiver Krankenhausfälle (ASK) offenbar keineswegs eindeutig, denn während in einem mittleren Bereich der Fachärztedichte das ASK-Ausmaß sinkt, steigt es bei einigen Facharztgruppen bei sehr hoher Fachärztedichte wieder an (vgl. Busse und Sundmacher 2012).

Dieses Beispiel zeigt die grundsätzliche Schwäche bei der Ausgestaltung der Partizipation der Krankenhäuser an der ambulanten fachärztlichen Versorgung. Der Gesetzgeber hat im Lauf der Jahre – die unterschiedlichen Gutachten des Sachverständigenrats mal mehr und mal weniger beachtend – immer mehr Möglichkeiten für Krankenhäuser eröffnet, an diesem Versorgungssegment teilzunehmen. Damit sollten spezielle Versorgungsdefizite für Kinder, geriatrische Patienten, Patienten mit besonders schweren Krankheiten etc. behoben werden. Die durch Krankenhäuser erbringbaren Leistungen umfassen daher ein breites Spektrum. Derzeit besteht es aus ambulant durchführbaren Operationen, psychiatrischen, psychosomatischen Leistungen und den sogenannten spezialfachärztlichen Leistungen[5], aber auch Teilen der geriatrischen, pädiatrischen und notfallmedizinischen Versorgung sowie weiteren nicht klar abgegrenzten Leistungen. So ist in den letzten zwanzig Jahren ein stetig wachsendes Leistungssegment entstanden, das sich einer bedarfsorientierten Steuerung, einer systematischen Qualitätssicherung und einem einheitlichen Vergütungssystem vollständig entzieht. Diese Entwicklung kann als die gesundheitspolitische Variante eines Marktverständnisses gewertet werden, in dem die Deregulierung der Anbieterseite zu einer Befriedigung der Nachfrager führen soll. Dazu passend sind Maßnahmen, durch die Vertragsärzte sich neben der Sicherstellung der fachärztlich-ambulanten Versorgung weitere Betätigungsfelder suchen können, die ökonomisch nachvollziehbar sind. Von besonderer Bedeutung sind dabei die honorarärztlichen Leistungen, die es Vertragsärzten ermöglichen, neben dem Betreiben ihrer Praxen zusätzlich in der stationären Versorgung zu arbeiten. Das führt zur Verkürzung von Praxis-Öffnungszeiten, zudem sind in mengensensitiven Segmenten der stationären Versorgung medizinisch schwer zu begründende Leistungsausweitungen zu beobachten. In bestimmten fachärztlichen Disziplinen wie Gynäkologie und Augenheilkunde spielen auch Selbstzahlerleistungen (IGeL) eine quantitativ bedeutsame Rolle (vgl. Zok 2015) und verknappen die Ressourcen für die „normale" fachärztlich-ambulante Grundversorgung.

12.2   Konsequenz: Neuordnung der fachärztlich-ambulanten Versorgung

Mit kleinen Systemanpassungen, die naturgemäß stark an den bestehenden Zuständigkeiten ausgerichtet sind, wird eine nachhaltige Ausrichtung der ambulanten fachärztlichen Versorgung an Patienteninteressen kaum gelingen. Um die Qualitäts-

---

5 Der Katalog des § 116b SGB V umfasst eine nur politisch, nicht aber medizinisch begründete Auswahl von fachärztlichen ambulant erbringbaren Leistungen. Fast jede medizinische Fachdisziplin umfasst Behandlungen, die spezielle medizinische Kenntnisse erfordern und in diesem Katalog nicht gelistet sind. Ohne Zweifel könnten zahlreiche kardiologische Leistungen neben der Behandlung der schweren Herzinsuffizienz dem Segment spezialfachärztlich zugeordnet werden. Dies gilt ebenso für interventionelle Radiologie, Gynäkologie und Gastroenterologie sowie zahlreiche aufwendige diagnostische und therapeutische Leistungen, die mit zunehmendem medizinischem Fortschritt aus medizinischen Gründen ambulant durchgeführt werden könnten. Die Gründe für den schleppenden Ausbau dieses Bereichs liegen in sektorspezifischen Interessen und ökomischen Konsequenzen für die Vergütungshöhe dieser Leistungen.

und Effizienzhemmnisse der fachärztlich-ambulanten Versorgung zu vermindern, bedarf es vielmehr einer mutigen weitreichenden Neugestaltung, die zunächst bestehende Defizite transparent und damit adressierbar macht.

12.2.1 Konkrete Problemlagen

Betrachtet man die aktuelle Situation dieses nicht scharf abzugrenzenden Leistungssegments, das im Weiteren als fachärztlich-ambulante Versorgung bezeichnet werden soll, unter Erfolgskriterien, ist die Bilanz wenig ermutigend. Im OECD-Vergleich befindet sich Deutschland mit gut vier Ärzten je 1 000 Einwohner in der Spitzengruppe der OECD-Länder (Abbildung 12–1) und das Verhältnis zwischen Haus- und Fachärzten wird von Experten gemeinhin als zu facharztlastig beschrieben. Trotzdem zeigen sich in Teilen des ländlichen Raums Versorgungsdefizite im fachärztlich-ambulanten Bereich. Dafür sind nach OECD aber auch Defizite in der Krankenhauspolitik verantwortlich. Mit 8,3 Betten je 1 000 Einwohner ist die Anzahl der Krankenhausbetten fast doppelt so hoch wie der OECD-Durchschnitt (Abbildung 12–2). Zwar ist das Durchschnittsalter der Ärzteschaft in Deutschland vergleichsweise hoch und die Ausbildungsquote anpassungsbedürftig, doch scheint die aktuelle Situation eher durch Struktur-, Allokations- und Steuerungsprobleme als durch Ärztemangel verursacht zu sein.

Einige dieser Grundprobleme seien im Folgenden kurz benannt:

- Fehlende Kenntnis über das konkrete Leistungsgeschehen
  Für die Verschlüsselung von Krankheitsverläufen gibt es außerhalb der stationären Versorgung keine geeignete Grundlage. Das Fehlen von Kodierrichtlinien für Vertragsärzte, aber auch für alle Formen der durch Krankenhäuser erbrachten fachärztlich-ambulanten Leistungen führt zur Intransparenz des Versorgungsgeschehens.

- Vielfalt der unterschiedlichen Versorgungsvarianten ohne Bedarfsorientierung
  Exemplarisch existieren für die Erbringung einer ambulanten Chemotherapie mehr als sechs unterschiedliche Varianten der Abrechnung[6]. Dabei können sich Vertragsärzte und Krankenhäuser überlegen, welche Varianten aus ökonomischer Perspektive von besonderem Interesse sind. Dieser Zustand wird durch fehlende konkrete operationalisierbare Vertragsprinzipien oft zum Gegenstand intensiver Streitigkeiten zwischen Leistungserbringern und Krankenkassen.

- Legitimationsverlust des Sicherstellungsauftrags
  Der Sicherstellungsauftrag der Kassenärztlichen Vereinigungen umfasst lediglich die vertragsärztliche Versorgung und geht damit an der Realität der fachärztlich-ambulanten Versorgung vorbei. Die erweiterten Landesgremien nach § 90a SGB V sind kein adäquater Ersatz oder eine umfassende Ergänzung, schon weil es bei der ASV nur um die Prüfung der Zulassungsvoraussetzungen, nicht aber um eine bedarfsgerechte regionale Versorgungsplanung unter Betrachtung aller Versorgungsangebote geht.

---

6 Beispielhafte Aufzählung: für Krankenhäuser: vollstationär, teilstationär, nachstationär, über Hochschulambulanzen, Ermächtigung von Krankenhäusern nach § 116a SGB V (unterversorgte Regionen); vertragsärztlich: persönliche Ermächtigung von Krankenhausärzten, ASV, klassische vertragsärztliche Versorgung.

Abbildung 12–1

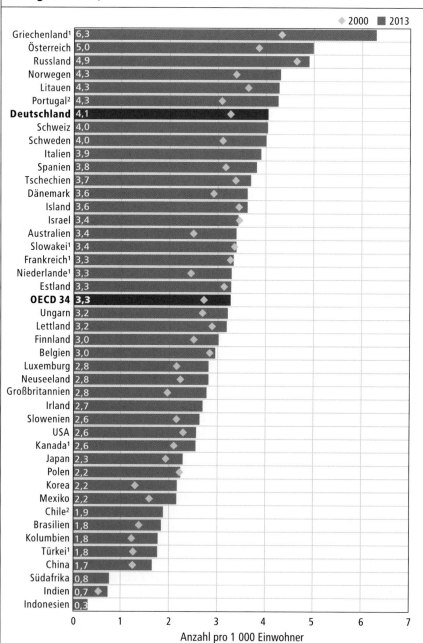

Praktizierende Ärzte je 1 000 Einwohner 2000 und 2013 (oder letztes verfügbares Jahr)

◆ 2000   ■ 2013

Griechenland[1]	6,3
Österreich	5,0
Russland	4,9
Norwegen	4,3
Litauen	4,3
Portugal[2]	4,3
Deutschland	4,1
Schweiz	4,0
Schweden	4,0
Italien	3,9
Spanien	3,8
Tschechien	3,7
Dänemark	3,6
Island	3,6
Israel	3,4
Australien	3,4
Slowakei[1]	3,4
Frankreich[1]	3,3
Niederlande[1]	3,3
Estland	3,3
OECD 34	3,3
Ungarn	3,2
Lettland	3,2
Finnland	3,0
Belgien	3,0
Luxemburg	2,8
Neuseeland	2,8
Großbritannien	2,8
Irland	2,7
Slowenien	2,6
USA	2,6
Kanada[1]	2,6
Japan	2,3
Polen	2,2
Korea	2,2
Mexiko	2,2
Chile[2]	1,9
Brasilien	1,8
Kolumbien	1,8
Türkei[1]	1,8
China	1,7
Südafrika	0,8
Indien	0,7
Indonesien	0,3

Anzahl pro 1 000 Einwohner

[1] Darunter nicht nur Ärzte, die in der Patientenversorgung tätig sind, sondern auch in anderen Funktionen im Gesundheitssektor oder in der Forschung beschäftigte Mediziner (dies betrifft etwa 5–10 % der Ärzte).

[2] Die Daten beziehen sich auf alle approbierten Ärzte. Daraus ergibt sich eine Überschätzung der Anzahl praktizierender Ärzte in Portugal um ca. 30 %.

Quelle: OECD Health Statistics 2015, http://dx.doi.org/10.1787/health-data-en.

Krankenhaus-Report 2016

WIdO

Abbildung 12–2

Krankenhausbetten je 1 000 Einwohner, 2000 und 2013 (oder letztes verfügbares Jahr)

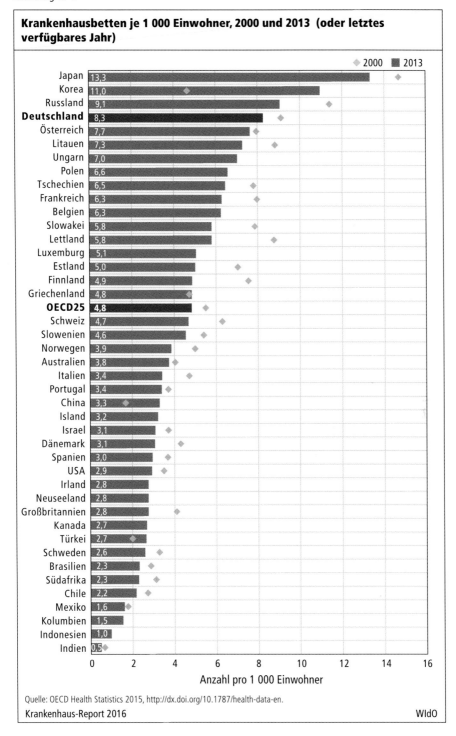

Quelle: OECD Health Statistics 2015, http://dx.doi.org/10.1787/health-data-en.

Krankenhaus-Report 2016   WIdO

12

- Sektorspezifische Logik als Effizienzhemmnis
Bestehende Unterschiede in den Datenformaten werden von den Leistungser-bringern geradezu zelebriert. Während sich Krankenhäuser ohne belastbare Be-gründung weigern, die für Zwecke der Qualitätssicherung relevante lebenslange Arztnummer freiwillig zu vereinbaren, beharren die Vertragsärzte aus primär klientelbezogenen Gründen auf regelmäßigen Überweisungserfordernissen, die zumindest aus Patientenperspektive die Versorgung nicht verbessern.
- Überholte Aufgabenteilung zwischen ärztlichen und nichtärztlichen Berufen
Bei Fragen der Delegation ärztlicher Leistungen ist Deutschland im internatio-nalen Vergleich eher restriktiv. Die Debatten um die Umsetzung entsprechender Regelungen sind bei der Delegation ärztlicher Leistungen zäh, bei der Substitu-tion werden noch weniger Fortschritte erzielt. Die Folge ist ein hoher Bedarf an Ärzten, der in zahlreichen anderen OECD-Staaten durch eine andere Grenzzie-hung zwischen den Berufsgruppen geringer ist. Fortschritte auf diesem Feld würden den Bedarf an Ärzten verringern.
- Bindung fachärztlicher Kompetenz in nicht bedarfsnotwendigen kleinen Kran-kenhäusern
Zahlreiche Analysen belegen, dass die aktuelle Krankenhausstruktur in Deutsch-land reformbedürftig ist. Auch wenn Länder und Patienten eine engmaschige Flächenversorgung mit möglichst zahlreichen Krankenhäusern grundsätzlich begrüßen, sind die seit 2004 vom Statistischen Bundesamt regelmäßig veröf-fentlichten Bettenauslastungszahlen von rund 77 % selbst nach den Kranken-hausplänen nicht zulässig. In der Folge werden zu viele Fachärzte in der statio-nären Versorgung gebunden und verschärfen regionale Engpässe in der fach-ärztlich-ambulanten Versorgung.

12.2.2 Ordnungspolitische Orientierungen

Diese Liste von gravierenden strukturellen Mängeln ließe sich noch leicht verlän-gern. Aber schon jetzt dürfte deutlich geworden sein, dass es zur Beseitigung der vielfältigen Defizite in der fachärztlich-ambulanten Versorgung nicht ausreichen wird, lediglich die bisherigen Ansätze „systemkonform" nachzubessern. Noch eine weitere neue Versorgungsform zu etablieren oder einen zusätzlichen Vergütungsan-reiz für ein spezielles Fachgebiet außerhalb der bestehenden Systeme zu schaffen, wird der Herausforderung nicht gerecht. Stattdessen ist eine grundlegende Neuaus-richtung erforderlich. Eine abstrakte Umsetzungshilfe dafür bietet dabei § 2 Abs. 1 SGB V[7]. Hier werden die Krankenkassen unter Beachtung des Wirtschaftlichkeits-gebots dazu verpflichtet, den Versicherten umfassende medizinische Versorgung zu ermöglichen. Die Versorgung hat dem allgemein anerkannten Stand der medizini-schen Erkenntnisse zu entsprechen und den medizinischen Fortschritt zu berück-

---

7 § 2 Abs. 1 SGB V: Die Krankenkassen stellen den Versicherten die im Dritten Kapitel genannten Leistungen unter Beachtung des Wirtschaftlichkeitsgebots (§ 12) zur Verfügung, soweit diese Leistungen nicht der Eigenverantwortung der Versicherten zugerechnet werden. Behandlungsme-thoden, Arznei- und Heilmittel der besonderen Therapierichtungen sind nicht ausgeschlossen. Qualität und Wirksamkeit der Leistungen haben dem allgemein anerkannten Stand der medizi-nischen Erkenntnisse zu entsprechen und den medizinischen Fortschritt zu berücksichtigen.

sichtigen. Dabei ist es teleologisch nicht von Belang, ob man den ärztlichen Grundsatz „nihil nocere" (niemals schaden) oder das Subsidiaritätsprinzip bemüht. Relevant ist vielmehr, dass die begrenzten personellen und materiellen Ressourcen im Gesundheitswesen so eingesetzt werden, dass für die Bevölkerung der bestmögliche Outcome erzielt wird. Für eine zukunftsfähige fachärztlich-ambulante Versorgung ist somit die Ausgestaltung der Balance in der gesamten Versorgungskette entscheidend.

Auf den beiden Seiten der fachärztlich-ambulanten Versorgung sind in der Versorgungskette die hausärztliche Versorgung und die „klassische" stationäre Versorgung angesiedelt, die von ihrer aktuellen Ausgestaltung her zugleich aus ordnungspolitischer Sicht als Orientierungspunkte gelten können.

Dass die hausärztliche Versorgung wirkungsvoll gestärkt und langfristig gesichert werden muss, gehört seit einigen Jahren zu den festen Überzeugungen des Gesetzgebers. Im Rahmen des 2004 in Kraft getretenen GMG wurden mit der hausarztzentrierten Versorgung (HzV) erstmals Akzente gesetzt, die in unterschiedlichem Ausmaß die aktuelle Versorgungsrealität bestimmen; allerdings gilt seit Einführung der HzV mittlerweile bereits ihre fünfte gesetzliche Ausgestaltung, was mit hinreichender Planungssicherheit der Vertragsakteure erkennbar nicht viel gemein hat. Insbesondere die aktuelle Variante der HzV führt eher zu einem reinen Vergütungssteigerungsmodell für Hausärzte, ohne dabei verpflichtend versorgungsrelevante Steuerungsansätze in der Gesundheitsversorgung zu initiieren und deren Nichterreichung mit Konsequenzen zu belegen. Der Verpflichtung der Kassen zum Vertragsschluss mit Gemeinschaften, die mindestens die Hälfte der an der hausärztlichen Versorgung teilnehmenden Allgemeinärzte des Bezirks einer Kassenärztlichen Vereinigung vertreten, in Kombination mit einem Schiedsverfahren stehen die Abwesenheit wirksamer Instrumente zur Bereinigung der vertragsärztlichen Gesamtvergütung sowie die fehlende Verpflichtung zur Umsetzung von qualitäts- bzw. effizienzorientierten Versorgungszielen gegenüber. Aufgrund dieses Ungleichgewichts kann der faktische Monopolist Hausärzteverband die Krankenkassen zu Abschlüssen zwingen, bei denen ein echter Interessenausgleich zwischen den Vertragsparteien durch Schiedsentscheidungen weitgehend ausgehebelt wird; eine für „echte" Selektivverträge kennzeichnende „Win-win-Situation" kann so kaum zustandekommen.

Mit Abstand am weitesten fortgeschritten sind die HzV-Aktivitäten der AOK Baden-Württemberg, die bereits im Jahr 2008 auf der Grundlage der gesetzlichen Regelungen des WSG[8] begannen und mittlerweile fast 1,4 Millionen Versicherte und nahezu 4 000 Hausärzte umfassen. Nach Erkenntnissen der Begleitforschung profitieren besonders ältere und chronisch kranke Menschen von der HzV. Die Quote unkoordinierter Facharztkontakte liegt deutlich unterhalb der Kontrollgruppe; zudem ist festzustellen, dass die Krankenhauseinweisungen zurückgegangen sind. Darüber hinaus gibt es keine Hinweise auf eine Risikoselektion (Hermann 2015).

---

8 Dieser Hinweis ist deshalb bedeutsam, weil durch nachfolgende Änderungen des Rechtsrahmens die HzV den Charakter eines Selektivvertrags verloren hat, soweit mit diesem Begriff eine (wechselseitige) Auswahloption der Vertragspartner verbunden wird. Neben den gesetzlichen Rahmenbedingungen sind zudem aber auch die lokalen Mehrheitsverhältnisse in den Kassenärztlichen Vereinigungen beim Thema der Budgetbereinigung von Relevanz.

Die HzV der AOK Baden-Württemberg markiert zugleich eine mögliche Option einer erfolgreichen Gestaltung der fachärztlich-ambulanten Versorgung, die in Baden-Württemberg sukzessive modular auf der Basis von Facharztverträgen nach dem bisherigen § 73c SGB V an die HzV „angedockt" wird.

Eine andere Option, um die fachärztlich-ambulante Versorgung hinsichtlich der Strukturen neu zu ordnen, orientiert sich an der Grundidee der aktuellen Krankenhausreform. Mit dem Krankenhausstrukturgesetz (KHSG) sollen Qualitätskriterien zum zentralen Gestaltungselement der stationären Versorgung avancieren. Für die strukturelle Betrachtung ist es hier von nachrangiger Bedeutung, ob der finanzielle Mittelaufwand angemessen ist oder ob die im KHSG vorgesehenen Maßnahmen in der konkreten gesetzlichen Textierung zeitgerecht und mit ausreichender Stringenz umgesetzt werden können. Sowohl zum Ausmaß der Mehrkosten für die Beitragszahler als auch zu Tempo, Umfang, verpflichtender Ausgestaltung und Anwendung der Qualitätsvorgaben ließen sich umfänglich kritische Anmerkungen machen. Da die Reform aber gerade erst in Kraft getreten ist, können die intendierten gesundheitspolitischen Ziele nur theoretisch bewertet werden.

Während bei der HzV – zumindest nach der Regelung des WSG – die freie Vertragsgestaltung in kollektiver und selektiver Form mit der Möglichkeit der Entwicklung neuer Vergütungssysteme und freier Vertragspartnerwahl einen breiten Umsetzungsspielraum bot, ist die Krankenhausreform viel enger an den etablierten kollektivvertraglichen und staatlichen Strukturen behaftet. Lediglich bei den vorgesehenen Qualitätsverträgen besteht Spielraum für neue Ansätze und die Möglichkeit, in vier vom Gemeinsamen Bundesausschuss ausgewählten Leistungssegmenten vertragliche Qualitätsinnovationen zu realisieren. Gleichwohl können eine an Qualitätsparametern ausgestaltete Krankenhausplanung sowie eine an Ergebnisqualität orientierte Erteilung bzw. Beendigung von Versorgungsverträgen im Zusammenspiel mit einer Zentralisierung und Spezialisierung der Krankenhäuser zu einer grundlegenden Neuausrichtung führen. Die Qualitätsaspekte der Reform zum jetzigen Zeitpunkt zu verwerfen, weil erhebliche Mehrausgaben damit verbunden sind, die in nicht geringen Teilen der ungelösten Investitionsproblematik angelastet werden können, wäre schon aus pragmatischen Gründen kontraproduktiv. Vielmehr müssen die Krankenkassen bereits aufgrund gesetzlicher Vorgaben alles unternehmen, um die Umsetzung der Reformziele zu unterstützen. Davon unbenommen werden politische Nachsteuerungen unausweichlich, sofern der Reformprozess in den Mühlen der Selbstverwaltung einschließlich des Gemeinsamen Bundesausschusses stecken bleibt. Daneben sind eine erfolgreiche Mengensteuerung und eine nicht an regionaler Wirtschaftsförderung orientierte Krankenhausplanung unverzichtbar.

12.3   Bausteine einer Reform der fachärztlich-ambulanten Versorgung

12.3.1   Stufe 1: Allgemeine Vorbedingungen

Zur Adaptation des fachärztlich-ambulanten Sektors an die gesundheitspolitischen Erfordernisse sind erhebliche Anpassungen durch den Gesetzgeber unerlässlich, um die oben beschriebenen Grundprobleme zu beheben. Insofern wird diese Reform wahrscheinlich die zentrale gesundheitspolitische Herausforderung der nächsten Legislaturperiode, soweit es die Weiterentwicklung einer patientenorientierten Gestaltung der Gesundheitsversorgung betrifft. Nichts weniger sollte jedoch der Anspruch einer nachhaltigen Reform der fachärztlich-ambulanten Versorgung sein, denn die Vergangenheit zeigt eindrücklich, dass kleine Systemänderungen wenig bis nichts Positives bewirken. Zu bedenken ist dabei, dass eine umfassende Änderung der Rahmenbedingungen zumindest bei Teilen der Ärzte und Krankenhäuser kaum auf Zustimmung treffen wird. Denn im Ergebnis wird die bestehende asymmetrische Konstellation zwischen Leistungserbringern und Krankenkassen – Deregulierung ohne Mengenbegrenzung, Wirtschaftlichkeits- und Qualitätsprüfung mit Wahloptionen bei der Vergütung für Ärzte und Krankenhäuser bei kollektivem Kontrahierungszwang für die Kassen – in einen funktionalen ordnungspolitischen Rahmen überführt.

Die im Folgenden näher skizzierte erste Stufe ist bei diesem Vorhaben die Voraussetzung für die grundlegende Transformation, die in einem zweiten Schritt in ein stärker planerisch oder wettbewerblich ausgerichtetes System überführt wird. Denn erst auf Basis von Leistungs- und Datentransparenz und einer gesundheitspolitischen Diskussionsphase kann entschieden werden, ob die mittelfristige Zukunft der fachärztlich-ambulanten Versorgung eher dem offeneren Weg der hausärztlichen Versorgung (in der Ausgestaltung des WSG) oder dem stärker planerischen Ansatz des stationären Bereichs folgen soll.

Populationsbezogene Bedarfsplanung

Obwohl die populationsbezogene Bedarfsplanung erst für die zweite Stufe der Reform der fachärztlich-ambulanten Versorgung erforderlich ist, wird der Gemeinsame Bundesausschuss bereits zu Beginn des Prozesses damit beauftragt, Richtwerte für populationsbezogene Leistungsbedarfe zu entwickeln. Dies ist erforderlich, weil die populationsbezogene Bedarfsplanung keineswegs im Wesentlichen auf Modellen der Fortschreibung bestehender Leistungsentwicklungen aufsetzen darf. Weder die Zukunftsprojektionen von Beske, in denen altersadjustiert Morbiditätsdaten zu einer Bedarfsermittlung hochgerechnet werden (z. B. Beske et al. 2012), noch die in Krankenhausplanungsgutachten gern genutzten Befragungen von Fachleuten zur Mengenentwicklung überzeugen als tragfähige Methoden. Beide Ansätze führen auf der Basis bestehender medizinischer Möglichkeiten, der aktuellen Leistungsanreize der Vergütungssysteme und der allgemeinen Lebensgewohnheiten zu Prognosen, die einerseits politischen Gestaltungsspielraum und anderseits medizinischen Fortschritt ignorieren[9].

---

9 Es wäre wissenschaftlich interessant auszuwerten, wie zielgenau Prognosen der zukünftigen Leistungsentwicklung retrospektiv betrachtet gewesen sind.

Kaum jemand hätte vor 20 Jahren behauptet, dass HIV-Kranke eine fast normale Lebenserwartung haben, die meisten Magengeschwüre medikamentös behandelbar sind, aber Adipositas mit ihren Folgeerkrankungen zu einem Massenphänomen wird. Die aktuelle Debatte um die „richtige Behandlung" von Herzkrankheiten und die damit verbundenen Fragestellungen bzgl. der notwendigen herzchirurgischen Kapazitäten im Verhältnis zur interventionellen Kardiologie sind ein aktuelleres Beispiel für diese relevante Frage. Aus diesen Überlegungen wird deutlich, dass die Entwicklung einer populationsbezogenen Versorgungsplanung einige Zeit in Anspruch nehmen wird, sofern man nicht einfach auf der Basis bestehender Leistungs- und Morbiditätsdaten extrapoliert. Für eine Reform mit der fachärztlich-ambulanten Versorgung im Zielfokus ist eine Lösung dieser Frage erforderlich. Mutmaßlich wird man sich einem ausreichend validen System nur schrittweise annähern können, was aber nicht als K.-o.-Kriterium missverstanden werden darf, denn schließlich sind alle Versorgungssysteme notwendigerweise dynamischer Natur.

Leistungs- und Datentransparenz

Zur Verbesserung der Leistungstransparenz werden die zur Abrechnung zu nutzenden Klassifikationen für Diagnosen und Prozeduren festgelegt. Deren Anwendung wird durch Kodierrichtlinien vorgegeben. Die korrekte Anwendung der Klassifikationen und Kodierrichtlinien wird zur Abrechnungsvoraussetzung. Damit wird eine ausreichend schnelle Durchdringung der Versorgungsrealität sichergestellt.

Parallel dazu werden die Vorschriften zur Datenübermittlung vereinheitlicht. Wie beim Entlassungsmanagement sind die Regelungen für veranlasste Leistungen nach einem Standard auszugestalten. Durch dieses Maßnahmenbündel kann das Leistungsgeschehen in der fachärztlich-ambulanten Versorgung umfassend dargestellt werden. Auf dieser Basis können wirkungsvolle Mechanismen für eine moderne Qualitäts- und Wirtschaftlichkeitsprüfung entwickelt und implementiert werden[10].

Erlaubnis- oder Verbotsvorbehalt

Gegenwärtig wird bei zunehmender Beteiligung von Krankenhäusern an der fachärztlich-ambulanten Versorgung der für Krankenhäuser geltende Verbotsvorbehalt nach § 137c SGB V sukzessive auch für das fachärztlich-ambulante Leistungsspektrum normgebend, beispielsweise bei der ASV. Obgleich der Gesetzgeber zuletzt mit dem VSG den in der vertragsärztlichen Versorgung maßgeblichen Erlaubnisvorbehalt weiter liberalisiert hat, steht dieses Vorgehen im Widerspruch zu den Erkenntnissen der evidenzbasierten Medizin. Dies hat das Bundessozialgericht im Vorfeld des VSG mehrfach in Urteilen insoweit klargestellt, als es den allgemein anerkannten Stand der medizinischen Erkenntnisse nach § 2 Abs. 1 SGB V für alle GKV-Leistungen als entscheidungsrelevant einstufte. Da es ein unsystematisches Nebeneinander von Erlaubnis- und Verbotsvorbehalt in einem konsistent neugeordneten

---

10 Zu diskutieren wäre, ob zur Vermeidung einer „gematik-artigen" IT-Falle auch für die Umsetzung dieses Schritts eine Sanktionsbewährung erforderlich ist. Der Fortschritt bei der Einführung der Telematik-Infrastruktur ist so enttäuschend, dass beim Thema IT-Umsetzung im Gesundheitswesen „Negativanreize" sofort hohe Konjunktur bekommen.

System der fachärztlich-ambulanten Versorgung aus Gründen der Systemkohärenz nicht geben kann, sollte deshalb durchgehend der Erlaubnisvorbehalt das Leistungsgeschehen in diesem Versorgungsbereich bestimmen.[11]

Vergütungssystem

Die Vergütungssystematik ist für alle an der fachärztlich-ambulanten Versorgung teilnehmenden Ärzte und Krankenhäuser zu vereinheitlichen, um allen Leistungserbringern gleiche Wettbewerbschancen einzuräumen. Daher müssen alle Leistungserbringer und die Kassen an der Konzeption und Weiterentwicklung des Vergütungssystems beteiligt sein. Für die operative Umsetzung wird dabei auf die Kompetenzen der Institute zurückgegriffen, die für die Abrechnungssysteme der vertragsärztlichen und stationären Versorgung zuständig sind und sich dabei in der Vergangenheit bewährt haben.

Wie ein Vergütungssystem perspektivisch auszugestalten ist, wird unnötig intensiv diskutiert, wohl auch weil letztlich vor allem sektorenbezogene Gewohnheiten zementiert werden sollen. Grundsätzlich gilt: Alle Vergütungssysteme beeinflussen die Leistungserbringung. Eine klassische Einzelleistungsvergütung, ob mit oder ohne Mengendegression, bewirkt erfahrungsgemäß eine Mengenausweitung. Ein festes Budget kann bis zur kompletten Leistungsverweigerung führen, wie die Zahnärzte in der Vergangenheit verschiedentlich unter Beweis gestellt haben. Insofern ist die Diskussion, ob ambulante DRGs oder der EBM der richtige Ausgangspunkt für ein Vergütungssystem sein sollten, eher politisch überhöht, denn letztlich kommt es auf die Mischung an.

Dabei ist es wichtig, mit einem Vergütungssystem für fachärztlich-ambulante Behandlung sicherzustellen, dass ausreichende Leistungen in hoher Qualität erbracht werden und dass ein Anreiz dazu besteht, vollstationäre Krankenhausbehandlung zu vermeiden. Das Qualitätsziel zu erreichen und gleichzeitig Einweisungen zu vermindern kann bei an der fachärztlichen ambulanten Versorgung teilnehmenden Krankenhäusern problematisch werden[12]. Auf der anderen Seite besteht je nach Vergütungsniveau bei vertragsärztlich tätigen Ärzten die Tendenz, eigentlich von ihnen zu erbringende Leistungen in die stationäre Versorgung zu verlagern – insbesondere, wenn aus der individuellen Perspektive das Vergütungsvolumen als nicht aufwandsgerecht gesehen wird.

Unter Berücksichtigung dieser Aspekte können die Vertragspartner auf Bundesebene mit der Entwicklung eines Vergütungssystems beauftragt werden. Die grundsätzliche Orientierung am EBM hätte den Vorteil, dass mit diesem Vergütungssystem praktische Erfahrungen vorliegen. Für ambulante DRGs ist dies zumindest in

---

11 Diese Problematik ist auch beim Thema Beleg-/Honorarärzte anzutreffen. Ein klassischer Belegarzt ist den Regelungen vertragsärztlicher Ordnung verpflichtet – ein Honorararzt, der die gleichen Leistungen unter intransparenten Bedingungen erbringt, unterliegt nur aufgrund seines Beschäftigungsverhältnisses dem Verbotsvorbehalt, was Fragen nach ausreichendem Patientenschutz aufwirft.

12 Ein vergleichbarer Tatbestand liegt bei der Bewertung des Belegarztwesens vor. Für die einen ist das Belegarztwesen die am besten funktionierende integrierte Versorgung – für die anderen ist die Selbstzuweisung über die Sektorengrenzen immer vom Verdacht der Überversorgung begleitet.

Deutschland nicht der Fall. Die Relevanz des Vergütungssystems richtet sich zudem danach, ob es in der zweiten Stufe der Reform zur allgemeinen Abrechnungsgrundlage werden soll oder ob die Vergütungssystematik für weite Teile des Leistungsgeschehens ein verhandelbarer Vertragsbestandteil wird. Aber auch im letzteren Fall ist das Vergütungssystem nicht bedeutungslos, weil keineswegs alle Bestandteile der fachärztlich-ambulanten Versorgung dem Vertragswettbewerb zugänglich gemacht werden können bzw. sollten.

Richtlinien des G-BA und Qualitätssicherung

Die bestehenden Richtlinien des G-BA, die derzeit das Leistungsgeschehen in der vertragsärztlichen Versorgung konkretisieren, werden auf alle Formen der fachärztlich-ambulanten Versorgung ausgedehnt. Ziel dieser Maßnahme, die bereits die Leistungsveranlassung beim Entlassmanagement der Krankenhäuser begleitet, ist es, gleiche Bedingungen für die unterschiedlichen Träger der fachärztlich-ambulanten Versorgung herzustellen.

Weiterhin ist eine wirkungsvolle und einheitliche (Mindest-)Qualitätssicherung erforderlich. Dabei sind Ansätze zur Herstellung von Qualitätstransparenz neben der Ebene der einzelnen Leistungserbringer vor allem auch in versicherten-/populationsbezogener Sicht zu formulieren. Parameter wie zum Beispiel die Wiederaufnahme nach stationärer Behandlung von Patienten mit Herzinsuffizienz werden risikoadjustiert auf der Basis von Routinedaten erfasst. Konsequenzen für den Fall, dass bestimmte Qualitätsziele nicht erreicht werden, würden von der Etablierung intensiver Qualitätsmanagement- und Qualitätssicherungsmaßnahmen bis zum Ausschluss von der Teilnahme an der fachärztlich-ambulanten Versorgung reichen. Bei diesem Thema ist eine frühzeitige Einbindung des IQTiG anzustreben.

Sonstiges

Als eine Art Nebenbedingung ist der Wegfall des Praxisverkaufs im vertragsärztlichen Bereich vorzubereiten. Das bestehende System der Praxisverkäufe passt nicht zu ordnungspolitischen Modellen, in denen die Standortfragen in relevantem Umfang entweder durch sektorenübergreifende Planungsinstitutionen oder durch Vertragsabschlüsse mit Krankenkassen entschieden werden. Grundsätzlich werden Zulassungen nur zeitlich und räumlich befristet vergeben, jedwede Form eines Eigentumsanspruchs auf die „Abrechnungslizenz" kollidiert mit dieser Prämisse. Wie eine angemessene Entschädigung für Vertragsärzte aussehen könnte, ist politisch festzulegen.

12.3.2 Stufe 2: zwei Modellvarianten

Nach Umsetzung der ersten Phase sollte Leistungs- und Strukturtransparenz hergestellt sein, sodass die zweite Stufe einer Neujustierung erfolgen kann. Dabei sind vom Grundsatz her zwei Varianten denkbar, die sich entweder an einem eher wettbewerblichen Ordnungsrahmen oder einem zentralplanerisch ausrichteten Grundkonzept orientieren.

Für die Entscheidung, welche Ausrichtung für die Neuordnung der fachärztlich-ambulanten Versorgung am besten geeignet erscheint, sind die Erkenntnisse über die Inhalte und Strukturen sowie die Qualität des Leistungsgeschehens aus der ersten Stufe unerlässlich. Was sich unabhängig davon schon jetzt abzeichnet, ist die Notwendigkeit von Vertragsprinzipien, mit deren Hilfe die Einhaltung der Rechte und Pflichten von Leistungserbringern und Krankenkassen kodifiziert werden. In beiden Modellen müssen Mechanismen zur Durchsetzung von Vertragskonformität implementiert werden, die dem steuerungsunfähigen Prinzip des „Wer kann, der darf" in jedem Fall den Boden entziehen. Mögliche Ausgestaltungsvarianten der beiden alternativen Modellvarianten im Sinne von Orientierungspolen werden im Folgenden dargestellt.

Zulassungsmodell mit Kontrahierungszwang

Auf Basis der populationsbezogenen Leistungsdichte wird durch zu bildende Gremien auf der regionalen Ebene festgelegt, wo konkret welche Behandlungskapazitäten benötigt werden. In diesen Regionen, die sicher kleinräumiger als die Ebene der Bundesländer sein müssen, können sich geeignete Leistungserbringer unabhängig von ihrer Ausprägung auf eine Zulassung bewerben – denn das Erbringen der Leistung zählt, nicht die Art des Trägers. Der Auswahlprozess erfolgt kriterienbasiert. Neben dem quantitativen Bedarf aus der populationsbezogenen Leistungsdichte und klar formulierten Strukturanforderungen an die einzelnen Leistungserbringer kommen Aspekte der Flächenversorgung in den Regionen dazu. Das bedeutet, dass bei ansonsten gleichwertigen Leistungserbringern derjenige die Zulassung erhält, der die größte Entfernung zu Leistungserbringern des gleichen Segments hat. Zwar ist Flächenversorgung außer in der Notfallversorgung kein Qualitätsindikator für Ergebnisqualität, aber sie beachtet die Interessen der Patienten. Außerdem sollte das Kriterium der Vielfalt von Versorgungsformen Berücksichtigung finden, schon weil zum heutigen Zeitpunkt nicht geklärt ist, welche Versorgungsform den besten Outcome und die höchste Akzeptanz bei den Patienten hat. Da Vergütungssysteme einen erheblichen Einfluss auf die konkrete Leistungserbringung haben, würden Qualitätsmessungen auf Basis aktueller Versorgungsstrukturen im Übrigen von einem erheblichen Bias belastet und könnten somit diese Frage kaum ausreichend klar beantworten. Dies wird nur ein Ergebnismonitoring nach der Systemanpassung leisten können.

In den Gremien, die zwingend mit ausreichenden Kapazitäten für die Erledigung ihrer Tätigkeiten auszustatten sind, sind Ärzte und Krankenhäuser primär in der Rolle der Antragsteller und die Krankenkassen in der Position der Nachfrager. Der Sicherstellungsauftrag wird in diesem Modell von den Ländern übernommen, die unter Beteiligung der Kommunen die Versorgung ausgestalten. Dies würde große Teile der Sicherstellung bzw. Daseinsvorsorge auf der Landesebene bündeln, weil für die Krankenhausversorgung der Sicherstellungsauftrag bereits auf der Landesebene angesiedelt ist. Dabei sollte die Planung Versorgungsstrukturen jenseits der Landesgrenzen deutlicher als in der Vergangenheit berücksichtigen. Abweichend von der heutigen Praxis der Krankenhausplanung wird der Entscheidungsspielraum der Planungsgremien aber durch die Richtwerte für populationsbezogene Leistungsbedarfe erheblich reduziert. Auch wird es keine Elemente einer dualen Finanzierung für die fachärztlich-ambulante Versorgung geben. Bis der Bedarf an Versorgungsleistungen gedeckt ist, werden geeignete Leistungserbringer zugelassen.

Unter den aktuellen Systembedingungen kommt es bei der Verteilung der Leistungserbringer der fachärztlich-ambulanten Versorgung zu regionalen Disparitäten, was sich beispielsweise in Unterschieden zwischen städtischen und ländlichen Regionen zeigt. Um diesen Disparitäten begegnen zu können, sind verschiedene Steuerungsmöglichkeiten festzulegen. Über unterschiedliche Entgelthöhen in den Regionen können die regionalen Gremien Anreize schaffen, Leistungserbringer für Versorgungsaufträge in den Regionen zu motivieren, in denen Unterversorgung droht. Dafür sollten aber bestimmte Korridore festgelegt werden, und es sind gleichzeitig Mechanismen zu schaffen, die einen reinen Bieterwettbewerb unterbinden. Dazu könnte dem Grad an kurzfristig zu erwartender Unterversorgung ein maßgeblicher Einfluss auf die Nutzungsmöglichkeit des Korridors eingeräumt werden. Als Folge solcher Regelkreise wäre in der aktuellen Situation zu erwarten, dass die Entgelte in ländlichen Regionen zumeist höher ausfallen als in urbanen Regionen. Wenn die Verteilungswirkungen das gewünschte Ergebnis erreicht haben, wird der finanzielle Anreiz schrittweise reduziert, um eine Übersteuerung zugunsten ländlicher Regionen zu vermeiden.

Vertragswettbewerbliches Modell mit Angebotspflicht

Auch bei einer stärker wettbewerblich ausgestalteten Umsetzung wäre eine populationsbezogene Leistungsplanung mit den oben genannten Kriterien eine Voraussetzung. Der Sicherstellungsauftrag würde aber auf die Krankenkassen übergehen. Den Ländern kommt dann eine Aufsichtsfunktion zu. Dabei müssen die Krankenkassen gegenüber der Aufsicht belegen, dass sie ausreichende Behandlungskapazitäten für die Versicherten unter Vertrag genommen haben. Der Maßstab für die Vertragsbewertung wird aus der populationsbezogenen Leistungsplanung in Hinblick auf die jeweiligen Versichertenkollektive abgeleitet.

Der Vertragsabschluss kommt durch Ausschreibung geeigneter Leistungsvolumina zustande. Dabei schreiben Kassen gemeinsam oder einzeln Versorgungsverträge aus, die quantitativ an den populationsbezogenen Leistungsvolumina orientiert sind und den Anforderungen der Regionen entsprechen. In den Verträgen soll darüber hinaus die Zusammenarbeit der andernfalls nach wie vor unverbunden nebeneinander stehenden Sektoren auf der Basis von regionalen Versorgungsnotwendigkeiten geregelt werden. Nur so sind patientenorientierte Versorgungsprozesse zu erreichen, denn diese sind durch bundesweite Vorgaben nicht zu realisieren.

Die Notfallversorgung sowie Leistungen für seltene Krankheiten sind aus übergeordneten Überlegungen kassenartenübergreifend auszuschreiben. Schon aus medizinisch qualitativen Gründen, die sich beispielsweise aus Mindestfallzahlen ableiten, aber auch aufgrund hoher Vorhaltekosten, die bei zu starker Zersplitterung des Leistungsgeschehens entstehen können, ist diese Begrenzung der Vertragsfreiheit sachgerecht. Die anderen Leistungen können die einzelnen Kassenarten auch direktvertraglich vergeben.

In der Folge ist die Bedeutung eines einheitlichen Vergütungssystems deutlich geringer, weil die Art und Höhe der Vergütung in den Ausschreibungen geregelt werden kann. Dies darf allerdings nicht dazu führen, dass eine einheitliche Kodierung von Krankheiten und medizinischen Prozeduren unterbleibt, weil ansonsten die gerade erst geschaffene Transparenz wieder zur Disposition gestellt würde. Außerdem kann eine systematische, bürokratiearme Qualitätssicherung nur auf der Basis von Routinedaten gelingen.

12.4   Fazit

Obwohl in Deutschland im internationalen Vergleich eine hohe Arztdichte vorliegt (vgl. Abbildung 12–1), kommt es in der fachärztlich-ambulanten Versorgung regional zu Kapazitätsproblemen, die unter anderem im VSG zur Einführung der Terminservicestellen geführt haben. Zwar gibt es in Städten eher selten Beschwerden von Patienten, die über viele Wochen auf Facharzttermine warten müssen – in ländlichen Regionen sieht das zum Teil ganz anders aus. Darüber hinaus gibt es neben Zugangsproblemen vor allem aber auch gravierende Zweifel am aktuell erreichten Qualitäts- und Wirtschaftlichkeitsniveau der fachärztlich-ambulanten Versorgung. Daraus entsteht Änderungsdruck auf die bisherigen Strukturen, der aber entgegen der aktuellen gesundheitspolitischen Debatte nicht in beschaulichen Systemanpassungen oder gar einem „Weiter so" nach dem Muster der ASV liegen kann.

Es ist vielmehr erforderlich, nicht zu kurz zu springen und wesentliche Themen wie das asymmetrische Verhältnis der Vertragspartner – Deregulierung bei Ärzten und Krankenhäusern und Vertragszwang bei Krankenkassen – zu verändern. Ebenso muss die Aufgabenteilung zwischen Ärzten, Pflegepersonal und anderen medizinnahen Berufsgruppen den Erfordernissen eines modernen Gesundheitssystems angepasst werden. Stellvertretend für diese Fragestellung steht die Auseinandersetzung über den Umfang von Delegation und Substitution ärztlicher Leistungen, der in Deutschland im internationalen Vergleich deutlich zu restriktiv ausgerichtet ist. Nicht zuletzt muss die Verschwendung ärztlicher Ressourcen in nicht bedarfsnotwendigen Krankenhäusern beendet werden, damit dem Phänomen „hohe Arztdichte bei gefühltem Ärztemangel" erfolgreich begegnet werden kann.

Mit dem vorgestellten zweistufigen Modell können die notwendigen Strukturreformen für den fachärztlich-ambulanten Bereich schrittweise umgesetzt werden, sodass innerhalb des Zielkorridors ordnungspolitischer Anpassungsspielraum bis zum Beginn der zweiten Stufe verbleibt. Der Umfang des Erfolgs der Länder bei der Umsetzung der Ziele der Krankenhausreform mag ein guter Indikator dafür sein, ob eine starke Planungskomponente sich mit Wettbewerbsmechanismen messen kann. Ohne den Ergebnissen der ersten Stufe der Neuordnung der fachärztlich-ambulanten Versorgung vorgreifen zu wollen, spricht entgegen der aktuellen gesundheitspolitischen Tendenz hin zu einer Renaissance kollektivvertraglicher und aufsichtsorientierter Einheitsregelungen einiges dafür, dass sich patientenorientierte Versorgungsziele zur Verbesserung von Qualität und Wirtschaftlichkeit der Versorgung mit einem stärker wettbewerblich orientierten Ordnungsrahmen besser erreichen lassen. Doch auch wenn der politische Mut zu einem verstärkt vertragswettbewerblichen Steuerungskonzept für die fachärztlich-ambulante Versorgung fehlen sollte, darf dies kein Grund dafür sein, die notwendige konsistente Neuordnung dieses Versorgungsbereichs weiter auf die lange Bank zu schieben.

12

Literatur

Beske F, Brix F, Katalinic A, Peters E, Pritzkuleit R. Versorgungsprognose 2060. Leistungs- und Ausgabenentwicklung in der Gesundheitsversorgung und in der Versorgung Pflegebedürftiger. Kiel: Schmidt & Klaunig 2012.

Busse R, Sundmacher L. Der Einfluss der Ärztedichte auf ambulant-sensitive Krankenhausfälle. In: Klauber J, Geraedts M, Friedrich J, Wasem J (Hrsg). Krankenhaus-Report 2012, Schwerpunkt: Regionalität. Stuttgart: Schattauer 2012; 183–202.

Hermann C. Sicherstellung und Organisation der gesundheitlichen Versorgung. Monitor Versorgungsforschung 2015; 8 (5): 34–8.

Kassenärztliche Bundesvereinigung (KBV). Stellungnahme der Kassenärztlichen Bundesvereinigung vom 19. März 2015 zum Regierungsentwurf für ein Versorgungsstärkungsgesetz (GKV-VSG). Ausschuss für Gesundheit des Deutschen Bundestages. Ausschuss-Drucksache 18(14)0091(13) zur öffentlichen Anhörung am 25.03.2015.

OECD. Health at a Glance 2015: OECD Indicators. Paris: OECD Publishing 2015; http://dx.doi.org/10.1787/health_glance-2015-en (20. November 2015).

Sundmacher L, Schüttig W, Faisst C. Krankenhausaufenthalte infolge ambulant-sensitiver Diagnosen in Deutschland. Ludwig-Maximilians-Universität München, Fachbereich Services Management. Endbericht vom 28.07.2015; http://www.zi.de/cms/fileadmin/images/content/PDFs_alle/3-Endbericht_Sundmacher_2015-10-27.pdf (20. November 2015).

Zok K. Private Zusatzleistungen in der Arztpraxis. Ergebnisse einer bundesweiten Repräsentativ-Umfrage unter gesetzlich Versicherten. WIdOmonitor. Ausgabe 1/2015; http://www.wido.de/wido_monitor_2_20140.html (20. November 2015).

12

Teil II

Zur Diskussion

(Kapitel 13–15)

13 Gemeinsam Klug Entscheiden – eine Initiative für die Gesundheitsversorgung in Deutschland?

David Klemperer, Ina Kopp und Monika Nothacker

Abstract

Im Jahr 2011 wurde in den USA die Choosing-Wisely-Initiative gestartet, um eine offene Diskussion des Themas Überversorgung bei Leistungserbringern und Patienten zu fördern. Dazu wurden Top-5-Listen von verzichtbaren Diagnosen, Behandlungen und Verordnungen aus den jeweiligen Fachdisziplinen erstellt, bei denen eine Überversorgung vermutet wird bzw. feststeht. Die Choosing-Wisely-Empfehlungen sollen evidenzbasiert sein und besonders häufige Erkrankung bzw. besonders kostspielige Verfahren abdecken. Der Beitrag stellt die internationale Choosing-Wisely-Initiative dar und diskutiert, warum der Initiative in Deutschland ein eigenes Gesicht gegeben wurde: „Gemeinsam Klug Entscheiden – Eine Initiative der AWMF und ihrer Fachgesellschaften".

In 2011, the Choosing Wisely initiative was launched in the United States in order to promote an open discussion of overuse between healthcare providers and patients. To this end, top 5 lists of diagnostic tests and treatments where overuse is suspected or established were created by the respective medical specialty societies. The Choosing Wisely recommendations should be evidence-based and cover the most common diseases or particularly expensive procedures. The article describes the international Choosing Wisely initiative and discusses why the initiative was given its own identity in Germany: "Gemeinsam Klug Entscheiden – an initiative of the AWMF and its societies".

13

13.1 Charta zur ärztlichen Berufsethik – Ausgangspunkt der Choosing-Wisely-Kampagne

Ausgangspunkt der Choosing-Wisely-Kampagne ist die ärztliche Ethik. Als Profession verspricht die Ärzteschaft der Gesellschaft, dass ihre Mitglieder bestimmte Regeln und Verhaltensweisen einhalten, um die Sicherheit und Qualität ihrer Dienstleistungen zu gewährleisten. Der medizinischen Profession verleiht die Gesellschaft auf dieser Grundlage Privilegien wie das Recht, sich selbst zu organisieren und zu verwalten, sich Verhaltensstandards zu setzen und deren Einhaltung zu gewährleisten und auch die Fort- und Weiterbildung selbst zu organisieren. Damit erwirbt sie das Vertrauen der Patienten und einen höheren Status als andere Berufe. Der Kontrakt zwischen Medizin und Gesellschaft begründet eine Beziehung zum gegenseitigen Vorteil.

Im Jahr 2002 haben drei Organisationen eine Charta zur ärztlichen Berufsethik verabschiedet; die ABIM-Foundation (Stiftung des American Board of Internal Medicine), das American College of Physicians (amerikanische Fachgesellschaft der Internisten) und die Stiftung der European Federation of Internal Medicine. Ausgangspunkt der Charta ist die Entwicklung der Gesundheitssysteme in allen industrialisierten Ländern in eine Richtung, welche die Grundlagen und Werte der medizinischen Profession bedroht (ABIM Foundation et al. 2002). Ärztliche Werte, die der professionellen Berufsausübung zugrunde liegen, seien gefährdet. Die Physician Charter soll die ethischen Grundlagen ärztlichen Handelns fördern und die Ärzte darin unterstützen, die Gesundheitssysteme und die Arbeit der Ärzte darin auch weiterhin auf das Patientenwohl auszurichten. Dafür werden drei ethische Prinzipien hervorgehoben: das Patientenwohl, die Patientenautonomie und soziale Gerechtigkeit. Für die Umsetzung in professionelles Handeln im medizinischen Berufsalltag wurden zehn ethische Pflichten formuliert: fachliche Kompetenz, Wahrhaftigkeit im Umgang mit Patienten, Vertraulichkeit, angemessene Beziehungen zum Patienten, ständige Qualitätsverbesserung, Erhalt des Zugangs zu medizinischen Leistungen, gerechte Verteilung begrenzter Mittel im Gesundheitswesen, Nutzung wissenschaftlicher Erkenntnisse, angemessenes Verhalten bei Interessenskonflikten, kollegiale Verantwortung.

Die Charta setzt am Hippokratischen Eid an und erweitert vorliegende ethische Deklarationen wie z. B. die Prinzipien medizinischer Ethik der American Medical Association oder auch das Gelöbnis in der Berufsordnung der Bundesärztekammer.

Choosing Wisely setzt an zentralen Elementen der Charta an, insbesondere daran, dass Ärzte fragwürdige und überflüssige Leistungen veranlassen und erbringen. Folgende Elemente der Charta erscheinen in diesem Zusammenhang hervorhebenswert.

- Die Mittel, die für die Gesundheitsversorgung zur Verfügung stehen, sind begrenzt. Pflicht der Ärzte ist es, diese gerecht zu verteilen und damit die bestmöglichen Gesundheitsergebnisse zu erzielen. Daher sind überflüssige Untersuchungen und Behandlungen zu vermeiden.
- „Externe Kräfte" machen es den Ärzten schwer, ihre ethischen Pflichten zu erfüllen. Der einzelne Arzt wie auch die Zusammenschlüsse von Ärzten (z. B. Ärztekammern, Wissenschaftliche Medizinische Fachgesellschaften) sind daher aufgerufen, sich für eine Ausgestaltung der Versorgungssysteme zu engagieren, die es den Ärzten ermöglicht, ihre ethischen Verpflichtungen zu erfüllen.
- Unverzerrtes Wissen auf aktuellem Stand ist eine notwendige Voraussetzung, um die Interessen der Patienten zu berücksichtigen. „Unverzerrt" bedeutet, dass Nutzen und Risiken realistisch eingeschätzt werden. Im Sinne der Patientenautonomie ist dieses Wissen mit dem Patienten zu teilen, damit er unter den vorhandenen Optionen mit Hilfe des Arztes eine Entscheidung treffen kann, die seinen Präferenzen entspricht.

In einer US-weiten Befragung praktizierender Ärzte untersuchten Campbell et al. (2007) den Grad der Zustimmung zu den ethischen Pflichten der Charta. Die Pflichten wurden über konkrete Aussagen operationalisiert (z. B. „Ärzte sollten die Ungleichheiten in der Versorgung auf Grund von ethnischer Zugehörigkeit oder Gender minimieren" für „Gerechte Verteilung begrenzter Mittel"). Die Zustimmungsraten lagen zumeist deutlich über 90 %. Den niedrigsten Wert mit 77 % erzielte die Pflicht zum Erhalt der fachlichen Kompetenz, die über die Aussage „Ärzte sollten während ihres Berufslebens regelmäßige Rezertifizierungsprüfungen ablegen" erfragt wurde.

Im zweiten Teil der Befragung ging es um das tatsächliche Verhalten entlang der Pflichten. So wurde z. B. zu „Gerechte Verteilung begrenzter Mittel" ein Szenario vorgelegt, in dem ein Patient eine überflüssige MRT-Aufnahme bei akutem unspezifischem Kreuzschmerz verlangt. Immerhin ein gutes Drittel der Befragten würde hier dem Patientenwunsch folgen. Größere Diskrepanzen zeigten sich auch in den Bereichen „angemessenes Verhalten bei Interessenkonflikten" und „kollegiale Verantwortung". Die Mehrheit der Befragten würde Patienten in ein Röntgeninstitut überweisen, an dem sie finanziell beteiligt sind, und nicht alle Ärzte würden die Patienten über den Interessenkonflikt informieren. Auch hat die Mehrheit der befragten Ärzte ihnen bekannte Fälle von aus ihrer Sicht inkompetenten Ärzten nicht einer zuständigen Stelle gemeldet. Die Autoren folgern, dass die ethischen Prinzipien der Charta in der Ärzteschaft verankert sind, aber eine Kluft bestehe zwischen dem Anspruch, den Ärzte an ihr Handeln stellen, und der Wirklichkeit im medizinischen Alltag.

Diese Kluft zwischen Anspruch und Wirklichkeit ärztlichen Verhaltens bezeichnen die Initiatoren als das Leitprinzip bei der Konzipierung der Choosing-Wisely-Kampagne (Wolfson et al. 2014).

13.2 Die Choosing-Wisely-Kampagne

Die Kampagne wurde im April 2012 von der American Board of Internal Medicine Foundation, Consumer Reports und neun Fachgesellschaften der Öffentlichkeit vorgestellt. Die Federführung liegt bei der ABIM Foundation, beteiligt waren anfangs neun medizinische Fachgesellschaften und die Verbraucherschutzorganisation Consumer Reports. Die Kampagne kommuniziert Listen von fünf Dingen, die Ärzte und Patienten in Frage stellen sollten („Five Things Physicians and Patients Should Question"). Die Listen werden von einzelnen medizinischen Fachgesellschaften erarbeitet. Diese Idee von Top-5-Listen hatte Brody (2010) als einen Vorschlag an die Ärzteschaft für einen konstruktiven Beitrag zur amerikanischen Gesundheitsreform unterbreitet. Die Vorgabe der ABIM Foundation für die Entwicklung der einzelnen Punkte lautet:

1. Each recommendation must be within the control of the society's members.
2. Procedures should be used frequently and/or carry a significant cost.
3. There should be generally accepted evidence to support each recommendation.
4. The process should be thoroughly documented and publicly available upon request.

Für diese eher allgemein gehaltenen Anforderungen entschied sich die ABIM Foundation, weil damit das Kernanliegen der Kampagne, Fachgesellschaften für eine intensivere Kommunikation mit Patienten zu gewinnen, besser zu verwirklichen sei als mit rigiden Methoden (Baron und Wolfson 2014).

Ende Mai 2015 beteiligten sich in den USA 66 Fachgesellschaften mit mehr als 300 Empfehlungen. Angebunden sind auch Vertreter weiterer Gesundheitsberufe wie Pflegende, Apotheker und Physiotherapeuten und auch Medizinstudenten.

Der Kern der Choosing-Wisely-Idee ist die Stimulation von Gesprächen zwischen Ärzten und Patienten über die bestmögliche Versorgung und die Dinge, die nicht dazu zählen. Der Rahmen für die Entwicklung von Top-5-Listen wurde relativ weit gesteckt: evidenzbasiert, häufig durchgeführt, einem Fach zuzuordnen, transparenter Entwicklungsprozess, Zuständigkeitsbereich des Fachgebietes. Ein einheitlicher Entwicklungsprozess wäre nach Einschätzung der ABIMF eher hinderlich gewesen.

Zur Frage, ob sich aufgrund der TOP-5-Listen das Verhalten der behandelnden Ärzte ändert, liegen bisher nur wenige Publikationen vor. In den USA konnte in einer Klinikgruppe im Nordwesten die Anzahl unnötiger Laboruntersuchungen signifikant gesenkt werden (Corson et al. 2015). In Holland wurde nach Einführung der Top-5-Liste die Anzahl von nicht indizierten Antikörperbestimmungen im Rahmen der rheumatologischen Diagnostik ebenfalls signifikant reduziert (Lesius et al. 2015). Die möglichen Effekte werden nicht von allen Beteiligten als sehr groß eingeschätzt (Admon und Cooke 2014). Eine erste Auswertung von sieben Choosing-Wisely-Empfehlungen bestätigt dies. Lediglich bei zwei von sieben Empfehlungen – Bildgebung bei Kopfschmerz und präoperative kardiale Bildgebung – zeigte sich eine signifikante, um ca. 10 % niedrigere Anwendungshäufigkeit. Drei weitere Interventionen (Bildgebung bei Kreuzschmerz ohne Warnzeichen, präoperativer Röntgenthorax und Antibiotikagabe bei Sinusitis) blieben gleich häufig und zwei *Don't dos* wurden sogar vermehrt durchgeführt (HPV-Tests bei Frauen unter 30 und Gabe von nichtsteroidalen Antirheumatika bei unspezifischen Schmerzen) (Rosenberg et al. 2015). Zu vielen anderen Bereichen steht eine Evaluation aus oder wird erst durchgeführt (Aron et al. 2015). Im August 2015 wurde ein Rahmenkonzept für das Erfassen von Choosing-Wisely-Effekten publiziert (Bathia et al. 2015). Rosenberg et al. (2015) schlussfolgern, dass es vermehrter Implementierungsaktivitäten bedarf, um wirkliche Änderungen herbeizuführen. Möglicherweise führt das Interesse von Klinikkonzernen wie Kaiser Permanente an einer Implementierung bei Empfehlungen für den stationären Bereich in Zukunft zu stärkeren Veränderungen (ABIM Foundation – Choosing Wisely 2014). Zu warnen ist vor einer unkritischen Verknüpfung mit finanziellen Anreizsystemen.

13.3   Choosing Wisely in Deutschland – Gemeinsam Klug Entscheiden

In Deutschland hatte das Deutsche Netzwerk Evidenzbasierte Medizin bereits im März 2013 etwa 50 Ärzte, Patientenvertreter, Wissenschaftler und Leitlinienexperten zur Diskussion der Frage eingeladen, ob Deutschland eine Choosing-Wisely-Kampagne braucht (Strech et al. 2014). Die darauf folgenden Aktivitäten entwickelten eine Dynamik, nachdem die Vertreter der amerikanischen und kanadischen Initiative im Jahr 2014 zu einem „International Roundtable on Choosing Wisely" in Amsterdam eingeladen hatten.

Die Grundlage der internationalen Initiativen und die in Deutschland für ähnliche Versorgungsaspekte bestehenden Verbesserungspotenziale sprachen dafür, die Choosing-Wisely-Idee in Deutschland zu erproben. Daher wurde die Diskussion in Deutschland von weiteren wissenschaftlichen Fachgesellschaften wie der Deutschen Gesellschaft für Allgemein- und Familienmedizin (DEGAM 2015) und der Deutschen Gesellschaft für Innere Medizin (DGIM 2015) weitergeführt und es wurden auch bereits Planungen für die Erarbeitung konkreter Empfehlungen in Angriff genommen. Als Dachverband von aktuell 173 Fachgesellschaften hat sich die AWMF (Arbeitsgemeinschaft der Wissenschaftlichen Medizinischen Fachgesellschaften e. V.) auf Anregung ihrer Mitglieder des Themas angenommen, um der Diskussion internationaler Initiativen sowie der Gestaltung einer Initiative in Deutschland einen eigenen Rahmen zu geben (AWMF 2015a).

Dabei wurde festgestellt, dass die im Rahmen der internationalen Initiativen veröffentlichten Empfehlungen meist nicht die Transparenz des Entwicklungsprozesses aufweisen, die für die Akzeptanz in der Praxis in Deutschland erforderlich erscheint. Auch inhaltliche Mängel wurden beklagt, z. B. dass Versorgungsaspekte adressiert werden, für die – zumindest in Deutschland – kein Hinweis auf eine Überversorgung bzw. ein Verbesserungspotenzial besteht. Zudem gibt es für die Effekte der Kampagnenstrategie mit einer starken Betonung der Öffentlichkeitsarbeit nur wenig positive Evidenz (s. o.).

Schließlich wurden einige wichtige Aspekte in den internationalen Initiativen bislang nicht ausreichend berücksichtigt (Strech et al. 2014):

- Versorgungsaspekte mit Unter- oder Fehlversorgung
- Fach- und berufsgruppenübergreifende Konsensfindung mit Einbeziehung von Patienten zur Förderung der Akzeptanz und Umsetzung der Empfehlungen sowie zur Vermeidung potenziell widersprüchlicher Empfehlungen einzelner Fachgebiete
- Der Wunsch nach expliziten Priorisierungskriterien für die Auswahl von Empfehlungen für eine neue Initiative angesichts der Vielfalt bereits existierender Qualitätsinitiativen
- Das Risiko für Fehlsteuerungen, wenn Empfehlungen aus solchen Initiativen als neue Regelungsinstrumente für die Leistungserbringung und/oder Ressourcenallokationsentscheidungen missverstanden werden.

Vor allem aber wurde das besondere Potenzial der Gemeinsamkeit der aktuell 173 Fachgesellschaften in der AWMF mit der über die letzten 20 Jahre im Rahmen der Entwicklung von Leitlinien etablierten fach- und berufsgruppenübergreifenden Zusammenarbeit mit Einbeziehung von Patientenvertretern als Ressource gesehen, um einer Initiative in Deutschland ein eigenes Gesicht zu geben (AWMF 2015b; Nothacker et. al. 2014). Die AWMF hat daher die Initiative „Gemeinsam Klug Entscheiden (GKE)" ins Leben gerufen, um ihre Mitgliedsfachgesellschaften dabei zu unterstützen, Empfehlungen zu Versorgungsaspekten oder Krankheitsbildern mit Über-, Unter- oder Fehlversorgung, die durch Leitlinien allein nicht behoben werden konnten, zu formulieren und zu konsentieren. Die AWMF stellt dabei methodische Hilfen zur Entwicklung von GKE-Empfehlungen in Form eines Manuals bereit. Damit soll die Vertrauenswürdigkeit dieser Empfehlungen sichergestellt und nachvollziehbar gemacht werden. Die Auswahl relevanter Versorgungsaspekte und die Entwicklung von GKE-Empfehlungen obliegt den Fachgesellschaften. Zum Verständnis von GKE-Empfehlungen wird vorausgesetzt, dass die Frage, ob eine GKE-Empfehlung im Einzelfall anwendbar ist, im individuellen Gespräch zwischen Arzt und Patient ermittelt werden muss. GKE-Empfehlungen heben hervor, worüber Ärzte und Patienten, andere Leistungserbringer und Kostenträger sowie Entscheidungsträger im Gesundheitssystem intensiver sprechen sollten. Die GKE-Empfehlungen dürfen daher keinesfalls missverstanden werden als Regelungsinstrumente oder Standards, die individualisierte Entscheidungen ersetzen könnten.

Die Mission der Initiative Gemeinsam Klug Entscheiden (GKE) wurde wie folgt formuliert: Gemeinsam Klug Entscheiden …

- ist eine **Qualitäts-Offensive der Wissenschaftlichen Medizinischen Fachgesellschaften unter dem Dach der AWMF**
- zielt auf die **Verbesserung der Versorgungsqualität durch ausgewählte Empfehlungen zu prioritären Themen**
- betont die **Gemeinsamkeit der Fachgesellschaften in der AWMF, die gemeinsame fach- und berufsgruppenübergreifende Versorgung und die gemeinsame Entscheidungsfindung von Arzt und Patient**
- stellt **Patienten- und Versorgungsaspekte zu Erkrankungen in den Mittelpunkt**, nicht Fachgebiete
- unterstützt die **Fokussierung und Systematisierung des Dialogs von Ärzten und Patienten und damit deren Teilhabe im Sinne partizipativer Entscheidungsfindung**
- erstrebt eine **wissenschaftlich und ethisch begründete Entscheidungsfindung als Antwort auf eine zunehmend marktwirtschaftliche Orientierung des Gesundheitssystems**.

Eine Ad-hoc-Kommission hat seit ihrer Konstitution im Februar 2015 ein Manual entwickelt, das Hilfen und Kriterien enthält, anhand derer Empfehlungen zu Versorgungsaspekten identifiziert werden können, die in Bezug auf Überversorgung und in Bezug auf Unterversorgung besonders prioritär mit Patienten besprochen werden sollten und über die die Verantwortlichen im Gesundheitswesen sowie ggf. die Öffentlichkeit informiert werden sollten. Das Manual soll Fachgesellschaften und die von ihnen beauftragten Autoren bei der Entwicklung von Empfehlungen für die Initiative unterstützen. Die Konsultationsfassung wurde den Fachgesellschaften zur Begutachtung in Bezug auf Nützlichkeit und Akzeptanz vorgelegt (AWMF 2015c).

Ein weiteres wesentliches Element der Initiative ist die Erarbeitung von laienverständlichen Informationen für Patienten. Die Implementierung der Initiative erfordert die Verbreitung der von den Fachgesellschaften erarbeiteten bzw. priorisierten Empfehlungen. Dafür wird es erforderlich sein, andere Akteure, wie ärztliche und gemeinsame Selbstverwaltung, Patientengruppen und Gesundheitsselbsthilfe und nicht zuletzt die Politik zu überzeugen und einzubeziehen. Zur Vertiefung des Dialogs mit diesen Entscheidungsträgern veranstaltete die AWMF am 15.10.2015 ein Berliner Forum.[1]

---

1   Download Vortragsfolien: http://www.awmf.org/die-awmf/veranstaltungen/berliner-forum-der-awmf/berliner-forum-2015.html.

13.4   Fazit

Patientenwohl und Patientenautonomie stehen im Zentrum des ethischen Selbstverständnisses der ärztlichen Profession. Die Befolgung dieser Prinzipien wird zunehmend durch Marktkräfte im Gesundheitssystem erschwert. International wird vor diesem Hintergrund vor allem das Problem der Überversorgung problematisiert. In einigen Ländern wurden bereits von Seiten der Ärzte öffentlichkeitswirksame Kampagnen zur Vermeidung von Überversorgung etabliert. In Deutschland wird darüber hinaus das Problem von Unter- und Fehlversorgung einbezogen. Diese Ziele verfolgen die derzeit 173 Wissenschaftlichen Medizinischen Fachgesellschaften unter dem Dach der AWMF seit 20 Jahren mit der Entwicklung hochwertiger medizinischer Leitlinien zur Verbesserung der medizinischen Versorgung. Leitlinienempfehlungen gelangen jedoch oft nicht in die Praxis oder decken relevante Fragestellungen nicht ab. Daher hat die AWMF „Gemeinsam Klug Entscheiden – eine Initiative der AWMF und ihrer Fachgesellschaften" ins Leben gerufen. Auch stationäre Einrichtungen sollten sich mit der Frage auseinandersetzen, ob und wie die von Fachgesellschaften im Rahmen der Initiative „Gemeinsam klug Entscheiden" formulierten Empfehlungen zur Vermeidung von Über-, Unter- oder Fehlversorgung in der eigenen Einrichtung umgesetzt und Patienten entsprechend informiert werden könnten.

Die Choosing-Wisely-Idee hat sich recht schnell international verbreitet. In Kanada wurde im Jahr 2014 eine Kampagne initiiert, die der amerikanischen sehr ähnlich ist. Levinson et al. (2015) berichten von etablierten oder in Vorbereitung befindlichen Bestrebungen in zwölf Ländern, neben den USA und Kanada in Australien, Dänemark, England, Italien, Japan, den Niederlanden, Neuseeland, der Schweiz, Wales und Deutschland. Während sich einige Länder, wie z. B. Kanada, eng an das amerikanische Vorbild anlehnen, unterscheidet sich der deutsche Weg in wesentlichen Aspekten. Ausgangspunkt der GKE-Initiative sind v. a. Empfehlungen in Leitlinien, die nach dem Regelwerk der AWMF fach- und berufsgruppenübergreifend, auf Grundlage von Evidenz und in einem transparenten Konsensverfahren entwickelt wurden (AWMF 2012). GKE-Empfehlungen können dadurch – je nach dem angesprochenen Problem – von unterschiedlichen Fach- und Berufsgruppen aufgegriffen werden. Anders als bei der US-amerikanischen Kampagne werden ausdrücklich auch positive Empfehlungen adressiert. Zwar scheint das Problem der Überversorgung zu überwiegen, für eine bestmögliche Versorgung gilt es jedoch auch die Situationen aufzugreifen, in denen sinnvolle Maßnahmen häufig nicht ergriffen werden.

Darüber, wie die Initiative Gemeinsam Klug Entscheiden in Deutschland aufgegriffen wird, lässt sich zum Zeitpunkt der Fertigstellung dieser Arbeit (Mitte Oktober 2015) nur spekulieren. Deutlich ist ein starkes Interesse der Fachgesellschaften, die in der Ad-Hoc-Kommission vertreten sind, aber auch darüber hinaus. Erste Pilotprojekte sind in der Entwicklung.

13

Literatur

Alle Links wurden am 20.11.2015 geprüft.

ABIM Foundation – Choosing Wisely. Choosing Wisely Prompts Kaiser Permanente Branch to Action. 06.02.2014 http://tinyurl.com/nfrj8gd

ABIM Foundation, ACP-ASIM Foundation, and European Federation of Internal Medicine. Medical Professionalism in the New Millennium: A Physician Charter. Ann Intern Med 2002;136(3): 243–46.

Admon AJ, Cooke CR. Will Choosing Wisely® improve quality and lower costs of care for patients with critical illness? Ann Am Thorac Soc 2014; 11: 823–7.

American Medical Association. Principles of Medical Ethics. Chicago 2001. http://tinyurl.com/3qzdctx.

Aron DC, Lowery J, Tseng CL, Conlin P, Kahwati L. De-implementation of inappropriately tight control (of hypoglycemia) for health: protocol with an example of a research grant application. Implement Sci. 2014; 9: 58.

AWMF/Arbeitsgemeinschaft der Wissenschaftlichen Medizinischen Fachgesellschaften. AWMF-Regelwerk für Leitlinien Methodische Empfehlungen. Düsseldorf 2012.

AWMF/Arbeitsgemeinschaft der Wissenschaftlichen Medizinischen Fachgesellschaften e. V. (AWMF). Mehr Information, bessere Versorgung: – AWMF startet Initiative „Gemeinsam Klug Entscheiden". Düsseldorf 2015a. https://idw-online.de/de/news628232.

AWMF/Arbeitsgemeinschaft der Wissenschaftlichen Medizinischen Fachgesellschaften e. V. (AWMF). Gemeinsam Klug Entscheiden. Düsseldorf 2015b. http://tinyurl.com/npag5vb.

AWMF/Arbeitsgemeinschaft der Wissenschaftlichen Medizinischen Fachgesellschften (Hrsg). Manual Entwicklung von Empfehlungen im Rahmen der Initiative Gemeinsam Klug Entscheiden (GKE). Version 1.0 vom 15.09.2015 (Konsultationsfassung). Düsseldorf 2015c.

Baron RJ, Wolfson D: Advancing medical professionalism and the choosing wisely campaign. JAMA Intern Med 2015; 175: 464–5.

Bhatia RS, Levinson W, Shortt S, Pendrith C, Fric-Shamji E, Kallewaard M, Peul W, Veillard J, Elshaug A, Forde I, Kerr EA. Measuring the effect of Choosing Wisely: an integrated framework to assess campaign impact on low-value care. BMJ Qual Saf. 2015; 24: 523–31.

Brody H. Medicine's Ethical Responsibility for Health Care Reform – The Top Five List. New England Journal of Medicine 2010; 362: 283–5.

Bundesärztekammer: (Muster-) Berufsordnung für die deutschen Ärztinnen und Ärzte, Stand Juni 2015.

Campbell EG, Regan S, Gruen RL, Ferris TG, Rao SR, Cleary PD et al. Professionalism in Medicine: Results of a National Survey of Physicians. Ann Intern Med 2007; 147: 795–802.

Corson AH, Fan VS, White T, Sullivan SD, Asakura K, Myint M, Dale CR. A Multifaceted hospitalist quality improvement intervention: Decreased frequency of common labs. J Hosp Med 2015; 10: 390–5.

DEGAM/Deutsche Gesellschaft für Allgemein- und Familienmedizin Pressemitteilung 9.9.2015. „Choosing Wisely": DEGAM begrüßt Initiativen zur Vermeidung von Über-, Unter- und Fehlversorgung. https://idw-online.de/de/news631817.

DGIM/Deutsche Gesellschaft für Innere Medizin. Pressemitteilung 9.9.2015. DGIM fordert Benennung unnötiger medizinische Leistungen. https://idw-online.de/de/news626239.

Freidson E. Professionalism: The Third Logic: On the Practice of Knowledge (Kindle). Cambridge, Malden: Polity Press 2001.

Lesuis N, Hulscher ME, Piek E, Demirel H, van der Laan-Baalbergen N, Meek I, van Vollenhoven RF, den Broeder AA. Choosing Wisely in daily practice: An intervention study on Antinuclear Antibody testing by rheumatologists. Arthritis Care Res 2015 online first Sept. 28 2015 http://10.1002/acr.22725.

Levinson W, Kallewaard M, Bhatia RS, Wolfson D, Shortt S, Kerr EA; On behalf of the Choosing Wisely International Working Group. 'Choosing Wisely': a growing international campaign. BMJ Qual Saf 2015; 24: 167–74

13

Nothacker M, Muche-Borowski C, Kopp IB. 20 Jahre ärztliche Leitlinien – was haben sie bewirkt? Z Evid Fortbild Qual Gesundhwes. 2014; 108: 550–9.

Rosenberg A, Agiro A, Gottlieb M, Barron J, Brady P, Liu Y, Li C, DeVries A. Early Trends Among Seven Recommendations From the Choosing Wisely Campaign. JAMA Intern Med online first Oct. 12, 2015 http://10.1001/jamainternmed.2015.5441.

Starr P. The Social Transformation of American Medicine. New York: Basic Books 1982.

Strech D, Follmann M, Klemperer D, Lelgemann M, Ollenschläger G, Raspe H, Nothacker M. When Choosing Wisely meets clinical practice guidelines. Z Evid Fortbild Qual Gesundhwes 2014; 108: 601–3.

Wolfson D, Santa J, Slass L. Engaging physicians and consumers in conversations about treatment overuse and waste: a short history of the choosing wisely campaign. Acad Med 2014; 89: 990–5.

13

14 Qualität der poststationären Arzneimittelversorgung von Patienten mit Herzinsuffizienz

Tobias Freund, Bettina Gerste und Elke Jeschke

Abstract

Die Herzinsuffizienz gehört in Deutschland seit Jahren zu den häufigsten Ursachen für stationäre Krankenhausaufenthalte. Seit 2009 steht mit der Nationalen Versorgungsleitlinie Herzinsuffizienz eine evidenzbasierte Handlungsempfehlung zur Versorgung der betroffenen Patienten zur Verfügung, auf deren Basis das QISA-Indikatorenset Herzinsuffizienz für die ambulante Versorgung entwickelt wurde. Auf Basis von Routinedaten aller im Jahr 2012 bei der AOK abgerechneten Fälle mit einem Klinikaufenthalt mit dem Behandlungsanlass Herzinsuffizienz wurden die Indikatoren ACE-Hemmer/AT1-Blocker-Therapie, Betablockergabe und Antikoagulation bei Vorhofflimmern errechnet. Zusätzlich erfolgte eine Analyse der regionalen Varianz sowie möglicher Einflussfaktoren auf den Erfüllungsgrad der Indikatoren. Dabei zeigt sich ein insgesamt hoher Erfüllungsgrad für den Indikator ACE-Hemmer/AT1-Blocker-Therapie sowie ein moderater Erfüllungsgrad für die Indikatoren Betablocker bzw. orale Antikoagulation bei Vorhofflimmern. Es bestehen deutliche regionale Unterschiede sowie insgesamt niedrigere Erfüllungsgrade bei älteren Patienten bzw. Patienten mit psychiatrischer Komorbidität. In der Konsequenz besteht auch unter Berücksichtigung möglicher Kontraindikationen Potenzial für die Optimierung der poststationären medikamentösen Therapie bei Patienten mit Erstaufenthalt aufgrund von Herzinsuffizienz, welchem im Rahmen geeigneter Qualitätsförderungsmaßnahmen Rechnung getragen werden sollte.

Chronic heart failure is one of the most common causes of hospitalisations in Germany. Since 2009, the national guideline for heart failure has served as an evidence-based recommendation for the treatment of affected patients. On the basis of the guideline, a set of QISA indicators for the treatment of heart failure for outpatient care was developed. Based on administrative AOK claims data from 2012, hospital cases treated for heart failure were analysed for the indicators ACE inhibitor/AT1 blocker therapy, administration of beta blockers and anticoagulation in atrial fibrillation. Additionally, regional variance and possible factors influencing the degree of fulfillment of the indicators were analysed. The findings revealed a high overall fulfillment level for the indicator ACE inhibitor/AT1 blocker therapy and a moderate degree of fulfillment for the indicators beta blockers or oral anticoagulation in atrial fibrillation. There are significant regional differences as well as lower fulfillment levels for elderly patients or patients with psychiatric comorbidity. Taking into account possible contraindica-

14

tions, there is potential for optimising postdischarge drug therapy of patients with heart failure. This should be considered in the context of suitable quality assurance measures.

14.1   Hintergrund

Die Herzinsuffizienz gehört in Deutschland seit Jahren zu den häufigsten Ursachen für stationäre Krankenhausaufenthalte. So wurden im Jahr 2013 396 380 Patienten aufgrund einer Herzinsuffizienz stationär behandelt (Statistisches Bundesamt 2015). Damit steht die Herzinsuffizienz als stationäre Entlassdiagnose an erster Stelle. Ursachen für eine stationäre Therapie sind sowohl akute Dekompensationen einer bereits bekannten Herzinsuffizienz als auch Erstmanifestationen – etwa im Rahmen einer neu aufgetretenen Rhythmusstörung. Seit 2009 steht mit der Nationalen Versorgungsleitlinie Herzinsuffizienz eine evidenzbasierte Handlungsempfehlung zur Versorgung von Patienten mit Herzinsuffizienz zur Verfügung (NVL Herzinsuffizienz 2009). Die Leitlinie Herzinsuffizienz empfiehlt den Einsatz von Angiotensin-Converting-Enzym(ACE)-Hemmern (bzw. bei Unverträglichkeit AT1-Blockern) für alle Patienten mit Herzinsuffizienz. Beta-Rezeptorenblocker sind ab NYHA-Stadium II grundsätzlich indiziert, im Stadium I nur nach Myokardinfarkt und bei Hypertonie. Auf Basis dieser Leitlinie sowie einer ausführlichen Evidenzrecherche wurde zudem im Jahr 2012 im Rahmen des QISA-Projektes ein Qualitätsindikatorenset Herzinsuffizienz publiziert (QISA Herzinsuffizienz 2012). QISA steht dabei für „Qualitätsindikatorensystem für die ambulante Versorgung". Es zielt dabei auf die systematische Erfassung der ambulanten Versorgungsqualität ab und eignet sich dabei besonders für die Untersuchung der postationären Versorgung von Patienten mit Herzinsuffizienz. Für das QISA-Indikatorenset Herzinsuffizienz wurden unter anderem als Indikatoren die Anzahl der Patienten mit ACE-Hemmern/ AT1-Blocker-Therapie sowie mit Betablockern erhoben. Zusätzlich besteht ein Indikator zur oralen Antikoagulation bei Patienten mit Herzinsuffizienz und Vorhofflimmern (QISA Herzinsuffizienz 2012). Als angestrebter Erfüllungsgrad wird für die Indikatoren zur medikamentösen Therapie mit ACE-Hemmern/AT1-Blockern 90 % angegeben, um für etwaige Kontraindikationen wie Hyperkaliämie oder schwere Niereninsuffizienz zu adjustieren. Der angestrebte Erfüllungsgrad bei der Betablockertherapie liegt bei 85 % (Kontraindikationen wären z. B. höhergradige AV-Blockierungen[1] oder Asthma bronchiale), der Erfüllungsgrad bei Antikoagulation wäre 80 % (Kontraindikationen sind z. B. hämorrhagische Diathese[2] oder fehlender Patientenwille).

Internationale Studien weisen auf ein erhebliches Verbesserungspotenzial bei der Versorgung von Patienten mit Herzinsuffizienz hin. So zeigte etwa die IMPROVEMENT-Studie an 11 062 Patienten aus 15 europäischen Ländern, dass 60 % der Patienten einen ACE-Hemmer, 34 % einen Betablocker, aber nur 20 % beide Präpa-

---

1 Atrioventrikuläre Überleitungsstörungen (Form der Herzrhythmusstörung)
2 Erhöhte Blutungsneigung

rate erhielten. Die Zieldosis wurde nur bei der Hälfte der Patienten erreicht (Cleland et al. 2002). Bei 80 % der Patienten wurde mindestens einmal eine Echokardiografie durchgeführt. In der „Euro Heart Survey on Heart Failure"-Studie (Lenzen et al. 2005) wurden 83 % der Patienten, die für die Teilnahme an der SOLVD-Studie (SOLVD 1991) geeignet waren, mit einem ACE-Hemmer behandelt. Patienten, die den Einschlusskriterien der MERIT-HF-Studie wie stabile Einstellung auf ACE-Hemmer und Diuretikum (Hjalmarson et al. 2000) entsprachen, waren zu 54 % mit einem Betablocker versorgt. Allerdings bleibt festzuhalten, dass von den 10 702 Studienteilnehmern nur 13 % die Einschlusskriterien erfüllt hätten. Einer Studie in 37 deutschen Hausarztpraxen mit 167 Patienten zufolge erhielten 80 % der Patienten, bei denen eine systolische linksventrikuläre Dysfunktion dokumentiert ist, einen ACE-Hemmer/Angiotensin-II-Rezeptor-Subtyp-1 (AT1)-Blocker, 75 % erhielten einen Betablocker und 62 % beide Substanzgruppen. Die Zieldosis wurde (nach Adjustierung für potenzielle Kontraindikationen) bei 49 % für ACE-Hemmer/AT1-Blocker und bei 46 % für Betablocker erreicht (Peters-Klimm et al. 2008). Eine Registerstudie aus England analysierte die Daten von insgesamt 1,43 Millionen Versicherten (Calvert et al. 2009) und fand hinsichtlich der Verordnung von ACE-Hemmern, dass knapp 60 % einen ACE-Hemmer/AT1-Blocker erhielten. Für die Verordnung von Betablockern fand sich eine Verschreibungsquote von 37 % (nur 17 % erhielten die Zieldosis eines empfohlenen Präparates). In einer Sekundärdatenanalyse (Kaduszkiewicz et al. 2014) waren rund 71 % der Patienten mit Herzinsuffizienz mit einem ACE-Hemmer oder AT1-Blocker behandelt worden (540 DDD je Arzneimittelpatient dieser Gruppe), rund 61 % mit einem Betablocker (201 DDD je Arzneimittelpatient dieser Gruppe). Es wurden fast nur evidenzbasierte Betablocker eingesetzt.

Ziel dieser Arbeit ist es, die poststationäre Versorgungsqualität von Patienten mit Herzinsuffizienz in Deutschland zu analysieren. Dabei werden der Erfüllungsgrad ausgewählter QISA-Indikatoren sowie die regionale Variabilität dargestellt. Zusätzlich werden mögliche Einflussfaktoren auf den Erfüllungsgrad analysiert.

14.2 Methoden

Bei der vorliegenden Analyse handelt sich um eine retrospektive Sekundärdatenanalyse. Als Datengrundlage dienen bundesweite Routinedaten der AOK (24 Mio. Versicherte). Dazu zählen anonymisierte Abrechnungsdaten für Krankenhausbehandlungen nach § 301 SGB V wie Erkrankungen, Eingriffe, Verweildauern, Verlegungen und Entlassungsgründe, ergänzt um anonymisierte Versichertenstammdaten wie das Alter und Geschlecht der Patienten sowie den Versicherten- und Überlebensstatus. Weiterhin wurden bei der AOK abgerechnete medikamentöse Verordnungen aus der ambulanten Nachbehandlung in die Analyse einbezogen. Dabei wurden unterschiedliche Krankenhausaufenthalte und Praxiskontakte einem Patienten zugeordnet, ohne dass die Person re-identifizierbar ist.

In die Analyse eingeschlossen wurden alle im Jahr 2012 bei der AOK abgerechneten Fälle mit einem Klinikaufenthalt mit dem Behandlungsanlass Herzinsuffizienz. Die Fälle wurden über die Diagnose-Schlüssel gemäß der amtlichen Klassifikation nach ICD-10 identifiziert. Im Einzelnen wurden folgende ICD-10 Hauptdiagnosen (HD) berücksichtigt:

- Herzinsuffizienz (ICD-10 I50.x)
- Hypertensive Herzkrankheit mit (kongestiver) Herzinsuffizienz (I11.0)
- Hypertensive Herz- und Nierenkrankheit mit (kongestiver) Herzinsuffizienz (I13.0)
- Hypertensive Herz- und Nierenkrankheit mit (kongestiver) Herzinsuffizienz und Niereninsuffizienz (I13.2)

Der Krankenhausaufenthalt mit dem Behandlungsanlass Herzinsuffizienz wird im Folgenden als Erstaufenthalt bezeichnet. Sollte der Patient anschließend verlegt worden sein, wurde der Anschlussaufenthalt dem stationären Erstaufenthalt zugerechnet. Ausgeschlossen wurden Patienten mit einer Altersangabe bis zu 30 Jahren sowie alle Fälle, die im Vorjahr bereits einen Klinikaufenthalt wegen Herzinsuffizienz hatten.

Die medikamentöse Behandlung der Patienten wurde in einem Zeitraum von einem Jahr nach Entlassung analysiert. Dazu wurden Qualitätsindikatoren verwendet, die für die Versorgung von Patienten mit Herzinsuffizienz in der ambulanten Versorgung (QISA) entwickelt wurden (QISA Herzinsuffizienz 2012). Im Einzelnen wurden folgende Indikatoren betrachtet:

- Anteil der Patienten mit Herzinsuffizienz, die mit einem ACE-Hemmer oder AT1-Blocker behandelt wurden (Erfüllungsgrad QISA 6)
- Anteil der Patienten mit Herzinsuffizienz, die mit einem Beta-Rezeptorenblocker behandelt wurden (Erfüllungsgrad QISA 7)
- Anteil der Patienten mit Herzinsuffizienz, die bei Vorhofflimmern mit oralen Antikoagulantien behandelt wurden (Erfüllungsgrad QISA 8)

Die Medikamente wurden gemäß der Anatomisch-Therapeutisch-Chemischen (ATC) Klassifikation bestimmt. In Tabelle 14–1 sind die berücksichtigten ATC-Kodes für die einzelnen QISA-Indikatoren aufgelistet. Ein Indikator wurde für einen Patienten als erfüllt betrachtet, wenn mindestens 90 DDDs (Tagesdosen) innerhalb eines Jahres nach dem Herzinsuffizienz-Klinikaufenthalt mit den entsprechenden ATC-Codes verordnet wurden. Erhielt ein Patient im Beobachtungszeitraum unterschiedliche Indikator-Wirkstoffe (z. B. QISA 6: C09A und C09B), wurden diese aufaddiert. Für alle Analysen zur medikamentösen Verordnung wurden dann nur die Patienten betrachtet, die 90 Tage nach dem Erstaufenthalt noch lebten. So wurden die Patienten, die bereits im Erstaufenthalt oder kurz danach verstarben und somit keine ausreichende Verordnung mehr erhalten konnten, von diesen Analysen ausgeschlossen. Weiterhin werden für den Indikator QISA 8 definitionsgemäß nur Patienten mit einer Nebendiagnose Vorhofflattern/Vorhofflimmern (ICD10: I48) im Erstaufenthalt betrachtet.

Die Darstellung des Patientenkollektivs und die Analysen zu medikamentösen Verordnung erfolgten zunächst deskriptiv. Weiterhin wurde analysiert, wie häufig ein erneuter Krankenhausaufenthalt mit der Hauptdiagnose Herzinsuffizienz innerhalb eines Jahres war sowie wie häufig Patienten im Erstaufenthalt bzw. bis zu einem Jahr nach Entlassung aus dem Erstaufenthalt verstorben sind.

Tabelle 14–1
Wirkstoffgruppen der QISA-Indikatoren nach ATC-Kode

Indikator	ATC	Beschreibung
QISA 6		ACE-Hemmer oder AT1-Blocker
	C09A	ACE-Hemmer, rein
	C09B	ACE-Hemmer, Kombination
	C09C	Angiotensin-II-Antagonisten, rein
	C09D	Angiotensin-II-Antagonisten, Kombination
QISA 7		Beta-Rezeptorenblocker
	C07AB02	Metoprolol
	C07AB07	Bisoprolol
	C07AB12	Nebivolol
	C07AB52	Metoprolol, Kombination
	C07AG02	Carvedilol
	C07BB02	Metoprolol und Thiazide
	C07BB07	Bisoprolol und Thiazide
	C07BB12	Nebivolol und Thiazide
	C07BB52	Metoprolol und Thiazide, Kombination
	C07BG02	Carvedilol und Thiazide
	C07CB02	Metoprolol und andere Diuretika
	C07FB02	Metoprolol und andere Antihypertonika
	C07FB07	Bisoprolol und andere Antihypertonika
	C07FB24	Bisoprolol und Felodipin
QISA 8		Orale Antikoagulantien
	B01AA	Vitamin-K-Antagonisten
	B01AE	Direkte Thrombininhibitoren
	B01AF	Direkte Faktor-Xa-Inhibitoren (Rivaroxaban und Apixaban)

Krankenhaus-Report 2016   WIdO

14

Der Einfluss von patientenbezogenen Faktoren auf die QISA-Indikatoren wurde dann mithilfe von multiplen logistischen Regressionsmodellen analysiert. Es wurden adjustierte Odds Ratios mit 95 %-Konfidenzintervall berechnet. Folgende Einflussfaktoren wurden analysiert: Alter, Geschlecht, Hauptdiagnoseuntergruppe (NYHA-Stadium) sowie 31 Begleiterkrankungen gemäß Elixhauser-Klassifikation (Elixhauser et al. 1998) und Demenz. Der Elixhauser-Score ist ein relativ neuer Komorbiditätsindex, der 31 Begleiterkrankungen berücksichtigt und sich insbesondere bei Analysen mit Routinedaten bewährt hat (Southern et al. 2004; Zhu et al. 2008). Das Erkrankungsbild der Demenz ist nicht Bestandteil der Elixhauser-Klassifikation und wurde zusätzlich als möglicher Risikofaktor untersucht. Weiterhin wurde die Nierenerkrankung der Elixhauser-Klassifikation abgewandelt und auf akutes Nierenversagen oder chronische Niereninsuffizienz ab Grad 3 eingeschränkt.

Bei den Analysen hinsichtlich regionaler Besonderheiten der QISA-Indikatoren wurden die 96 Raumordnungsregionen des Bundesinstituts für Bau-, Stadt- und

Raumforschung (BBSR) zugrunde gelegt. Für eine Vergleichbarkeit der Ergebnisse der einzelnen Regionen wurde eine direkte Alters-und Geschlechtsstandardisierung mit der deutschen Wohnbevölkerung aus dem Jahr 2012 vorgenommen. Alle Analysen wurden mit STATA Version 11.2 durchgeführt. Patienten, die nicht während der kompletten Nachbeobachtungszeit bei der AOK versichert waren, wurden aus den Analysen ausgeschlossen.

14.3   Ergebnisse

14.3.1   Studienpopulation

Insgesamt wurden im Betrachtungszeitraum 133 656 Patienten aufgrund von Herzinsuffizienz stationär behandelt. Das Alter der Patienten lag im Median bei 79 Jahren (IQR: 73–85 Jahre) (Min: 31, Max: 109). Tabelle 14–2 zeigt die Charakteristika der Stichprobe. Es handelt sich um eine Gruppe mit vielen hochbetagten, schwerkranken (NYHA-Stadium IV: 37 %) und multimorbiden Patienten. Bei den kardiovaskulären Begleiterkrankungen dominieren Hypertonie (75 %), Vorhofflimmern (49 %) sowie KHK (40 %). Bei den nicht-kardialen Begleiterkrankungen zeigt sich ein relevanter Anteil von Patienten mit Niereninsuffizienz (42 %), mehr als 40 % der Patienten sind Diabetiker.

Mehr als 70 % der Patienten wurden innerhalb eines Jahres nach dem Erstaufenthalt erneut stationär aufgenommen. Stationäre Aufenthalte aufgrund von Herzinsuffizienz fanden sich bei 30 % der Patienten (siehe Tabelle 14–3). Insgesamt betrug die 1-Jahres-Mortaltität 35 %.

Abbildung 14–1 zeigt Sterblichkeit und erneute Klinikaufenthalte differenziert nach demografischen Faktoren, nach Schweregrad sowie nach Begleiterkrankungen. Weit überdurchschnittliche Mortalitätsraten finden sich bei hochbetagten Patienten (41 %), bei Patienten mit Demenz (48 %) oder mit Krebs (54 %). Die häufigsten Wiedereinweisungen finden sich bei Patienten mit einer Nierenerkrankung (39 %).

14.3.2   Medikamentöse Behandlung innerhalb eines Jahres nach Entlassung

Für alle Analysen zur medikamentösen Verordnung wurden nur die Patienten betrachtet, die 90 Tage nach dem Erstaufenthalt noch lebten (siehe Methodenteil 14.2). Dies waren für die Indikatoren ACE-Hemmer/AT1-Blocker-Einnahme (QISA 6) bzw. Betablockertherapie (QISA 7) insgesamt 107 855 Patienten (81 % der Studienpopulation; siehe Tabelle 14–2) sowie für den Indikator orale Antikoagulation bei Patienten mit Vorhofflimmern (QISA 8) 51 846 Patienten (80 % der Studienpopulation). Dabei erhielten insgesamt 80 % der Patienten innerhalb eines Jahres einen ACE-Hemmer/AT1-Blocker und 63 % der Patienten einen Betablocker. 64 % der Patienten mit Herzinsuffizienz und Vorhofflimmern erhielten eine orale Antikoagulation (Tabelle 14–4).

Betrachtet man den Erfüllungsgrad der einzelnen Indikatoren nach dem Alter, so fällt auf, dass er bei hochbetagten Patienten über 84 Jahre besonders stark abnimmt

Tabelle 14–2

Basischarakteristik der Studienpopulation

	Anzahl Patienten	Anteil in %
Alter		
< 51 Jahre	2 831	2,12
51–64 Jahre	12 318	9,22
65–69 Jahre	8 109	6,07
70–74 Jahre	18 378	13,75
75–79 Jahre	25 983	19,44
80–84 Jahre	29 393	21,99
> 84 Jahre	36 644	27,42
Weibliche Patienten	75 551	56,53
Diagnosen im Erstaufenthalt		
Hauptdiagnoseuntergruppen		
Linksherzinsuffizienz		
– Ohne Beschwerden (NYHA I)	534	0,40
– Mit Beschwerden bei stärkerer Belastung (NYHA II)	5 516	4,13
– Mit Beschwerden bei leichterer Belastung (NYHA III)	31 689	23,71
– Mit Beschwerden in Ruhe (NYHA IV)	49 866	37,31
Sonstige Herzinsuffizienz	46 051	34,45
Kardiovaskuläre Erkrankungen		
Hypertonie	100 870	75,47
Vorhofflimmern/-flattern	64 854	48,52
KHK	53 239	39,83
Herzinfarkt	3 822	2,86
Alter Myokardinfarkt	9 804	7,34
Aorten- und Mitralklappenvitien	23 648	17,69
Dilatative Kardiomyopathie	9 492	7,10
Zustand nach Apoplex bzw. Hirnblutung	5 005	3,74
Ventrikuläre Tachykardie	1 993	1,49
Kardiogener und n.n.bez. Schock	1 516	1,13
AV-Block III. Grades	997	0,75
Akuter Apoplex	971	0,73
AV-Block II. Grades	651	0,49
Kammerflimmern/-flattern	469	0,35
Intrazerebrale Blutung	103	0,08
Andere Begleiterkrankungen		
Akutes Nierenversagen	6 536	4,89
Chronische Niereninsuffizienz	55 783	41,74
Nierenversagen/-insuffizienz*	46 066	34,47
Diabetes	54 578	40,83
COPD	24 394	18,25
Demenz	13 155	9,84
Tumorerkrankungen	4 875	3,65
Gesamt	**133 656**	**100,00**

*Akutes Nierenversagen oder chronische Niereninsuffizienz ab Grad 3

14

Tabelle 14–3
Sterblichkeit und Wiederaufnahmerate

	Anzahl Patienten	Anteil in %
Sterblichkeit		
im Erstaufenthalt	12 415	9,29
Innerhalb von 30 Tagen nach Entlassung	5 726	4,82
Innerhalb von 90 Tage nach Entlassung	13 155	10,84
Innerhalb eines Jahres nach Entlassung	30 993	25,69
Im Erstaufenthalt oder innerhalb eines Jahres nach Entlassung	43 408	34,98
Erneuter Klinikaufenthalt		
innerhalb eines Jahres (alle Gründe)	81 668	71,86
mit Herzinsuffizienz innerhalb eines Jahres	29 211	29,71
Gesamt	**133 656**	**100,00**

Krankenhaus-Report 2016   WIdO

(leichtere Abnahmen sind schon ab 70 zu beobachten). Dies zeigt sich am deutlichsten bei der Betablockergabe sowie bei der Gabe von oralen Antikoagulantien. Zwischen den Geschlechtern finden sich nur geringe Unterschiede, mit Ausnahme der oralen Antikoagulantien, bei denen der Versorgungsgrad der Männer um 6 Prozentpunkte über dem der Frauen liegt. Mit zunehmendem Schweregrad/NYHA-Stadium verringert sich der Versorgungsgrad mit ACE-Hemmern oder AT1-Blockern (QISA 6) und oralen Antikoagulantien (QISA 8), bei den Betablockern (QISA 7) ist das Bild uneinheitlich (höchster Wert mit 66 % bei NYHA III).

Auch Begleiterkrankungen wirken sich aus: So ist der Erfüllungsgrad bei Patienten mit Demenz durchweg niedriger als bei Patienten ohne Demenz. Beispielsweise erhalten 34 % der Demenzpatienten orale Antikoagulantien, aber 66 % der Patienten ohne Demenz. Bei anderen Begleiterkrankungen sind die Unterschiede moderater. So ergibt sich bei gleichzeitig bestehender Niereninsuffizienz (mit Kontraindikation gegen die Gabe von ACE-Hemmern/AT1-Blockern) ein Unterschied von 5 Prozentpunkten zwischen den Gruppen mit und ohne Nierenerkrankung.

Bei komorbider chronischer Lungenerkrankung können Kontraindikationen gegen die Gabe von Betablockern bestehen. So erhalten 59 % der Patienten mit COPD als Begleiterkrankung einen Betablocker. Dies sind 4 Prozentpunkte weniger als in der Gruppe der Patienten ohne COPD.

14.3.3   Einflussfaktoren für den Erfüllungsgrad der QISA-Indikatoren

Die Ergebnisse der Regressionsanalyse zu den Einflussfaktoren auf den Erfüllungsgrad der QISA-Indikatoren Herzinsuffizienz sind in Tabelle 14–5 dargestellt. Dabei wird das Vorliegen mehrerer relevanter Patientenfaktoren in Bezug auf den jeweiligen QISA-Erfüllungsgrad gleichzeitig betrachtet. Es zeigt sich, dass höheres Alter mit einem geringeren Erfüllungsgrad für alle drei QISA-Indikatoren assoziiert ist. Am deutlichsten wird dies bei der Verordnung von oralen Antikoagulantien.

Abbildung 14–1

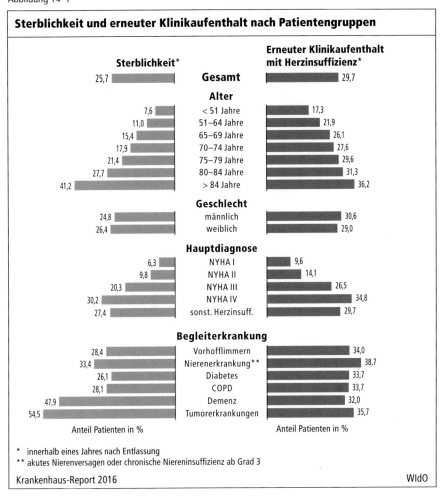

Sterblichkeit und erneuter Klinikaufenthalt nach Patientengruppen

	Sterblichkeit*		Erneuter Klinikaufenthalt mit Herzinsuffizienz*
Gesamt	25,7		29,7
Alter			
< 51 Jahre	7,6		17,3
51–64 Jahre	11,0		21,9
65–69 Jahre	15,4		26,1
70–74 Jahre	17,9		27,6
75–79 Jahre	21,4		29,6
80–84 Jahre	27,7		31,3
> 84 Jahre	41,2		36,2
Geschlecht			
männlich	24,8		30,6
weiblich	26,4		29,0
Hauptdiagnose			
NYHA I	6,3		9,6
NYHA II	9,8		14,1
NYHA III	20,3		26,5
NYHA IV	30,2		34,8
sonst. Herzinsuff.	27,4		29,7
Begleiterkrankung			
Vorhofflimmern	28,4		34,0
Nierenerkrankung**	33,4		38,7
Diabetes	26,1		33,7
COPD	28,1		33,7
Demenz	47,9		32,0
Tumorerkrankungen	54,5		35,7

Anteil Patienten in %   Anteil Patienten in %

* innerhalb eines Jahres nach Entlassung
** akutes Nierenversagen oder chronische Niereninsuffizienz ab Grad 3

Krankenhaus-Report 2016   WIdO

14

Auch Demenz als Komorbidität geht mit einem geringeren Erfüllungsgrad einher. Mit einem Odds Ratio von 0,63 ist die Chance einer Medikation gemäß QISA 6 für Demenzpatienten um 37 % geringer als bei Patienten ohne Demenz, für QISA 7 ist sie um 31 % und für QISA 8 sogar um 64 % geringer. Dabei werden in der durchgeführten Regressionsanalyse eventuelle Unterschiede im Alter und bei anderen Charakteristika der Patienten mit bzw. ohne Demenz berücksichtigt. Somit ist eine Demenz als Begleiterkrankung ein unabhängiger Risikofaktor für einen geringen QISA-Erfüllungsgrad. Ähnliches gilt für Patienten mit komorbider Depression bzw. Psychose. Komorbide chronische Nierenerkrankungen führen ebenfalls zu einem geringeren Erfüllungsgrad bei ACE-Hemmern/AT1-Blockern sowie oralen Antikoagulantien. Chronische Lungenerkrankungen sind mit einem geringeren Erfüllungsgrad bei ACE-Hemmern/AT1-Blockern sowie Betablockern assoziiert. Das Vorliegen komorbider Hypertonie, Diabetes oder Adipositas (Risikofaktor metabolisches Syndrom) erhöht hingegen die Wahrscheinlichkeit einer QISA-Medikation.

Tabelle 14–4

Anteil der Patienten mit medikamentöser Behandlung gemäß QISA-Indikatoren innerhalb eines Jahres nach Entlassung

	ACE-Hemmer oder AT1-Blocker innerhalb eines Jahres (QISA 6)	Beta-Blocker innerhalb eines Jahres (QISA 7)	Orale Antikoagulantien innerhalb eines Jahres bei Patienten mit Vorhofflimmern (QISA 8)
Fallzahl	107 855	107 855	51 846
Gesamt	**79,67 %**	**62,69 %**	**63,86 %**
Alter			
< 51 Jahre	79,85 %	60,90 %	76,19 %
51–64 Jahre	83,75 %	66,35 %	76,64 %
65–69 Jahre	83,98 %	67,65 %	76,03 %
70–74 Jahre	83,10 %	67,58 %	75,33 %
75–79 Jahre	81,77 %	66,21 %	72,37 %
80–84 Jahre	79,01 %	62,55 %	64,37 %
> 84 Jahre	73,11 %	53,64 %	43,16 %
Geschlecht			
männlich	80,62 %	62,78 %	67,46 %
weiblich	78,92 %	62,61 %	61,15 %
Hauptdiagnose			
NYHA I	87,72 %	60,78 %	68,75 %
NYHA II	83,50 %	61,30 %	71,55 %
NYHA III	81,48 %	65,87 %	68,14 %
NYHA IV	79,19 %	64,32 %	62,07 %
Sonstige Herzinsuffizienz	78,10 %	58,83 %	61,71 %
Begleiterkrankung(en) vorhanden			
Vorhofflimmern	78,23 %	67,10 %	63,86 %
Nierenerkrankung*	76,49 %	62,52 %	59,40 %
Diabetes	82,39 %	66,07 %	64,77 %
COPD	78,38 %	59,23 %	64,68 %
Demenz	68,04 %	50,13 %	33,93 %
Tumorerkrankungen	70,49 %	52,71 %	46,44 %

*Akutes Nierenversagen oder chronische Niereninsuffizienz ab Grad 3

Krankenhaus-Report 2016   WIdO

14

Tabelle 14–5

Einflussfaktoren für die QISA-Erfüllung – Ergebnisse der multiplen logistischen Regression

	QISA 6 (ACE-Hemmer oder AT1-Blocker)	QISA 7 (Beta-Blocker)	QISA 8 (Orale Antikoagulantien)
	Odds Ratio (95 %-Konfidenzintervall)		
Alter			
< 51 Jahre	1	1	1
51–64 Jahre	1.22 (1.15–1.30)	1,14 (1,09–1,20)	n.s.
65–69 Jahre	1,27 (1,19–1,37)	1,14 (1,08–1,21)	n.s.
70–74 Jahre	1,20 (1,14–1,27)	1,09 (1,05–1,14)	n.s.
75–79 Jahre	1,14 (1,09–1,19)	n.s.	0,86 (0,81–0,91)
80–84 Jahre	n.s.	0,85 (0,82–0,89)	0,62 (0,58–0,65)
> 84 Jahre	0,76 (0,73-0,80)	0,60 (0,57–0,62)	0,27 (0,25–0,28)
Geschlecht			
männlich	1	1	1
weiblich	n.s.	1,12 (1,09–1,15)	n.s.
Hauptdiagnose			
NYHA I	1,34 (1,02–1,75)	0,80 (0,67–0,96)	n.s.
NYHA II	n.s.	0,80 (0,75–0,85)	1,22 (1,08–1,37)
NYHA III	1,04 (1,00–1,08)	n.s.	1,21 (1,15–1,26)
NYHA IV	1	1	1
Sonstige Herzinsuffizienz	0,89 (0,86–0,93)	0,78 (0,76–0,81)	n.s.
Begleiterkrankungen*			
Hypertonie, ohne Komplikationen	1,57 (1,51–1,62)	1,25 (1,21–1,29)	n.s.
Hypertonie, mit Komplikationen	1,86 (1,79–1,93)	1,34 (1,30–1,39)	1,15 (1,10–1,20)
Adipositas	1,23 (1,17–1,30)	1,07 (1,03–1,11)	1,21 (1,13–1,29)
Diabetes, ohne Komplikationen	1,25 (1,21–1,30)	1,19 (1,15–1,22)	n.s.
Diabetes, mit Komplikationen	1,20 (1,14–1,25)	1,16 (1,12–1,20)	0,91 (0,86–0,97)
Kardiale Arrhythmie	0,94 (0,91–0,97)	1,56 (1,52–1,60)	n.s.
Erkrankung der Herzklappen	n.s.	1,06 (1,03–1,10)	1,23 (1,17–1,28)
Nierenerkrankung**	0,78 (0,76–0,81)	n.s.	0,81 (0,78–0,84)
Chronische Lungenerkrankung	0,87 (0,84–0,91)	0,79 (0,77–0,82)	n.s.
Demenz	0,63 (0,60–0,67)	0,69 (0,65–0,72)	0,36 (0,34–0,39)
Depression	0,82 (0,77–0,88)	0,87 (0,83–0,92)	0,74 (0,68–0,81)
Psychosen	0,53 (0,45–0,62)	0,74 (0,64–0,86)	0,49 (0,37–0,64)
Weitere neurologische Erkrankungen	0,72 (0,68–0,77)	0,77 (0,72–0,81)	0,77 (0,70–0,85)
Lymphom	0,75 (0,58–0,98)	n.s.	0,51 (0,36–0,72)
Metastasierende Krebserkrankung	0,65 (0,53–0,80)	0,70 (0,58–0,86)	0,44 (0,32–0,61)
Solide Tumoren ohne Metastasen	0,65 (0,59–0,73)	0,71 (0,65–0,79)	0,50 (0,43–0,58)

* Unter gleichzeitiger Kontrolle für weitere Begleiterkrankungen gemäß Elixhauser-Klassifikation darunter Akoholabusus, Blutungsanämie, Defizienzanämie, Gewichtsverlust, Hypothyroidismus, Koagulopathie, Lebererkrankung, Lähmung, Periphere Gefäßerkrankung, Pulmonale Herzkrankheit und Krankheiten des Lungenkreislaufes, Rheumatische Erkrankung, Störungen des Wasser- und Elektrolythaushalts sowie des Säure-Basen-Gleichgewichts

** Akutes Nierenversagen oder chronische Niereninsuffizienz ab Grad 3

n.s.: nicht signifikant

14.3.4   Regionale Unterschiede im Erfüllungsgrad der QISA-Indikatoren

Betrachtet man die regionale Variabilität bei der Erfüllung der einzelnen QISA-Indikatoren (siehe Abbildungen 14–2 bis 14–4), so fällt auf, dass für die Indikatoren ACE-Hemmer/AT1-Blocker und Betablockergabe ein Ost-West- bzw. Nord-Süd-Gefälle besteht, mit höherem Erfüllungsgrad im Osten und Norden, während sich diese Variabilität beim Indikator orale Antikoagulation umkehrt (geringerer Erfüllungsgrad im Osten als im Westen).

Der Erfüllungsgrad für QISA-Indikator 6 ACE-Hemmer/AT1-Blocker variiert in den Raumordnungsregionen bundesweit zwischen 70 % (Region Hochrhein-Bodensee) und 87 % (Mecklenburgische Seenplatte). Zudem schwanken die Werte auch innerhalb einzelner Bundesländer teilweise beträchtlich (z. B. Niedersachsen: 75 % im Emsland und 86 % in der Region Südheide).

Der Erfüllungsgrad für QISA-Indikator 7 Beta-Rezeptorenblocker variiert zwischen 51 % (Region Ostwürttemberg) und 74 % (Schleswig-Holstein Ost). Auch hier schwanken die Werte innerhalb einzelner Bundesländer teilweise beträchtlich (z. B. NRW: 56 % im Emsland und 68 % in Siegen).

Der Erfüllungsgrad für QISA-Indikator 8 Orale Antikoagulantien bei Vorhofflimmern variiert zwischen 49 % (Region Schleswig-Holstein Nord) und 74 % (Region Bayerischer Untermain). In den östlichen Bundesländern zeigt sich ein homogenes Bild mit wenig regionaler Streuung. Im Westen streuen die Werte stark auch innerhalb der Bundesländer (z. B. NRW: 61 % in Bonn und 74 % in Münster).

14.5   Diskussion

Die vorliegende Arbeit zeigt einen insgesamt hohen Erfüllungsgrad für den Indikator ACE-Hemmer/AT1-Blocker sowie einen moderaten Erfüllungsgrad für die Indikatoren Betablocker bzw. orale Antikoagulation bei Vorhofflimmern. Es bestehen zudem deutliche regionale Unterschiede sowie insgesamt niedrigere Erfüllungsgrade bei älteren Patienten bzw. Patienten mit psychiatrischer Komorbidität.

Vergleicht man die Ergebnisse dieser Arbeit mit der Literatur, so zeigen sich insgesamt ähnliche Ergebnisse wie bereits 2008 in einer Analyse von Peters-Klimm et al. (2008). Bei dieser Analyse des ambulanten Sektors lag der Anteil der Patienten mit ACE-Hemmer-Einnahme ebenso bei 80 %, jedoch erhielten mit 75 % mehr Patienten einen Betablocker. Im internationalen Vergleich konnten etwas höhere Erfüllungsgrade als etwa in der britischen Studie von 2009 gefunden werden (Calvert et al. 2009). Hier fand sich lediglich ein Erfüllungsgrad von 60 % bei ACE-Hemmer/AT1-Blocker-Gabe bzw. von 37 % bei der Betablockergabe.

Die gefundenen Einflussfaktoren auf den Erfüllungsgrad der einzelnen Indikatoren decken sich nur teilweise mit bestehenden Kontraindikationen. So ergibt sich zwar bei gleichzeitig bestehender Niereninsuffizienz je nach Schweregrad durchaus eine Kontraindikation gegen die Gabe von ACE-Hemmern/AT1-Blockern, bei der Gabe von Betablockern bzw. oralen Antikoagulation (mit Ausnahme der direkten oralen Antikoagulantien – DOAK) jedoch in der Regel keine Kontraindikationen. Ebenso verhält es sich bei komorbider chronischer Lungenerkrankung: Während

Abbildung 14–2

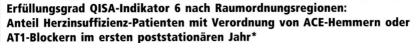

Erfüllungsgrad QISA-Indikator 6 nach Raumordnungsregionen:
Anteil Herzinsuffizienz-Patienten mit Verordnung von ACE-Hemmern oder
AT1-Blockern im ersten poststationären Jahr*

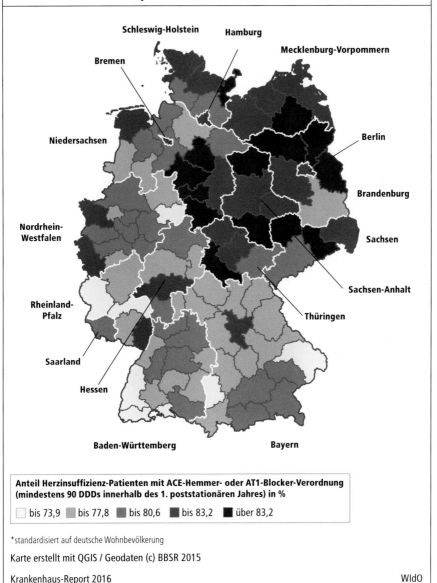

Anteil Herzinsuffizienz-Patienten mit ACE-Hemmer- oder AT1-Blocker-Verordnung
(mindestens 90 DDDs innerhalb des 1. poststationären Jahres) in %

☐ bis 73,9 ▨ bis 77,8 ■ bis 80,6 ■ bis 83,2 ■ über 83,2

*standardisiert auf deutsche Wohnbevölkerung

Karte erstellt mit QGIS / Geodaten (c) BBSR 2015

Krankenhaus-Report 2016   WIdO

Abbildung 14–3

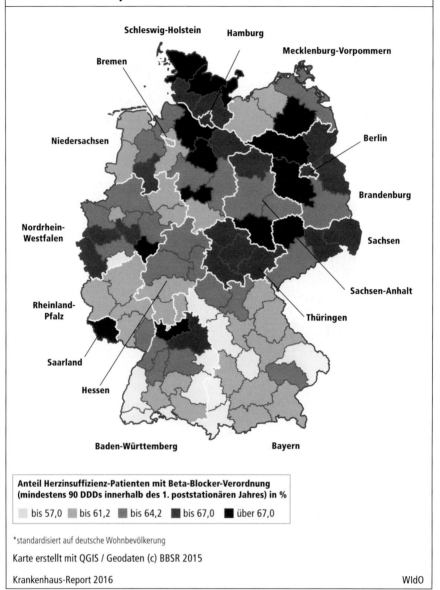

Erfüllungsgrad QISA-Indikator 7 nach Raumordnungsregionen: Anteil Herzinsuffizienz-Patienten mit Verordnung von Beta-Rezeptoren-blockern im ersten poststationären Jahr*

Schleswig-Holstein   Hamburg

Mecklenburg-Vorpommern

Bremen

Niedersachsen

Berlin

Brandenburg

Nordrhein-
Westfalen

Sachsen

Rheinland-
Pfalz

Sachsen-Anhalt

Thüringen

Saarland

Hessen

Baden-Württemberg   Bayern

Anteil Herzinsuffizienz-Patienten mit Beta-Blocker-Verordnung (mindestens 90 DDDs innerhalb des 1. poststationären Jahres) in %

bis 57,0 ▪ bis 61,2 ▪ bis 64,2 ▪ bis 67,0 ▪ über 67,0

*standardisiert auf deutsche Wohnbevölkerung

Karte erstellt mit QGIS / Geodaten (c) BBSR 2015

Krankenhaus-Report 2016   WIdO

Abbildung 14–4

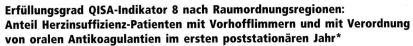

**Erfüllungsgrad QISA-Indikator 8 nach Raumordnungsregionen:
Anteil Herzinsuffizienz-Patienten mit Vorhofflimmern und mit Verordnung
von oralen Antikoagulantien im ersten poststationären Jahr***

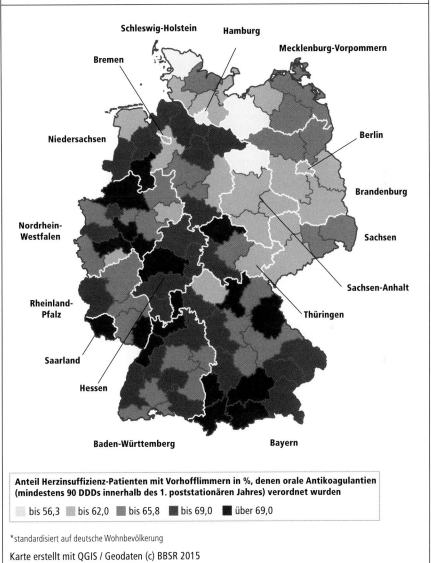

**Anteil Herzinsuffizienz-Patienten mit Vorhofflimmern in %, denen orale Antikoagulantien
(mindestens 90 DDDs innerhalb des 1. poststationären Jahres) verordnet wurden**

bis 56,3   bis 62,0   bis 65,8   bis 69,0   über 69,0

*standardisiert auf deutsche Wohnbevölkerung

Karte erstellt mit QGIS / Geodaten (c) BBSR 2015

Krankenhaus-Report 2016   WIdO

hier durchaus Kontraindikationen gegen die Gabe von Betablockern bestehen können, gilt dies nicht für die Gabe von ACE-Hemmern bzw. AT1-Blockern. Besonders ausgeprägt ist der Einfluss von psychiatrischer Komorbidität auf den Erfüllungsgrad der QISA-Indikatoren. Dieser ist nicht durch spezifische Kontraindikationen erklärbar.

Insgesamt ist also davon auszugehen, dass weitere Faktoren bei der Entscheidung für oder gegen eine spezifische Medikation eine Rolle spielen. Dabei mag auch die Frage bedeutsam sein, ob ein Patient aus Sicht des Arztes von der gegebenen Medikation profitieren würde oder ob es – etwa im Fall einer palliativen Situation – für den Erhalt der Lebensqualität des Patienten sinnvoller ist, auf eine weitere Erhöhung der Zahl der Medikamente zu verzichten. Die Präferenzen der Verordner und der Patienten können räumlich unterschiedlich ausgeprägt sein – so wäre denkbar, dass Ärzte im Osten Deutschlands anders entscheiden als im Westen, gegebenenfalls spielt hier auch die geringere Zahl der Behandler („Kardiologendichte" und „Hausarztdichte") und somit eine geringere Streuung der Entscheidungen eine Rolle. Eine weitere mögliche Erklärung könnte in der unterschiedlichen Wahrnehmung von Weiterbildungen liegen. Dennoch dürften bei der Erklärung der vorgefundenen sehr kleinräumigen Variation innerhalb von Bundesländern weitere Faktoren eine Rolle spielen.

In der Konsequenz besteht auch unter Berücksichtigung möglicher Kontraindikationen insgesamt trotzdem Potenzial für die Optimierung der poststationären medikamentösen Therapie bei Patienten mit Erstaufenthalt aufgrund von Herzinsuffizienz. Dies gilt insbesondere bei Patienten mit psychischen Erkrankungen. Eine besondere Situation ergibt sich bei hochbetagten Patienten (mit oder ohne Demenzerkrankung): Zwar mag hier im Einzelfall das Sturzrisiko bzw. die eingeschränkte Lebenserwartung zur klinischen Entscheidung führen, von den Leitlinienempfehlungen abzuweichen (etwa bei der Frage der oralen Antikoagulation), doch sollte diese stets individuell getroffen und begründet werden.

Bei der Interpretation der vorliegenden Ergebnisse sind folgende Limitationen zu berücksichtigen: Zum einen wurden in die Analyse nur AOK-Patienten eingeschlossen und die Übertragbarkeit auf andere Patientenpopulationen ist möglicherweise eingeschränkt (Hoffmann 2012). Dies ist insbesondere bei den dargestellten Endpunkthäufigkeiten zu beachten. Bei der Analyse zum QISA-Erfüllungsstand und den jeweiligen Einflussfaktoren ist sollte dies jedoch weniger relevant sein. Weiterhin wurden Patienten ausgeschlossen, die bereits im Vorjahr an Herzinsuffizienz erkrankt waren und deswegen stationär behandelt worden sind. Dies führt zu einer Selektion auf „Erstfälle", die einen Anteil von 88 % an hospitalisierten AOK-Patienten mit Herzinsuffizienz des Jahres 2012 ausmachen (133 656 von 151 922). Schließlich konnten in der vorliegenden Analyse weder Zieldosis noch tatsächliche Medikamenteneinnahme überprüft werden. Insgesamt profitiert die Studie jedoch von einer großen Patientenzahl sowie von einer insgesamt guten Datenqualität.

Komajda et al. (2005) stellten im Rahmen der MAHLER-Studie an 1 410 Patienten aus sechs europäischen Ländern fest, dass eine hohe Adhärenz mit Empfehlungen der European Society of Cardiology (ESC)-Leitlinie zur Herzinsuffizienz (ESC-Guidelines for the diagnosis and treatment of chronic heart failure; Remme und Swedberg 2001) mit einer geringeren Hospitalisierungsrate aufgrund von Herzinsuffizienz assoziiert war.

Zusammenfassend zeigen die Ergebnisse dieser Arbeit trotz insgesamt guter bis moderater Erfüllung der Pharmakotherapieindikatoren für die ambulante poststationäre Versorgung von Patienten mit Herzinsuffizienz, dass weitere Maßnahmen zur Qualitätsförderung notwendig sind. Hierzu können unter Umständen geeignete Fortbildungs- und Schulungsmaßnahmen wie Qualitätszirkel beitragen (Peters-Klimm et al. 2008). Auch das DMP-Modul Herzinsuffizienz (bei KHK) sowie Case-Management-Modelle (z. B. PraCMan; Freund et al. 2010) können potenziell die medikamentöse Versorgung von Patienten mit Herzinsuffizienz verbessern.

Literatur

Bundesärztekammer (BÄK), Kassenärztliche Bundesvereinigung (KBV), Arbeitsgemeinschaft der Wissenschaftlichen Medizinischen Fachgesellschaften (AWMF). Nationale Versorgungsleitlinie Chronische Herzinsuffizienz – Langfassung. Version 1.4. Mai 2011.

Calvert MJ, Shankar A, McManus RJ, Ryan R, Freemantle N. Evaluation of the management of heart failure in primary care. Fam Prac 2009; 1: 145–53.

Cleland JGF, Cohen-Solal A, Cosin Aquilar J et al. Management of heart failure in primary care (the IMPROVEMENT of Heart Failure programme): an international survey. Lancet 2002; 360: 1631–9.

Elixhauser A, Steiner C, Harris DR, Coffey RM. Comorbidity measures for use with administrative data. Med Care 1998; 36 (1): 8–27.

Freund T, Lux M. Qualitätsindikatoren für die Versorgung von Patienten mit Herzinsuffizienz. Szecsenyi J, Broge B, Stock J (Hrsg). QISA – Das Qualitätsindikatorensystem für die ambulante Versorgung QISA-Band C8. Berlin: Kompart 2012.

Hjalmarson A, Goldstein S, Fagerberg B, Wedel H, Waagstein F, Kjekshus J, Wikstrand J, El AD, Vitovec J, Aldershvile J, Halinen M, Dietz R, Neuhaus KL, Janosi A, Thorgeirsson G, Dunselman PH, Gullestad L, Kuch J, Herlitz J, Rickenbacher P, Ball S, Gottlieb S, Deedwania P. Effects of controlled-release metoprolol on total mortality, hospitalizations, and well-being in patients with heart failure: the Metoprolol CR/XL Randomized Intervention Trial in congestive heart failure (MERIT-HF). MERIT-HF Study Group. JAMA 2000; 283 (10): 1295–302.

Hoffmann F, Icks A. Structural Differences between Health Insurance Funds and their Impact on Health Services Research: Results from the Bertelsmann Health-Care Monitor. Gesundheitswesen 2012; 74(5): 291–7.

Komajda M, Lapuerta P, Hermans N et al. Adherence to guidelines is a predictor of outcome in chronic heart failure: the MAHLER survey. Eur Heart J 2005; 26 (16): 1653–9.

Kaduszkiewicz H, Gerste B, Eisele M, Schäfer I, Scherer M. Herzinsuffizienz: Epidemiologie und Versorgung. In: Klauber J, Günster C, Gerste B et al. (Hrsg). Versorgungs-Report 2013/2014. Stuttgart: Schattauer 2014; 209–29.

Krankenhausstatistik 2013. Statistisches Bundesamt 2015. https://www.destatis.de/DE/ZahlenFakten/GesellschaftStaat/Gesundheit/Krankenhaeuser/Methoden/Krankenhausstatistik.html (27. September 2015).

Lenzen MJ, Boersma E, Scholte op Reimer WJM et al. Under-utilization of evidence-based drug treatment in patients with heart failure is only partially explained by dissimilarity to patients enrolled in landmark trials: a report from the Euro Heart Survey on Heart Failure. Eur Heart J 2005; 26: 2706–13.

Peters-Klimm F, Müller-Tasch T, Remppis A et al. Improved guideline adherence to pharmacotherapy of chronic systolic heart failure in general practice – results from a cluster-randomized controlled trial of implementation of a clinical practice guideline. J Eval Clin Practice 2008; 14: 823–9.

Remme WJ, Swedberg K. Guidelines for the diagnosis and treatment of chronic heart failure. Eur Heart J 2001; 22: 1527–60.

14

Southern DA, Quan H, Ghali WA. Comparison of the Elixhauser and Charlson/Deyo methods of co-morbidity measurement in administrative data. Med Care 2004 Apr; 42 (4):355–60.

The SOLVD Investigators. Effect of enalapril on survival in patients with reduced left ventricular ejection fractions and congestive heart failure. N Engl J Med 1991; 325 (5): 293–302.

Zhu H, Hill MD. Stroke: the Elixhauser Index for comorbidity adjustment of in-hospital case fatality. Neurology. 2008 Jul 22; 71 (4): 283–7.

15 Bedarfsgerechtigkeit zur Vermeidung von Über-, Unter- und Fehlversorgung im Krankenhaussektor

Boris Augurzky, Andreas Beivers und Niels Straub

Abstract

Die heutige Krankenhausstruktur muss sich an die zukünftigen Bedürfnisse anpassen und die Versorgungskapazitäten in städtischen wie auch in ländlichen Regionen bedarfsgerecht bestimmen. Bedarfsgerechtigkeit muss das übergeordnete Ziel für die Bereitstellung von Gesundheitsdienstleistungen und damit auch bei der Krankenhausplanung sein. Hier ist jedoch die subjektive von der objektiven Bedarfsgerechtigkeit zu unterscheiden. Eine bedarfsgerechte Krankenhausplanung sollte demnach auch den subjektiven Bedarf der Patienten entsprechend berücksichtigen. Ein Kriterium ist die Indikationsqualität, ein weiteres sind die Präferenzen der Patienten bei der Auswahl eines Krankenhauses. Auf der Ebene des objektiven Bedarfs ist es hingegen wichtig, das Risiko von qualitativer Fehlversorgung wie nicht fachgerechten Leistungen, Unter- und Überversorgung zu minimieren. Dafür bedarf es geeigneter Methoden des Monitorings, die im RWI-Gutachten „Krankenhausplanung 2.0" detailliert erarbeitet wurden und auszugsweise dargestellt werden. Insbesondere der Bereich des systematischen Monitorings von Überversorgung ist komplex. Aufgrund regional heterogener Nachfragestrukturen kann beispielsweise mithilfe eines Bedarfsindexes überprüft werden, in welchen Regionen die Behandlungshäufigkeiten nicht durch einen erhöhten Bedarf erklärbar sind.

Today's hospital structure must be adapted to future needs and the supply capacity in urban and in rural areas must be detemined according to these needs. The primary objective for the provision of health services and thus also in hospital planning must be that health care supply is needs-oriented. However, the subjective needs-orientation must be distinguished from the objective one. A needs-based hospital planning should take into account the subjective needs of patients accordingly. One criterion is indication quality, another is the patients' preferences in the selection of a hospital. At the level of objective needs, it is important to minimise the risk of qualitative misuse such as unprofessional services, under- and over-supply. This requires appropriate monitoring methods like the ones developed in the RWI report "Krankenhausplanung (Hospital Planning) 2.0" which are illustrated in this article in extracts. The systematic monitoring of oversupply is particularly complex. Due to regionally heterogeneous demand structures, it can be checked, for example, by using a demand index in which regions treatment frequencies cannot be explained by an increased demand.

15

15.1   Ausgangslage

Ziel der Krankenhausreform der Großen Koalition, sprich des Krankenhausstrukturgesetzes, ist es, die heutige Krankenhausstruktur an die zukünftigen Bedürfnisse anzupassen und die Versorgungskapazitäten in städtischen wie auch gerade in ländlichen Regionen bedarfsgerecht umzugestalten. Hierin liegt des Pudels Kern: Die Bedarfsgerechtigkeit. Das umfangreiche Gutachten des Sachverständigenrates aus dem Jahr 2014 unterscheidet richtigerweise zwischen zwei Dimensionen: der subjektiven und der objektiven Bedarfsgerechtigkeit. Damit hat sich auch das Ende 2014 erschienene Gutachten des Rheinisch Westfälischen Instituts für Wirtschaftsforschung (RWI) zur Krankenhausplanung 2.0 intensiv befasst (Augurzky et al. 2014). Eine bedarfsgerechte Krankenhausplanung sollte demnach einerseits den subjektiven Bedarf der Patienten entsprechend berücksichtigen. Ein Kriterium ist die Indikationsqualität, ein weiteres sind die Präferenzen der Patienten bei der Auswahl eines Krankenhauses. Hier wird Qualität zu einem immer wichtigeren Faktor, wie Befragungen zeigen (Mansky 2012; PricewaterhouseCoopers 2014). Andererseits ist es auf der Ebene des objektiven Bedarfs wichtig, das Risiko von qualitativer Fehlversorgung wie nicht fachgerechte Leistungen, Unter- und Überversorgung zu minimieren. Diese zwei Dimensionen sind zentral für die Mengendiskussion und die Frage von Über- und Unterversorgung (Beivers 2015) und werden im Folgenden detaillierter dargestellt.

15.2   Definition der bedarfsgerechten Versorgung am Beispiel der Krankenhausversorgung

Eine bedarfsgerechte Versorgung muss das übergeordnete Ziel für die Bereitstellung von Gesundheitsdienstleistungen und damit auch bei der Krankenhausplanung sein. Als bedarfsgerecht wird dabei eine Versorgung bezeichnet, die in quantitativer und qualitativer Hinsicht dem Bedarf der Versicherten bzw. der Bürger entspricht (SVR 2014). Unterscheiden kann man dabei in den „objektiven Bedarf" und den „subjektiven Bedarf".

15.2.1   Objektiver Bedarf

Der objektive Bedarf ist nur schwer messbar. Er kann jedoch anhand einzelner Kriterien charakterisiert werden. Diese beziehen sich im Wesentlichen auf die Vermeidung der verschiedenen Arten von Fehlversorgung (SVR 2001):

- Qualitative Fehlversorgung: bedarfsgerechte Versorgung mit nicht fachgerechter Erbringung der Leistungen. Qualitative Fehlversorgung kann zu medizinischen Schäden bei den Betroffenen sowie zu finanziellen Schäden für die Solidargemeinschaft führen.
- Unterversorgung: unterlassene oder nicht rechtzeitige Durchführung bedarfsgerechter Behandlungsleistungen. Eine Unterversorgung kann zu medizinischen Schäden bei den Betroffenen führen. Wichtiges Kriterium zur Vermeidung von Unterversorgung ist die Erreichbarkeit von Gesundheitsleistungen.

- Überversorgung: Versorgung mit nicht bedarfsgerechten, medizinisch nicht notwendigen Leistungen, zum Beispiel aufgrund einer nicht adäquaten Indikationsstellung. Eine Überversorgung kann zu medizinischen, vor allem aber zu finanziellen Schäden für die Solidargemeinschaft führen.

Eine objektive Bedarfsgerechtigkeit der Versorgung ist dann erreicht, wenn keine der drei aufgelisteten Arten von Fehlversorgung vorkommt.

15.2.2   Subjektiver Bedarf

Für die Planung von Gesundheitsdienstleitungen ist es wichtig, wenngleich schwierig, auch den subjektiven Bedarf der Patienten miteinzubeziehen. Im Gegensatz zum objektiven Bedarf kann der subjektive Bedarf, der dem individuellen Bedürfnis bzw. dem Wunsch eines Bürgers/Patienten entspringt, durch Befragungen ermittelt werden. Verschiedene Patientenbefragungen (Mansky 2012; Friedrich und Beivers 2009) zeigen ein einheitliches Bild der aus Patientensicht wichtigsten Kriterien bei der Krankenhausauswahl:

Die medizinische Qualität kristallisiert sich schon bei leichteren Erkrankungen als das herausragende Kriterium für die Auswahl des Krankenhauses heraus. Eine Voraussetzung dafür sind entsprechende Informationen. Solche messbaren Informationen über die medizinische Qualität eines Krankenhauses werden von einer großen Mehrheit der Befragten gewünscht, v. a. bei schweren Behandlungsanlässen. Bei diesen nimmt die Bedeutung der medizinischen Qualität für die Krankenhauswahl auch weiter zu.

An zweiter Stelle auf der Rangliste der Kriterien, die für die Krankenhauswahl von Bedeutung sind, folgt mit deutlichem Abstand das Renommee des Krankenhauses. Geringe Bedeutung haben dagegen Komfortmerkmale und die Erreichbarkeit der Klinik (v. a. bei schweren Behandlungsanlässen).

Aus diesen Befragungsergebnissen lässt sich ableiten, dass die wohnortnahe Behandlung bei Elektiv-Patienten[1], teilweise auch in der Notfallversorgung, nicht das entscheidende Kriterium darstellt. Eine rein erreichbarkeitsorientierte Versorgung kann damit nicht das Hauptziel der Krankenhausplanung sein. So zeigen Untersuchungen, dass Patienten wohnortnahe Krankenhäuser zwar bevorzugen, ein Großteil der Patienten jedoch de facto bei erhöhtem Behandlungsrisiko für die Behandlung freiwillig weitere Wege zurücklegt (Friedrich und Beivers 2009; Geraedts und de Cruppé 2015). Ausschlaggebend ist für die Patienten dabei die Behandlungsqualität des freiwillig ausgewählten Krankenhauses. Eine reformierte Krankenhausplanung sollte daher neben der Erreichbarkeit vor allem dem Qualitätsaspekt eine größere Bedeutung zukommen lassen.

---

1 Als Elektiv-Patienten bezeichnet man Patienten, bei denen medizinische Eingriffe nicht zeitkritisch notwendig sind, z. B. Operationen, deren Zeitpunkt partiell frei gewählt werden kann. Elektive medizinische Leistungen sind z. B. Schönheitsoperationen, ein Wunsch-Kaiserschnitt oder die Operation beim Grauen Star. Je nach Definition kann jede Operation, die nicht lebensrettend ist, als elektiv gelten, was für die größere Anzahl von Operationen gilt.

Abbildung 15–1

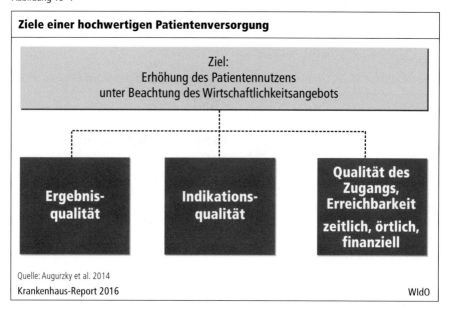

Ziele einer hochwertigen Patientenversorgung

Ziel:
Erhöhung des Patientennutzens
unter Beachtung des Wirtschaftlichkeitsangebots

Ergebnis-
qualität

Indikations-
qualität

Qualität des
Zugangs,
Erreichbarkeit
zeitlich, örtlich,
finanziell

Quelle: Augurzky et al. 2014

Krankenhaus-Report 2016   WIdO

Zentrale Aufgabe einer an den Bedarf anzupassenden Krankenhausplanung 2.0 ist die Erhöhung des Patientennutzens[2] unter Beachtung des Wirtschaftlichkeitsgebots. Unweigerlich sind damit nicht unerhebliche Zielkonflikte verbunden. Während die Kosten der Gesundheitsversorgung durch die Beitrags- und Steuerzahler sowie zu einem kleinen Teil durch Eigenbeteiligungen der Patienten getragen werden, profitieren auf der Nutzenseite nur die Patienten. Dabei umfasst der Patientennutzen selbst wieder verschiedene Dimensionen, wie Abbildung 15–1 zeigt:

Neben der Ergebnis- und Indikationsqualität spielt die Erreichbarkeit der Krankenhausversorgung für den Nutzen der Patienten eine weitere Rolle. Daneben haben aus Patientensicht Serviceleistungen des Krankenhauses zusätzliche Bedeutung, wie z. B. kurze Wartezeiten, wenige Schnittstellen bei der Behandlung und allgemeine Komfortmerkale.

Ein Mittel zur Erreichung der hier genannten Qualitätsdimensionen sind Struktur- und Prozessqualität. Aus Patientensicht spielen sie jedoch nur eine indirekte Rolle und gewinnen erst dann an Bedeutung, wenn die hier genannten Dimensionen nicht ausreichend gut messbar sind.

Bei gegebenen – und künftig möglicherweise schwindenden – Ressourcen können nicht alle Nutzendimensionen gleichzeitig maximiert werden. So kann etwa nachvollziehbarerweise nicht alle 10 Kilometer ein Zentrum für Spitzenmedizin errichtet werden. Vor diesem Hintergrund zeigt das RWI-Gutachten „Krankenhaus-

---

2 Der Patientennutzen ist dabei auch das Ergebnis verschiedener Patientenpräferenzen, die sich auch in den verschiedenen subjektiven Bedarfen widerspiegeln.

planung 2.0" jeweils kurzfristig und langfristig realisierbare Umsetzungsschritte auf, die auszugsweise dargestellt werden. Dabei werden im Folgenden besonders die Themenfelder Bedarfsgerechtigkeit, Fehlversorgung, Qualitätsindikatoren und Angebotsmonitoring berücksichtigt.

15.3   Ermittlung von Angebot und Bedarf

Im niedergelassenen Bereich existieren objektive Bedarfsmessungskriterien, nicht zuletzt aufgrund der neuen Bedarfsplanungsrichtlinie durch den Gemeinsamen Bundesausschuss (G-BA) aus dem Jahr 2013, die Teil des sogenannten Landärztegesetzes war. Mit ihr ist es möglich, Über- und Unterversorgung aufzuzeigen, ja sogar drohende Unterversorgung (Beivers 2015).

Dabei wird festgelegt, wie viele Ärzte einer Fachgruppe für eine bestimmte Einwohnerzahl in einem Planungsbereich vorhanden sein müssen, damit die Versorgung bedarfsgerecht ist. Als überversorgt gilt eine Region, wenn die vorgegebene Anzahl an Ärzten einer Fachgruppe um 10 % überschritten wird, also ein Versorgungsgrad von 110 % vorliegt. Diese Region wird dann „gesperrt", d. h. es werden keine weiteren Zulassungen mehr vergeben, um auf diese Weise das regionale Ärzte-Angebot zu begrenzen.

Doch hat auch hier das im Jahr 2014 erschienene Gutachten der BertelsmannStiftung (Faktencheck Gesundheit 2014) gezeigt, dass die bis dato angewendeten Verfahren zur Berechnung des Bedarfs in Stadt und Land unzureichend sind. Ärzte auf dem Land müssen demnach auch in Zukunft deutlich mehr Menschen versorgen als Ärzte in den Städten. Das liegt auch daran, dass im Rahmen eines notwendigen Bedarfsindexes sozioökonomische Kriterien, die den Versorgungsbedarf in einer Region beeinflussen, zu wenig berücksichtigt werden. Beispiele sind die Altersentwicklung, Einkommen oder Arbeitslosigkeit (Beivers 2015). Im stationären Sektor fehlen jedoch bis dato Messkriterien gänzlich, sie sind jedoch gerade für die Bereiche Über-, Unter- und Fehlversorgung unerlässlich.

15.3.1   Unterversorgung

Ein Problem von Unterversorgung kann entstehen, wenn durch die Reduktion des regionalen Versorgungsangebots die flächendeckende Versorgung nicht mehr ausreichend sichergestellt ist. Das Monitoring der Erreichbarkeitsvorgaben ermöglicht es einer reformierten Krankenhausplanung, bereits im Vorfeld mögliche Versorgungslücken zu erkennen und prospektiv zu vermeiden. Da im Status quo fast überall eine gute Flächendeckung gewährleistet ist, sollte eine anlassbezogene Prüfung der Erreichbarkeit erfolgen, sobald sich in einer Region andeutet, dass das Angebot reduziert wird.

Droht zum Beispiel bei einer wirtschaftlichen Schieflage oder aufgrund nicht erreichter Qualitätsvorgaben eines Krankenhauses oder einzelner Versorgungssegmente die Gefahr der Reduktion des bestehenden Leistungsangebots, müssen die möglichen Auswirkungen dieser potenziellen Reduktion geprüft werden. Das Monitoring zur Vermeidung von Unterversorgung sollte sich dabei moderner Geo-In-

Abbildung 15–2

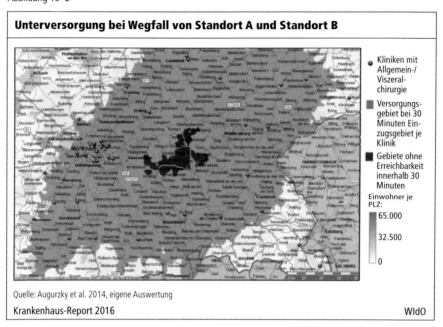

Unterversorgung bei Wegfall von Standort A und Standort B

- Kliniken mit Allgemein-/ Viszeralchirurgie
- Versorgungsgebiet bei 30 Minuten Einzugsgebiet je Klinik
- Gebiete ohne Erreichbarkeit innerhalb 30 Minuten

Einwohner je PLZ:

65.000

32.500

0

Quelle: Augurzky et al. 2014, eigene Auswertung

Krankenhaus-Report 2016   WIdO

formationssysteme (GIS) bedienen, die die Versorgungsangebote sowie die Bevölkerung lokalisieren.

Wie ein derartiges Monitoring in der Praxis funktionieren kann, zeigt Abbildung 15–2 beispielhaft für eine ausgewählte Region[3]. In der Ausgangssituation sind zwei Krankenhäuser mit einer Fachabteilung für Allgemeinchirurgie in dieser Region vorhanden. Dort können beispielsweise Patienten mit einem entzündeten Blinddarm operiert werden. Zunächst wird durch die beiden Standorte garantiert, dass kein Patient länger als 30 Minuten bis zum nächsten Krankenhaus fahren muss[4]. Droht nun – aus welchen Gründen auch immer – einem von beiden dargestellten Standorten das Aus, müsste die Erreichbarkeit für die Bevölkerung überprüft werden. Die Schließung des Grundversorgers am Standort A hätte keine Erreichbar-

---

3 Die dargestellten Standorte sind willkürlich ausgewählt. Sie entsprechen zwar tatsächlich vorhandenen Krankenhäusern, sollen aber nur als schematische Beispiele dienen. Die Namen der Standorte werden daher bewusst nicht genannt: Das Ziel der Abbildung ist die rein schematische Darstellung der Erreichbarkeitsanalyse. Das Beispiel beruht auf der rein fiktiven Hypothese, dass einer oder beide der Standorte wegfallen könnten.

4 Zur Festlegung der Erreichbarkeitszeiten für Krankenhäuser der Grundversorgung wurde auf die Grundlagen der Raumordnung der BRD zurückgegriffen. So klassifizieren die Raumordnungsgesetze je nach vorzuhaltender Infrastruktur unterschiedliche Erreichbarkeitsstandards. Sie gelten bundesweit als obere Grenze für den zumutbaren Reisezeitaufwand von Wohnstandorten zum nächsten Zentrum. Mittelzentren, welche aus raumplanerischen Gesichtspunkten als Standorte für Kliniken der Grund- und Regelversorgung dienen, müssen im motorisierten Individualverkehr in 30 Minuten Fahrzeit erreicht werden können (BBR 2006, Augurzky et al. 2014).

keitsprobleme zur Folge – die Mindestvorgabe, die Versorgungsleistung innerhalb von 30 Minuten zu erreichen, wäre weiterhin gewährleistet. Standort A dürfte nach dieser Analyse also geschlossen werden. Droht nun nach Standort A auch der Standort B wegzufallen, ergäbe sich daraus eine Versorgungslücke. Für fast 14 000 Einwohner wäre im Falle einer Blinddarmentzündung das nächste Krankenhaus mit einer Allgemeinchirurgie weiter als 30 Minuten entfernt. Standort B müsste also aus Gründen der Flächendeckung erhalten bleiben.

Bei solchen erreichbarkeitsrelevanten Häusern, deren anstehende Leistungsreduktion nicht durch qualitative Mängel hervorgerufen wurde, sollte geprüft werden, ob durch geeignete Maßnahmen die Angebotsstruktur verändert werden kann. Sollten sich für ein solches Krankenhaus keine veränderte und wirtschaftlich tragbare Angebotsstruktur finden lassen, ist die Versorgung über einen Sicherstellungszuschlag zu gewährleisten. Dieser muss von den Krankenversicherungen finanziert werden, wenn andernfalls bundesweite Erreichbarkeitsvorgaben unterschritten würden. Da es sich bei wirtschaftlichen Schwierigkeiten meist um ein Fixkostenproblem handeln dürfte, sollte ein krankenhausbezogener Pauschalzuschlag gewährt werden, der über alle Fälle hinweg abgerechnet wird. Außerdem sollte er zunächst auf die Dauer von wenigen Jahren befristet sein.

Abbildung 15–3 stellt den gesamten Monitoringprozess der Unterversorgung als schematischen Entscheidungsbaum dar. Sollte durch den erwarteten Leistungsabbau die maximal zulässige Erreichbarkeitszeit für die Bevölkerung nicht überschrit-

Abbildung 15–3

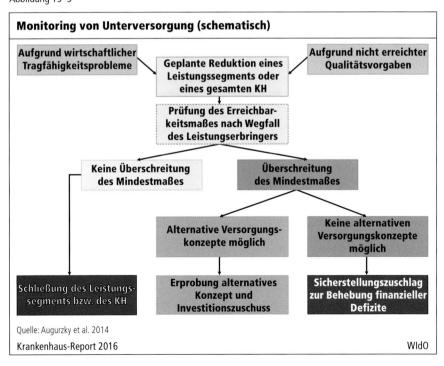

Monitoring von Unterversorgung (schematisch)

Aufgrund wirtschaftlicher Tragfähigkeitsprobleme

Geplante Reduktion eines Leistungssegments oder eines gesamten KH

Aufgrund nicht erreichter Qualitätsvorgaben

Prüfung des Erreichbarkeitsmaßes nach Wegfall des Leistungserbringers

Keine Überschreitung des Mindestmaßes

Überschreitung des Mindestmaßes

Alternative Versorgungskonzepte möglich

Keine alternativen Versorgungskonzepte möglich

Schließung des Leistungssegments bzw. des KH

Erprobung alternatives Konzept und Investitionszuschuss

Sicherstellungszuschlag zur Behebung finanzieller Defizite

Quelle: Augurzky et al. 2014

Krankenhaus-Report 2016   WIdO

15

ten werden, kann das Angebot reduziert werden. Andernfalls sind zunächst alternative, wirtschaftlich tragbare Versorgungsformen zu prüfen, darunter auch sektorenübergreifende. Das Angebotsmonitoring der Erreichbarkeitsvorgaben funktioniert damit in ähnlicher Weise wie das Vorgehen des Kartellamtes. Während das Kartellamt daraufhin prüft, ob nach einer anstehenden Veränderung Monopole zu befürchten sind, prüft das Erreichbarkeitsmonitoring, ob nach einer anstehenden Veränderung Versorgungslücken entstehen.

15.3.2 (Qualitative) Fehlversorgung

Aus Patientensicht ist die Qualität der erbrachten Leistung ein entscheidendes Kriterium für eine (subjektiv) bedarfsgerechte Versorgung. Der Qualitätsaspekt muss daher in eine reformierte Krankenhausplanung verbindlich aufgenommen werden. Krankenhäuser, die schlechte Qualität erbringen, müssen als Konsequenz damit rechnen, dass ihre davon betroffenen Leistungsbereiche aus dem Versorgungsauftrag genommen werden. Langfristig sollte sichergestellt werden, dass Patienten ausreichende Informationen über die Versorgungsqualität erhalten, um Krankenhäuser auf dieser Basis und nach Rücksprache ihres behandelnden Arztes selbständig auswählen zu können.

Im stationären Sektor wurde die systematische Qualitätssicherung in den vergangenen Jahren bereits vorangetrieben und durch den jüngst publizierten Referentenentwurf zum Krankenhausstrukturgesetz nochmals betont. Auch der 2014 beschlossene Aufbau eines Qualitätsinstituts ist ein wichtiger Schritt, um die Voraussetzungen für mehr Qualitätstransparenz zu schaffen. Volle Wirksamkeit dürfte die Arbeit des Qualitätsinstituts jedoch erst in einigen Jahren entfalten. Kurzfristig sind daher Qualitätsvorgaben im Rahmen der Versorgungsplanung nach bundeseinheitlichen und verbindlichen Regeln notwendig. Diese können bereits nach aktuellem Rechtsstand eingeführt werden: § 137 Abs. 3 S. 9 SGB V erlaubt ergänzende Qualitätsanforderungen im Rahmen der Krankenhausplanung der Länder.

In den meisten Krankenhausplänen der Länder wurde der Qualitätsaspekt bisher allenfalls durch einzelne Strukturvorgaben als Zulassungsbedingung berücksichtigt. Die aktuell beschlossene Neufassung des Hamburgischen Krankenhausgesetzes sieht erstmals die Vorgabe einer qualitätsorientierten Versorgung als Ziel vor. Dabei können für qualitätssensible Leistungen oder Leistungsbereiche der stationären Versorgung konkrete Qualitätsanforderungen festgelegt werden. Diese beziehen sich auf die Struktur-, Prozess- und Ergebnisqualität.

Der Gemeinsame Bundesausschuss (G-BA) legt in seinen Richtlinien bereits heute für ausgewählte Leistungsbereiche Mindestanforderungen an die Struktur-, Prozess- und Ergebnisqualität fest, um die Qualität der Versorgung sicherzustellen. Diese Qualitätsanforderungen finden allerdings bisher – ebenso wie die Mindestmengenvorgaben des G-BA – in der Praxis nur unzureichend Anwendung, vor allem aufgrund mangelnder Konsequenzen bei Nicht-Erfüllung (de Cruppé et al. 2014, Peschke et al. 2014). Zusätzlich sind verbindliche Vorgaben des G-BA notwendig, die erfüllt werden müssen, um als Zentrum oder Schwerpunkt ausgewiesen zu werden. So hat auch das KHSG den G-BA beauftragt, Qualitätsindikatoren zu entwickeln und diese den Ländern für Planungszwecke zur Verfügung zu stellen. In den Vorgaben des G-BA zu geeigneten Qualitätsindikatoren für die Krankenhaus-

Abbildung 15–4

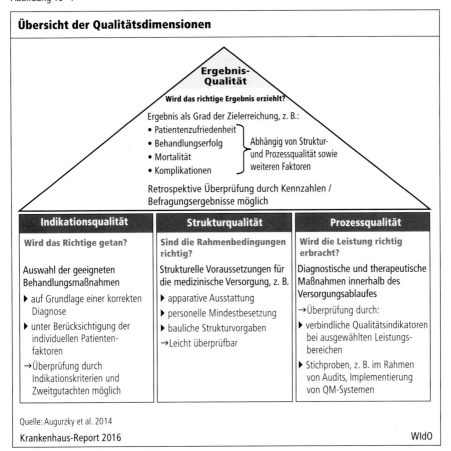

Übersicht der Qualitätsdimensionen

Ergebnis-Qualität

Wird das richtige Ergebnis erzielt?

Ergebnis als Grad der Zielerreichung, z. B.:

- Patientenzufriedenheit
- Behandlungserfolg
- Mortalität
- Komplikationen

Abhängig von Struktur- und Prozessqualität sowie weiteren Faktoren

Retrospektive Überprüfung durch Kennzahlen / Befragungsergebnisse möglich

Indikationsqualität	**Strukturqualität**	**Prozessqualität**
Wird das Richtige getan?	**Sind die Rahmenbedingungen richtig?**	**Wird die Leistung richtig erbracht?**
Auswahl der geeigneten Behandlungsmaßnahmen	Strukturelle Voraussetzungen für die medizinische Versorgung, z. B.	Diagnostische und therapeutische Maßnahmen innerhalb des Versorgungsablaufes
▶ auf Grundlage einer korrekten Diagnose	▶ apparative Ausstattung	→Überprüfung durch:
▶ unter Berücksichtigung der individuellen Patientenfaktoren	▶ personelle Mindestbesetzung	▶ verbindliche Qualitätsindikatoren bei ausgewählten Leistungsbereichen
→Überprüfung durch Indikationskriterien und Zweitgutachten möglich	▶ bauliche Strukturvorgaben →Leicht überprüfbar	▶ Stichproben, z. B. im Rahmen von Audits, Implementierung von QM-Systemen

Quelle: Augurzky et al. 2014

Krankenhaus-Report 2016   WIdO

15

planung müssen klare Grenzen festgelegt werden, deren dauerhafte Unterschreitung zu einem Ausschluss aus dem Versorgungsauftrag führt. Durch konkrete Vorgaben und ein systematisches Monitoring müssen die Krankenkassen eine rechtssichere Grundlage für die Kündigung der Versorgungsverträge mit stationären Leistungserbringern erhalten.[5]

Im Gegensatz zum Erreichbarkeitskriterium, das rein eindimensional in konkreten Minutenvorgaben definiert werden kann, ist das Qualitätskriterium deutlich komplexer. Es ist mehrdimensional, über die Zeit hinweg variabel und oftmals schwer messbar. Daher sind Vorgaben in diesem Bereich hinsichtlich der Definition, Überprüfbarkeit und Justiziabilität nicht vollumfänglich möglich. Kurzfristig sollten jedoch für Teilbereiche bereits Vorgaben gemacht werden; im Laufe der Zeit können dann immer mehr hinzugenommen werden. Abbildung 15–4 fasst die we-

---

5 Praktische Ausgestaltungsmöglichkeiten zu den Konsequenzen des Qualitätsmonitorings wurden in einem IGES-Gutachten (2013) analysiert und beispielhaft dargestellt.

sentlichen Dimensionen von Qualität zusammen, wobei die Struktur- und Prozessqualität vor allem als Voraussetzung zur Sicherstellung einer adäquaten Ergebnis- und Indikationsqualität zu sehen sind.

15.3.3   Überversorgung

Für die Bedarfsplanung und ein durchzuführendes Überversorgungsmonitoring kann im stationären Bereich die Praxis des ambulanten Sektors nur sehr begrenzt als Vorlage dienen. Erstens wird wie schon dargestellt in vielen Bereichen der tatsächliche Bedarf der Bevölkerung nur unzureichend widergespiegelt (Bertelsmann Stiftung 2014). Zweitens ist das Einzugsgebiet eines Krankenhauses weit größer als das eines niedergelassenen Arztes. Drittens kann das Angebot im stationären Bereich nicht über eine vergleichbare einfache Verhältniszahl („Arzt pro Einwohner") gemessen werden. Die Angebotskapazitäten der Krankenhäuser werden durch die in den Budgetverhandlungen der Selbstverwaltungspartner vereinbarten Fallzahlen individuell für jedes einzelne Krankenhaus bestimmt.

Die Anzahl der Betten kann kaum die Richtschnur für Über- und Unterversorgung sein, da sie anerkannterweise ein Planungskriterium ist. Daher muss sich das Monitoring zur Überversorgung an der Anzahl tatsächlich erbrachter Behandlungsfälle orientieren und versuchen zu überprüfen, ob diese dem tatsächlich gegebenen Bedarf der Bevölkerung entspricht. Dies kann über regionale Abweichungen gegenüber einem bundesweiten Richtwert erfolgen. Untersuchungen von Augurzky et al. (2013) zeigen deutliche regionale Unterschiede bei den stationären Fallzahlen. Sie sind ein Indiz für regionale Fehlversorgung. Ähnliche Ergebnisse liegen für einzelne Leistungsbereiche vor. So unterscheidet sich die Zahl der Mandel-Operationen pro Einwohner (Kind) zwischen den Kreisen um den Faktor acht. Ähnlich große regionale Unterschiede gibt es bei der Entfernung des Blinddarms, der Prostata oder beim Einsetzen eines Defibrillators am Herzen (Bertelsmann Stiftung 2014). Diese hohen regionalen Abweichungen sind weder allein medizinisch noch demografisch zu erklären. Sie sind seit 2007 bei den einzelnen medizinischen Eingriffen nahezu konstant geblieben (Bertelsmann Stiftung 2014).Bei einem systematischen Monitoring von Überversorgung sollten die Fallzahlen von einzelnen Behandlungsleistungen überregional verglichen werden. Dazu kann der bundesweite Durchschnitt der Behandlungen pro Einwohner gebildet und als Indexwert verwendet werden. Regionen, die diesen Referenzwert um ein vorgegebenes Maß stark überschreiten, können als möglicherweise überversorgte Gebiete identifiziert werden. In einem ersten Umsetzungsschritt sollten die Regionen mit den häufigsten Fallzahlen pro Einwohner (z. B. die Regionen, die zu den oberen 15% in einem bundesweiten Vergleich gehören) als auffällige Gebiete gelten.

Wenn überversorgte Regionen identifiziert sind, stellt sich die Frage, welche Maßnahmen geeignet sind, um diese Abweichungen von der Bedarfsgerechtigkeit und einer effizienten Gesundheitsversorgung zu verringern oder zumindest nicht weiter zunehmen zu lassen. Als erstes sollte grundsätzlich die Indikationsqualität für das betroffene Leistungssegment in der Region verbessert werden. Zu diesem Zweck sollten die Patienten von allen Krankenversicherungen aktiv auf das Anrecht auf Zweitmeinungsverfahren bei den entsprechenden Behandlungen hingewiesen werden. Versicherungen könnten Patienten etwa durch Anschreiben auf eigens dafür bereitgestellte unabhängige Zweitmeinungsärzte aufmerksam machen. Auch die Bereitstellung finanzieller Anreize für Versicherte, die das Angebot der Zweitmeinung nutzen, sowie Aufklärungsarbeit vor Ort können helfen, die Indikationsqualität zu erhöhen. Zusätzlich sollte in einem „überversorgten" Leistungsbereich eine weitere Angebotsausweitung verhindert werden, wenn das bestehende Angebot eine ausreichend gute Qualität hat. Dies könnte analog zum ökonomischen Umgang mit externen Effekten entweder über eine staatliche Verbotsregelung oder über Selektivverträge geschehen.

15.4 Berücksichtigung regionaler Einflussfaktoren bei der Bestimmung objektiver Bedarfsgerechtigkeit

Eine unterschiedliche Häufigkeit von Krankenhausfällen kann regionale Gründe haben. Dazu gehört primär die lokale Bevölkerungsstruktur. In einer Region mit einem hohen Anteil älterer Menschen fällt in der Regel auch die Krankenhausnachfrage höher aus. Die Alters- und Geschlechtsverteilung kann und muss auf jeden Fall zur Bereinigung der beobachteten Inanspruchnahme verwendet werden. Dies ist sofort möglich.

Abbildung 15–5 zeigt beispielhaft eine entsprechende Auswertung der Zahl der stationären Fälle aus dem Jahr 2010 nach Kreisen, bereinigt um Alters- und Geschlechtseffekte. Die Kreise mit den meisten stationären Behandlungen pro Einwohner liegen vor allem in Mittel- und Ostdeutschland. Interessant ist, dass in den 15 % der Landkreise, in denen Krankenhäuser weit überdurchschnittlich in Anspruch genommen werden, nur weniger als 10 % der Bevölkerung leben – es handelt sich hierbei also um eher ländliche und weniger dicht besiedelte Regionen. Grundsätzlich sollte das Monitoring jedoch nicht auf Grundlage aller stationären Fallzahlen erfolgen, sondern es sollten stets einzelne Leistungsbereiche getrennt auf Überversorgung überprüft werden.

Auf der Nachfrageseite sind u. a. folgende weitere Gründe für eine regional unterschiedliche Inanspruchnahme denkbar:
- soziale Schicht und Beruf
- Familienstand und Haushaltsgröße
- Vermögen und Einkommen
- Bevölkerungsdichte
- Arbeitslosenquote und Anteil der Empfänger von staatlichen Transferzahlungen
- Anteil der Migranten

Auch die Art der Angebotsstruktur kann die Krankenhausinanspruchnahme beeinflussen. Als Einflussgrößen kommen hier u. a. folgende Faktoren in Frage:
- Haus- und Facharztdichte
- Krankenhausbetten je Einwohner[6]

---

6 Die Bettenzahlen werden in der reformierten Krankenhausplanung zwar nicht mehr vorgegeben. Als Variable für die regionale Angebotsstruktur müssen sie trotzdem erhoben werden. Dies geschieht über die Angabe der Krankenhausträger zur Anzahl ihrer aufgestellten Betten.

- Erreichbarkeit von Haus- und Fachärzten, Krankenhäusern, sozialen Diensten sowie Institutionen der Pflege und Langzeitversorgung

Ob das Monitoring auf Kreisebene zu engmaschig ist und regionale Patientenbewegungen dabei zu Verzerrungen führen können, muss genauer untersucht werden.

Abbildung 15–5

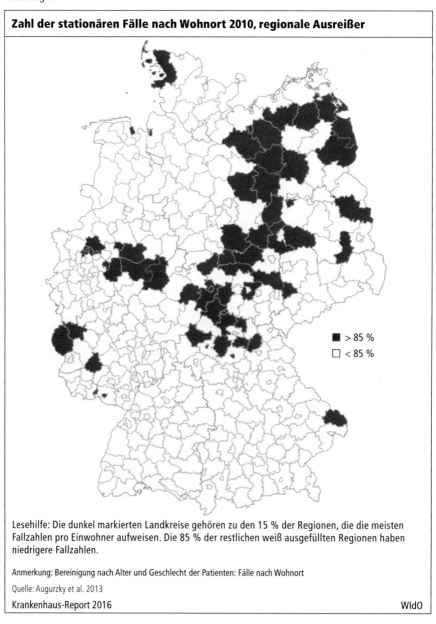

Zahl der stationären Fälle nach Wohnort 2010, regionale Ausreißer

■ > 85 %
□ < 85 %

Lesehilfe: Die dunkel markierten Landkreise gehören zu den 15 % der Regionen, die die meisten Fallzahlen pro Einwohner aufweisen. Die 85 % der restlichen weiß ausgefüllten Regionen haben niedrigere Fallzahlen.

Anmerkung: Bereinigung nach Alter und Geschlecht der Patienten: Fälle nach Wohnort

Quelle: Augurzky et al. 2013

Krankenhaus-Report 2016   WIdO

Möglicherweise ist eine Analyse auf Basis der 96 größeren Raumordnungsregionen in Deutschland besser für das Monitoring geeignet. Mittel- bis langfristig sollten auch die weiteren nachfrage- und angebotsseitigen Faktoren bezüglich ihres tatsächlichen Einflusses auf die regionalen Unterschiede geprüft werden. Aus den Einflussfaktoren kann dann ein geeigneter Bedarfsindex erstellt werden. Die regionalen Abweichungen der Fallzahlen können mit Hilfe dieses Bedarfsindexes überprüft werden. Regionen, deren Behandlungshäufigkeiten nicht durch einen erhöhten Bedarf erklärbar sind, würden entsprechend als „überversorgte Regionen" identifiziert.

15.5   Bedarfsgerechte Krankenhausplanung 2.0: Versorgungsmonitoring in drei Bereichen

Ziel des Versorgungsmonitorings in einer reformierten, bedarfsgerechten Krankenhausplanung 2.0 ist die Vermeidung bzw. der Abbau der drei Arten von Fehlversorgung: qualitative Fehlversorgung, Unterversorgung und Überversorgung. Bei der Umsetzung sind daher drei getrennte Monitoringansätze zu verfolgen (Abbildung 15–6). Das Monitoring zur Einhaltung der Qualitätsvorgaben geht dabei Hand in

Abbildung 15–6

Versorgungsmonitoring zur Vermeidung bzw. Abbau von Fehlversorgung

Qualitative Fehlversorgung	**Unterversorgung**	**Überversorgung**
Zulassung nur bei Erfüllung struktureller Qualitätsanforderungen	Bei absehbarer Leistungsreduktion: **Überprüfung der Erreichbarkeitsvorgaben** mit Geo-Informationssystem	Bei **geplanter Angebotsausweitung** eines Krankenhauses: **Überprüfung** der regionalen Fallzahlen im Leistungssegment
Bei dauerhafter Nichterreichung der Mindestvorgaben: **Ausschluss** der betroffenen Leistungssegmente	**Bei Gefahr der Schließung** erreichbarkeitsrelevanter Krankenhäuser:	**Abgleich der Fallzahlen** mit (regionalisiertem) Richtwert, bestimmt durch lokale Bedarfsvariablen
	1. Prüfung alternativer wirtschaftlich tragbarer (z. B. sektorenübergreifender) Versorgungsformen	**Bei festgestellter Überversorgung:**
	2. Bei Nichtvorhandensein von Alternativen: **Sicherstellungszuschlag** oder Rekrutierung anderer Anbieter	> Angebotsausweitung wird untersagt, außer bei nachgewiesen schlechter Qualität der bestehenden Angebote
		> Maßnahmen zur Steigerung der Indikationsqualität in überversorgten Regionen

Quelle: Augurzky et al. 2014

Krankenhaus-Report 2016   WIdO

Abbildung 15–7

Konsequenzen bei qualitativer Fehlversorgung und drohender Unterversorgung 1998–2008		
Ursachen der Fehlversorgung	**Qualität** 🚦 gut	**Qualität** 🚦 schlecht
Erreichbarkeit nicht gefährdet 🚦	Kein Handlungsbedarf *(Belohnung von besonders guter Qualität)*	Qualitätsauflagen, sonst Entzug des Versorgungsauftrags *(Kein Preisabschlag für schlechte Qualität)*
Erreichbarkeit gefährdet 🚦	Prüfung alternativer Versorgungskonzepte, sonst Sicherstellungszuschlag	Auflagen zur Qualitätssteigerung Rekrutierung anderer Leistungserbringer prüfen

Quelle: Augurzky et al. 2014
Krankenhaus-Report 2016   WIdO

Hand mit der Überwachung der Erreichbarkeitsvorgaben: Sowohl Minderqualität als auch mangelnde Erreichbarkeit sind zu vermeiden. Sie können aber miteinander zusammenhängen, wenn ein Krankenhaus in einem Leistungsbereich eine geringe Qualität erbringt, das Haus aber gleichzeitig aus Erreichbarkeitsgründen notwendig für die flächendeckende Versorgung ist. Abbildung 15–7 stellt dar, welche Konsequenzen aus der Nicht-Erfüllung der Mindestqualität oder Mindesterreichbarkeit abgeleitet werden sollten.

Ein systematisches Monitoring des Versorgungsangebots ist zentraler Bestandteil einer bedarfsgerechten Krankenhausplanung 2.0. Dieses sollte auf der Ebene der Bundesländer unter Einbindung der Selbstverwaltungspartner erfolgen. Da die Krankenversicherungen die finanziellen Konsequenzen aus den Ergebnissen des Monitorings zu tragen haben, z. B. Sicherstellungszuschläge, ist ihnen ein Mitspracherecht einzuräumen. Das Monitoring fokussiert auf die drei Dimensionen von Fehlversorgung, deren Auftreten vermindert werden soll.

15.6   Ausblick

In vielen Städten und suburbanen Regionen wird von messbarer, objektiver Überversorgung gesprochen, obwohl die Bevölkerung parallel dazu subjektiv partielle Unterversorgung empfindet. Exemplarisch sei hier die Notfallversorgung zu nennen. Es wäre daher wünschenswert, dass die Politik, wie im Bereich der (qualitativen) Fehlversorgung, auch die stationäre und ambulante Bedarfsmessung in den Fokus stellt. Dies ist von elementarer Bedeutung, um im Rahmen des anvisierten Strukturwandels die Versorgungslandschaft subjektiv und objektiv den regional heterogenen Bedarfen richtig anpassen zu können.

Für die Bedarfsplanung im stationären Bereich und speziell das künftige Überversorgungsmonitoring kann die ambulante Bedarfsplanung kein geeignetes Modell darstellen. Ein systematisches Monitoring zur Überversorgung muss darauf abzielen, die tatsächlich erbrachten Fallzahlen der Krankenhausbehandlungen in einer Region mit dem tatsächlich vorhandenen Bedarf der Bevölkerung abzugleichen. Bei einem systematischen Monitoring von Überversorgung auf Basis einzelner Behandlungsleistungen sollten daher die bereinigten Fallzahlen mit einem überregionalen Indexwert (bundesweiter Durchschnitt der Behandlungen pro Einwohner) verglichen werden. In einem geeigneten Bedarfsindex sollten auch weitere Einflussfaktoren berücksichtigt werden, wie beispielsweise soziale Schicht und Beruf, Familienstand und Haushaltsgröße, Vermögen und Einkommen. Die regionalen Abweichungen der Fallzahlen können mithilfe dieses Bedarfsindexes überprüft werden. Regionen, deren Behandlungshäufigkeiten nicht durch einen erhöhten Bedarf erklärbar sind, würden entsprechend als „überversorgte Regionen" identifiziert. An derartigen Bedarfsindizes zu arbeiten sollte eine gewichtige Aufgabe des G-BA sein, um in diesem wichtigen Punkt voranzukommen.

Literatur

Augurzky B, Beivers A, Straub N, Veltkamp C. Krankenhausplanung 2.0. Endbericht zum Forschungsvorhaben des Verbands der Ersatzkassen e. V. (vdek). RWI Materialien, Heft 84. Essen 2014.

Augurzky B, Kopetsch T, Schmitz H. What Accounts for the Regional Differences in the Utilisation of Hospitals in Germany? European Journal of Health Economics 2013; 14 (4): 615–627.

Bundesamt für Bauwesen und Raumordnung (BBR) (Hrsg) Perspektiven der Raumentwicklung in Deutschland. Bonn/Berlin 2006.

Beivers A. Je nach Bedarf. GesundheitsWirtschaft. Bibliomed-Medizinische Verlagsgesellschaft mbH, Melsungen. Heft 6/2015. Im Erscheinen.

Bertelsmann Stiftung. Faktencheck Gesundheit – Regionale Unterschiede in der Gesundheitsversorgung. Gütersloh 2014. https://faktencheck-gesundheit.de/fileadmin/daten_fcg/Downloads/Pressebereich/140912_PM-OECD-Gesundheitsreport_final.pdf, (16. September 2014).

De Cruppé W, Malik M, Geraedts M. Umsetzung der Mindestmengenvorgaben – Analyse der Krankenhausqualitätsberichte: Eine retrospektive Studie der Jahre 2004–2010, Deutsches Ärzteblatt 2014; 111 (33–34): 549–55.

Friedrich J, Beivers A. Patientenwege ins Krankenhaus: Räumliche Mobilität bei Elektiv- und Notfallleistungen am Beispiel der Hüftendoprothesen. In: Klauber J, Robra BP, Schellschmidt H (Hrsg). Krankenhaus-Report 2008/2009, Schwerpunkt: Versorgungszentren. Stuttgart: Schattauer 2009; 155–80.

Geraedts M, de Cruppé W. Strukturwandel aus Patientenperspektive. In: Krankenhaus-Report 2015, Schwerpunkt: Strukturwandel, Stuttgart: Schattauer 2015; 115–24.

Mansky T. Was erwartet der potenzielle Patient vom Krankenhaus? Gesundheitsmonitor 2012. Berlin: Bertelsmann Stiftung2012.

15

Peschke D, Nimptsch U, Mansky T. Umsetzung der Mindestmengenvorgaben: Analyse der DRG-Daten. Eine retrospektive Studie der Jahre 2005 bis 2011, Deutsches Ärzteblatt 2014; 111 (33–34): 556–63.

PricewaterhouseCoopers. PwC-Umfrage „Krankenhäuser". Frankfurt/M 2014. http://www.pwc.de/de_DE/de/gesundheitswesen-und-pharma/assets/pwc-befragung-krankenhaeuser-2014.pdf (16. September 2014).

SVR-Gesundheit – Sachverständigenrat zur Begutachtung der Entwicklung im Gesundheitswesen (2014), Bedarfsgerechte Versorgung Perspektiven für ländliche Regionen und ausgewählte Leistungsbereiche. Baden-Baden.

SVR-Gesundheit – Sachverständigenrat zur Begutachtung der Entwicklung im Gesundheitswesen. Bedarfsgerechtigkeit und Wirtschaftlichkeit. Baden-Baden 2001.

15

Teil III

Krankenhauspolitische Chronik

(Kapitel 16)

16 Krankenhauspolitische Chronik

Dirk Bürger und Christian Wehner

Am 5. Dezember 2014 wurden die Eckpunkte der „Krankenhausreform 2015" der Öffentlichkeit vorgestellt. Die Mitglieder der Bund-Länder-Arbeitsgruppe hatten sich, nachdem sie am 26. Mai 2014 unter der Leitung der hamburgischen Gesundheitssenatorin Cornelia Prüfer-Storcks (SPD) und des Bundesgesundheitsministers Hermann Gröhe (CDU) mit ihren Beratungen begonnen hatten, auf ein umfangreiches Reformpaket verständigt. Die vier Kapitel des Eckpunktepapiers der Bund-Länder-Arbeitsgruppe zur Krankenhausreform 2015 umfassen inhaltlich die Krankenhausplanung/Qualität und Sicherstellung, Betriebskostenfinanzierung/Mengenentwicklung und -steuerung, die Investitionsfinanzierung sowie die finanziellen Auswirkungen.

Von den zahlreichen Vorschlägen zur Weiterentwicklung der stationären Versorgung und Finanzierung sind einige besonders hervorzuheben. So soll u. a. Qualität bei der Krankenhausplanung der Länder stärker berücksichtigt und durch Zu- und Abschläge eine qualitätsorientierte Vergütung eingeführt werden. Um die Qualität der Versorgung insgesamt und insbesondere die Arbeitsbedingungen zu verbessern, wird erneut – analog zu den Jahren 2009 bis 2011 – ein Pflegestellenförderprogramm aufgelegt. Mit 660 Mio. Euro über drei Jahre sollen rd. 6 000 Krankenpflegekräfte eingestellt werden, um die aus dem Personalmangel bedingten Qualitätsdefizite abzubauen. Mit insgesamt einer Mrd. Euro – 500 Mio. Euro jeweils aus dem Gesundheitsfonds und von den Bundesländern – sollen nachhaltigere Krankenhausstrukturen geschaffen werden, indem finanzielle Mittel zur Verfügung gestellt werden, um beispielsweise Überkapazitäten abzubauen und nicht mehr benötigte Kliniken in Gesundheits- oder Pflegezentren umzuwandeln. Aber auch der Gemeinsame Bundesausschuss (G-BA) erhält mehr Kompetenzen. Im G-BA sollen u. a. Indikatoren zur Struktur-, Prozess- und Ergebnisqualität sowie Voraussetzungen für die Vereinbarung von Sicherstellungszuschlägen entwickelt werden. Darüber hinaus soll der Medizinische Dienst der Krankenversicherung Krankenhäuser unangemeldet kontrollieren dürfen, um zu prüfen, ob die Qualitätsvorgaben des G-BA eingehalten werden.

Die Reaktionen der Deutschen Krankengesellschaft (DKG) und des GKV-Spitzenverbandes (GKV-SV) fielen entsprechend unterschiedlich aus. Während der GKV-SV die Einigung insgesamt als gutes Signal für Patienten und Versicherte begrüßte, übte die DKG heftige Kritik. So kämen u. a. neue Bürokratielasten auf die Krankenhäuser zu und das Investitionskostendilemma sei nicht gelöst. Darüber hinaus kündigte die DKG eine umfassende öffentliche Kampagne an.

Nichtsdestotrotz hat das Bundesministerium für Gesundheit (BMG) die 24 Seiten der Eckpunkte in Gesetzesformulierungen überführt, sodass am 10. Juni 2015 das Bundeskabinett einen 126 Seiten umfassenden Kabinettsentwurf für ein Gesetz zur Reform der Strukturen der Krankenhausversorgung (Krankenhaus-Strukturgesetz – KHSG) beschließen konnte.

16

Um den ambitionierten Zeitplan des KHSGs, ein Inkrafttreten zum 1. Januar 2016, zu gewährleisten, wurde zudem beschlossen, dass dieser Gesetzentwurf sowohl dem Bundesrat als auch dem Deutschen Bundestag gleichzeitig zugeleitet wurde.

Somit beginnt nun das parlamentarische Verfahren und es bleibt ungewiss, ob und inwieweit das „erste Strucksche Gesetz" wirken wird. Zumindest die SPD hat schon erklärt, dass das Gesetz den Deutschen Bundestag nicht so verlassen soll, wie es zuvor eingebracht wurde. Sie will zumindest das Pflegestellenförderprogramm auf 1,32 Mrd. Euro erhöhen. Welche Auswirkungen die Berufung des gesundheitspolitischen Sprechers der CDU/CSU-Bundestagsfraktion, Jens Spahn MdB, als Parlamentarischer Staatssekretär beim Bundesminister der Finanzen – und das damit verbundene Ausscheiden aus der „offiziellen" Gesundheitspolitik – auf die Verhandlungsoptionen der Union haben wird, ist noch offen – insbesondere deshalb, weil er die Ankündigung der SPD, das Pflegestellenförderprogramm aufzustocken, als Affront und Aufkündigung der Eckpunkte der Klinikreform bezeichnete.

Aber das KHSG war nicht der einzige Gesetzesentwurf, der die Gesundheitspolitiker in Bund und Land bzw. die Interessenvertreter von Leistungserbringern sowie Krankenkassen in den vergangenen Monaten beschäftigt hat oder dessen Beratungen noch nicht abgeschlossen sind. Mit Bezug zum Krankenhaus sind hier eine Reihe weiterer Gesetze zu nennen, die das BMG in dieser Legislaturperiode auf den Weg bringt:

- das GKV-Finanzstruktur- und Qualitäts-Weiterentwicklungsgesetz – z.B. die Gründung eines neuen wissenschaftlichen Instituts für Qualitätssicherung und Transparenz im Gesundheitswesen (IQTiG),
- das GKV-Versorgungsstärkungsgesetz – z.B. die finanzielle Förderung der Hochschulambulanzen,
- das E-Health-Gesetz – z.B zur Vergütung für das Erstellen eines elektronischen Entlassbriefes,
- das Pflegeberufsgesetz – z.B. die Refinanzierung und Reform der Ausbildung der Pflegeberufe sowie
- das Hospiz- und Palliativgesetz – z.B. die Refinanzierung stationärer Palliativversorgung.

Aber auch andere gesundheitspolitische Themen wie z.B. die Sicherstellung der Hebammenversorgung, das Präventionsgesetz, das Gesetz zur Bekämpfung von Korruption im Gesundheitswesen oder das Zweite Pflegestärkungsgesetz haben oder werden noch alle Akteure gut beschäftigen. Somit werden die Vereinbarungen aus dem Koalitionsvertrag Punkt für Punkt umgesetzt.

16

Termin	Gremium	Vorgang	Legende
30. Juni 2015	Selbstverwaltung	GKV-Spitzenverband legt ersten Bericht zur Umsetzung des Hygienesonderprogramms vor	Für die Jahre 2013/2014 wurden den Krankenhäusern durch die GKV ca. 66,6 Mio. Euro für die Verbesserung der personellen Situation in der Hygiene zusätzlich zur Verfügung gestellt. Von diesen Mitteln haben seit dem Programmstart fast 1 000 Krankenhäuser profitiert. 37 Mio. Euro entfallen auf die Neueinstellung von Hygienepersonal, die interne Besetzung neu geschaffener Stellen sowie die Aufstockung vorhandener Teilzeitstellen.
30. Juni 2015	Politik	Rückblick auf zehn Jahre Fusionskontrolle durch das Bundeskartellamt	In der Zeit von 2004 bis 2014 hat das Bundeskartellamt 210 Zusammenschlüsse von Krankenhäusern geprüft und davon 182 Fusionen genehmigt bzw. sieben untersagt. Bei 21 Prüfungen habe entweder keine Fusionskontrollpflicht vorgelegen oder die Verfahren seien noch nicht abgeschlossen, so der Jahresbericht 2014 des Bundeskartellamtes.
30. Juni 2015	Politik	Gesundheitsausschuss des Bundesrates berät das Gesetz zur Reform der Strukturen der Krankenhausversorgung (Krankenhaus-Strukturgesetz – KHSG)	Mehr als 25 Änderungsanträge stehen auf der Tagesordnung dieser Sondersitzung des Gesundheitsausschusses im Bundesrat. Die Länder fordern darin u. a. finanzielle Nachbesserungen und Aufsichtsrechte bei Abschluss von Selektivverträgen. Darüber hinaus bewerten sie den Gesetzentwurf als zustimmungspflichtig.
24. Juni 2015	Wissenschaft	Private Kliniken arbeiten effizient und investieren stärker	Die im Auftrag des Bundesverbands Deutscher Privatkliniken e. V. (BDPK) erstellte Studie des Rheinisch-Westfälischen Instituts für Wirtschaftsforschung (RWI) zeigt auf, dass Krankenhäuser in privater Trägerschaft im Durchschnitt finanzkräftiger sind und auch rentabler als freigemeinnützige oder öffentlich-rechtliche Krankenhäuser arbeiten. Zudem tätigen sie höhere Investitionen in die medizinische Infrastruktur als Krankenhäuser in anderer Trägerschaft.
19. Juni 2015	Politik	Jens Spahn soll Parlamentarischer Staatssekretär im Bundesfinanzministerium werden	Der gesundheitspolitische Sprecher der CDU/CSU-Bundestagsfraktion, Jens Spahn, soll am 3. Juli 2015 als Parlamentarischer Staatssekretär im Bundesfinanzministerium berufen werden. Die sächsische CDU-Politikerin Maria Michalk soll die Leitung der Arbeitsgruppe Gesundheit der CDU/CSU-Bundestagsfraktion übernehmen, die Wahl wird allerdings erst im September 2015 stattfinden.
18. Juni 2015	Selbstverwaltung	DKG kündigt Prüfverfahrensvereinbarung	Trotz Kündigung durch die DKG gilt bei Prüfungen nach § 275 Abs. 1c SGB V die geschlossene Prüfverfahrensvereinbarung (PrüfvV) vorerst weiter.
18. Juni 2015	Wissenschaft	An 393 Krankenhäusern wird eine eigene Apotheke betrieben	Zum Tag der Apotheke teilt das Statistische Bundesamt mit, dass im Jahr 2013 knapp ein Fünftel (19,7 %) aller Krankenhäuser über eine eigene Apotheke verfügten.

16

Termin	Gremium	Vorgang	Legende
11. Juni 2015	Wissenschaft	Publikation des „Krankenhaus-Rating-Reports 2015: Bad Bank für Krankenhäuser – Krankenhaus-ausstieg vor der Tür?": Zu wenig Geld für Investition und zu viel Angst vor Entscheidungen	Die Autoren des Krankenhaus-Rating-Reports 2015 identifizieren zwei große Problembereiche: Den Investitionsstau von „mindestens zwölf Mrd. Euro", den die Bundesländer zu verantworten haben, und dass sich kaum eine Kommune zur Schließung ihres unrentablen Krankenhauses entscheidet, obwohl dadurch „die Versorgungssicherheit in kaum einer Region gefährdet würde".
11. Juni 2015	Politik	Gesetz zur Stärkung der Versorgung in der gesetzlichen Krankenversicherung (GKV-Versorgungsstärkungsgesetz – GKV-VSG) in 2./3. Lesung durch den Deutschen Bundestag beschlossen	Auch für die Krankenhäuser enthält das GKV-VSG umfangreiche gesetzliche Änderungen, wie z. B. ambulante spezialfachärztliche Versorgung, Entlassmanagement, Zweitmeinungsverfahren, Hochschulambulanzen und Erlaubnis mit Verbotsvorbehalt sowie Bewertung von NUB mit Medizinprodukten hoher Risikoklasse. Das GKV-VSG tritt zum 1. August 2015 in Kraft.
11. Juni 2015	Sonstiges	BG-Kliniken gründen Verbund	Die 13 berufsgenossenschaftlichen Akut- und Rehakliniken gründen die „BG Kliniken – Klinikverbund der gesetzlichen Unfallversicherung gGmbH". Dieser Verbund versorgt jährlich mehr als 550 000 Patienten bei einem Jahresumsatz von rund 1,2 Mrd. Euro und beschäftigt mehr als 12 000 Mitarbeiter.
10. Juni 2015	Politik	Bundeskabinett beschließt beschleunigtes Verfahren zur Umsetzung der Krankenhausreform	Mit einigen Änderungen im Vergleich zum Referentenentwurf hat das Bundeskabinett das KHSG auf den parlamentarischen Weg gebracht und es sowohl an den Bundesrat als auch an den Deutschen Bundestag verwiesen (beschleunigtes Verfahren). Das KHSG ist zudem nicht mehr zustimmungspflichtig und entsprechend den Forderungen von Ländern, DKG und GKV können die Landesschlichtungsausschüsse nach §17c KHG nun „freiwillig" eingesetzt werden.
29. Mai 2015	Selbstverwaltung	Landesbasisfallwerte 2015 – Erlösvolumen steigt um 2 Mrd. Euro	Mit der Genehmigung durch die Landesaufsicht Mecklenburg-Vorpommern sind die Landesbasisfallwerte (LBFW) für das Jahr 2015 komplett. Die DRG-Erlöse steigen im Vergleich zu 2014 um rd. 2 Mrd. Euro (+ 3,3 %) auf mehr als 65 Mrd. Euro. Am stärksten nehmen sie in Niedersachsen und Hessen (jeweils + 4,6 %) zu. Die Veränderungsrate der beitragspflichtigen Einkommen liegt bei 2,5 %.
20. Mai 2015	Selbstverwaltung	Neue Statistik zu Behandlungsfehlern	In 3 796 von 14 663 (plus 2 000 zu 2013) Verdachtsfällen auf Behandlungsfehler bestätigen Gutachten des Medizinischen Dienstes der Krankenkassen (MDK) das Vorliegen eines Fehlers. In 155 Fällen starben Patienten und bei 1 294 erlitten Patienten einen Dauerschaden.
8. Mai 2015	Politik	MRSA-Screening der Krankenhäuser soll extrabudgetär vergütet werden	Weil das Screening der Krankenhäuser auf MRSA-Besiedelung derzeit durch das bestehende DRG-Fallpauschalensystem nicht finanziert wird, fordert der Bundesrat die Bundesregierung auf, die rechtlichen Voraussetzungen für eine entsprechende Vergütung zu schaffen.

16

Termin	Gremium	Vorgang	Legende
28. April 2015	Politik	Referentenentwurf Krankenhaus-Strukturgesetz	Mit dem Referentenentwurf des KHSG sollen die in der Bund-Länder-Arbeitsgruppe vereinbarten Eckpunkte vom 5. Dezember 2014 umgesetzt werden. Abweichend zu den Eckpunkten werden auch Regelungen zu „Zielvereinbarungen" (§ 135c SGB V), und „Einzelfallbegutachtung durch den MDK" (§ 276 SGB V) getroffen. Die Verbändeanhörung im BMG erfolgt am 18. Mai 2015.
14. April 2015	Wissenschaft	Gesundheitsausgaben steigen 2013 um 4 % auf insgesamt 314,9 Mrd. Euro	Nach Angaben von Destatis stiegen die Ausgaben für Gesundheit im Vergleich zum Jahr 2012 um 12,1 Mrd. Euro an. Auf den (teil-)stationären Sektor entfielen wie im Vorjahr 37,7 % der gesamten Gesundheitsausgaben: Krankenhäuser (+ 4,4 % auf 82,4 Mrd. Euro) und (teil-) stationäre Pflege (+ 4,4 % auf 27,6 Mrd. Euro).
14. April 2015	Wissenschaft	Jeder zweite Arzt ist im Krankenhaus tätig	Der neuen Ärztestatistik der Bundesärztekammer ist zu entnehmen, dass sich der Anteil der im Krankenhaus tätigen Ärztinnen und Ärzte auf 50,7 % (Vorjahr: 50,1 %) erhöht hat. Damit ist die Zahl der Krankenhausärztinnen und -ärzte – zum siebten Mal in Folge – um 3,5 % (absolut: 6.183) auf 181 012 angestiegen.
14. April 2015	Rechtsprechung	Patient muss Hygienemängel bei MRSA-Infektion nachweisen können	Ein Patient, bei dem während eines Krankenhausaufenthaltes eine MRSA-Infektion auftritt, muss einen schadensursächlichen Hygienemangel auch dann beweisen, wenn währenddessen vier weitere Patienten MRSA-Infektionen erleiden. Allein diese Anzahl weiterer MRSA-Infektionen rechtfertigt keine Beweislastumkehr zu Lasten des Krankenhauses (OLG Hamm – 26 U 125/13)
31. März 2015	Selbstverwaltung	Veröffentlichung des Extremkostenberichts durch das Institut für das Entgeltsystem im Krankenhaus (InEK)	Im Ergebnis wurde festgestellt, dass es bei den speziellen Versorgungsleistungen der Universitäten und Maximalversorger keine Kostenunterdeckung, sondern eine Kostenüberdeckung gibt. Bei den allgemeinen Versorgungsleistungen der Unikliniken und Maximalversorger kann jedoch eine Kostenunterdeckung festgestellt werden. Das wahre Ausmaß der Belastung durch Kostenausreißer ist allerdings unbekannt.
26. März 2015	Wissenschaft	Zu viele Krankenhäuser: RWI-Ökonomen sehen fast 600 Mio. Euro jährliches Einsparpotenzial	Durch die Aufgabe von 210 Krankenhäusern in Deutschland ließen sich jährliche Einspareffekte von mindestens 570 Mio. Euro erzielen, ohne dass die Bevölkerung merkliche Nachteile in der Versorgung oder weitere Anfahrtswege in Kauf zu nehmen hätte. Das Einsparvolumen errechnet sich aus einem reduzierten Investitionsbedarf und vermiedenen Defiziten abzüglich zusätzlicher Kosten für Sicherstellungszuschläge und den Ausbau der Luftrettung.
25. März 2015	Politik	Gröhe veröffentlicht Zehn-Punkte-Plan gegen Klinikkeime	Das BMG veröffentlicht einen Zehn-Punkte-Plan zur Vermeidung behandlungsassoziierter Infektionen und Antibiotika-Resistenzen. Danach sollen unter anderem die Meldepflichten für Kliniken beim Auftreten besonders gefährlicher Keime verschärft werden.
21. März 2015	Selbstverwaltung	Amtsniederlegung des Vorsitzes des Schlichtungsausschusses Bund	Dr. Christof Veit legt sein Amt als Vorsitzender des Schlichtungsausschusses Bund gem. §17c Abs. 3 KHG mit sofortiger Wirkung nieder. Im Januar hat er die Geschäftsführung des neuen Instituts für Qualität und Transparenz im Gesundheitswesen (IQTiG) übernommen.

16

Termin	Gremium	Vorgang	Legende
17. März 2015	Selbstverwaltung	Vereinbarung zum Katalog für Investitionsbewertungsrelationen	GKV-SV, PKV-Verband und DKG haben sich für das Jahr 2015 auf einen Katalog von Investitionsbewertungsrelationen geeinigt. Dieser basiert auf Kalkulationen des InEK. Im Vergleich zum Vorjahr weist der Katalog zu jedem Fall des DRG-Systems neben einem fallbezogenen nun auch ein verweildauerbezogenes Relativgewicht aus.
6. März 2015	Sonstiges	Bundesweiter „Nachtdienstcheck" der Dienstleistungsgewerkschaft ver.di	Viele deutsche Kliniken seien zum Teil gefährlich unterbesetzt, lautet ein Ergebnis des von ver.di durchgeführten „Nachtdienstchecks". In der Nacht vom Donnerstag auf Freitag, den 6. März 2015 hat ver.di nach eigenen Angaben die Stichprobe in Gesprächen mit Pflegekräften in 237 Krankenhäusern erhoben. In 55 % der Fälle habe eine Pflegekraft allein 25 Patienten betreuen müssen.
5. März 2015	Politik	Erste Lesung des GKV-VSG im Bundestag	Der Bundestag hat in erster Lesung den Gesetzentwurf des VSG beraten; dabei stehen die Themen Terminservice und Arztsitze im Vordergrund. Die Anhörung des Gesundheitsausschusses findet am 25. März 2015 statt.
4. März 2015	Politik	BMG veröffentlicht GKV-Finanzergebnis 2014	2014 gaben die gesetzlichen Krankenkassen knapp 1,2 Mrd. Euro mehr aus, als sie einnahmen. Die Ausgaben für Krankenhausbehandlung stiegen je Versicherten um 3,9 %. Der aktuelle Anstieg ist auch auf die vom Gesetzgeber im Laufe des vergangenen Jahres eingeführten Finanzhilfen für Krankenhäuser zurückzuführen, die ab August 2013 wirksam wurden. Insgesamt erhielten die Krankenhäuser allein von den gesetzlichen Krankenkassen rund 3 Mrd. Euro mehr als im entsprechenden Vorjahreszeitraum.
28. Februar 2015	Qualität	176 Frühchen-Kliniken legen Qualitätsdaten offen	Bereits 176 Kliniken, die Frühchen mit einem Geburtsgewicht von weniger als 1 500 Gramm behandeln, legen auf einer gemeinsamen Internetplattform ihre Qualitätsdaten offen (www.perinatalzentren.org). Nach Angaben des Göttinger AQUA-Instituts für angewandte Qualitätsförderung und Forschung im Gesundheitswesen sind das doppelt so viele wie vor einem Jahr.
24. Februar 2015	Selbstverwaltung	Vergütungen für Meldungen an Krebsregister festgelegt	Im Rahmen des Aufbaus flächendeckender klinischer Krebsregister wurde in einem Schiedsverfahren festgelegt, wie hoch die Vergütung ist, die die Krankenkassen dem Krankenhaus, Arzt oder Zahnarzt bezahlen, wenn Daten zu Diagnose, Behandlung und Verlauf von an Krebs erkrankten Patienten an ein Krebsregister gemeldet werden.
20. Februar 2015	Wissenschaft	Krankenhaus-Report 2015 mit Schwerpunkt „Strukturwandel" veröffentlicht	Nach Ansicht des Herausgebers, Prof. Dr. Jürgen Wasem, ist der qualitätsorientierte Umbau der Krankenhauslandschaft das wichtigste gesundheitspolitische Vorhaben dieser Legislaturperiode. Das Fazit des Reports: Qualität in Kliniken sei messbar. Der Report dokumentiert dies am Beispiel zertifizierter Krebszentren. Die Überlebensrate liegt in den zertifizierten Zentren nach vier Jahren bei 90 % im Gegensatz zu 83 % bei denen ohne Zertifikat.
19. Februar 2015	Selbstverwaltung	G-BA beschließt erstes sektorenübergreifendes Verfahren zur Qualitätssicherung	Die Qualität der medizinischen Behandlung bestimmter Eingriffe mit einem Herzkatheter soll ab 2016 sowohl ambulant als auch stationär gesichert werden. Mit dem Verfahren sollen nun valide und vergleichbare Aussagen zur Qualität der Koronarangiographie und der perkutanen Koronarintervention (PCI) unabhängig vom Ort gewonnen werden.

16

Termin	Gremium	Vorgang	Legende
17. Februar 2015	Wissenschaft	DKG veröffentlicht „Gutachten zur ambulanten Notfallversorgung im Krankenhaus – Fallkostenkalkulation und Strukturanalyse" in Kooperation mit der Deutschen Gesellschaft interdisziplinäre Notfall- und Akutmedizin (DGINA)	Das Gutachten führt aus, dass die Notaufnahmen der Krankenhäuser vielerorts stark überlastet und unterfinanziert seien. Einem durchschnittlichen Erlös von 32 Euro pro ambulanten Notfall stünden Fallkosten von mehr als 120 Euro gegenüber, was zu einer Unterfinanzierung von bis zu 1 Mrd. Euro führe. Die ambulante Notfallversorgung sei nicht mehr durch die KVen sichergestellt, obwohl diese dafür zuständig seien.
5. Februar 2015	Sonstiges	Tarifeinigung: Klinikärzte erhalten mehr Geld	Die 52 500 Ärzte an kommunalen Krankenhäusern bekommen 4,1 % mehr Gehalt. Darauf hat sich die Ärztegewerkschaft Marburger Bund und die Vereinigung der kommunalen Arbeitgeberverbände (VKA) geeinigt. In der dritten Tarifrunde vereinbarten die Tarifparteien auch eine Erhöhung der Entgelte für Bereitschaftsdienste um durchschnittlich 7,1 %.
2. Februar 2015	Selbstverwaltung	InEK veröffentlicht aktuelle Aufstellung der NUB für 2015	Das Institut für das Entgeltsystem im Krankenhaus (InEK) hat die Aufstellung für die neuen Untersuchungs- und Behandlungsmethoden (NUB) für das laufende Jahr veröffentlicht. Danach erfüllen 112 Methoden und Leistungen die Kriterien der NUB-Vereinbarung (Status 1).
26. Januar 2015	Wissenschaft	Sachverständigenrat Gesundheit konstituiert sich neu	In Berlin hat sich der Sachverständigenrat zur Begutachtung der Entwicklung im Gesundheitswesen (SVR) neu konstituiert. Neu dabei sind die Pflege-Expertin Prof. Gabriele Meyer von der Universität Halle sowie der Gesundheitsökonom Prof. Jonas Schreyögg von der Universität Hamburg. SVR-Vorsitzender bleibt der Allgemeinmediziner Prof. Ferdinand Gerlach (Universität Frankfurt).
22. Januar 2015	Selbstverwaltung	G-BA beschließt Mindeststandards für Herzklappenoperationen	Für minimalinvasive Herzklappeninterventionen gelten künftig Mindeststandards. Das hat der Gemeinsame Bundesausschuss (GBA) beschlossen. Krankenhäuser, die kathetergestützte Aortenklappenimplantationen (TAVI) oder das Clipverfahren an der Mitralklappe durchführen wollen, müssen künftig bestimmte Anforderungen erfüllen. Ziel ist es, das Komplikationsrisiko zu senken und die Behandlung im Fall von Komplikationen zu verbessern.
19. Januar 2015	Selbstverwaltung	Katalog zum ambulanten Operieren im Krankenhaus vereinbart	Der Katalog zum ambulanten Operieren (AOP-Katalog) für das Jahr 2015 und das entsprechende Meldeformular nach §115b SGB V liegen vor. Neben den jährlichen Anpassungen an den gültigen Operationen- und Prozedurenschlüsseln (OPS) enthält der aktuelle Katalog auch weitere Änderungen.
15. Januar 2015	Selbstverwaltung	DSO-Budget für 2015 vereinbart	Die Selbstverwaltungspartner und die Deutsche Stiftung Organtransplantation (DSO) haben das DSO-Budget für das Jahr 2015 vereinbart. Danach beträgt die Organisationspauschale für die Bereitstellung eines postmortal gespendeten Organs zur Transplantation inklusive der Kosten für die Konsiliardienste Hirntoddiagnostik 10 806 Euro.

16

Termin	Gremium	Vorgang	Legende
13. Januar 2015	Politik	Referentenentwurf für das Gesetz für sichere digitale Kommunikation und Anwendungen im Gesundheitswesen (E-Health-Gesetz)	Das BMG hat einen Referentenentwurf für ein E-Health-Gesetz vorgelegt. Zentrale Inhalte sind: • Schaffung von Anreizen für die zügige Einführung und Nutzung medizinischer und administrativer Anwendungen • Weiterentwicklung und Öffnung der Telematikinfrastruktur • Verbesserung der Strukturen der Gesellschaft für Telematik • Verbesserung der Interoperabilität der Systeme. Für den elektronischen Entlassbrief sollen Ärzte und Krankenhäuser als Anschubfinanzierung für zwei Jahre (ab 1. Juli 2016) eine gesetzlich festgelegte Vergütung von 50 Cent (Ärzte) beziehungsweise einem Euro (Krankenhäuser) erhalten.
9. Januar 2015	Selbstverwaltung	Neues Qualitätsinstitut IQTIG gegründet und Geschäftsführer ernannt	Der Stiftungsrat tritt erstmals zusammen. Der ebenfalls neu konstituierte Vorstand der Stiftung ernennt den Mediziner Dr. Christof Veit, bisher Geschäftsführer des BQS Instituts für Qualität und Patientensicherheit, einstimmig zum Leiter des neuen Instituts.
1. Januar 2015	Selbstverwaltung	Mindestmengenregelung des G-BA zu Knie-TEP tritt in Kraft	Ab sofort gilt für den Einsatz von Kniegelenk-Totalendoprothesen (Knie-TEP) wieder die Mindestmengenregelung. Dies hat der G-BA am 22. Dezember 2014 beschlossen. Laut der Regelung dürfen Kliniken diese Leistung nur noch dann zulasten der gesetzlichen Krankenversicherung erbringen, wenn sie mindestens 50 künstliche Kniegelenke pro Jahr einsetzen. Der Beschluss ist Folge von Grundsatzentscheidungen des Bundessozialgerichts (BSG).
18. Dezember 2014	Politik	Bericht der Bundesregierung über nosokomiale Infektionen und Erreger	Die Bundesregierung berichtet in einer Unterrichtung an den Bundestag (18/3600) über den Stand „nosokomialer Infektionen und Erreger mit speziellen Resistenzen und Multiresistenzen". Mit besserer Aufklärung, konsequenter Vorbeugung und mehr Hygienefachpersonal könnte die große Zahl der schweren Krankenhausinfektionen zurückgedrängt werden. Die Zahl der durch schwere Krankenhausinfektionen verursachten Todesfälle schwanke in Deutschland zwischen 15 000 und 30 000 pro Jahr.
17. Dezember 2014	Politik	Bundeskabinett beschließt das GKV-VSG	Das Bundeskabinett hat den Entwurf des GKV-VSG beschlossen. Der Kabinettsentwurf entspricht weitestgehend dem Referentenentwurf vom 21. Oktober 2014.
17. Dezember 2014	Politik	Petition zur Verbesserung der Finanzierung von Krankenhäusern in strukturschwachen Regionen erfolgreich	Der Petitionsausschuss des Deutschen Bundestages beschließt, die Petition zur Verbesserung der Finanzierung von Krankenhäusern in strukturschwachen ländlichen Gegenden an das BMG zu überweisen sowie an die Länderparlamente weiterzuleiten. Das BMG hat nun zu prüfen, ob dem Anliegen im Rahmen des Gesetzgebungsverfahrens zur Krankenhausreform entsprochen werden kann.

16

Termin	Gremium	Vorgang	Legende
5. Dezember 2014	Politik	Bund-Länder-AG einigt sich auf Eckpunkte zur Krankenhausreform	Nach sechs intensiven Verhandlungsmonaten legen die Vorsitzende der Gesundheitsministerkonferenz Senatorin Cornelia Prüfer-Storcks und Bundesgesundheitsminister Hermann Gröhe die Ergebnisse der Arbeitsgruppe auf 24 Seiten vor. So sollen u. a. der Umbau der Krankenhausstruktur mit einer Mrd. Euro sowie mehr Pflegepersonal mit rd. 660 Mio. Euro gefördert werden. Dem G-BA kommt bei dieser Reform eine Hauptaufgabe zu. Er soll vor allem bei Qualität, Mindestmenge oder zur Sicherstellung Regelungsvorgaben entwickeln.
5. Dezember 2014	Rechtsprechung	BSG: Nur wirtschaftliche Behandlung wird vergütet	Krankenhäuser müssen das Wirtschaftlichkeitsgebot beachten. Wählen sie einen unwirtschaftlichen Behandlungsweg, können sie nur eine Vergütung in Höhe der wirtschaftlich gerechtfertigten Behandlungsweise beanspruchen. Diese Grundsatzentscheidung hat das Bundessozialgericht (BSG) in einem Urteil (B 1 KR 62/12 R) gefällt.
27. November 2014	Rechtsprechung	Auch 3. Senat des Bundessozialgerichts bestätigt Mindestmengen	Der 3. Senat des BSG schloss sich einem Urteil des 1. Senats vom Oktober an und bestätigt die Mindestmenge bei Knie-TEP (Az.: B 3 KR 1/13 R und B 3 KR 3/13 R). Ab Januar gilt für das Implantieren nun wieder die Mindestmenge von 50. Den entsprechenden Beschluss hat der G-BA am 18. Dezember 2014 gefasst.
26. November 2014	Wissenschaft	Studie zur „Zukunft der ländlichen Krankenhäuser"	Die Hamburger Wirtschaftsprüfungsgesellschaft BDO AG veröffentlicht in Zusammenarbeit mit dem Deutschen Krankenhausinstitut die Studie zur „Ländlichen Krankenhausversorgung Heute und 2020". Die Gutachter weisen daraufhin, dass rund 44 % aller in ländlichen Gegenden angesiedelten Krankenhäuser Verluste schreiben und nur etwas mehr als ein Drittel der ländlichen Häuser positive Jahresergebnisse erzielen. Aus gut 40 % der Kliniken verlauten Befürchtungen, dass sich ihre wirtschaftliche Situation kommendes Jahr weiter verschlechtert. Darüber hinaus sei bis 2020 zu erwarten, dass eine „deutliche Marktbereinigung durch Klinikfusionen oder Standort- und Abteilungsschließungen" stattfinden würde.
25. November 2014	Selbstverwaltung	Thomas Reumann neuer DKG-Präsident	Der Reutlinger Landrat und seit 2009 Vorstandsvorsitzender der Baden-Württembergischen Krankenhausgesellschaft (BWKG), Thomas Reumann, ist zum Nachfolger von Alfred Dänzer als Präsident der DKG gewählt worden. Das Präsidium komplettieren die beiden Vizepräsidenten Ingo Morell und Dr. Michael Philippi.
20. November 2014	Rechtsprechung	Subventionen durch öffentliche Träger sind weiterhin zulässig	Städte und Kreise dürfen ihre finanziell angeschlagenen Kliniken weiterhin mit Zuschüssen unterstützen und Verluste ausgleichen. In zweiter Instanz wies das Oberlandesgericht Stuttgart in einem Musterverfahren die Klage des Bundesverbands Deutscher Privatkliniken (BDPK) gegen den Landkreis Calw ab. Die bisherige Praxis, die bundesweit bei Hunderten Kliniken üblich ist, verstoße nicht gegen EU-Recht und das Wettbewerbsrecht. Der BDPK prüft eine Revision vor dem BGH.

16

Termin	Gremium	Vorgang	Legende
17. November 2014	Wissenschaft	dggö fordert Monistik und Qualitätswettbewerb	Die Deutsche Gesellschaft für Gesundheitsökonomie e.V. (dggö) sieht zehn Jahre nach Einführung der DRGs vor allem Probleme bei der Investitionsfinanzierung und in der „Art der Leistungsentwicklung". Zur Lösung dieser legt sie zahlreiche Vorschläge für Strukturreformen vor. Die wesentlichen Vorschläge sind: • die Investitionskosten in die Krankenhausvergütung einzubeziehen • mittelfristig Selektivverträge zwischen Krankenhäusern und Krankenkassen einzuführen • regionale Versorgung bei Bedarf weiterhin zu subventionieren • Marktaustritte mit staatlichen Zuschüssen zu flankieren
12. November 2014	Wissenschaft	Weniger Kliniken schreiben 2013 rote Zahlen	Nachdem laut „Krankenhaus-Barometer" des Deutschen Krankenhaus Instituts (DKI) im Jahr 2012 noch 52 % aller Kliniken über Verluste klagten, ging der Anteil mit solch negativen Ergebnissen auf 42 % im Jahr 2013 zurück.
11. November 2014	Wissenschaft	Aufwendungen für Krankenhäuser 2013 auf 78 Mrd. Euro gestiegen	Wie das Statistische Bundesamt (Destatis) mitteilt, stiegen die Aufwendungen für die Krankenhäuser von 75,6 Mrd. Euro im Jahr 2012 um 3,2 % auf 78,0 Mrd. Euro im Jahr 2013. Umgerechnet auf rund 18,8 Mio. Patientinnen und Patienten lagen somit die Kosten je Fall bei durchschnittlich 4 152 Euro (bei einer Spannbreite von 3 667 Euro in Brandenburg bis 4 856 Euro in Hamburg).
10. November 2014	Rechtsprechung	Bezahlung folgt der Qualität	Das BSG stellt mit seinem Urteil (B 1 KR 15/13 R) klar, dass ein Krankenhaus nur dann Anspruch auf Vergütung einer Leistung hat, wenn es die vom G-BA festgelegten Mindestanforderungen an Struktur-, Prozess- und Ergebnisqualität erfüllt.
7. November 2014	Politik	Bundesrat stimmt Erstem Pflegegesetz zu	Durch die Zustimmung zum Ersten Pflegestärkungsgesetz werden der Versorgungszuschlag (§ 8 Abs. 10 KHEntgG) und der Mehrleistungsabschlag (§ 4 Abs. 2a KHEntgG) für Krankenhäuser verlängert.
4. November 2014	Politik	Arbeitssitzung der Bu-Lä-AG zur Krankenhausreform wird durch „Ausscheiden" zweier Landesgesundheitsminister überschattet	Im Mittelpunkt dieser Arbeitssitzung sollten eigentlich die Themen Krankenhausinvestitionen und -investitionsförderung stehen. Durch die Kabinettsumbildungen im Saarland und in Rheinland-Pfalz, wo zum einen Andreas Storm (CDU) und zum anderen Alexander Schweitzer (SPD) ihre Mandate als Minister aufgeben mussten, war die Verhandlungsfähigkeit dieses Gremiums jedoch erheblich eingeschränkt. Verhandlungsergebnisse wurden demzufolge auch nicht bekannt.
23. Oktober 2014	Selbstverwaltung	Alfred Dänzer erklärt Rücktritt	Alfred Dänzer, Geschäftsführer des Universitätsklinikums Mannheim, erklärt während der Sondersitzung des Aufsichtsrats seinen Rücktritt. Vorausgegangen war eine erneute Durchsuchung des Uniklinikums im Rahmen des Hygieneskandals. Auch das Amt als Präsident der DKG ruht einstweilen; zur Wiederwahl am 25. November wird er nicht mehr antreten.
22. Oktober 2014	Wissenschaft	52 Mio. Behandlungen im Krankenhaus	Nach Angaben des Statistischen Bundesamts (Destatis) stieg die Zahl der stationär behandelten Patientinnen und Patienten auch im Jahr 2013 um 2 %, auf dann rd. 52 Mio. an. Mit knapp einem Drittel (15,8 Mio.) blieben Operationen die am häufigsten durchgeführte Versorgungsleistung der Krankenhäuser.

16

Termin	Gremium	Vorgang	Legende
21. Oktober 2014	Politik	BMG legt Referentenentwurf zur Stärkung der Versorgung in der gesetzlichen Krankenversicherung vor	Mit der Vorlage des Referentenentwurfs für das GKV-VSG setzt das BMG einen weiteren Punkt aus dem Koalitionsvertrag um. Im Bereich der stationären Versorgung sollen folgende Punkte neugestaltet werden: • § 27b SGB V Zweitmeinung • § 39 SGB V Entlassmanagement • § 116a SGB V Ambulante Behandlung durch Krankenhäuser bei Unterversorgung • § 117 SGB V Hochschulambulanzen • § 120 SGB V Vergütung ambulanter Krankenhausleistungen • § 137c SGB V Bewertung von Untersuchungs- und Behandlungsmethoden im Krankenhaus • § 137h SGB V Bewertung neuer Untersuchungs- und Behandlungsmethoden mit Medizinprodukten der Risikoklassen IIb und III
15. Oktober 2014	Politik	Versorgungszu- und Mehrleistungsabschlag werden verlängert	CDU/CSU und SPD beschließen im Gesundheitsausschuss die Fortführung des Versorgungszuschlags i. H. v. 0,8 % und die Verlängerung des Mehrleistungsabschlags auf drei Jahre. Dadurch stehen den Krankenhäusern weiterhin rd. 500 Mio. Euro zusätzlich zu Verfügung.
14. Oktober 2014	Rechtsprechung	Fallpauschalen sind nach Tagen anteilig abzurechnen	Wechselt ein Patient die Krankenkasse oder läuft sein Versicherungsschutz aus, dann kann das Krankenhaus für nachfolgende Behandlungen von der ursprünglichen Kasse kein Honorar mehr beanspruchen. Wie das BSG in seinem Urteil (Az.: B 1 KR 18/13 R) betont, sei die Aufteilung der Pauschale „zwingendes Gesetzesrecht". Daran könne auch die Fallpauschalenvereinbarung nichts ändern.
14. Oktober 2014	Rechtsprechung	Mindestmengen sind rechtens	Das BSG bestätigt in seinem Urteil (B 1 KR 33/13 R) die Vorgabe für eine Mindestmenge von 50 Knie-TEP im Kalenderjahr pro Betriebsstätte und teilt damit die Einschätzung des G-BA, dass dies die Güte der Versorgung fördert.
14. Oktober 2014	Selbstverwaltung	Bundesbasisfallwert 2015 vereinbart	Die Selbstverwaltung hat den Bundesbasisfallwert für das Jahr 2015 i. H. v. 3 231,20 Euro vereinbart. Die obere Korridorgrenze (+2,5 %) beträgt 3 311,98 Euro und die untere (-1,25 %) liegt bei 3 190,81 Euro.
8. Oktober 2014	Rechtsprechung	BSG erlaubt weiterhin Klinikklagen	Das BSG hat mit seinem Urteil (B 3 KR 714 R) entschieden, dass der gesetzliche Schlichtungszwang aus §17c Abs. 4b Satz 3 KHG erst dann zur Anwendung gelangen kann, wenn arbeitsfähige Schlichtungsstellen eingerichtet sind. Andernfalls verstoße die Zwangsschlichtung gegen das Grundgesetz.
30. September 2014	Wissenschaft	Statistisches Bundesamt veröffentlicht Orientierungswert 2014 in Höhe von 1,44 %	Der Orientierungswert 2014 für Krankenhäuser beträgt laut Statistischem Bundesamt 1,44 %. Der Wert gibt die durchschnittliche jährliche prozentuale Veränderung der Krankenhauskosten wieder, die ausschließlich aus Preis- oder Verdienständerungen resultiert.
26. September 2014	Selbstverwaltung	Vereinbarung des DRG- und PEPP-Systems für 2015	GKV-SV, PKV-Verband und DKG haben sich für das Jahr 2015 auf den Fallpauschalenkatalog (DRG-Katalog) für Krankenhäuser geeinigt. Ebenfalls eine Verständigung erzielt wurde über den pauschalierenden tagesbezogenen Entgeltkatalog für psychiatrische und psychosomatische Einrichtungen (PEPP-Entgeltkatalog).

16

Termin	Gremium	Vorgang	Legende
17. September 2014	Politik	Änderungsantrag zum 5. SGB-XI-Änderungsgesetz (1. Pflegestärkungsgesetz)	Für die Anhörung zum 5. SGB-XI-Änderungsgesetz am 24. September 2014 erhält der Ausschuss für Gesundheit Änderungsanträge, die Gegenstand der Anhörung werden. Der Änderungsantrag zu Artikel 2b bezieht sich auf die Änderung des Krankenhausentgeltgesetzes zur Verlängerung des Mehrleistungsabschlags und des Versorgungszuschlags.
16. September 2014	Wissenschaft	OECD und Bertelsmann-Stiftung: Operationshäufigkeit variiert regional	Bei der Häufigkeit von bestimmten Operationen gibt es in Deutschland große regionale Unterschiede. Zwei Studien der Organisation für wirtschaftliche Zusammenarbeit und Entwicklung (OECD) und der Bertelsmann-Stiftung zufolge werden manchen Kindern und Jugendlichen in manchen Regionen beispielsweise achtmal häufiger die Mandeln entfernt als in anderen Gebieten. In jedem dritten Landkreis bestehe vermutlich eine Über- oder Unterversorgung, so das Fazit der beiden Organisationen.
15. September 2014	Politik	BMG veröffentlicht Grundlohnrate 2015 in Höhe von 2,53 %	Die Grundlohnrate, also die Veränderungsrate der beitragspflichtigen Einnahmen aller Mitglieder der gesetzlichen Krankenkassen, für das Jahr 2015 beträgt laut BMG im gesamten Bundesgebiet 2,53 %. Die Veränderungsrate und der Orientierungswert bilden die Grundlage für das Preisniveau der Krankenhausleistungen.
9. September 2014	Wissenschaft	Studie „Umsetzung der Mindestmengenvorgaben – Analyse der Krankenhausqualitätsberichte: Eine retrospektive Studie der Jahre 2004–2010" des Instituts für Gesundheitssystemforschung der Universität Witten/Herdecke	Untersucht wurde die Frage, ob Krankenhäuser die Mindestmengenvorgaben tatsächlich umsetzen. Der Anteil an Krankenhäusern, die trotz Unterschreitens der Mindestmengen die jeweiligen Eingriffe durchführen, liegt je nach Mindestmenge zwischen 5 % und 45 % und der Anteil dort behandelter Fälle zwischen 1 % bis 15 %. Die Untersuchung kommt zu der Schlussfolgerung, dass die Mindestmengenverordnung über den Zeitraum von 2004 bis 2010 die Anzahl behandelter Fälle in Krankenhäusern mit einer Fallzahl unterhalb der Mindestmengenvorgabe nicht vermindert hat.
9. September 2014	Politik	BMG fördert Endoprothesenregister mit weiteren 250 000 Euro	Das Endoprothesenregister Deutschland (EPRD) erhält für das Jahr 2014 weitere Fördermittel des Bundes. Bis Ende des Jahres stellt das Bundesgesundheitsministerium (BMG) insgesamt rund 250 000 Euro zur Verfügung. Gesundheitsminister Hermann Gröhe sei davon überzeugt, dass solche Register einen wichtigen Beitrag zu einer noch besseren Versorgung von Patienten leisten können, hieß es zur Begründung.
8. September 2014	Wissenschaft	Studie „Umgang mit Mittelknappheit im Krankenhaus – Rationierung und Überversorgung medizinischer Leistungen im Krankenhaus" der Universität Duisburg-Essen: Medizin folgt Ökonomie	Die Studie kommt zusammenfassend zu dem Ergebnis, dass der wirtschaftliche Druck im Krankenhaussektor gegenwärtig vom Großteil der Befragten als sehr stark wahrgenommen wird und folglich mit erkennbaren Rationierungstendenzen in der Patientenversorgung – insbesondere bei der Pflege und Zuwendung – verbunden ist.

16

Termin	Gremium	Vorgang	Legende
2. September 2014	Politik	BMG veröffentlicht Ergebnisse der Finanzkennzahlen der Gesetzlichen Krankenversicherung (KV 45 1. Halbjahr)	Nach Angaben des BMG sind die Ausgaben für Krankenhausbehandlung im ersten Halbjahr 2014 im Vergleich zum Vorjahreszeitraum um 4,3 % je Versicherten gestiegen. Damit hat sich der Zuwachs gegenüber der Veränderungsrate von 5,1 % im 1. Quartal abgeflacht. Der aktuelle Anstieg ist zu einem Teil auf die vom Gesetzgeber im Laufe des vergangenen Jahres eingeführten Finanzhilfen für Krankenhäuser zurückzuführen, die ab August 2013 wirksam wurden. Insgesamt erhielten die Krankenhäuser allein von den gesetzlichen Krankenkassen in den Monaten Januar bis Juni 2014 um rund 1,6 bis 1,7 Mrd. Euro höhere Finanzmittel als im entsprechenden Vorjahreszeitraum.
28. August 2015	Wissenschaft	Hans-Böckler-Stiftung veröffentlicht eine von ihr geförderte Krankenhaustudie vom Institut Arbeit und Technik (IAT) der Westfälischen Hochschule Gelsenkirchen	Die Ergebnisse zeigen, dass viele Krankenhäuser in Deutschland in letzter Zeit Organisation und Arbeitsteilung verändert haben. Allerdings bringt das auf den Stationen häufig keine Verbesserungen für Beschäftigte und Patienten. Medizinisches und Pflegepersonal sind weiterhin mit Arbeitsverdichtung und Stellenabbau konfrontiert. Vor allem den Pflegenden bleibt oft zu wenig Zeit für Kernaufgaben, insbesondere das Gespräch mit Patienten und Angehörigen
26. August 2014	Selbstverwaltung	G-BA gründet IQTiG	Der Gemeinsame Bundesauschuss (GBA) hat die Gründung der „Stiftung für Qualitätssicherung und Transparenz im Gesundheitswesen" beschlossen. Die Stiftung wird Trägerin des gleichnamigen Instituts sein, das mit der fachlich unabhängigen und wissenschaftlichen Qualitätssicherung im Gesundheitswesen beauftragt werden soll.
25. August 2014	Wissenschaft	GKV-SV veröffentlicht Studie „Darstellung und Typologie der Marktaustritte von Krankenhäusern in Deutschland 2003–2013"	Zwischen 2003 und 2013 mussten 74 Krankenhäuser vom Markt gehen. Das sind deutlich weniger als bisher angenommen. Zu diesem Ergebnis kommt ein aktuelles Gutachten im Auftrag des GKV-SV, das die Marktaustritte von Krankenhäusern in Deutschland analysiert. Laut der Studie waren vor allem kleine Krankenhäuser von Schließungen betroffen. Im Durchschnitt verfügten sie nur über 70 Betten. Die meisten aufgegebenen Häuser standen in dicht besiedelten Gebieten. Bevor ein Krankenhaus tatsächlich vollständig schließt, komme es oft zu Umstrukturierungs- und Rettungsversuchen, stellt das Gutachten fest. Daher sprechen sich die Autoren der Untersuchung für substantielle und rechtsverbindliche Marktaustrittshilfen für Krankenhausträger aus.
22. August 2014	Wissenschaft	Zahl der Krankenhauspatienten 2013 gestiegen	Wie das Statistische Bundesamt (Destatis) nach vorläufigen Ergebnissen mitteilt, ist die Patientenzahl 2013 auf rund 18,8 Mio. gestiegen (2012: 18,6 Mio.). Gleichzeitig werden die Aufenthalte im Krankenhaus immer kürzer. 1991 blieb ein Patient noch durchschnittlich 14 Tage in der Klinik, 2013 nur noch 7,5 Tage. Damit hat sich die Verweildauer in 23 Jahren nahezu halbiert. Insgesamt haben 2013 im Vergleich zu 1991 rund 29 % mehr Patienten 30 % weniger Berechnungs- und Belegungstage verursacht.

16

Termin	Gremium	Vorgang	Legende
21. August 2014	Selbstverwaltung	Veröffentlichung des Qualitätsreports 2013	Die Qualität der Behandlung in deutschen Krankenhäusern ist weitgehend stabil. 40 Qualitätsindikatoren, das entspricht 9,9 %, zeigten Verbesserungen auf. Bei den Ergebnissen von 17 Qualitätsindikatoren (4,2 %) wurden Verschlechterungen festgestellt. Bei den weitaus meisten Indikatoren (85,9 %) wurden im Vergleich zum Vorjahr keine Veränderungen, sondern ein flächendeckend stabiles Qualitätsniveau festgestellt.
15. August 2014	Qualität	Onlineplattform zur Ergebnisqualität von Perinatalzentren	Aktuell sind auf der Website www.perinatalzentren.org Ergebnisse aus der externen Qualitätssicherung von 90 Krankenhäusern für die Erfassungsjahre 2008 bis 2012 zu sehen. Bis zum 1. September können die Kliniken nun für das Jahr 2013 ihre Ergebnisse einstellen.
7. August 2014	Politik	Bundesregierung: 38 % mehr Notaufnahmen	Die Zahl der vollstationär aufgenommenen Patienten, bei denen ein Notfall der Anlass war, ist zwischen 2005 und 2012 in deutschen Krankenhäusern um 38 % auf 7,46 Mio. gestiegen. Dies geht aus einer Antwort der Bundesregierung auf die Kleine Anfrage der Fraktion Die Linke zur Situation in den klinischen Notaufnahmen hervor (Drucksache 18/2302). Die Regierung weist aber darauf hin, dass „der Notfalldefinition keine medizinische Definition zu Grunde" liege. Es handele sich um einen „administrativen Notfallbegriff", der sich von einer Aufnahme infolge einer ärztlichen Überweisung abgrenze. Ob es immer um einen „echten" Notfall gehe, sei kaum zu beantworten.
1. August 2014	Selbstverwaltung	DRG-Erlöse liegen 2014 bei 63 Mrd. Euro	Die DRG-Erlöse der Krankenhäuser klettern 2014 auf 63 Mrd. Euro. Das sind zwei Mrd. oder 3,6 % mehr als im Vorjahr. Die beitragspflichtigen durchschnittlichen Einkommen steigen dagegen nur um 2,8 %. Die Landesbasisfallwerte, also die tatsächlichen Preise für die Krankenhausleistungen, wachsen im Durchschnitt um 2,6 %. Die vereinbarte Leistungsmenge nimmt im Vergleich zu 2013 um 0,7 % zu.
28. Juli 2014	Selbstverwaltung	Kassen und Kliniken vereinbaren neue Prüfregeln für Krankenhausrechnungen (Prüfverfahrensvereinbarung – PrüfvV)	DKG und GKV-SV haben das Prüfverfahren für Krankenhausabrechnungen unter Mitwirkung der Bundesschiedsstelle neu geregelt. Die Abrechnungsprüfung für Klinikrechnungen umfasst künftig ein rund dreimonatiges Vorverfahren zwischen Krankenkasse und Krankenhaus. Bestehen danach weiter Zweifel am Rechnungsinhalt, kann die Kasse den Medizinischen Dienst (MDK) einschalten. Mit Hilfe dieses Falldialogs über Auffälligkeiten in der Rechnung sollen Mängel direkt zwischen Krankenkasse und Klinik vor einem Einbinden des MDK behoben werden. Der Prüfaufwand kann auf beiden Seiten reduziert und unnötige MDK-Prüfungen vermieden werden.
28. Juli 2014	Selbstverwaltung	Neue Vorgaben für Qualitätsberichte der Krankenhäuser	Der Gemeinsame Bundesausschuss hat für das Berichtsjahr 2013 neue Inhalte für die Qualitätsberichte der Krankenhäuser festgelegt. Konkret hat der Ausschuss 295 der insgesamt 434 Qualitätsindikatoren der externen stationären Qualitätssicherung benannt, die in den Berichten der Kliniken veröffentlicht werden müssen. Gegenüber 2012 sind somit 32 Qualitätsindikatoren weggefallen, 37 kamen hinzu.

16

Termin	Gremium	Vorgang	Legende
25. Juli 2014	Politik	Regelungen zum Qualitätsinstitut treten in Kraft	Das Gesetz zur Weiterentwicklung der Finanzstruktur und der Qualität in der gesetzlichen Krankenversicherung (GKV-FQWG) wird im Bundesgesetzblatt veröffentlicht. Für den Krankenhausbereich ergeben sich folgende Neuerungen: • Gründung eines fachlich unabhängigen, wissenschaftlichen Instituts für Qualitätssicherung und Transparenz im Gesundheitswesen (IQTiG). • Der verbindliche Start für das pauschalierende Entgeltsystem für Psychiatrie und Psychosomatik (PEPP) wird um zwei Jahre verlängert. Um möglichst viele Kliniken dazu zu bewegen, das neue Entgeltsystem auf freiwilliger Basis einzuführen, hat der Gesetzgeber die finanziellen Anreize erhöht. • Nach der Neuregelung zur Rechnungsprüfung im Krankenhaus von Mitte 2013 muss bei Streitwerten unter 2 000 Euro ein Schlichtungsausschuss im jeweiligen Bundesland angerufen werden. Wenn bis zum 31. August 2014 noch kein Schlichtungsausschuss gebildet ist, wird die Schiedsstelle die Aufgabe des Schlichtungsausschusses bis zu seiner Bildung übergangsweise wahrnehmen.
11. Juli 2014	Politik	GKV-FQWG vom Bundesrat verabschiedet	Der Bundesrat verabschiedet in seiner Sitzung das GKV-FQWG. Eine Anrufung des Vermittlungsausschusses findet somit nicht statt.
10. Juli 2014	Selbstverwaltung	Gutachten zur Mengenentwicklung im Krankenhaus	Das vom GKV-SV, PKV-Verband und DKG ausgeschriebene Forschungsgutachten zur Mengenentwicklung nach §17b Abs. 9 Krankenhausfinanzierungsgesetz wird veröffentlicht. Das Gutachten wurde von einem Forscherkonsortium unter Leitung von Prof. Schreyögg (Universität Hamburg) sowie Prof. Busse (TU Berlin) erarbeitet. Darin werden die Ursachen der Mengenentwicklung untersucht und Vorschläge zur Steuerung der Krankenhausleistungen sowie für eine stärker an der Qualität orientierte Vergütung erarbeitet.
8. Juli 2014	Politik	Bundeskartellamt legt Jahresbericht 2013 vor	Das Bundeskartellamt veröffentlicht seinen Jahresbericht 2013. Von 2003 bis 2013 wurden insgesamt über 200 Zusammenschlüsse von Krankenhäusern geprüft: 166 Klinikfusionen wurden freigegeben und sechs untersagt. In den übrigen Fällen lag entweder keine Fusionskontrollpflicht vor oder die Verfahren sind noch nicht abgeschlossen.
1. Juli 2014	Rechtsprechung	BSG-Entscheidung zu Verstößen gegen G-BA-Qualitätssicherungs-Richtlinie	Das Bundessozialgericht (BSG) entscheidet (B 1 KR 15/13 R), dass ein Krankenhaus, das die Voraussetzungen der Qualitätssicherungs-Richtlinie des Gemeinsamen Bundesausschusses (G-BA) zum Bauchaortenaneurysma (QBAA-RL) nicht erfüllt, nicht befugt ist, entsprechende Behandlungen durchzuführen. Für dennoch durchgeführte Behandlungen kann das Krankenhaus keine Vergütung beanspruchen.

16

Teil IV

Daten und Analysen

(Kapitel 17–20)

17 Die Krankenhausbudgets 2013 und 2014 im Vergleich

Carina Mostert, Jörg Friedrich und Gregor Leclerque

Abstract

Der vorliegende Beitrag untersucht die vereinbarte Budgetentwicklung für 1 368 Krankenhäuser der Jahre 2013 und 2014. Im Ergebnis sind die Krankenhausbudgets für diese Einrichtungen ausgleichsbereinigt um 4,4 % gestiegen, was einem Mittelzuwachs von ca. 2,6 Mrd. Euro entspricht. Damit deckt sich die Budgetentwicklung weitestgehend mit den Eckwerten des Vorjahres. Der entscheidende Faktor war auch in diesem Jahr die Preisdeterminante, maßgeblich getrieben vom Gesetz zur Beseitigung sozialer Überforderung bei Beitragsschulden in der Krankenversicherung (Beitragsschuldengesetz). Insbesondere die Regelungen zum Versorgungszuschlag und die Änderungen zur Ermittlung der Obergrenze für die Preisentwicklung in den Landesbasisfallwerten führten zu einem ausgleichsbereinigten Preiseffekt von 2,9 %. Wie im Vorjahr hatte die vereinbarte Mengenveränderung mit einem Plus von 1,5 % eine geringere Bedeutung für die Budgetentwicklung als während der Konvergenzphase und im direkten Anschluss.

The paper examines the agreed budget development for 1 368 hospitals for 2013 and 2014. The analysis shows that hospital budgets increased by 4.4 %, which corresponds to just over 2.6 billion euros. Compared with the previous year, the budget development remains largely unchanged. The decisive factor was again the price determinant which is mainly due to funds from the Elimination of Social Overburdening by Contribution Liabilities in Health Insurance Act (Contribution Liabilities Act). Including a provision surcharge on DRGs and the changes concerning the determination of the upper limit of the price development in the base rates at state level, the adjusted price effect amounts to 2.9 %. As in the previous year, the agreed volume increase of 1.5 % was less important for the budget development than during the convergence phase and immediately afterwards.

17.1 Einführung

Der Beitrag untersucht die jährlich zu vereinbarenden Budgets somatischer Krankenhäuser der Jahre 2013 und 2014. Die Analyse basiert auf den vorliegenden Unterlagen nach der amtlichen Aufstellung der Entgelte und Budgetberechnung (AEB) aus 1 368 Kliniken. Sie beschränkt sich auf solche Einrichtungen, für die in beiden Jahren Vereinbarungen vorliegen und die über den betrachteten Zeitraum hinweg als eigenständige Leistungserbringer am Markt präsent waren, also nicht durch Schließungen aus dem Markt ausgeschieden oder durch Fusionen in anderen Häusern aufgegangen sind. Diese Stichprobe enthält somit 87,6 % derjenigen Häuser, die im Jahr 2014 DRGs abgerechnet haben. Die Einrichtungen repräsentieren 91,6 % der bundesweiten Leistungsmenge (DRG-Casemixsumme), wie sie im Rahmen der Vereinbarung der Landesbasisfallwerte 2014 fixiert worden ist.

Der Beitrag liefert in Abschnitt 17.2 einen Überblick über die allgemeine Budgetentwicklung mit der Darstellung der Preis- und Mengenfaktoren. In Abschnitt 17.3 werden die Preis- und in Abschnitt 17.4 die Leistungsentwicklungen im DRG-Bereich und für Zusatzentgelte vertiefend analysiert.

17.2   Allgemeine Budgetentwicklung

Für die hier untersuchten Krankenhäuser betrug im Jahr 2014 das vereinbarte Gesamtbudget aus DRGs, den sonstigen Entgelten nach § 6 KHEntgG sowie den Zu- und Abschlägen rund 59,2 Mrd. Euro (Tabelle 17–1). Dies entspricht einem Zuwachs von etwas über 2,4 Mrd. Euro (4,4 %) im Vergleich zum Vorjahr. Die Veränderungsrate fällt folglich um 0,2 %-Punkte geringer aus als von 2012 nach 2013, aber deutlicher als von 2011 nach 2012 und von 2010 nach 2011, als sie 4,0 % bzw. 2,9 % betrug (vgl. Mostert et al. 2015, 2014 und 2013).

Das Gesamtbudget besteht zu 96,0 % aus den Entgeltsummen für DRGs inklusive der Zusatzentgelte. Folglich stellen diese auch die Hauptdeterminante für die Entwicklung dar. Allein die Entgeltsummen für DRGs wuchsen von 2013 auf 2014 um rund 2,3 Mrd. Euro. Der Gesamtbetrag für die Zusatzentgelte stieg mit 7,0 % zwar überdurchschnittlich, fiel aufgrund seines geringen Anteils am Gesamtbudget von 3,4 % aber kaum ins Gewicht. Die Entwicklung der einzelnen Zusatzentgelte wird in Abschnitt 17.4.2 beschrieben.

Die Sonstigen Entgelte stiegen mit 7,2 % etwas stärker als die Zusatzentgelte und hatten in beiden Jahren einen nahezu gleich hohen Anteil wie diese am Gesamtbudget.

Die Zu- und Abschläge stellen nach wie vor den kleinsten Kostenblock dar. Ihr Gesamtbudget entwickelte sich zwischen 2013 und 2014 zudem nur geringfügig. Trotzdem gab es Veränderungen auf der Entgeltebene, die im Abschnitt 17.3 näher dargestellt werden.

Darüber hinaus sind für die Betrachtung der Gesamtbudgetentwicklung die Ausgleichsbeträge von Bedeutung. Diese bezahlen die Krankenkassen an die Krankenhäuser, wenn das vereinbarte Gesamtbudget überschritten wurde. Im Falle von Unterschreitungen fließen hingegen Gelder von den Krankenhäusern zurück an die Krankenkassen. Im Jahr 2014 hatten die Krankenkassen einen Betrag von fast 100 Mio. Euro auszugleichen, also 19,3 % mehr als 2013.

Der Anstieg des Gesamtbudgets von 4,4 % wird von einer Preis[1]- und einer Mengenveränderung determiniert. Bis 2012 war der Einfluss der Mengenentwicklung der stärkere von beiden (vgl. Mostert et al. 2015, 2014 und 2013). Bereits 2013

---

1 Effekte aus der jährlichen Neukalkulation des DRG-Kataloges sind auf dieser Ebene nicht von Bedeutung (vgl. Abschnitt 17.4.1 und InEK 2013).

war hingegen die Preisentwicklung für ungefähr zwei Drittel der Budgetveränderung verantwortlich. Dieses Muster wiederholt sich auch im Jahreswechsel von 2013 nach 2014, wie Abbildung 17–1 zeigt. Verglichen mit der Vorjahresentwick-

Tabelle 17–1
Vereinbarte Budgets 2013 und 2014 (in Mio. Euro)

	2013	2014	Veränderung
DRG-Budget	56 902,5	59 332,9	4,3 %
davon:Zusatzentgelte:	1 944,7	2 080,2	7,0 %
Sonstige Entgelte	2 011,1	2 155,9	7,2 %
Zu- und Abschläge (ohne Ausbildung)	303,9	312,5	2,8 %
Gesamtbudget	59 217,5	61 801,3	4,4 %
Ausgleiche	83,8	99,9	19,3 %
Gesamtbudget mA	59 301,3	61 901,2	4,4 %

n = 1 368 Krankenhäuser

Krankenhaus-Report 2016   WIdO

Abbildung 17–1

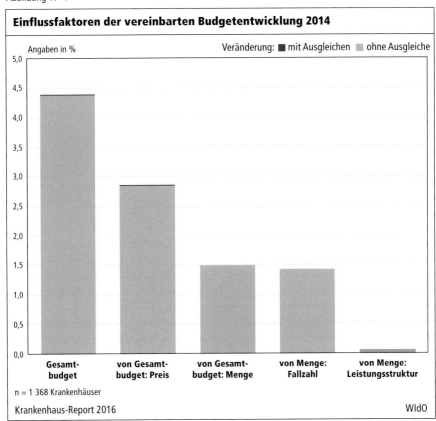

Einflussfaktoren der vereinbarten Budgetentwicklung 2014

Angaben in %   Veränderung: ■ mit Ausgleichen ■ ohne Ausgleiche

n = 1 368 Krankenhäuser

Krankenhaus-Report 2016   WIdO

lung wurde die verbleibende Mengenentwicklung fast ausschließlich durch den Anstieg der Fallzahl hervorgerufen. Die Leistungsstruktur hat sich nur minimal verändert und besitzt somit fast keinen Einfluss auf die Mengen- und Budgetentwicklung mehr.

17.3   Vereinbarte Preisentwicklung

Das Vergütungsniveau stationärer Leistungen im somatischen Bereich wurde wie eingangs beschrieben im betrachteten Zeitraum vor allem von der Preisentwicklung für DRG-Leistungen determiniert. Im Folgenden werden die maßgeblichen Einflussgrößen inklusive ihrer Auswirkungen auf die Budgetentwicklung dargelegt und anschließend die Preisentwicklung insgesamt analysiert.

Nachträgliche Tarifberichtigung im Jahr 2013

Das Gesetz zur Beseitigung sozialer Überforderung bei Beitragsschulden in der Krankenversicherung (Beitragsschuldengesetz) sicherte den Krankenhäusern – wie bereits im Vorjahr – eine anteilige Refinanzierung der Tarifsteigerungen für das Jahr 2013 zu.[2] Dieser Regelung liegt der Gedanke zugrunde, dass diese Tarifsteigerungen nicht umfänglich in den vereinbarten Landesbasisfallwerten enthalten waren. Die anteilige Tariferhöhungsrate für das Jahr 2013 betrug 0,21 %, bezogen auf die vereinbarten Budgets der hier untersuchten Krankenhäuser belief sich dieser Betrag in Summe auf 116,4 Mio. Euro. Diese Tarifberücksichtigung wurde im Jahreswechsel nach 2014 in die Landesbasisfallwerte überführt.

Obergrenze für die Preisentwicklung der Landesbasisfallwerte (Grundlohnrate/Orientierungswert/Veränderungswert)

Mit Einführung der Landesbasisfallwerte im Jahr 2005 galt die Veränderungsrate nach § 71 SGB V Abs. 3 (Grundlohnrate) als Obergrenze für vereinbarte Preisveränderungen. Die Grundlohnrate spiegelt die Einnahmenentwicklung der gesetzlichen Krankenkassen wider.

Ab 2013 sollte sich diese Obergrenze statt an den Einnahmen der Kassen stärker an den Kosten der Krankenhäuser orientieren. Dazu berechnet das Statistische Bundesamt mit dem sog. Orientierungswert die Kostenentwicklung der Inputfaktoren für Krankenhausleistungen, die einer krankenhausspezifischen Inflationsrate entspricht. Das im August 2012 in Kraft getretene Psych-Entgeltgesetz (PsychEntgG) regelte, dass erstmals für 2013 neben der Grundlohnrate der Orientierungswert in den Veränderungswert einging, der bis zum 31. Oktober zwischen dem GKV-Spitzenverband, der Deutschen Krankenhausgesellschaft und dem Verband der Privaten Krankenversicherung für das Folgejahr vereinbart wurde. Lag die Kostenentwicklung der Krankenhäuser oberhalb der Einnahmenentwicklung der Krankenkassen,

---

2   Die anteilige Refinanzierung soll ein Drittel der Differenz aus Tarifrate und Veränderungswert betragen. Im August 2013 haben sich die Deutsche Krankenhausgesellschaft und der GKV-Spitzenverband auf eine Tarifrate von 2,64 % für 2013 geeinigt. Hieraus ergibt sich eine Erhöhungsrate von 0,64 %, die zu einem Drittel finanzwirksam wurde.

konnte ein Veränderungswert oberhalb der Grundlohnsumme vereinbart werden. Diese Regelung galt aber nur für ein Jahr.[3]

Mit dem im August 2013 in Kraft getretenen Beitragsschuldengesetz wurde die im Vorjahr eingeführte Ablösung der Grundlohnrate durch den Orientierungswert teilweise rückgängig gemacht: Liegt der Orientierungswert unterhalb der Grundlohnrate, so entfällt ab 2014 die Verhandlung und der Veränderungswert entspricht der Grundlohnrate. Ob sich die Preise kosten- oder einnahmenorientiert entwickeln sollen, hängt somit seitdem davon ab, welcher Wert im jeweiligen Jahr der höhere ist.

Der vom Statistischen Bundesamt veröffentlichte Orientierungswert für das Jahr 2014 lag mit 2,02 % unterhalb der veröffentlichten Veränderungsrate nach § 71 SGB V Abs. 3 in Höhe von 2,81 %. Somit galt die Grundlohnsumme als Obergrenze für die Veränderung der Landesbasisfallwerte.

Im gewichteten Mittel stiegen die Landesbasisfallwerte von 3 064,10 Euro im Jahr 2013 um 2,85 % auf 3 151,47 Euro im Jahr 2014, allerdings inkl. der Integration der anteiligen Tariferhöhungsrate aus 2013. Bereinigt um diesen Effekt entspricht das einer Steigerung um 2,64 %,

Hygienesonderprogramm

Ebenfalls mit dem Beitragsschuldengesetz wurde die Förderung der Krankenhaushygiene im KHEntgG eingeführt. In den Jahren 2013 bis 2016 können Krankenhäuser zusätzliche Mittel für die Neueinstellung und Weiterbildung von ärztlichem und pflegerischem Hygienepersonal erhalten. Mit Inkrafttreten des gesetzlichen Rahmens im August 2013 war schon ein großer Anteil der Budgetvereinbarungen des Jahres geschlossen, daher sind die dokumentierten Budgets für 2013 in den hier untersuchten Krankenhäusern mit 4,3 Mio. Euro deutlich unterzeichnet. 2014 betrug das vereinbarte Budgetvolumen für das Hygienesonderprogramm 49,3 Mio. Euro (vgl. GKV-Spitzenverband 2015).

Mehrleistungsabschlag

Steigende Leistungsmengen führen c. p. zu sinkenden Durchschnittskosten, da lediglich die variablen Kosten steigen und die Fixkosten konstant bleiben. Hinsichtlich der Vergütung von vereinbarten Leistungsveränderungen bestehen seit Beginn der Konvergenzphase im Jahr 2005 unterschiedliche gesetzliche Auflagen für deren Berücksichtigung in den Budgetverhandlungen. Mit dem PsychEntgG wurde der Mehrleistungsabschlag ab 2013 mit 25 % festgelegt. Der für das Jahr 2013 ermittelte Abschlag galt auch im Jahr 2014 weiter, sofern das Krankenhaus die Leistungen dann noch erbrachte. Die für das Jahr 2014 erstmals vereinbarten Mehrleistungen waren ebenfalls mit einem Abschlag in Höhe von 25 % zu versehen. Von den Regelungen ausgenommen sind Mehrleistungen aus DRGs mit einem Sachkostenanteil

17

---

3 Konkret galt als Korridorgrenze: die Grundlohnrate plus ein Drittel der Differenz von Orientierungswert und Grundlohnrate. Für 2013 wurde der Orientierungswert in Höhe von 2,00 % ermittelt, während die Grundlohnrate mit 2,03 % knapp darüber lag. Da die Grundlohnrate unterschritten wurde, waren die Verhandlungen über den Veränderungswert hinfällig und der Orientierungswert kam als Veränderungswert zur Anwendung.

Abbildung 17–2

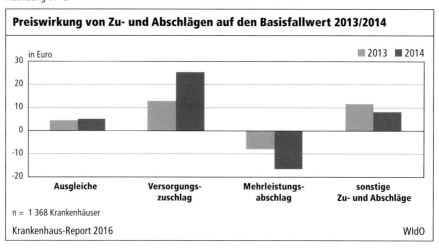

Preiswirkung von Zu- und Abschlägen auf den Basisfallwert 2013/2014

in Euro　　　　　　　　　　　　　　　　　　■ 2013　■ 2014

n = 1 368 Krankenhäuser

Krankenhaus-Report 2016　　　　　　　　　　　　　　　　　WIdO

von mehr als 66,7 % oder solche, die aus krankenhausplanerischen Maßnahmen resultieren.

Für die hier untersuchten Krankenhäuser ergab sich aus dem Mehrleistungsabschlag eine Budgetabsenkung von –0,26 % im Jahr 2013 bzw. –0,46 % im Jahr 2014 (vgl. Abbildung 17–2). 2014 vereinbarten 582 Häuser einen solchen Mehrleistungsabschlag für neue Mehrleistungen, 2013 waren es 561. Das vereinbarte Gesamtvolumen für 2014 inkl. der Weitergeltung betrug 299,6 Mio. Euro. Dies entspricht einem vereinbarten Preiseffekt von –16,34 Euro. Im Jahr 2013 betrug dieser Effekt basierend auf einem Abschlagsvolumen von 142,4 Mio. Euro noch –7,86 Euro. Maßgeblich für die steigenden Beträge aus dem Mehrleistungsabschlag ist, dass die Vorjahresbeträge 2014 weiter gelten.

Versorgungszuschlag

Ebenfalls mit Inkrafttreten des Beitragsschuldengesetzes sollten somatische Krankenhäuser ab 2013 einen Versorgungszuschlag erhalten. Damit war die Zielsetzung verbunden, die sogenannte „doppelte Degression" insgesamt zu neutralisieren. Der Begriff „doppelte Degression" bezieht sich auf die Regelung, dass vereinbarte Mehrmengen sowohl in den Landesbasisfallwerten als auch über den Mehrleistungsabschlag auf Hausebene preisdämpfend wirken (s. o.). Der Versorgungszuschlag wurde aber nicht so konzipiert, dass er die Summe der Mehrleistungsabschläge ausschüttet, sondern als fixer prozentualer Aufschlag auf DRG-Fallpauschalen. Ab dem 1. August 2013 galt dieser Zuschlag i. H. v. 1,0 %, was auf das Gesamtjahr bezogen 0,42 % entspricht. Für 2014 betrug der Zuschlag 0,8 %.

Für 2014 belief sich der Versorgungszuschlag für die hier untersuchten Krankenhäuser in der Summe auf 462,2 Mio. Euro, im Jahr davor waren es noch 232,8 Mio. Euro. Die Überkompensation des Mehrleistungsabschlags führte 2013 zu einer Budgetsteigerung um 90,4 Mio. Euro, die im Jahr 2014 mit 162,6 Mio. Euro noch deutlicher ausfiel (vgl. Abbildung 17–2). Der Preiseffekt betrug 2013 +12,86 Euro und stieg 2014 auf +25,20 Euro.

Preisentwicklung im DRG-Bereich

Die DRG-Preiskomponente setzt sich aus den Determinanten Basisfallwert, Zu- und Abschläge sowie periodenfremden Ausgleiche für Budgetabweichungen aus den Vorjahren zusammen. Die sogenannten Sonstigen Entgelte nach § 6 KHEntgG, deren Preise hausindividuell zu vereinbaren sind, spielen wie eingangs beschrieben für die Gesamtentwicklung auf Bundesebene eine nachgeordnete Rolle und werden daher im Weiteren nicht näher untersucht.

Der in den Budgetverhandlungen verwendete Basisfallwert ist der jeweils vereinbarte Landesbasisfallwert. Für die hier untersuchten Einrichtungen betrug dieser 3 061,95 Euro im Jahr 2013 und stieg im Folgejahr um 2,88 % auf 3 150,27 Euro an (vgl. Abbildung 17–3). Dabei ist zu beachten, dass diese Veränderung durch die Integration der anteiligen Tariffinanzierung aus 2013 um 0,21 Prozentpunkte überzeichnet ist. Unter Berücksichtigung der Zu- und Abschläge resultiert eine Veränderung um 2,88 %, die oberhalb der bereinigten BFW-Entwicklung liegt. Dies ist in erster Linie auf die steigende Überkompensation des Mehrleistungsabschlags durch den Versorgungszuschlag zurückzuführen. Unter Berücksichtigung der Ausgleichzahlungen für Vorperioden lag die Preissteigerung quasi unverändert bei 2,90 %.

17.4   Vereinbarte Leistungsentwicklung

Die folgenden zwei Abschnitte widmen sich der vereinbarten Leistungsentwicklung in den Bereichen DRG und Zusatzentgelte. Mit der Methode der Komponentenzerlegung werden dabei die wesentlichen Determinanten identifiziert und quantifiziert.

Abbildung 17–3

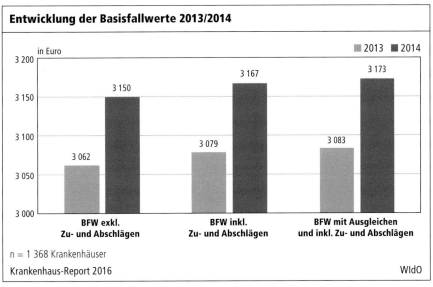

Entwicklung der Basisfallwerte 2013/2014

in Euro   ■ 2013 ■ 2014

BFW exkl. Zu- und Abschlägen: 3 062 (2013), 3 150 (2014)
BFW inkl. Zu- und Abschlägen: 3 079 (2013), 3 167 (2014)
BFW mit Ausgleichen und inkl. Zu- und Abschlägen: 3 083 (2013), 3 173 (2014)

n = 1 368 Krankenhäuser

Krankenhaus-Report 2016   WIdO

17.4.1   Leistungsveränderung im DRG-Bereich

Die Leistungsmenge im DRG-Bereich wird über die Kennzahl Casemix (CM) ausgedrückt. Sie lässt sich durch die Multiplikation der Komponenten Fallzahl und durchschnittliche Fallschwere (CMI) berechnen. Ein korrekter Vergleich des vereinbarten Leistungsvolumens zweier Jahre ist nur möglich, wenn die Veränderungen zwischen den jeweils gültigen DRG-Katalogen berücksichtigt werden.

Auswirkungen aus der G-DRG-Katalogrevision 2013/2014 (Katalogeffekt)
Die seit 2006 verwendete Normierungsmethode des G-DRG-Katalogs soll sicherstellen, dass die Anwendung eines neuen G-DRG-Systems gegenüber der Vorgängerversion auf nationaler Ebene zum gleichen CM-Volumen führt. Die jährliche Kalkulation des G-DRG-Katalogs durch das Institut für das Entgeltsystem im Krankenhaus (InEK) führt aber unterhalb einer national konstanten Casemixsumme neben der Neubewertung der jeweiligen Krankenhausleistungen auch zu strukturelle Änderungen am Entgeltsystem. Die Auswirkungen dieser Revisionen werden im Weiteren Katalogeffekt genannt.

Auf tieferen Ebenen wie MDCs und Partitionen, aber auch auf Krankenhaus- oder Landesebene sind zum Teil deutliche Katalogeffekte nicht unüblich. Aus ihnen resultiert eine entsprechende Veränderung der Vergütungs- und damit Budgethöhe, ohne dass sich die Leistungen real geändert hätten. Um diese Störgröße zu neutralisieren, werden für alle vergleichenden Darstellungen in den folgenden Abschnitten die vereinbarten DRG-Leistungen des Jahres 2013 in den Katalog des Jahres 2014 überführt.[4]

Mit Überleitung der Vereinbarungen des Jahres 2013 auf den G-DRG-Katalog 2014 erhöht sich der CM für die hier betrachteten Einrichtungen um 1 416 Bewertungsrelationen (BR), was einem Effekt von +0,01 % entspricht.[5] Die individuellen Katalogeffekte der Krankenhäuser differieren zwischen −10,54 % und +4,19 %. Die 20 % der Häuser mit der negativsten Veränderung verzeichneten einen CM-Rückgang von mehr als −0,95 %. Die vereinbarte Budgetsumme sank c. p. für diese Einrichtung entsprechend. Für 20 % der Krankenhäuser wurde das vereinbarte CM-Volumen um mindestens 0,56 % aufgewertet (Tabelle 17–2). Somit fällt die Spreizung der Katalogeffekte auf Hausebene etwas größer aus als im Vorjahr (vgl. Mostert et al. 2015).

Bei der Analyse der Katalogeffekte auf Ebene der 25 Major Diagnostic Categories (MDCs)[6] sind die Veränderungen der in den vorangegangenen Jahren mengendynamischen MDC 5 (Krankheiten und Störungen des Kreislaufsystems) am deut-

---

4   Die Abbildung der Vereinbarungen des Jahres 2013 nach G-DRG-Katalog 2014 erfolgt mit dem Verfahren der „Vereinbarungsgewichteten Überleitung". Dieses Verfahren gewichtet die vereinbarten Mengen des Jahres 2013 je DRG mit einer hausspezifischen Überleitungstabelle auf Basis von §301-Daten von AOK-Versicherten (vgl. Friedrich und Paschen 2005).

5   Mögliche Erklärungen für die marginale Abweichung von der angestrebten Erlösneutralität im Rahmen der Katalognormierung liegen mutmaßlich in der Abweichung des vereinbarten DRG-Spektrums des Jahres 2014 von den bundesweit erbrachten Krankenhausleistungen des Jahres 2012, dem Datenjahr für die Katalogkalkulation.

6   Die deutsche Bezeichnung für MDC lautet Hauptdiagnosegruppe. Eine Aufstellung aller MDCs findet sich in Tabelle 17–3.

lichsten (Abbildung 17–4). Sie verlor aufgrund der Katalogrevision 63,5 Tausend BR, was einem Effekt von –2,02 % entspricht. Nach vergleichsweise deutlicher Abwertung im Vorjahr hat die MDC 8 (Krankheiten und Störungen am Muskel-Skelett-System und Bindegewebe) mit diesem Katalogwechsel wieder eine leichte Aufwertung erfahren. Die MDC 6 (Krankheiten und Störungen der Verdauungsorgane) wurde wie in den Jahren zuvor erneut aufgewertet. Für die hier untersuchten Ein-

Tabelle 17–2

Verteilung der Katalogeffekte auf Einzelhausebene

	Katalogeffekt
1. Quintil	negativer als –0,95 %
2. Quintil	zwischen –0,95 % und –0,27 %
3. Quintil	zwischen –0,27 % und 0,11 %
4. Quintil	zwischen 0,11 % und 0,55 %
5. Quintil	positiver als 0,56 %

Krankenhaus-Report 2016   WIdO

Abbildung 17–4

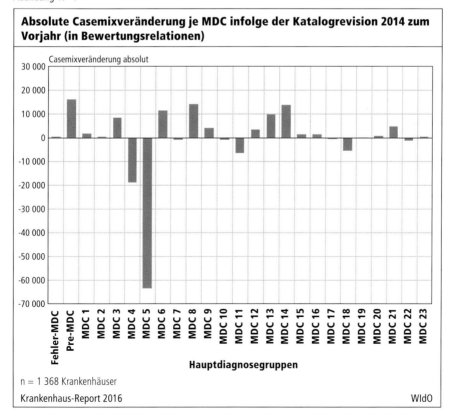

Absolute Casemixveränderung je MDC infolge der Katalogrevision 2014 zum Vorjahr (in Bewertungsrelationen)

n = 1 368 Krankenhäuser

Krankenhaus-Report 2016   WIdO

richtungen summiert sich der Katalogeffekt in der MDC 6 auf zusätzliche 11,5 Tausend BR, was einem Effekt von +0,68 % gleichkommt.

Komponentenzerlegung der vereinbarten CM-Veränderung im DRG-Bereich

Nach Bereinigung des Katalogeffektes ergibt sich von 2013 nach 2014 eine Erhöhung des vereinbarten Leistungsvolumens um knapp 244 500 CM-Punkte (1,4 %) (vgl. Abbildung 17–5). Zur detaillierten Analyse der Leistungsentwicklung im DRG-Bereich wird im Folgenden das Konzept der Komponentenzerlegung[7] angewendet. Dadurch kann aufgezeigt werden, welche Einflussstärken der Fallzahl und der Fallschwere bei der Mengenentwicklung zukommen. Darüber hinaus es möglich, auch die CMI-Entwicklung in ihre Teilkomponenten zu zerlegen und deren Relevanz zu bestimmen.

Die um 1,4 % ansteigende Entwicklung des CM ist ausschließlich auf die Fallzahlkomponente zurückzuführen (vgl. Abbildung 17–5). 2014 wurden im Vergleich zum Vorjahr rund 1,5 % mehr DRG-Fälle vereinbart, was isoliert betrachtet einen CM-Anstieg von über 267 000 CM-Punkten bewirkte. Damit war der Fallzahlanstieg wieder etwas deutlicher als zwischen den Jahren 2012 und 2013. Im Gegensatz dazu bewirkte die durchschnittliche Fallschwere einen leichten CM-Rückgang von 0,1 % bzw. 22 900 Punkten (Mostert et al. 2015). Dies ist im Vergleich zu den letzten Jahren eine neue Entwicklung, da zuvor immer ein CMI-Anstieg vereinbart wurde. Da der DRG-Bereich wie in Abschnitt 17.1 beschrieben den größten Teil des Gesamtbudgets darstellt, ist der hier aufgezeigte CMI-Rückgang im DRG-Bereich auch maßgeblich für die schwache Strukturkomponente auf globaler Ebene verantwortlich. Da in Abbildung 17–1 jedoch auch die Entwicklung der Sonstigen und Zusatzentgelte berücksichtigt ist, hat die Strukturkomponente dort ein anderes Vorzeichen.

Der Einfluss der BR-Komponente auf den CM ist mit rund –0,3 % auf dem gleichen Niveau wie von 2012 nach 2013, der Trend hin zu einer sinkenden Fallschwere aufgrund von kürzeren Verweildauern hat sich demnach nicht verändert.

Dass der CMI in der Summe geringfügiger absank, ist auf eine Veränderung der Strukturkomponente im DRG-Bereich zurückzuführen. Mit einem CM-Plus von knapp 0,2 % bestand zwar noch eine leichte Tendenz zur Vereinbarung höher bewerteter Leistungen, diese ist im Vergleich zu den letzten Jahren aber geringer: Im Übergang von 2011 nach 2012 betrug der CM-steigernde Einfluss der Strukturkomponente noch 1,2 % und von 2012 nach 2013 noch 0,5 % (Mostert et al. 2013 und 2015).

Dabei sind Verschiebungen innerhalb einer Basis-DRG (Intra-ADRG-Komponente) mit etwas über 0,2 % in etwa auf dem Niveau der Veränderung des Vorjahres. In 53,5 % der in Schweregrade unterteilten DRGs bestand eine Tendenz zur Verein-

---

7 Für die Anwendung der Komponentenzerlegung müssen zwei Bedingungen erfüllt sein: eine Produkthomogenität und eine ausgeprägte Produkthierarchie. Erstere wird dadurch gewährleistet, dass die Vereinbarungen beider Jahre über den DRG-Katalog 2014 abgebildet werden. Die zweite Bedingung ist durch die natürlichen Eigenschaften des DRG-Systems erfüllt, da es die Ebenen DRG, Basis-DRG, Partition und MDC vorsieht. Für Analysen im DRG-System hat das Konzept bereits mehrmals Anwendung gefunden, wie bspw. bei Friedrich und Günster 2006 und bei Fürstenberg et al. 2013. Für eine ausführliche Beschreibung weiterer theoretischer Grundlagen der Komponentenzerlegung siehe Reichelt 1988.

Abbildung 17–5

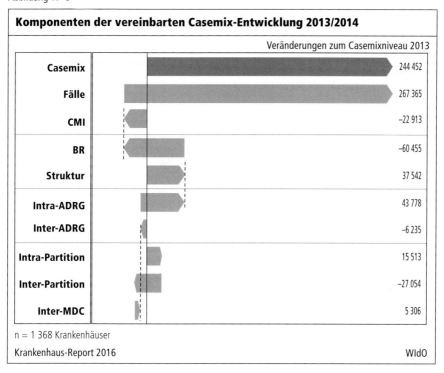

Komponenten der vereinbarten Casemix-Entwicklung 2013/2014

Veränderungen zum Casemixniveau 2013

Casemix	244 452
Fälle	267 365
CMI	−22 913
BR	−60 455
Struktur	37 542
Intra-ADRG	43 778
Inter-ADRG	−6 235
Intra-Partition	15 513
Inter-Partition	−27 054
Inter-MDC	5 306

n = 1 368 Krankenhäuser

Krankenhaus-Report 2016   WIdO

barung höher bewerteter Leistungen. Vier der zehn ADRGs mit dem prozentual deutlichsten Intra-ADRG-Effekt kommen aus der MDC 5 (Kreislaufsystem), so bspw. die ADRG F50 „Ablative Maßnahmen bei Tachyarrhythmie". Der Fallzahlanteil im Schweregrad A stieg hier von 39,7 % auf 44,9 %.

Leicht rückläufig war hingegen die Inter-ADRG-Komponente. Im hierarchischen Aufbau des DRG-Systems können diese Verschiebungen zwischen verschiedenen Basis-DRGs

- innerhalb der gleichen MDC und Partition (Intra-Partition),
- innerhalb der gleichen MDC aber unterschiedlichen Partitionen (Inter-Partition) und
- zwischen unterschiedlichen MDCs (Inter-MDC)

stattfinden.

Insbesondere der Einfluss von Verschiebungen innerhalb der gleichen MDC und Partition hat sich verringert, sodass der negative Einfluss auf den CM von Verschiebungen innerhalb der gleichen MDC, aber in unterschiedlichen Partitionen stärker ins Gewicht fiel. Verschiebungen zwischen unterschiedlichen MDCs hatten in Summe so gut wie gar keinen Einfluss auf den CM.

Auf Ebene der einzelnen MDC zeigen sich jedoch dynamische Entwicklungen (vgl. Tabelle 17–3): 19 MDCs hatten entweder einen positiven Intra- oder Inter-Partitions-Effekt, bei vier von ihnen traf das auf beide Effekte zu. Zu letzteren gehört auch die 2014 fallzahlstärkte MDC 5 (Kreislauf). Besonders deutlich sind Verschiebungen innerhalb einer MDC und Partition bspw. bei der operativen MDC 8

17

17

Tabelle 17–3
Komponenten der vereinbarten CM-Veränderung 2013/2014 je MDC

		Casemix 2013	Fälle 2013 (in Tsd.)	Veränderungswerte (Komponentenzerlegung)								
				Casemix	davon							
					Fälle	CMI	davon					
							BR-Index	Struktur-index	davon			
									Intra-ADRG	Inter-ADRG	davon	
											Intra-Partition	Inter-Partition
MDC 2	Auge	205 244	345	1,3 %	1,3 %	0,0 %	-0,1 %	0,1 %	0,0 %	0,1 %	0,4 %	-0,3 %
MDC 3	HNO	568 534	768	-0,4 %	-0,3 %	-0,1 %	-0,3 %	0,2 %	0,2 %	0,0 %	0,5 %	-0,5 %
MDC 4	Atmung	1 118 624	1 244	0,0 %	-0,3 %	0,3 %	-0,5 %	0,8 %	0,3 %	0,5 %	-0,5 %	1,0 %
MDC 5	Kreislauf	3 163 697	2 609	2,3 %	1,7 %	0,6 %	-0,4 %	1,0 %	0,4 %	0,6 %	0,5 %	0,1 %
MDC 6	Verdauung	1 699 088	1 959	0,0 %	1,0 %	-1,0 %	-0,5 %	-0,5 %	0,0 %	-0,5 %	-0,1 %	-0,4 %
MDC 7	hepatobiliäres System	586 555	512	2,1 %	1,7 %	0,4 %	-0,2 %	0,6 %	0,4 %	0,2 %	0,1 %	0,2 %
MDC 8	Muskel-Skelett-System	3 368 557	2 510	1,4 %	1,4 %	0,0 %	-0,3 %	0,3 %	0,3 %	0,0 %	0,7 %	-0,7 %
MDC 9	Haut	618 835	760	1,8 %	2,4 %	-0,6 %	-0,7 %	0,2 %	0,1 %	0,1 %	0,2 %	-0,1 %
MDC 10	Stoffwechsel	387 565	429	1,1 %	0,8 %	0,3 %	-0,5 %	0,8 %	0,7 %	0,1 %	0,4 %	-0,3 %
MDC 11	Harnorgane	739 789	1 114	2,2 %	4,3 %	-2,0 %	-1,1 %	-0,9 %	0,4 %	-1,3 %	-0,4 %	-0,9 %
MDC 12	männl. Geschlechtsorgane	210 217	209	-4,4 %	-2,8 %	-1,6 %	-0,1 %	-1,5 %	0,2 %	-1,7 %	-1,6 %	-0,1 %
MDC 13	weibl. Geschlechtsorgane	387 230	381	-3,0 %	-2,1 %	-0,9 %	-0,1 %	-0,9 %	-0,1 %	-0,8 %	-0,7 %	-0,1 %
MDC 14	Schwangerschaft	511 938	859	2,4 %	2,6 %	-0,2 %	-0,2 %	0,0 %	0,2 %	-0,1 %	0,1 %	-0,2 %
MDC 15	Neugeborene	417 042	627	1,8 %	2,7 %	-0,8 %	0,4 %	-1,2 %	-0,6 %	-0,7 %	-1,3 %	0,6 %
MDC 16	Blut und Immunsystem	117 750	138	2,8 %	3,1 %	-0,3 %	-0,3 %	-0,1 %	0,0 %	-0,1 %	0,0 %	0,0 %
MDC 17	Neubildungen	257 768	179	0,8 %	1,0 %	-0,2 %	-0,3 %	0,1 %	0,2 %	-0,1 %	-0,4 %	0,3 %
MDC 18	Infektionen	256 561	213	7,6 %	7,4 %	0,2 %	-0,4 %	0,6 %	0,4 %	0,2 %	0,6 %	-0,4 %

Tabelle 17–3
Fortsetzung

	Casemix 2013	Fälle 2013 (in Tsd.)	Veränderungswerte (Komponentenzerlegung)									
			Casemix	davon		davon		davon		davon		
				Fälle	CMI	BR-Index	Struktur-index	Intra-ADRG	Inter-ADRG	Intra-Partition	Inter-Partition
MDC 19	Psychiatrische Krankheiten	41 373	76	−0,2 %	0,3 %	−0,5 %	0,3 %	−0,9 %	−0,1 %	−0,8 %	−1,0 %	0,1 %
MDC 20	Alkohol und Drogen	52 875	151	−0,5 %	0,2 %	−0,7 %	−1,2 %	0,5 %	−0,2 %	0,8 %	0,1 %	0,6 %
MDC 21	Vergiftung	181 300	212	−0,8 %	−0,8 %	0,0 %	−0,9 %	0,8 %	−0,1 %	0,9 %	1,8 %	−0,9 %
MDC 22	Verbrennungen	15 678	12	2,6 %	−0,8 %	3,4 %	−0,8 %	4,3 %	−0,1 %	4,4 %	−0,3 %	4,7 %
MDC 23	sonstige Faktoren	45 808	94	2,7 %	2,8 %	0,0 %	−0,7 %	0,6 %	0,3 %	0,3 %	−0,3 %	0,6 %

n = 1368 Krankenhäuser

Krankenhaus-Report 2016   WIdO

17

Abbildung 17–6

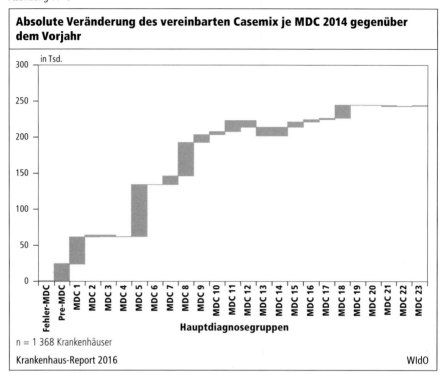

Absolute Veränderung des vereinbarten Casemix je MDC 2014 gegenüber dem Vorjahr

in Tsd.

Hauptdiagnosegruppen

n = 1 368 Krankenhäuser

Krankenhaus-Report 2016   WIdO

(Muskel-Skelett-System). Der prozentual deutlichste Inter-Partitions-Effekts lag bei der MDC 4 (Atmungsorgane) vor: Diese MDC hatte im Jahr 2014 die fünfthöchste Gesamt-Fallzahl. Durch Fallverschiebungen zugunsten der CMI-stärkeren Partitionen „operativ" und „andere" kam es zu einem Anstieg der Fallschwere.

Auch der sehr geringe Einfluss der Inter-MDC-Komponente bedeutet nicht, dass es keine Zu- und Abnahmen des CM auf Ebene der einzelnen MDCs gab. Der CM der MDC 18 (Infektionen) nahm mit 7,6 % am stärksten zu, der der MDC 12 (Krankheiten der männlichen Geschlechtsorgane) mit –4,8 % am deutlichsten ab (vgl. Tabelle 17–3). Auch in den letzten Jahren standen diese beiden MDCs ganz oben bzw. unten auf der Liste (vgl. Mostert et al. 2014 und 2015).

Abbildung 17–6 zeigt ergänzend die Bedeutungen der einzelnen MDCs an der vereinbarten Gesamt-CM-Veränderung. An der Spitze stehen hier die fallzahlstärksten MDCs 5 (Kreislauf) und 8 (Muskel-Skelett-System). Somit haben diese im Vergleich zu der im letzten Jahr führenden MDC 4 (Atmungsorgane) wieder an Bedeutung gewonnen (vgl. Mostert et al. 2015).

17.4.2   Leistungsentwicklung im Zusatzentgelte-Bereich

Zusatzentgelte können ergänzend zu Fallpauschalen abgerechnet werden. Zwischen 2013 und 2014 nahm das Volumen der Zusatzentgelte für die hier betrachteten Häuser um 7,0 % auf 2 080,2 Mio. Euro zu. Ihr Anteil am Gesamtbudget betrug 2014 3,3 %.

Für einen kleineren Teil der Zusatzentgelte werden die Preise individuell mit einzelnen Krankenhäusern vereinbart, weil noch keine ausreichende bzw. ausreichend homogene Datengrundlage zur Kalkulation bundeseinheitlicher Preise durch das InEK existiert.[8] Für den überwiegenden Teil der Zusatzentgelte ist jedoch ein bundesweit einheitlicher Preis festgelegt. Da diese einheitlich vergüteten Zusatzentgelte im Formular E2 der AEB erfasst werden, werden sie im Folgenden als E2-Zusatzentgelte bezeichnet. Auf sie entfiel im Jahr 2014 ein Budgetvolumen von rund 1 493,5 Mio. Euro; sie machten somit nahezu drei Viertel am gesamten Budget für Zusatzentgelte aus. Die weitere Darstellung beschränkt sich auf diesen Teil der Zusatzentgelte.

Wie bereits im Vorjahr war das ZE130 „Hochaufwendige Pflege von Erwachsenen" 2014 das umsatzstärkste E2-Zusatzentgelt (vgl. Tabelle 17–4). Es wurde nach dem Auslaufen des Pflegesonderprogramms neu in den Katalog 2012 aufgenommen, gemeinsam mit dem Zusatzentgelt ZE131 „Hochaufwendige Pflege von Kleinkindern oder von Kindern und Jugendlichen". Das ZE130 hatte allein ein Budgetvolumen von 241,9 Mio. Euro, was einem Anstieg von 13,2 % entspricht, und machte damit 16,2 % des gesamten Budgetvolumens der E2-Zusatzentgelte aus. An zweiter Stelle stand das ZE82, die Gabe von Rituximab. Bei einem Budgetvolumen von 115,7 Mio. Euro ist es gegenüber dem Vorjahr um 10,9 % gestiegen. Somit wiesen diejenigen Zusatzentgelte, die wie bereits im Vorjahr die größten Budgetanteile ausmachten, gleichzeitig auch überdurchschnittlich hohe Zuwachsraten auf.

Über die Komponentenzerlegung lässt sich auch für die E2-Entgelte feststellen, ob eine Budgetveränderung eher auf eine Veränderung der Menge oder des Preises zurückzuführen ist oder ob strukturelle Ursachen vorliegen, bei einer Medikamentengabe beispielsweise der Wechsel zu anderen Dosierungsklassen. Hier zeigt sich, dass beispielsweise das starke Wachstum beim ZE130 überwiegend auf die Mengenkomponente zurückzuführen ist. Ähnliches zeigt sich zum Beispiel auch bei der Gabe von Caspofungin, dem ZE109. Ein besonderer Fall sind die Medikamentefreisetzenden Koronarstents (ZE101). Bereits im dritten Jahr in Folge wiesen sie eine deutlich positive Mengenentwicklung bei einem gleichzeitigen markanten Preisrückgang auf. Es steht zu vermuten, dass die starke Mengenausweitung dieses Zusatzentgelts über Skaleneffekte zu einem Rückgang der Beschaffungspreise führt. Über die Neukalkulation findet sich dieser Effekt auch in der Vergütung wieder. Während 2013 der Mengenanstieg jedoch die Preisentwicklung überwog und damit insgesamt ein Budgetwachstum vorlag, sank das Budget 2014 um 17,3 %. Hintergrund ist, dass die Mengenausweitung um 14,4 % durch den Preisrückgang um 29,3 % deutlich überkompensiert wurde.

---

8   Zu dieser Gruppe zählen auch Zusatzentgelte für Neue Untersuchungs- und Behandlungsmethoden (NUB).

Tabelle 17–4

Komponenten der vereinbarten Budgetveränderung für die 15 umsatzstärksten Zusatzentgelte 2014

Zusatzentgelt		Segment[a]	Anzahl (in Tsd.)	Budget 2014 (in Mio. Euro)	Budgetanteil 2014	Budgetveränderung zum Vorjahr	davon		
							Mengenkomponente	Preiskomponente	Strukturkomponente
ZE130	Hochaufwendige Pflege von Erwachsenen	S	179	241,9	16,2 %	13,2 %	13,0 %	1,1 %	–0,9 %
ZE82	Gabe von Rituximab, parenteral	M	38	115,7	7,7 %	10,9 %	9,7 %	0,3 %	0,8 %
ZE01	Hämodialyse, intermittierend	D	399	90,5	6,1 %	0,8 %	–1,7 %	2,6 %	0,0 %
ZE101	Medikamente-freisetzende Koronarstents	S	223	87	5,8 %	–17,3 %	14,4 %	–29,3 %	2,2 %
ZE93	Gabe von Human-Immunglobulin, polyvalent, parenteral	M	27	68,7	4,6 %	–3,0 %	7,4 %	–13,4 %	4,3 %
ZE84	Gabe von Apherese-Thrombozyten-konzentraten	M	37	67,3	4,5 %	–2,3 %	–3,0 %	1,4 %	–0,7 %
ZE109	Gabe von Caspofungin, parenteral	M	15	58,6	3,9 %	8,8 %	13,4 %	–1,0 %	–3,1 %
ZE74	Gabe von Bevacizumab, parenteral	M	18	46,8	3,1 %	15,9 %	10,1 %	–2,0 %	7,5 %
ZE53	Gabe von Pemetrexed, parenteral	M	14	43,6	2,9 %	5,2 %	3,4 %	1,3 %	0,5 %
ZE60	Palliativmedizinische Komplexbehandlung	S	28	43	2,9 %	–34,1 %	–31,1 %	–3,3 %	–1,1 %
ZE107	Gabe von Erythrozytenkonzentraten	M	17	36	2,4 %	–5,4 %	–5,1 %	–0,1 %	–0,3 %
ZE145	Spezialisierte stationäre palliativmedizinische Komplexbehandlung	S	18	34	2,3 %	0,0 %	0,0 %	0,0 %	0,0 %
ZE120	Hämodialyse, kontinuierlich, venovenös, pumpengetrieben (CVVHD)	D	24	33,5	2,2 %	4,2 %	4,0 %	–1,8 %	2,0 %
ZE36	Plasmapherese	S	5	30,4	2,0 %	6,3 %	7,9 %	0,4 %	–1,8 %
ZE37	Extrakorporale Photopherese	S	19	23,8	1,6 %	13,2 %	10,8 %	2,2 %	0,0 %
alle E2-Zusatzentgelte			1 384	1 493,5	100,0 %	5,7 %	6,2 %	–3,1 %	2,6 %

a) „M" = Medikamentengabe; „D" = Dialyse; „S" = Sonstige
n = 1 368 Krankenhäuser

Krankenhaus-Report 2016   WIdO

Die Abbildung von palliativmedizinischen Leistungen erfolgt im Katalog 2014 differenzierter als in den Vorjahren. Neben dem bisherigen Zusatzentgelt ZE60 existiert ab diesem Jahr das ZE145 für die spezialisierte stationäre palliativmedizinische Komplexbehandlung. Deshalb weist das ZE60 isoliert betrachtet einen Mengenrückgang auf; das zugeordnete Budgetvolumen sank von 65,2 Mio. Euro auf 43,0 Mio. Euro und rutschte vom siebten auf den zehnten Platz. Das neu geschaffene ZE145 stand mit einem Budgetvolumen von 34,0 Mio. Euro im Jahr 2014 auf Anhieb an zwölfter Stelle der umsatzstärksten E2-Zusatzentgelte. Rechnet man diese beiden Zusatzentgelte zusammen, so ergibt sich eine Budgetsumme von rund 77 Mio. Euro, was einer deutlichen Ausweitung palliativmedizinischer Entgelte gleichkommt.

Im Rahmen der vorliegenden Analyse wird die Gesamtheit der E2-Zusatzentgelte in drei Segmente unterteilt, die so nicht im Katalog zu finden sind. Es handelt sich hierbei um die Zusatzentgelte für Dialyseverfahren, um Medikamentengaben sowie um die sonstigen Zusatzentgelte. Das letzte Segment ist heterogen und umfasst auch besondere Behandlungsverfahren wie zum Beispiel ZE130 und ZE131 für die hochaufwendige Pflege.

Die Bedeutung der einzelnen Segmente ist sehr unterschiedlich, je nachdem, ob man die Anzahl der vereinbarten Zusatzentgelte betrachtet oder ihr Budgetvolumen. Das Segment Dialyse lag hinsichtlich der Anzahl der Zusatzentgelte knapp hinter dem Segment der „sonstigen" Zusatzentgelte, sein Anteil am Gesamtbudget betrug jedoch nur 12,3 %. Darüber hinaus zeichnete es sich durch eine sehr geringe Dynamik aus. Bei den Medikamentengaben erhöhte sich das Budget gegenüber dem Vorjahr um 6,0 %, was im Wesentlichen auf ein Mengenwachstum zurückzuführen ist. Das Budgetwachstum um 6,7 % im Segment der „sonstigen" Zusatzentgelte war ebenfalls sehr stark mengenbedingt. Eine Mengenkomponente von über 14,0 % überwog hier deutlich den Einfluss des Preisrückgangs von 5,9 % gegenüber 2013. Auffällig ist hier außerdem, dass innerhalb der Strukturkomponente neu hinzugekommene Zusatzentgelte eine gewisse Wirkung entfalteten. Konkret handelt es sich dabei um die bereits oben angesprochene neu eingeführte Spezialisierte stationäre palliativmedizinische Komplexbehandlung (ZE145) (Tabelle 17–5).

Die maßgeblichen Einflussfaktoren für die vereinbarten Budgetveränderungen für bundeseinheitliche Zusatzentgelte werden im Weiteren ebenfalls mit der Methode der Komponentenzerlegung gemessen.[9]

Der Anstieg des Budgets für bundeseinheitliche Zusatzentgelte von 2013 nach 2014 von 5,7 % belief sich absolut betrachtet auf 79,9 Mio. Euro (Abbildung 17–7). Das prozentuale Wachstum bei den Zusatzentgelten lag somit höher als die Steigerungsrate des Gesamtbudgets. Dieses relativ gesehen stärkere Gewicht spiegelt sich auch in dem in Abbildung 17–1 ausgewiesenen leicht positiven Struktureffekt für das Gesamtbudget wider, da die dort ausgewiesene Strukturveränderung unter anderem auch ein verhältnismäßig höheres Gewicht der beinhalteten Zusatzentgelte berücksichtigt. Dort fließen allerdings – anders als in der hier betrachteten Kompo-

---

9 Zu den methodischen Voraussetzungen der Anwendung der Komponentenzerlegung auf den Bereich der E2-Zusatzentgelte vgl. Mostert et al. 2013, Fußnote 23 auf S. 38

Tabelle 17–5

Komponenten der vereinbarten Budgetveränderung nach Segmenten 2014

Segment	Anzahl (in Tsd.)	Budget (in Mio. Euro)	Budget-anteil	Budget-veränderung zum Vorjahr	davon:			davon in der Warenkorbkomponente:		
					Mengen-komponente	Preis-komponente	Struktur-komponente	kontinuier-lich	Abgänge	Zugänge
Sonstige	548	604,4	40,5 %	6,7 %	14,0 %	−5,9 %	−0,5 %	−2,9 %	0,0 %	2,5 %
Dialyse	525	184,0	12,3 %	0,9 %	−0,1 %	0,3 %	0,7 %	0,7 %	0,0 %	0,0 %
Medikamentengabe	311	705,1	47,2 %	6,0 %	4,9 %	−1,6 %	2,8 %	1,9 %	0,0 %	0,8 %
alle E2-Zusatzengelte	1 384	1493,5	100,0 %	5,7 %	6,2 %	−3,1 %	2,6 %	1,1 %	0,0 %	1,5 %

n = 1 368 Krankenhäuser

Krankenhaus-Report 2016   WIdO

Abbildung 17–7

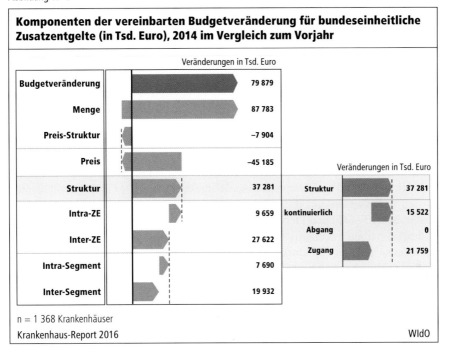

Komponenten der vereinbarten Budgetveränderung für bundeseinheitliche Zusatzentgelte (in Tsd. Euro), 2014 im Vergleich zum Vorjahr

Veränderungen in Tsd. Euro

Budgetveränderung	79 879
Menge	87 783
Preis-Struktur	–7 904
Preis	–45 185
Struktur	37 281
Intra-ZE	9 659
Inter-ZE	27 622
Intra-Segment	7 690
Inter-Segment	19 932

Veränderungen in Tsd. Euro

Struktur	37 281
kontinuierlich	15 522
Abgang	0
Zugang	21 759

n = 1 368 Krankenhäuser

Krankenhaus-Report 2016   WIdO

nentenzerlegung – auch die nicht bundesweit bepreisten Zusatzentgelte ein, die ein noch stärkeres Budgetwachstum aufwiesen.

Was das Budgetwachstum bei den E2-Entgelten angeht, so ist dieses vornehmlich auf den Mengenanstieg zurückzuführen: Die steigende Zahl vereinbarter Zusatzentgelte führte sogar zu einem Budgetanstieg um 87,8 Mio. Euro (Mengenkomponente). Dem steht allerdings eine geringfügige dämpfende Wirkung der Preis-Struktur-Komponente gegenüber, die ein um rund 7,9 Mio. Euro reduziertes Budget bewirkte.

Hinter diesen 7,9 Mio. Euro stehen zwei ausgeprägte gegenläufige Effekte. Für sich betrachtet haben sinkende Preise das Budget um 45,2 Mio. Euro reduziert (Preiskomponente). Dies ist eine Folge der jährlichen Neukalkulation durch das InEK auf Basis von Erzeugerpreisen in einem sehr mengendynamischen Marktgeschehen. Auch in den vergangenen Jahren war stets ein ausgeprägter Preisrückgang festzustellen. Dies wird allerdings regelmäßig durch die Strukturkomponente ausgeglichen, oftmals sogar überkompensiert. 2014 fiel die Strukturkomponente allerdings absolut betrachtet niedriger aus als die Preiskomponente. Sie bewirkte einen Budgetanstieg um 37,3 Mio. Euro. Dahinter verbergen sich strukturelle Verschiebungen in Richtung höher vergüteter Zusatzentgelte.

Den größten Anteil an diesen strukturellen Effekten hatte die Inter-ZE-Komponente, also die Verschiebungen zwischen verschiedenen Zusatzentgelten. 27,6 Mio. Euro sind auf derartige Effekte zurückzuführen. Der Einfluss der Intra-ZE-Komponente fiel mit 9,7 Mio. Euro geringer aus. Hierbei handelt es sich um strukturelle

Veränderungen innerhalb desselben Zusatzentgeltes, beispielsweise bei einer Medikamentengabe um eine Verschiebung hin zu höheren – und damit höher vergüteten – Dosierungsklassen.

Bei der Inter-ZE-Komponente können sowohl Verschiebungen innerhalb eines Segments eine Rolle spielen als auch solche über Segmentgrenzen hinweg. Zwischen 2013 und 2014 besaß die Intra-Segment-Komponente nur einen geringen Einfluss von 7,7 Mio. Euro. Demgegenüber verursachte ein Wechsel zwischen verschiedenen Segmenten, also die Inter-Segment-Komponente, einen vergleichsweise höheren Effekt von 19,9 Mio. Euro.

Die Warenkorbkomponente stellt eine alternative Analyse der Strukturkomponente dar. Sie misst den Effekt aus dem Wegfall beziehungsweise dem erstmaligen Auftreten von Zusatzentgelten im ZE-Katalog.[10] Dabei fällt der ausgesprochen große Einfluss neu hinzugekommener Zusatzentgelte im Jahr 2014 auf. Hierbei handelt es sich insbesondere um die neu in den Katalog aufgenommenen Medikamente Clofarabin (ZE 142) und Plerixafor (ZE 143), vor allem aber um die Spezialisierte stationäre palliativmedizinische Komplexbehandlung (ZE 145) (s. o.). Insgesamt gehen innerhalb der Strukturkomponente mit einem Volumen von 37,3 Mio. Euro rund 21,8 Mio. Euro allein auf Zugänge zurück. Strukturelle Verschiebungen innerhalb der fortbestehenden Zusatzentgelte sind hingegen nur für die restlichen 15,5 Mio. Euro verantwortlich. Da zwischen 2013 und 2014 keine Zusatzentgelte weggefallen sind, spielt die Abgangskomponente keine Rolle.

17.5   Zusammenfassung und Diskussion

Ein Jahr nach den Finanzierungshilfen aus dem PsychEntgG hat das Beitragsschuldengesetz für die Jahre 2013 und 2014 zu einer erneuten Verbesserung der finanziellen Situation der Krankenhäuser geführt. Für das Jahr 2013 summieren sich nachträgliche Tarifnachfinanzierung und Versorgungszuschläge auf 349,2 Mio. Euro. Die Tarifnachfinanzierung wurde 2014 basiswirksam und damit dauerhaft in die Landesbasisfallwerte übernommen, die Erhöhung des Versorgungszuschlags führte im Vergleich zu 2013 zu einem Mittelzufluss von weiteren 229,4 Mio. Euro. Dabei hat sich die Überkompensation der Wirkungen aus dem Mehrleistungsabschlag durch den Versorgungszuschlag von 90,4 Mio. auf 162,6 Mio. Euro noch einmal deutlich erhöht.

In der Summe resultiert ein ausgleichsbereinigter Preiseffekt von 2,9 %. Dieser fiel auch deswegen so hoch aus, weil 2014 nach nur einem Jahr vom strikten Prinzip der Kostenorientierung bei der Ermittlung der Preisobergrenze wieder abgerückt wurde. Hätte wie 2013 der kostenorientierte Orientierungswert als Obergrenze gegolten, wäre die Steigerung um ca. 0,6 %-Punkte niedriger ausgefallen.

Die vereinbarte Mengenentwicklung mit einem Plus von 1,5 % entspricht dem Wert des Vorjahres, hat aber verglichen mit den Vorvorjahren einen deutlich gerin-

---

10 Eine ausführliche Beschreibung der theoretischen Grundlagen der Warenkorbkomponenten in der Komponentenzerlegung findet sich bei Günster 2008.

geren Einfluss auf die Budgets. Quasi alleinverantwortlich war in diesem Jahr die Fallzahlentwicklung. Die Veränderung der mittleren Fallschwere auf globaler Ebene war mit 0,1 % vergleichsweise unbedeutend, der leicht rückläufige CMI in den vereinbarten DRG-Leistungen wurde durch den Zuwachs bei den Zusatzentgelten leicht überkompensiert. Auf Ebene der einzelnen Basis-DRGs, MDCs oder Partitionen lassen sich jedoch stärkere Veränderungen in der Fallschwere und im Leistungsvolumen erkennen.

Im Ergebnis sind die Budgets der untersuchten 1 368 Krankenhäuser ausgleichsbereinigt um 4,4 % gestiegen, was einem Mittelzuwachs von knapp über 2,6 Mrd. Euro entspricht.

Literatur

Friedrich J, Günster C. Determinanten der CM-Entwicklung in Deutschland während der Einführung von DRGs (2002 bis 2004). In: Klauber J, Robra BP, Schellschmidt H (Hrsg). Krankenhaus-Report 2005. Stuttgart: Schattauer 2006; 153–202.

Friedrich J, Paschen K. Schätzfehler bei der Überleitung von Leistungsdaten verringern – das WIdO-Verfahren der „vereinbarungsgewichteten Überleitung". f&w 2005; 5 (22): 464–8.

Fürstenberg T, Laschat M, Zich K, Klein S, Gierling P, Noting HP, Schmidt T. G-DRG-Begleitforschung gemäß § 17b Abs. 8 KHG, Endbericht des dritten Forschungszyklus (2008–2010). InEK 2013. http://www.g-drg.de/cms/Begleitforschung_gem._17b_Abs._8_KHG.

GKV-Spitzenverband. Bericht des GKV-Spitzenverbandes zum Hygienesonderprogramm in 2013/2014. Berlin 2015.

Günster C. Komponentenzerlegung und Warenkorbänderungen. In: Klauber J, Robra BP, Schellschmidt H (Hrsg). Krankenhaus-Report 2007. Stuttgart: Schattauer 2008; 185–94.

Institut für das Entgeltsystem im Krankenhaus (InEK). Abschlussbericht. Weiterentwicklung des G-DRG-Systems für das Jahr 2014. Siegburg 2013.

Kramer H, Leclerque G, Friedrich J. Die Krankenhausbudgets 2009 und 2010 unter dem Einfluss des KHRG. In: Klauber J, Geraedts M, Friedrich J (Hrsg). Krankenhaus-Report 2012, Stuttgart: Schattauer 2012; 315–39.

Mostert C, Leclerque G, Friedrich J. Eckdaten der Leistungsentwicklung im Krankenhausmarkt 2011. In: Klauber J, Geraedts M, Friedrich J, Wasem J (Hrsg) Krankenhaus-Report 2013. Stuttgart: Schattauer 2013; 21–46.

Mostert C, Leclerque G, Friedrich J. Die Krankenhausbudgets 2011 und 2012 im Vergleich. In: Klauber J, Geraedts M, Friedrich J, Wasem J (Hrsg). Krankenhaus-Report 2014, Stuttgart: Schattauer 2014; 267–91.

Mostert C, Leclerque G, Friedrich J. Die Krankenhausbudgets 2012 und 2013 im Vergleich. In: Klauber J, Geraedts M, Friedrich J, Wasem J (Hrsg). Krankenhaus-Report 2015, Stuttgart: Schattauer 2015; 303–24.

Reichelt H. Eine Methode der statistischen Komponentenzerlegung. WIdO-Materialien 31. Bonn 1988.

17

Anhang
Zusatzentgelte 2013 und 2014

ZE-Nr	Segment[a]	Bezeichnung	2013	2014
ZE 01	D	Hämodialyse, intermittierend	X	X
ZE 02	D	Hämodiafiltration, intermittierend	X	X
ZE 09	S	Vollimplantierbare Medikamentenpumpe mit programmierbarem variablen Tagesprofil	X	X
ZE 10	S	Künstlicher Blasenschließmuskel, Eingriffe bei artifiziellem Harnblasensphinkter	X	X
ZE 11	S	Wirbelkörperersatz, Wirbelkörperersatz und komplexe Rekonstruktion der Wirbelsäule	X	X
ZE 17	M	Gabe von Gemcitabin, parenteral	X	X
ZE 19	M	Gabe von Irinotecan, parenteral	X	X
ZE 27	M	Gabe von Trastuzumab, parenteral	X	X
ZE 30	M	Gabe von Prothrombin-komplex, parenteral	X	X
ZE 36	S	Plasmapherese	X	X
ZE 37	S	Extrakorporale Photopherese	X	X
ZE 40	M	Gabe von Filgrastim, parenteral	X	X
ZE 42	M	Gabe von Lenograstim, parenteral	X	X
ZE 44	M	Gabe von Topotecan, parenteral		X
ZE 47	M	Gabe von Antithrombin III, parenteral	X	X
ZE 48	M	Gabe von Aldesleukin, parenteral	X	X
ZE 49	M	Gabe von Bortezomib, parenteral	X	X
ZE 50	M	Gabe von Cetuximab, parenteral	X	X
ZE 51	M	Gabe von Human-Immunglobulin, spezifisch gegen Hepatitis-B-surface-Antigen, parenteral	X	X
ZE 52	M	Gabe von Liposomalem Doxorubicin, parenteral	X	X
ZE 53	M	Gabe von Pemetrexed, parenteral	X	X
ZE 56	S	Vollimplantierbare Medikamentenpumpe mit konstanter Flussrate	X	X
ZE 58	S	Hydraulische Penisprothesen, Andere Operationen am Penis	X	X
ZE 60	S	Palliativmedizinische Komplexbehandlung	X	X
ZE 61	S	LDL-Apherese	X	X
ZE 62	D	Hämofiltration, intermittierend	X	X
ZE 63	M	Gabe von Paclitaxel, parenteral	X	X
ZE 64	M	Gabe von Human-Immunglobulin, spezifisch gegen Zytomegalie-Virus, parenteral	X	X
ZE 66	M	Gabe von Adalimumab, parenteral	X	X
ZE 67	M	Gabe von Human-Immunglobulin, spezifisch gegen Varicella-Zoster-Virus, parenteral	X	X
ZE 68	M	Gabe von Infliximab, parenteral	X	X
ZE 70	M	Gabe von C1-Esteraseinhibitor, parenteral	X	X
ZE 71	M	Gabe von Pegfilgrastim, parenteral	X	X
ZE 72	M	Gabe von Pegyliertem liposomalen Doxorubicin, parenteral	X	X
ZE 74	M	Gabe von Bevacizumab, parenteral	X	X

17

Anhang
Fortsetzung

ZE-Nr	Segment[a]	Bezeichnung	2013	2014
ZE 75	M	Gabe von Liposomalem Cytarabin, intrathekal	X	X
ZE 76	M	Gabe von Etanercept, parenteral	X	X
ZE 78	M	Gabe von Temozolomid, oral	X	X
ZE 79	M	Gabe von Busulfan, parenteral	X	X
ZE 80	M	Gabe von Docetaxel, parenteral	X	X
ZE 82	M	Gabe von Rituximab, parenteral	X	X
ZE 84	M	Gabe von Apherese-Thrombozytenkonzentraten	X	X
ZE 86	S	Neurostimulatoren zur Hirnstimulation, Einkanalsystem	X	X
ZE 92	M	Gabe von Imatinib, oral	X	X
ZE 93	M	Gabe von Human-Immunglobulin, polyvalent, parenteral	X	X
ZE 94	M	Gabe von Thrombozytenkonzentraten	X	X
ZE 95	M	Gabe von Palifermin, parenteral	X	X
ZE 96	M	Gabe von Carmustin-Implantaten, intrathekal	X	X
ZE 97	M	Gabe von Natalizumab, parenteral	X	X
ZE 98	M	Gabe von Palivizumab, parenteral	X	X
ZE 99	S	Distraktionsmarknagel, nicht motorisiert	X	X
ZE100	S	Implantation eines endobronchialen Klappensystems, andere Operationen an Lunge und Bronchien	X	X
ZE101	S	Medikamente-freisetzende Koronarstents	X	X
ZE102	S	Vagusnervstimulationssysteme	X	X
ZE105	S	Selektive Embolisation mit Metallspiralen (Coils) an Kopf, Hals (intra- und extrakraniell) und spinalen Gefäßen oder mit großlumigem Gefäßverschlusskörper	X	X
ZE106	S	Selektive Embolisation mit Metallspiralen (Coils), andere Lokalisationen	X	X
ZE107	M	Gabe von Erythrozytenkonzentraten	X	X
ZE108	M	Gabe von patientenbezogenen Thrombozytenkonzentraten	X	X
ZE109	M	Gabe von Caspofungin, parenteral	X	X
ZE110	M	Gabe von Liposomalem Amphotericin B, parenteral	X	X
ZE111	M	Gabe von Voriconazol, oral	X	X
ZE112	M	Gabe von Voriconazol, parenteral	X	X
ZE113	M	Gabe von Itraconazol, parenteral	X	X
ZE114	M	Gabe von Posaconazol, oral	X	X
ZE115	M	Gabe von Anidulafungin, parenteral	X	X
ZE116	M	Gabe von Panitumumab, parenteral	X	X
ZE117	M	Gabe von Trabectedin, parenteral	X	X
ZE118	M	Gabe von Abatacept, parenteral	X	X
ZE119	D	Hämofiltration, kontinuierlich	X	X
ZE120	D	Hämodialyse, kontinuierlich, venovenös, pumpengetrieben (CVVHD)	X	X
ZE121	D	Hämodiafiltration, kontinuierlich	X	X

17

Anhang
Fortsetzung

ZE-Nr	Segment[a]	Bezeichnung	2013	2014
ZE122	D	Peritonealdialyse, intermittierend, maschinell unterstützt (IPD)	X	X
ZE123	D	Peritonealdialyse, kontinuierlich, nicht maschinell unterstützt (CAPD)	X	X
ZE124	M	Gabe von Azacytidin, parenteral	X	X
ZE125	S	Implantation oder Wechsel eines interspinösen Spreizers, Andere Operationen an der Wirbelsäule	X	X
ZE126	S	Autogene / Autologe matrixinduzierte Chondrozytentransplantation	X	X
ZE128	M	Gabe von Micafungin, parenteral	X	X
ZE129	M	Gabe von Tocilizumab, parenteral	X	X
ZE130	S	Hochaufwendige Pflege von Erwachsenen	X	X
ZE131	S	Hochaufwendige Pflege von Kleinkindern oder von Kindern und Jugendlichen	X	X
ZE132	S	Implantation eines Wachstumsstents	X	X
ZE133	S	Perkutan-transluminale Fremdkörperentfernung und Thrombektomie an intrakraniellen Gefäßen unter Verwendung eines Mikrodrahtretriever-Systems	X	X
ZE134	S	Verschiedene Harnkontinenztherapien	X	X
ZE135	M	Gabe von Vinflunin, parenteral	X	X
ZE136	S	Medikamente-freisetzende Ballons an Koronargefäßen	X	X
ZE137	S	Medikamente-freisetzende Ballons an anderen Gefäßen	X	X
ZE138	S	Neurostimulatoren zur Rückenmarkstimulation oder Stimulation des peripheren Nervensystems, Einkanalsystem, mit Sondenimplantation	X	X
ZE139	S	Neurostimulatoren zur Rückenmarkstimulation oder Stimulation des peripheren Nervensystems, Einkanalsystem, ohne Sondenimplantation	X	X
ZE140	S	Neurostimulatoren zur Rückenmarkstimulation oder Stimulation des peripheren Nervensystems, Mehrkanalsystem, nicht wiederaufladbar, mit Sondenimplantation	X	X
ZE141	S	Neurostimulatoren zur Rückenmarkstimulation oder Stimulation des peripheren Nervensystems, Mehrkanalsystem, nicht wiederaufladbar, ohne Sondenimplantation	X	X
ZE142	M	Gabe von Clofarabin, parenteral		X
ZE143	M	Gabe von Plerixafor, parenteral		X
ZE144	M	Gabe von Romiplostim, parenteral		X
ZE145	S	Spezialisierte stationäre palliativmedizinische Komplexbehandlung		X

[a] „M" = Medikamentengabe; „D" = Dialyse; „S" = Sonstige

18 Statistische Krankenhausdaten: Grund- und Kostendaten der Krankenhäuser 2013

Ute Bölt

Abstract

Dieser Beitrag fasst die Ergebnisse der Krankenhausstatistik zu den Grund- und Kostendaten der Krankenhäuser für das Berichtsjahr 2013 zusammen. Er gibt einen Überblick über die sachlichen und personellen Ressourcen (z. B. Betten, Fachabteilungen, Personal) sowie die Inanspruchnahme von Krankenhausleistungen (Patientenbewegungen) und beziffert die Aufwendungen für Personal und Sachkosten. Die Krankenhausstatistik ist eine seit 1991 bundeseinheitlich durchgeführte jährliche Vollerhebung. Auskunftspflichtig sind die Träger der Krankenhäuser. Die Diagnosedaten der Krankenhauspatienten werden wie die fallpauschalenbezogene Krankenhausstatistik (DRG-Statistik) jeweils in einem gesonderten Beitrag behandelt (siehe Kapitel 19–20).

The article presents the results of the hospital statistics for the year 2013 and provides an overview of the structural and financial situation of German hospitals, their organisational units, staff and equipment and the service rendered. The survey has been carried out annually since 1991. The DRG statistics, just like the diagnosis statistics for hospital patients can be found in extra chapters (see chapters 19–20).

18.1 Vorbemerkung

Die Krankenhausstatistik des Statistischen Bundesamtes liefert vielfältige Informationen über das Volumen und die Struktur des Leistungsangebots sowie über die Inanspruchnahme von Krankenhausleistungen. Seit 1991 umfasst die jährlich durchgeführte Vollerhebung die Krankenhäuser im gesamten Bundesgebiet. Das Erhebungsprogramm gliedert sich in die Grunddaten der Krankenhäuser, den Kostennachweis der Krankenhäuser und die Diagnosen der Krankenhauspatienten.[1] Die fallpauschalenbezogene Krankenhausstatistik (DRG-Statistik – Diagnosis Related

18

---

[1] Eine ausführliche Darstellung der Ergebnisse der Krankenhausstatistik enthält die Fachserie 12 (Gesundheit) des Statistischen Bundesamtes. Entsprechend der Erhebungsbereiche werden die Ergebnisse in den Reihen 6.1.1 (Grunddaten der Krankenhäuser), 6.2.1 (Diagnosen der Krankenhauspatienten) und 6.3 (Kostennachweis der Krankenhäuser) jährlich publiziert; die Reihe 6.4 (Fallpauschalenbezogene Krankenhausstatistik – DRG-Statistik) erweitert das Informationsangebot seit dem Berichtsjahr 2005. Die Publikationen sind auf der Themenseite Gesundheit des Statistischen Bundesamtes unter

Groups Statistics) ergänzt seit 2005 die Krankenhausdiagnosestatistik insbesondere um Angaben zu Operationen und medizinischen Prozeduren bei stationären Patienten. Gegenstand der folgenden Betrachtung sind die Grund- und Kostendaten der Krankenhäuser. Eine ausführliche Darstellung der Krankenhausdiagnosestatistik enthält Kapitel 19, Ergebnisse der DRG-Statistik werden in Kapitel 20 präsentiert.

Rechtsgrundlage ist die 1990 in Kraft getretene und im Jahr 2001 erstmals umfassend novellierte Krankenhausstatistik-Verordnung (KHStatV). Die Novellierung war erforderlich geworden, um die Krankenhausstatistik an die Entwicklungen im Bereich der stationären Gesundheitsversorgung anzupassen.[2] Weitere wesentliche Änderungen gibt es ab 2007 bei der Erhebung der Kosten der Ausbildungsstätten (Wegfall der Ausbildungsstätten-Umlage) und der neu hinzugekommenen gesonderten Erfassung von Aufwendungen für den Ausbildungsfonds[3] sowie ab 2009 bei der zusätzlichen Erhebung von Personal ohne direktes Beschäftigungsverhältnis beim Krankenhaus und die hierauf entfallenden Sachkosten.[4] Der vorliegende Beitrag schließt sich an das Kapitel 20 im Krankenhaus-Report 2015 an. Die Struktur des Kapitels orientiert sich am Angebot und der Inanspruchnahme von Krankenhausleistungen. An einen ersten Überblick über die Ergebnisse des Jahres 2013 anhand ausgewählter Kennzahlen der Krankenhäuser (Abschnitt 18.2) schließt sich eine detaillierte Betrachtung des Angebots von Krankenhausleistungen an (Abschnitt 18.3). Dabei wird auf die sachliche, personelle und fachlich-medizinische Ausstattung der Krankenhäuser eingegangen. Im Weiteren werden Ergebnisse zur Inanspruchnahme von Krankenhausleistungen nach unterschiedlichen Behandlungsformen präsentiert (Abschnitt 18.4). Abschließend wird auf die im Zusammenhang mit der Krankenhausleistung entstandenen Kosten (Abschnitt 18.5) eingegangen.

18.2   Kennzahlen der Krankenhäuser

Im Hinblick auf den Beitrag „Fallpauschalenbezogene Krankenhausstatistik: Diagnosen und Prozeduren der Krankenhauspatienten auf Basis der Daten nach § 21 Krankenhausentgeltgesetz" (Kapitel 20[5]), der sich ausschließlich mit dem Behand-

18

Veröffentlichungen im Bereich Krankenhäuser in der Regel kostenfrei erhältlich. Weitere Informationen können unter gesundheit@destatis.de angefordert werden.

2 Zu inhaltlichen und methodischen Änderungen aufgrund der ersten Novellierung der Krankenhausstatistik-Verordnung siehe Rolland, S, Rosenow C. Statistische Krankenhausdaten: Grund- und Kostendaten der Krankenhäuser 2002. In: Klauber J, Robra BP, Schellschmidt H (Hrsg). Krankenhaus-Report 2004, Stuttgart: Schattauer 2005, S. 291–310.

3 Aufwendungen nach § 17a Krankenhausfinanzierungsgesetz (KHG) zur Finanzierung von Ausbildungsstätten und -vergütungen

4 Art. 4b des Krankenhausfinanzierungsreformgesetzes vom 24. März 2009.

5 Krankenhäuser, die nach dem DRG-Vergütungssystem abrechnen und dem Anwendungsbereich des § 1 KHEntgG unterliegen (hier: allgemeine Krankenhäuser), bilden die Datenbasis für die DRG-Statistik. Die Anwendung eines pauschalierenden Entgeltsystems auch für psychiatrische und psychosomatische Einrichtungen (hier: sonstige Krankenhäuser ohne reine Tages- und Nachtkliniken) ist nach § 17d Abs. 1 KHG ab 1. Januar 2017 vorgesehen.

lungsgeschehen in allgemeinen Krankenhäusern befasst, werden vorab die Besonderheiten allgemeiner Krankenhäuser im Vergleich zu sonstigen Krankenhäusern anhand ausgewählter Kennzahlen dargestellt. Alle weiteren Ausführungen in diesem Kapitel zu den „Statistische(n) Krankenhausdaten: Grund- und Kostendaten der Krankenhäuser 2013" beziehen sich auf die Gesamtheit der Krankenhäuser in Deutschland.

18.2.1 Allgemeine und sonstige Krankenhäuser im Vergleich

Von 1 996 Krankenhäusern insgesamt sind 1 668 allgemeine und 268 sonstige Krankenhäuser (ohne 60 reine Tages- und Nachtkliniken). Allgemeine Krankenhäuser sind Einrichtungen mit einem in der Regel breiten Behandlungsspektrum. Sie verfügen deshalb über ein entsprechendes Angebot verschiedener Fachabteilungen. Davon zu unterscheiden sind Krankenhäuser, deren Schwerpunkt im psychiatrischen Bereich liegen. Da neben einem Angebot an psychiatrischen Fachabteilungen in diesen Einrichtungen oft auch noch neurologische oder geriatrische Behandlungsschwerpunkte kombiniert werden, versteht man unter den sonstigen Krankenhäusern Einrichtungen mit ausschließlich psychiatrischen und psychotherapeutischen Betten, mit psychiatrischen, psychotherapeutischen und neurologischen Betten, mit psychiatrischen, psychotherapeutischen und geriatrischen Betten sowie mit psychiatrischen, psychotherapeutischen, neurologischen und geriatrischen Betten (Tabelle 18–1).

Der Anteil kleinerer Häuser mit weniger als 100 Betten liegt bei den sonstigen Krankenhäusern bei 43,7 % (30,9 % bei allgemeinen Krankenhäusern), lediglich 3 % der Häuser verfügen über 500 und mehr Betten (15,2 % bei allgemeinen Krankenhäusern). Von 18,8 Millionen stationär behandelten Patientinnen und Patienten wurden zwar nur 3,2 % in einem sonstigen Krankenhaus behandelt; allerdings entfielen auf diese Patientinnen und Patienten 10,5 % der insgesamt gut 141 Millionen Berechnungs- und Belegungstage des Jahres 2013. Daraus errechnet sich eine durchschnittliche Verweildauer von 24,3 Tagen, die sich aus dem besonderen Behandlungsspektrum dieser Einrichtungen ergibt. Überwiegend werden dort psychische Erkrankungen behandelt. Demgegenüber dauerte der Aufenthalt für die Patientinnen und Patienten in allgemeinen Krankenhäusern lediglich 7,0 Tage. Die lange Verweildauer wirkt sich positiv auf die Bettenauslastung in sonstigen Krankenhäusern aus. Sie liegt mit 92,5 % um 16,6 Prozentpunkte über der Bettenauslastung allgemeiner Krankenhäuser (75,9 %).

In sonstigen Krankenhäusern sind lediglich 11,1 % der beschäftigten Vollkräfte dem ärztlichen Personal zuzurechnen, in allgemeinen Krankenhäusern sind 17,7 % der Vollkräfte Ärzte. Mehr als die Hälfte der Vollkräfte im nichtärztlichen Dienst (55,2 %) gehört in den sonstigen Krankenhäusern zum Pflegedienst, in allgemeinen Krankenhäusern liegt der Anteil der Pflegevollkräfte an den nichtärztlichen Vollkräften bei 44,2 %.

Alle weiteren Ausführungen in diesem Kapitel zu den Statistischen Krankenhausdaten: Grund- und Kostendaten der Krankenhäuser 2013 beziehen sich auf die Gesamtheit der Krankenhäuser in Deutschland.

18

Tabelle 18–1

Eckdaten verschiedener Krankenhaustypen: Allgemeine Krankenhäuser und Sonstige Krankenhäuser (OHNE reine Tages- und Nachtkliniken) im Vergleich

Gegenstand der Nachweisung	Krankenhäuser insgesamt	Allgemeine Krankenhäuser	Sonstige Krankenhäuser*⁾
Anzahl der Krankenhäuser	1 996	1 668	268
Krankenhäuser mit ... Betten			
unter 100	693	516	117
100–199	432	365	67
200–499	610	534	76
500 und mehr	261	253	8
Aufgestellte Betten	500 671	456 784	43 887
Bettenauslastung	77,3	75,9	92,5
Stationär beh. Patienten	18 787 168	18 177 116	610 052
Berechnungs-/Belegungstage	141 339 992	126 517 827	14 822 165
Durchsch. Verweild. in Tagen	7,5	7,0	24,3
Vollkräfte im Jahresdurchschnitt	850 099	790 972	58 457
davon: Ärztliches Personal	146 988	140 356	6 505
Nichtärztliches Personal	703 111	650 615	51 952
davon: Pflegedienst	316 275	287 444	28 659
dar.: in der Psychiatrie tätig	43 613	17 128	26 326
Med.-tech. Dienst	140 195	130 995	9 026
Funktionsdienst	100 205	97 118	2 981
Übriges Personal	146 436	135 058	11 286

*⁾ Zu den Sonstigen Krankenhäusern rechnen (neben reinen Tages- und Nachtkliniken) Krankenhäuser mit
– ausschließlich psychiatrischen und psychotherapeutischen Betten
– psychiatrischen, psychotherapeutischen und neurologischen Betten
– psychiatrischen, psychotherapeutischen und geriatrischen Betten
– psychiatrischen, psychotherapeutischen, neurologischen und geriatrischen Betten

Quelle: Statistisches Bundesamt

Krankenhaus-Report 2016   WIdO

18.2.2   Krankenhäuser insgesamt

Einen Überblick über zentrale Ergebnisse des Jahres 2013, auf die in den folgenden Abschnitten intensiver eingegangen wird, gibt Tabelle 18–2.[6] Die kompletten Ergebnisse für die Jahre 2003 bis 2013 finden sich im Internetportal www.krankenhaus-report-online.de (Zusatztabellen 18–a und 18–b). Zu den grundlegenden Kennzahlen von Krankenhausleistungen gehören auf der Angebotsseite die Anzahl der Einrichtungen, Betten und Beschäftigten. Unter dem Gesichtspunkt der Inanspruchnahme stellen die Anzahl der vollstationären Krankenhausfälle und die durchschnittliche Verweildauer wesentliche Kennzahlen dar. Sie werden ergänzt

---

6 Die Veränderungsraten in diesem Beitrag wurden auf Basis der exakten Ergebnisse errechnet.

Tabelle 18–2

Zentrale Indikatoren der Krankenhäuser

Gegenstand der Nachweisung	Berichtsjahr				Veränderung 2013 gegenüber		
	2013	2012	2008	2003	2012	2008	2003
	Anzahl				in %		
Krankenhäuser	1996	2017	2083	2197	–1,0	–4,2	–9,1
Aufgestellte Betten							
– Anzahl	500 671	501 475	503 360	541 901	–0,2	–0,5	–7,6
– je 100 000 Einwohner*)	621	624	613	657	–0,4	1,3	–5,5
Krankenhausfälle							
– Anzahl	18 787 168	18 620 442	17 519 579	17 295 910	0,9	7,2	8,6
– je 100 000 Einwohner*)	23 296	23 152	21 334	20 960	0,6	9,2	11,1
Berechnungs- und Belegungstage in 1 000	141 340	142 024	142 535	153 518	–0,5	–0,8	–7,9
Durchschnittliche Verweildauer in Tagen	7,5	7,6	8,1	8,9	–1,4	–7,5	–15,2
Durchschnittliche Bettenauslastung in Prozent	77,3	77,4	77,4	77,6	0,0	0,0	–0,4
Personal							
– Beschäftigte am 31.12. (Kopfzahl)	1 164 145	1 146 532	1 078 212	1 096 420	1,5	8,0	6,2
– Vollkräfte im Jahresdurchschnitt (Vollzeitäquivalente)	850 099	837 745	797 554	823 939	1,5	6,6	3,2
darunter: – Ärztlicher Dienst	146 988	142 874	128 117	114 105	2,9	14,7	28,8
– Nichtärztlicher Dienst	703 111	694 872	669 437	709 834	1,2	5,0	–0,9
darunter: – Pflegedienst	316 275	313 478	300 417	320 158	0,9	5,3	–1,2
– med.-techn. Dienst	140 195	137 722	125 438	124 927	1,8	11,8	12,2
– Funktionsdienst	100 205	97 761	88 414	84 198	2,5	13,3	19,0
Bereinigte Kosten (einschl. Ausbildungsfonds) in 1 000 EUR	78 004 821	75 591 241	–	–	3,2	X	X
Bereinigte Kosten je Fall (einschl. Ausbildungsfonds) in EUR	4152	4060	–	–	2,3	X	X

18

Tabelle 18–2
Fortsetzung

Gegenstand der Nachweisung	Berichtsjahr				Veränderung 2013 gegenüber		
	2013	2012	2008	2003	2012	2008	2003
	Anzahl				in %		
Bereinigte Kosten (ohne Ausbildungsfonds) in 1 000 EUR	76 825 428	74 474 179	63 233 840	55 664 518	3,2	23,4	38,0
Bereinigte Kosten (ohne Ausbildungsfonds) je Fall in EUR	4 089	4 000	3 554	3 218	2,2	15,1	27,1

*) Ab 2011 berechnet mit der Durchschnittsbevölkerung auf Grundlage des Zensus 2011 (endgültige Ergebnisse 2011, ab 2012 vorläufige Ergebnisse). Bis 2010 berechnet mit der Durchschnittsbevölkerung auf Basis früherer Zählungen.
– = nichts vorhanden
X = grundsätzliche Änderung innerhalb einer Reihe, die den zeitlichen Vergleich beeinträchtigt

Quelle: Statistisches Bundesamt

Krankenhaus-Report 2016   WIdO

Abbildung 18–1

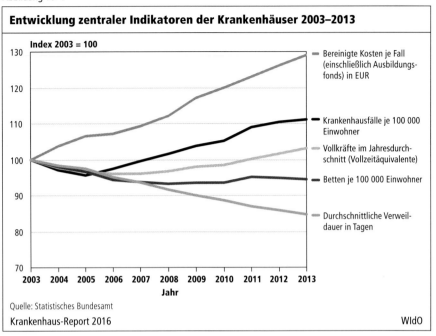

Entwicklung zentraler Indikatoren der Krankenhäuser 2003–2013

Index 2003 = 100

- Bereinigte Kosten je Fall (einschließlich Ausbildungsfonds) in EUR
- Krankenhausfälle je 100 000 Einwohner
- Vollkräfte im Jahresdurchschnitt (Vollzeitäquivalente)
- Betten je 100 000 Einwohner
- Durchschnittliche Verweildauer in Tagen

Jahr

Quelle: Statistisches Bundesamt
Krankenhaus-Report 2016   WIdO

um die Angabe der bereinigten, d. h. um die Aufwendungen für nicht stationäre Leistungen geminderten Kosten.

Um einen Eindruck von der kurz-, mittel- und langfristigen Entwicklung der einzelnen Indikatoren zu gewinnen, wird der Überblick um einen Vorjahres-, 5- und 10-Jahres-Vergleich erweitert. Ergänzend stellt Abbildung 18–1 die zeitliche Entwicklung der wesentlichen Kennzahlen grafisch dar.

18.3   Die Ressourcen der Krankenhäuser

Das Angebot der Krankenhäuser setzt sich aus einer sachlichen, einer personellen und einer fachlich-medizinischen Komponente zusammen. Die sachliche Ausstattung wird neben der Einrichtungszahl vor allem durch die Anzahl der aufgestellten Betten sowie der medizinisch-technischen Großgeräte (siehe Abschnitt 18.3.1) bestimmt. Das fachlich-medizinische Angebot der Krankenhäuser spiegelt sich in den Fachabteilungen wider (siehe Abschnitt 18.3.2). Aussagen über die Verteilung der Ressourcen nach Disziplinen sind auf Basis der Bettenzahl nach Fachabteilungen möglich. Besondere Bedeutung kommt im dienstleistungsorientierten Krankenhausbetrieb der personellen Ausstattung der Krankenhäuser mit ärztlichem und pflegerischem Personal zu. Darüber hinaus stellen Krankenhäuser wichtige Arbeitgeber im Gesundheitswesen dar und fungieren als Ausbildungsstätten für Gesundheitsberufe (siehe Abschnitt 18.3.3).

18.3.1   Sachliche Ausstattung

Im Jahr 2013 standen in insgesamt 1 996 Krankenhäusern Deutschlands 500 671 Betten für die stationäre Gesundheitsversorgung der Bevölkerung zur Verfügung; das Versorgungsangebot blieb gegenüber dem Vorjahr nahezu unverändert (2012: 2 017 Krankenhäuser mit 501 475 Betten). Gegenüber 2003 ging die Zahl der Krankenhäuser infolge von Schließungen, aber auch durch die Fusion[7] mehrerer ehemals eigenständiger Einrichtungen zu einem Krankenhaus um 201 (9,1 %) zurück. Die Zahl der Krankenhausbetten sank von 541 901 im Jahr 2003 um rund 41 200 oder 7,6 %. Sinkende Bettenzahlen hatten zur Folge, dass sich auch die Bettendichte je 100 000 Einwohner[8] verringerte. Bezogen auf die Bevölkerung Deutschlands standen 2013 durchschnittlich 621 Krankenhausbetten je 100 000 Einwohner zur Verfügung; das sind 36 Betten (5,5 %) weniger als zehn Jahre zuvor. Die Krankenhausdichte lag unverändert im Vergleich zum Vorjahr bei 2,5 Krankenhäusern je 100 000 Einwohner (Tabelle 18–3).

Knapp ein Fünftel (18,5 %) aller Krankenhäuser Deutschlands hatte seinen Sitz in Nordrhein-Westfalen; außerdem verfügte das bevölkerungsreichste Bundesland über annähernd ein Viertel (24,0 %) aller Krankenhausbetten. Die meisten Betten je 100 000 Einwohner gab es jedoch in Bremen (779 Betten), gefolgt von Thüringen (750 Betten) und Sachsen-Anhalt (725 Betten). Abbildung 18–2 verdeutlicht die regionalen Unterschiede und die Veränderung der Bettendichte im Vergleich zu 2003. Den stärksten Rückgang verzeichnete Bremen mit einer um 12,2 % niedrigeren Bettendichte gegenüber 2003. Eine Zunahme der Bettendichte um bis zu 5,8 % gab es hingegen in vier von fünf neuen Bundesländern; lediglich in Sachsen ging die Bettendichte um 3,3 % zurück.

Die Mitversorgungsfunktion, die die Krankenhäuser Bremens für das angrenzende Niedersachsen haben, wird nicht nur durch die Bettendichte, sondern auch durch die weit über dem Bundesdurchschnitt (23 296 Fälle je 100 000 Einwohner) liegende Anzahl der Krankenhausfälle (31 356 je 100 000 Einwohner) deutlich. Aussagen über die Mitversorgungsfunktion einzelner Bundesländer können darüber hinaus anhand der Versorgungsquote[9] getroffen werden (siehe Tabelle 18–4). Werte über 100 % besagen, dass die Krankenhäuser eines Bundeslandes mehr Patienten behandelten als Patienten des jeweiligen Bundeslandes in vollstationärer Behand-

18

---

7 Zusammenschlüsse zwischen Unternehmen unterliegen unter bestimmten Voraussetzungen der Fusionskontrolle durch das Bundeskartellamt, Internet: http://www.bundeskartellamt.de/DE/Fusionskontrolle.

8 Angaben je 100 000 Einwohner (Betten und Fälle) in den Krankenhausgrunddaten sind ab dem Berichtsjahr 2011 mit der Durchschnittsbevölkerung auf Grundlage des Zensus 2011 (2011 endgültig, ab 2012 vorläufig) ermittelt; bis 2010 basieren die Angaben auf den Durchschnittsbevölkerungen früherer Zählungen.

9 Die Versorgungsquote in der Krankenhausstatistik wird auf Basis der durchschnittlichen Anzahl vollstationär belegter Betten pro Tag ermittelt. Weil für jeden vollstationären Patienten pro Tag, den er in der Einrichtung verbringt, ein Bett belegt wird, kann ein Tag mit einem belegten Bett gleichgesetzt werden. Die Summe der Berechnungs- und Belegungstage wird – jeweils für Wohn- und Behandlungsort – durch die Anzahl der Kalendertage im Berichtsjahr dividiert. Aus der Relation zwischen den belegten Betten nach Wohn- und Behandlungsort ergibt sich die Versorgungsquote.

Tabelle 18–3

Zentrale Indikatoren der Krankenhäuser 2013 nach Ländern

Bundesland	Kranken-häuser	Aufgestellte Betten		Fallzahl	Durchschnittliche	
					Ver-weil-dauer	Betten-aus-lastung
	Anzahl	Anzahl	je 100 000 Einwohner*⁾	je 100 000 Einwohner*⁾	in Tagen	in %
Deutschland	1 996	500 671	621	23 296	7,5	77,3
Baden-Württemberg	272	56 726	535	19 717	7,6	76,8
Bayern	366	75 675	602	22 954	7,4	76,8
Berlin	81	20 070	591	23 363	7,6	82,2
Brandenburg	55	15 191	620	22 725	7,9	79,1
Bremen	14	5 111	779	31 356	7,1	78,4
Hamburg	52	12 163	699	27 283	7,8	83,7
Hessen	172	36 158	600	22 075	7,6	77,0
Mecklenburg-Vorpommern	39	10 385	650	25 289	7,1	76,2
Niedersachsen	197	42 302	543	21 262	7,4	79,4
Nordrhein-Westfalen	370	120 247	685	25 169	7,6	76,3
Rheinland-Pfalz	91	25 360	635	23 078	7,4	73,2
Saarland	21	6 405	645	27 692	7,5	88,1
Sachsen	79	26 340	651	24 781	7,5	78,5
Sachsen-Anhalt	48	16 332	725	26 924	7,3	74,5
Schleswig-Holstein	95	15 969	568	20 921	7,7	77,2
Thüringen	44	16 237	750	26 666	7,8	76,3
Veränderung zum Vorjahr in %						
Deutschland	–1,0	–0,2	–0,4	0,6	–1,4	0,0
Baden-Württemberg	–1,4	0,1	–0,5	0,2	–1,0	0,0
Bayern	–0,8	–0,4	–1,0	0,3	–1,0	0,6
Berlin	–	–0,3	–1,7	0,0	–1,6	0,4
Brandenburg	1,9	–0,6	–0,5	1,6	–2,1	0,2
Bremen	–	–0,6	–1,0	0,6	–1,8	0,1
Hamburg	2,0	0,3	–0,5	0,0	–1,5	–0,7
Hessen	–	–0,2	–0,6	0,5	–1,1	0,3
Mecklenburg-Vorpommern	2,6	0,0	0,3	–0,7	–1,4	–2,1
Niedersachsen	–0,5	0,5	0,4	0,9	–1,9	–1,1
Nordrhein-Westfalen	–3,9	–0,6	–0,7	0,9	–1,5	0,3
Rheinland-Pfalz	–	–0,1	–0,1	1,4	–1,7	0,0
Saarland	–	–0,9	–0,6	2,6	–2,1	1,3
Sachsen	1,3	0,6	0,7	0,5	–1,3	–1,2
Sachsen-Anhalt	–2,0	0,2	0,9	1,3	–1,7	–1,1
Schleswig-Holstein	–	0,0	–0,2	–0,2	–0,8	–0,4
Thüringen	–2,2	0,1	0,6	1,2	–0,8	0,1

*⁾ Ab 2011 berechnet mit der Durchschnittsbevölkerung auf Grundlage des Zensus 2011

Quelle: Statistisches Bundesamt

18

Abbildung 18–2

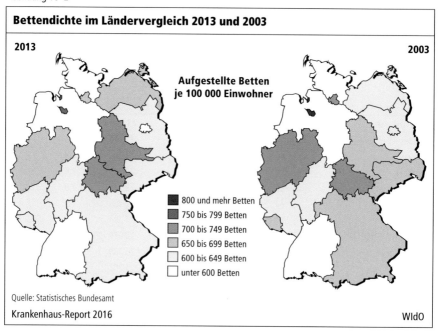

Bettendichte im Ländervergleich 2013 und 2003

2013

2003

**Aufgestellte Betten
je 100 000 Einwohner**

■ 800 und mehr Betten

■ 750 bis 799 Betten

■ 700 bis 749 Betten

□ 650 bis 699 Betten

□ 600 bis 649 Betten

□ unter 600 Betten

Quelle: Statistisches Bundesamt

Krankenhaus-Report 2016

WIdO

lung waren. Dies ist insbesondere bei den Stadtstaaten der Fall. So verfügten die Krankenhäuser Bremens 2013 mit 137,7 % über die höchste Versorgungsquote, gefolgt von Hamburg (132,0 %) und Berlin (110,2 %). Entsprechend niedrige Versorgungsquoten wiesen die Krankenhäuser der angrenzenden Flächenstaaten auf (Niedersachsen und Schleswig-Holstein: 93,7 % und 93,6 %, Brandenburg: 89,0 %).

Ergänzend zur Einzugsgebietsstatistik lässt sich der Anteil der Patienten ermitteln, die sich im eigenen Land behandeln ließen. Die Patienten aus Bayern und Nordrhein-Westfalen bevorzugten zu 96,5 % bzw. 96,3 % eine vollstationäre Krankenhausbehandlung im eigenen Land. Demgegenüber ließen sich nur 81,4 % der Brandenburger und 83,2 % der Schleswig-Holsteiner im jeweils eigenen Bundesland behandeln.

Die anhand der Anzahl der aufgestellten Betten bestimmte Krankenhausgröße ist ein weiteres Kriterium zur Beurteilung der Strukturen in der Krankenhauslandschaft. Im Jahr 2013 verfügte ein Krankenhaus über durchschnittlich 251 Betten; das sind vier Betten mehr als die durchschnittliche Krankenhausgröße zehn Jahre zuvor (247 Betten).

Der allgemeine Rückgang der Zahl der Krankenhäuser trifft nicht alle Krankenhaustypen gleichermaßen. Die Anzahl sehr kleiner Krankenhäuser mit weniger als 50 Betten (einschließlich reiner Tages- und Nachtkliniken ohne aufgestellte Betten) stieg sogar von 392 im Jahr 2003 auf 437 im Jahr 2013. Das entspricht einer Zunahme des Anteils von 17,8 % im Jahr 2003 um 4,1 Prozentpunkte auf 21,9 % im Jahr 2013. Mit durchschnittlich 21 Betten verfügte ein Krankenhaus in der Größenklasse 1 bis 49 Betten über genauso viele Betten wie im Jahr 2003. Der Anteil sehr großer

Tabelle 18–4

Versorgungsquote der Krankenhäuser nach Ländern 2013

Bundesland	Wohnort des Patienten	Behandlungs- ort des Patienten	Absolute Differenz	Versorgungs- quote	Anteil im eigenen Land behandelter Patienten
	Anzahl belegter Betten pro Tag[1]			in %	
Deutschland	396 708	398 590	x	x	x
Baden-Württemberg	43 631	44 975	1 344	103,1	94,5
Bayern	58 095	60 186	2 091	103,6	96,5
Berlin	15 642	17 232	1 590	110,2	93,9
Brandenburg	13 931	12 398	−1 533	89,0	81,4
Bremen	3 025	4 165	1 140	137,7	88,4
Hamburg	8 117	10 716	2 599	132,0	89,9
Hessen	29 062	28 626	−435	98,5	89,5
Mecklenburg-Vorpommern	8 287	8 193	−94	98,9	92,7
Niedersachsen	37 053	34 722	−2 331	93,7	86,7
Nordrhein-Westfalen	93 501	93 237	−264	99,7	96,3
Rheinland-Pfalz	20 318	19 360	−959	95,3	84,7
Saarland	5 660	5 706	47	100,8	90,4
Sachsen	20 971	21 234	263	101,3	95,6
Sachsen-Anhalt	13 018	12 424	−593	95,4	89,8
Schleswig-Holstein	13 518	12 650	−868	93,6	83,2
Thüringen	12 879	12 766	−113	99,1	90,8

[1] Durchschnittliche vollstationäre Bettenbelegung pro Tag. Berechnung: Anzahl der Berechnungs-/Belegungs-tage dividiert durch Anzahl der Kalendertage im Berichtsjahr
X = Kombination nicht sinnvoll bzw. nicht möglich

Quelle: Statistisches Bundesamt

Krankenhaus-Report 2016   WIdO

Krankenhäuser (800 und mehr Betten) lag 2013 bei 4,7 %; das sind 0,8 Prozent-punkte mehr als zehn Jahre zuvor (3,9 %); die Durchschnittsgröße dieser Kranken-häuser lag bei 1 214 Betten (2003: 1 231). Trotz des geringen Anteils dieses Kran-kenhaustyps an den Krankenhäusern insgesamt stand in den sehr großen Kranken-häusern mehr als ein Fünftel (22,8 %) aller Betten, in den sehr kleinen Krankenhäu-sern standen jedoch nur 1,6 % aller Betten. Tabelle 18–5 gibt einen Überblick über ausgewählte Kennzahlen nach Krankenhausgröße und Art des Trägers und zeigt die Veränderungen im Vergleich zum Vorjahr auf.

Die durchschnittliche Bettenauslastung[10] bezogen auf alle Krankenhäuser lag 2013 bei 77,3 % (2012: 77,4 %). In zahlreichen Bundesländern wird für die Akut-

---

10 Die durchschnittliche Bettenauslastung pro Tag ergibt sich als Quotient aus der Summe der Be-rechnungs- bzw. Belegungstage im Zähler und der Summe der aufgestellten Betten multipliziert mit der Anzahl der Kalendertage im Berichtsjahr im Nenner.

Tabelle 18–5

Ausgewählte Kennzahlen der Krankenhäuser nach Größenklassen und Art des Trägers 2013

Bettengrößenklasse/Art des Trägers	Krankenhäuser insgesamt	Aufgestellte Betten		Bettenauslastung	Fallzahl		Durchschnittliche Verweildauer
	Anzahl	Anzahl	je 100 000 Einw.¹⁾	in %	Anzahl	je 100 000 Einw.¹⁾	in Tagen
Krankenhäuser insgesamt	**1996**	**500 671**	**621**	**77,3**	**18 787 168**	**23 296**	**7,5**
KH mit 0 Betten¹⁾	60	–	–	–	–	–	–
KH mit 1 bis 49 Betten	377	7 762	10	64,5	215 478	267	8,5
KH mit 50 bis 99 Betten	256	18 670	23	73,6	540 808	671	9,3
KH mit 100 bis 149 Betten	250	30 598	38	76,1	1 037 682	1 287	8,2
KH mit 150 bis 199 Betten	182	31 466	39	75,4	1 155 453	1 433	7,5
KH mit 200 bis 299 Betten	273	66 924	83	75,6	2 498 153	3 098	7,4
KH mit 300 bis 399 Betten	200	68 504	85	78,0	2 539 290	3 149	7,7
KH mit 400 bis 499 Betten	137	61 407	76	77,3	2 332 067	2 892	7,4
KH mit 500 bis 599 Betten	92	49 958	62	78,0	2 008 678	2 491	7,1
KH mit 600 bis 799 Betten	75	51 287	64	77,7	1 960 701	2 431	7,4
KH mit 800 und mehr Betten	94	114 095	142	79,9	4 498 858	5 579	7,4
Öffentliche Krankenhäuser	**596**	**240 632**	**298**	**79,1**	**9 220 928**	**11 434**	**7,5**
in privatrechtlicher Form	353	137 222	170	77,5	5 437 040	6 742	7,1
in öffentlich-rechtlicher Form	243	103 410	128	81,3	3 783 888	4 692	8,1
– rechtlich unselbstständig	106	34 166	42	80,6	1 153 989	1 431	8,7
– rechtlich selbstständig	137	69 244	86	81,6	2 629 899	3 261	7,8
Freigemeinnützige Krankenhäuser	**706**	**170 086**	**211**	**75,8**	**6 438 929**	**7 984**	**7,3**
Private Krankenhäuser	**694**	**89 953**	**112**	**75,6**	**3 127 311**	**3 878**	**7,9**

18

Tabelle 18–5
Fortsetzung

Bettengrößenklasse/Art des Trägers	Krankenhäuser insgesamt	Aufgestellte Betten		Bettenauslastung	Fallzahl		Durchschnittliche Verweildauer
	Anzahl	Anzahl	je 100 000 Einw.*⁾	in %	Anzahl	je 100 000 Einw.*⁾	in Tagen
Veränderung zum Vorjahr in %							
Krankenhäuser insgesamt	**–1,0**	**–0,2**	**–0,4**	**0,0**	**0,9**	**0,6**	**–1,4**
KH mit 0 Betten¹⁾	–1,6	–	–	–	–	–	–
KH mit 1 bis 49 Betten	–0,5	0,6	0,3	2,0	–1,0	–1,3	3,4
KH mit 50 bis 99 Betten	–	0,3	0,0	–0,7	–0,7	–0,9	0,0
KH mit 100 bis 149 Betten	–3,8	–3,7	–3,9	0,1	–1,3	–1,6	–2,5
KH mit 150 bis 199 Betten	–0,5	–0,8	–1,0	–0,2	–0,9	–1,2	–0,3
KH mit 200 bis 299 Betten	–3,2	–3,5	–3,8	–0,3	–1,2	–1,5	–2,8
KH mit 300 bis 399 Betten	–1,5	–1,7	–1,9	–0,5	–1,5	–1,8	–0,9
KH mit 400 bis 499 Betten	–1,4	–1,3	–1,6	0,5	0,9	0,6	–1,9
KH mit 500 bis 599 Betten	2,2	2,0	1,7	0,1	0,9	0,6	0,9
KH mit 600 bis 799 Betten	5,6	6,1	5,8	–0,3	8,1	7,8	–2,4
KH mit 800 und mehr Betten	1,1	0,9	0,6	–0,1	1,9	1,6	–1,3
Öffentliche Krankenhäuser	**–0,8**	**0,2**	**–0,1**	**0,2**	**1,4**	**1,2**	**–1,3**
in privatrechtlicher Form	–0,3	0,6	0,4	0,3	1,8	1,5	–1,1
in öffentlich-rechtlicher Form	–1,6	–0,4	–0,7	0,2	1,0	0,7	–1,5
– rechtlich unselbstständig	–1,9	–0,5	–0,8	–0,2	0,4	0,1	–1,4
– rechtlich selbstständig	–1,4	–0,4	–0,6	0,4	1,2	0,9	–1,5
Freigemeinnützige Krankenhäuser	**–1,8**	**–0,7**	**–1,0**	**–0,2**	**0,5**	**0,2**	**–1,6**
Private Krankenhäuser	**–0,4**	**–0,1**	**–0,3**	**–0,7**	**0,2**	**0,0**	**–1,2**

*⁾ Vorläufige Ergebnisse auf Grundlage des Zensus 2011, Zensusdaten mit dem Stand vom 10.04.2014
¹⁾ Reine Tages- und Nachtkliniken

Quelle: Statistisches Bundesamt

WIdO

Abbildung 18–3

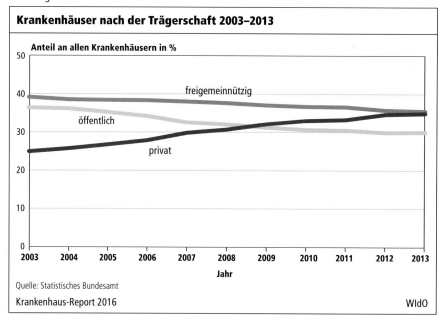

Krankenhäuser nach der Trägerschaft 2003–2013

Anteil an allen Krankenhäusern in %

freigemeinnützig

öffentlich

privat

Jahr

Quelle: Statistisches Bundesamt

Krankenhaus-Report 2016   WIdO

versorgung von einem anzustrebenden „Bettennutzungsrichtwert" von 85% als Maßstab für eine bedarfsgerechte Versorgung der Bevölkerung ausgegangen.[11] Die Abweichung von Soll und Ist im Jahr 2013 entspricht rund 45 100 Krankenhausbetten. Die geringste Bettenauslastung (64,5%) hatten Krankenhäuser mit 1 bis 49 Betten aufzuweisen, die höchste (79,9%) Einrichtungen mit 800 und mehr Betten. Allerdings differiert die Bettenauslastung nach Fachabteilungen erheblich (siehe Abschnitt 18.3.2).

Nicht nur bei der Größenstruktur, auch hinsichtlich der Krankenhausträger vollzog sich ein Strukturwandel. Während sich die Anzahl der Krankenhäuser insgesamt von 2003 bis 2013 um 201 (–9,1%) Einrichtungen verringerte, stieg die Anzahl privater Kliniken um 149 (+27,3%) auf 694 Einrichtungen. Der allgemeine Rückgang der Zahl der Einrichtungen traf folglich die freigemeinnützigen (–17,5%) und in noch stärkerem Maße die öffentlichen Krankenhäuser (–25,1%). Abbildung 18–3 zeigt die Auswirkungen dieser Entwicklungen auf die anteilige Verteilung der

---

11 Krankenhausplanung der Länder gemäß § 6 des Gesetzes zur wirtschaftlichen Sicherung der Krankenhäuser und zur Regelung der Krankenhauspflegesätze – Krankenhausfinanzierungsgesetz (KHG). Vgl. hierzu zum Beispiel: Vierzigste Fortschreibung des Krankenhausplans des Freistaates Bayern, Stand 1. Januar 2015, Quelle: Bayerisches Staatsministerium für Gesundheit und Pflege, Internet: www.stmgp.bayern.de/krankenhaus/krankenhausplanung/doc/krankenhausplan. pdf und Dreißigste Fortschreibung des Niedersächsischen Krankenhausplans, Stand 1. Januar 2015, Quelle: Niedersächsisches Ministerium für Soziales, Gesundheit und Gleichstellung, Internet: www.ms.niedersachsen.de/portal//search.php?_psmand17&q_krankenhausplan.

Krankenhäuser nach Trägern (siehe auch Zusatztabelle 18–d im Internetportal www.krankenhaus-report-online.de).

Die meisten Krankenhäuser (706 oder 35,4 %) befanden sich 2013 in freigemeinnütziger Trägerschaft[12], gefolgt von den privaten Krankenhäusern (694 oder 34,8 %) und den öffentlichen Krankenhäusern (596 oder 29,9 %). Gemessen an der Zahl der verfügbaren Betten dominieren allerdings die öffentlichen Krankenhäuser nach wie vor die Krankenhauslandschaft. Annähernd jedes zweite Bett steht in einem öffentlichen Krankenhaus (240 632 oder 48,1 %). In freigemeinnütziger Trägerschaft befindet sich jedes dritte Krankenhausbett (170 086 oder 34,0 %) und nur jedes sechste Bett (89 953 oder 18,0 %) steht in einem privaten Krankenhaus. Abbildung 18–4 veranschaulicht die prozentuale Verteilung der Krankenhäuser und der Krankenhausbetten nach Träger- und Rechtsformen im Jahr 2013.

Zwischen Träger- und Größenstruktur besteht offenbar ein enger Zusammenhang: Während sich z. B. sehr große Einrichtungen, zu denen in erster Linie die Universitätskliniken gehören, in öffentlicher Trägerschaft befinden, werden kleine Häuser eher von privaten Trägern betrieben. 2013 verfügte eine Privatklinik über durchschnittlich 130 Betten. Freigemeinnützige Krankenhäuser waren mit 241 Betten annähernd doppelt, öffentliche mit durchschnittlich 404 Betten sogar mehr als dreimal so groß. Allerdings zeigen die Entwicklungen der jüngsten Vergangenheit, dass private Betreiber in den Bereich der Universitätskliniken vorstoßen.[13] Im Einzelfall sind die rechtlichen Rahmenbedingungen für eine mögliche künftige Privatisierung geschaffen worden[14] bzw. es werden die rechtlichen Möglichkeiten einer Privatisierung geprüft.[15]

Vor dem Hintergrund geänderter wirtschaftlicher Rahmenbedingungen und der Notwendigkeit zu sparsamer Haushaltsführung haben gestiegene Anforderungen an Wirtschaftlichkeit und Wettbewerbsfähigkeit öffentlicher Einrichtungen dazu geführt, dass immer mehr öffentliche Träger auf diese Veränderungen durch eine rechtliche Verselbstständigung ihrer Einrichtungen reagieren. Seit 2002 wird die Rechtsform öffentlicher Krankenhäuser erfasst; dadurch ist es möglich, den Fortschritt der Überführung öffentlicher Krankenhäuser in eine privatrechtliche Rechts-

---

12 Träger der kirchlichen und freien Wohlfahrtspflege, Kirchengemeinden, Stiftungen oder Vereine.

13 Zusammenlegung der Universitätskliniken Gießen und Marburg, Umwandlung in eine GmbH mit Wirkung vom 2. Januar 2006 und Übernahme von 95 % der Geschäftsanteile durch die Rhön-Klinikum AG (Hessische Staatskanzlei: Initiativen/Verwaltungsreform/Privatisierung).

14 Landesgesetz über die Errichtung der Universitätsmedizin der Johannes Gutenberg-Universität Mainz (Universitätsmedizingesetz – UMG) vom 10. September 2008 (GVBl. 2008, S. 205), zuletzt geändert durch Artikel 2 des Gesetzes vom 18. August 2015 (GVBl. S. 196). Das am 1. Januar 2009 in Kraft getretene Gesetz enthält die Option, die rechtsfähige Körperschaft des öffentlichen Rechts in eine Gesellschaft mit beschränkter Haftung (Universitätsmedizin GmbH) umzuwandeln – ggf. auch mit Beteiligung privaten Kapitals an dieser GmbH. Einzelheiten zum Formwechsel regelt § 25.

15 www.schleswig-holstein.de, Staatskanzlei Schleswig-Holstein: Start > Schwerpunkte > Haushaltskonsolidierung > Die Vorschläge im Detail > Universitätsklinikum Schleswig-Holstein (UKSH). „… Im Bereich von Forschung und Wissenschaft soll nach privaten Investoren für das UKSH gesucht werden. Vor dem Hintergrund der Vereinbarung zwischen dem UKSH, dem Land und den Gewerkschaften werden die rechtlichen Möglichkeiten geprüft und eine materielle Privatisierung des UKSH vorbereitet. …"

18

Abbildung 18–4

Trägerstruktur und Rechtsform bei öffentlichen Krankenhäusern 2013

Anteil der Krankenhäuser in Deutschland in Prozent

Private Krankenhäuser

Öffentliche Krankenhäuser

öffentlich-rechtliche Form rechtlich selbstständig

privatrechtliche Form

34,8 %

29,9 %

1 996

23,0 %   59,2%

596

17,8 %

öffentlich-rechtliche Form rechtlich unselbstständig

35,4 %

Freigemeinnützige Krankenhäuser

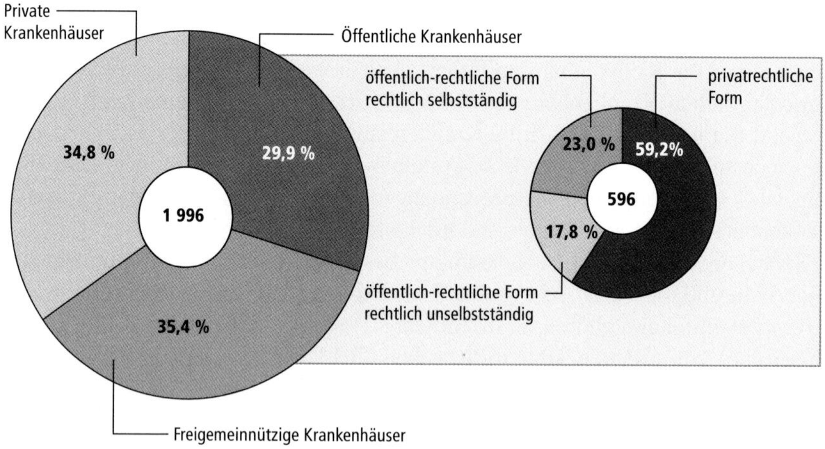

Anteil der Betten in Deutschland in Prozent

Private Krankenhäuser

Öffentliche Krankenhäuser

öffentlich-rechtliche Form rechtlich selbstständig

privatrechtliche Form

18,0 %

48,1%

500 671

28,8 %   57,0 %

240 632

14,2 %

34,0 %

öffentlich-rechtliche Form rechtlich unselbstständig

Freigemeinnützige Krankenhäuser

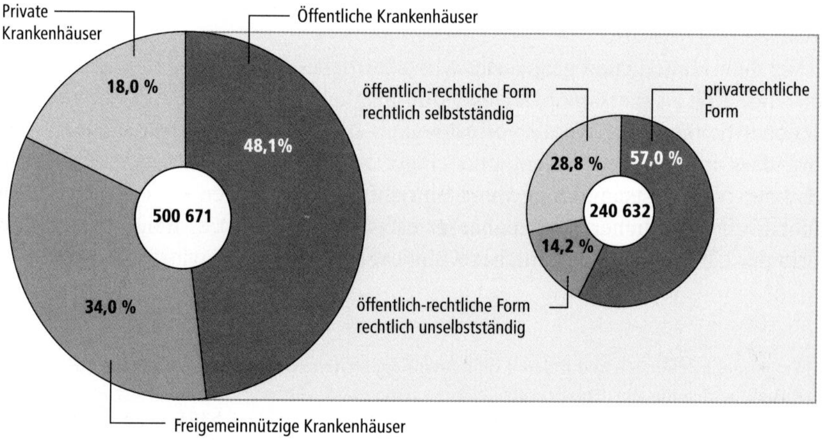

Quelle: Statistisches Bundesamt

Krankenhaus-Report 2016

WIdO

18

Tabelle 18–6
Medizinisch-technische Großgeräte und Sondereinrichtungen 2013

Medizinisch-technisches Großgerät/ Sondereinrichtung	2013	Veränderung zum Vorjahr
	Anzahl	in %
Insgesamt	**11 472**	**1,5**
Computer-Tomographen	1 477	1,0
Dialysegeräte	5 422	0,3
Digitale Subtraktions-Angiographie-Geräte	839	4,4
Gamma-Kameras	541	−0,2
Herz-Lungen-Maschinen	475	6,3
Kernspin-Tomographen	918	3,0
Koronarangiographische Arbeitsplätze	940	5,3
Linearbeschleuniger/Kreisbeschleuniger	391	2,1
Positronen-Emissions-Computer-Tomographen (PET)	127	1,6
Stoßwellenlithotripter	323	−3,0
Tele-Kobalt-Therapiegeräte	19	−5,0

Quelle: Statistisches Bundesamt

Krankenhaus-Report 2016   WIdO

form statistisch abzubilden und anhand der Ergebnisse tendenzielle Aussagen über die Entwicklungen in diesem Bereich zu machen.

Mit 353 von insgesamt 596 öffentlichen Krankenhäusern wurde im Jahr 2013 mehr als die Hälfte (59,2 %) in privatrechtlicher Rechtsform geführt, z. B. als Gesellschaft mit beschränkter Haftung (GmbH); 2003 war es nur knapp ein Drittel (30,8 %). Die Zahl der in öffentlich-rechtlicher Form betriebenen öffentlichen Einrichtungen sank auf verbleibende 243 Einrichtungen (40,8 %). Das entspricht einem Rückgang um 28,4 Prozentpunkte gegenüber 2003. Der Anteil der rechtlich selbstständigen Krankenhäuser, die 2013 als Zweckverband, Anstalt oder Stiftung betrieben wurden, lag bei 23,0 %, der der rechtlich unselbstständigen Einrichtungen (z. B. Regie- oder Eigenbetriebe) bei 17,8 %.

Zur sachlichen Ausstattung der Krankenhäuser gehören auch medizinisch-technische Großgeräte und Sondereinrichtungen, wie z. B. Dialysegeräte, Computer- und Kernspin-Tomographen sowie Koronarangiographische Arbeitsplätze. Insgesamt wurden am 31.12.2013 in den deutschen Krankenhäusern 11 472 medizinisch-technische Großgeräte gezählt. Im Vergleich zum Vorjahr stieg der Bestand um 167 Geräte (1,5 %). Die höchsten Zuwachsraten sind bei Herz-Lungen-Maschinen (+6,3 %) und Koronarangiographischen Arbeitsplätzen (+5,3 %) zu verzeichnen. Zurückgegangen ist die Zahl der Tele-Kobalt-Therapiegeräte (−5,0 %), der Stoßwellenlithotripter (−3,0 %) und der Gammakameras (−0,2 %).

Tabelle 18–6 gibt einen Überblick über Art und Anzahl der in der Krankenhausstatistik erfassten Geräte und Sondereinrichtungen.

18

18.3.2   Angebot nach Fachabteilungen

Fachabteilungen sind organisatorisch abgrenzbare, von Ärztinnen und Ärzten ständig verantwortlich geleitete Abteilungen mit für den jeweiligen Fachbereich typischen Behandlungseinrichtungen. Die Fachabteilungsgliederung orientiert sich an den Gebiets- und Schwerpunktbezeichnungen der Ärzte. Ausgewählte Kennzahlen nach Fachabteilungen für das Jahr 2013 in Tabelle 18–7 vermitteln nicht nur einen Eindruck vom fachlich-medizinischen Versorgungsangebot, sondern zugleich auch vom Behandlungsspektrum der Krankenhäuser.

Alleine in den Fachabteilungen Innere Medizin (152 700) und Chirurgie (103 800) waren mehr als die Hälfte aller Krankenhausbetten (51,2 %) aufgestellt. Hier wurden 11,6 Millionen (61,7 %) aller 18,8 Millionen vollstationären Behandlungsfälle versorgt. Die durchschnittliche Verweildauer in einer allgemeinen Fachabteilung variierte zwischen 3,1 Tagen in der Augenheilkunde und 15,8 Tagen in der Geriatrie. Ausgehend von einer durchschnittlichen Verweildauer von 7,5 Tagen über alle Fachabteilungen dauerte eine Behandlung in der Psychotherapeutischen Medizin/Psychosomatik mit 40,8 Tagen gut fünfmal so lange. Sehr unterschiedlich fällt auch der Nutzungsgrad der Betten nach Fachabteilungen aus. Innerhalb der allgemeinen Fachabteilungen reichte er von 49,6 % in der Nuklearmedizin bis zu 92,3 % in der Geriatrie. In allen psychiatrischen Fachabteilungen (Kinder-/Jugendpsychiatrie und -psychotherapie, Psychiatrie und Psychotherapie sowie Psychotherapeutische Medizin/Psychosomatik) waren die Betten demgegenüber zu 91,3 % und mehr ausgelastet.

In der Fachabteilung Psychotherapeutische Medizin/Psychosomatik ist das Versorgungsangebot im Vergleich zum Vorjahr am stärksten ausgeweitet worden. Die Anzahl der Fachabteilungen stieg um 13 (+6,3 %), die Zahl der verfügbaren Betten um knapp 600 (+6,4 %). Die Zahl der in diesem Fachbereich behandelten Patientinnen und Patienten nahm gegenüber 2012 um gut 5 300 (+7,2 %) zu. Deutliche Zuwächse gab es auch im Bereich Geriatrie: 17 zusätzliche Fachabteilungen (+6,5 %) mit gut 700 weiteren Betten (+5,5 %) standen 2013 für die Versorgung der Patientinnen und Patienten zur Verfügung, deren Zahl gegenüber 2012 um 17 800 (+6,2 %) stieg. Diesen Entwicklungen steht der Abbau von Überkapazitäten z. B. in den Bereichen Chirurgie und Innere Medizin gegenüber. Trotz einer Verringerung der Zahl der Fachabteilungen Chirurgie um 23 und der verfügbaren Betten um knapp 1 200 sank die Bettenauslastung um 0,7 Prozentpunkte auf nur noch 72,6 %, obwohl 2013 rund 2 300 Patienten mehr behandelt wurden als im Jahr zuvor. Auch in der Inneren Medizin wurde das Versorgungsangebot um 24 Fachabteilungen mit insgesamt knapp 200 Betten verringert, trotz einer Zunahme der Fallzahlen um 141 800. Hier führte der Abbau von Versorgungskapazitäten zu einer um 0,1 Prozentpunkte niedrigeren Bettenauslastung. In der Frauenheilkunde und Geburtshilfe wurden 25 Fachabteilungen und gut 1 200 Betten weniger gezählt als noch im Jahr 2012. Infolge einer Zunahme der Fallzahl um 8 100 stieg die Bettenauslastung zwar um 0,4 Prozentpunkte. Gleichwohl war die Bettenauslastung in dieser Fachabteilung mit 58,5 % die zweitniedrigste nach der Nuklearmedizin (49,6 %).

Abbildung 18–2 zeigte bereits deutliche Unterschiede in der Bettendichte nach Bundesländern. Eine genauere Analyse der Unterschiede ermöglicht eine zusätzliche Betrachtung der Bettendichte nach Fachabteilungen. In sechzehn von einund-

Tabelle 18–7
Ausgewählte Kennzahlen nach Fachabteilungen 2013

Fachabteilungsbezeichnung	Fachab-teilungen insgesamt	Aufge-stellte Betten	Nutzungs-grad der Betten	Fallzahl	Durch-schnittliche Verweil-dauer
	Anzahl		in %	Anzahl	in Tagen
Fachabteilungen insgesamt					
– Allgemeine Fachabteilungen					
Augenheilkunde	311	4 666	63,5	349 873	3,1
Chirurgie	1 181	103 847	72,6	4 277 883	6,4
Frauenheilkunde und Geburtshilfe	863	32 226	58,5	1 667 557	4,1
Hals-Nasen-Ohrenheilkunde	690	10 456	61,4	591 881	4,0
Haut- und Geschlechtskrankheiten	116	4 711	78,3	211 536	6,4
Herzchirurgie	74	4 827	83,2	132 479	11,1
Innere Medizin	1 218	152 692	80,1	7 315 577	6,1
Geriatrie	277	14 182	92,3	302 328	15,8
Kinderchirurgie	82	1 842	59,7	121 449	3,3
Kinderheilkunde	360	18 979	65,4	975 308	4,6
Mund-Kiefer-Gesichtschirurgie	183	2 161	64,6	108 379	4,7
Neurochirurgie	186	7 106	77,4	238 318	8,4
Neurologie	427	23 922	85,5	944 640	7,9
Nuklearmedizin	110	877	49,6	44 486	3,6
Orthopädie	421	24 197	68,8	814 989	7,5
Plastische Chirurgie	134	1 954	66,5	78 719	6,0
Strahlentherapie	162	2 997	68,0	78 606	9,5
Urologie	522	14 682	71,6	778 064	4,9
Sonstige Fachbereiche/Allgemeinbetten	217	4 294	75,5	207 530	5,7
– Psychiatrische Fachabteilungen					
Kinder-/Jugendpsychiatrie und -psychotherapie	142	5 941	92,8	55 633	36,2
Psychiatrie und Psychotherapie	405	54 433	93,9	831 402	22,4
Psychotherapeutische Medizin/ Psychosomatik	220	9 679	91,3	79 075	40,8

Quelle: Statistisches Bundesamt

Krankenhaus-Report 2016   WIdO

18

Tabelle 18–8

Bettendichte nach Ländern und Fachabteilungen 2013

Fachabteilungsbezeichnung	Deutschland	Baden-Württemberg	Bayern	Berlin	Brandenburg	Bremen	Hamburg	Hessen	Mecklenburg-Vorpommern	Niedersachsen	Nordrhein-Westfalen	Rheinland-Pfalz	Saarland	Sachsen	Sachsen-Anhalt	Schleswig-Holstein	Thüringen
									Aufgestellte Betten je 100 000 Einwohner								
Fachabteilungen insgesamt	621	535	602	591	620	779	699	600	650	543	685	635	645	651	725	568	750
– Allgemeine Fachabteilungen	534	450	511	514	539	680	605	512	565	462	598	557	572	565	631	461	656
Augenheilkunde	6	6	6	8	4	10	10	5	7	4	6	6	11	6	7	7	7
Chirurgie	129	111	132	113	113	139	150	126	108	120	145	142	116	126	138	106	146
Frauenheilkunde und Geburtshilfe	40	37	37	35	36	51	36	39	40	33	49	47	31	40	44	29	43
Hals-Nasen-Ohrenheilkunde	13	12	11	10	12	29	15	13	16	12	15	15	13	12	17	7	16
Haut- und Geschlechtskrankheiten	6	5	7	7	4	9	5	5	6	5	6	2	5	8	9	6	12
Herzchirurgie	6	6	6	4	6	10	12	6	7	5	6	6	7	8	7	6	7
Innere Medizin	189	162	182	181	184	210	173	170	211	171	214	199	204	210	230	155	235
Geriatrie	18	4	9	41	37	37	54	28	–	7	25	9	14	7	19	32	26
Kinderchirurgie	2	2	3	4	–	7	5	2	6	1	2	1	3	3	3	1	3
Kinderheilkunde	24	22	22	22	23	33	28	19	32	19	26	21	26	30	36	16	29
Mund-Kiefer-Gesichtschirurgie	3	2	2	3	2	7	4	2	5	3	4	2	3	3	2	3	4
Neurochirurgie	9	7	9	10	9	16	16	7	13	10	9	7	11	7	10	11	12
Neurologie	30	26	28	25	46	29	37	32	48	27	27	27	51	34	32	29	42
Nuklearmedizin	1	1	1	1	2	2	1	1	2	1	1	1	1	1	2	1	2
Orthopädie	30	27	33	21	39	49	12	30	34	23	32	31	36	30	33	31	43
Plastische Chirurgie	2	2	2	3	1	2	2	3	0	3	3	4	2	1	3	2	–

18

Tabelle 18-8
Fortsetzung

Fachabteilungsbezeichnung	Deutschland	Baden-Württemberg	Bayern	Berlin	Brandenburg	Bremen	Hamburg	Hessen	Mecklenburg-Vorpommern	Niedersachsen	Nordrhein-Westfalen	Rheinland-Pfalz	Saarland	Sachsen	Sachsen-Anhalt	Schleswig-Holstein	Thüringen
	Aufgestellte Betten je 100 000 Einwohner																
Strahlentherapie	4	4	3	4	5	4	4	2	6	3	5	3	3	5	4	2	7
Urologie	18	15	17	15	16	13	20	17	18	16	22	22	20	21	22	12	23
Sonstige Fachbereiche/Allgemeinbetten	5	1	3	7	1	24	24	6	7	0	4	13	17	14	14	6	0
– Psychiatrische Fachabteilungen	87	85	91	76	82	99	94	88	85	81	87	79	74	86	94	108	94
Kinder-/Jugendpsychiatrie und -psychotherapie	7	6	5	6	9	8	9	9	12	8	7	7	5	9	15	9	14
Psychiatrie und Psychotherapie	68	65	53	65	73	89	76	65	69	63	77	63	62	72	71	74	79
Psychotherapeutische Medizin/Psychosomatik	12	15	33	6	–	3	9	14	4	9	3	8	7	5	8	25	2

– = nicht vorhanden
0 = Wert kleiner 0,5 aber größer Null

Quelle: Statistisches Bundesamt

Krankenhaus-Report 2016

WIdO

18

zwanzig ausgewiesenen Fachabteilungen (ohne „Sonstige Fachbereiche/Allgemeinbetten") lag die Bettendichte in Bremen über dem Bundesdurchschnitt, in sechs dieser Fachabteilungen, darunter in der Psychiatrie und Psychotherapie, verfügte Bremen im Vergleich zu den übrigen Bundesländern über die meisten Betten je 100 000 Einwohner (Tabelle 18–8).

Im Bereich der psychiatrischen Fachabteilungen insgesamt hatten Schleswig-Holstein und Bremen 2013 die höchste Bettendichte. Während im Bundesdurchschnitt 87 Betten je 100 000 Einwohner in einer psychiatrischen Fachabteilung zur Verfügung standen, waren es in Schleswig-Holstein 107 und in Bremen 99 Betten je 100 000 Einwohner. Demgegenüber gab es im Saarland lediglich 74 Betten je 100 000 Einwohner in einer psychiatrischen Fachabteilung. In einzelnen Fachbereichen (Geriatrie, Kinderchirurgie, Plastische Chirurgie, Psychotherapeutische Medizin/Psychosomatik) gibt es nicht in allen Bundesländern ein stationäres Versorgungsangebot.

18.3.3   Personal der Krankenhäuser

Am 31.12.2013 wurden gut 1,16 Millionen Beschäftigte in den Krankenhäusern gezählt, 17 600 Personen bzw. 1,5 % mehr als am 31.12.2012. 164 700 Beschäftigte waren als hauptamtliche Ärzte und Ärztinnen tätig; 999 400 Beschäftigte (darunter knapp 79 800 Schüler und Auszubildende) waren dem nichtärztlichen Dienst zuzurechnen. Im Vergleich zum Vorjahr stieg die Zahl der hauptamtlichen Ärzte und Ärztinnen um rund 5 000 (+3,1 %) Beschäftigte, die Zahl der im nichtärztlichen Dienst tätigen Krankenhausmitarbeiter und -mitarbeiterinnen nahm um annähernd 12 700 (+1,3 %) Beschäftigte zu. 20,2 % des ärztlichen und 46,3 % des nichtärztlichen Personals sind teilzeit- oder geringfügig beschäftigt. Um den Auswirkungen unterschiedlicher Beschäftigungsmodelle (Vollzeit-, Teilzeit- oder geringfügige Beschäftigung sowie kurzfristige Beschäftigung) angemessen Rechnung zu tragen, wird zusätzlich zur Zahl der Beschäftigten am Erhebungsstichtag 31. Dezember des Jahres die Anzahl der Vollkräfte im Jahresdurchschnitt[16] (Vollzeitäquivalente) erhoben. Die Gesamtzahl der Vollkräfte erhöhte sich gegenüber 2012 um rund 12 400 bzw. 1,5 % auf 850 100 Vollkräfte, von denen 147 000 (17,3 %) im ärztlichen Dienst und 703 100 (82,7 %) im nichtärztlichen Dienst arbeiteten; 316 300 nichtärztliche Vollkräfte wurden allein im Pflegedienst gezählt.

Die Krankenhausstatistik liefert zudem Informationen über das Geschlecht und den Beschäftigungsumfang der Beschäftigten. 45,7 % der hauptamtlichen Ärzte waren im Jahr 2013 Frauen (siehe Tabelle 18–9). Gegenüber dem Vorjahr bedeutet dies eine weitere Zunahme des Frauenanteils um 0,6 Prozentpunkte, gegenüber 2003 sogar um 10,1 Prozentpunkte. Mit steigender Hierarchiestufe nimmt der Frauenanteil an den Krankenhausärzten deutlich ab. Während zu Beginn der ärztlichen Laufbahn jede zweite Assistenzarztstelle (56,1 %) von einer Frau besetzt wurde, war es bei den Oberärzten nur noch jede vierte Stelle (28,2 %). Der Frauenanteil an den leitenden Ärzten lag bei nur noch 10,4 %.

---

16 Zur Ermittlung der Vollkräfte im Jahresdurchschnitt werden die unterschiedlichen Beschäftigungsmodelle auf die volle jährliche tarifliche Arbeitszeit umgerechnet. Überstunden und Bereitschaftsdienste werden nicht in die Berechnung einbezogen.

18

Tabelle 18–9

Frauen- und Teilzeitanteil 2003 bis 2013

Jahr	Hauptamtliche Ärzte[1]						Nichtärztliches Personal[2]					
	Insgesamt	darunter Frauen	Frauenanteil	Teilzeitanteil	Teilzeitbeschäftigte insgesamt	darunter Frauen	Insgesamt	darunter Frauen	Frauenanteil	Teilzeitanteil	Teilzeitbeschäftigte insgesamt	darunter Frauen
	Anzahl	Anzahl	in %	in %	Anzahl	Anzahl	Anzahl	Anzahl	in %	in %	Anzahl	Anzahl
2003	118 486	42 170	35,6	12,2	14 502	10 926	890 122	711 320	79,9	38,6	343 725	320 928
2004	129 817	48 609	37,4	12,3	15 998	11 987	868 048	694 980	80,1	40,3	349 404	326 318
2005	131 115	50 004	38,1	13,1	17 139	12 829	859 709	688 666	80,1	41,8	359 248	334 826
2006	133 649	52 598	39,4	13,7	18 352	13 867	858 088	687 692	80,1	42,9	367 694	342 565
2007	136 267	54 963	40,3	13,6	18 596	14 118	858 151	687 236	80,1	43,3	371 767	345 554
2008	139 294	58 035	41,7	14,8	20 678	15 481	865 027	693 884	80,2	44,0	380 687	352 995
2009	143 967	61 411	42,7	16,3	23 407	17 328	877 878	703 295	80,1	44,4	389 459	360 404
2010	148 696	65 030	43,7	17,1	25 361	18 937	888 314	712 899	80,3	44,8	397 822	367 596
2011	154 248	68 545	44,4	18,0	27 758	20 376	896 288	726 576	81,1	45,6	408 280	376 087
2012	159 764	72 068	45,1	19,2	30 667	22 230	907 522	736 368	81,1	45,9	416 369	383 593
2013	164 720	75 278	45,7	20,2	33 279	23 900	919 650	744 974	81,0	46,3	425 938	391 752

[1] Ohne Zahnärzte
[2] Ohne Auszubildende und Personal der Ausbildungsstätten

Quelle: Statistisches Bundesamt

Krankenhaus-Report 2016

WIdO

18

Deutlich verändert hat sich in den vergangenen zehn Jahren auch der Beschäftigungsumfang. 2003 waren 25,9 % der hauptamtlichen Ärztinnen teilzeit- oder geringfügig beschäftigt; 2013 war es bereits fast jede dritte Frau (31,7 %). Bei ihren männlichen Kollegen stieg im gleichen Zeitraum der Anteil der teilzeit- oder geringfügig Beschäftigten von 4,7 % auf 10,5 %. Insgesamt gab es knapp 33 300 (20,2 %) hauptamtliche Ärzte und Ärztinnen, die 2013 in einem Teilzeitarbeitsverhältnis standen oder geringfügig beschäftigt waren.

Mit rund 919 700 Beschäftigten (ohne Schüler/Schülerinnen und Auszubildende) lag die Zahl der im nichtärztlichen Dienst tätigen Krankenhausmitarbeiter gut sechsmal so hoch wie die der Beschäftigten im ärztlichen Dienst. Die mit Abstand meisten nichtärztlichen Beschäftigten (rund 419 100) waren im Pflegedienst tätig (45,6 %). An zweiter Stelle folgten der medizinisch-technische Dienst (z. B. Laboratoriums- und Radiologieassistentinnen und -assistenten, Krankengymnastinnen und -gymnasten) mit 20 % und der Funktionsdienst (z. B. Personal im Operationsdienst, in der Ambulanz und in Polikliniken) mit 13,7 %.

Der Frauenanteil beim nichtärztlichen Personal war 2013 mit 81 % annähernd doppelt so hoch wie der Anteil weiblicher Beschäftigter beim ärztlichen Personal (45,7 %). Während Frauen vorwiegend im Pflegedienst beschäftigt waren (85,7 %), dominierten beim Personal des technischen Dienstes und des Krankentransportdienstes Männer mit 92,4 % und 82,2 %. Der Anteil teilzeit- und geringfügig Beschäftigter ist im nichtärztlichen Bereich im Vergleich zu den hauptamtlichen Ärzten und Ärztinnen gut zweimal so hoch: 46,3 % im Jahr 2013. Zehn Jahre zuvor waren es gerade mal 38,6 %.

Zusammenfassend gibt Abbildung 18–5 einen Überblick über die Personalstruktur der Krankenhäuser auf der Grundlage der für 2013 ermittelten 850 100 Vollkräfte nach Beschäftigtengruppen.

Die Personalstruktur variierte je nach Krankenhausträger. Bei den Krankenhäusern privater Träger gehörten 17,8 % aller Vollkräfte dem ärztlichen Personal an, bei den freigemeinnützigen Krankenhäusern waren dies lediglich 16,9 %. Der Anteil der im Pflegedienst tätigen Vollkräfte ist am höchsten bei den freigemeinnützigen Krankenhäusern (40 %) und am niedrigsten bei den öffentlichen Krankenhäusern mit 35,2 % (siehe auch Zusatztabelle 18–c im Internetportal www.krankenhaus-report-online.de).

Seit 2009 wird zusätzlich zu den Vollkräften mit direktem Beschäftigungsverhältnis beim Krankenhaus die Zahl der Vollkräfte ohne direktes Beschäftigungsverhältnis beim Krankenhaus erhoben. Im Jahr 2013 handelte es sich hierbei um knapp 22 600 Vollkräfte, 3 200 im ärztlichen Dienst und 19 400 im nichtärztlichen Dienst Beschäftigte, die z. B. im Personal-Leasing-Verfahren eingesetzt wurden. Entscheidend ist, dass die Leistung vom Krankenhaus erbracht wird[17] und dazu das Personal etwa durch Zeitarbeitnehmer und -arbeitnehmerinnen verstärkt wird. Beim ärztlichen Personal ohne direktes Beschäftigungsverhältnis kann es sich um Honorarkräfte oder um Ärzte und Ärztinnen handeln, die über (konzerninterne) Personalgesellschaften im Krankenhaus eingesetzt werden. Beim nichtärztlichen Personal

---

17 Personal einer Fremdfirma, die z. B. die Reinigung übernommen hat, wird nicht erfasst; hier gehört die („outgesourcte") Reinigung nicht mehr zu den Leistungen des Krankenhauses.

Abbildung 18–5

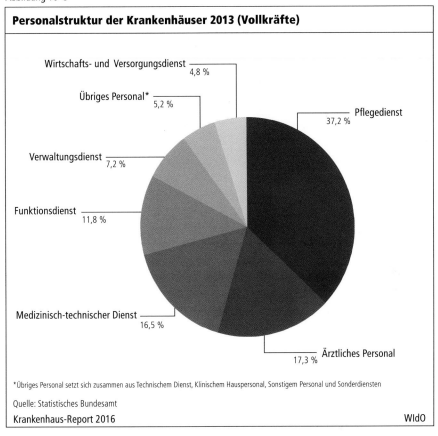

Personalstruktur der Krankenhäuser 2013 (Vollkräfte)

Wirtschafts- und Versorgungsdienst 4,8 %

Übriges Personal* 5,2 %

Pflegedienst 37,2 %

Verwaltungsdienst 7,2 %

Funktionsdienst 11,8 %

Medizinisch-technischer Dienst 16,5 %

Ärztliches Personal 17,3 %

*Übriges Personal setzt sich zusammen aus Technischem Dienst, Klinischem Hauspersonal, Sonstigem Personal und Sonderdiensten

Quelle: Statistisches Bundesamt

Krankenhaus-Report 2016   WIdO

ohne direktes Beschäftigungsverhältnis spielen sowohl konzerninterne Personalgesellschaften als auch Zeitarbeit eine Rolle.

Der Vergleich der Personalausstattung der Krankenhäuser in Deutschland nach Ländern basiert auf der Personalbelastungszahl[18], bezogen auf belegte Betten. Die Personalbelastungszahl ergibt sich als Quotient aus der Anzahl der Stunden, die die Krankenhausbetten im Jahr belegt waren (= Belegungsstunden der Krankenhausbetten im Jahr) und der Anzahl der Stunden, die die Vollkräfte für die Betreuung der Krankenhausbetten im Jahr zur Verfügung standen (= Jahresarbeitsstunden der Vollkräfte). Die so ermittelte Kennziffer gibt an, wie viele belegte Betten eine Vollkraft durchschnittlich pro Arbeitstag zu versorgen hat. Tabelle 18–10 zeigt die Ergebnisse des Jahres 2013 für die unmittelbar mit der vollstationären Behandlung von Patienten betrauten Personalgruppen.

18 Ab 2009 neue Berechnungsmethode auf der Basis der Jahresarbeitszeit einer Vollkraft. Damit wird der Tatsache Rechnung getragen, dass ein belegtes Krankenhausbett täglich 24 Stunden Betreuung erfordert, eine Vollkraft jedoch an 220 Arbeitstagen im Jahr (nur) acht Stunden täglich zur Verfügung steht.

Tabelle 18–10
Vollkräfte und Personalbelastungszahl[1] 2013 nach Bundesländern

Bundesland	Vollkräfte insgesamt[2]	darunter		
		ärztlicher Dienst[3]	Pflege-dienst	med.-techn. Dienst
Deutschland	850 099	146 988	316 275	140 195
Baden-Württemberg	109 028	18 293	37 285	18 840
Bayern	134 210	22 617	48 132	22 825
Berlin	36 350	7 361	12 892	6 275
Brandenburg	21 077	3 834	8 950	2 903
Bremen	8 474	1 557	3 533	1 328
Hamburg	22 863	4 723	8 635	3 851
Hessen	57 803	9 784	22 397	9 188
Mecklenburg-Vorpommern	18 634	3 288	6 979	3 354
Niedersachsen	73 705	12 140	26 837	12 547
Nordrhein-Westfalen	193 330	33 809	73 478	31 057
Rheinland-Pfalz	41 347	6 530	15 651	6 171
Saarland	12 879	2 043	4 887	1 944
Sachsen	41 613	7 551	16 788	6 082
Sachsen-Anhalt	26 125	4 343	9 970	4 991
Schleswig-Holstein	27 290	4 794	10 068	4 706
Thüringen	25 374	4 321	9 796	4 132
Anzahl der durchschnittlich je Vollkraft pro Arbeitstag zu versorgenden belegten Betten[4]				
Deutschland	2,3	13,1	6,1	13,7
Baden-Württemberg	2,0	11,8	5,8	11,5
Bayern	2,2	12,8	6,0	12,7
Berlin	2,3	11,2	6,4	13,1
Brandenburg	2,8	15,6	6,7	20,6
Bremen	2,4	12,8	5,6	15,0
Hamburg	2,2	10,7	5,9	13,2
Hessen	2,4	14,2	6,2	15,1
Mecklenburg-Vorpommern	2,1	12,0	5,6	11,7
Niedersachsen	2,3	13,8	6,2	13,3
Nordrhein-Westfalen	2,4	13,5	6,2	14,7
Rheinland-Pfalz	2,2	14,2	5,9	15,0
Saarland	2,2	13,7	5,7	14,4
Sachsen	2,5	13,6	6,1	16,9
Sachsen-Anhalt	2,3	13,9	6,1	12,1
Schleswig-Holstein	2,2	12,8	6,1	13,0
Thüringen	2,4	14,3	6,3	14,9

[1] Die Personalbelastungszahl bezieht sich nur auf das vollstationäre Leistungsgeschehen. Ambulante und teilstationäre Leistungen fließen nicht in diese Maßzahl ein.
[2] Ohne nicht hauptamtliche Ärzte/-innen und Zahnärzte/-innen, ohne Personal der Ausbildungsstätten
[3] Ohne nicht hauptamtliche Ärzte/-innen und Zahnärzte/-innen
[4] Berechnung auf der Grundlage der Jahresarbeitszeit:
(Berechnungs-/Belegungstage * 24h) / (Vollkräfte * 220 [Arbeitstage im Jahr] * 8h)

Quelle: Statistisches Bundesamt

Die Personalbelastung für die einzelnen Beschäftigtengruppen ist unterschiedlich hoch. Im Vergleich zu einer Pflegevollkraft versorgte eine ärztliche Vollkraft täglich mehr als doppelt so viele belegte Betten. Allerdings erfordern die betreuungsintensiven Aufgaben einer Pflegevollkraft einen wesentlich höheren Zeitaufwand; deshalb kann in der gleichen Zeit nur knapp die Hälfte der von einer ärztlichen Vollkraft betreuten Betten versorgt werden. Für den Pflegedienst ist deshalb eine im Vergleich zum ärztlichen Dienst oder zum medizinisch-technischen Dienst niedrige Kennzahl charakteristisch. Während eine Pflegevollkraft im Bundesdurchschnitt täglich 6,1 Betten betreute, waren andere Vollkräfte für mehr als doppelt so viele Betten zuständig (ärztlicher Dienst: 13,1 Betten, medizinisch-technischer Dienst: 13,7 Betten). Im Vergleich zum Vorjahr nahm die Zahl der ärztlichen Vollkräfte in allen Bundesländern zu; auch die Zahl der Pflegevollkräfte stieg (mit Ausnahme der Länder Hessen und Sachsen-Anhalt) gegenüber dem Jahr 2012. Allein die Entwicklung der Vollkräftezahlen führte zu einer geringeren Personalbelastung. Eine zusätzliche Entlastung der Vollkräfte ergab sich aus dem allgemeinen Rückgang der Berechnungs- und Belegungstage (mit Ausnahme des Saarlandes).

Auch regional gab es erhebliche Unterschiede in Bezug auf die Personalbelastung einzelner Beschäftigtengruppen. Mit durchschnittlich 10,7 belegten Betten pro Tag hatte eine ärztliche Vollkraft in Hamburg die geringste Belastungszahl, gefolgt von Berlin mit 11,2 Betten. Ein Krankenhausarzt in Brandenburg hingegen hatte die mit Abstand meisten Betten (15,6) täglich zu betreuen, gefolgt von Thüringen mit 14,3 Betten. Die Pflegevollkräfte in Brandenburg hatten täglich 6,7 belegte Betten zu versorgen, gefolgt von Pflegevollkräften in den Krankenhäusern Berlins und Thüringens mit 6,4 bzw. 6,3 Betten. Die im regionalen Vergleich geringste Bettenzahl (5,6) hatte eine Pflegevollkraft in Bremen und in Mecklenburg-Vorpommern pro Tag zu betreuen.

18.4   Die Inanspruchnahme von Krankenhausleistungen

Das vielfältige Spektrum der Behandlungsformen im Krankenhaus geht weit über die klassische vollstationäre, d. h. ganztägige Behandlung hinaus und umfasst auch teil-, vor- und nachstationär sowie ambulant erbrachte Leistungen. Diese ineinandergreifenden Behandlungsformen werden in der Krankenhausstatistik in unterschiedlicher Tiefe abgebildet, wobei der herkömmlichen vollstationären Behandlung das Hauptinteresse gilt.

18.4.1   Vollstationäre Behandlungen

Im Berichtsjahr 2013 wurden 18,8 Millionen vollstationär behandelte Patienten[19] gezählt. Das sind 166 700 oder 0,9 % mehr gegenüber dem Vorjahr und zugleich die höchste ermittelte Fallzahl seit Einführung der bundeseinheitlichen Krankenhaus-

---

19 Die Fallzahl in den Grunddaten der Krankenhäuser ermittelt sich aus der Summe der vollstationären Aufnahmen (Patientenzugang) und der Summe der Entlassungen aus vollstationärer Behandlung einschließlich der Sterbefälle (Patientenabgang) im Berichtsjahr, dividiert durch 2.

statistik im Jahr 1991. Möglicherweise ist dieser Trend durch die Bevölkerungsent-
wicklung beeinflusst. Weil Alter und Geschlecht bei vielen Gesundheitsproblemen
eine Rolle spielen, haben Veränderungen im Bevölkerungsaufbau auch Auswirkungen auf die Entwicklung der Zahl der Krankenhausfälle.[20] Um solche Effekte zu
kontrollieren, wird die absolute Fallzahl üblicherweise standardisiert. Hierbei wird
eine einheitliche Altersstruktur für alle Vergleichsjahre bzw. -regionen angenommen. Standardisierte Fallzahlen lassen sich in der Krankenhausstatistik nur mit Hilfe der Diagnosedaten ermitteln, die Angaben zum Alter und Geschlecht der Patienten enthalten. Für 2013 ergab sich eine altersstandardisierte Rate von 23 749 Behandlungsfällen je 100 000 Einwohner.[21] Damit lag die standardisierte Fallzahl um
0,6 % über der des Vorjahres (23 614). Entsprechende Ergebnisse werden im Kapitel
19 ausführlich dargestellt.

Die Summe der 2013 erbrachten vollstationären Berechnungs- und Belegungstage[22] sank gegenüber 2012 um 684 000 oder 0,5 %. Ein Krankenhausaufenthalt
dauerte im Jahr 2013 durchschnittlich 7,5 Tage.[23] Dies waren 0,1 Tage weniger als
im Vorjahr und 1,4 Tage weniger als 2003 (8,9 Tage).

18.4.2   Teil-, vor- und nachstationäre Behandlungen

Um der zunehmenden Bedeutung von nicht rein vollstationären Behandlungsformen in Krankenhäusern gerecht zu werden, werden seit 2002 neben den vollstationären Behandlungen auch einzelne Merkmale im Bereich der teil-, vor- und nachstationären Behandlungen in der Krankenhausstatistik detaillierter erfasst.[24]

Unter einer teilstationären Behandlung versteht man eine Krankenhausleistung,
die eine regelmäßige Verweildauer im Krankenhaus von weniger als 24 Stunden
erfordert. Sie wird vorwiegend in einer von insgesamt 60 reinen Tages- oder Nachtkliniken angeboten. Die Patientinnen und Patienten verbringen dabei nur den entsprechenden Tagesabschnitt mit der ärztlichen Behandlung, die restliche Zeit aber
außerhalb des Krankenhauses. 2013 wurden in den Krankenhäusern rund 725 000
teilstationäre Behandlungen[25] durchgeführt, 1,3 % mehr als im Jahr zuvor. Knapp

---

20 Vgl. die ausführliche Darstellung der Modellrechnungen der Krankenhausfälle für 2020 und
    2030 in „Demografischer Wandel in Deutschland, Heft 2: Auswirkungen auf Krankenhausbe-
    handlungen und Pflegebedürftige 2010" im Publikationsangebot des Statistischen Bundesamtes
    unter www.destatis.de, Thema „Gesundheit".
21 Standardisiert anhand der Standardbevölkerung „Deutschland 2011".
22 Berechnungstage sind die Tage, für die tagesgleiche Pflegesätze (Basispflegesatz, Abteilungs-
    pflegesatz oder teilstationäre Pflegesätze) in Rechnung gestellt (berechnet) werden. Unter einem
    Belegungstag wird ein Tag verstanden, an dem ein aufgestelltes Bett von einem Patienten bzw.
    einer Patientin vollstationär belegt wurde. Innerhalb des pauschalierten Entgeltsystems ist der
    Belegungstag das Äquivalent zum Begriff des Berechnungstages innerhalb der Bundespflege-
    satzverordnung.
23 Die durchschnittliche Verweildauer ergibt sich als Quotient aus der Summe der Berechnungs-
    bzw. Belegungstage und der Fallzahl.
24 Vor Inkrafttreten der Ersten Novellierung der KHStatV wurde lediglich die Anzahl der aus teil-
    stationärer Behandlung entlassenen Patientinnen und Patienten erhoben.
25 Die Fallzählung (Anzahl der Behandlungen) hängt von der Art der Abrechnung teilstationärer
    Leistungen ab: Sind für teilstationäre Leistungen, die über Entgelte nach § 6 Abs. 1 KHEntgG
    (Krankenhausentgeltgesetz) abgerechnet werden, fallbezogene Entgelte vereinbart worden, zählt

zwei Drittel (61,1 %) aller teilstationären Behandlungen fanden in der Inneren Medizin statt. Innerhalb dieses Fachbereichs entfielen allein 40,7 % aller Behandlungen auf das Teilgebiet Nephrologie (z. B. Dialyse), weitere 15,5 % auf das Teilgebiet Hämatologie und internistische Onkologie (z. B. Chemotherapie).

Vorstationäre Behandlungen werden im Vorfeld einer anstehenden vollstationären Behandlung erbracht, z. B. für Voruntersuchungen. In diesem Bereich wurden gut 4,3 Millionen Behandlungsfälle im Jahr 2013 gezählt, rund 244 000 bzw. 6 % mehr als 2012. Im Vergleich zu 2003 hat sich die Zahl der vorstationären Behandlungen mehr als verdreifacht. Jede dritte Behandlung dieser Art (33,9 %) wurde 2013 in der Fachabteilung Chirurgie durchgeführt, gefolgt von der Inneren Medizin mit 23,4 % aller vorstationären Behandlungen.

Nachstationäre Behandlungen finden im Anschluss an einen vollstationären Krankenhausaufenthalt statt. Mit rund 994 000 Behandlungen stieg ihre Zahl gegenüber dem Vorjahr um 0,5 %. Die meisten nachstationären Behandlungen erfolgten in der Chirurgie (39 %), weitere 13,2 % in der Inneren Medizin.

Zusammengenommen erweiterten die genannten Behandlungsformen das Leistungsvolumen der Krankenhäuser im Jahr 2013 um rund 6,1 Millionen Fälle.

18.4.3 Ambulante Operationen

Seit 2002 wird in der Krankenhausstatistik darüber hinaus auch die Anzahl der ambulanten Operationen im Krankenhaus erfasst. Nach § 115b Fünftes Buch Sozialgesetzbuch (SGB V) sind Krankenhäuser zur Durchführung ambulanter Operationen zugelassen, und zwar in dem Umfang, der in einem vom Spitzenverband Bund der Krankenkassen, der Deutschen Krankenhausgesellschaft oder den Bundesverbänden der Krankenhausträger gemeinsam und den Kassenärztlichen Bundesvereinigungen vereinbarten Katalog ambulant durchführbarer Operationen und sonstiger stationsersetzender Eingriffe festgelegt ist.

Knapp zwei Drittel aller Krankenhäuser (60,5 %) führten im Jahr 2013 rund 1,9 Millionen ambulante Operationen durch. Im Vergleich zu 2003 ist die Zahl der ambulanten Operationen auf das Zweieinhalbfache gestiegen. Dabei entwickelte sich dieser Leistungsbereich mit anfänglichen jährlichen Steigerungsraten von bis zu 60 % äußerst dynamisch. Seit 2007 blieben die jährlichen Steigerungsraten unter 10 %; im Vergleich zu 2012 stieg die Zahl ambulanter Operationen nur noch um 1,6 %. Das Potenzial der Krankenhäuser auf dem Gebiet ambulanter Gesundheitsversorgung scheint ausgeschöpft (Tabelle 18–11).

18

jede abgerechnete Patientin/jeder abgerechnete Patient als ein Fall; sind dagegen tagesbezogene Entgelte vereinbart worden, werden Patientinnen und Patienten, die wegen derselben Erkrankung mehrfach teilstationär behandelt wurden, je Quartal als ein Fall gezählt. Die Quartalszählung ist auch anzuwenden bei teilstationären Leistungen nach § 13 Abs. 1 BPflV (Bundespflegesatzverordnung), die mit einem gesonderten Pflegesatz abgerechnet werden.

Tabelle 18–11
Behandlungsformen in Krankenhäusern

Jahr	Behandlungsfälle[1]				Ambulante Operationen
	vollstationär	teilstationär	vorstationär	nachstationär	
			Anzahl		
2003	17 295 910	502 470	1 417 411	755 096	724 310
2004	16 801 649	511 137	1 670 652	661 274	1 160 573
2005	16 539 398	527 213	1 965 027	654 277	1 371 708
2006	16 832 883	623 657	2 266 670	703 488	1 513 716
2007	17 178 573	675 082	2 714 169	781 197	1 638 911
2008	17 519 579	702 649	2 991 986	820 371	1 758 305
2009	17 817 180	667 093	3 298 544	875 259	1 813 727
2010	18 032 903	673 080	3 510 861	905 602	1 854 125
2011	18 344 156	686 364	3 820 969	958 163	1 865 319
2012	18 620 442	734 263	4 092 333	988 307	1 867 934
2013	18 787 168	724 685	4 336 205	993 593	1 897 483
Vergleichsjahr	**Veränderung in %**				
2012	0,9	–1,3	6,0	0,5	1,6
2003	8,6	44,2	205,9	31,6	162,0

[1] Vor Inkrafttreten der 1. Novellierung der KHStatV wurde lediglich die Anzahl der aus teilstationärer Behandlung entlassenen Patientinnen und Patienten erhoben.

Quelle: Statistisches Bundesamt

Krankenhaus-Report 2016   WIdO

18.5   Kosten der Krankenhäuser

Der mehrfache Wechsel des Kostenermittlungsprinzips[26] seit 1991 hat zur Folge, dass ein Vergleich der Krankenhauskosten über einen längeren Zeitraum nur auf der Basis der bereinigten Kosten[27] möglich ist. Diese Vergleichbarkeit wird durch die ab 2007 geänderte Erhebung der Kosten der Ausbildungsstätten[28], mit der den tatsäch-

---

26 Seit 2002 werden die Kosten der Krankenhäuser (wie schon in den Jahren 1991 bis 1995) wieder nach dem Bruttoprinzip ermittelt. Bei dieser Art der Kostenermittlung werden zunächst die gesamten Kosten der Buchhaltung ausgewiesen und erst später um die Kosten für nichtstationäre Leistungen (= Abzüge, z. B. für Ambulanz, Forschung und Lehre, wahlärztliche Leistungen) bereinigt. Dies gilt für jede einzelne Kostenart. Demgegenüber wurden in den Jahren 1996 bis 2001 die Kosten nach dem Nettoprinzip ermittelt, wodurch ein Vergleich einzelner Kostenpositionen (z. B. Sachkosten, Personalkosten) mit den Jahren 1996 bis 2001 nicht möglich ist.

27 Die bereinigten Kosten (= stationäre Kosten) ergeben sich als Differenz aus den Gesamtkosten und den Abzügen für nichtstationäre Leistungen bspw. wissenschaftliche Forschung und Lehre, Ambulanz etc.

28 Die Erhebung der Ausbildungsstätten-Umlage ist weggefallen; die Kosten der Ausbildungsstätten setzen sich nur noch aus Personal- und Sachkosten zusammen. Neu hinzugekommen ist ab

Abbildung 18–6

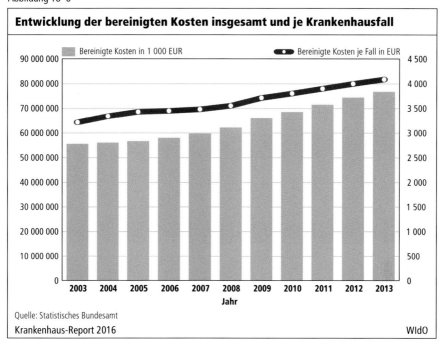

Entwicklung der bereinigten Kosten insgesamt und je Krankenhausfall

Bereinigte Kosten in 1 000 EUR   Bereinigte Kosten je Fall in EUR

Jahr

Quelle: Statistisches Bundesamt
Krankenhaus-Report 2016   WIdO

lichen Gegebenheiten in Bezug auf die Ausbildungskosten im Krankenhaus Rechnung getragen wird, weiter eingeschränkt. So führt die neu hinzu gekommene gesonderte Erhebung der „Aufwendungen für den Ausbildungsfonds"[29] zu einer Erhöhung sowohl der Brutto-Gesamtkosten als auch der bereinigten Kosten der Krankenhäuser. Bei der Betrachtung der langfristigen Entwicklung der Krankenhauskosten bleiben die erstmals im Jahr 2007 erhobenen Aufwendungen für den Ausbildungsfonds unberücksichtigt.

Die Entwicklung der bereinigten Kosten insgesamt und je Fall seit 2003 ist in
Abbildung 18–6 dargestellt. Die zugrunde liegenden bereinigten Kosten des Jahres
2013 i. H. v. 76,8 Mrd. Euro setzen sich zusammen aus den Kosten der Krankenhäuser insgesamt (88,2 Mrd. Euro) zuzüglich der Kosten der Ausbildungsstätten (Per-
sonal- und Sachkosten i. H. v. 0,6 Mrd. Euro) und abzüglich der Abzüge (12,0 Mrd.
Euro). Ohne Berücksichtigung der Aufwendungen für den Ausbildungsfonds ergeben sich bei 18,8 Millionen vollstationär behandelten Patientinnen und Patienten
durchschnittliche Kosten von 4 089 Euro je Behandlungsfall.

Einen detaillierten Überblick über die Krankenhauskosten des Jahres 2013 nach
Kostenarten gibt Tabelle 18–12. Die Brutto-Gesamtkosten (einschl. Kosten der

18

2007 die gesonderte Erhebung der Aufwendungen für den Ausbildungsfonds (Ausbildungszu-
schlag) nach § 17a Krankenhausfinanzierungsgesetz (KHG).

29 Die in zahlreichen Bundesländern eingerichteten Ausbildungsfonds werden durch Einzahlungen
aller Krankenhäuser gebildet; die in den Fonds angesammelten Mittel dienen der Finanzierung
der Ausbildungsbudgets der Krankenhäuser.

Tabelle 18–12

Brutto-Gesamtkosten nach Kostenarten 2013

Kostenart[1]	Insgesamt	Anteil an den Brutto-Gesamtkosten	Veränderung der absoluten Werte zum Vorjahr	Brutto-Kosten je vollstationärer Fall
	in 1 000 EUR	in %	in %	in EUR
Personalkosten insgesamt	**53 825 553**	**59,8**	**3,8**	**2 865**
Ärztlicher Dienst	16 671 295	18,5	5,7	887
Pflegedienst	16 510 181	18,3	2,0	879
Medizinisch-technischer Dienst	7 296 707	8,1	4,2	388
Funktionsdienst	5 302 704	5,9	3,7	282
Klinisches Hauspersonal	356 382	0,4	0,6	19
Wirtschafts- und Versorgungsdienst	1 614 035	1,8	0,1	86
Technischer Dienst	914 318	1,0	1,8	49
Verwaltungsdienst	3 477 344	3,9	4,1	185
Sonderdienste	267 500	0,3	4,9	14
Sonstiges Personal	385 038	0,4	2,7	20
Nicht zurechenbare Personalkosten	1 030 048	1,1	7,8	55
Sachkosten insgesamt	**33 760 283**	**37,5**	**3,7**	**1 797**
Lebensmittel	2 140 355	2,4	4,1	114
Medizinischer Bedarf	16 534 145	18,4	3,3	880
dar.: Arzneimittel	3 674 709	4,1	7,2	196
Blut, Blutkonserven und -plasma	852 741	0,9	−2,2	45
Verband-, Heil-, Hilfsmittel	284 810	0,3	−1,9	15
Ärztl. u. pfleger. Verbrauchsmaterial, Instrumente	1 969 977	2,2	5,3	105

18

Tabelle 18–12
Fortsetzung

Kostenart[1]	Insgesamt	Anteil an den Brutto-Gesamtkosten	Veränderung der absoluten Werte zum Vorjahr	Brutto-Kosten je vollstationärer Fall
	in 1 000 EUR	in %	in %	in EUR
Narkose- und sonstiger OP-Bedarf	1 837 850	2,0	0,7	98
Laborbedarf	1 027 616	1,1	–1,4	55
Wasser, Energie, Brennstoffe	2 273 459	2,5	6,4	121
Wirtschaftsbedarf	3 181 424	3,5	4,1	169
Verwaltungsbedarf	2 227 493	2,5	2,8	119
Zentrale Verwaltungsdienste	749 162	0,8	4,5	40
Zentrale Gemeinschaftsdienste	356 067	0,4	–2,9	19
Versicherungen und sonstige Abgaben	829 157	0,9	8,7	44
Pflegesatzfähige Instandhaltung	3 233 340	3,6	1,8	172
Wiederbeschaffte Gebrauchsgüter	40 952	0,0	–19,5	2
Sonstiges	2 194 729	2,4	6,2	117
nachrichtlich:				
Aufwendungen für nicht beim Krankenhaus angestelltes nichtärztliches Personal	708 815	0,8	X	38
Aufwendungen für nicht beim Krankenhaus angestellte Ärzte/Ärztinnen	592 826	0,7	X	32
Aufwendungen für ausgelagerte Leistungen („outsourcing"[3])	2 726 366	3,0	X	145
Zinsen und ähnliche Aufwendungen	503 936	0,6	–3,8	27
Steuern	141 873	0,2	–5,6	8
Kosten der Krankenhäuser insgesamt	88 231 645	98,0	3,7	4 696
Kosten der Ausbildungsstätten	623 585	0,7	1,2	33

18

Tabelle 18–12
Fortsetzung

Kostenart[1]	Insgesamt	Anteil an den Brutto-Gesamtkosten	Veränderung der absoluten Werte zum Vorjahr	Brutto-Kosten je vollstationärer Fall
	in 1 000 EUR	in %	in %	in EUR
Aufwendungen für den Ausbildungsfonds	1 179 393	1,3	5,6	63
Brutto-Gesamtkosten	90 034 623	100,0	3,7	4 792
Abzüge insgesamt	12 029 802	13,4	7,1	640
Ambulanz	4 314 793	4,8	8,7	230
Wissenschaftliche Forschung und Lehre	2 983 462	3,3	9,0	159
Sonstige Abzüge	4 731 548	5,3	4,5	252
Bereinigte Kosten	78 004 821	86,6	3,2	4 152

1) Kein Vergleich mit den Kosten der Jahre 1996 bis 2001 möglich, da ein anderes Kostenermittlungsprinzip (Nettoprinzip) zugrunde liegt. Nur bereinigte Kosten können über den Wechsel unterschiedlicher Kostenermittlungsprinzipien hinaus verglichen werden.

Quelle: Statistisches Bundesamt

Krankenhaus-Report 2016   WIdO

Tabelle 18–13
Kosten der Krankenhäuser 2013 nach Bundesländern

Bundesland	Kranken-häuser	Fallzahl	Personal-kosten	Sach-kosten	Brutto-Kosten[1]	Bereinigte Kosten[2]	Kosten je Fall[3]
	Anzahl				in Mill. Euro		in Euro
Deutschland	1 996	18 787 168	53 826	33 760	90 035	78 005	4 152
Baden-Württemberg	272	2 090 033	6 949	4 075	11 367	9 423	4 509
Bayern	366	2 883 438	8 346	5 210	13 930	12 079	4 189
Berlin	81	794 009	2 333	1 749	4 183	3 592	4 524
Brandenburg	55	556 606	1 252	871	2 155	2 041	3 667
Bremen	14	205 721	562	400	994	942	4 577
Hamburg	52	474 802	1 538	1 205	2 815	2 306	4 856
Hessen	172	1 331 355	3 623	2 459	6 289	5 707	4 287
Mecklenburg-Vorpommern	39	404 226	1 086	722	1 829	1 551	3 838
Niedersachsen	197	1 655 203	4 766	2 873	7 899	6 695	4 045
Nordrhein-Westfalen	370	4 420 386	12 805	7 677	21 129	18 001	4 072
Rheinland-Pfalz	91	921 358	2 636	1 400	4 156	3 696	4 011
Saarland	21	274 842	814	458	1 314	1 185	4 310
Sachsen	79	1 003 215	2 393	1 710	4 142	3 854	3 842
Sachsen-Anhalt	48	606 332	1 545	910	2 484	2 262	3 731
Schleswig-Holstein	95	588 147	1 659	1 148	2 894	2 458	4 179
Thüringen	44	577 497	1 519	894	2 454	2 213	3 832
Veränderung gegenüber 2012 in %							
Deutschland	–1,0	0,9	3,8	3,7	3,7	3,2	2,3
Baden-Württemberg	–1,4	0,8	3,7	5,4	4,3	4,5	3,7
Bayern	–0,8	1,0	3,7	6,4	4,7	2,1	1,2
Berlin	–	1,4	3,5	2,7	3,0	4,0	2,5
Brandenburg	1,9	1,5	3,0	4,0	3,2	2,9	1,4
Bremen	–	1,0	2,8	–0,4	1,5	1,6	0,6
Hamburg	2,0	0,8	5,3	2,1	3,8	3,8	2,9
Hessen	–	1,0	3,5	2,1	3,2	3,5	2,5
Mecklenburg-Vorpommern	2,6	–1,0	2,7	3,5	2,7	0,8	1,9
Niedersachsen	–0,5	1,0	4,0	3,1	3,7	3,5	2,5
Nordrhein-Westfalen	–3,9	0,9	4,1	2,9	3,5	3,3	2,4
Rheinland-Pfalz	–	1,4	4,7	3,9	4,4	3,9	2,4
Saarland	–	2,2	4,9	1,4	3,4	3,5	1,2
Sachsen	1,3	0,4	3,4	3,4	3,2	2,9	2,4
Sachsen-Anhalt	–2,0	0,6	2,8	–0,2	1,7	1,7	1,1
Schleswig-Holstein	–	0,1	1,9	5,3	3,1	2,0	1,9
Thüringen	–2,2	0,7	4,4	3,2	3,9	3,9	3,2

[1] Summe aus Krankenhauskosten (Personal- und Sachkosten, Zinsen und ähnliche Aufwendungen, Steuern)
Kosten der Ausbildungsstätten und Aufwendungen für den Ausbildungsfonds.
[2] Brutto-Kosten abzüglich nichtstationärer Kosten (z. B. Ambulanz, wissenschaftliche Forschung und Lehre)
[3] Einschließlich Aufwendungen für den Ausbildungsfonds

Quelle: Statistisches Bundesamt

Ausbildungsstätten und der Aufwendungen für den Ausbildungsfonds[30]) der Krankenhäuser insgesamt lagen bei 90,0 Mrd. Euro. Hieran hatten die Personalkosten in Höhe von 53,8 Mrd. Euro einen Anteil von 59,8 %. Ärztlicher Dienst und Pflegedienst allein machten mit zusammen 33,2 Mrd. Euro einen Anteil von 61,6 % an den gesamten Personalkosten aus. Die Sachkosten in Höhe von 33,8 Mrd. Euro entsprachen einem Anteil von 37,5 % an den Brutto-Gesamtkosten. Knapp die Hälfte der Sachkosten (16,5 Mrd. Euro) entfiel auf Kosten für den medizinischen Bedarf. Innerhalb dieser Kostenart hatten Arzneimittel mit 3,7 Mrd. Euro (22,2 %) den größten Anteil. Die übrigen Kosten verteilten sich auf Steuern und Zinsen (Tabelle 18–12).

Im Vergleich zum Vorjahr sind die Brutto-Gesamtkosten der Krankenhäuser um 3,7 %, die bereinigten Kosten um 3,2 gestiegen. Setzt man die bereinigten Kosten in Relation zur Zahl der vollstationär behandelten Krankenhauspatientinnen und -patienten, so entstanden den Krankenhäusern 2013 im Durchschnitt Kosten in Höhe von 4 152 Euro je Fall, gegenüber 2012 (4 060 Euro) nahmen sie um 2,3 % zu.

Mehr als die Hälfte (55 %) der Krankenhauskosten insgesamt (90,0 Mrd. Brutto-Gesamtkosten) entfiel auf Häuser in öffentlicher, 30 % auf solche in freigemeinnütziger und lediglich 15 % auf Häuser in privater Trägerschaft. Der Anteil der Personalkosten an den Krankenhauskosten insgesamt war in freigemeinnützigen Krankenhäusern am höchsten (60,4 %), in privaten Krankenhäusern am niedrigsten (57,4 %). Den höchsten Sachkostenanteil hatten private Einrichtungen mit 39,6 % der Gesamtkosten, bei den freigemeinnützigen Einrichtungen lag dieser bei nur 36,6 %.

Die um den nichtstationären Anteil, das heißt die Abzüge in Höhe von 12,0 Mrd. Euro bereinigten Kosten (einschließlich Aufwendungen für den Ausbildungsfonds) betrugen 78,0 Mrd. Euro.

Einen Kostenvergleich auf Länderebene für einzelne Kostenarten ermöglicht Tabelle 18–13. Die Krankenhäuser Brandenburgs hatten mit durchschnittlich 2 249 Euro die geringsten Personalkosten insgesamt je Fall; die höchsten Personalkosten je Behandlungsfall hatten Krankenhäuser in Baden-Württemberg mit 3 325 Euro. Die geringsten Sachkosten je Fall fielen mit 1 502 Euro in Sachsen-Anhalt an. Im Vergleich dazu waren die Sachkosten in Hamburger Krankenhäusern mit 2 538 Euro um gut 1 000 Euro höher. Im regionalen Vergleich waren die stationären (= bereinigten) Kosten in Brandenburg am niedrigsten (3 667 Euro). In allen neuen Bundesländern sowie in Niedersachsen, Nordrhein-Westfalen und Rheinland-Pfalz lagen die stationären Krankenhauskosten je Behandlungsfall unter dem Bundesdurchschnitt. Die höchsten Kosten je Fall hatte – wie im Vorjahr – Hamburg mit 4 856 Euro, gefolgt von Bremen mit durchschnittlich 4 577 Euro je Fall. Das Versorgungsangebot einerseits sowie Art und Schwere der behandelten Erkrankungen andererseits beeinflussen das Niveau der Kosten je Behandlungsfall.

---

30 Die fehlerhaften Angaben zu den Aufwendungen für den Ausbildungsfonds in Brandenburg, Sachsen und Sachsen-Anhalt seit 2007 wurden berichtigt.

19 Statistische Krankenhausdaten: Diagnosedaten der Krankenhäuser 2013

Torsten Schelhase

Abstract

Die Diagnosen der Krankenhauspatienten bilden das gesamte vollstationäre Geschehen in den deutschen Krankenhäusern ab. Dieser Beitrag beschreibt die Ergebnisse der Diagnosedaten der Krankenhauspatienten für das Jahr 2013. Diese amtliche Statistik wird seit 1993 jährlich als Vollerhebung durchgeführt, alle Krankenhäuser in Deutschland sind auskunftspflichtig. Erfasst werden alle Patienten, die im Berichtsjahr aus der vollstationären Behandlung eines Krankenhauses entlassen werden. Im Jahr 2013 waren dies knapp 19,2 Millionen Patienten, damit ist die Fallzahl im Vorjahresvergleich erneut angestiegen. Die Ergebnisse der Diagnosen werden nach wichtigen Indikatoren wie Hauptdiagnosen, Alter, Geschlecht und Verweildauer dargestellt. Aufgrund geschlechts- und altersspezifischer Morbiditätshäufigkeiten werden die Ergebnisse teilweise standardisiert und so um den demografischen Effekt bereinigt. Dadurch sind bevölkerungsunabhängige Aussagen möglich.

The hospital diagnosis statistics reflect all inpatient cases in Germany. This article describes the 2013 results. These official statistics have been carried out annually since 1993 and include all hospitals in Germany. Hospitals are required to disclose information. The data cover all inpatients discharged from hospital in the respective year. In 2013, this applied to almost 19.2 million patients. Compared to the previous year, the number of patients has again increased. The diagnosis data are described using key indicators such as main diagnosis, age, sex and average length of stay. Due to gender and age specific morbidity frequencies, some data are standardised and thus adjusted for demographic effects which allows statements independent of the actual age and sex structure of the population.

19

19.1 Vorbemerkung

In diesem Beitrag werden die Ergebnisse der Krankenhausdiagnosestatistik des Berichtsjahres 2013 vorgestellt. Die Diagnosestatistik ist ein Baustein der mittlerweile vierteiligen Krankenhausstatistik des Statistischen Bundesamtes. Über diese Statistik hinaus werden auch die Grunddaten der Krankenhäuser (Betten, Personal, Ausstattung, etc.), die Kosten (Personal-, Sachkosten, etc.) sowie die fallpauschalenbezogene Krankenhausstatistik (DRG-Statistik) erfasst. Zusätzlich werden seit 2003 auch die Diagnosedaten von Vorsorge- oder Rehabilitationseinrichtungen mit mehr als 100 Betten erhoben.

Im Rahmen der Diagnosestatistik werden alle im Laufe des Berichtsjahres aus dem Krankenhaus entlassenen vollstationären Patienten[1] sowie die im Krankenhaus Verstorbenen erfasst. Bei mehrfach im Berichtsjahr vollstationär behandelten Patienten wird jeder Krankenhausaufenthalt als ein Fall nachgewiesen (Fallzahlenstatistik). Nicht nachgewiesen werden die vor- und nachstationären, teilstationären und ambulanten Behandlungsfälle. Die Angaben zur Diagnosestatistik entnehmen die Krankenhäuser der vorhandenen Patientendokumentation.

Um bevölkerungsunabhängige Vergleiche anstellen zu können, werden die Ergebnisse der Diagnosestatistik teilweise alters- und geschlechtsstandardisiert. Mit Hilfe der Standardisierung werden die Ergebnisse um den demografischen Effekt bereinigt. Dies erlaubt bevölkerungsunabhängige intertemporale und interregionale Vergleiche zwischen strukturell verschiedenen Gesamtheiten. Dadurch können Veränderungen beim Auftreten bestimmter Krankheiten aus rein epidemiologischer Sicht beurteilt werden, ohne dass die Ergebnisse durch sich verändernde Bevölkerungsstrukturen verzerrt werden. Genauer: Mit dieser Methode kann gezeigt werden, ob sich das Risiko jedes Einzelnen, an einer bestimmten Krankheit zu erkranken, erhöht hat oder nicht. Beispiel: Wenn im Vergleich zu 1995 heute mehr Menschen in Deutschland über 80 Jahre alt sind, treten in dieser Altersklasse entsprechend mehr Krankheitsfälle auf.[2] Gleichzeitig hat sich aber trotz der steigenden Anzahl der Erkrankungen (bedingt durch die größere Bevölkerungsgruppe in diesem Alter) das Risiko des Einzelnen daran zu erkranken nicht erhöht.

19.2   Kennzahlen der Krankenhauspatienten

Für das Berichtsjahr 2013 wurden insgesamt knapp 19,2 Millionen vollstationäre Krankenhausfälle in der Krankenhausdiagnosestatistik erfasst. Es handelt sich hierbei um alle Krankenhausfälle inklusive Sterbe- und Stundenfälle einschließlich gesunder Neugeborener. Der Vergleich mit den Vorjahren zeigt, dass die Zahl der vollstationären Krankenhausfälle kontinuierlich zugenommen hat.

Nach einer deutlichen Steigerung um gut 400 000 Fälle zwischen 2006 und 2007 liegt der Anstieg nun bei über 176 000 Fällen über dem Vorjahresniveau. Diese Entwicklung betrifft sowohl Männer als auch Frauen.

---

1 Die Begriffe „Behandlungsfälle" und „Patienten" werden im Folgenden anstelle der korrekten Bezeichnung „aus der vollstationären Behandlung eines Krankenhauses entlassene Patientinnen und Patienten (einschl. Sterbe- und Stundenfälle)" verwendet.

2 Vgl. zum Standardisierungsverfahren in der Diagnosestatistik: Rolland S, Rosenow C. Diagnosedaten der Krankenhauspatientinnen und -patienten 2000. In: Klauber J, Robra BP, Schellschmidt H (Hrsg) Krankenhaus-Report 2003. Stuttgart: Schattauer 2004, S. 365ff.

Bezogen auf die Fälle je 100 000 Einwohner bedeutet dies einen Anstieg um 135 Fälle auf 23 749 Fälle je 100 000 Einwohner, wobei es im Vergleich zum Vorjahr bei den Männern und Frauen einen Anstieg um 0,6 % gab.

Ob es sich bei diesen Daten um Effekte der demografischen Entwicklung handelt, zeigen die standardisierten Raten[3]. Zwischen 2008 und 2013 ist die standardisierte Zahl der Behandlungsfälle insgesamt um 1 167 Fälle (5,2 %) angestiegen. Die standardisierte Rate der männlichen Patienten stieg in diesem Zeitraum um 5,3 % an, bei den Frauen ist sie um 4,9 % gestiegen.

Zu beachten ist hierbei, dass ein direkter Vergleich zwischen Männern und Frauen nur bedingt möglich ist, da Frauen von Natur aus wegen Schwangerschaft und Geburt häufiger im Krankenhaus behandelt werden.

Ein weiterer wichtiger Indikator für Aspekte wie mögliche Einsparpotenziale und Effizienz in Krankenhäusern ist die Verweildauer. Sie wird gleichermaßen als Ansatzpunkt für die Qualität der stationären Versorgung genutzt. Insbesondere die Notwendigkeit, die Kosten zu reduzieren, hat in den Vorjahren dazu geführt, dass die Patienten immer kürzer in den Krankenhäusern verweilen. Waren es im Jahr 2000 noch fast 10 Tage (9,7 Tage), ist diese Zahl kontinuierlich auf 8,1 Tage im Jahr 2008 bis auf zuletzt durchschnittlich 7,6 Tage im Jahr 2013 gesunken. Da sich die Verweildauer im Vergleich der Jahre 2012 und 2013 nicht verändert hat, scheint sich ein Sättigungseffekt einzustellen. Es bleibt abzuwarten, ob dieser Wert in den nächsten Jahren stabil bleibt oder eine Veränderung erfährt.

Darüber hinaus ist es sinnvoll, ein weiteres Indiz für mögliche Einsparpotenziale heranzuziehen. Die Entwicklung der Anzahl der Kurzlieger (1 bis 3 Tage im Krankenhaus) ist eng mit der Entwicklung der Verweildauer verknüpft, da sie einen konträren Verlauf aufweist. Das bedeutet, dass die Anzahl der Kurzlieger automatisch steigt, wenn die Verweildauer sinkt. Diese Entwicklung ist deutlich innerhalb der letzten Jahre zu sehen. Im Gegensatz zur durchschnittlichen Verweildauer ist die Zahl der Kurzlieger aber auch im Vergleich der Jahre 2012 und 2013 angestiegen, nämlich um 3,0 % auf über 7,6 Millionen (Tabelle 19–1).

Über die Jahre hinweg betrachtet zeigt sich somit folgendes Bild: Die Anzahl der Behandlungsfälle steigt, die Verweildauer ist nach wie vor auf einem niedrigen Niveau, parallel dazu ist die Zahl der Kurzlieger angestiegen. Es ist zu vermuten, dass diese Entwicklungen direkte Auswirkungen auf den ambulanten Sektor haben, beispielsweise in Form einer Verschiebung dorthin. In welchem Maße dies geschieht, kann an dieser Stelle nicht geklärt werden (vgl. Abbildung 19–1).

19

---

3 Standardisiert mit der Standardbevölkerung „Zensus 2011", ohne Patienten mit Wohnsitz im Ausland, unbekanntem Geschlecht und unbekanntem Alter.

Tabelle 19–1
Kennzahlen der Patienten im Überblick

Gegenstand der Nachweisung	Berichtsjahr							Veränderung 2013 zu					
	2013	2012	2011	2010	2009	2008	2000	2012	2011	2010	2009	2008	2000
	Anzahl							in %					
Behandlungsfälle insgesamt[1]	**19 249 313**	**19 082 321**	**18 797 989**	**18 489 998**	**18 231 569**	**17 937 101**	**17 187 527**	**0,9**	**2,4**	**4,1**	**5,6**	**7,3**	**12,0**
– Männer	9 120 687	9 029 838	8 885 990	8 705 679	8 569 023	8 392 426	7 755 158	1,0	2,6	4,8	6,4	8,7	17,6
– Frauen	10 128 610	10 052 395	9 911 945	9 784 155	9 662 423	9 544 617	9 432 186	0,8	2,2	3,5	4,8	6,1	7,4
Behandlungsfälle ohne Personen mit ausländischem/unbekanntem Wohnort, unbekanntem Geschlecht und unbekanntem Alter	**19 152 535**	**18 991 497**	**18 714 863**	**18 412 117**	**18 161 404**	**17 869 372**	**17 109 619**	**0,8**	**2,3**	**4,0**	**5,5**	**7,2**	**11,9**
– Männer	9 066 164	8 978 837	8 839 431	8 662 490	8 530 096	8 354 296	7 713 931	1,0	2,6	4,7	6,3	8,5	17,5
– Frauen	10 086 371	10 012 660	9 875 432	9 749 627	9 631 308	9 515 076	9 395 688	0,7	2,1	3,5	4,7	6,0	7,4
Behandlungsfälle je 100 000 Einwohner[3]	**23 749**	**23 614**	**23 313**	**22 520**	**22 182**	**21 760**	**20 818**	**0,6**	**1,9**	**5,5**	**7,1**	**9,1**	**14,1**
– Männer	22 970	22 844	22 563	21 602	21 254	20 762	19 229	0,6	1,8	6,3	8,1	10,6	19,5
– Frauen	24 495	24 350	24 029	23 404	23 074	22 719	22 333	0,6	1,9	4,7	6,2	7,8	9,7
Behandlungsfälle je 100 000 Einwohner (standardisiert)[2][3]	**23 460**	**23 477**	**23 313**	**22 698**	**22 538**	**22 293**	**22 392**	**–0,1**	**0,6**	**3,4**	**4,1**	**5,2**	**4,8**
– Männer	22 590	22 659	22 563	21 831	21 720	21 462	21 571	–0,3	0,1	3,5	4,0	5,3	4,7
– Frauen	24 270	24 245	24 029	23 543	23 348	23 128	23 399	0,1	1,0	3,1	3,9	4,9	3,7
Durchschnittsalter der Patienten (in Jahren)	**54,6**	**54,4**	**54,1**	**53,8**	**53,6**	**53,2**	**51,3**	**0,4**	**0,9**	**1,6**	**1,9**	**2,7**	**6,4**
– Männer	54,2	53,9	53,5	53,1	52,9	52,4	50,3	0,6	1,2	2,0	2,5	3,5	7,8
– Frauen	54,9	54,8	54,6	54,3	54,2	53,9	52,2	0,2	0,5	1,1	1,3	1,9	5,2

19

Tabelle 19–1

Fortsetzung

Gegenstand der Nachweisung	Berichtsjahr							Veränderung 2013 zu					
	2013	2012	2011	2010	2009	2008	2000	2012	2011	2010	2009	2008	2000
	Anzahl							in %					
Altersspezifische Rate je 100 000 Einwohner[3]													
– unter 15 Jahre	16 489	16 346	16 169	16 171	15 867	16 052	11 749	0,9	2,0	2,0	3,9	2,7	40,3
– 15 bis unter 45 Jahre	14 260	14 175	14 005	13 395	13 197	12 891	14 147	0,6	1,8	6,5	8,1	10,6	0,8
– 45 bis unter 65 Jahre	20 512	20 555	20 544	19 872	19 710	19 544	21 880	-0,2	-0,2	3,2	4,1	5,0	-6,3
– 65 bis unter 85 Jahre	46 140	46 151	45 530	44 458	44 033	43 336	42 782	0,0	1,3	3,8	4,8	6,5	7,8
– 85 Jahre und mehr	73 735	72 613	70 903	66 364	66 124	65 415	59 981	1,5	4,0	11,1	11,5	12,7	22,9
Durchschnittliche Verweildauer (in Tagen)	7,6	7,6	7,7	7,9	8,0	8,1	9,7	-0,4	-2,2	-4,0	-5,6	-6,7	-22,1
Stundenfälle innerhalb eines Tages	546 052	549 046	540 722	528 461	516 298	504 116	777 404	-0,5	1,0	3,3	5,8	8,3	-29,8
Kurzlieger (1 bis 3 Tage)	7 649 540	7 429 866	7 149 083	6 828 023	6 568 703	6 279 504	4 710 656	3,0	7,0	12,0	16,5	21,8	62,4
Sterbefälle	417 290	404 842	401 865	407 473	408 310	400 943	399 413	3,1	3,8	2,4	2,2	4,1	4,5
Erfassungsgrad (in %)	99,8	99,9	99,9	99,8	99,7	99,6	99,6	-0,1	0,0	0,0	0,1	0,3	0,2

1) Behandlungsfälle einschließlich der Patienten mit unbekanntem Geschlecht. Ab 2004 einschl. gesunde Neugeborene.
2) Standardisiert mit der Standardbevölkerung „Deutschland 2011".
3) Ab dem Berichtsjahr 2000 ohne Patientinnen/Patienten mit ausländischem Wohnort, unbekanntem Wohnort, unbekanntem Alter und unbekanntem Geschlecht.
2011: Bevölkerung zum Stichtag 09.05.2011. 2012 und 2013: Vorläufige Ergebnisse auf Grundlage des Zensus 2011, Zensusdaten mit dem Stand vom 10.04.2014.
Abweichungen zwischen der Summe der Einzelwerte und der ausgewiesenen Summen sowie der Bundesländer und des Bundesergebnisses ergeben sich aus Rundungsdifferenzen.

Quelle: Statistisches Bundesamt

Krankenhaus-Report 2016

WIdO

19

Abbildung 19–1

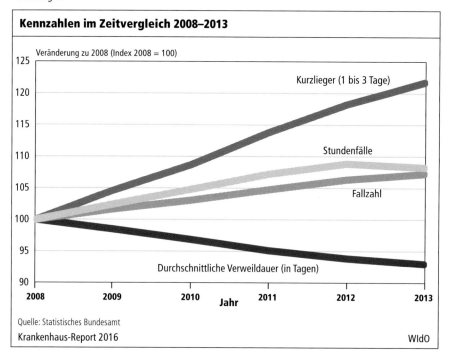

Kennzahlen im Zeitvergleich 2008–2013

Veränderung zu 2008 (Index 2008 = 100)

Kurzlieger (1 bis 3 Tage)

Stundenfälle

Fallzahl

Durchschnittliche Verweildauer (in Tagen)

Jahr

Quelle: Statistisches Bundesamt
Krankenhaus-Report 2016   WIdO

19.3   Strukturdaten der Krankenhauspatienten

Sowohl in den Grunddaten und der DRG-Statistik als auch in der Diagnosestatistik wird die Anzahl der entlassenen Patienten ermittelt. Alle Statistiken werden unabhängig voneinander erhoben. Im direkten Vergleich der Diagnosestatistik mit den Grunddaten hat sich gezeigt, dass es eine leichte Untererfassung in der Diagnosestatistik gibt (2013: 99,8 %).

19.3.1   Alters- und Geschlechtsstruktur der Patienten

Im Jahr 2013 waren von den rund 19,2 Millionen Behandlungsfällen 9,1 Millionen männlichen und rund 10,1 Millionen weiblichen Geschlechts. Die Männer haben demnach einen Anteil von 47,4 % und die Frauen von 52,6 %. Bezogen auf die standardisierte Bevölkerung der jeweiligen Geschlechtsgruppe wurden durchschnittlich 22 590 Männer und 24 270 Frauen je 100 000 Einwohner stationär in den Krankenhäusern behandelt. Zusammengenommen wurden 23 460 Personen je 100 000 Einwohner im Krankenhaus als Behandlungsfall gezählt. Dies sind 17 Fälle je 100 000 Einwohner bzw. 0,1 % weniger als noch im Vorjahr.

Das Durchschnittsalter der Patienten hat sich weiter erhöht. Im Jahr 2013 lag es bei 54,6 Jahren, wobei die Frauen mit durchschnittlich 54,9 Jahren um 0,7 Jahre älter waren als die Männer. Der Grund hierfür ist der höhere Anteil der Frauen in

Abbildung 19–2

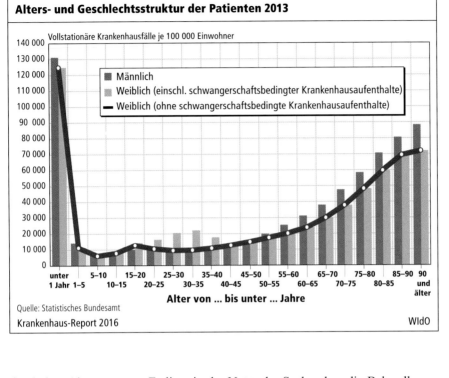

Alters- und Geschlechtsstruktur der Patienten 2013

Vollstationäre Krankenhausfälle je 100 000 Einwohner

- ■ Männlich
- ■ Weiblich (einschl. schwangerschaftsbedingter Krankenhausaufenthalte)
- ▬ Weiblich (ohne schwangerschaftsbedingte Krankenhausaufenthalte)

Alter von ... bis unter ... Jahre

Quelle: Statistisches Bundesamt

Krankenhaus-Report 2016   WIdO

den hohen Altersgruppen. Es liegt in der Natur der Sache, dass die Behandlungs-häufigkeit mit dem Alter steigt. So wurden bspw. in der Gruppe der 15- bis 45-Jäh-rigen 14 260 Personen je 100 000 Einwohner im Krankenhaus behandelt, während es in der letzten ausgewiesenen Altersgruppe der über 85-Jährigen 73 735 Personen waren, also fast fünfmal so viel.

Die Entwicklung der altersspezifischen Rate je 100 000 Einwohner ist seit dem Jahre 2008 bei den unter 15-Jährigen um 2,7 % angestiegen, in der Altersgruppe der 15- bis unter 45-Jährigen sogar um 10,6 %. In der Altersgruppe der 45- bis 65-Jäh-rigen hingegen ist die Zahl von 2008 auf 2013 um 5,0 % angestiegen.

Bei einer genaueren Betrachtung der Alters- und Geschlechtsstruktur der Patien-ten im Jahr 2013 zeigt sich, dass in fast allen Altersgruppen mehr Männer je 100 000 Einwohner als Frauen stationär im Krankenhaus behandelt wurden (siehe Abbil-dung 19–2). Bei den 15- bis 45-Jährigen zeigt sich zwar zunächst, dass mehr Frauen als Männer behandelt wurden. Dies ist jedoch auf Fälle zurückzuführen, die in Zu-sammenhang mit Schwangerschaft, Geburt und Wochenbett (ICD-Positionen O00-O99) stehen. Rechnet man diese Fälle heraus, wurden nur in den Altersgruppen der 10- bis 15-Jährigen (7 944 Mädchen zu 7 792 Jungen), der 15- bis 20-Jährigen (12 952 Frauen zu 10 172 Männern) und der 20- bis 25-Jährigen (10 695 Frauen zu 10 231 Männern) mehr Frauen als Männer im Krankenhaus behandelt.

Vergleicht man den Anteil der Absolutzahlen der Behandlungsfälle je Alters-klasse, so zeigt sich ebenfalls, dass die männlichen Patienten in der Regel in der Überzahl waren: Zwar machen sie insgesamt nur 47,4 % der Patienten aus, in den

19

Altersgruppen der unter 10-Jährigen und über 25-Jährigen liegen die Zahlen hingegen bei 50,9 % und 56,6 %. Lediglich in den Altersgruppen der 10- bis 25-Jährigen (verursacht durch schwangerschaftsbedingte Behandlungen) liegen die Zahlen der Männer unter denen der Frauen.

19.3.2   Verweildauer der Patienten

Seit dem Berichtsjahr 2003 wird die Fallzahl im Krankenhaus-Report erstmals inklusive der Stundenfälle veröffentlicht. Jeder Stundenfall wird als ein Fall mit einem Berechnungs-/Belegungstag in die Statistik aufgenommen. Dies hat zur Folge, dass die Verweildauer per se sinkt.

2013 lag die Verweildauer der Krankenhauspatienten inklusive der oben beschriebenen Stundenfälle bei durchschnittlich 7,6 Tagen und hat sich gegenüber dem Vorjahr so gut wie nicht verringert (−0,4 %). Insgesamt ist die Verweildauer seit dem Jahr 2008 um 6,7 % gesunken.

Bezogen auf das Geschlecht gibt es nur leichte Unterschiede, Männer lagen mit durchschnittlich 7,5 Tagen kürzer im Krankenhaus als Frauen mit durchschnittlich 7,6 Tagen. Der niedrigere Wert bei den Frauen im Alter zwischen 20 und 40 Jahren ist wiederum auf schwangerschaftsbedingte Behandlungen zurückzuführen. Mit zunehmendem Alter (ab 45 Jahren) liegen Frauen länger als Männer in den Krankenhäusern. Am größten sind die Unterschiede bei der Altersgruppe 80 bis 85 Jahre und 85 bis 90 Jahre; hier lagen Frauen 0,5 Tage länger im Krankenhaus als Männer.

Insgesamt kann man festhalten, dass ungeachtet des Geschlechts die durchschnittliche Verweildauer in den Krankenhäusern bis zur Altersgruppe der 85- bis unter 90-Jährigen mit dem Alter kontinuierlich zunimmt und nur bei den Hochbetagten leicht abnimmt.

Im Jahr 2013 verbrachten insgesamt 7,6 Millionen Patienten zwischen einem und drei Tagen im Krankenhaus. Diese so genannten Kurzlieger hatten damit einen Anteil von 39,7 % an allen Behandlungsfällen. Im Jahr davor waren es noch 38,9 %; damit hat sich die Zahl der Kurzlieger um 0,8 Prozentpunkte erhöht. Vergleicht man die letzten Berichtsjahre miteinander, wird deutlich, dass immer mehr Patienten innerhalb von einem bis drei Tagen entlassen werden: Waren es im Jahr 2008 nur 6,3 Millionen Fälle, ist diese Zahl bis zum Jahr 2013 um 21,8 % gestiegen. Die Zahlen zeigen, dass es nach wie vor Ziel der Behandlungen ist, die Patienten früher als in den Vorjahren zu entlassen. Auf der einen Seite wird damit die Effektivität erhöht. Auf der anderen Seite aber steigt dadurch auch die Belastung des Personals, da es heute keine oder kaum Patienten in Krankenhäusern geben wird, die ohne oder nur mit wenig Betreuung (Pflege und ärztliche Versorgung) auskommen.

Patienten, die zwar vollstationär aufgenommen werden, bei denen sich jedoch innerhalb des ersten Tages herausstellt, dass ein stationärer Aufenthalt nicht notwendig ist bzw. die innerhalb des ersten Tages versterben, werden in der Krankenhausstatistik als Stundenfälle bezeichnet. 2013 gab es insgesamt 546 052 Stundenfälle, dies sind 2 994 Fälle weniger als noch im Jahr zuvor. Verglichen mit dem Jahr 2008 ist die Zahl der Stundenfälle um 8,3 % gestiegen.

Insgesamt 417 290 Personen sind 2013 in den Krankenhäusern verstorben. Gemessen an der Anzahl der Verstorbenen in Deutschland insgesamt (893 825) beträgt

Tabelle 19–2
Verweildauer der Patienten 2013

Verweildauer in Tagen	Patienten			Berechnungs- und Belegungstage		
	Anzahl	Anteil in %	kumuliert	Anzahl	Anteil in %	kumuliert
Insgesamt	19 249 313	100,0	–	145 485 351	100,0	–
Stundenfall	546 052	2,8	2,8	546 052	0,4	0,4
1	2 585 096	13,4	16,3	2 585 096	1,8	2,2
2	2 725 491	14,2	30,4	5 450 982	3,7	5,9
3	2 338 953	12,2	42,6	7 016 859	4,8	10,7
4	1 867 215	9,7	52,3	7 468 860	5,1	15,9
5	1 397 207	7,3	59,5	6 986 035	4,8	20,7
6	1 112 609	5,8	65,3	6 675 654	4,6	25,2
7	999 916	5,2	70,5	6 999 412	4,8	30,1
8–9	1 436 608	7,5	78,0	12 126 751	8,3	38,4
10–12	1 301 466	6,8	84,7	14 161 721	9,7	48,1
13–14	626 835	3,3	88,0	8 457 397	5,8	53,9
15–21	1 102 860	5,7	93,7	19 316 116	13,3	67,2
22–28	483 839	2,5	96,2	11 916 380	8,2	75,4
29–35	245 056	1,3	97,5	7 770 642	5,3	80,7
36–42	153 107	0,8	98,3	5 969 459	4,1	84,9
43–70	231 881	1,2	99,5	12 394 664	8,5	93,4
71–182	91 487	0,5	100,0	8 692 776	6,0	99,3
183–365	3 381	0,0	100,0	790 926	0,5	99,9
366 u. länger	254	0,0	100,0	159 569	0,1	100,0

Quelle: Statistisches Bundesamt

Krankenhaus-Report 2016   WIdO

der Anteil 46,7 %. Hierbei ist zu beachten, dass dieser Wert nur eine Annäherung darstellt, da beide Erhebungen, die Sterbefälle ausweisen (Krankenhausdiagnose- und Todesursachenstatistik), unterschiedliche Grundgesamtheiten haben. Die Todesursachenstatistik erfasst alle im Berichtsjahr Verstorbenen mit Wohnsitz in Deutschland und damit auch Staatenlose und Ausländer, die ihren Wohnsitz in Deutschland haben (so genanntes Inländerprinzip). Demgegenüber erfasst die Krankenhausdiagnosestatistik alle Patienten, die im Berichtsjahr in einem deutschen Krankenhaus verstarben, das heißt auch Patienten mit ausländischem Wohnort und ausländische Patienten (Inlandsprinzip).

19.3.3   Regionale Verteilung der Patienten

Beim Vergleich der Krankenhausfälle nach dem Wohnort der Patienten wird die standardisierte Rate herangezogen, um einen direkten Vergleich der Zahlen zu ermöglichen. Dies geschieht, indem die Fallzahl in eine Rate je 100 000 Einwohner umgerechnet wird. Anschließend wird die Fallzahl alters- und geschlechtsstandar-

Abbildung 19–3

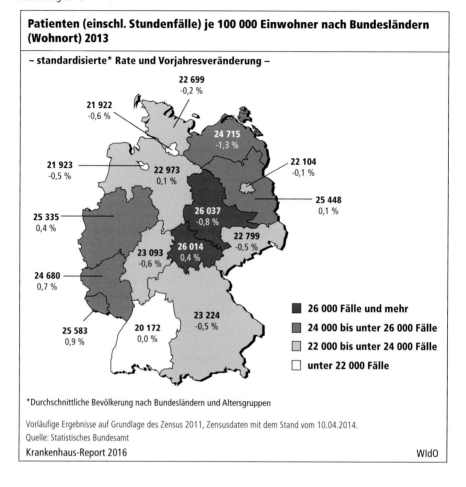

Patienten (einschl. Stundenfälle) je 100 000 Einwohner nach Bundesländern (Wohnort) 2013

– standardisierte* Rate und Vorjahresveränderung –

22 699
-0,2 %

21 922
-0,6 %

24 715
-1,3 %

21 923
-0,5 %

22 973
0,1 %

22 104
-0,1 %

25 448
0,1 %

25 335
0,4 %

26 037
-0,8 %

22 799
-0,5 %

23 093
-0,6 %

26 014
0,4 %

24 680
0,7 %

23 224
-0,5 %

25 583
0,9 %

20 172
0,0 %

■ 26 000 Fälle und mehr

■ 24 000 bis unter 26 000 Fälle

□ 22 000 bis unter 24 000 Fälle

□ unter 22 000 Fälle

*Durchschnittliche Bevölkerung nach Bundesländern und Altersgruppen

Vorläufige Ergebnisse auf Grundlage des Zensus 2011, Zensusdaten mit dem Stand vom 10.04.2014.
Quelle: Statistisches Bundesamt

Krankenhaus-Report 2016   WIdO

disiert. Eine solche Standardisierung ist notwendig, da sich die Bevölkerung der Bundesländer im Hinblick auf ihre Alters- und Geschlechtsstruktur voneinander unterscheidet. Hierzu wird eine einheitliche Bevölkerungsstruktur in Anlehnung an die Ergebnisse des Zensus 2011 unterstellt, wodurch ein Vergleich der standardisierten Raten der Bundesländer ermöglicht wird. Die standardisierte Fallzahl sagt aus, wie viele Personen wegen einer bestimmten Krankheit vollstationär behandelt werden müssten, wenn die Altersstruktur der gewählten Standardbevölkerung von 2011 vorliegen würde (Abbildung 19–3 und Tabelle 19–3).

Im Vergleich zu 2008 verringerten sich die Berechnungs- und Belegungstage sowie die Verweildauer weiter. Im Gegensatz dazu stieg die standardisierte Fallzahl je 100 000 Einwohner in Deutschland nach Wohnort von 2008 zu 2013 um 5,2 % an. Bei dem überwiegenden Teil der Länder sind die Veränderungsraten entsprechend, lediglich in Hamburg und Berlin ist ein Anstieg bei den Berechnungs- und Belegungstagen zu verzeichnen. Insgesamt ist die Spannbreite der Änderungsraten unterschiedlich groß.

Tabelle 19–3
Patienten nach Wohnort 2008 und 2013

Wohnort des Patienten	Patienten[1]	Berechnungs- und Belegungstage[1]	Durchschnittliche Verweildauer
	Veränderung 2013/2008 in %		
Deutschland	5,2	–3,2	–7,0
Baden-Württemberg	4,5	–5,1	–8,2
Bayern	3,6	–5,5	–7,9
Berlin	7,7	2,1	–4,4
Brandenburg	3,8	–4,6	–6,4
Bremen	5,5	–1,0	–5,7
Hamburg	10,5	6,8	–2,8
Hessen	6,0	–1,2	–6,0
Mecklenburg-Vorpommern	2,1	–5,0	–5,8
Niedersachsen	6,0	–2,5	–7,0
Nordrhein-Westfalen	6,3	–3,3	–8,0
Rheinland-Pfalz	4,3	–2,5	–5,5
Saarland	5,0	–3,4	–6,8
Sachsen	4,4	–2,9	–6,2
Sachsen-Anhalt	4,6	–3,6	–6,8
Schleswig-Holstein	5,5	–2,6	–6,5
Thüringen	6,1	–1,0	–5,5

[1] Ohne Patienten mit ausländischem oder unbekanntem Wohnort, unbekanntem Geschlecht und unbekanntem Alter
Standardisiert anhand der Standardbevölkerung „Deutschland 2011"
2011: Bevölkerung zum Stichtag 09.05.2011. 2012 und 2013: Vorläufige Ergebnisse auf Grundlage des Zensus 2011, Zensusdaten mit dem Stand vom 10.04.2014. Abweichungen zwischen der Summe der Einzelwerte und der ausgewiesenen Summen sowie der Bundesländer und des Bundesergebnisses ergeben sich aus Rundungsdifferenzen.

Quelle: Statistisches Bundesamt

Krankenhaus-Report 2016   WIdO

Die größten Zuwächse bei der standardisierten Fallzahl sind in Hamburg (10,5 %), Berlin (7,7) und Nordrhein-Westfalen (6,3 %) zu beobachten.

Noch stärkere Veränderungen ergeben sich, wenn man die Berechnungs- und Belegungstage betrachtet. Die Rückgänge betragen 5,5 % in Bayern, 5,1 % in Baden-Württemberg und 5,0 % in Mecklenburg-Vorpommern. Alle anderen Länder, ausgenommen Hamburg (+6,8 %) und Berlin (+2,1 %), weisen ebenfalls Rückgänge auf. Dies hat auch Auswirkungen auf die durchschnittliche Verweildauer in den einzelnen Ländern. Wie zuvor schon gezeigt ist sie insgesamt in Deutschland in den letzten Jahren zurückgegangen. Die Veränderungsraten der Verweildauer der Patienten nach dem Wohnortprinzip zwischen den Bundesländern variieren hierbei zwischen –7,2 % in Baden-Württemberg und –2,8 % in Hamburg.

Bezogen auf die Standardbevölkerung von 2011 hat Sachsen-Anhalt mit 26 037 Fällen je 100 000 Einwohner die meisten Behandlungsfälle aufzuweisen, gefolgt

19

von Thüringen mit 26 014 und dem Saarland mit 25 583 Fällen. Diese drei Länder liegen somit deutlich über dem standardisierten Wert für Deutschland (23 460 Fälle je 100 000 Einwohner). Die hinteren drei Plätze belegen hierbei Baden-Württemberg (20 172 Fälle), Hamburg (21 999 Fälle) und Bremen (21 923 Fälle).

Der Vergleich der Berichtsjahre 2012 zu 2013 zeigt unterschiedliche Veränderungsraten der standardisierten Rate der Krankenhausfälle zwischen den einzelnen Bundesländern. Am niedrigsten lag diese Zahl in Mecklenburg-Vorpommern (–1,3 %) und Sachsen-Anhalt (–0,8 %). Im Saarland (+0,9 %), in Rheinland-Pfalz (+0,7 %) und Thüringen (+0,4 %) liegt sie am höchsten.

19.4   Struktur der Hauptdiagnosen der Krankenhauspatienten

In der Krankenhausstatistik wird die Hauptdiagnose nach der Internationalen Klassifikation der Krankheiten kodiert. Im Berichtsjahr 2013 galt die 10. Revision (ICD-10). Die Hauptdiagnose wird gemäß den Deutschen Kodierrichtlinien angegeben und wird als diejenige Diagnose definiert, die nach Analyse hauptsächlich für die Veranlassung des stationären Aufenthaltes des Patienten verantwortlich ist. Der Terminus „nach Analyse" bezeichnet die Evaluation der Befunde am Ende des stationären Aufenthaltes, um diejenige Krankheit festzustellen, die hauptsächlich verantwortlich für die Veranlassung des stationären Krankenhausaufenthaltes war. Daher ist diese genaue Definition wichtig, da die nach Analyse festgestellte Hauptdiagnose nicht mit der Aufnahme- oder Einweisungsdiagnose übereinstimmen muss Tabelle 19–4).

19.4.1   Diagnosen der Patienten

Die in Abschnitt 19.3.1 erläuterte Entwicklung der Behandlungsfälle durchzieht nicht jedes Diagnosekapitel. Die Zahlen zwischen den Kapiteln variieren zum Teil erheblich. Doch zunächst ist es hilfreich, eine Art Rangliste der Kapitel der ICD nach Behandlungsfällen zu erstellen. Wie im vorherigen Berichtsjahr auch waren die Krankheiten des Kreislaufsystems (I00 bis I99) die bedeutendsten Krankheiten in Deutschland. Mehr als 2,8 Millionen Fälle sind diesem Kapitel zuzuordnen, was einem Anteil von rund 14,6 % an allen Kapiteln entspricht. Im Vergleich zu 2008 hat sich die Zahl dieser Behandlungsfälle um 5,3 % erhöht.

An zweiter Stelle liegen die Verletzungen und Vergiftungen und bestimmte andere Folgen äußerer Ursachen (S00 bis T98). Sie stellen nach den Krankheiten des Kreislaufsystems mit über 1,9 Millionen Fällen (10,0 % an allen Behandlungsfällen) die wichtigsten Diagnosen dar. Im Vergleich zu 2008 ist die Zahl um 9,2 % gestiegen. An dritter Stelle folgen Krankheiten des Kapitels K00 bis K93 (Krankheiten des Verdauungssystems) mit 1,9 Millionen Fällen und einem Anteil von 9,9 % an allen Diagnosen (Tabelle 19–5).

Weitere hier beobachtbare Veränderungen stellen die Raten anderer Kapitel dar: Den höchsten Zuwachs findet man im Kapitel Symptome und abnorme klinische und Laborbefunde, andernorts nicht klassifiziert (R00 bis R99), er beträgt 22,4 %

Tabelle 19–4
Patienten nach Diagnosekapiteln 2013

ICD-Pos.	Diagnosekapitel	Patientinnen und Patienten		
		Insgesamt[1]	Männlich	Weiblich
		je 100 000 Einwohner[2]		
	Insgesamt	**23 869**	**23 108**	**24 598**
A00-B99	Infektiöse und parasitäre Krankheiten	731	726	735
C00-D48	Neubildungen	2 263	2 334	2 194
D50-D90	Krankheiten des Blutes und der blutbildenden Organe sowie bestimmte Störungen mit Beteiligung des Immunsystems	166	143	187
E00-E90	Endokrine, Ernährungs- und Stoffwechselkrankheiten	626	545	704
F00-F99	Psychische und Verhaltensstörungen	1 515	1 655	1 381
G00-G99	Krankheiten des Nervensystems	934	998	873
H00-H59	Krankheiten des Auges und der Augenanhangsgebilde	415	384	444
H60-H95	Krankheiten des Ohres und des Warzenfortsatzes	194	184	204
I00-I99	Krankheiten des Kreislaufsystems	3 494	3 819	3 182
J00-J99	Krankheiten des Atmungssystems	1 569	1 750	1 395
K00-K93	Krankheiten des Verdauungssystems	2 362	2 469	2 259
L00-L99	Krankheiten der Haut und der Unterhaut	358	393	325
M00-M99	Krankheiten des Muskel-Skelett-Systems und des Bindegewebes	2 171	1 938	2 395
N00-N99	Krankheiten des Urogenitalsystems	1 266	1 168	1 360
O00-O99	Schwangerschaft, Geburt und Wochenbett	1 174	–	2 300
P00-P96	Bestimmte Zustände, die ihren Ursprung in der Perinatalperiode haben	223	248	198
Q00-Q99	Angeborene Fehlbildungen, Deformitäten und Chromosomenanomalien	129	143	115
R00-R99	Symptome und abnorme klinische und Laborbefunde, die anderenorts nicht klassifiziert sind	1 141	1 082	1 197
S00-T98	Verletzungen, Vergiftungen und bestimmte andere Folgen äußerer Ursachen	2 376	2 345	2 406
Z00-Z99	Faktoren, die den Gesundheitszustand beeinflussen und zur Inanspruchnahme des Gesundheitswesens führen	762	782	742

[1] Altersspezifische Rate. Ohne Patienten mit Wohnsitz im Ausland, unbekanntem Geschlecht und unbekanntem Alter
[2] Vorläufige Ergebnisse auf Grundlage des Zensus 2011, Zensusdaten mit dem Stand vom 10.04.2014

Quelle: Statistisches Bundesamt

19

Tabelle 19–5
Hauptdiagnose nach Diagnosekapiteln 2013, 2012 und 2008

ICD-Pos.	Diagnosekapitel	2013	2012	2008
	Insgesamt	19 249 313	19 082 321	17 937 101
A00-B99	Infektiöse und parasitäre Krankheiten	589 351	566 633	497 236
C00-D48	Neubildungen	1 824 701	1 842 469	1 861 651
D50-D90	Krankheiten des Blutes u. der blutbildenden Organe sowie bestimmte Störungen mit Beteiligung des Immunsystems	133 474	131 465	124 128
E00-E90	Endokrine, Ernährungs- und Stoffwechselkrankheiten	504 858	497 895	483 972
F00-F99	Psychische und Verhaltensstörungen	1 222 006	1 219 754	1 127 971
G00-G99	Krankheiten des Nervensystems	753 022	748 328	697 242
H00-H59	Krankheiten des Auges und der Augenanhangsgebilde	334 430	335 965	317 711
H60-H95	Krankheiten des Ohres und des Warzenfortsatzes	156 528	153 966	148 215
I00-I99	Krankheiten des Kreislaufsystems	2 817 508	2 860 496	2 675 770
J00-J99	Krankheiten des Atmungssystems	1 264 936	1 170 559	1 086 070
K00-K93	Krankheiten des Verdauungssystems	1 904 879	1 855 222	1 777 641
L00-L99	Krankheiten der Haut und der Unterhaut	289 021	277 517	246 942
M00-M99	Krankheiten des Muskel-Skelett-Systems und des Bindegewebes	1 751 126	1 768 145	1 589 775
N00-N99	Krankheiten des Urogenitalsystems	1 021 225	1 022 114	948 869
O00-O99	Schwangerschaft, Geburt und Wochenbett	947 021	932 047	936 854
P00-P96	Bestimmte Zustände, die ihren Ursprung in der Perinatalperiode haben	179 620	178 125	182 212
Q00-Q99	Angeborene Fehlbildungen, Deformitäten u. Chromosomenanomalien	103 986	104 534	108 505
R00-R99	Symptome und abnorme klinische und Laborbefunde, a.n.k.	920 025	899 288	751 836
S00-T98	Verletzungen, Vergiftungen u. best. andere Folgen äußerer Ursachen	1 916 270	1 910 967	1 755 071
Z00-Z99	Faktoren, die den Gesundheitszustand beeinflussen und zur Inanspruchnahme des Gesundheitswesens führen	614 309	606 004	611 456
Z38	darunter: gesunde Neugeborene	483 183	474 246	482 162

a.n.k. = andernorts nicht klassifiziert

Quelle: Statistisches Bundesamt

Krankenhaus-Report 2016   WIdO

19

(2008: 751 836 Fälle und 2013: 920 025 Fälle). An diesen Wert kommt keine Steigerungsrate der anderen ICD-Kapitel heran. Die Infektiösen und parasitären Krankheiten (A00 bis B99) haben sich innerhalb dieser Zeit um 18,5 % erhöht und auch die Krankheiten der Haut und Unterhaut (L00-L99) stiegen um 17,0 % im Vergleich zum Jahr 2008 an.

Wichtiges Indiz für die Qualität der Krankenhausdiagnosestatistik ist die Anzahl und der Anteil derjenigen Fälle, die keine Diagnoseangabe beinhalten. Im ersten

Tabelle 19–6

Veränderungsraten der Patienten je 100 000 Einwohner 2008 zu 2013 – standardisiert mit der Standardbevölkerung Deutschland 2011 –[1]

Diagnoseklasse/Behandlungsanlass		Veränderung 2008/2013 in %
A00-B99	Infektiöse und parasitäre Krankheiten	16,7
C00-D48	Neubildungen	–4,9
D50-D90	Krankheiten des Blutes u. der blutbildenden Organe sowie bestimmte Störungen mit Beteiligung des Immunsystems	2,8
E00-E90	Endokrine, Ernährungs- und Stoffwechselkrankheiten	0,3
F00-F99	Psychische und Verhaltensstörungen	10,1
G00-G99	Krankheiten des Nervensystems	5,9
H00-H59	Krankheiten des Auges und der Augenanhangsgebilde	0,6
H60-H95	Krankheiten des Ohres und des Warzenfortsatzes	5,2
I00-I99	Krankheiten des Kreislaufsystems	–0,2
J00-J99	Krankheiten des Atmungssystems	14,7
K00-K93	Krankheiten des Verdauungssystems	5,1
L00-L99	Krankheiten der Haut und der Unterhaut	17,2
M00-M99	Krankheiten des Muskel-Skelett-Systems und des Bindegewebes	7,7
N00-N99	Krankheiten des Urogenitalsystems	6,0
O00-O99	Schwangerschaft, Geburt und Wochenbett[*]	4,4
P00-P96	Bestimmte Zustände, die ihren Ursprung in der Perinatalperiode haben	–0,7
Q00-Q99	Angeborene Fehlbildungen, Deformitäten u. Chromosomenanomalien	–1,9
R00-R99	Symptome und abnorme klinische und Laborbefunde, a.n.k.	20,4
S00-T98	Verletzungen, Vergiftungen u. best. andere Folgen äußerer Ursachen	7,2
Z00-Z99	Faktoren, die den Gesundheitszustand beeinflussen und zur Inanspruchnahme des Gesundheitswesens führen	0,8

[*] Standardisiert anhand der weiblichen Bevölkerung
[1] Ohne Patienten mit ausländischem oder unbekanntem Wohnort, unbekanntem Geschlecht und unbekanntem Alter
Standardisiert anhand der Standardbevölkerung „Deutschland 2011".
2013: Vorläufige Ergebnisse auf Grundlage des Zensus 2011, Zensusdaten mit dem Stand vom 10.04.2014

Quelle: Statistisches Bundesamt

19

Jahr der Erhebung (1994) wurden noch 95 860 Behandlungsfälle ohne Diagnoseangaben gezählt, was einem Anteil von 0,6 % entspricht. Mit einem Anteil von 0,005 % im Jahr 2013 liegt dieser Wert aktuell auf einem kaum messbaren Niveau. Vor allem die Entwicklung der letzten Jahre zeigt deutlich, dass die Datenqualität der Krankenhausdiagnosestatistik erheblich verbessert werden konnte und nun auf ein Niveau gestiegen ist, bei dem man von vollständiger Erfassung aller Fälle und deren Zuordnung zu einer Diagnose sprechen kann. Dies beweist auch, dass die Dokumentation in den Krankenhäusern optimiert wurde.

Um den demografischen Effekt bereinigt (standardisierte Rate) haben sich bezogen auf 100 000 Einwohner in den Jahren 2008 und 2013 die Symptome und abnormen klinischen und Laborbefunde, andernorts nicht klassifiziert (R00 bis R99), um 20,4 % erhöht. Die Fälle der Krankheiten der Haut und der Unterhaut (L00 bis L99) haben in dieser Zeit um 17,2 % zugenommen. Rückgänge sind bei den Neubildungen (C00 bis D48) festzustellen (–4,9 %) (Tabelle 19–6).

19.4.2   Diagnosen nach Alter und Geschlecht

Die häufigste Diagnose bei stationären Behandlungsfällen insgesamt war im Jahre 2013 die Diagnose Lebendgeborene nach dem Geburtsort (Z38), sie wurde insgesamt 483 183 Mal gezählt.

Mit 396 380 Behandlungsfällen war die Herzinsuffizienz (I50) der zweithäufigste Anlass für eine stationäre Versorgung im Krankenhaus. Dies sind 9 832 Fälle mehr als noch im Jahr zuvor (386 548 Behandlungsfälle).

Bei den Frauen war die Position Lebendgeborene nach dem Geburtsort (Z38) die häufigste Diagnose, auf sie entfallen 240 308 Fälle. An zweiter Stelle folgt die Herzinsuffizienz (I50), die in über 202 838 Fällen der Grund für einen stationären Aufenthalt war. Bei dieser Diagnose lag das Durchschnittsalter der Patientinnen bei 80 Jahren. Essentielle (primäre) Hypertonie (I10) war in 154 164 Fällen der Behandlungsgrund, das Durchschnittsalter betrug 71 Jahre. Die Cholelithiasis (K80) folgte mit rund 141 790 Fällen. Die Patientinnen, die daran erkrankten, waren durchschnittlich 57 Jahre alt (Tabelle 19–7).

Bei den Männern ergibt sich ein etwas anderes Bild. Wie schon im Vorjahr liegen die Psychischen und Verhaltensstörungen durch Alkohol (F10) mit 245 631 Fällen an erster Stelle, noch vor den Lebendgeborenen nach dem Geburtsort mit 242 875 Fällen. Dies bedeutet einen Anstieg um 1,6 %. Die Herzinsuffizienz war der dritthäufigste Anlass für Männer, sich einer stationären Behandlung zu unterziehen. Hier wurden rund 193 540 Fälle behandelt.

Über alle Diagnosen hinweg lag das Durchschnittsalter der Frauen bei 54,9 und das der Männer bei 54,2 Jahren (vgl. Tabelle 19–7).

Beim Vergleich der Anzahl der Behandlungsfälle nach den Diagnosekapiteln der ICD zeigt sich, dass beide Geschlechter unterschiedlich von Krankheiten betroffen sind und nur bei wenigen Kapiteln eine annähernde Übereinstimmung entsprechend der Verteilung der Frauen und Männer in der Bevölkerung festzustellen ist. Grundsätzlich zeigt der Aufbau der Bevölkerung, dass von den knapp 80,6 Millionen Einwohnern ca. 51,1 % Frauen und ca. 48,9 % Männer sind.

Die größten Übereinstimmungen anhand der absoluten Zahl der Behandlungsfälle ergeben sich demnach in den Kapiteln Neubildungen (C00 bis D48) und Faktoren, die den Gesundheitszustand beeinflussen und zur Inanspruchnahme des Gesundheitswesens führen (Z00 bis Z99). Dagegen sind männlich Patienten überdurchschnittlich häufig bei den Krankheiten des Atmungssystems (J00 bis J99) und bei Bestimmten Zuständen, die ihren Ursprung in der Perinatalperiode haben (P00 bis P96) vertreten. Hier liegt der Anteil mit 55,6 % deutlich über dem eigentlichen Bevölkerungsanteil. Ausgenommen das Kapitel Schwangerschaft, Geburt und Wochenbett dominieren Frauen in den Diagnosekapiteln D50 bis D90 (Krankheiten des Blutes und der blutbildenden Organe sowie Störungen mit Beteiligung des Immun-

Tabelle 19–7

Die 10 häufigsten Hauptdiagnosen der männlichen und weiblichen Patienten (einschl. Sterbe- und Stundenfälle) 2013

Rang	ICD-Pos.	Hauptdiagnose	Patienten	Durch-schnittliche Verweildauer	Durch-schnittliches Alter
			Anzahl	in Tagen	in Jahren
Männer					
		Insgesamt	9 120 687	7,5	54
1	F10	Psychische und Verhaltensstörungen durch Alkohol	245 631	7,6	45
2	Z38	Lebendgeborene nach dem Geburtsort	242 875	3,3	0
3	I50	Herzinsuffizienz	193 540	10,6	75
4	I20	Angina pectoris	154 404	4,4	66
5	K40	Hernia inguinalis	150 636	2,5	57
6	I48	Vorhofflattern und Vorhofflimmern	147 853	4,6	67
7	I21	Akuter Myokardinfarkt	144 456	8,2	67
8	J18	Pneumonie, Erreger nicht näher bezeichnet	139 320	9,3	63
9	I25	Chronische ischämische Herzkrankheit	137 712	5,4	67
10	S06	Intrakranielle Verletzung	137 406	4,4	38
Frauen					
		Insgesamt	10 128 610	7,6	55
1	Z38	Lebendgeborene nach dem Geburtsort	240 308	3,3	0
2	I50	Herzinsuffizienz	202 838	10,5	80
3	I10	Essentielle (primäre) Hypertonie	154 164	4,9	71
4	K80	Cholelithiasis	141 790	5,9	57
5	C50	Bösartige Neubildung der Brustdrüse (Mamma)	133 710	6,3	61
6	I48	Vorhofflattern und Vorhofflimmern	133 124	5,7	73
7	M54	Rückenschmerzen	121 227	7,0	63
8	I63	Hirninfarkt	120 537	12,4	77
9	S72	Fraktur des Femurs	120 093	15,5	80
10	S06	Intrakranielle Verletzung	119 469	3,8	46

Quelle: Statistisches Bundesamt

Krankenhaus-Report 2016   WIdO

19

Abbildung 19–4

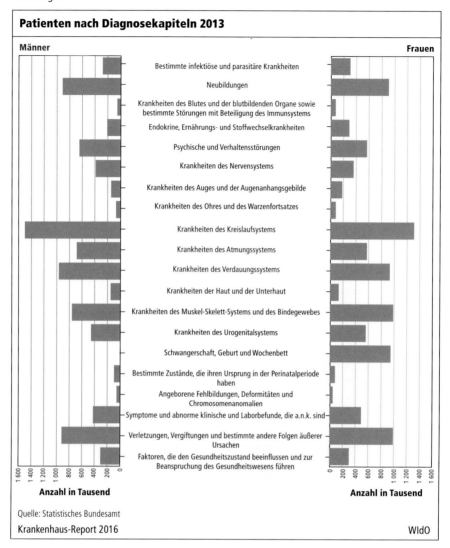

Patienten nach Diagnosekapiteln 2013

Männer   Frauen

- Bestimmte infektiöse und parasitäre Krankheiten
- Neubildungen
- Krankheiten des Blutes und der blutbildenden Organe sowie bestimmte Störungen mit Beteiligung des Immunsystems
- Endokrine, Ernährungs- und Stoffwechselkrankheiten
- Psychische und Verhaltensstörungen
- Krankheiten des Nervensystems
- Krankheiten des Auges und der Augenanhangsgebilde
- Krankheiten des Ohres und des Warzenfortsatzes
- Krankheiten des Kreislaufsystems
- Krankheiten des Atmungssystems
- Krankheiten des Verdauungssystems
- Krankheiten der Haut und der Unterhaut
- Krankheiten des Muskel-Skelett-Systems und des Bindegewebes
- Krankheiten des Urogenitalsystems
- Schwangerschaft, Geburt und Wochenbett
- Bestimmte Zustände, die ihren Ursprung in der Perinatalperiode haben
- Angeborene Fehlbildungen, Deformitäten und Chromosomenanomalien
- Symptome und abnorme klinische und Laborbefunde, die a.n.k. sind
- Verletzungen, Vergiftungen und bestimmte andere Folgen äußerer Ursachen
- Faktoren, die den Gesundheitszustand beeinflussen und zur Beanspruchung des Gesundheitswesens führen

Anzahl in Tausend   Anzahl in Tausend

Quelle: Statistisches Bundesamt
Krankenhaus-Report 2016   WIdO

systems) und E00 bis E90 (Endokrine, Ernährungs- und Stoffwechselkrankheiten). Hier liegt ihr Anteil mit jeweils 56,6 % bzw. 56,4 % insgesamt 5,5 bzw. 5,3 Prozentpunkte über dem eigentlichen Anteil in der Bevölkerung. Aber auch die Kapitel Krankheiten des Muskel-Skelett-Systems und des Bindegewebes (M00 bis M99) sowie Krankheiten des Urogenitalsystems (N00 bis N99) betreffen mit einem Anteil von 55,3 % bis 53,9 % eher Frauen als Männer (Abbildung 19–4).

Zum Abschluss werden die Hauptdiagnosen nach Altersgruppen und Geschlecht betrachtet. Dabei wird nach folgenden Altersgruppen differenziert: unter 15-Jährige, 15- bis 45-Jährige, 45- bis 65-Jährige und über 65-Jährige.

Sowohl bei den Mädchen als auch bei den Jungen im Alter unter 15 Jahren wurde 2013 als häufigste Diagnose die Geburt gezählt (240 308 Fälle bei Mädchen und 242 875 bei Jungen). Mit weitem Abstand rangieren die Intrakraniellen Verletzungen (30 449 Fälle bei Mädchen und 38 693 bei Jungen), die Chronischen Krankheiten der Gaumen- und Rachenmandeln (24 531 Fälle bei Mädchen und 30 439 bei Jungen) und die Störungen im Zusammenhang mit kurzer Schwangerschaftsdauer und niedrigem Geburtsgewicht (25 759 Mädchen und 27 302 Jungen) dahinter.

In der Altersgruppe der 15- bis 45-Jährigen unterscheidet sich das Bild. Bei den Frauen dominieren deutlich die Diagnosen mit Bezug auf das gebärfähige Alter: Mit 109 174 Fällen steht hier der Dammriss unter der Geburt an erster Stelle. Dahinter liegen die Komplikationen bei Wehen und Entbindung durch Fetalen Distress

Abbildung 19–5

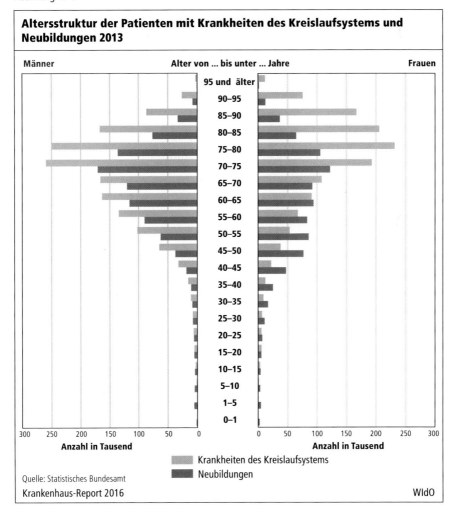

Altersstruktur der Patienten mit Krankheiten des Kreislaufsystems und Neubildungen 2013

Quelle: Statistisches Bundesamt

Krankenhaus-Report 2016   WIdO

(73 910 Fälle) und der Vorzeitige Blasensprung (96 798 Fälle). Bei den Männern hingegen sind die Krankenhausaufenthalte hauptsächlich durch Psychische und Verhaltensstörungen durch Alkohol (104 526 Fälle), Intrakranielle Verletzungen (40 953 Fälle) sowie Schizophrenie (34 240 Fälle) bedingt.

Die Psychischen und Verhaltensstörungen durch Alkohol (124 500 Fälle) sind es auch, die Männer im Alter zwischen 45 und 65 Jahren ins Krankenhaus bringen. Die Angina pectoris liegt an zweiter Stelle (58 725 Fälle), gefolgt von der Hernia inguinalis mit 56 358 Fällen. Bei den Frauen sind die Bösartigen Neubildungen der Brustdrüse in 62 730 Fällen verantwortlich für eine stationäre Behandlung. Die Cholelithiasis (48 997 Fälle) und die Psychischen und Verhaltensstörungen durch Alkohol (43 508 Fälle) liegen dahinter.

In der letzten hier erwähnten Altersgruppe (65 und älter) ist es die Herzinsuffizienz, die sowohl bei den Männern (162 912 Fälle) als auch bei den Frauen (198 741 Fälle) die am meisten verbreitete Hauptdiagnose darstellt. Bei den Frauen liegen die Essentielle (primäre) Hypertonie mit 109 796 Fällen und die Fraktur des Femurs mit 109 582 Fällen dahinter. Bei den Männern sind es weitere Krankheiten des Atmungssystems, die einen Krankenhausaufenthalt vonnöten machen: Pneumonie, Erreger nicht näher bezeichnet (92 358 Fälle) sowie sonstige chronische obstruktive Lungenkrankheit (90 353 Fälle).

Bei den genannten Altersgruppen gibt es bis auf wenige Ausnahmen keine großen Ausreißer bei den Diagnosen. Bei den Frauen sorgen einzig die durch Schwangerschaft, Geburt und Wochenbett ausgelösten Fälle für hohe Zahlen in der Altersgruppe der 15- bis 45-Jährigen.

19.4.3   Verweildauer bei ausgewählten Diagnosen

Der Trend der letzten Jahre hält weiter an – die Verweildauer der stationär in den Krankenhäusern Behandelten ist weiterhin auf einem sehr niedrigen Niveau (vgl. Tabelle 19–8). Insgesamt betrug sie im Jahr 2013 im Schnitt 7,6 Tage und liegt damit genau beim Wert vom Vorjahr. Verglichen mit dem Jahr 2008 beträgt der Rückgang 0,5 Tage.

Die Verteilung der durchschnittlichen Verweildauer über die Kapitel hinweg ist unterschiedlich. Die längste Verweildauer weisen nach wie vor die Psychischen und Verhaltensstörungen auf (F00 bis F99), hier betrug sie 20,3 Tage. An zweiter Stelle folgen mit großem Abstand die Diagnosen aus dem Bereich Bestimmte Zustände, die ihren Ursprung in der Perinatalperiode haben (P00 bis P96), mit 9,2 Tagen durchschnittlicher Verweildauer. Am kürzesten mussten Patienten im Krankenhaus liegen, die wegen Krankheiten des Auges und der Augenanhangsgebilde (H00 bis H59) und wegen Faktoren, die den Gesundheitszustand beeinflussen (Z00 bis Z99), behandelt wurden. Sie konnten im Schnitt schon nach weniger als vier Tagen (3,2 bzw. 3,3) nach Hause gehen. Mit 4,0 Tagen liegt die Diagnose Symptome und abnorme klinische und Laborbefunde, die andernorts nicht klassifiziert sind (R00 bis R99), an dritter Stelle, gefolgt von Behandlungsfällen aufgrund von Schwangerschaft, Geburt und Wochenbett (O00 bis O99) mit 4,1 Tagen.

Bei der Untersuchung der Veränderungsraten bieten sich zwei Vergleiche an, zum einen der Vergleich zum Vorjahr (2013 zu 2012), zum anderen der längerfristige Vergleich zum Jahr 2008. Bezogen auf den Vergleich mit dem Vorjahr ergibt sich

Tabelle 19–8

Verweildauer der Patienten nach Diagnosekapiteln 2013–2012 und 2008 (einschl. Sterbe- und Stundenfälle)

ICD-Pos.	Diagnosekapitel	Durchschnittliche Verweildauer			Veränderungs- rate	
		2013	2012	2008	2013 zu 2012	2013 zu 2008
		in Tagen				
	Insgesamt	7,6	7,6	8,1	–0,9	–7,0
A00-B99	Infektiöse und parasitäre Krankheiten	7,5	7,5	7,6	0,7	–0,6
C00-D48	Neubildungen	8,0	8,1	8,5	–0,9	–6,4
D50-D90	Krankheiten des Blutes und der blutbildenden Organe sowie bestimmte Störungen mit Beteiligung des Immunsystems	6,8	6,9	7,6	–1,7	–10,1
E00-E90	Endokrine, Ernährungs- und Stoffwechsel- krankheiten	7,9	8,0	8,7	–1,4	–9,7
F00-F99	Psychische und Verhaltensstörungen	20,3	20,1	20,3	0,9	0,0
G00-G99	Krankheiten des Nervensystems	6,8	6,9	7,1	–1,0	–4,7
H00-H59	Krankheiten des Auges und der Augen- anhangsgebilde	3,2	3,3	3,6	–2,2	–11,3
H60-H95	Krankheiten des Ohres und des Warzenfort- satzes	4,3	4,4	5,2	–2,8	–16,3
I00-I99	Krankheiten des Kreislaufsystems	8,0	8,0	8,6	0,0	–7,2
J00-J99	Krankheiten des Atmungssystems	7,2	7,1	7,5	0,7	–4,6
K00-K93	Krankheiten des Verdauungssystems	6,1	6,3	6,9	–3,4	–12,2
L00-L99	Krankheiten der Haut und der Unterhaut	7,3	7,4	8,3	–2,3	–12,4
M00-M99	Krankheiten des Muskel-Skelett-Systems und des Bindegewebes	7,6	7,8	8,7	–2,0	–13,0
N00-N99	Krankheiten des Urogenitalsystems	5,5	5,6	5,9	–1,0	–6,9
O00-O99	Schwangerschaft, Geburt und Wochenbett	4,1	4,2	4,5	–2,7	–10,3
P00-P96	Bestimmte Zustände, die ihren Ursprung in der Perinatalperiode haben	9,2	9,3	9,6	–0,8	–3,2
Q00-Q99	Angeborene Fehlbildungen, Deformitäten und Chromosomenanomalien	5,8	5,8	6,2	–0,2	–7,1
R00-R99	Symptome und abnorme klinische und Laborbefunde, die anderorts nicht klassifiziert sind	4,0	4,1	4,5	–1,7	–9,8
S00-T98	Verletzungen, Vergiftungen und bestimmte andere Folgen äußerer Ursachen	7,3	7,3	7,9	–0,5	–7,9
Z00-Z99	Faktoren, die den Gesundheitszustand beeinflussen und zur Inanspruchnahme des Gesundheitswesens führen	3,3	3,4	3,7	–2,3	–11,3

Quelle: Statistisches Bundesamt

19

folgendes Bild: Grundsätzlich sind die Veränderungsraten moderat ausgefallen. Die größte Veränderung betrifft das Kapitel Krankheiten des Verdauungssystems (K00-K93). Die Verweildauer ist hier um 3,4 % auf 6,1 Tage gegenüber dem Vorjahr zurückgegangen.

Bei einem Vergleich über die letzten Jahre (2013 zu 2008) ergibt sich folgendes Bild: Bei nahezu allen Diagnosekapiteln der ICD zeigt sich, dass die durchschnittliche Verweildauer im Vergleich zu 2008 gesunken ist. Den größten Rückgang verzeichnen hier die Krankheiten des Ohres und des Warzenfortsatzes (H60 bis H96): Hier konnte die Verweildauer um 16,3 % gesenkt werden. Der Rückgang bei den Krankheiten des Muskel-Skelett-Systems und des Bindegewebes betrug 13,0 %.

Ausgenommen der Psychischen und Verhaltensstörungen (F00 bis F99), die unverändert blieben, verzeichnen mit 0,6 % die Infektiösen und parasitären Krankheiten (A00-B99) den geringsten Rückgang, gefolgt von bestimmten Zuständen, die ihren Ursprung in der Perinatalperiode haben (P00-P96), mit –3,2 %.

Insgesamt wurden 70,5 % der Patienten (13,6 Millionen Fälle) innerhalb von sieben Tagen wieder aus dem Krankenhaus entlassen. Gegenüber dem Vorjahr erhöhte sich dieser Anteil um 0,6 Prozentpunkte. Diese Patientengruppe verursachte 30,1 % aller Berechnungs- und Belegungstage. Innerhalb von 14 Tagen wurden insgesamt 88,0 % der Patienten aus der vollstationären Behandlung entlassen. Mit 53,9 % fiel somit über die Hälfte aller Berechnungs- und Belegungstage in dieser Verweildauer an. Die Anzahl der Langlieger (mit einer Verweildauer von über einem Jahr) lag 2013 bei 254 Fällen (2012: 244 Fälle) und ist damit leicht gestiegen (vgl. Tabelle 19–2).

19.4.4   Regionale Verteilung der Diagnosen

Im Folgenden werden die in den Krankenhäusern vollstationär behandelten Patienten nach Hauptdiagnose auf Länderebene analysiert. Die Auswertung der Daten nach dem Wohnort und nicht nach dem Behandlungsort der Patienten gibt Aufschluss über die Anzahl der Einwohner eines Bundeslandes, die wegen bestimmter Erkrankungen vollstationär behandelt wurden. Sie ist damit wichtig für epidemiologische Aussagen. Der Wohnort der Patienten lässt jedoch keine Rückschlüsse auf den Behandlungsort zu, denn es ist gängige Praxis, dass sich Patienten auch in anderen Bundesländern einer vollstationären Krankenhausbehandlung unterziehen.

Um den demografischen Effekt auszuschließen werden auch hier die standardisierten Daten herangezogen. Demnach ließen sich die meisten Patienten je 100 000 Einwohner in Sachsen-Anhalt behandeln (26 037 Fälle je 100 000 Einwohner), auf den Plätzen zwei und drei folgen Thüringen mit 26 014 Fällen und das Saarland mit 25 583 Fällen (vgl. Tabelle 19–9). Bezogen auf diese Quote weist Baden-Württemberg mit 20 172 Fällen je 100 000 Einwohner den niedrigsten Wert auf und lag somit um 14,0 % unter dem Bundesdurchschnitt (23 460 Fälle je 100 000 Einwohner).

Auch bei den standardisierten Raten bezogen auf die einzelnen Diagnosekapitel ergeben sich Unterschiede auf regionaler Ebene. Demnach wiesen die Sachsen-Anhalter mit 3 895 Fällen je 100 000 Einwohner die meisten stationär versorgten Krankheiten des Kreislaufsystems (I00 bis I99) auf und lagen damit um 14,4 % über dem Bundesdurchschnitt (3 405 Fälle). An zweiter Stelle liegt Thüringen mit 3 884 Patienten je 100 000 Einwohner.

Tabelle 19-9

Patienten nach Krankheitsklassen und Wohnort je 100 000 Einwohner 2013 – standardisierte Rate

ICD-Pos.	Diagnosekapitel	Deutschland	Baden-Württemberg	Bayern	Berlin	Brandenburg	Bremen	Hamburg	Hessen	Mecklenburg-Vorpommern	Niedersachsen[12]	Nordrhein-Westfalen	Rheinland-Pfalz	Saarland	Sachsen	Sachsen-Anhalt	Schleswig-Holstein	Thüringen
		je 100 000 Einwohner[12]																
	Insgesamt (standard. Rate)	23 460	20 172	23 224	22 104	25 448	21 923	21 922	23 093	24 715	22 973	25 335	24 680	25 583	22 799	26 037	22 699	26 014
A00-B99	Infektiöse und parasitäre Krankheiten	719	574	754	597	774	634	675	676	849	706	777	818	816	697	883	660	834
C00-D48	Neubildungen	2 216	1 910	2 123	2 351	2 693	2 246	2 005	2 155	2 321	1 973	2 438	2 300	2 355	2 333	2 256	1 945	2 558
D50-D90	Krankheiten des Blutes und der blutbildenden Organe sowie bestimmte Störungen mit Beteiligung des Immunsystems	162	138	143	168	189	160	145	154	194	158	178	155	165	174	190	150	197
E00-E90	Endokrine, Ernährungs- und Stoffwechselkrankheiten	612	519	618	579	692	548	549	635	811	591	629	572	616	641	739	552	723
F00-F99	Psychische und Verhaltensstörungen	1 507	1 287	1 456	1 531	1 589	1 778	1 611	1 406	1 657	1 476	1 625	1 496	1 760	1 487	1 565	1 716	1 627
G00-G99	Krankheiten des Nervensystems	919	715	831	821	938	693	884	898	1 105	882	1 091	1 054	1 165	864	912	900	1 095
H00-H59	Krankheiten des Auges und der Augenanhangsgebilde	406	340	332	497	437	301	653	366	419	376	433	375	476	452	464	510	501
H60-H95	Krankheiten des Ohres und des Warzenfortsatzes	192	171	171	167	234	178	178	210	215	196	198	207	227	171	280	169	213
I00-I99	Krankheiten des Kreislaufsystems	3 405	2 920	3 315	3 328	3 779	2 845	3 156	3 325	3 586	3 366	3 698	3 555	3 811	3 060	3 895	3 307	3 884
J00-J99	Krankheiten des Atmungssystems	1 546	1 303	1 464	1 450	1 665	1 624	1 564	1 544	1 675	1 569	1 711	1 622	1 679	1 394	1 909	1 443	1 618
K00-K93	Krankheiten des Verdauungssystems	2 327	1 966	2 246	2 272	2 460	2 143	2 056	2 317	2 418	2 318	2 574	2 482	2 565	2 237	2 561	2 118	2 594
L00-L99	Krankheiten der Haut und der Unterhaut	355	274	344	367	405	358	346	361	394	341	387	357	303	358	473	320	428
M00-M99	Krankheiten des Muskel-Skelett-Systems und des Bindegewebes	2 136	1 763	2 315	1 804	2 237	1 886	1 858	2 074	1 910	2 098	2 378	2 298	2 127	1 935	2 208	2 139	2 238
N00-N99	Krankheiten des Urogenitalsystems	1 247	1 071	1 185	1 217	1 411	1 082	1 074	1 229	1 244	1 221	1 376	1 307	1 344	1 291	1 391	1 194	1 288
O00-O99	Schwangerschaft, Geburt und Wochenbett	2 276	2 158	2 166	2 036	2 485	2 191	2 036	2 317	2 503	2 345	2 357	2 360	2 121	2 404	2 595	2 243	2 648
P00-P96	Bestimmte Zustände, die ihren Ursprung in der Perinatalperiode haben	219	219	217	190	236	184	235	208	249	210	218	251	236	238	214	239	206
Q00-Q99	Angeborene Fehlbildungen, Deformitäten und Chromosomenanomalien	126	118	119	132	146	121	102	121	132	123	138	132	136	130	137	117	128
R00-R99	Symptome und abnorme klinische und Laborbefunde, die anderenorts nicht klassifiziert sind	1 124	933	1 198	708	1 078	968	868	1 188	1 133	1 172	1 174	1 338	1 554	1 052	1 386	1 112	1 181

19

Tabelle 19–9
Fortsetzung

ICD-Pos.	Diagnosekapitel	Deutschland	Baden-Württemberg	Bayern	Berlin	Brandenburg	Bremen	Hamburg	Hessen	Mecklenburg-Vorpommern	Niedersachsen	Nordrhein-Westfalen	Rheinland-Pfalz	Saarland	Sachsen	Sachsen-Anhalt	Schleswig-Holstein	Thüringen
		je 100 000 Einwohner[1)2)]																
S00-T98	Verletzungen, Vergiftungen und bestimmte andere Folgen äußerer Ursachen	2 331	2 113	2 546	2 125	2 470	2 288	2 173	2 257	2 405	2 261	2 329	2 439	2 414	2 379	2 502	2 283	2 624
Z00-Z99	Faktoren, die den Gesundheitszustand beeinflussen und zur Inanspruchnahme des Gesundheitswesens führen	749	736	740	746	787	783	725	772	777	739	769	693	765	730	809	662	793

1) Ohne Patienten mit ausländischem oder unbekanntem Wohnort, unbekanntem Geschlecht und unbekanntem Alter. Standardisiert anhand der Standardbevölkerung „Deutschland 2011". 2013: Vorläufige Ergebnisse auf Grundlage des Zensus 2011, Zensusdaten mit dem Stand vom 10.04.2014.
2) Das Kapitel 000-099 wurde anhand der weiblichen Bevölkerung standardisiert.

Quelle: Statistisches Bundesamt

Krankenhaus-Report 2016   WIdO

19

Abbildung 19–6

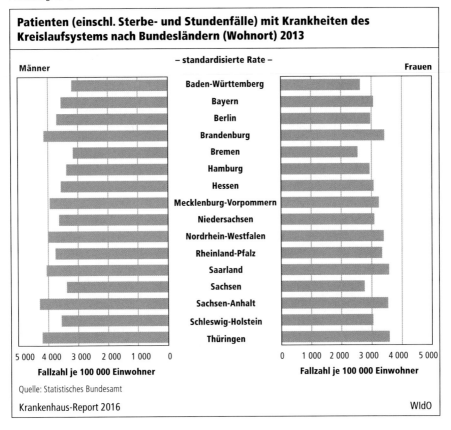

Patienten (einschl. Sterbe- und Stundenfälle) mit Krankheiten des Kreislaufsystems nach Bundesländern (Wohnort) 2013

– standardisierte Rate –

Männer   Frauen

Baden-Württemberg
Bayern
Berlin
Brandenburg
Bremen
Hamburg
Hessen
Mecklenburg-Vorpommern
Niedersachsen
Nordrhein-Westfalen
Rheinland-Pfalz
Saarland
Sachsen
Sachsen-Anhalt
Schleswig-Holstein
Thüringen

5 000 4 000 3 000 2 000 1 000 0   0 1 000 2 000 3 000 4 000 5 000

Fallzahl je 100 000 Einwohner   **Fallzahl je 100 000 Einwohner**

Quelle: Statistisches Bundesamt

Krankenhaus-Report 2016   WIdO

Der standardisierte Bundesdurchschnitt bei den Neubildungen (C00 bis D48) betrug 2 216 Fälle je 100 000 Einwohner. Baden-Württemberg (1 910 Fälle) und Schleswig-Holstein (1 945 Fälle) lagen um 13,8 % und 12,2 % unter dem Bundesdurchschnitt und wiesen damit im Bundesvergleich die geringste Quote an vollstationären Behandlungsfällen auf. Über dem Bundesdurchschnitt liegen insbesondere Brandenburg mit 2 693 Fällen und Thüringen mit 2 558 Fällen je 100 000 Einwohner.

Rund 2 594 Patienten je 100 000 Einwohner mussten sich im Jahr 2013 wegen Krankheiten des Verdauungssystems in Thüringen behandeln lassen. Nordrhein-Westfalen liegt mit 2 574 Patienten auf dem dahinter liegenden Platz. Der Bundesdurchschnitt von 2 327 Fällen wird insbesondere von den Ländern Baden-Württemberg (1 966 Fälle) und Hamburg (2 056 Fälle) unterboten.

Die letzte hier erwähnte Diagnosegruppe sind Psychische und Verhaltensstörungen (F00 bis F99). Insgesamt zehn Länder liegen über dem Bundesdurchschnitt von 1 507 Patienten. Mit 1 778 Fällen je 100 000 Einwohner liegt Bremen an der Spitze und damit 18,0 % über dem Bundesdurchschnitt. Auch das Saarland (1 760 Fälle) und Schleswig-Holstein (1 716 Fälle) liegen weit über dem Bundesdurchschnitt. Demgegenüber liegen Baden-Württemberg und Hessen mit 14,6 % und 6,7 % unter dem standardisierten Durchschnitt für Deutschland.

19

19.5   Entwicklung ausgewählter Diagnosen 2008 bis 2013

Die Anteile der Diagnosen der Patienten haben sich im Zeitverlauf unterschiedlich entwickelt. Die Zahl bestimmter Diagnosen ist angestiegen, andere Diagnosen verzeichneten dagegen einen Fallrückgang. Für einen Vergleich der Diagnosen der Patienten werden die Veränderungen der Diagnosen auf dreistelliger Ebene in den Jahren 2008 bis 2013 dargestellt. Es werden alle Diagnosen in die Analyse einbezogen, die im Jahr 2013 mindestens 10 000 Fälle aufwiesen. Dargestellt werden die zehn Diagnosen mit den größten prozentualen Veränderungsraten vom Jahr 2013 gegenüber 2008. Bei Interesse an allen Positionen auf drei- oder vierstelliger Ebene finden Sie im Internetangebot des Statistischen Bundesamtes auf der Themenseite Gesundheit (www.destatis.de) entsprechende Informationen. Diese können auch als Sonderauswertung beim Statistischen Bundesamt angefordert werden (gesundheit@destatis.de).

In Tabelle 19–10 werden die zehn Diagnosen mit den größten Veränderungsraten dargestellt. Auffällig dabei ist, dass sich besonders unter den Diagnosen mit dem stärksten Rückgang mehrere Positionen befinden, die den Zusatz „sonstige" haben. Dies kann ein Hinweis darauf sein, dass heute wesentlich genauer und in enger Anlehnung an die DRG-Patientenklassifikationssystem kodiert wird. Methodische Hintergründe darüber findet man im Krankenhaus-Report 2006, Kapitel 8.

Die Hauptdiagnose J22 (Akute Infektion der unteren Atemwege, nicht näher bezeichnet) verzeichnete im Vergleich der Jahre 2008 und 2013 die größten Zuwächse: Ihre Zahl ist um 196,0 % angestiegen. Den zweiten Platz belegt die Diagnose R40 (Somnolenz, Sopor und Koma). Sie ist in diesem Zeitraum um 170,8 % angestiegen, gefolgt von der Position A49 (Bakterielle Infektion nicht näher bezeichneter Lokalisation) mit einem Zuwachs von 97,4 %.

Diese Parallelität der Entwicklung legt den Schluss nahe, dass es nicht zu einer Verbesserung oder Verschlechterung der Situation bei einzelnen Diagnosen gekommen ist, sondern lediglich zu einer Verlagerung und genaueren Dokumentation. Dies zeigt sich auch in den Ergebnissen der DRG-Statistik, die im folgenden Kapitel 20 aufgezeigt werden. Inwieweit ökonomische Anreize zu einer anderen Kodierung beitragen, kann an dieser Stelle nicht gesagt werden.

19

19.6   Ausblick

Die Ergebnisse der Krankenhausstatistik bilden die statistische Basis für viele gesundheitspolitische Entscheidungen des Bundes und der Länder und dienen den an der Krankenhausfinanzierung beteiligten Institutionen als Planungsgrundlage. Die Erhebung liefert wichtige Informationen über das Volumen und die Struktur der Leistungsnachfrage und der Morbiditätsentwicklung in der stationären Versorgung. Darüber hinaus wird auf dieser Datengrundlage eine Einzugsgebietsstatistik erstellt, die u. a. Aufschluss über die Patientenwanderung gibt. Durch die Alters- und Geschlechtsstandardisierung der Ergebnisse dient die Diagnosestatistik auch der epidemiologischen Forschung.

Tabelle 19-10

Die 10 Hauptdiagnosen mit den größten relativen Zuwächsen und Rückgängen 2013/2008*)

Die 10 größten relativen Zuwächse 2013/2008

Rang	ICD-Pos.		Anzahl						Veränderung in Prozent				
			2013	2012	2011	2010	2009	2008	13/12	12/11	11/10	10/09	13/08
1	J22	Akute Infektion der unteren Atemwege, nicht näher bezeichnet	23 873	16 807	14 464	11 582	14 172	8 066	42,0	16,2	24,9	-18,3	196,0
2	R40	Somnolenz, Sopor und Koma	16 237	13 858	7 395	7 025	6 617	5 997	17,2	87,4	5,3	6,2	170,8
3	A49	Bakterielle Infektion nicht näher bezeichneter Lokalisation	12 560	11 426	9 633	8 244	7 605	6 362	9,9	18,6	16,8	8,4	97,4
4	E66	Adipositas	14 569	12 838	11 522	10 470	8 991	7 506	13,5	11,4	10,0	16,4	94,1
5	F12	Psychische und Verhaltensstörungen durch Cannabinoide	11 708	10 142	9 099	8 145	7 251	6 297	15,4	11,5	11,7	12,3	85,9
6	R26	Störungen des Ganges und der Mobilität	25 194	22 592	18 585	16 609	15 361	14 093	11,5	21,6	11,9	8,1	78,8
7	J12	Viruspneumonie, anderenorts nicht klassifiziert	10 647	9 303	7 925	8 126	7 110	6 173	14,4	17,4	-2,5	14,3	72,5
8	R20	Sensibilitätsstörungen der Haut	21 332	19 939	17 910	14 664	13 600	12 416	7,0	11,3	22,1	7,8	71,8
9	E87	Sonstige Störungen des Wasser- und Elektrolythaushaltes sowie des Säure-Basen-Gleichgewichts	28 823	25 540	22 994	21 584	18 857	17 456	12,9	11,1	6,5	14,5	65,1
10	L72	Follikuläre Zysten der Haut und der Unterhaut	10 862	9 924	9 146	8 207	7 337	6 737	9,5	8,5	11,4	11,9	61,2

Die 10 größten relativen Rückgänge 2013/2008

Rang	ICD-Pos.		Anzahl						Veränderung in Prozent				
			2013	2012	2011	2010	2009	2008	13/12	12/11	11/10	10/09	13/08
1	O82	Geburt eines Einlings durch Schnittentbindung [Sectio caesarea]	14 605	15 741	18 519	20 958	24 214	26 496	-7,2	-15,0	-11,6	-13,4	-44,9
2	K52	Sonstige nichtinfektiöse Gastroenteritis und Kolitis	69 571	71 362	75 507	77 719	100 713	101 921	-2,5	-5,5	-2,8	-22,8	-31,7
3	C85	Sonstige und nicht näher bezeichnete Typen des Non-Hodgkin-Lymphoms	11 792	12 169	13 790	17 339	17 192	17 186	-3,1	-11,8	-20,5	0,9	-31,4
4	P59	Neugeborenenikterus durch sonstige und nicht näher bezeichnete Ursachen	17 170	16 789	16 950	18 989	19 767	24 930	2,3	-0,9	-10,7	-3,9	-31,1
5	D48	Neubildung unsicheren oder unbekannten Verhaltens an sonstigen und nicht näher bezeichneten Lokalisationen	12 342	12 485	13 091	14 938	16 002	17 588	-1,1	-4,6	-12,4	-6,6	-29,8

19

Tabelle 19–10
Fortsetzung

Die 10 größten relativen Zuwächse 2013/2008

Rang	ICD-Pos.		Anzahl						Veränderung in Prozent				
			2013	2012	2011	2010	2009	2008	13/12	12/11	11/10	10/09	13/08
6	O80	Spontangeburt eines Einlings	43 030	45 475	45 293	50 356	53 759	59 138	−5,4	0,4	−10,1	−6,3	−27,2
7	A08	Virusbedingte und sonstige näher bezeichnete Darminfektionen	58 156	62 105	68 038	74 517	66 087	77 798	−6,4	−8,7	−8,7	12,8	−25,2
8	T88	Sonstige Komplikationen bei chirurgischen Eingriffen und medizinischer Behandlung, anderenorts nicht klassifiziert	10 046	11 535	12 143	12 544	13 774	13 434	−12,9	−5,0	−3,2	−8,9	−25,2
9	I67	Sonstige zerebrovaskuläre Krankheiten	23 518	24 216	24 886	25 791	27 908	30 927	−2,9	−2,7	−3,5	−7,6	−24,0
10	E04	Sonstige nichttoxische Struma	58 384	64 534	68 345	70 963	73 822	75 626	−9,5	−5,6	−3,7	−3,9	−22,8

*) nur Diagnosen mit mindestens 10 000 Fällen im Jahr 2013

Quelle: Statistisches Bundesamt

Krankenhaus-Report 2016 · WIdO

Wie wird sich die Zahl der Krankenhausfälle entwickeln? Hierzu hat das Statistische Bundesamt im Jahr 2010 in einer Modellrechnung versucht, basierend auf den Berichtsjahren 2006 bis 2008 die Entwicklung der Krankenhausfälle bis zum Jahr 2030 anhand zweier unterschiedlicher Szenarien zu ermitteln.[4] Im Status-quo-Szenario wurde angenommen, dass die Wahrscheinlichkeit, infolge einer Erkrankung stationär behandelt zu werden, allein vom Alter und Geschlecht abhängt und konstant bleibt. Dem Szenario „sinkende Behandlungszahlen" liegt die Überlegung zugrunde, dass Menschen bei einer steigenden Lebenserwartung nicht nur länger, sondern auch länger gesund leben und Krankenhausaufenthalte aufgrund von Erkrankungen erst in einem höheren Alter auftreten. Im Ergebnis würde sich die Zahl der Behandlungsfälle im Status-quo-Szenario bis zum Jahr 2030 auf 19,0 Millionen und im Szenario „sinkende Behandlungszahlen" auf 17,9 Millionen erhöhen. Die Realität hat diese angenommenen Entwicklungen jedoch längst eingeholt – die Zahl der Behandlungsfälle des Jahres 2013 liegt mit 19,2 Millionen Fälle heute schon höher als die für das Jahr 2030 berechnete Zahl im Status-quo-Modell. Es bleibt abzuwarten, wie sich diese Zahlen in den nächsten Jahren weiterentwickeln.

19

---

4 Statistische Ämter des Bundes und der Länder. Demografischer Wandel in Deutschland – Auswirkungen auf Krankenhausbehandlungen und Pflegebedürftige im Bund und in den Ländern. Heft 2, Ausgabe 2010; 7–20.

20 Fallpauschalenbezogene Krankenhausstatistik: Diagnosen und Prozeduren der Krankenhauspatienten auf Basis der Daten nach § 21 Krankenhausentgeltgesetz

Jutta Spindler

Abstract

Mit den DRG-Daten nach § 21 Krankenhausentgeltgesetz (KHEntgG) steht den Nutzerinnen und Nutzern im Rahmen des Angebots des Statistischen Bundesamtes seit dem Jahr 2005 neben den Grund- und Kostendaten und den Diagnosedaten der Krankenhäuser eine weitere wichtige Datenquelle zur Verfügung. Gegenstand dieses Beitrags sind zentrale Ergebnisse zur stationären Versorgung des Jahres 2013, die das Informationsspektrum der herkömmlichen amtlichen Krankenhausstatistik ergänzen und erweitern. Im Vordergrund stehen die Art und Häufigkeit durchgeführter Operationen und medizinischer Prozeduren sowie die Darstellung wichtiger Hauptdiagnosen, ergänzt um ihre jeweiligen Nebendiagnosen auch unter fachabteilungsspezifischen Gesichtspunkten der vollstationär behandelten Krankenhauspatientinnen und -patienten. Ausgewählte Ergebnisse zum erbrachten Leistungsspektrum der Krankenhäuser, insbesondere zur Art und zum Umfang der abgerechneten Fallpauschalen (DRGs), den Hauptdiagnosegruppen (MDCs) sowie zum Casemix (CM) und Casemix-Index (CMI), werden in diesem Beitrag ebenfalls dargestellt.

With the DRG data according to § 21 Hospital Remuneration Act (KHEntgG), the Federal Statistical Office provides an important data source in addition to the basic, cost data and diagnostic data of German hospitals. This article presents key findings for inpatient care in 2013, thus complementing and expanding the range of information of the conventional official hospital statistics. The focus is on the nature and frequency of surgical and medical procedures as well as on important inpatient main diagnoses, supplemented by their respective secondary diagnoses under department-specific aspects. Additionally, the paper presents selected data on the range of services provided in hospitals, in particular the nature and extent of the DRGs, the major diagnostic categories (MDCs), the case mix (CM) and case mix index (CMI).

20

20.1   Vorbemerkung

Im Rahmen der Novellierung der Krankenhausfinanzierung im Jahr 2000 führte der Gesetzgeber zur Vergütung der Leistungen von Krankenhäusern das auf Fallpauschalen basierende DRG-Entgeltsystem (DRG für Diagnosis Related Groups) ein. Seit dem 1. Januar 2004 ist die Anwendung dieses Abrechnungssystems für allgemeine Krankenhäuser, die dem Anwendungsbereich des § 1 Krankenhausentgeltgesetz (KHEntgG) unterliegen, verpflichtend. Ausnahmen gelten bislang weitestgehend nur für psychiatrische Krankenhäuser oder einzelne Spezialkliniken mit seltenen bzw. wenig standardisierbaren Indikationsbereichen und Verfahren.[1]

In diesem Kontext wurde auch die Übermittlungsverpflichtung der Krankenhäuser für DRG-Daten einschließlich aller Leistungen, die nach Fallpauschalen abgerechnet werden, festgeschrieben. Zur Optimierung und Weiterentwicklung der bisherigen amtlichen Krankenhausstatistik wird über das Institut für das Entgeltsystem im Krankenhaus (InEK) ein ausgewähltes und gesetzlich genau definiertes Merkmalsspektrum dieser umfangreichen Struktur- und Leistungsdaten an das Statistische Bundesamt übermittelt. Auf dieser Basis stehen Informationen über die *Fallpauschalenbezogene Krankenhausstatistik (DRG-Statistik)* zur Verfügung.[2]

Einen deutlichen Informationszugewinn stellt insbesondere die Prozeduren-, Diagnose- und Leistungsstatistik dar. Danach können differenzierte Angaben zum Beispiel zu Operationen und medizinischen Prozeduren oder eine Erweiterung der Hauptdiagnosen um ihre jeweiligen Nebendiagnosen auch unter fachabteilungsspezifischen Gesichtspunkten für alle vollstationären Behandlungsfälle eines Kalenderjahres zur Verfügung gestellt werden. Je nach Berichtsjahr kann darüber hinaus ebenfalls auf Ergebnisse beispielsweise zur Art und zum Umfang der abgerechneten Fallpauschalen (DRGs), zu Hauptdiagnosegruppen (MDCs) sowie zum Casemix (CM) und Casemix-Index (CMI) zurückgegriffen werden.

Im Folgenden werden zentrale Ergebnisse zur stationären Versorgung des Berichtsjahres 2013 dargestellt, die das Informationsspektrum der herkömmlichen amtlichen Krankenhausstatistik (vgl. hierzu die Kapitel 18 und 19 in diesem Band) ergänzen und erweitern.

20

---

1 Nach § 17d des Krankenhausfinanzierungsgesetzes (KHG) in der Fassung der Bekanntmachung vom 10. April 1991 (BGBl. I S. 886), das zuletzt durch Artikel 16a des Gesetzes vom 21. Juli 2014 (BGBl. I S. 1133) geändert worden ist, ist die Anwendung eines pauschalierenden Entgeltsystems auf der Grundlage von tagesbezogenen Entgelten für psychiatrische und psychosomatische Einrichtungen mit einer entsprechenden budgetneutralen Umsetzung ab 2013 festgelegt. Verbindlich für alle Einrichtungen wird das Vergütungssystem zum 1. Januar 2017 eingeführt.

2 Die wichtigsten Ergebnisse der *Fallpauschalenbezogenen Krankenhausstatistik* werden jährlich in der Fachserie 12 Reihe 6.4 des Statistischen Bundesamtes veröffentlicht. Sie sind kostenfrei unter www.destatis.de auf der Themenseite Gesundheit bei den Veröffentlichungen im Bereich Krankenhäuser erhältlich. Die Erstellung von Sonderauswertungen ist auf Anfrage an gesundheit@destatis.de (je nach Umfang und Aufwand u. U. kostenpflichtig) möglich.

20.2 Erläuterungen zur Datenbasis

Grundlage für die folgenden Auswertungen bilden die Daten nach § 21 KHEntgG. Zur Datenlieferung sind alle Krankenhäuser verpflichtet, die nach dem DRG-Vergütungssystem abrechnen und dem Anwendungsbereich des § 1 KHEntgG unterliegen. Einbezogen sind darin auch Krankenhäuser der Bundeswehr, sofern sie Zivilpatienten behandeln und Kliniken der Berufsgenossenschaften, soweit die Behandlungskosten nicht von der Unfall- sondern der Krankenversicherung vergütet werden. Von der Lieferverpflichtung ausgenommen sind Krankenhäuser im Straf- oder Maßregelvollzug und Polizeikrankenhäuser. Darüber hinaus bleiben Leistungen von psychiatrischen und psychosomatischen Einrichtungen nach § 17d Abs. 1 KHG unberücksichtigt.

Die folgenden Auswertungen für das Jahr 2013 beruhen auf den Struktur- und Leistungsdaten von 1 550 Krankenhäusern und umfassen knapp 18,1 Millionen vollstationär behandelte Fälle. Detaillierte Informationen, ob und inwieweit Datenlieferungen einzelner Krankenhäuser möglicherweise nicht fristgerecht oder nur unvollständig an die DRG-Datenstelle übermittelt wurden und damit eine Untererfassung sowohl der Krankenhäuser als auch der Patientinnen und Patienten vorliegt, stehen für das Jahr 2013 nicht zur Verfügung. Aufgrund der Art der Daten als Abrechnungsdaten der Krankenhäuser ist aber davon auszugehen, dass die nach dem DRG-Vergütungssystem abrechnenden Krankenhäuser nahezu vollständig erfasst und nur geringe Ausfälle zu verzeichnen sind.

Im Vergleich zu den Grund- und Diagnosedaten der Krankenhäuser (vgl. Kapitel 18 und 19) sind bei verschiedenen Merkmalen zum Teil deutliche Abweichungen zur *Fallpauschalenbezogenen Krankenhausstatistik* (z. B. bei der Fallzahl und durchschnittlichen Verweildauer der vollstationär behandelten Patientinnen und Patienten) festzustellen. Diese Abweichungen sind vor allem darauf zurückzuführen, dass bei der *Fallpauschalenbezogenen Krankenhausstatistik* keine Daten von Einrichtungen und Patienten einbezogen sind, die nach der Bundespflegesatzverordnung (BPflV) abgerechnet werden und außerhalb des Geltungsbereichs des DRG-Entgeltsystems liegen. Dies sind vor allem Einrichtungen der Psychiatrie, Psychosomatik und Psychotherapeutischen Medizin.[3] Daher sind diese Statistiken nur bedingt miteinander vergleichbar und vielmehr als gegenseitige Ergänzung zu betrachten.

20

---

3 Die Einführung eines pauschalierenden Entgeltsystems für Einrichtungen dieser Art wurde ab 2013 schrittweise festgelegt (siehe hierzu Fußnote 1 in diesem Beitrag).

20.3   Eckdaten der vollstationär behandelten Krankenhauspatientinnen und -patienten

Nach der *Fallpauschalenbezogenen Krankenhausstatistik* wurden im Jahr 2013 knapp 18,1 Millionen Patientinnen und Patienten[4] aus einer vollstationären Krankenhausbehandlung entlassen. Dies waren mit 157264 Fällen 0,9% mehr als im Jahr zuvor. Altersstandardisiert[5] stieg die Fallzahl im Vergleich zum Vorjahr um 0,6%. Im Durchschnitt dauerte ein Krankenhausaufenthalt 6,5 Tage und nahm im Vergleich zum Vorjahr weiter um 0,1 Tage ab. 53% der Behandlungsfälle waren weiblich und 47% männlich. Durchschnittlich waren die behandelten Frauen und Männer 55 Jahre alt. Je 100000 Einwohner wurden 22379 Patientinnen und Patienten stationär in den Krankenhäusern behandelt. Im Vergleich zu anderen Altersgruppen waren die Behandlungszahlen je 100000 Einwohner erwartungsgemäß bei den unter 1-Jährigen (127979) und dem Personenkreis im höheren und sehr hohen Alter wie auch in den Vorjahren besonders hoch. Bei den über 75-Jährigen wurden beispielsweise 59961 Patientinnen und Patienten je 100000 Einwohner behandelt.

Wohnortbezogen[6] gab es die meisten Behandlungsfälle je 100000 Einwohner in Sachsen-Anhalt (26609 Fälle), in Thüringen (26339 Fälle) und im Saarland (25451 Fälle). Im Gegensatz dazu war die geringste Anzahl an Behandlungsfällen je 100000 Einwohner in Baden-Württemberg (18712 Fälle), Berlin (19868 Fälle) und Hamburg (20169 Fälle) zu verzeichnen (Tabelle 20–1).

Auf Grundlage der siedlungsstrukturellen Regionstypen des Bundesamtes für Bauwesen und Raumordnung (BBR) ist hierzu ergänzend eine Unterscheidung nach städtischen Regionen, Regionen mit Verstädterungsansätzen und ländlichen Regionen sowohl zwischen als auch innerhalb der Bundesländer möglich.[7] Unter anderem bedingt durch die Altersstruktur der Bevölkerung liegt insgesamt die Zahl

---

4 Im Berichtsjahr aus der vollstationären Krankenhausbehandlung entlassene Patientinnen und Patienten einschließlich Sterbe- und Stundenfälle. Diese werden im Folgenden Fälle bzw. Patientinnen und Patienten genannt.

5 Standardisiert ohne Patientinnen und Patienten mit Wohnsitz im Ausland, unbekanntem Geschlecht und unbekanntem Alter. Berechnet mit vorläufigen Ergebnissen auf Grundlage des Zensus 2011, Zensusdaten mit Stand 10.04.2014.

6 Abgebildet ist hier die absolute Zahl der Behandlungsfälle nach ihrem Wohnort im Verhältnis zur tatsächlichen Bevölkerung je 100000 Einwohner des jeweiligen Bundeslandes.

7 Für die siedlungsstrukturellen Regionstypen gelten folgende Abgrenzungskriterien:
Städtische Regionen umfassen Regionen, in denen mindestens 50% der Bevölkerung in Groß- und Mittelstädten lebt und in der sich eine Großstadt mit rund 500.000 Einwohnern und mehr befindet sowie Regionen mit einer Einwohnerdichte ohne Berücksichtigung der Großstädte von mindestens 300 Einwohner/km²;
Regionen mit Verstädterungsansätzen sind Regionen, in denen mindestens 33% der Bevölkerung in Groß- und Mittelstädten lebt mit einer Einwohnerdichte zwischen 150 und 300 Einwohner/km² sowie Regionen, in denen sich mindestens eine Großstadt befindet und die eine Einwohnerdichte ohne Berücksichtigung der Großstädte von mindestens 100 Einwohner/km² aufweisen;
Ländliche Regionen schließen Regionen ein, in denen weniger als 33% der Bevölkerung in Groß- und Mittelstädten lebt mit einer Einwohnerdichte unter 150 Einwohner/km² sowie Regionen, in denen sich zwar eine Großstadt befindet, aber die eine Einwohnerdichte ohne Berücksichtigung der Großstädte unter 100 Einwohner/km² beträgt. (Siehe www.bbsr.bund.de > Raumbeobachtung > Raumabgrenzungen > Siedlungsstrukturelle Regionstypen)

20

Tabelle 20–1

Patientinnen und Patienten nach Behandlungs- und Wohnort sowie Behandlungsfälle je 100 000 Einwohner 2013

	Behandlungsort der Patienten	Wohnort der Patienten	Fälle* je 100 000 Einwohner
	Anzahl	Anzahl	
Baden-Württemberg	2 041 203	1 983 490	18 712
Bayern	2 793 849	2 737 573	21 793
Berlin	763 246	675 227	19 868
Brandenburg	524 949	610 477	24 924
Bremen	198 780	135 084	20 589
Hamburg	454 242	351 011	20 169
Hessen	1 275 090	1 309 661	21 716
Mecklenburg-Vorpommern	389 368	388 742	24 320
Niedersachsen	1 614 754	1 711 925	21 991
Nordrhein-Westfalen	4 259 387	4 234 524	24 110
Rheinland-Pfalz	895 025	942 475	23 607
Saarland	262 760	252 605	25 451
Sachsen	967 080	950 210	23 472
Sachsen-Anhalt	573 980	599 233	26 609
Schleswig-Holstein	555 917	595 128	21 170
Thüringen	564 081	570 413	26 339

* Auf Basis des Wohnorts. Berechnet mit vorläufigen Ergebnissen auf Grundlage des Zensus 2011, Zensusdaten mit Stand vom 10.04.2014.

Quelle: Statistisches Bundesamt

Krankenhaus-Report 2016   WIdO

der stationär versorgten Patientinnen und Patienten je 100 000 Einwohner in ländlichen Regionen (23 850 Fälle) deutlich höher als in städtischen Regionen (21 738 Fälle) und in Regionen mit Verstädterungsansätzen (22 207 Fälle). Regional betrachtet wurden in ländlichen Regionen vor allem in den neuen Bundesländern insbesondere in Thüringen (28 182 Fälle), Sachsen-Anhalt (27 125 Fälle) und Sachsen (25 977 Fälle) die meisten Patientinnen und Patienten je 100 000 Einwohner stationär behandelt. In Regionen mit Verstädterungsansätzen lagen Bremen (26 282 Fälle), Hessen (26 231 Fälle) sowie wiederum Sachsen-Anhalt (25 839 Fälle) an der Spitze. Die vordersten Plätze in städtischen Regionen nahmen das Saarland (25 497), Nordrhein-Westfalen (24 104) und Rheinland-Pfalz (22 112) ein (Abbildung 20–1).

Unter Einbezug der Dauer des Krankenhausaufenthaltes der Behandelten gab es 510 720 sogenannte Stundenfälle. Dies sind vollstationär aufgenommene Patientinnen und Patienten, bei denen sich innerhalb des ersten Tages herausstellt, dass ein stationärer Aufenthalt nicht erforderlich ist oder Patientinnen und Patienten, die innerhalb des ersten Tages versterben. Im Jahr 2013 betrug ihr Anteil an allen Behandlungsfällen 2,8 %. Die Zahl der sogenannten Kurzlieger, d. h. Patientinnen und

Abbildung 20–1

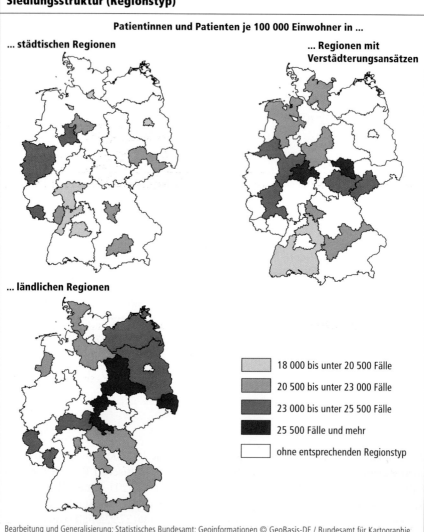

Patientinnen und Patienten je 100 000 Einwohner 2013 nach Bundesland und Siedlungsstruktur (Regionstyp)

Patientinnen und Patienten je 100 000 Einwohner in ...

... städtischen Regionen

... Regionen mit Verstädterungsansätzen

... ländlichen Regionen

18 000 bis unter 20 500 Fälle

20 500 bis unter 23 000 Fälle

23 000 bis unter 25 500 Fälle

25 500 Fälle und mehr

ohne entsprechenden Regionstyp

Bearbeitung und Generalisierung: Statistisches Bundesamt; Geoinformationen © GeoBasis-DE / Bundesamt für Kartographie und Geodäsie (BKG) 2014 (Daten verändert)

Krankenhaus-Report 2016

WIdO

20

Abbildung 20–2

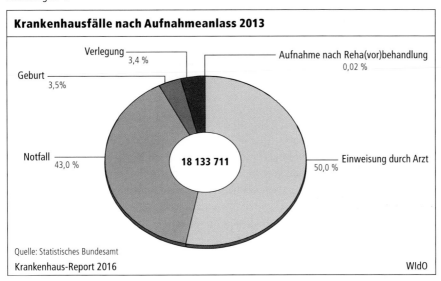

Krankenhausfälle nach Aufnahmeanlass 2013

Verlegung 3,4 %

Geburt 3,5%

Aufnahme nach Reha(vor)behandlung 0,02 %

Notfall 43,0 %

18 133 711

Einweisung durch Arzt 50,0 %

Quelle: Statistisches Bundesamt
Krankenhaus-Report 2016   WIdO

Abbildung 20–3

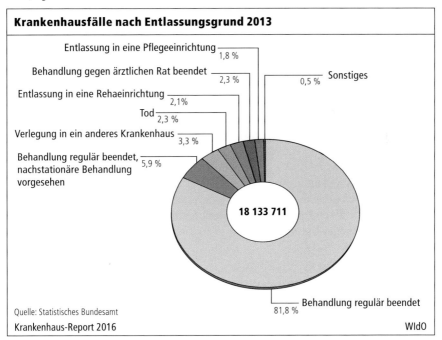

Krankenhausfälle nach Entlassungsgrund 2013

Entlassung in eine Pflegeeinrichtung 1,8 %

Behandlung gegen ärztlichen Rat beendet 2,3 %

Sonstiges 0,5 %

Entlassung in eine Rehaeinrichtung 2,1%

Tod 2,3 %

Verlegung in ein anderes Krankenhaus 3,3 %

Behandlung regulär beendet, nachstationäre Behandlung vorgesehen 5,9 %

18 133 711

Behandlung regulär beendet 81,8 %

Quelle: Statistisches Bundesamt
Krankenhaus-Report 2016   WIdO

20

Patienten, die mindestens eine Nacht und höchstens drei Nächte im Krankenhaus verbringen, lag bei rund 7,5 Millionen. Diese Patientengruppe entsprach einem Anteil von 41,2 % der Behandlungsfälle.

Im Hinblick auf den Aufnahmeanlass erfolgte im Jahr 2013 bei 50,0 % der Fälle die Aufnahme in die vollstationäre Krankenhausbehandlung aufgrund einer ärztlichen Einweisung. Bei 43,0 % war die Krankenhausaufnahme als Notfall bezeichnet (Abbildung 20–2).

Der häufigste Entlassungsgrund bei den Patientinnen und Patienten war die reguläre Beendigung der Behandlung. In 81,8 % aller Fälle wurde die vollstationäre Krankenhausbehandlung durch eine reguläre Entlassung abgeschlossen. Eine reguläre Beendigung des Krankenhausaufenthaltes lag auch vor, wenn eine nachstationäre Behandlung vorgesehen war (5,9 %). Entgegen ärztlichem Rat wurde die Behandlung in 2,3 % der Fälle abgebrochen. Die Entlassung in eine Rehabilitationseinrichtung mit einer entsprechenden Weiterbehandlung erfolgte in 2,1 % und die Unterbringung in einer Pflegeeinrichtung in 1,8 % der Fälle (Abbildung 20–3).

20.4   Ausgewählte Hauptdiagnosen mit den wichtigsten Nebendiagnosen der Behandelten

Mit der *Fallpauschalenbezogenen Krankenhausstatistik* stehen umfangreiche Informationen sowohl zu den Haupt- als auch den Nebendiagnosen zur Verfügung. Als Hauptdiagnose wird gemäß den Deutschen Kodierrichtlinien[8] die Diagnose angegeben, die nach Analyse als diejenige festgestellt wurde, die hauptsächlich für die Veranlassung des stationären Krankenhausaufenthaltes der Patientin/des Patienten verantwortlich ist. Der Begriff „nach Analyse" bezeichnet die Evaluation der Befunde am Ende des stationären Aufenthalts. Die dabei festgestellte Hauptdiagnose muss daher nicht mit der Aufnahme- oder Einweisungsdiagnose übereinstimmen. Die Hauptdiagnose ist entsprechend der 10. Revision der Internationalen Statistischen Klassifikation der Krankheiten und verwandter Gesundheitsprobleme ICD-10 GM[9] zu kodieren.

Als relevante Nebendiagnose (Komorbidität und Komplikation) gelten Krankheiten oder Beschwerden, die entweder gleichzeitig mit der Hauptdiagnose bestehen oder sich während des Krankenhausaufenthalts entwickeln. Voraussetzung hierfür ist eine diagnostische Maßnahme (Verfahren und/oder Prozedur), eine thera-

20

---

8 Die Deutschen Kodierrichtlinien (DKR) werden jährlich von den Selbstverwaltungspartnern (Deutsche Krankenhausgesellschaft, Spitzenverband Bund der Krankenkassen und Verband der privaten Krankenversicherung) und dem InEK unter Beteiligung von Bundesärztekammer und Deutschem Pflegerat angepasst. Sie können auf der Homepage des InEK unter www.g-drg.de heruntergeladen werden.

9 Die Abkürzung ICD steht für „International Statistical Classification of Diseases and Related Health Problems". Die Ziffer 10 bezeichnet deren 10. Revision. Diese Klassifikation wird von der Weltgesundheitsorganisation (WHO) herausgegeben und weltweit eingesetzt. Die deutschsprachige Ausgabe (GM = German Modification) wird vom Deutschen Institut für Medizinische Dokumentation und Information (DIMDI) erstellt. Maßgeblich ist die jeweils im Berichtsjahr gültige Version der ICD.

Tabelle 20–2

Hauptdiagnose Herzinsuffizienz (I50) mit ihren häufigsten Nebendiagnosen und Operationen 2013

Pos.-Nr. ICD-10/Hauptdiagnose Herzinsuffizienz			Anzahl	
I50			396 165	
Rang	**Pos.-Nr. ICD-10/Nebendiagnose**		**Anzahl**	**in %**
Insgesamt			4 235 297	100,0
1	I25	Chronische ischämische Herzkrankheit	219 136	5,2
2	I48	Vorhofflimmern und Vorhofflattern	211 744	5,0
3	I10	Essentielle (primäre) Hypertonie	191 543	4,5
4	N18	Chronische Nierenkrankheit	173 159	4,1
5	I50[2]	Herzinsuffizienz	159 577	3,8
Rang	**Operationen nach Kapitel 5[1]**		**Anzahl**	**in %**
Insgesamt[3]			42 473	100,0
1	5-377	Implantation eines Herzschrittmachers und Defibrillators	10 420	24,5
2	5-378	Entfernung, Wechsel und Korrektur eines Herzschrittmachers und Defibrillators	2 976	7,0
3	5-452	Lokale Exzision und Destruktion von erkranktem Gewebe des Dickdarmes	2 299	5,4
4	5-399	Andere Operationen an Blutgefäßen	1 948	4,6
5	5-469	Andere Operationen am Darm	1 927	4,5

[1] Ohne Duplikate
[2] 4. oder 5. Stelle der Nebendiagnose weicht von der 4. oder 5. Stelle der Hauptdiagnose ab.
[3] Operationen insgesamt beinhaltet auch die Pos. 5-93…5-99 (Zusatzinformationen zu Operationen), die aber hier nicht separat ausgewiesen wurden.

Quelle: Statistisches Bundesamt

Krankenhaus-Report 2016   WIdO

peutische Maßnahme oder ein erhöhter Pflege- und/oder Überwachungsaufwand. Nebendiagnosen sind ebenfalls gemäß der ICD-10 GM zu kodieren.

In Bezug auf die Hauptdiagnosekapitel wurden die Patientinnen und Patienten im Jahr 2013 am häufigsten aufgrund von Krankheiten des Kreislaufsystems (2,8 Millionen Fälle) stationär behandelt. Weitere Behandlungsanlässe waren vor allem Krankheiten des Verdauungssystems sowie Verletzungen, Vergiftungen und andere Folgen äußerer Ursachen (jeweils 1,9 Millionen Fällen). Bei Frauen spielten über Krankheiten des Kreislaufsystems sowie die Verletzungen und Vergiftungen hinaus Krankheiten des Muskel-Skelett-Systems und Bindegewebes eine große Rolle. Bei den Männern dominierten neben den Krankheiten des Kreislauf- und Verdauungssystems auch Neubildungen das Behandlungsgeschehen.

Lässt man die Versorgung gesunder Neugeborener (Z38) unberücksichtigt, war mit 396 165 Fällen die Herzinsuffizienz (I50) die am häufigsten gestellte Hauptdiagnose. Die wichtigsten zu diesem Krankheitsbild gestellten Nebendiagnosen waren in erster Linie die chronische ischämische Herzkrankheit (I25), Vorhofflimmern und Vorhofflattern (I48) sowie die essentielle (primäre) Hypertonie (I10). Durchgeführte Operationen bezogen sich bei den Behandelten mit dieser Hauptdiagnose vor

20

Abbildung 20–4

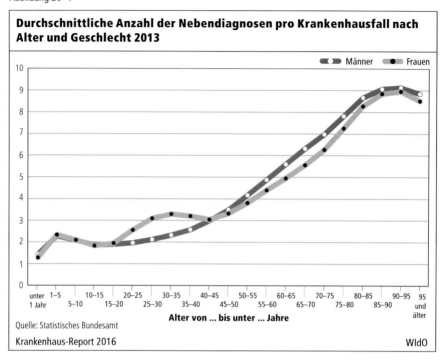

Durchschnittliche Anzahl der Nebendiagnosen pro Krankenhausfall nach Alter und Geschlecht 2013

Quelle: Statistisches Bundesamt
Krankenhaus-Report 2016   WIdO

allem auf die Implantation eines Herzschrittmachers und Defibrillators (5-377), die Entfernung, den Wechsel und die Korrektur eines Herzschrittmachers und Defibrillators (5-378) sowie die lokale Entfernung und Zerstörung von erkranktem Gewebe des Dickdarms (5-452) (Tabelle 20–2).

Eine Übersicht der weiteren wichtigen Hauptdiagnosen in Verbindung mit den entsprechenden Nebendiagnosen ist im Internetportal www.krankenhaus-report-online.de (Zusatztabelle 20–a) zu finden.

Im Jahr 2013 wurden durchschnittlich 5,2 Nebendiagnosen je Patientin/Patient gestellt. Die durchschnittliche Zahl der Nebendiagnosen, die bei einem Krankenhausfall zusätzlich zur Hauptdiagnose gestellt werden, steigt mit dem Alter der Patientinnen und Patienten deutlich an. Dies spiegelt die mit dem Alter zunehmende Wahrscheinlichkeit sowohl von Mehrfacherkrankungen, der sogenannten Multimorbidität, als auch von Komplikationen bei der Behandlung wider. Alte Menschen leiden danach sehr viel häufiger als junge an mehreren komplexen Erkrankungen gleichzeitig (Abbildung 20–4).

Im Durchschnitt werden bei Frauen nur in den Altersgruppen der 15- bis unter 45-Jährigen – vorwiegend verursacht durch die schwangerschaftsbedingten Behandlungen – mehr Nebendiagnosen als bei den Männern gestellt In den Altersgruppen der über 45-Jährigen liegen die Werte der Frauen durchgängig unter denen der Männer und nähern sich bei den Behandelten in sehr hohem Alter entsprechend wieder an. Unterschiede zeigen sich auch, wenn nach dem Wohnort der Behandelten unterschieden wird. Danach weisen Patientinnen und Patienten aus Mecklen-

20

Tabelle 20–3
Die häufigsten Nebendiagnosen 2013

Rang	Pos.-Nr. ICD-10	Nebendiagnose[1]	Anzahl	in %
		Insgesamt	94 842 104	100,0
1	I10	Essentielle (primäre) Hypertonie	6 224 021	6,6
2	Z92	Medizinische Behandlung in der Eigenanamnese	2 682 713	2,8
3	I25	Chronische ischämische Herzkrankheit	2 637 342	2,8
4	E11	Nicht primär insulinabhängiger Diabetes mellitus [Typ-2-Diabetes]	2 549 378	2,7
5	E87	Sonstige Störungen des Wasser- und Elektrolythaushaltes sowie des Säure-Basen-Gleichgewichts	2 237 799	2,4
6	E78	Störungen des Lipoproteinstoffwechsels und sonstige Lipidämien	2 132 453	2,2
7	Z95	Vorhandensein von kardialen oder vaskulären Implantaten oder Transplantaten	1 852 525	2,0
8	I48	Vorhofflimmern und Vorhofflattern	1 763 197	1,9
9	Z74	Probleme mit Bezug auf Pflegebedürftigkeit	1 690 204	1,8
10	N18	Chronische Nierenkrankheit	1 682 197	1,8
11	I50	Herzinsuffizienz	1 647 348	1,7
12	E03	Sonstige Hypothyreose	1 196 075	1,3
13	N39	Sonstige Krankheiten des Harnsystems	1 056 092	1,1
14	E66	Adipositas	991 935	1,0
15	B96	Sonstige näher bezeichnete Bakterien als Ursache von Krankheiten, die in anderen Kapiteln klassifiziert sind	957 883	1,0
16	J96	Respiratorische Insuffizienz, anderenorts nicht klassifiziert	953 457	1,0
17	O09	Schwangerschaftsdauer	935 973	1,0
18	E86	Volumenmangel	840 596	0,9
19	B95	Streptokokken und Staphylokokken als Ursache von Krankheiten, die in anderen Kapiteln klassifiziert sind	834 822	0,9
20	J44	Sonstige chronische obstruktive Lungenkrankheit	828 784	0,9
21	Z03	Ärztliche Beobachtung und Beurteilung von Verdachtsfällen	811 523	0,9
22	D62	Akute Blutungsanämie	731 984	0,8
23	I11	Hypertensive Herzkrankheit	694 043	0,7
24	Z37	Resultat der Entbindung	655 684	0,7
25	Z96	Vorhandensein von anderen funktionellen Implantaten	639 130	0,7

Quelle: Statistisches Bundesamt

Krankenhaus-Report 2016   WIdO

20

burg-Vorpommern (5,9 Nebendiagnosen), Brandenburg (5,8 Nebendiagnosen), Sachsen-Anhalt und Thüringen (jeweils 5,7 Nebendiagnosen) im Schnitt etwas höhere Werte als Patientinnen und Patienten aus Hessen (4,6 Nebendiagnosen), Hamburg (4,8 Nebendiagnosen) sowie Rheinland-Pfalz und Bayern (jeweils 5,0 Nebendiagnosen) auf.

Werden die gestellten Nebendiagnosen nach ihrer Rangfolge unabhängig von der Hauptdiagnose für sich betrachtet, stand bei den Patientinnen und Patienten mit großem Abstand an erster Stelle die essentielle primäre Hypertonie (I10), gefolgt von der medizinischen Behandlung in der Eigenanamnese (Z92) und der chronischen ischämischen Herzkrankheit (I25). Bei den Männern lag die chronische ischämische Herzkrankheit noch vor der medizinischen Behandlung in der Eigenanamnese. Weitere wichtige Begleiterkrankungen bezogen sich bei den Frauen über die essentielle primäre Hypertonie und medizinische Behandlung in der Eigenanamnese hinaus auf Störungen des Wasser- und Elektrolythaushaltes sowie des Säure-Basen-Gleichgewichts (E87). Insgesamt bilden bereits die in Tabelle 20–3 aufgeführten fünfundzwanzig häufigsten Nebendiagnosen rund 40 % des Spektrums aller Begleiterkrankungen ab (Tabelle 20–3)

Eine ausführliche Darstellung der häufigsten Nebendiagnosen sowohl insgesamt als auch differenziert nach männlichen und weiblichen Behandelten ist im Internetportal www.krankenhaus-report-online.de (Zusatztabellen 20–b bis 20–d) zu finden.

20.5   Operationen und medizinische Prozeduren

Einen deutlichen Informationszugewinn, den die *Fallpauschalenbezogene Krankenhausstatistik* im Vergleich zur herkömmlichen Krankenhausdiagnosestatistik bietet, stellen Informationen über die Art und Häufigkeit von Operationen und medizinischen Prozeduren dar, die bei den Patientinnen und Patienten während ihres vollstationären Krankenhausaufenthaltes durchgeführt wurden.

Operationen und medizinische Prozeduren im stationären Bereich sowie ambulante Operationen, die im Rahmen der vertragsärztlichen Versorgung durchgeführt werden, werden anhand des amtlichen Operationen- und Prozedurenschlüssels (OPS) kodiert.[10] Nach den Deutschen Kodierrichtlinien sind alle signifikanten operativen Eingriffe und medizinischen Prozeduren, die vom Zeitpunkt der Aufnahme bis zum Zeitpunkt der Entlassung bei den Behandelten vorgenommen werden und im amtlichen OPS abbildbar sind, von den Krankenhäusern zu kodieren.[11] Dies schließt neben operativen Eingriffen auch diagnostische, therapeutische und pflegerische Prozeduren sowie die Verabreichung von speziellen Medikamenten ein.

20

---

10 Die Klassifikation wird seit 1993 vom Deutschen Institut für medizinische Dokumentation und Information (DIMDI) nach den §§ 295 und 301 SGB V im Auftrag des Bundesministeriums für Gesundheit herausgegeben und bereitgestellt. Der OPS ist überwiegend numerisch-hierarchisch strukturiert und weist eine topographisch-anatomische Gliederung auf. Die Hierarchieklassen umfassen Kapitel, Bereichsüberschriften, 3-Steller, 4-Steller, 5-Steller und 6-Steller.

11 Die Definition einer signifikanten Prozedur ist, dass sie entweder chirurgischer Natur ist, ein Eingriffs- oder Anästhesierisiko birgt, Spezialeinrichtungen, Geräte oder eine spezielle Ausbildung erfordert. Für die differenzierte Abbildung komplexer chirurgischer Eingriffe und Teilmaßnahmen ist in verschiedenen Bereichen eine Kodierung von Operationen mit mehreren Kodes vorgesehen. Darüber hinaus wird die Versorgung von intraoperativen Komplikationen gesondert verschlüsselt. Dementsprechend sind ggf. Mehrfachkodierungen je behandelten Krankenhausfall nachgewiesen.

Abbildung 20–5

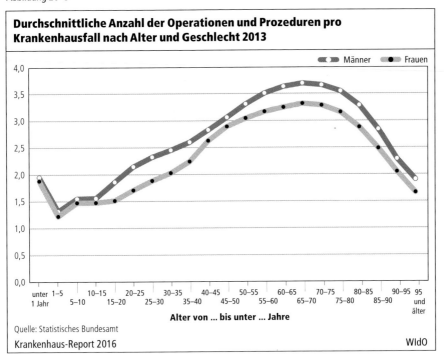

Durchschnittliche Anzahl der Operationen und Prozeduren pro Krankenhausfall nach Alter und Geschlecht 2013

Quelle: Statistisches Bundesamt

Krankenhaus-Report 2016   WIdO

Im Berichtsjahr 2013 wurden bei den vollstationär versorgten Patientinnen und Patienten insgesamt knapp 52 Millionen Operationen und medizinische Prozeduren durchgeführt. Im Vergleich zum Vorjahr entspricht dies einer Zunahme um 2,0 %. Auf einen Krankenhausfall entfielen damit im Durchschnitt 2,9 Maßnahmen dieser Art. Nach Bundesländern aufgeschlüsselt lag die durchschnittliche Zahl der Operationen und Prozeduren bei Patientinnen und Patienten, die in Krankenhäusern von Hamburg (3,2 Maßnahmen), Berlin, Baden-Württemberg und im Saarland (jeweils 3,1 Maßnahmen) behandelt wurden, etwas höher als in Rheinland-Pfalz (2,6 Maßnahmen) sowie Bremen, Hessen, Niedersachsen und Sachsen-Anhalt (jeweils 2,7 Maßnahmen).

Ohne Berücksichtigung der unter 1-Jährigen steigt die durchschnittliche Anzahl der während eines Krankenhausaufenthaltes durchgeführten operativen Eingriffe und Prozeduren pro Fall bei den bis unter 65-jährigen Frauen und bis unter 70-jährigen Männern fast kontinuierlich an. Sie lag im Jahr 2013 bei den Behandelten dieser Altersgruppen mit durchschnittlich 3,3 Maßnahmen dieser Art pro Patientin bzw. 3,7 Maßnahmen pro Patient gut doppelt so hoch wie bei Jugendlichen und jungen Erwachsenen.

Im hohen und sehr hohen Alter geht die durchschnittliche Anzahl der operativen Eingriffe und Prozeduren pro Krankenhauspatient bei Frauen und Männern zurück. Die durchschnittliche Zahl der Operationen und Prozeduren lag 2013 bei den über 95-Jährigen auf einem annähernd vergleichbaren Niveau wie bei den Jugendlichen und jungen Erwachsenen. Auch lag die durchschnittliche Anzahl der Operationen

Abbildung 20–6

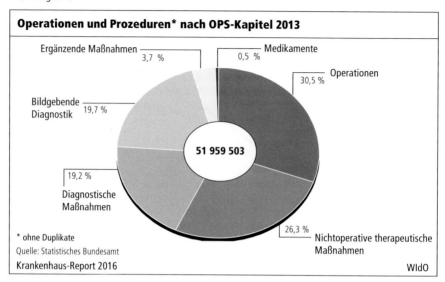

Operationen und Prozeduren* nach OPS-Kapitel 2013

Ergänzende Maßnahmen — 3,7 %

Medikamente 0,5 %

Operationen 30,5 %

Bildgebende Diagnostik 19,7 %

51 959 503

19,2 %
Diagnostische
Maßnahmen

26,3 % Nichtoperative therapeutische
Maßnahmen

* ohne Duplikate
Quelle: Statistisches Bundesamt
Krankenhaus-Report 2016

WIdO

und Prozeduren pro Krankenhausfall in allen Altersgruppen bei Männern über der entsprechenden Anzahl bei Frauen (Abbildung 20–5).

Auf Kapitelebene gliedert sich der OPS in sechs Bereiche: *Diagnostische Maßnahmen* (z. B. Biopsie, Endoskopie), *Bildgebende Diagnostik* (z. B. Computertomographie, Magnetresonanztomographie), *Operationen* (z. B. an den Bewegungsorganen), *Medikamente* (z. B. Verabreichung zur Krebsimmuntherapie, bei schweren Pilzinfektionen), *Nichtoperative therapeutische Maßnahmen* (z. B. Maßnahmen für den Blutkreislauf, Patientenmonitoring) und *Ergänzende Maßnahmen* (z. B. geburtsbegleitende Maßnahmen, psychotherapeutische Therapie).

Nach dieser Gliederung entfielen von allen Prozeduren 26,3 % auf nichtoperative therapeutische Maßnahmen (13,7 Millionen), 19,7 % auf die bildgebende Diagnostik (10,3 Millionen) und 19,2 % auf diagnostische Maßnahmen (10,0 Millionen). Am häufigsten wurden aber Operationen (15,8 Millionen) mit einem Anteil von 30,5 % bei den Patientinnen und Patienten veranlasst. Den größten Anstieg gegenüber dem Vorjahr gab es bei der bildgebenden Diagnostik mit einem Zuwachs von 5,4 % (Abbildung 20–6).

Inwieweit sich Unterschiede bei den durchgeführten Operationen und medizinischen Prozeduren von Frauen und Männern in verschiedenen Altersgruppen zeigen, verdeutlicht Tabelle 20–4.

Trotz der steigenden Zahl an Behandlungsfällen ist in den vergangenen Jahren der Anteil operierter Patientinnen und Patienten unter den stationär Behandelten mit Raten zwischen 40,2 % im Jahr 2005 und 40,6 % im Jahr 2007 weitestgehend stabil geblieben. Seit 2008 wird die 40 %-Marke regelmäßig unterschritten und lag aktuell im Jahr 2013 bei 38,5 %.

Werden die Operationen differenziert für sich betrachtet, dann waren die Spitzenreiter unter allen durchgeführten chirurgischen Maßnahmen auf Ebene der soge-

20

Tabelle 20-4

Operationen und Prozeduren nach OPS-Kapitel, Alter und Geschlecht 2013

Operation/Prozedur[1] nach OPS-Kapitel	Insgesamt	davon im Alter von … bis unter Jahren				
		0–20	20–40	40–60	60–85	85 und älter
		Anzahl				
Frauen						
Insgesamt	25 560 732	1 691 242	3 394 770	5 597 717	12 533 538	2 343 462
Diagnostische Maßnahmen	4 714 878	423 419	428 412	1 034 438	2 421 685	406 924
Bildgebende Diagnostik	4 951 068	123 852	374 879	1 070 956	2 779 700	601 681
Operationen	8 341 624	351 231	1 619 374	2 243 914	3 640 488	486 617
Medikamente	116 063	10 559	8 581	31 786	61 910	3 227
Nichtoperative Therapeutische Maßnahmen	6 190 231	426 518	469 477	1 131 969	3 405 487	756 777
Ergänzende Maßnahmen	1 237 949	355 260	491 756	83 389	220 101	87 443
Unbekannte Operation/Maßnahmen	8 919	403	2 291	1 265	4 167	793
Männer						
Insgesamt	26 397 810	1 929 211	2 049 478	6 721 438	14 467 282	1 230 341
Diagnostische Maßnahmen	5 272 039	436 009	356 678	1 303 768	2 941 496	234 088
Bildgebende Diagnostik	5 303 965	139 555	405 970	1 355 278	3 115 039	288 098
Operationen	7 476 442	459 103	901 155	2 198 237	3 659 230	258 715
Medikamente	156 161	12 789	10 100	44 309	86 044	2 919
Nichtoperative Therapeutische Maßnahmen	7 489 802	521 268	360 795	1 749 858	4 448 793	409 055
Ergänzende Maßnahmen	690 328	359 751	14 085	67 949	211 433	37 110
Unbekannte Operation/Maßnahmen	9 073	736	695	2 039	5 247	356

[1] Ohne Duplikate

Quelle: Statistisches Bundesamt

Krankenhaus-Report 2016

WIdO

20

Tabelle 20-5

Operationen 2013 nach Bereichsüberschriften

OPS-Schlüssel	Operation[1]	Insgesamt	Männer	Frauen	Insgesamt	Männer	Frauen
			Anzahl		Veränderung zum Vorjahr in Prozent		
5	Operationen	15 818 274	7 476 442	8 341 624	0,7	1,2	0,2
5-01-5-05	Operationen am Nervensystem	724 323	366 854	357 460	1,0	1,4	0,6
5-06-5-07	Operationen an endokrinen Drüsen	175 206	51 304	123 900	-6,2	-5,5	-6,6
5-08-5-16	Operationen an den Augen	568 267	279 415	288 840	0,5	1,3	-0,3
5-18-5-20	Operationen an den Ohren	155 830	88 098	67 725	1,9	1,5	2,3
5-21-5-22	Operationen an Nase und Nasennebenhöhlen	438 811	265 003	173 792	-2,1	-2,4	-1,6
5-23-5-28	Operationen an Mundhöhle und Gesicht	329 930	179 924	150 002	-2,1	-1,4	-3,0
5-29-5-31	Operationen an Pharynx, Larynx und Trachea	117 983	77 452	40 528	-0,0	-0,2	0,4
5-32-5-34	Operationen an Lunge und Bronchus	165 835	105 537	60 295	3,2	3,7	2,4
5-35-5-37	Operationen am Herzen	398 060	261 156	136 902	3,0	3,5	2,3
5-38-5-39	Operationen an den Blutgefäßen	733 553	410 552	322 996	0,3	1,7	-1,3
5-40-5-41	Operationen am hämatopoetischen und Lymphgefäßsystem	198 407	59 905	138 502	0,4	1,9	-0,2
5-42-5-54	Operationen am Verdauungstrakt	2 395 596	1 256 241	1 139 319	0,8	1,1	0,5
5-55-5-59	Operationen an den Harnorganen	569 613	372 388	197 216	-0,1	0,5	-1,3
5-60-5-64	Operationen an den männlichen Geschlechtsorganen	213 081	212 144	/	-3,7	-3,7	/
5-65-5-71	Operationen an den weiblichen Geschlechtsorganen	640 144	–	640 144	-2,1	–	-2,1
5-72-5-75	Geburtshilfliche Operationen	794 623	–	794 623	2,2	–	2,2
5-76-5-77	Operationen an Kiefer- und Gesichtsschädelknochen	78 301	46 513	31 788	0,1	-0,8	1,4
5-78-5-86	Operationen an den Bewegungsorganen	4 483 834	2 074 155	2 409 605	0,7	1,0	0,4
5-87-5-88	Operationen an der Mamma	170 265	5 544	164 721	-0,5	12,5	-0,9
5-89-5-92	Operationen an Haut und Unterhaut	1 239 015	692 219	546 781	3,1	4,0	2,0
5-93-5-99	Zusatzinformationen zu Operationen	1 227 597	672 038	555 548	1,6	2,4	0,6

[1] Ohne Duplikate

/ Aussage nicht sinnvoll

Quelle: Statistisches Bundesamt

Krankenhaus-Report 2016   WIdO

Abbildung 20–7

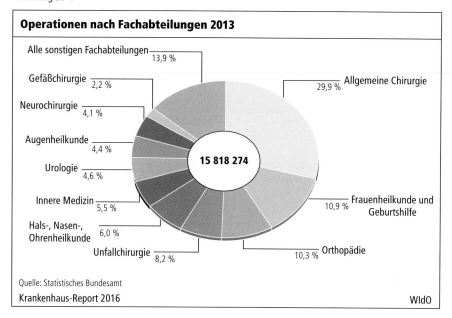

Operationen nach Fachabteilungen 2013

Alle sonstigen Fachabteilungen — 13,9 %

Gefäßchirurgie — 2,2 %

Neurochirurgie — 4,1 %

Augenheilkunde — 4,4 %

Urologie — 4,6 %

15 818 274

Innere Medizin — 5,5 %

Hals-, Nasen-, Ohrenheilkunde — 6,0 %

Unfallchirurgie — 8,2 %

Allgemeine Chirurgie 29,9 %

Frauenheilkunde und Geburtshilfe 10,9 %

Orthopädie 10,3 %

Quelle: Statistisches Bundesamt
Krankenhaus-Report 2016

WIdO

nannten Bereichsüberschriften die Operationen an den Bewegungsorganen (4,5 Millionen), gefolgt von Operationen am Verdauungstrakt (2,4 Millionen) sowie an Haut und Unterhaut (1,2 Millionen). Rund die Hälfte der operativen Eingriffe wurde in den drei Fachabteilungen[12] Allgemeine Chirurgie (29,9 %), Frauenheilkunde und Geburtshilfe (10,9 %) sowie der Orthopädie (10,3 %) erbracht (Abbildung 20–7 und Tabelle 20–5).

Nach Vierstellern des OPS aufgeschlüsselt erfolgten bei Frauen wie im Vorjahr am häufigsten die Rekonstruktion weiblicher Geschlechtsorgane nach Ruptur/ Dammriss (275 367 Eingriffe), weiterhin sonstige Kaiserschnittentbindungen (210 035 Eingriffe) und sonstige Operationen am Darm (203 078 Eingriffe). Bei Männern lagen an erster Stelle sonstige Operationen am Darm (164 102 Eingriffe), gefolgt von dem Verschluss eines Leistenbruchs (157 152 Eingriffe) und der arthroskopischen Operation am Gelenkknorpel und an den Menisken (147 887 Eingriffe). Tabelle 20–6 weist die 30 häufigsten chirurgischen Maßnahmen nach Vierstellern aus, die etwas mehr als ein Drittel aller durchgeführten Operationen umfassen.

Tabelle 20–7 gibt einen Überblick über die 30 häufigsten Operationen nach Dreistellern des OPS, die im Jahr 2013 erbracht wurden. Diese decken knapp 70 % aller operativen Maßnahmen ab. Nach dieser Gliederung waren die Spitzenreiter bei den chirurgischen Eingriffen der Frauen Operationen an sonstige Knochen (489 867 Eingriffe), arthroskopische Gelenkoperationen (408 959 Eingriffe) und Operationen an der Wirbelsäule (393 979 Eingriffe). Bei Männern wurden der

20

---

12 Maßgeblich für eine eindeutige Zuordnung der Operationen zu den Fachabteilungen ist hier die Fachabteilung mit der längsten Verweildauer.

Tabelle 20–6
Die häufigsten Operationen[1] 2013 nach Vierstellern

Rang	OPS-Schlüssel/Operation		Anzahl	Prozent
	5	Operationen insgesamt[1] [2]	15 818 274	100,0
1	5-469	Andere Operationen am Darm	367 185	2,3
2	5-812	Arthroskopische Operation am Gelenkknorpel und an den Menisken	289 462	1,8
3	5-758	Rekonstruktion weiblicher Geschlechtsorgane nach Ruptur, post partum [Dammriss]	275 367	1,7
4	5-032	Zugang zur Lendenwirbelsäule, zum Os sacrum und zum Os coccygis	275 290	1,7
5	5-513	Endoskopische Operationen an den Gallengängen	247 057	1,6
6	5-896	Chirurgische Wundtoilette [Wunddebridement] mit Entfernung von erkranktem Gewebe an Haut und Unterhaut	223 906	1,4
7	5-820	Implantation einer Endoprothese am Hüftgelenk	210 384	1,3
8	5-749	Andere Sectio caesarea	210 035	1,3
9	5-794	Offene Reposition einer Mehrfragment-Fraktur im Gelenkbereich eines langen Röhrenknochens	203 817	1,3
10	5-811	Arthroskopische Operation an der Synovialis	201 414	1,3
11	5-511	Cholezystektomie	197 253	1,2
12	5-787	Entfernung von Osteosynthesematerial	180 031	1,1
13	5-530	Verschluss einer Hernia inguinalis	177 758	1,1
14	5-839	Andere Operationen an der Wirbelsäule	171 942	1,1
15	5-800	Offen chirurgische Revision eines Gelenkes	167 326	1,1
16	5-814	Arthroskopische Refixation und Plastik am Kapselbandapparat des Schultergelenkes	167 220	1,1
17	5-810	Arthroskopische Gelenkrevision	159 373	1,0
18	5-452	Lokale Exzision und Destruktion von erkranktem Gewebe des Dickdarmes	155 720	1,0
19	5-831	Exzision von erkranktem Bandscheibengewebe	155 244	1,0
20	5-916	Temporäre Weichteildeckung	154 672	1,0
21	5-790	Geschlossene Reposition einer Fraktur oder Epiphysenlösung mit Osteosynthese	153 368	1,0
22	5-788	Operationen an Metatarsale und Phalangen des Fußes	151 160	1,0
23	5-215	Operationen an der unteren Nasenmuschel [Concha nasalis]	147 962	0,9
24	5-900	Einfache Wiederherstellung der Oberflächenkontinuität an Haut und Unterhaut	147 948	0,9
25	5-895	Radikale und ausgedehnte Exzision von erkranktem Gewebe an Haut und Unterhaut	144 461	0,9
26	5-822	Implantation einer Endoprothese am Kniegelenk	143 024	0,9
27	5-892	Andere Inzision an Haut und Unterhaut	141 069	0,9
28	5-385	Unterbindung, Exzision und Stripping von Varizen	139 975	0,9
29	5-399	Andere Operationen an Blutgefäßen	135 175	0,9
30	5-793	Offene Reposition einer einfachen Fraktur im Gelenkbereich eines langen Röhrenknochens	124 744	0,8

[1] Ohne Duplikate
[2] Operationen insgesamt beinhaltet auch die Pos. 5-93...5-99 (Zusatzinformationen zu Operationen), die aber hier nicht separat ausgewiesen wurden.

Quelle: Statistisches Bundesamt

Krankenhaus-Report 2016   WIdO

Tabelle 20–7
Die häufigsten Operationen[1] 2013 nach Dreistellern

Rang	OPS-Schlüssel/Operation		Anzahl	Prozent
	5	Operationen insgesamt[1] [2]	15 818 274	100,0
1	5-81	Arthroskopische Gelenkoperationen	884 798	5,6
2	5-78	Operationen an anderen Knochen	812 857	5,1
3	5-83	Operationen an der Wirbelsäule	751 954	4,8
4	5-89	Operationen an Haut und Unterhaut	662 848	4,2
5	5-79	Reposition von Fraktur und Luxation	618 084	3,9
6	5-82	Endoprothetischer Gelenk- und Knochenersatz	516 720	3,3
7	5-51	Operationen an Gallenblase und Gallenwegen	464 376	2,9
8	5-46	Andere Operationen an Dünn- und Dickdarm	454 920	2,9
9	5-38	Inzision, Exzision und Verschluss von Blutgefäßen	445 917	2,8
10	5-03	Operationen an Rückenmark, Rückenmarkhäuten und Spinalkanal	421 749	2,7
11	5-80	Offen chirurgische Gelenkoperationen	347 476	2,2
12	5-90	Operative Wiederherstellung und Rekonstruktion von Haut und Unterhaut	328 480	2,1
13	5-21	Operationen an der Nase	313 536	2,0
14	5-75	Andere geburtshilfliche Operationen	310 489	2,0
15	5-45	Inzision, Exzision, Resektion und Anastomose an Dünn- und Dickdarm	309 805	2,0
16	5-53	Verschluss abdominaler Hernien	307 119	1,9
17	5-85	Operationen an Muskeln, Sehnen, Faszien und Schleimbeuteln	292 466	1,8
18	5-39	Andere Operationen an Blutgefäßen	287 636	1,8
19	5-74	Sectio caesarea und Entwicklung des Kindes	278 173	1,8
20	5-57	Operationen an der Harnblase	256 601	1,6
21	5-37	Rhythmuschirurgie und andere Operationen an Herz und Perikard	221 999	1,4
22	5-15	Operationen an Retina, Choroidea und Corpus vitreum	209 506	1,3
23	5-91	Andere Operationen an Haut und Unterhaut	209 134	1,3
24	5-54	Andere Operationen in der Bauchregion	188 740	1,2
25	5-40	Operationen am Lymphgewebe	183 173	1,2
26	5-68	Inzision, Exzision und Exstirpation des Uterus	173 089	1,1
27	5-65	Operationen am Ovar	168 966	1,1
28	5-49	Operationen am Anus	168 403	1,1
29	5-06	Operationen an Schilddrüse und Nebenschilddrüse	166 223	1,1
30	5-28	Operationen im Bereich des Naso- und Oropharynx	162 909	1,0

[1] Ohne Duplikate
[2] Operationen insgesamt beinhaltet auch die Pos. 5-93…5-99 (Zusatzinformationen zu Operationen), die aber hier nicht separat ausgewiesen wurden.

Quelle: Statistisches Bundesamt

20

Rangfolge nach betrachtet am häufigsten arthroskopische Gelenkoperationen (475 830 Eingriffe), Operationen an Haut und Unterhaut (368 666 Eingriffe) sowie Operationen an der Wirbelsäule (357 971 Eingriffe) durchgeführt. Eine differenzierte Übersicht zu den häufigsten Operationen der männlichen und weiblichen Behandelten kann im Internetportal www.krankenhaus-report-online.de (Zusatztabelle 20–e bis 20–g) abgerufen werden.

Auf Ebene der Viersteller gab es unter den chirurgischen Maßnahmen den deutlichsten Anstieg im Vergleich zum Vorjahr bei der operativen Eileiterentfernung (27,8 %). Danach folgten sonstige Operationen an der Lunge und den Bronchien (21,6 %) sowie an den Bewegungsorganen (21,5 %). Der stärkste Rückgang war bei sonstigen partiellen Schilddrüsenresektionen (16,4 %) zu verzeichnen. Ebenfalls rückläufig gegenüber dem Vorjahr waren abdominale retropubische und paraurethrale Suspensionsoperationen (16,1 %) sowie sonstige Operationen an der Brust (14,6 %). Nach Dreistellern aufgeschlüsselt zeigte sich im Vergleich zum Vorjahr der stärkste Zuwachs bei Operationen an den Eileitern (10,6 %), der Lunge und dem Bronchus (9,9 %) sowie bei der Replantation und Amputation von Extremitäten und anderen Operationen an den Bewegungsorganen (9,8 %). Zu den chirurgischen Maßnahmen mit dem höchsten Rückgang gehörten sonstige Operationen an den Harnorganen (6,9 %), chirurgische Maßnahmen an der Schilddrüse und Nebenschilddrüse (6,6 %) sowie an der Vagina und im Douglasraum (6,3 %). Die entsprechenden Tabellen sind im Internetportal www.krankenhaus-report-online.de (Zusatztabelle 20–h bis 20–l) zu finden.

Zur Vermeidung nicht notwendiger vollstationärer Krankenhausbehandlungen und zur Sicherstellung einer wirtschaftlichen und patientengerechten Versorgung sind weiterhin ambulante Operationen und sonstige stationsersetzende Eingriffe in Krankenhäusern nach § 115b Fünftes Buch Sozialgesetzbuch (SGB V) möglich. Leistungen dieser Art werden jedoch nicht auf der Grundlage des DRG-Entgeltsystems, sondern über das Vergütungssystem der vertragsärztlichen Versorgung nach Maßgabe des Einheitlichen Bewertungsmaßstabes (EBM) bzw. der Euro-Gebührenordnung abgerechnet. Eine Erfassung und der entsprechende Nachweis dieser Leistungen erfolgt deshalb über die Grunddaten der Krankenhäuser (vgl. Kapitel 18 in diesem Band) und nicht in der Fallpauschalenbezogenen Krankenhausstatistik.

20.6 Behandlungsspektrum bei den Patientinnen und Patienten in den Fachabteilungen

Im Rahmen der *Fallpauschalenbezogenen Krankenhausstatistik* können differenzierte Analysen zum Aufenthalt der Patientinnen und Patienten in den Fachabteilungen nicht nur nach der längsten Verweildauer, sondern auch nach den einzelnen durchlaufenen Fachabteilungen auf Basis ihrer individuellen Verlegungsketten vorgenommen werden.[13] Danach wurden 90,2 % der Behandelten ausschließlich in ei-

---

13 Maßgeblich für die statistische Fachabteilungsabgrenzung ist die Fachabteilungsgliederung nach Anlage 2, Schlüssel 6 der Datenübermittlungsvereinbarung der Selbstverwaltungspartner im Gesundheitswesen gem. § 301 Abs. 3 SGB V.

Tabelle 20–8
Durchlaufene Fachabteilungen 2013 nach Geschlecht

Durchlaufene Fachabteilungen[1]	Patientinnen und Patienten					
	Insgesamt		Männer		Frauen	
	Anzahl	in %	Anzahl	in %	Anzahl	in %
Eine Fachabteilung	16 357 987	90,2	7 606 147	89,2	8 751 540	91,1
Zwei Fachabteilungen	1 519 896	8,4	784 552	9,2	735 316	7,7
Drei und mehr	255 828	1,4	135 730	1,6	120 093	1,3

[1] Ohne Rückverlegungen

Quelle: Statistisches Bundesamt

Krankenhaus-Report 2016   WIdO

ner Fachabteilung versorgt. Behandlungen in zwei verschiedenen Fachabteilungen erfolgten noch in 8,4 % der Fälle. Die häufigsten Verlegungen erfolgten dabei zwischen den Fachabteilungen Innere Medizin und Allgemeine Chirurgie, Allgemeine Chirurgie und Intensivmedizin sowie Innere Medizin und Intensivmedizin. Behandlungen in mehr als zwei verschiedenen Fachabteilungen waren mit 1,4 % nur noch sehr selten (Tabelle 20–8).

Der größte Teil der Patientinnen und Patienten wurde in den Fachabteilungen Innere Medizin (5,5 Millionen Fälle), Allgemeine Chirurgie (3,0 Millionen Fälle) sowie Frauenheilkunde und Geburtshilfe (2,0 Millionen Fälle) behandelt. Die durchschnittliche Verweildauer der Behandelten lag in der Inneren Medizin bei 6,1 Tagen, in der Allgemeinen Chirurgie bei 6,3 Tagen und in der Frauenheilkunde/Geburtshilfe bei 3,9 Tagen (Abbildung 20–8)[14].

Werden die Patientinnen und Patienten der Fachabteilung zugeordnet, in der sie während ihrer vollstationären Behandlung am längsten versorgt wurden, bleiben nach wie vor die Innere Medizin mit 5,0 Millionen Fällen (27,8 %), die Allgemeine Chirurgie mit 2,9 Millionen Fällen (15,8 %) sowie die Frauenheilkunde und Geburtshilfe mit 1,9 Millionen Fällen (10,5 %) die patientenstärksten Fachabteilungen. Auf dieser Basis betrug die durchschnittliche Verweildauer in der Inneren Medizin 6,6 Tage, in der Chirurgie 6,7 Tage sowie in der Frauenheilkunde/Geburtshilfe 4,0 Tage.

Am häufigsten wurden die Patientinnen und Patienten der Inneren Medizin aufgrund von Krankheiten des Kreislaufsystems behandelt. Nach der Hauptdiagnose war in 291 166 Fällen eine Herzinsuffizienz (I50) Ursache der Behandlung und betraf 5,8 % aller Patientinnen und Patienten dieser Abteilung. Die entsprechende durchschnittliche Verweildauer lag bei 9,9 Tagen. Jüngere waren davon kaum betroffen, 91,9 % der Behandelten mit diesem Krankheitsbild waren 65 Jahre und älter.

20

---

14 Patientinnen und Patienten, die in verschiedenen Fachabteilungen behandelt wurden, werden auch entsprechend mehrfach nachgewiesen.

Abbildung 20–8

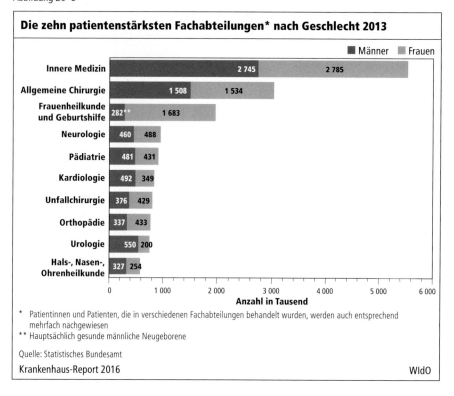

Die zehn patientenstärksten Fachabteilungen* nach Geschlecht 2013

■ Männer   ■ Frauen

Fachabteilung	Männer	Frauen
Innere Medizin	2 745	2 785
Allgemeine Chirurgie	1 508	1 534
Frauenheilkunde und Geburtshilfe	282**	1 683
Neurologie	460	488
Pädiatrie	481	431
Kardiologie	492	349
Unfallchirurgie	376	429
Orthopädie	337	433
Urologie	550	200
Hals-, Nasen-, Ohrenheilkunde	327	254

Anzahl in Tausend

*   Patientinnen und Patienten, die in verschiedenen Fachabteilungen behandelt wurden, werden auch entsprechend mehrfach nachgewiesen
** Hauptsächlich gesunde männliche Neugeborene

Quelle: Statistisches Bundesamt
Krankenhaus-Report 2016   WIdO

Der zweithäufigste Behandlungsanlass für eine stationäre Versorgung in der Inneren Medizin war die essentielle (primäre) Hypertonie (I10) mit 180 628 Behandlungsfällen. Sie war Ursache in 3,6 % aller Fälle dieser Abteilung und betraf mit 65,4 % in erster Linie ebenfalls die über 65-Jährigen. Die durchschnittliche Verweildauer lag hier bei 4,5 Tagen. Vorhofflimmern und Vorhofflattern (I48) war für weitere 3,5 % der Behandlungsfälle der Inneren Medizin verantwortlich. Patientinnen und Patienten mit dieser Diagnose verbrachten im Schnitt 5,0 Tage im Krankenhaus. Fast drei Viertel der Behandelten waren auch hier 65 Jahre und älter (Tabelle 20–9)[15].

Insgesamt wurden in der Inneren Medizin rund 11,7 Millionen Operationen und medizinische Prozeduren, darunter 871 672 operative Eingriffe nach Kapitel 5 des OPS durchgeführt. An erster Stelle stand dabei die endoskopische Operation an den Gallengängen (5-513), gefolgt von der lokalen Entfernung und Zerstörung von erkranktem Gewebe des Dickdarms (5-452) sowie von sonstigen Operationen am Darm (5-469). Jeweils rund 70 % der Patientinnen und Patienten mit diesen Operationen in der Inneren Medizin waren 65 Jahre und älter (Tabelle 20–10[16]).

20

---

15   Fachabteilung mit der längsten Verweildauer.
16   Fachabteilung mit der längsten Verweildauer.

Tabelle 20–9

Patientinnen und Patienten mit den häufigsten Hauptdiagnosen in den Fachabteilungen[1] Innere Medizin und Allgemeine Chirurgie 2013

Rang	ICD-Pos.	Diagnose/Behandlungsanlass	Durchschnittl. Verweildauer in Tagen	Insgesamt[2] Anzahl	Patienten davon im Alter von ... bis unter ... Jahren Anzahl			
					0–15	15–45	45–65	65 und älter
Innere Medizin								
		Fachabteilung Innere Medizin insgesamt	6,6	5 049 618	7 205	599 379	1 286 201	3 156 832
1	I50	Herzinsuffizienz	9,9	291 166	–	1 812	27 037	262 317
2	I10	Essentielle (primäre) Hypertonie	4,5	180 628	6	11 778	50 759	118 085
3	I48	Vorhofflimmern und Vorhofflattern	5,0	176 812	3	5 268	42 967	128 574
4	J18	Pneumonie, Erreger nicht näher bezeichnet	9,4	172 301	79	10 317	28 203	133 702
5	J44	Sonstige chronische obstruktive Lungenkrankheit	8,7	165 994	3	2 495	43 841	119 655
6	I20	Angina pectoris	3,8	135 299	2	5 282	45 232	84 783
7	I21	Akuter Myokardinfarkt	7,3	126 363	–	4 262	37 002	85 099
8	R55	Synkope und Kollaps	4,5	108 961	138	16 320	23 304	69 199
9	E11	Nicht primär insulinabhängiger Diabetes mellitus [Typ-2-Diabetes]	9,5	106 209	3	4 893	29 008	72 305
10	F10	Psychische und Verhaltensstörungen durch Alkohol	3,5	105 971	410	48 096	48 333	9 131
11	K29	Gastritis und Duodenitis	4,4	98 263	44	22 329	27 864	48 026
12	R07	Hals- und Brustschmerzen	2,4	94 657	35	22 435	37 446	34 741
13	I25	Chronische ischämische Herzkrankheit	3,7	83 954	–	1 342	26 817	55 795
14	E86	Volumenmangel	6,0	79 895	17	1 707	4 608	73 563
15	A09	Sonstige und nicht näher bezeichnete Gastroenteritis und Kolitis infektiösen und nicht näher bezeichneten Ursprungs	4,5	78 904	375	23 347	16 207	38 975

20

Tabelle 20–9

Fortsetzung

Rang	ICD-Pos.	Diagnose/Behandlungsanlass	Durchschnittl. Verweildauer in Tagen	Insgesamt[2] Anzahl	Patienten davon im Alter von … bis unter … Jahren Anzahl			
					0–15	15–45	45–65	65 und älter
Allgemeine Chirurgie								
		Fachabteilung Allgemeine Chirurgie insgesamt	6,7	2 869 019	59 673	649 398	931 548	1 228 400
1	K40	K40 Hernia inguinalis	2,3	156 301	1 117	27 216	59 097	68 871
2	K80	K80 Cholelithiasis	5,3	151 298	140	41 268	59 067	50 823
3	K35	K35 Akute Appendizitis	4,8	88 684	8 906	52 886	18 272	8 620
4	S06	S06 Intrakranielle Verletzung	2,4	85 270	8 035	29 455	14 898	32 882
5	I70	I70 Atherosklerose	11,5	80 381	1	626	21 916	57 838
6	K57	K57 Divertikulose des Darmes	10,0	68 933	3	7 796	32 286	28 848
7	S72	S72 Fraktur des Femurs	13,3	68 765	389	1 939	7 445	58 992
8	M17	M17 Gonarthrose [Arthrose des Kniegelenkes]	9,4	66 037	6	2 101	24 043	39 887
9	K56	K56 Paralytischer Ileus und intestinale Obstruktion ohne Hernie	8,2	65 315	582	8 523	16 535	39 675
10	S82	S82 Fraktur des Unterschenkels, einschließlich des oberen Sprunggelenkes	7,8	61 893	1 672	16 193	23 258	20 770
11	S52	S52 Fraktur des Unterarmes	4,0	60 279	4 841	8 217	17 248	29 973
12	E04	E04 Sonstige nichttoxische Struma	3,6	52 769	46	12 692	28 069	11 962
13	K43	K43 Hernia ventralis	6,5	49 576	58	6 562	20 148	22 808
14	M54	M54 Rückenschmerzen	5,3	49 180	36	9 631	16 875	22 638
15	S42	S42 Fraktur im Bereich der Schulter und des Oberarmes	7,2	47 881	1 980	7 363	12 111	26 427

1) Fachabteilung mit der längsten Verweildauer
2) Einschließlich Fälle mit unbekanntem Alter

Quelle: Statistisches Bundesamt

Krankenhaus-Report 2016

WIdO

Tabelle 20–10

Häufigste Operationen in den Fachabteilungen[1] Innere Medizin und Allgemeine Chirurgie 2013

Rang	Maßnahme[2]	Insgesamt[4]		davon im Alter von ... bis unter ... Jahren			
		in %	Anzahl	0–15	15–45	45–65	65 und älter
				Anzahl			
Innere Medizin							
	Insgesamt Operationen und Prozeduren	100	11 707 893	5 894	922 170	3 234 531	7 545 297
	Operationen Kapitel 5[3]		871 672	533	47 912	217 113	606 114
1	5-513 Endoskopische Operationen an den Gallengängen	18,3	159 764	1	11 523	37 712	110 528
2	5-452 Lokale Exzision und Destruktion von erkranktem Gewebe des Dickdarmes	11,8	103 292	4	3 098	26 814	73 376
3	5-469 Andere Operationen am Darm	9,6	83 429	6	3 558	21 884	57 981
4	5-377 Implantation eines Herzschrittmachers und Defibrillators	8,0	69 321	5	1 574	11 583	56 159
5	5-399 Andere Operationen an Blutgefäßen	4,4	38 141	15	2 043	12 043	24 040
6	5-429 Andere Operationen am Ösophagus	3,5	30 817	–	2 071	11 570	17 176
7	5-378 Entfernung, Wechsel und Korrektur eines Herzschrittmachers und Defibrillators	3,2	28 264	–	595	3 986	23 683
8	5-449 Andere Operationen am Magen	3,2	28 245	–	1 308	6 456	20 481
9	5-431 Gastrostomie	2,2	19 533	6	617	3 880	15 030
10	5-896 Chirurgische Wundtoilette [Wunddebridement] mit Entfernung von erkranktem Gewebe an Haut und Unterhaut	1,9	16 786	7	559	4 360	11 860
Allgemeine Chirurgie							
	Insgesamt Operationen und Prozeduren	100	8 711 120	62 720	1 299 856	2 928 325	4 420 219
	Operationen Kapitel 5[3]		4 724 947	46 672	871 754	1 733 500	2 073 021
1	5-469 Andere Operationen am Darm	3,9	183 550	600	22 280	62 087	98 583
2	5-511 Cholezystektomie	3,8	178 812	150	42 806	68 379	67 477
3	5-530 Verschluss einer Hernia inguinalis	3,4	160 589	1 381	27 694	60 703	70 811
4	5-812 Arthroskopische Operation am Gelenkknorpel und an den Menisken	2,5	116 933	499	27 217	57 013	32 204

20

Tabelle 20–10
Fortsetzung

Rang	Maßnahme[2]	Insgesamt[4]		davon im Alter von … bis unter … Jahren			
		in %	Anzahl	0–15	15–45	45–65	65 und älter
				Anzahl			
Allgemeine Chirurgie							
5	5-470	Appendektomie	2,2	101 620	10 049	62 144	20 019	9 408
6	5-896	Chirurgische Wundtoilette [Wunddebridement] mit Entfernung von erkranktem Gewebe an Haut und Unterhaut	2,0	93 947	737	13 660	28 385	51 165
7	5-794	Offene Reposition einer Mehrfragment-Fraktur im Gelenkbereich eines langen Röhrenknochens	2,0	92 211	608	11 997	29 051	50 555
8	5-455	Partielle Resektion des Dickdarmes	1,7	80 968	61	6 606	26 533	47 768
9	5-811	Arthroskopische Operation an der Synovialis	1,6	74 783	397	19 984	36 205	18 197
10	5-820	Implantation einer Endoprothese am Hüftgelenk	1,5	71 531	–	1 001	15 597	54 933

1) Fachabteilung mit der längsten Verweildauer
2) Ohne Duplikate
3) Operationen insgesamt beinhaltet auch die Pos. 5-93…5-99 (Zusatzinformationen zu Operationen), die aber hier nicht separat ausgewiesen wurden.
4) Einschließlich Fälle mit unbekanntem Alter

Quelle: Statistisches Bundesamt

Krankenhaus-Report 2016   WIdO

In der zweiten an dieser Stelle ausgewiesenen Fachabteilung, der Allgemeinen Chirurgie, wurden insgesamt 2,9 Millionen Fälle für die durchschnittliche Dauer von 6,7 Tagen stationär im Krankenhaus versorgt. Der häufigste Behandlungsanlass nach Diagnosekapiteln in dieser Abteilung waren Krankheiten des Verdauungssystems.

Mit einem Anteil von 5,4 % wurden die Patientinnen und Patienten der Allgemeinen Chirurgie am häufigsten aufgrund eines Leistenbruchs (K40) stationär behandelt (156 301 Fälle). Sie verbrachten durchschnittlich 2,3 Tage im Krankenhaus. 44,1 % der Behandelten mit dieser Diagnose waren 65 Jahre und älter und 37,8 % zwischen 45 bis unter 65 Jahre alt.

Die zweithäufigste in der Chirurgie behandelte Erkrankung war mit einem Anteil von 5,3 % und 151 298 Fällen das Gallensteinleiden (K80). Der größte Teil der Patientinnen und Patienten mit dieser Erkrankung war zwischen 45 bis unter 65 Jahre alt (39,0 %) sowie 65 Jahre und älter (33,6 %).

Der dritthäufigste Grund für eine vollstationäre Versorgung in der Chirurgie war die akute Blinddarmentzündung (K35), die bei 88 684 Patientinnen und Patienten behandelt wurde und einen Anteil von 3,1 % ausmachte. Der Krankenhausaufenthalt mit dieser Diagnose dauerte im Schnitt 4,8 Tage und betraf vor allem Personen im jüngeren bis mittleren Alter zwischen 15 bis unter 45 Jahre. Ihr Anteil lag bei knapp 60 %.

Zusammengenommen wurden in der Allgemeinen Chirurgie 8,7 Millionen Operationen und Prozeduren, darunter 4,7 Millionen operative Eingriffe nach Kapitel 5 des OPS durchgeführt. An oberster Stelle standen sonstige Operationen am Darm (5-469), gefolgt von der Gallenblasenentfernung (5-511) und dem Verschluss eines Leistenbruchs (5-530). Mit Anteilen zwischen 37,7 % und 53,7 % war bei allen drei Operationen der jeweils größte Teil der Operierten 65 Jahre und älter.

20.7   Leistungsmengen und Leistungsstrukturen der Krankenhäuser

Fallpauschalen bilden die Grundlage für das Vergütungssystem der akutstationären Krankenhausleistungen in deutschen Krankenhäusern, in dem Behandlungsfälle entsprechend ihres Behandlungsaufwandes nach pauschalierten Preisen vergütet werden.[17] Differenzierte Informationen zum stationären Leistungsgeschehen der Krankenhäuser stehen im Rahmen der Fallpauschalenbezogenen Krankenhausstatistik insbesondere zu Hauptdiagnosegruppen (MDCs), abgerechneten Fallpauschalen (DRGs) sowie zum Casemix (CM) und Casemix-Index (CMI) zur Verfügung.

20

---

17 Die jährliche Pflege und Weiterentwicklung des DRG-Entgeltsystems obliegt dem Institut für das Entgeltsystem im Krankenhaus (InEK) und basiert auf den Kosten- und Leistungsdaten einer Stichprobe freiwillig teilnehmender Krankenhäuser. Der jährlich veröffentlichte Fallpauschalenkatalog enthält u. a. die spezifische Leistungsbeschreibung und die Bewertungsrelation als relatives Kostengewicht für die Vergütungshöhe jeder einzelnen DRG. Er kann auf der Website des InEK unter www.g-drg.de heruntergeladen werden.

Abbildung 20–9

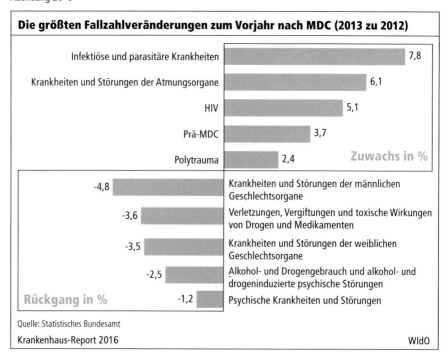

Die größten Fallzahlveränderungen zum Vorjahr nach MDC (2013 zu 2012)

	Zuwachs in %
Infektiöse und parasitäre Krankheiten	7,8
Krankheiten und Störungen der Atmungsorgane	6,1
HIV	5,1
Prä-MDC	3,7
Polytrauma	2,4

Rückgang in %	
-4,8	Krankheiten und Störungen der männlichen Geschlechtsorgane
-3,6	Verletzungen, Vergiftungen und toxische Wirkungen von Drogen und Medikamenten
-3,5	Krankheiten und Störungen der weiblichen Geschlechtsorgane
-2,5	Alkohol- und Drogengebrauch und alkohol- und drogeninduzierte psychische Störungen
-1,2	Psychische Krankheiten und Störungen

Quelle: Statistisches Bundesamt
Krankenhaus-Report 2016   WIdO

In Bezug auf die Verteilung der vollstationär behandelten Krankenhausfälle nach den MDCs standen im Jahr 2013 an erster Stelle Krankheiten und Störungen des Kreislaufsystems (15,5 %). An zweiter und dritter Stelle folgten Krankheiten und Störungen des Muskel-Skelett-Systems und Bindegewebes (14,9 %) sowie der Verdauungsorgane (11,8 %). Hinsichtlich des Leistungsumfangs hatten diese drei Gruppen jeweils auch die höchsten Anteile (zwischen 18,4 % und 9,5 %) am gesamten Casemix-Volumen des Jahres 2013. Die Tabellen können im Internetportal www.krankenhaus-report-online.de (Zusatztabellen 20–m und 20–n) abgerufen werden.

Die größten Fallzahlenzuwächse gegenüber dem Vorjahr waren bei der MDC „Infektiöse und parasitäre Krankheiten" (7,8 %) zu verzeichnen. Die MDCs „Krankheiten und Störungen der Atmungsorgane" (6,1 %) sowie „HIV" (5,1 %) lagen an zweiter und dritter Stelle. Die deutlichsten Rückgänge wies die MDC „Krankheiten und Störungen der männlichen Geschlechtsorgane" (4,8 %) auf. Ebenfalls rückläufig waren weiterhin die MDCs „Verletzungen, Vergiftungen und toxische Wirkungen von Drogen und Medikamenten" (3,6 %) sowie „Krankheiten und Störungen der weiblichen Geschlechtsorgane" (3,5 %) (Abbildung 20–9).

Die Versorgung gesunder Neugeborener (550 131 Fälle), die Speiseröhrenentzündung, Magen-Darm-Entzündung und verschiedene Erkrankungen der Verdauungsorgane ohne komplexe Prozedur oder Diagnose (458 120 Fälle) sowie Entbindungen ohne komplizierende Diagnose (323 555 Fälle) waren im Jahr 2013 die insgesamt am häufigsten abgerechneten Fallpauschalen (DRGs) (Abbildung 20–

Abbildung 20–10

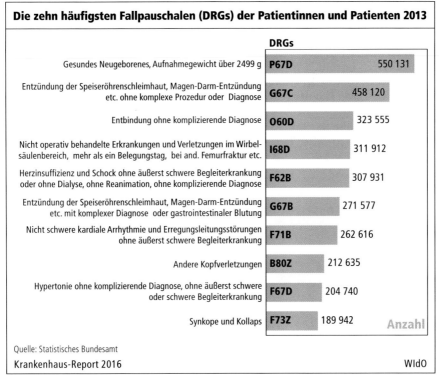

Die zehn häufigsten Fallpauschalen (DRGs) der Patientinnen und Patienten 2013

DRGs

		Anzahl
Gesundes Neugeborenes, Aufnahmegewicht über 2499 g	P67D	550 131
Entzündung der Speiseröhrenschleimhaut, Magen-Darm-Entzündung etc. ohne komplexe Prozedur oder Diagnose	G67C	458 120
Entbindung ohne komplizierende Diagnose	O60D	323 555
Nicht operativ behandelte Erkrankungen und Verletzungen im Wirbelsäulenbereich, mehr als ein Belegungstag, bei and. Femurfraktur etc.	I68D	311 912
Herzinsuffizienz und Schock ohne äußerst schwere Begleiterkrankung oder ohne Dialyse, ohne Reanimation, ohne komplizierende Diagnose	F62B	307 931
Entzündung der Speiseröhrenschleimhaut, Magen-Darm-Entzündung etc. mit komplexer Diagnose oder gastrointestinaler Blutung	G67B	271 577
Nicht schwere kardiale Arrhythmie und Erregungsleitungsstörungen ohne äußerst schwere Begleiterkrankung	F71B	262 616
Andere Kopfverletzungen	B80Z	212 635
Hypertonie ohne komplizierende Diagnose, ohne äußerst schwere oder schwere Begleiterkrankung	F67D	204 740
Synkope und Kollaps	F73Z	189 942

Quelle: Statistisches Bundesamt

Krankenhaus-Report 2016   WIdO

10). Von den knapp 1 200 mit dem Fallpauschalenkatalog bewerteten und abrechenbaren DRGs machten dabei die zwanzig häufigsten bereits rund 25 % und die fünfzig häufigsten DRGs 40 % des gesamten DRG-Leistungsspektrums aus. Nach der sogenannten Partition aufgeschlüsselt waren 58,4 % medizinische Behandlungen ohne chirurgische Eingriffe (Partition M), 36,5 % operative Behandlungen (Partition O) und 5,1 % nichtoperative, jedoch invasive medizinische Maßnahmen (Partition A). Die höchsten Anteile des Casemix entfielen dabei mit 60,6 % auf operative Eingriffe und 33,7 % auf medizinische Behandlungen. 5,7 % umfassten noch die nichtoperativen, invasiven medizinischen Maßnahmen.

Nicht immer sind die am häufigsten abgerechneten Fallpauschalen auch am teuersten und machen den Löwenanteil des Erlösvolumens der Krankenhäuser aus. Wird danach unterschieden, welche Fallpauschalen auf Basis der erbrachten Menge und des Preises in ihrer Gesamtsumme den größten Anteil der Behandlungserlöse ausmachten, dann standen die Korrektur oder der Ersatz des Hüftgelenks ohne komplizierenden Eingriff (1,8 %) gefolgt von der Herzinsuffizienz und Schock ohne äußerst schwere Begleiterkrankungen (1,4 %) sowie der Endoprotheseninplantation oder -revision am Kniegelenk (1,3 %) an oberster Stelle. Zusammengenommen entfielen auf diese drei DRGs für die Behandlung von 575 072 Patientinnen und Patienten 4,4 % der Behandlungserlöse mit einem Volumen von etwa 2,7 Milliarden Euro (Tabelle 20–11).

Tabelle 20–11
DRGs nach Anteil am Erlösvolumen 2013

DRG	Bezeichnung	Fälle[1]	Anteil an allen Fällen	Erlösvolumen[2]	Anteil am Erlösvolumen
			in %	in 1 000 EUR	in %
I47B	Revision oder Ersatz des Hüftgelenks ohne komplizierende Diagnose, ohne komplizierenden Eingriff	155 344	0,9	1 060 118	1,8
F62B	Herzinsuffizienz und Schock ohne äußerst schwere Begleiterkrankung	307 493	1,7	817 242	1,4
I44B	Endoprothesenimplantation/-revision am Kniegelenk, ohne äußerst schwere Komplikation oder Begleiterkrankung	112 235	0,6	796 016	1,3
I68D	Nicht operativ behandelte Erkrankungen und Verletzungen im Wirbelsäulenbereich, mehr als ein Belegungstag, bei and. Femurfraktur etc.	311 682	1,7	576 635	1,0
G67C	Ösophagitis, Gastroenteritis, gastrointestinale Blutung, Ulkuserkrankung und verschiedene Erkrankungen der Verdauungsorgane ohne komplexe Prozedur, ohne komplexe Diagnose, ohne äußerst schwere Begleiterkrankung	457 861	2,5	544 120	0,9

[1] Ohne Fälle der integrierten Versorgung
[2] Das bewertete Erlösvolumen wird ermittelt aus dem Produkt der effektiven Bewertungsrelation und dem jeweiligen Landesbasisfallwert (mit Angleichungsbetrag) der behandelten Krankenhausfälle. Berücksichtigt sind dabei tagesbezogene Abschläge bei Unterschreitung der unteren Grenzverweildauer und Zuschläge bei Überschreitung der oberen Grenzverweildauer sowie Verlegungen nach den Regelungen der jährlichen Fallpauschalenvereinbarung. Zusatzentgelte und nicht mit dem Fallpauschalenkatalog bewertete und vergütete vollstationäre Leistungen sind in der Berechnung nicht eingeschlossen.

Quelle: Statistisches Bundesamt

Krankenhaus-Report 2016   WIdO

Nach der DRG-Bewertungsrelation waren die teuersten und komplexesten Behandlungen die Versorgung von Schwerstverletzten mit Polytrauma beziehungsweise von Koma-Patienten, die einer hochaufwändigen intensivmedizinischen Behandlung bedurften (A06A und A06B). Hierzu gehörte auch die Transplantation lebenswichtiger Organe, unter anderem von Leber, Lunge und Herz, mit einer Langzeitbeatmung der Patienten (A18Z). Für diese drei DRGs wurden näherungsweise 326,2 Millionen Euro im Rahmen der notfall- und intensivmedizinischen Behandlung von gut 1 700 Patientinnen und Patienten abgerechnet, was einen Anteil von 0,5 % am Erlösvolumen ausmachte. Die auf Basis ihrer Bewertungsrelation teuerste DRG mit der Durchführung einer hochkomplexen Operation oder einer intensivmedizinischen Komplexbehandlung und Beatmung von über 1 799 Stunden (A06A) kostete je Patientin/Patient rund 217 700 Euro (Tabelle 20–12).

Im Hinblick auf den Schweregrad der behandelten Patientinnen und Patienten erfolgten nach dem Casemix-Index (CMI) die aufwändigsten bzw. schwerwiegendsten Behandlungen in den Fachabteilungen der Herzchirurgie (5,44), Intensiv-

Tabelle 20–12
Komplexe Leistungen: Am höchsten bewertete DRGs 2013

DRG	Bezeichnung	Bewertungs-relation	Fälle[1]	Anteil an allen Fällen	Erlös-volumen[2]	Anteil am Erlös-volumen
				in %	in 1 000 EUR	in %
A06A	Operation oder Polytrauma mit hochkomplexem Eingriff oder intensivmedizinischer Komplexbehandlung sowie Beatmung über 1 799 Stunden	62,477	411	0,002	89 486	0,15
A18Z	Transplantation von Leber, Lunge, Herz und Knochenmark oder Stammzelltransfusion mit Beatmung über 999 Stunden	59,197	158	0,001	45 627	0,08
A06B	Operation oder Polytrauma ohne hochkomplexen Eingriff oder intensivmedizinischer Komplexbehandlung sowie Beatmung über 1 799 Stunden	49,076	1 121	0,006	191 082	0,32
P61A	Neugeborenes, Aufnahmegewicht < 600 g mit signifikanter OR-Prozedur	43,315	190	0,001	26 658	0,04
A07A	Operation oder Polytrauma mit hochkomplexem oder dreizeitigem komplexen Eingriff oder intensivmedizinischer Komplexbehandlung sowie Beatmung > 999 und < 1800 Stunden	41,789	1 017	0,006	148 661	0,25

[1] Ohne Fälle der integrierten Versorgung
[2] Das bewertete Erlösvolumen wird ermittelt aus dem Produkt der effektiven Bewertungsrelation und dem jeweiligen Landesbasisfallwert (mit Angleichungsbetrag) der behandelten Krankenhausfälle. Berücksichtigt sind dabei tagesbezogene Abschläge bei Unterschreitung der unteren Grenzverweildauer und Zuschläge bei Überschreitung der oberen Grenzverweildauer sowie Verlegungen nach den Regelungen der jährlichen Fallpauschalenvereinbarung. Zusatzentgelte und nicht mit dem Fallpauschalenkatalog bewertete und vergütete vollstationäre Leistungen sind in der Berechnung nicht eingeschlossen.

Quelle: Statistisches Bundesamt

Krankenhaus-Report 2016 WIdO

medizin (4,80) und Kinderkardiologie (3,50). Das leichteste Erkrankungsspektrum wurde in der Geburtshilfe (0,47), der Augenheilkunde (0,59) sowie der Frauenheilkunde und Geburtshilfe (0,62) behandelt. Eine differenzierte Übersicht zum Case-mix-Index nach Fachabteilungen und Altersgruppen der Patientinnen und Patienten ist im Internetportal www.krankenhaus-report-online.de (Zusatztabellen 20–o bis 20–q) eingestellt.

Die im Durchschnitt höchsten Erlöse je Fall wurden in Krankenhäusern von Hamburg (3 905 Euro) und Berlin (3 711 Euro) sowie in Baden-Württemberg (3 439 Euro) erzielt. Am niedrigsten lagen sie in Sachsen-Anhalt (3 169 Euro), in Niedersachsen (3 202 Euro) und Brandenburg (3 243 Euro). Aufgrund der unterschiedlich hohen Landesbasisfallwerte korrespondieren die durchschnittlichen Fallerlöse nicht durchgängig mit dem Schweregrad der behandelten Patientinnen und Patienten. So

404   Jutta Spindler

Tabelle 20–13
Casemix, Casemix-Index und Erlöse je Fall nach Bundesländern 2013

Sitz des Krankenhauses	Casemix[1]				Casemix-Index[2]	Erlös je Fall[3] in Euro
	Insgesamt	DRG-Partition				
		O	M	A		
Deutschland	19 613 821	11 882 347	6 606 254	1 125 219	1,09	3 333
Baden-Württemberg	2 240 478	1 412 069	738 319	90 090	1,10	3 439
Bayern	2 927 721	1 810 217	985 224	132 281	1,05	3 254
Berlin	933 086	592 446	266 389	74 252	1,23	3 711
Brandenburg	550 187	305 094	200 998	44 095	1,08	3 243
Bremen	216 628	133 546	70 633	12 450	1,09	3 390
Hamburg	565 577	380 359	146 059	39 159	1,26	3 905
Hessen	1 374 349	832 855	448 279	93 215	1,08	3 320
Mecklenburg-Vorp.	419 531	250 254	150 462	18 815	1,08	3 271
Niedersachsen	1 708 646	1 032 126	591 175	85 344	1,06	3 202
Nordrhein-Westfalen	4 608 005	2 724 904	1 581 341	301 761	1,09	3 298
Rheinland-Pfalz	898 509	517 268	333 436	47 805	1,01	3 273
Saarland	283 674	167 439	101 497	14 738	1,08	3 407
Sachsen	1 075 635	651 831	377 224	46 581	1,12	3 366
Sachsen-Anhalt	601 788	345 483	218 244	38 061	1,05	3 169
Schleswig-Holstein	588 239	362 026	181 493	44 720	1,10	3 314
Thüringen	621 766	364 429	215 483	41 854	1,11	3 323

[1] Der Casemix ergibt sich aus Summe der effektiven Bewertungsrelationen der behandelten Krankenhausfälle im jeweiligen Berichtsjahr. Berücksichtigt sind tagesbezogene Abschläge bei Unterschreitung der unteren Grenzverweildauer und Zuschläge bei Überschreitung der oberen Grenzverweildauer sowie Verlegungen nach den Regelungen der jährlichen Fallpauschalenvereinbarung. Nicht mit dem Fallpauschalenkatalog bewertete und vergütete vollstationäre Leistungen sind in der Berechnung nicht eingeschlossen.
[2] Der Casemix-Index ist Summe der von den Krankenhäusern abgerechneten effektiven Bewertungsrelationen (CM) dividiert durch die Zahl der behandelten Fälle.
[3] Das bewertete Erlösvolumen wird ermittelt aus dem Produkt der effektiven Bewertungsrelationen und dem jeweiligen Landesbasisfallwert (mit Angleichungsbetrag) der behandelten Krankenhausfälle. Berücksichtigt sind tagesbezogene Abschläge bei Unterschreitung der unteren Grenzverweildauer und Zuschläge bei Überschreitung der oberen Grenzverweildauer sowie Verlegungen nach den Regelungen der jährlichen Fallpauschalenvereinbarung. Zusatzentgelte und nicht mit dem Fallpauschalenkatalog bewertete und vergütete vollstationäre Leistungen sind in der Berechnung nicht eingeschlossen.

Quelle: Statistisches Bundesamt

Krankenhaus-Report 2016   WIdO

liegen zum Beispiel bei einem CMI von jeweils 1,08 die durchschnittlichen Fall-erlöse der Krankenhäuser im Saarland bei 3 407 Euro, in Hessen bei 3 320 Euro, in Mecklenburg-Vorpommern bei 3 271 Euro und in Brandenburg bei 3 243 Euro (Tabelle 20–13).

Teil V

Krankenhaus-Directory

(Kapitel 21)

21 Krankenhaus-Directory 2014

DRG-Krankenhäuser im Vergleich

Das diesjährige Directory deutscher Krankenhäuser stellt Eckdaten aus den Aufstellungen der Entgelte und Budgetermittlung (AEB) gemäß Krankenhausentgeltgesetz (KHEntgG) dar. Den nachfolgenden Darstellungen liegen Vereinbarungsdaten und nicht die tatsächlich erbrachten Leistungen der jeweiligen Einrichtung zugrunde. Insgesamt finden 1 396 Krankenhäuser Eingang, zu denen eine Vereinbarung vorliegt. Im Internetportal findet sich eine um QSR-Behandlungsergebnisse ergänzte Version (siehe im Internetportal unter www.krankenhaus-report-online.de).

Die einzelnen Spalten des Directories haben folgende Bedeutung:

Krankenhausname
Mit einem * gekennzeichnete Einrichtungen haben nach Abschluss der Vereinbarung 2014 mit einem anderen Krankenhaus fusioniert oder wurden geschlossen.

Betten
Jedes Krankenhaus wird nach seiner Bettenzahl klassifiziert und einer von sechs Kategorien zugeordnet. Die verwendeten Symbole bedeuten Folgendes:

   <50 = unter 50 Betten
   <100 = 50 bis unter 100 Betten
   <200 = 100 bis unter 200 Betten
   <500 = 200 bis unter 500 Betten
   <1 000 = 500 bis unter 1 000 Betten
   >1 000 = über 1 000 Betten

Die Angaben stammen überwiegend aus dem Jahr 2014, andernfalls aus den Vorjahren. Krankenhäuser mit einer Bettenzahl von 200 bis unter 500 bilden mit 37 % der hier dargestellten Einrichtungen die größte Gruppe, gefolgt von der Größenklasse kleiner 50 und 100 bis unter 200 mit jeweils 23 %. Lediglich 4 % der dargestellten Häuser weisen mehr als 1 000 Betten auf.

Träger
In dieser Spalte wird die Trägerschaft des Krankenhauses mit folgenden Abkürzungen geschlüsselt:
ö   für öffentlich
fg   für freigemeinnützig
p   für privat

Die Angaben stammen überwiegend aus dem Jahr 2014, Krankenhäuser in freigemeinnütziger Trägerschaft stellen 40 % der hier dargestellten Einrichtungen, gefolgt von den öffentlichen mit 33 %. Die restlichen 28 % befinden sich in privater Trägerschaft.

21

Z-Bax (Zahlbasisfallwert)

Der Basisfallwert ist der Eurobetrag, der multipliziert mit der Bewertungsrelation den Preis einer DRG-Fallpauschale festlegt. Für die Vergütung der Krankenhausfälle einer laufenden Periode ist der Zahlbasisfallwert maßgeblich, der auch Transferzahlungen aus vergangenen Perioden, sogenannte Erlösausgleiche, berücksichtigt. Außerdem dient der Zahlbasisfallwert auch der sachgerechten Umsetzung unterjährig vereinbarter Gesamtjahreswerte. Der gemittelte Zahlbasisfallwert (Z-Bax) ist ein Indikator für das tatsächlich herrschende Preisniveau des Jahres für Krankenhausleistungen, die nach DRGs vergütet werden.[1] Der Z-Bax umfasst alle relevanten Zu- und Abschlagtatbestände. Deren Vergütung wird ebenfalls je Bewertungsrelation, also analog dem Basisfallwert ausgedruckt (Friedrich et al. 2010).[2]

In der Spalte für den Basisfallwert ist ein „BE" zu finden, wenn das gesamte Krankenhaus 2014 keine DRG-Entgelte vereinbart hat, z. B. auf Basis der Vereinbarung zur Bestimmung von Besonderen Einrichtungen 2014, und es somit als Ganzes von der Anwendung der DRG-Fallpauschalen ausgenommen ist.

Casemix

Der Casemix ist die Summe aller Bewertungsrelationen einer Einrichtung. Jedes Krankenhaus wird anhand des vereinbarten Casemix klassifiziert und einer von sechs Kategorien zugeordnet. Die verwendeten Symbole bedeuten Folgendes:

<1 000   = unter 1 000 Bewertungsrelationen
<5 000   = 1 000 bis unter 5 000 Bewertungsrelationen
<10 000 = 5 000 bis unter 10 000 Bewertungsrelationen
<20 000 = 10 000 bis unter 20 000 Bewertungsrelationen
<50 000 = 20 000 bis unter 50 000 Bewertungsrelationen
>50 000 = über 50 000 Bewertungsrelationen

CMI (Casemix-Index)

Der Casemix-Index (CMI) beschreibt die mittlere Fallschwere eines Krankenhauses. Er berechnet sich aus dem Quotienten des Casemix (Summe aller Bewertungsrelationen eines Krankenhauses) und der Gesamtzahl der über DRGs abgerechneten Fälle eines Krankenhauses. Der hier ausgewiesene CMI enthält keine teilstationären DRGs.

---

1 Der bundesweite Z-Bax steht wochenaktuell unter www.wido.de als Download zur Verfügung.

2 Alle fallbezogenen Zuschläge werden bei Anrechnung im Z-Bax durch den vereinbarten CMI des Hauses dividiert. Der tagesbezogene Investitionszuschlag wird näherungsweise über die mittlere Verweildauer der vereinbarten DRGs ermittelt. Die berücksichtigten Zuschläge im Z-Bax lauten z. Zt.: Zuschlag Abschaffung des Arztes im Praktikum (AiP), Zuschlag Finanzierung von Arbeitszeitverbesserungen (AZV), Zuschlag Ausbildungsfinanzierung, Investitionszuschlag, Zuschlag Qualitätssicherungszuschlag, Sicherstellungszuschlag, Zuschlag Zentren und Schwerpunkte, Zuschlag Vorhaltekosten Besonderer Einrichtungen, Abschlag Tariferhöhung, Abschlag für Anschubfinanzierung Integrierter Versorgung, Abschlag für vereinbarte Mehrleistungen, Abschlag Nichtteilnahme am Datenträgeraustausch, Abschlag Nichtteilnahme an Notfallversorgung, Sanierungsabschlag, Ausgleiche, Kappung, Versorgungszuschlag, Konvergenzverlängerung und Konvergenz Besondere Einrichtungen.

21

Abw. CMI Land (nur im Internetportal)
Für jede Einrichtung wird der individuelle CMI mit dem entsprechenden Landeswert verglichen (siehe im Internetportal unter www.krankenhaus-report-online.de). Die Abweichungen sind mit folgenden Symbolen gekennzeichnet:

+++ = Abweichung vom Landeswert von über 20 %
++   = Abweichung vom Landeswert von 10 % bis unter 20 %
+   = Abweichung vom Landeswert von 0 % bis unter 10 %
-    = Abweichung vom Landeswert von 0 % bis über -10 %
--   = Abweichung vom Landeswert von –10 % bis über –20 %
--- = Abweichung vom Landeswert von unter –20 %

Vereinbarter Spezialisierungsgrad im DRG-Bereich (Gini-Koeffizient)
Die Werte beschreiben den Grad der Spezialisierung für DRG-Leistungen des jeweiligen Krankenhauses anhand des Gini-Koeffizienten. Die Ermittlung erfolgt auf der Ebene Basis-DRG (A-DRG). Der Gini-Koeffizient ist eine Maßzahl für die (Un)gleichverteilung innerhalb einer Grundgesamtheit. Sind die Leistungen eines Krankenhauses über alle Basis-DRGs gleich verteilt, liegt keine Spezialisierung vor. Verteilen sich die Fälle auf nur wenige Basis-DRGs und ist die Verteilung somit sehr ungleich, so kann das Krankenhaus als spezialisiert gelten. Ein Gini-Koeffizient von 1 resultierte aus einer maximalen Spezialisierung auf nur eine Leistung, ein Wert von 0 entspräche einer identischen Fallzahl in allen Basis-DRGs.

Aus dem Grad der Spezialisierung der Krankenhäuser lassen sich nur wenige Rückschlüsse auf die Zentralisierung der Leistungserbringung ziehen. Die Tabellen 21–1 und 21–2 illustrieren die Verteilung der Fallzahlen je vollstationärer Basis-DRG (s. u.) der operativen bzw. der medizinischen Partition auf die vorliegenden Vereinbarungen. Die Darstellung erfolgt nach Fallzahlquintilen. Die Spalten zum ersten Quintil geben z. B. darüber Auskunft, welchen Anteil die 20 % der Krankenhäuser mit den größten Fallzahlen am Gesamtaufkommen haben. Die Spalten zum fünften Quintil geben u. a. Hinweise, in welchen Basis-DRGs die 20 % der Krankenhäuser mit den geringsten Fallzahlen die entsprechende Leistung nur sehr selten erbringen. Die Darstellung beschränkt sich in der Buchausgabe auf die die jeweils 25 fallzahlstärksten Basis-DRGs. Im Internetportal des Krankenhaus-Reports ist die Liste aller vollstationären Basis-DRGs verfügbar.

Leistungsdichte Basis-DRGs
Es wird jeweils angegeben, mit wie vielen Basis-DRGs (A-DRGs) jeweils 25 % und 50 % aller Leistungen eines Hauses erreicht werden. Basis-DRGs stellen eine Obergruppe für eine oder mehrere DRGs dar, die durch die gleichen Diagnosen- und/ oder Prozedurencodes definiert sind. DRGs innerhalb einer Basis-DRG unterscheiden sich in ihrem Ressourcenverbrauch bzw. ihres Schweregrads. In der G-DRG Version 2014 gibt es 552 Basis-DRGs, davon zwei nicht bewertete Fehler-DRGs und eine teilstationäre. Im Internetportal findet sich eine zusätzliche Spalte für die Zahl der Basis-DRGs zu 75 % aller Leistungen.

TOP 3 MDC
In einer weiteren Annäherung an das DRG-Leistungsspektrum eines Hauses werden die drei (bzw. im Internetportal fünf) jeweils stärksten MDCs mit ihrer Nummer

21

sowie dem jeweiligen Prozentanteil an sämtlichen DRG-Leistungen dokumentiert[3]. Die Nummern der MDCs bedeuten Folgendes:

-1 Pre-MDC
1   Krankheiten und Störungen des Nervensystems
2   Krankheiten und Störungen des Auges
3   Krankheiten und Störungen im HNO-Bereich
4   Krankheiten und Störungen der Atmungsorgane
5   Krankheiten und Störungen des Kreislaufsystems
6   Krankheiten und Störungen der Verdauungsorgane
7   Krankheiten und Störungen am hepatobiliären System und Pankreas
8   Krankheiten und Störungen am Muskel-Skelett-System und Bindegewebe
9   Krankheiten und Störungen an Haut, Unterhaut und Mamma
10 Endokrine, Ernährungs- und Stoffwechselkrankheiten
11 Krankheiten und Störungen der Harnorgane
12 Krankheiten und Störungen der männlichen Geschlechtsorgane
13 Krankheiten und Störungen der weiblichen Geschlechtsorgane
14 Schwangerschaft, Geburt und Wochenbett
15 Neugeborene
16 Krankheiten des Blutes, der blutbildenden Organe und des Immunsystems
17 Hämatologische und solide Neubildungen
18 Infektiöse und parasitäre Krankheiten
19 Psychiatrische Krankheiten und Störungen
20 Alkohol- und Drogengebrauch und alkohol- und drogeninduzierte psychische Störungen
21 Verletzungen, Vergiftungen und toxische Nebenwirkungen von Drogen und Medikamenten
22 Verbrennungen
23 Faktoren, die den Gesundheitszustand beeinflussen und andere Inanspruchnahmen des Gesundheitswesens

Partitionen in % (Verteilung über die Partitionen)

Eine MDC kann in drei Partitionen aufgeteilt sein:

- DRGs liegen in der chirurgischen Partition, wenn sie eine Prozedur beinhalten, für die ein OP-Saal erforderlich ist.
- DRGs der anderen Partition beinhalten Prozeduren, die in der Regel diagnostische Maßnahmen abbilden und für die kein OP-Saal erforderlich ist.
- DRGs der medizinischen Partition beinhalten keine relevanten Prozeduren.

Die Abkürzungen der Partitionen bedeuten Folgendes:

o   = operativ
a   = andere
m   = medizinisch

---

3 Im Internetportal findet sich die erweiterte Darstellung der TOP 5 MDCs.

In der Printversion wird lediglich der prozentuale Anteil von Fällen in der operativen Partition dargestellt. Im Internetportal sind für jedes Krankenhaus alle drei Partitionen ausgewiesen.

Budget-Anteile ZE/SE

Für Leistungen, die mit DRGs noch nicht sachgerecht vergütet werden, können die Vertragspartner individuelle Leistungskomplexe und Entgelte vereinbaren. Dazu gehören im Jahr 2014 u. a. 46 DRGs (davon vier teilstationäre), zu denen keine sachgerechte Bewertungsrelation durch das InEK ermittelt werden konnte, aber auch Leistungen in besonderen Einrichtungen und teilstationäre Behandlung[4]. Die Spalte Budgetanteil SE beschreibt den Anteil solcher tages- oder fallbezogenen Leistungen am Gesamtbudget aus DRGs, Zusatzentgelten und sonstigen Entgelten. Dieser Budgetanteil ist von der Vergütung nach DRGs sowie der Budgetkonvergenz ausgenommen.

Zusatzentgelte können neben DRG-Fallpauschalen sowie tages- und fallbezogenen sonstigen Entgelten zusätzlich abgerechnet werden. Über die 94 vom InEK kalkulierten und bundeseinheitlich vergüteten hinaus können weitere hausindividuelle Zusatzentgelte vereinbart werden.

Bes. Leist. (B/N/H/P)

In mit einem „B" gekennzeichneten Häusern sind Leistungsbereiche vereinbart, die nach der Vereinbarung zur Bestimmung von Besonderen Einrichtungen – VBE 2014 von der Abrechnung nach DRG-Fallpauschalen und der Budgetkonvergenz ausgenommen sind. „N" markiert Einrichtungen, in denen 2014 Entgelte für neue Untersuchungs- und Behandlungsmethoden nach § 6 Abs. 2 des Krankenhausentgeltgesetzes (NUB) vereinbart wurden. „H" kennzeichnet Krankenhäuser, in denen Zusatzentgelte für hochspezialisierte Leistungen nach § 6 Abs. 2a des Krankenhausentgeltgesetzes vereinbart wurden. „P" markiert Krankenhäuser mit einer psychiatrischen Fachabteilung. Die Spalten N und H sind nur im Internetportal ausgewiesen.

Notfall

In dieser Spalte findet sich ein „N", sofern für das Krankenhaus im Jahr 2014 ein Abschlag für die Nichtteilnahme an der Notfallversorgung vereinbart wurde.

AOK-Patientenwege (PKW-km) (Med/oQ)

Für jede Einrichtung wird auf Basis der AOK-Krankenhausfälle mit Abrechnung nach Krankenhausentgeltgesetz (KHEntgG) die maximale PKW-Strecke in km für die 50 % (in der Spalte Med für Median) bzw. 75 % (in der Spalte oQ für oberes Quartil) der AOK-Versicherten mit der kürzesten Fahrtstrecke dargestellt. Als Startpunkt des Patientenwegs gilt der geografische Mittelpunkt des 5-stelligen PLZ-Gebiets des Patientenwohnorts, als Endpunkt die vollständige Adresse des Krankenhauses.

21

---

4 Die Regelungen finden sich im Detail in § 6 Abs. 1 des Krankenhausentgeltgesetzes.

Vereinbarte regionale DRG-Marktanteile und -konzentration im Umkreis von 10, 20 und 30 km (Marktanteil/HHI)

Die Spalten beschreiben die regionale Markt- und Wettbewerbssituation des jeweiligen Krankenhauses für DRG-Leistungen im Luftlinienumkreis von 10, 20 und 30 km anhand der Kennzahlen Marktanteil und dem Herfindahl-Hirschman-Index (HHI).

Der ausgewiesene regionale Marktanteil eines Krankenhauses basiert auf den dort konkret vereinbarten Leistungen. Eine Einrichtung in einer Region mit hoher Krankenhausdichte kann also auch einen relativ hohen Marktanteil aufweisen, sofern es Leistungen erbringt, die in der Region ansonsten selten bzw. in geringem Umfang vereinbart sind.

Der Herfindahl-Hirschman-Index ist eine Kennzahl zur Konzentrationsmessung in einem Markt bzw. in einer Marktregion und spiegelt so die Wettbewerbsintensität wider. Er ist als Summe der quadrierten Markanteile aller Teilnehmer in einer Region definiert und kann die Werte zwischen 0 und 1 annehmen, wobei der Wert 1 als Synonym für eine Monopolstellung keinem Wettbewerb entspricht. Verteilen sich in einer Wettbewerbsregion die Leistungen gleichmäßig auf zwei Anbieter, so haben beide einen Marktanteil von 50 %, der quadrierte Marktanteil beträgt jeweils 0,25 und der HHI als Summe der quadrierten Marktanteile ist 0,50. Verteilen sich die Leistungen aber nicht gleichmäßig auf die zwei Anbieter, sondern im Verhältnis 99 % zu 1 %, so nimmt der HHI einen Wert in der Nähe von 1 ein und spiegelt so die monopolistische Angebotsstruktur wider.

Um unerwünschte Effekte aus noch nicht geschlossenen Vereinbarungen zu minimieren, basieren die Marktdaten abweichend von den übrigen Werten in der Tabelle auf der Budgetrunde 2013.

Infozeile Bundesland

Die Darstellung ist sortiert nach Bundesländern und dem Namen des Standortes. Für jedes Bundesland werden in einer Zeile die gewichteten Mittelwerte CMI, Anteile der Partitionen an Gesamtfällen, Leistungsdichte Basis-DRG, Top MDC, Budgetanteile von Zusatzentgelten und sonstigen Entgelten sowie die Anzahl der Krankenhäuser mit vereinbarten besonderen Leistungen dargestellt (Tabelle 21–3).

QSR-Behandlungsergebnisse (nur im Internetportal)

Das QSR-Verfahren der AOK ist ein Verfahren zur Qualitätsmessung von Krankenhausbehandlungen. Die Abkürzung QSR steht für „Qualitätssicherung mit Routinedaten". Im QSR-Verfahren kann durch die konsequente Analyse der Behandlung und des Überlebensstatus bis zu einem Jahr nach der Erstoperation auch die langfristige Behandlungsqualität gemessen werden. Zur Berechnung der Qualitätsindikatoren werden Abrechnungs- bzw. Routinedaten verwendet. Diese werden den Krankenkassen automatisch vom Krankenhaus übermittelt, um die Behandlung eines Patienten in Rechnung zu stellen, oder liegen der Krankenkasse bereits in den Versichertenstammdaten vor.

In der Onlineversion stehen die krankenhausbezogenen Ergebnisse für folgende Leistungsbereiche zur Verfügung: Einsetzen einer Endoprothese oder osteosynthetische Versorgung nach einem hüftgelenknahen Oberschenkelbruch, Einsetzen einer Hüftendoprothese bei Coxarthrose (Hüft-EP), Einsetzen eines künstlichen

21

Kniegelenks bei Gonarthrose (Knie-EP), Gallenblasenentfernung bei Gallensteinen, Blinddarmentfernung, Operation bei gutartiger Prostatavergrößerung, Prostataentfernung bei Prostatakrebs und therapeutische Herzkatheter (PCI) bei Patienten ohne Herzinfarkt (www.krankenhaus-report-online.de). Das aktuelle Verfahrensjahr 2015 umfasst den Berichtszeitraum 2011 bis 2013 mit 2014 zur Nachbeobachtung der Patienten.

Die klinikbezogenen QSR-Ergebnisse werden auch im AOK-Krankenhausnavigator auf Basis der Weissen Liste frei zugänglich veröffentlicht (www.aok.de/krankenhausnavi).

Literatur

Friedrich J, Leber WD, Wolff J. Basisfallwerte – zur Preis- und Produktivitätsentwicklung stationärer Leistungen. In: Klauber J, Geraedts M, Friedrich J (Hrsg). Krankenhaus-Report 2010. Stuttgart: Schattauer 2010; S. 122–47.

21

Tabelle 21–1

Verteilung der vereinbarten Fallzahlen 2014 auf Fallzahl-Quintile für die 25 häufigsten vollstationären Basis-DRGs der operativen Partition

ADRG	Beschreibung	MDC	Partition	Fallzahl	Anzahl KH	Anteil KH	Durchschn. Fallzahl	1. Quintil		2. Quintil		3. Quintil		4. Quintil		5. Quintil	
								Durchschn. Fallzahl	Fallzahlanteil	Durchschn. Fallzahl	Fallzahlanteil	Durchschn. Fallzahl	Fallzahlanteil	Durchschn. Fallzahl	Fallzahlanteil	Durchschn. Fallzahl	Fallzahlanteil
O01	Sectio caesarea	14	O	190804	658	49 %	290	653	45 %	330	23 %	219	15 %	156	11 %	90	6 %
G24	Eingriffe bei Bauchwandhernien, Nabelhernien u. and. Hernien, Alt. > 0 J. od. beidseit. Eingr. bei Leisten- und Schenkelhernien, Alt. > 0 J. u. < 56 J. oder Eingr. bei Leisten- u. Schenkelhernien, Alt. > 55 J.		O	171495	995	73 %	172	343	40 %	205	24 %	154	18 %	109	13 %	52	6 %
I47	Revision oder Ersatz des Hüftgelenkes ohne komplizierende Diagnose, ohne Arthrodese, ohne äußerst schwere CC, Alter > 15 Jahre	8	O	164057	989	73 %	166	411	50 %	181	22 %	122	15 %	80	10 %	35	4 %
I13	Bestimmte Eingriffe an Humerus, Tibia, Fibula und Sprunggelenk	8	O	146785	1027	76 %	143	323	45 %	168	24 %	116	16 %	76	11 %	31	4 %
D30	Tonsillektomie außer bei bösartiger Neubildung oder verschiedene Eingriffe an Ohr, Nase, Mund und Hals ohne äußerst schwere CC	3	O	144852	688	51 %	211	707	67 %	217	21 %	88	8 %	34	3 %	4	0 %
L20	Transurethrale Eingriffe außer Prostataresektion und komplexe Ureterorenoskopien	11	O	142230	541	40 %	263	606	46 %	362	27 %	236	18 %	97	7 %	9	1 %
H08	Laparoskopische Cholezystektomie	7	O	142002	955	70 %	149	284	38 %	182	25 %	137	18 %	96	13 %	45	6 %
I10	Andere Eingriffe an der Wirbelsäule	8	O	140449	839	62 %	167	502	60 %	207	25 %	93	11 %	30	4 %	3	0 %
F59	Gefäßeingriffe ohne komplizierende Konstellation	5	O	137026	777	57 %	176	502	57 %	236	27 %	111	13 %	28	3 %	3	0 %
I44	Endoprothese oder andere Endoprothesenimplantation/-revision am Kniegelenk	8	O	133961	946	70 %	142	363	51 %	158	22 %	100	14 %	61	9 %	24	3 %
F58	Perkutane Koronarangioplastie	5	O	116551	588	43 %	198	538	54 %	230	23 %	141	14 %	71	7 %	9	1 %
I08	Andere Eingriffe an Hüftgelenk und Femur	8	O	100310	1021	75 %	98	225	46 %	117	24 %	78	16 %	51	10 %	19	4 %
G23	Appendektomie oder laparoskopische Adhäsiolyse außer bei Peritonitis, ohne äußerst schwere oder schwere CC	6	O	96639	970	72 %	100	203	41 %	119	24 %	90	18 %	60	12 %	26	5 %
I20	Eingriffe am Fuß	8	O	94806	1056	78 %	90	262	59 %	91	20 %	51	11 %	31	7 %	12	3 %
G26	Andere Eingriffe am Anus	6	O	93869	998	74 %	94	239	51 %	104	22 %	68	15 %	42	9 %	16	3 %
I21	Lokale Exzision und Entfernung von Osteosynthesematerial an Hüftgelenk, Femur und Wirbelsäule oder komplexe Eingriffe an Ellenbogengelenk und Unterarm oder bestimmte Eingriffe an der Klavikula	8	O	90384	1024	76 %	88	194	44 %	108	24 %	74	17 %	47	11 %	17	4 %

21

Tabelle 21–1

Fortsetzung

ADRG	Beschreibung	MDC	Partition	Fallzahl	Anzahl KH	Anteil KH	Durchschn. Fallzahl	1. Quintil		2. Quintil		3. Quintil		4. Quintil		5. Quintil	
								Durchschn. Fallzahl	Fallzahlanteil	Durchschn. Fallzahl	Fallzahlanteil	Durchschn. Fallzahl	Fallzahlanteil	Durchschn. Fallzahl	Fallzahlanteil	Durchschn. Fallzahl	Fallzahlanteil
D06	Eingriffe an Nasennebenhöhlen, Mastoid, komplexe Eingriffe am Mittelohr und andere Eingriffe an den Speicheldrüsen	3	0	89 508	613	45 %	146	468	64 %	167	23 %	65	9 %	23	3 %	4	1 %
F52	Perkutane Koronarangioplastie mit komplexer Diagnose	5	0	88 108	618	46 %	143	346	49 %	188	26 %	120	17 %	52	7 %	5	1 %
I18	Wenig komplexe Eingriffe an Kniegelenk, Ellenbogengelenk und Unterarm	8	0	86 959	1 033	76 %	84	246	59 %	85	20 %	48	12 %	29	7 %	12	3 %
J11	Andere Eingriffe an Haut, Unterhaut und Mamma	9	0	84 494	1 095	81 %	77	214	55 %	85	22 %	51	13 %	29	7 %	8	2 %
I09	Bestimmte Eingriffe an der Wirbelsäule	8	0	83 620	844	62 %	99	280	57 %	117	24 %	62	12 %	29	6 %	8	2 %
C08	Extrakapsuläre Extraktion der Linse (ECCE)	2	0	79 482	248	18 %	320	926	58 %	396	25 %	195	12 %	65	4 %	8	1 %
I32	Eingriffe an Handgelenk und Hand	8	0	79 233	1 016	75 %	78	264	68 %	75	19 %	31	8 %	15	4 %	5	1 %
F39	Unterbindung und Stripping von Venen	5	0	74 693	894	66 %	84	318	76 %	60	14 %	26	6 %	10	2 %	3	1 %
I29	Komplexe Eingriffe am Schultergelenk oder bestimmte Osteosynthesen an der Klavikula	8	0	73 229	999	74 %	73	211	58 %	76	21 %	44	12 %	25	7 %	9	2 %

n = 1 396 Vereinbarungen des Jahres 2014

Krankenhaus-Report 2016

WIdO

21

Tabelle 21-2

Verteilung der vereinbarten Fallzahlen 2014 auf Fallzahl-Quintile für die 25 häufigsten vollstationären Basis-DRGs der medizinischen Partition

ADRG	Beschreibung	MDC	Partition	Fallzahl	Anzahl KH	Anteil KH	Durchschn. Fallzahl	1. Quintil Durchschn. Fallzahl	1. Quintil Fallzahlanteil	2. Quintil Durchschn. Fallzahl	2. Quintil Fallzahlanteil	3. Quintil Durchschn. Fallzahl	3. Quintil Fallzahlanteil	4. Quintil Durchschn. Fallzahl	4. Quintil Fallzahlanteil	5. Quintil Durchschn. Fallzahl	5. Quintil Fallzahlanteil
G67	Ösophagitis, Gastroenteritis, gastrointestinale Blutung, Ulkuserkrankung und verschiedene Erkrankungen der Verdauungsorgane	6	M	739001	1147	85 %	644	1435	45 %	843	26 %	561	17 %	329	10 %	49	2 %
P67	Neugeborener Einling, Aufnahmegewicht > 2499 g	15	M	570160	682	50 %	836	1808	43 %	975	23 %	665	16 %	471	11 %	254	6 %
O60	Vaginale Entbindung	14	M	390217	657	48 %	594	1275	43 %	678	23 %	478	16 %	339	11 %	193	6 %
I68	Nicht operativ behandelte Erkrankungen und Verletzungen im Wirbelsäulenbereich	8	M	373867	1228	91 %	304	764	50 %	380	25 %	227	15 %	124	8 %	26	2 %
L90	Niereninsuffizienz, teilstationär, Alter > 14 Jahre ohne Peritonealdialyse	11	M	335445	147	11 %	2282	7196	64 %	3206	29 %	584	5 %	166	1 %	57	0 %
F62	Herzinsuffizienz und Schock	5	M	300949	1108	82 %	272	580	43 %	334	25 %	234	17 %	159	12 %	50	4 %
E77	Infektionen und Entzündungen der Atmungsorgane	4	M	273689	1124	83 %	244	576	47 %	299	25 %	192	16 %	118	10 %	32	3 %
F71	Nicht schwere kardiale Arrhythmie und Erregungsleitungsstörungen	5	M	259415	1092	81 %	238	562	47 %	304	26 %	187	16 %	108	9 %	25	2 %
F67	Hypertonie	5	M	222431	1097	81 %	203	435	43 %	257	25 %	179	18 %	114	11 %	27	3 %
B70	Apoplexie	1	M	220341	1131	83 %	195	646	67 %	219	22 %	68	7 %	30	3 %	9	1 %
O65	Andere vorgeburtliche stationäre Aufnahme	14	M	201898	766	56 %	264	613	47 %	334	25 %	223	17 %	125	9 %	21	2 %
B80	Andere Kopfverletzungen	1	M	195975	1040	77 %	188	520	55 %	220	23 %	124	13 %	66	7 %	13	1 %
E65	Chronisch-obstruktive Atemwegserkrankung	4	M	185959	1097	81 %	170	403	48 %	199	24 %	134	16 %	85	10 %	25	3 %
E69	Bronchitis und Asthma bronchiale	4	M	179983	1105	81 %	163	401	49 %	203	25 %	118	14 %	69	9 %	22	3 %
F73	Synkope und Kollaps	5	M	172211	1120	83 %	154	339	44 %	195	25 %	130	17 %	82	11 %	23	3 %
L63	Infektionen der Harnorgane	11	M	161542	1106	82 %	146	360	49 %	188	26 %	107	15 %	61	8 %	14	2 %
E71	Neubildungen der Atmungsorgane	4	M	159515	1068	79 %	149	551	74 %	118	16 %	47	6 %	22	3 %	7	1 %
L64	Harnsteine und Harnwegsobstruktion	11	M	148471	1055	78 %	141	420	60 %	171	24 %	70	10 %	34	5 %	8	1 %
K60	Diabetes mellitus	10	M	134989	1118	82 %	121	331	55 %	130	22 %	81	13 %	49	8 %	11	2 %
K62	Verschiedene Stoffwechselerkrankungen	10	M	134750	1127	83 %	120	258	43 %	151	25 %	106	18 %	65	11 %	17	3 %
J65	Verletzung der Haut, Unterhaut und Mamma	9	M	132791	1086	80 %	122	313	51 %	147	24 %	91	15 %	51	8 %	9	1 %
D61	Gleichgewichtsstörung, Hörverlust oder Tinnitus	3	M	132504	1097	81 %	121	324	54 %	141	23 %	80	13 %	44	7 %	13	2 %
B76	Anfälle	1	M	130914	1072	79 %	122	395	65 %	144	24 %	49	8 %	17	3 %	4	1 %

21

Tabelle 21–2

Fortsetzung

ADRG	Beschreibung	MDC	Partition	Fallzahl	Anzahl KH	Anteil KH	Durchschn. Fallzahl	1. Quintil		2. Quintil		3. Quintil		4. Quintil		5. Quintil	
								Durchschn. Fallzahl	Fallzahlanteil	Durchschn. Fallzahl	Fallzahlanteil	Durchschn. Fallzahl	Fallzahlanteil	Durchschn. Fallzahl	Fallzahlanteil	Durchschn. Fallzahl	Fallzahlanteil
G72	Andere leichte bis moderate Erkrankungen der Verdauungsorgane	6	M	128694	1059	78 %	122	287	47 %	153	25 %	96	16 %	57	9 %	15	2 %
V60	Alkoholintoxikation und Alkoholentzug oder Störungen durch Alkoholmissbrauch und Alkoholabhängigkeit	20	M	124516	1038	77 %	120	295	49 %	141	24 %	89	15 %	55	9 %	18	3 %

n = 1 396 Vereinbarungen des Jahres 2014

Krankenhaus-Report 2016

WIdO

21

Tabelle 21-3

Budgetanteile nach Bundesländern

	Kranken-häuser	Anzahl Verein-barungen	CMI	Partionen in %			Leistungs-dichte Basis DRGS		Top 3 MDC			Budget-anteile in %		Nicht Not-fall	Besondere Leistungen			
				O	A	M	25%	50%	1	2	3	ZE	SE		B	N	H	P
Baden-Württemberg	162	162	1,095	38	4	57	13	43	5:15%	8:14%	6:11%	3,3	3,5	15	8	58	3	36
Bayern	265	263	1,060	37	4	58	13	41	8:17%	5:16%	6:12%	3,7	4,1	13	44	119	10	29
Berlin	30	30	1,257	39	7	53	14	51	5:15%	8:14%	6:10%	3,8	2,5	9	1	13	2	9
Brandenburg	43	42	1,079	33	6	59	13	42	5:18%	8:16%	6:11%	3,0	4,6	2	4	16	0	15
Bremen	12	12	1,107	37	4	57	14	46	8:14%	5:14%	6:12%	4,2	3,6	0	0	9	1	0
Hamburg	18	18	1,280	47	6	46	15	44	8:21%	5:14%	6:11%	2,5	3,3	0	0	4	0	1
Hessen	103	100	1,111	37	5	57	13	42	8:15%	5:15%	6:12%	2,7	2,6	12	10	36	2	8
Mecklenburg-Vorpommern	27	27	1,093	34	4	60	12	42	5:16%	8:13%	6:11%	3,4	4,6	2	1	13	1	8
Niedersachsen	166	166	1,073	36	4	59	12	40	5:16%	8:15%	6:12%	3,2	1,6	23	0	71	2	12
Nordrhein-Westfalen	293	293	1,091	36	5	58	13	44	5:16%	8:15%	6:12%	3,2	1,6	11	26	97	2	60
Rheinland-Pfalz	60	60	1,015	33	4	61	12	38	5:17%	8:14%	6:13%	2,6	1,8	6	6	3	0	15
Saarland	19	19	1,098	34	4	60	14	42	5:16%	8:13%	6:11%	3,4	1,5	0	0	1	0	8
Sachsen	74	74	1,109	36	4	59	13	42	5:16%	8:15%	6:12%	3,7	2,2	2	4	38	2	15
Sachsen-Anhalt	37	37	1,044	33	6	60	12	40	5:17%	8:14%	6:13%	3,2	1,5	0	0	14	0	13
Schleswig-Holstein	44	44	1,120	39	5	54	15	43	8:17%	5:16%	6:11%	2,8	2,9	0	5	17	0	5
Thüringen	43	40	1,113	35	6	59	13	43	5:16%	8:15%	6:12%	3,4	1,8	0	6	17	0	1

Krankenhaus-Report 2016

WIdO

21

Krankenhausname	Ort	Betten	Träger	Z-Bax	Case-mix	CMI	Spez. Gini	Anz. Basis-DRG	Leist. 25%	Leist. 50%	TOP3 MDC 1	TOP3 MDC 2	TOP3 MDC 3	Part. in % (O)	Budget ZE	Budget SE	Bes.Leist. B	Bes.Leist. P	Not-fall	AOK Med	AOK oQ	10 km Marktanteil	10 km HHI	20 km Marktanteil	20 km HHI	30 km Marktanteil	30 km HHI
Baden-Württemberg		313		3193		1,095	0,804		13	43	5:15%	8:14%	6:11%	38	3,3	3,4	8	36	15								
Ostalb-Klinikum Aalen	Aalen	<500	ö	3342	<20000	0,921	0,827	347	7	23	5:16%	6:15%	1:12%	27	1,6	0,0		P		12,3	24,0	100,0	1,0	69,8	0,6	27,8	0,3
ACURA Kliniken Albstadt GmbH	Albstadt	<50	p	3297	<5000	1,712	0,973	56	2	4	8:97%	1:1%	9:1%	75	0,5	0,0				16,5	29,1	100,0	1,0	29,6	0,6	18,5	0,4
Kliniken Schmieder Stiftung	Allensbach	<200	p	3314	<5000	0,927	0,957	81	3	7	1:61%	19:13%	8:7%	1	4,6	82,0	B			44,7	119,5	17,4	0,5	8,1	0,4	6,0	0,3
MediClin Seidel-Klinik Bad Bellingen	Bad Bellingen	<50	p	3261	<5000	0,784	0,994	22	1	1	8:94%	1:5%	19:1%		10,7	0,0			N	52,0	75,8	100,0	1,0	32,9	0,5	30,0	0,5
Federseeklinik	Bad Buchau	<50	ö	3375	<1000	0,835	0,989	26	1	2	8:93%	1:6%	4:0%	37	7,4	0,0				34,5	54,2	100,0	1,0	21,0	0,6	8,2	0,4
SLK-Kliniken Heilbronn GmbH Klinikum am Plattenwald	Bad Friedrichshall	<500	ö	3332	<50000	1,011	0,828	364	8	26	5:29%	8:19%	6:13%		2,1	0,2			N	17,6	28,6	31,4	0,6	21,3	0,4	16,7	0,3
Klinik Dr. Becker GmbH	Bad Krozingen	<50	p	3336	<5000	1,148	0,953	88	3	8	8:77%	9:6%	6:3%	72	0,3	0,0				10,5	22,8	71,0	0,9	3,5	0,3	2,8	0,3
Universitäts-Herzzentrum Freiburg-Bad Krozingen GmbH	Bad Krozingen	<500	ö	3246	<50000	1,979	0,960	121	2	5	5:94%	4:2%	-1:2%	56	8,4	0,2				51,5	102,8	98,2	1,0	26,8	0,4	22,8	0,4
Paracelsus Krankenhaus	Bad Liebenzell	<50	fg	3334	<5000	0,842	0,927	111	4	13	6:16%	5:15%	8:15%		15,3	0,0				24,3	71,3	100,0	1,0	6,0	0,4	2,1	0,1
Diabetes-Klinik Bad Mergentheim GmbH	Bad Mergentheim	<200	p	3364	<5000	1,006	0,997	17	1	1	10:89%	5:9%	14:1%	9	0,0	0,0				129,3	200,7	77,9	0,9	74,5	0,9	70,1	0,8
Caritas Krankenhaus Bad Mergentheim gGmbH	Bad Mergentheim	<500	fg	3350	<50000	1,002	0,837	397	10	31	5:18%	6:13%	8:11%	32	3,0	0,2				20,3	31,3	83,9	1,0	72,0	0,8	66,9	0,7
Rehaklinik Ob der Tauber RehaZentren der DRV BW gGmbH	Bad Mergentheim	<50	ö	3279	<1000	0,791	0,998	1	1	1	10:100%			100	0,0	0,0			N	31,8	49,9	100,0	1,0	100,0	1,0	100,0	1,0
Vulpius-Klinik	Bad Rappenau	<200	p	3216	<10000	1,348	0,971	73	2	5	8:94%	1:3%	9:2%	80	0,8	0,0				23,6	39,1	100,0	1,0	13,5	0,4	11,3	0,3
Krankenhaus Bad Säckingen	Bad Säckingen	<200	ö	3341	<5000	0,971	0,855	225	7	22	5:19%	8:18%	6:16%	28	0,0	0,0				12,6	13,4	100,0	1,0	100,0	1,0	12,7	0,4
Oberschwaben-Klinik gGmbH Ravensburg, Krankenhaus Bad Waldsee	Bad Waldsee	<50	fg	3321	<5000	0,986	0,887	205	5	16	8:33%	5:18%	6:11%	33	0,2	0,0				14,6	15,3	100,0	1,0	10,4	0,4	8,0	0,3
Rommelklinik	Bad Wildbad	<50	p	3373	<5000	0,771	0,991	30	1	1	8:85%	1:14%	23:1%		8,2	0,0				43,9	62,1	70,7	0,8	24,7	0,4	10,5	0,2
Sana-Kliniken Bad Wildbad	Bad Wildbad	<200	p	3289	<5000	1,126			3	6	8:71%	5:8%	6:4%	41	1,7	0,0				27,5	43,2	67,7	0,9	10,1	0,4	3,5	0,2
Klinikum Mittelbaden Baden-Baden	Baden-Baden	<500	ö	3327	<50000	1,010	0,800	363	10	30	8:19%	6:13%	1:10%	35	1,4	0,0				14,9	16,7	52,0	0,6	41,1	0,4	9,8	0,2

21

Krankenhausname	Ort	Betten	Trä-ger	Z-Bax	Case-mix	CMI	Spez. Gini	Anz. Basis-DRG	Leistungsdichte Basis-DRG 25%	50%	TOP 3 MDC 1	2	3	Part. in % O	Budget-Anteile ZE	SE	Bes. Leist. B	P	Not-fall	AOK-Patientenwege (PKW-KM) Med	oQ	10 km Markt-anteil	HHI	20 km Markt-anteil	HHI	30 km Markt-anteil	HHI
Acura Kliniken Baden-Baden GmbH	Baden-Baden	<200	p	3299	<5000	1,273	0,993	30	1	1	8:98%	4:1%	1:0%	14,4		0,0		P		86,7	129,5	47,8	0,8	31,0	0,5	9,5	0,2
Neurologische Klinik Selzer	Baiersbronn	<200	p												0,9	99,0	B			114,1	172,2						
Zollernalbkliniken	Balingen	<1000	ö	3175	<20000	0,979	0,816	300	9	30	5:22%	6:14%	8:13%	30	0,9	0,0				16,4	21,5	100,0	1,0	93,1	0,9	49,6	0,4
Sana Kliniken Landkreis Biberach	Biberach	<1000	p	3344	<50000	0,907	0,807	384	10	29	8:18%	5:18%	6:12%	32	1,3	0,0				18,8	27,8	100,0	1,0	73,8	0,7	43,7	0,4
Krankenhaus Bietigheim Kliniken Ludwigsburg-Bietigheim gGmbH	Bietigheim-Bissingen	<500	ö	3345	<20000	0,840	0,843	344	6	21	6:18%	5:15%	8:11%	30	0,9	0,0		P		8,8	13,8	27,1	0,6	7,4	0,3	4,1	0,1
Gefäßklinik Dr. Berg GmbH	Blaustein	<50	p	3337	<1000	0,437	0,996	16	1	1	5:92%	6:7%	9:1%	97	0,0	0,0			N	49,0	81,5	52,4	0,7	47,0	0,6	35,9	0,4
Helios Rosmann Klinik Breisach	Breisach	<200	p	3327	<10000	1,017	0,890	191	6	18	8:42%	6:11%	5:10%	36	2,3	0,0				14,8	28,4	72,3	0,8	6,7	0,4	5,3	0,3
Rechbergklinik Bretten*	Bretten	<500	ö	3314	<10000	0,919	0,838	289	8	26	5:20%	6:19%	8:13%	22	2,4	0,0				9,5	15,9	100,0	1,0	10,1	0,3	4,5	0,2
Kliniken des Landkreises Karlsruhe, Bruchsal und Bretten	Bruchsal	<1000	ö	3308	<20000	0,970	0,807	357	10	30	5:17%	6:15%	8:12%	35	1,1	0,0		P		12,2	17,9	100,0	1,0	56,5	0,5	7,2	0,2
Kreiskrankenhaus Buchen Krkas. Neckar-Odenwald-kreis	Buchen	<200	ö	3318	<10000	0,885	0,844	279	7	22	8:17%	6:15%	5:15%	26	0,4	0,2				12,2	18,7	100,0	1,0	80,8	0,7	18,3	0,2
Klinikum Mittelbaden Bühl	Bühl	<200	ö	3355	<10000	0,879	0,873	261	6	19	8:21%	5:15%	6:13%	30	2,5	0,0				7,7	16,0	45,0	0,6	16,4	0,3	8,0	0,2
Kreisklinikum Calw-Nagold	Calw	<500	ö	3313	<20000	0,928	0,808	342	10	32	5:20%	6:14%	8:13%	30	1,9	0,0				20,5	30,3	100,0	1,0	70,2	0,6	13,6	0,3
Landkreis Schwäbisch Hall Klinikum gGmbH Klinikum Crailsheim	Crailsheim	<200	fg	3274	<10000	0,855	0,847	300	8	23	8:18%	5:17%	6:14%	27	1,2	0,0		P		6,1	17,6	100,0	1,0	48,1	0,6	15,6	0,3
GRN Gesundheitszentren Rhein-Neckar gGmbH Kreiskrankenhaus Eberbach	Eberbach	<200	ö	3256	<10000	1,014	0,845	259	8	24	5:24%	11:17%	6:12%	41	2,1	0,0				15,2	22,0	100,0	1,0	39,9	0,7	4,6	0,3
Alb-Donau-Klinikum	Ehingen	<500	ö	3310	<20000	0,897	0,831	352	6	23	8:18%	6:18%	5:11%	39	0,8	0,0				19,3	32,3	100,0	1,0	99,8	1,0	14,0	0,3
St. Anna-Virngrund-Klinik Ellwangen	Ellwangen	<500	ö	3385	<10000	0,886	0,841	294	8	25	6:17%	8:14%	5:10%	34	0,9	0,2				10,9	22,3	100,0	1,0	25,1	0,4	14,1	0,3
BDH-Klinik Elzach GmbH	Elzach	<50	fg	3217	<5000	5,601	0,988	15	1	2	1:78%	-1:21%	4:1%	21	4,3	54,3		P	N	49,2	84,2	100,0	1,0	31,0	0,4	4,5	0,4
Kreiskrankenhaus Emmendingen	Emmendingen	<500	ö	3336	<20000	0,863	0,845	319	7	23	5:15%	8:15%	6:13%	31	0,3	0,0				12,8	17,7	74,6	0,7	12,4	0,4	9,4	0,3

Krankenhausname	Ort	Betten	Trä-ger	Z-Bax	Case-mix	CMI	Spez. Gini	Anz. Basis-DRG	Leistungsdichte Basis-DRG 25%	Leistungsdichte Basis-DRG 50%	TOP 3 MDC 1	TOP 3 MDC 2	TOP 3 MDC 3	Part. in %	O	ZE	SE	Bes. Leist. B	Bes. Leist. P	Not-fall	AOK Med	AOK oQ	10 km Marktanteil	10 km HHI	20 km Marktanteil	20 km HHI	30 km Marktanteil	30 km HHI
Städtische Kliniken Esslingen	Esslingen	<1000	ö	3350	<50000	1,031	0,805	441	8	29	5:19%	6:12%	1:11%	34		2,3	0,3		P		8,7	16,5	68,4	0,7	10,0	0,2	6,2	0,1
Filderklinik	Filderstadt	<500	fg	3348	<10000	0,721			2	11	14:21%	15:17%	6:12%	18		4,3	1,8		P		9,3	23,3	100,0	1,0	3,8	0,1	2,9	0,1
Klinikum Mittelbaden Forbach	Forbach	<50	ö	3354	<5000	0,814	0,904	163	5	15	5:21%	6:18%	8:17%	27		1,3	0,0				21,0	24,2	100,0	1,0	8,9	0,4	3,6	0,2
Evang. Diakoniekrankenhaus Freiburg	Freiburg	<200	fg	3302	<20000	0,897	0,896	248	3	14	6:26%	14:14%	15:12%	44		0,3	0,0				15,6	31,5	17,0	0,5	12,2	0,3	10,8	0,3
Loretto-Krankenhaus	Freiburg	<200	fg	3288	<10000	1,208	0,895	218	4	13	8:36%	11:18%	5:9%	52		0,3	0,0				14,2	31,5	12,8	0,5	9,1	0,3	8,0	0,3
St. Josefs-Krankenhaus	Freiburg	<500	fg	3335	<20000	0,869	0,851	316	5	19	8:14%	6:13%	5:12%	40		0,9	0,2				10,5	24,3	18,5	0,5	12,7	0,4	11,4	0,3
Universitätsklinikum Freiburg	Freiburg	>1000	ö	3302	>50000	1,440	0,716	480	17	50	1:14%	8:13%	3:11%	49		6,0	5,1		P		31,2	73,8	59,4	0,6	42,5	0,4	38,7	0,4
Klinik für Tumorbiologie Klinik für Internistische Onkologie	Freiburg	<50	p	3314	<5000	0,928	0,973	58	2	4	7:23%	6:21%	4:14%	2		13,2	0,1				27,5	68,2	5,6	0,5	3,8	0,3	3,4	0,3
Kreiskrankenhaus Freudenstadt	Freudenstadt	<500	ö	3317	<20000	0,901	0,838	307	7	22	5:19%	8:13%	6:11%	31		1,9	0,0		P		15,4	23,4	100,0	1,0	100,0	1,0	24,9	0,3
Klinikum Friedrichshafen GmbH	Friedrichshafen	<500	ö	3331	<50000	0,965	0,804	384	9	28	5:18%	8:13%	6:12%	33		1,6	0,9				9,4	19,6	100,0	1,0	29,3	0,3	21,9	0,2
Hegau-Jugendwerk GmbH	Gailingen	<500	fg													0,0	100,0	B			125,6	296,5						
MediClin Reha-Zenrum Gernsbach	Gernsbach	<50	p	3194	<1000	2,391	0,996	6	1	1	1:100%					3,8	71,8			N	78,8	111,2						
Kliniken des Landkreises Göppingen gGmbH	Göppingen	<1000	ö	3300	<50000	1,077	0,785	446	9	30	5:19%	8:13%	6:12%	32		3,0	0,2				11,8	16,3	99,0	1,0	52,6	0,4	21,6	0,2
Christophsbad GmbH & Co. Fachkrankenhaus KG Tagesklinik Göppingen	Göppingen	<500	p	3298	<5000	1,130	0,974	79	2	4	1:85%	8:4%	3:3%	1		10,0	18,5		P		11,2	23,6						
Phlebologisch-Chirurgische Klinik Dr. Schnek	Göppingen	<50	p	3366	<1000	0,399	0,996	6	1	1	5:82%	8:9%	6:9%	99		0,0	0,0			N	10,8	12,5	23,7	0,8	12,9	0,4	5,5	0,2
Krankenhausverband Hardheim-Wallduern	Hardheim	<50	ö	3397	<5000	0,623	0,882	155	6	19	5:21%	8:21%	6:18%	27		0,3	0,0				8,7	11,4	100,0	1,0	12,2	0,3	6,2	0,4
Universitätsklinikum Heidelberg	Heidelberg	>1000	ö	3329	>50000	1,785	0,667	514	17	56	5:17%	8:12%	1:11%	53		5,4	11,9		P		30,1	57,4	53,9	0,5	22,0	0,2	17,4	0,2

21

21

Krankenhausname	Ort	Betten	Träger	Z-Bax	Case-mix	CMI	Spez. Gini	Anz. Basis-DRG	Leistungsdichte Basis-DRG 25%	50%	TOP 3 MDC 1	2	3	Part. in % O	Budget-Anteile ZE	SE	Bes. Leist. B	P	Not-fall	AOK-Patientenwege (PKW-KM) Med	oQ	Regionale DRG-Marktanteile 10 km Marktanteil	HHI	20 km Marktanteil	HHI	30 km Marktanteil	HHI
St. Vincentius der Evang. Stadtmission Heidelberg gGmbH	Heidelberg	<50	fg	3336	<5000	0,921			2	8	17:20%	8:18%	5:9%	1	11,6	0,0				18,3	41,9	4,6	0,4	2,2	0,2	1,4	0,1
St. Josefs-Krankenhaus	Heidelberg	<500	fg	3306	<10000	1,059			6	22	5:16%	8:14%	6:13%	38	1,4	0,2				8,7	16,0	8,5	0,5	4,2	0,2	2,7	0,1
Krankenhaus Salem	Heidelberg	<500	fg	3382	<10000	0,857	0,836	312	4	11	6:26%	14:13%	15:11%	44	0,2	0,0				12,8	22,4	13,0	0,4	6,3	0,2	3,8	0,1
Frauenklinik St. Elisabeth	Heidelberg	<50	fg	3449	<5000	0,484	0,982	67	1	3	14:32%	8:31%	15:27%	49	0,2	0,0				15,1	26,3	19,0	0,4	9,5	0,2	5,9	0,1
Kurpfalzkrankenhaus Heidelberg gGmbH	Heidelberg	<200	p	3245	<5000	0,795	0,936	121	4	11	5:42%	1:24%	4:9%		2,5	27,4				23,4	43,3	5,9	0,4	2,1	0,2	1,7	0,1
Nierenzentrum Heidelberg	Heidelberg	<50	fg	3306	<5000	1,051	0,978	79	1	3	11:57%	-1:20%	8:5%	4	15,2	0,2				31,4	67,0	6,8	0,3	2,4	0,2	1,8	0,1
Bethanien Krankenhaus Heidelberg Geriatrisches Zentrum gGmbH	Heidelberg	<200	fg	3296	<5000	1,275	0,931	122	4	10	1:28%	5:15%	8:15%		14,6	0,0				8,6	18,0	4,9	0,4	2,4	0,2	1,4	0,1
Thoraxklinik – Heidelberg gGmbH	Heidelberg	<500	ö	3300	<20000	1,447	0,971	146	1	3	4:87%	5:5%	-1:2%	28	7,5	0,9		P		40,5	71,7	19,6	0,5	9,3	0,2	6,4	0,2
Klinikum Heidenheim	Heidenheim	<1000	ö	3355	<20000	0,989	0,779	402	10	34	5:15%	6:12%	8:11%	31	1,9	0,2				12,5	17,1	100,0	1,0	100,0	1,0	32,9	0,3
SLK-Kliniken Heilbronn GmbH Klinikum am Gesundbrunnen	Heilbronn	<1000	ö	3320	<50000	0,956	0,762	485	11	34	5:12%	6:11%	1:10%	33	2,3	0,5				12,9	24,3	68,5	0,6	59,2	0,6	26,5	0,3
Urologische Klinik am Lerchenberg	Heilbronn	<50	p	3277	<1000	0,695	0,984	30	1	3	11:63%	12:35%	6:1%	85	0,0	0,0			N	10,0	24,7	13,0	0,5	12,8	0,5	5,9	0,2
Chirurgische Privatklinik Dr. Mütsch, Dr. Kußmaul, Dr. med. Andreas Simpfendörfer, Dr. Raupp	Heilbronn	<50	p	3314	<1000	0,549	0,980	39	1	4	6:39%	8:36%	7:13%	99	0,0	0,0			N	7,0	16,0	11,5	0,5	9,6	0,5	3,7	0,2
Kreiskrankenhaus Herrenberg	Herrenberg	<500	ö	3341	<10000	0,734	0,875	274	3	15	14:16%	6:16%	5:15%	28	0,7	0,0				9,5	17,8	100,0	1,0	7,8	0,4	4,3	0,2
Klinikum Karlsbad-Langensteinbach gGmbH	Karlsbad	<1000	p	3301	<20000	1,510	0,902	233	4	13	8:38%	1:24%	5:19%	38	2,9	24,2		P		20,4	39,6	71,5	0,7	7,4	0,2	5,0	0,1
Städtisches Klinikum Karlsruhe gGmbH	Karlsruhe	>1000	ö	3307	>50000	1,124	0,754	499	12	43	5:15%	1:10%	6:10%	36	4,9	1,1		P		14,7	31,6	53,9	0,5	50,5	0,5	23,7	0,2
St. Vincentius Krankenhäuser Karlsruhe	Karlsruhe	<1000	fg	3310	<50000	1,082	0,788	393	10	32	8:15%	5:15%	2:10%	54	2,5	0,0				14,8	28,1	29,0	0,5	27,0	0,4	13,1	0,2
Diakonissenkrankenhaus Karlsruhe	Karlsruhe	<500	fg	3313	<20000	0,932	0,825	346	5	22	6:12%	2:11%	3:11%	46	1,1	0,1		P		15,3	26,6	16,1	0,4	13,2	0,3	7,4	0,2

Krankenhausname	Ort	Betten	Träger	Z-Bax	Case-mix	CMI	Spez. Gini	Anz. Basis-DRG	Leistungsdichte Basis-DRG 25%	50%	TOP 3 MDC 1	2	3	Part. in % O	Budget-Anteile ZE	SE	Bes. Leist. B	P	Not-fall	AOK-Patientenwege (PKW-KM) Med	oQ	10 km Marktanteil	HHI	20 km Marktanteil	HHI	30 km Marktanteil	HHI
Paracelsus-Klinik Karlsruhe	Karlsruhe	<200	p	3360	<10000	0,947	0,888	220	6	17	8: 29%	6: 20%	4: 12%	35	0,4	0,0				6,2	11,1	8,2	0,5	4,7	0,2	3,2	0,2
HELIOS Klinik für Herzchirurgie Karlsruhe	Karlsruhe	<50	p	3289	<20000	5,653	0,982	52	2	3	5: 94%	-1: 4%	8: 1%	95	2,6	0,0				33,1	43,6	10,4	0,5	9,5	0,4	4,2	0,1
Epilepsiezentrum Kork	Kehl	<200	fg														B			143,2	204,8						
Ortenau Klinikum Kehl	Kehl	<200	ö	3330	<10000	0,832	0,838	266	8	28	5: 16%	6: 15%	8: 15%	27	1,3	0,0				4,5	9,0	100,0	1,0	17,4	0,5	9,9	0,3
Vincentius-Krankenhaus AG Konstanz	Konstanz	<50	fg	3253	<5000	2,127	0,990	35	1	2	8: 99%	21: 0%	9: 0%	96	0,1	0,0			N	30,9	65,5	40,1	0,8	17,5	0,4	10,3	0,3
Klinikum Konstanz	Konstanz	<500	ö	3328	<20000	1,002	0,777	371	10	35	6: 13%	8: 13%	5: 9%	37	1,4	0,1				4,5	14,0	73,1	0,9	31,4	0,4	18,9	0,3
Herzzentrum Bodensee GmbH Klinik für kardiologische Herz-und Gefäßchirurgie	Konstanz	<50	p	3286	<10000	2,109	0,977	41	2	4	5: 99%	-1: 1%	18: 0%	57	1,1	0,0				23,8	55,0	67,9	0,8	31,4	0,4	20,4	0,3
MediClin Herzzentrum Lahr/Baden	Lahr	<50	p	3288	<10000	2,449	0,972	74	2	4	5: 97%	-1: 1%	1: 1%	58	2,5	0,0				43,2	74,0	38,5	0,8	22,9	0,5	15,1	0,3
Ortenau Klinikum Lahr-Ettenheim	Lahr	<500	ö	3304	<50000	1,062	0,802	374	9	30	5: 18%	8: 13%	1: 12%	38	1,7	0,0		P		13,3	21,6	88,8	0,9	39,1	0,6	24,2	0,3
Kreiskrankenhaus Leonberg	Leonberg	<500	ö	3313	<20000	0,929	0,848	313	7	23	5: 23%	6: 17%	8: 12%	33	1,1	0,0				7,6	12,4	27,8	0,6	4,3	0,2	2,9	0,1
Kliniken des Landkreises Lörrach GmbH	Lörrach	<1000	ö	3320	<50000	1,003	0,836	344	8	26	8: 21%	5: 17%	6: 16%	28	0,7	0,0		P		14,8	23,3	77,2	0,8	73,3	0,8	51,9	0,5
St. Elisabethen-Krankenhaus	Lörrach	<500	fg	3368	<10000	0,674	0,916	245	2	7	14: 24%	15: 19%	11: 10%	29	0,3	0,0		P		13,9	25,2	42,3	0,8	40,3	0,8	29,1	0,5
Klinik Löwenstein gGmbH Zentrum für Pneumologie, Thorax- und Gefäßchirurgie	Löwenstein	<500	ö	3305	<10000	1,070	0,959	130	2	5	4: 76%	5: 9%	8: 4%	19	2,4	1,0		P		35,3	51,7	100,0	1,0	16,2	0,5	7,9	0,2
Klinikum Ludwigsburg Kliniken Ludwigsburg-Bietigheim gGmbH	Ludwigsburg	>1000	ö	3296	<50000	1,139	0,777	445	9	32	5: 15%	1: 14%	6: 11%	37	2,7	0,5		P		10,5	20,4	39,9	0,5	13,4	0,2	8,8	0,1
Klinikum Mannheim gGmbH	Mannheim	>1000	ö	3358	>50000	1,268	0,707	507	14	46	6: 11%	1: 11%	5: 10%	39	4,8	6,8				11,2	19,3	33,6	0,3	17,1	0,2	13,5	0,1
Diakonissenkrankenhaus Mannheim GmbH	Mannheim	<500	fg	3283	<20000	1,029	0,820	326	7	26	6: 12%	8: 12%	5: 12%	40	0,7	0,0				9,6	16,7	11,9	0,3	5,8	0,2	4,6	0,1
Theresienkrankenhaus und St. Hedwig-Klinik GmbH	Mannheim	<1000	fg	3308	<50000	0,977	0,821	363	8	27	5: 20%	8: 19%	6: 13%	38	1,6	0,0				7,5	12,1	17,8	0,3	8,4	0,2	7,1	0,1

21

Krankenhausname	Ort	Betten	Trä-ger	Z-Box	Case-mix	CMI	Spez. Gini	Anz. Basis-DRG	Leistungs-dichte Basis-DRG 25%	50%	TOP 3 MDC 1	2	3	Part. in % O	Budget-Anteile ZE	SE	Bes. Leist. B	P	Not-fall	AOK-Patienten-wege (PKW-KM) Med	oQ	10 km Markt-anteil	HHI	20 km Markt-anteil	HHI	30 km Markt-anteil	HHI
Krankenhaus Marbach Kliniken Ludwigsburg-Bietigheim gGmbH	Marbach	<200	ö	3278	<5000	0,827	0,904	180	5	14	8: 26%	6: 16%	5: 16%	27	1,3	0,0				10,3	16,0	7,7	0,6	1,8	0,2	1,1	0,1
Orthopädische Klinik Markgröningen gGmbH	Markgröningen	<500	ö	3293	<20000	1,633	0,968	100	3	6	8: 95%	1: 3%	9: 1%	93	1,4	2,5				21,1	52,6	37,6	0,6	9,3	0,2	6,3	0,1
Klinik für Kinderneurologie und Sozialpädiatrie Kinderzentrum Maulbronn gGmbH	Maulbronn	<50	fg												0,0	100,0	B			46,5	79,6						
St. Lukas-Klinik gGmbH	Meckenbeuren	<50	fg	3588	<1000	0,727	0,990	24	1	2	1: 57%	3: 25%	4: 10%		33,1	0,0		P		15,6	56,9	10,1	0,6	4,0	0,2	3,5	0,2
Kreiskrankenhaus Mosbach	Mosbach	<200	ö	3320	<10000	0,870	0,848	271	9	25	8: 22%	5: 13%	6: 13%	34	1,8	0,0		P		10,5	17,3	97,8	1,0	27,8	0,4	10,3	0,3
Johannes-Anstalten Mosbach	Mosbach	<50	fg	3286	<1000	0,601	0,958	49	2	7	4: 30%	8: 13%	10: 10%		12,0	0,0		P	N	9,1	20,4	7,4	0,9	1,9	0,4	0,7	0,3
Steinlach-Klinik Mössingen	Mössingen	<50	p	3277	<1000	1,197	0,987	22	1	2	8: 90%	6: 6%	5: 2%	100	3,3	0,0			N	19,0	24,5	100,0	1,0	2,4	0,4	1,3	0,2
Enzkreis-Kliniken Mühlacker	Mühlacker	<200	ö	3348	<10000	0,900	0,831	318	9	26	5: 15%	8: 15%	6: 14%	36	0,3	0,0				9,3	10,8	62,0	0,7	9,8	0,3	2,8	0,2
Helios Klinik Müllheim	Müllheim	<200	p	3329	<10000	0,924	0,848	263	8	24	6: 18%	1: 11%	8: 11%	28	1,2	0,1				7,2	16,2	100,0	1,0	36,8	0,8	5,6	0,3
Albklinik Münsingen	Münsingen	<50	ö	3321	<5000	0,855	0,876	215	6	19	6: 22%	8: 21%	5: 14%	34	1,1	0,0				16,7	25,7	100,0	1,0	99,5	1,0	6,0	0,3
Klinikum Schwäbisch Gmünd – Margariten-Hospital	Mutlangen	<500	ö	3321	<20000	0,960	0,820	373	7	26	5: 14%	6: 13%	14: 11%	29	2,5	0,0				10,3	18,9	100,0	1,0	30,0	0,4	21,5	0,3
Neresheim gGmbH SRH Fachkrankenhaus	Neresheim	<50	p												0,0	100,0	B			104,3	142,9						
Enzkreis-Kliniken Neuenbürg	Neuenbürg	<50	ö	3354	<5000	0,788	0,878	213	5	18	6: 24%	5: 16%	8: 14%	26	0,0	0,0				8,9	17,9	12,6	0,6	5,7	0,3	2,3	0,2
Klinik Oschelbronn	Niefern-Öschel-bronn	<50	fg	3340	<5000	0,732	0,969	68	2	5	9: 25%	6: 12%	8: 12%		23,7	1,9				28,7	111,3	19,5	0,6	7,6	0,2	2,2	0,1
Klinikum Kirchheim-Nürtin-gen-Plochingen	Nürtingen	<1000	ö	3319	<50000	1,019	0,827	323	9	27	8: 18%	5: 16%	6: 14%	34	1,2	0,0		P		12,9	14,5	100,0	1,0	23,9	0,3	5,8	0,1
Ortenau Klinikum Oberkirch*	Oberkirch	<50	ö	3344	<5000	0,713	0,905	193	3	13	8: 17%	14: 14%	5: 14%	23	0,1	0,0				9,7	14,3	100,0	1,0	10,4	0,4	4,2	0,2
SRH-Krankenhaus Obern-dorf a.N.	Oberndorf	<200	p	3340	<5000	0,804	0,879	211	7	20	6: 22%	5: 19%	8: 15%	23	0,8	0,0				12,5	16,4	100,0	1,0	39,3	0,6	6,2	0,2

21

Krankenhausname	Ort	Betten	Träger	Z-Bax	Casemix	CMI	Spez. Gini	Anz. Basis-DRG	Leistungsdichte Basis-DRG 25%	50%	TOP 3 MDC 1	2	3	Part. in % O	Budget-Anteile ZE	SE	Bes. Leist. B	P	Notfall	AOK-Patientenwege (PKW-KM) Med	oQ	10 km Marktanteil	HHI	20 km Marktanteil	HHI	30 km Marktanteil	HHI
Ortenau Klinikum Offenburg-Gengenbach	Offenburg	<1000	ö	3318	<50000	1,084	0,803	453	10	33	8:14%	5:11%	6:9%	40	3,9	0,1		P		18,6	28,6	100,0	1,0	47,0	0,4	41,0	0,4
Hohenloher Krankenhaus gGmbH	Öhringen	<500	ö	3362	<10000	0,786	0,857	279	5	19	5:19%	6:13%	8:10%	22	0,2	0,0				17,0	27,2	100,0	1,0	20,0	0,4	11,0	0,4
Paracelsus-Krankenhaus Ruit	Ostfildern	<500	p	3305	<20000	0,974	0,813	318	8	28	8:17%	6:14%	5:12%	46	1,0	0,0				11,0	18,4	7,0	0,3	4,0	0,1	2,7	0,1
HELIOS Klinikum Pforzheim	Pforzheim	<500	p	3353	<50000	1,032	0,787	391	8	32	5:15%	1:13%	6:12%	31	2,6	0,3				6,4	14,0	43,9	0,6	26,9	0,3	8,7	0,2
Siloah St. Trudpert Klinikum	Pforzheim	<500	fg	3253	<50000	0,953	0,793	390	9	31	5:15%	6:12%	11:11%	41	0,9	0,0		P		7,7	16,3	38,9	0,5	22,6	0,3	9,5	0,2
Centralklinik GmbH & Co KG	Pforzheim	<50	p	3433	<1000	0,507	0,975	71	2	3	8:41%	3:24%	5:19%	72	0,0	0,0				5,1	15,7	9,4	0,5	5,9	0,3	2,6	0,2
Arcus Klinik	Pforzheim	<50	p	3354	<10000	1,250	0,981	34	2	4	8:100%			98	0,6	0,0				47,4	73,8	55,8	0,5	30,2	0,3	18,1	0,2
Klinikum Mittelbaden Rastatt	Rastatt	<500	ö	3343	<20000	0,949	0,855	290	7	23	5:27%	6:12%	1:11%	29	1,6	0,0				7,6	17,8	43,4	0,6	26,3	0,4	7,3	0,2
Südwürttembergische Zentren für Psychiatrie KH Weissenau	Ravensburg	<500	ö	3436	<1000	0,865	0,980	38	2	4	1:68%	8:21%	23:5%		1,4	68,7		P		25,0	59,9	18,4	0,7	10,8	0,4	7,4	0,2
Oberschwaben-Klinik GmbH St. Elisabethen-Krankenhaus St. Nikolaus-Krankenhaus	Ravensburg	<1000	fg	3311	<50000	1,157	0,766	408	11	35	5:17%	8:14%	1:12%	39	2,4	0,9				20,9	32,0	72,5	0,7	29,3	0,3	25,4	0,2
Klinikum am Steinenberg/Ermstalklinik	Reutlingen	<1000	ö	3309	<50000	0,973	0,801	410	9	29	5:18%	6:12%	8:11%	32	1,7	1,0		P		10,2	18,0	96,9	1,0	23,8	0,4	14,4	0,2
Klinik im Kronprinzenbau, Dr. Kübel/Dr. Albrecht	Reutlingen	<50	p	3094	<1000	0,600	0,982	29	2	4	8:80%	6:8%	5:6%	99	1,5	0,0				10,2	20,0	25,1	0,8	5,1	0,3	2,7	0,2
Helios Klinik Rottweil	Rottweil	<500	p	3297	<10000	0,957	0,819	312	7	28	5:16%	6:15%	8:13%	33	2,1	0,0				13,2	19,3	87,2	0,9	17,9	0,6	11,4	0,3
Vinzenz von Paul Hospital gGmbH Klinik Rottenmünster	Rottweil	<500	fg	3337	<5000	0,907	0,978	55	2	4	1:80%	8:11%	3:3%		0,4	1,2		P		23,3	29,9	47,7	0,8	11,0	0,5	6,6	0,3
Kinderklinik Schömberg	Schömberg	<50	p												0,0	100,0	B			74,2	115,9						
RMK Schorndorf	Schorndorf	<500	ö	3332	<20000	0,939	0,846	272	7	23	6:16%	8:15%	5:13%	30	0,5	0,1				9,3	16,4	100,0	1,0	10,1	0,3	3,3	0,1
Diakonie-Klinikum Schwäbisch Hall gGmbH	Schwäbisch Hall	<500	fg	3350	<50000	1,009	0,779	431	10	32	5:17%	6:12%	8:11%	35	2,0	1,3		P		19,5	27,3	100,0	1,0	66,5	0,6	45,9	0,5
Fachklinik für Neurologie Dietenbronn GmbH	Schwendi	<50	p	3424	<5000	0,531	0,986	60	1	1	1:84%	8:9%	19:2%		37,1	8,3				36,4	69,9	100,0	1,0	26,1	0,7	7,0	0,2

21

Krankenhausname	Ort	Betten	Trä-ger	Z-Bax	Case-mix	CMI	Spez. Gini	Anz. Basis-DRG	Leistungs-dichte Basis-DRG 25%	50%	TOP 3 MDC 1	2	3	Part. in % O	Budget-Anteile ZE	SE	Bes. Leist. B	P	Not-fall	AOK-Patienten-wege (PKW-KM) Med	oQ	Regionale DRG-Marktanteile und -konzentration im Umkreis 10 km Markt-anteil	HHI	20 km Markt-anteil	HHI	30 km Markt-anteil	HHI
GRN Gesundheitszentren Rhein-Neckar gGmbH Krankenhaus Schwetzingen	Schwetzingen	<500	ö	3330	<20000	1,006	0,821	339	11	29	5:22%	8:15%	6:14%	38	1,4	0,0		P		8,7	16,4	12,3	0,5	4,5	0,2	3,7	0,1
Klinik GmbH Sigmaringen Kreiskrankenhaus Sigmaringen	Sigmaringen	<1000	ö	3330	<20000	0,953	0,811	352	9	30	6:16%	5:15%	8:11%	37	1,1	0,0		P		22,6	29,3	100,0	1,0	100,0	1,0	89,8	0,9
Klinikum Sindelfingen-Böblingen gGmbH	Sindelfingen	<1000	ö	3297	<50000	1,091	0,796	422	8	27	5:16%	8:12%	6:11%	36	2,5	0,2				10,0	19,2	73,9	0,7	13,8	0,2	6,2	0,1
Hegau-Bodensee-Klinikum Singen	Singen	<1000	ö	3324	<50000	1,042	0,799	383	9	28	5:17%	6:12%	8:12%	34	0,9	0,0		P		19,0	35,3	100,0	1,0	85,4	0,8	38,8	0,3
GRN Gesundheitszentren Rhein-Neckar gGmbH Krankenhaus Sinsheim	Sinsheim	<500	ö	3301	<20000	0,949	0,841	316	7	22	6:18%	5:13%	8:11%	32	1,1	0,0				12,6	16,6	100,0	1,0	75,4	0,9	5,4	0,2
Klinik St. Blasien GmbH	St Blasien	<50	p	3276	<5000	1,614	0,983	37	1	3	4:86%	-1:7%	5:5%	7	0,0	5,4				51,6	103,2	100,0	1,0	16,9	0,6	13,0	0,4
Krankenhaus Stockach	Stockach	<50	ö	3346	<5000	0,895	0,920	169	4	13	8:47%	6:13%	5:8%	53	0,0	0,0				9,9	21,8	100,0	1,0	10,8	0,6	6,1	0,3
Krankenhaus Bethesda	Stuttgart	<200	fg	3304	<10000	1,025	0,867	252	6	20	6:27%	8:20%	5:13%	54	1,3	0,1				11,1	15,6	4,0	0,3	2,1	0,2	1,5	0,1
Marien-Hospital	Stuttgart	<1000	fg	3289	<50000	1,095	0,754	431	13	38	3:17%	8:12%	5:11%	50	2,1	3,5	B			9,7	21,4	16,8	0,4	9,0	0,2	6,4	0,1
Charlottenklinik für Augenheilkunde	Stuttgart	<50	fg	3246	<5000	0,684	0,989	20	1	2	2:100%			86	0,0	0,0			N	18,4	31,0	43,2	0,6	37,7	0,4	19,9	0,4
Sport-Klinik Stuttgart	Stuttgart	<50	fg	3294	<10000	1,124	0,979	54	2	4	8:99%	9:0%	18:0%	96	0,9	0,0				29,0	54,4	13,0	0,3	7,4	0,1	6,7	0,1
Sana-Herzchirurgische Klinik Stuttgart GmbH	Stuttgart	<50	p	3241	<20000	6,044	0,989	36	1	2	5:93%	-1:5%	8:1%	98	2,5	0,0				31,4	55,7	11,7	0,3	6,1	0,2	4,8	0,1
Klinikum Stuttgart	Stuttgart	>1000	ö	3298	>50000	1,145	0,716	511	14	45	1:12%	8:10%	6:9%	41	6,8	2,5		P		13,8	28,0	40,6	0,4	20,9	0,2	15,7	0,1
St.-Anna-Klinik	Stuttgart	<50	fg	3419	<5000	0,461	0,957	119	2	6	14:24%	6:22%	15:17%	63	0,7	0,0				7,4	14,0	4,6	0,3	2,6	0,1	2,3	0,1
Kreiskrankenhaus Tauberbischofsheim	Tauberbischofs-heim	<500	ö	3260	<5000	0,934	0,874	225	7	18	8:23%	5:19%	6:18%	31	2,8	0,0		P		10,7	16,5	100,0	1,0	12,8	0,5	3,9	0,3
Klinik Tettnang GmbH	Tettnang	<200	ö	3320	<10000	0,931	0,845	267	7	24	8:20%	6:11%	5:9%	50	1,5	0,0				8,8	17,0	94,0	1,0	10,4	0,3	9,6	0,2
Helios Klinik Titisee-Neu-stadt	Titisee-Neu-stadt	<200	p	3310	<10000	0,914	0,836	263	7	24	8:16%	14:12%	6:11%	35	1,4	0,0				21,8	30,9	100,0	1,0	89,5	0,9	5,4	0,3
Universitätsklinikum Tübingen	Tübingen	>1000	ö	3303	>50000	1,461	0,709	515	15	53	5:11%	1:10%	2:9%	51	7,9	3,4		P		26,4	48,4	88,3	0,9	52,2	0,5	19,8	0,2

21

Krankenhausname	Ort	Betten	Trä-ger	Z-Bax	Case-mix	CMI	Spez. Gini	Anz. Basis-DRG	Leistungs-dichte Basis-DRG 25%	50%	TOP 3 MDC 1	2	3	Part. in % O	Budget-Anteile ZE	SE	Bes. Leist. B	P	Not-fall	AOK-Patienten-wege (PKW-KM) Med	oQ	Regionale DRG-Marktanteile und -konzentration im Umkreis 10 km Markt-anteil	HHI	20 km Markt-anteil	HHI	30 km Markt-anteil	HHI
Tropenklinik Paul-Lechler-Krankenhaus	Tübingen	<50	fg	3292	<5000	0,997	0,913	131	5	14	4:16%	5:16%	1:11%		5,2	0,1				16,9	21,8	11,0	0,8	5,3	0,4	1,8	0,2
Berufsgenossenschaftliche Unfallklinik	Tübingen	<500	ö	3267	<20000	1,647	0,920	170	5	13	8:67%	3:12%	1:6%	85	2,0	10,4				27,1	51,4	23,3	0,8	14,0	0,4	4,7	0,2
Klinikum Landkreis Tuttlingen	Tuttlingen	<500	ö	3350	<20000	0,873	0,820	337	9	28	5:17%	8:15%	6:12%	32	0,9	0,4				13,4	20,0	100,0	1,0	100,0	1,0	15,6	0,3
Helios Krankenhaus Überlingen GmbH	Überlingen	<500	p	3329	<10000	0,995	0,808	292	10	32	6:16%	8:16%	5:15%	38	0,9	0,0				12,4	17,3	82,0	0,9	27,5	0,5	10,7	0,3
Universitätsklinikum Ulm Bereich Finanzen	Ulm	>1000	ö	3323	>50000	1,339	0,704	492	12	48	5:14%	14:8%	3:8%	46	7,0	1,3		P		26,3	49,7	57,9	0,6	52,7	0,5	36,1	0,3
Agaplesion Bethesda Geriatrische Klinik Ulm gGmbH	Ulm	<50	fg	3290	<5000	1,308	0,942	77	4	10	8:25%	1:22%	5:16%		9,6	0,0				7,9	15,3	6,6	0,4	5,7	0,4	3,6	0,2
RKU Universitäts- und Rehabilitationskliniken Ulm gGmbH	Ulm	<500	p	3342	<20000	1,408	0,941	167	3	8	8:46%	1:46%	2:2%	34	5,3	20,7		P		28,1	55,3	17,1	0,5	17,1	0,5	9,7	0,3
Bundeswehrkrankenhaus Ulm	Ulm	<500	ö	3275	<20000	1,093	0,757	376	12	43	3:19%	8:14%	5:11%	55	3,0	0,4				24,1	50,9	22,3	0,5	22,3	0,5	13,7	0,3
Krankenhaus Vaihingen Kliniken Ludwigsburg-Bietigheim gGmbH	Vaihingen	<200	ö	3419	<5000	0,668	0,886	188	6	17	5:25%	6:17%	8:12%	19	0,0	0,0				3,6	8,8	33,0	0,6	3,8	0,3	1,0	0,1
Schwarzwald-Baar Klinikum Villingen-Schwenningen GmbH	Villingen-Schwenningen	>1000	ö	3298	>50000	1,094	0,763	481	12	38	5:17%	8:15%	6:12%	43	2,1	0,1		P		18,4	29,8	100,0	1,0	79,6	0,7	53,8	0,4
Ameos Krankenhaus Dr. Lay	Vogtsburg	<50	p	3258	<5000	0,792	0,947	113	2	5	20:37%	5:15%	4:13%	36	0,0	0,0				24,6	34,6	46,4	0,7	4,8	0,4	3,8	0,3
Waiblinger Zentralklinik GmbH	Waiblingen	<50	p	2883	<5000	0,843	0,973	53	2	6	8:80%	6:12%	1:4%	98	0,0	0,0			N	16,8	39,4	8,1	0,4	2,5	0,2	1,9	0,1
Bruder-Klaus-Krankenhaus	Waldkirch	<200	fg	3303	<5000	0,940	0,900	186	4	13	8:45%	6:13%	5:12%	36	0,3	0,0				13,5	17,1	32,2	0,6	6,2	0,3	4,0	0,2
Spital Waldshut GmbH	Waldshut-Tiengen	<500	fg	3355	<10000	0,761	0,837	297	8	24	5:16%	6:15%	8:10%	23	0,3	0,0				13,6	19,9	100,0	1,0	92,3	0,9	65,1	0,6
Oberschwaben-Klinik gGmbH Ravensburg, Klinikum Westallgäu	Wangen	<500	fg	3363	<10000	0,921	0,818	327	8	27	8:14%	6:13%	5:13%	35	1,5	0,1				16,6	23,7	54,1	0,6	18,7	0,3	16,7	0,3
Fachkliniken Wangen	Wangen	<200	p	3311	<10000	1,366	0,971	68	2	4	4:80%	-1:5%	21:3%	17	3,8	16,5				45,6	73,5	52,6	0,8	18,5	0,3	16,6	0,3

21

21

Krankenhausname	Ort	Betten	Träger	Z-Bax	Case-mix	CMI	Spez. Gini	Anz. Basis-DRG	LD 25%	LD 50%	TOP 3 MDC 1	TOP 3 MDC 2	TOP 3 MDC 3	Part. in % O	Budget ZE	Budget SE	Bes. Leist. B	Bes. Leist. P	Notfall	AOK Med	AOK oQ	10 km Marktanteil	10 km HHI	20 km Marktanteil	20 km HHI	30 km Marktanteil	30 km HHI
Krankenhaus 14 Nothelfer GmbH	Weingarten	<200	ö	3230	<10000	0,933	0,888	228	6	16	8:35%	6:14%	14:10%	53	0,1	0,0				11,3	24,9	29,0	0,7	14,9	0,3	9,7	0,2
GRN Gesundheitszentren Rhein-Neckar gGmbH Kreiskrankenhaus Weinheim	Weinheim	<500	ö	3330	<10000	0,927	0,849	303	7	22	6:17%	5:17%	8:15%	36	0,7	0,0				9,0	14,5	36,0	0,5	3,9	0,2	3,3	0,1
Rotkreuzklinik Wertheim gGmbH	Wertheim	<200	ö	3364	<10000	0,880	0,837	277	8	26	6:18%	5:16%	8:14%	34	0,1	0,0				9,3	17,1	100,0	1,0	54,7	0,5	15,4	0,3
RMK Winnenden	Winnenden	<1000	ö	3324	<50000	0,911	0,817	378	8	27	5:21%	6:13%	1:10%	28	2,1	0,0				12,9	19,1	49,8	0,6	9,1	0,2	6,4	0,1
Parkinson-Klinik Wolfach	Wolfach	<50	p	3247	<5000	1,187	0,997	3	1	1	1:100%				0,0	26,8			N	140,9	184,2	96,1	1,0	93,7	0,9	49,7	0,6
Ortenau Klinikum Wolfach	Wolfach	<50	ö	3325	<5000	0,835	0,877	216	7	19	5:21%	8:18%	6:17%	26	0,1	0,0				15,1	19,7	82,4	1,0	79,9	1,0	6,2	0,3
Bayern		267		3188		1,060	0,816		13	41	8:17%	5:16%	6:12%	37	3,7	4	44	29	13								
Krankenhaus Aichach	Aichach	<200	ö	3325	<5000	0,857	0,860	233	8	20	8:21%	5:18%	6:18%	34	1,2	0,0				9,5	19,0	100,0	1,0	17,6	0,4	3,9	0,3
Kreiskliniken Altötting-Burghausen	Altötting	<500	ö	3261	<50000	0,941	0,782	415	10	33	8:16%	5:14%	6:13%	33	2,2	0,0		P		16,6	24,3	100,0	1,0	61,4	0,6	35,3	0,3
Kreiskrankenhaus Alzenau	Alzenau	<200	ö	3262	<10000	0,887	0,872	182	7	22	5:26%	8:22%	6:20%	44	0,6	0,0				12,9	18,8	47,1	0,6	7,7	0,2	2,7	0,1
Vital-Klinik GmbH & Co. KG	Alzenau	<50	p	3225	<1000	1,023	0,992	26	1	1	9:75%	5:16%	23:8%	22	0,0	0,0				31,7	56,2	77,7	1,0	13,4	0,4	8,3	0,2
Klinikum St. Marien Amberg	Amberg	<1000	ö	3301	<50000	0,998	0,771	443	10	32	5:16%	6:12%	8:11%	31	2,6	0,1				18,3	33,2	100,0	1,0	75,1	0,7	44,5	0,4
ANregiomed Klinikum Ansbach	Ansbach	<1000	ö	3507	<20000	1,025	0,793	380	9	30	5:17%	8:16%	6:11%	34	2,7	0,0	B	P		17,6	25,1	85,5	0,9	66,8	0,6	30,7	0,3
Bezirksklinikum Ansbach	Ansbach	<500	ö	3439	<1000	0,630	0,963	72	3	7	1:57%	8:15%	19:9%		1,0	36,8				25,0	36,7	20,3	0,8	16,5	0,6	9,7	0,3
Rangauklinik Ansbach GmbH	Ansbach	<50	fg	3305	<5000	0,881	0,983	48	2	3	4:93%	-1:3%	5:2%	9	2,4	16,6				26,3	40,4	30,9	0,8	25,3	0,6	11,8	0,3
Capio Deutsche Klinik Aschaffenburg GmbH	Aschaffenburg	<50	p	3334	<5000	0,780	0,974	96	1	3	3:34%	3:34%	8:24%	95	0,0	0,0				11,8	25,0	34,6	0,9	16,6	0,4	7,9	0,2
Klinik am Ziegelberg Frauenklinik Aschaffenburg	Aschaffenburg	<50	p	3393	<1000	0,420	0,985	39	1	2	14:41%	15:33%	13:18%	38	0,0	0,0				9,9	17,8	29,2	0,6	17,6	0,3	6,8	0,1
Klinikum Aschaffenburg	Aschaffenburg	<1000	ö	3292	<50000	1,060	0,789	405	10	30	8:14%	6:13%	5:12%	32	2,4	1,2	B			11,8	20,9	85,9	0,9	46,6	0,4	19,4	0,2
Orthopädische Kinderklinik Aschau	Aschau	<50	fg												0,0	0,0	B										
St. Johannes-Klinik Auerbach	Auerbach	<50	ö	3307	<5000	0,830	0,925	121	4	12	5:21%	4:18%	6:14%	1	2,8	0,0				1,3	20,0	30,1	0,7	30,1	0,7	3,7	0,5

Krankenhausname	Ort	Betten	Träger	Z-Bax	Case-mix	CMI	Spez. Gini	Anz. Basis-DRG	Leistungs-dichte Basis-DRG 25%	50%	TOP 3 MDC 1	2	3	Part. in % O	Budget-Anteile ZE	SE	Bes. Leist. B	P	Not-fall	AOK Med	oQ	10 km Markt-anteil	HHI	20 km Markt-anteil	HHI	30 km Markt-anteil	HHI
Krankenhauszweckverband Augsburg/ Zentralklinikum	Augsburg	>1000	ö	3292	>50000	1,159	0,716	499	16	45	5:15%	6:12%	1:10%	33	4,9	1,4				14,2	39,6	66,4	0,6	58,4	0,5	51,0	0,4
Evangelische Diakonissenanstalt Augsburg	Augsburg	<200	fg	3248	<10000	0,788	0,881	267	6	16	5:33%	11:17%	6:10%	49	1,6	0,0				7,7	17,9	8,2	0,5	7,8	0,5	6,7	0,4
Josefinum-Kinderkrankenhaus Entbindungsklinik	Augsburg	<500	fg	3142	<10000	0,620	0,940	209	2	5	14:30%	15:24%	6:9%	24	0,2	2,7		P		7,3	20,4	13,9	0,5	13,2	0,5	11,4	0,4
Klinik Vincentinum Augsburg gGmbH	Augsburg	<500	fg	3334	<10000	0,699	0,899	246	5	14	8:32%	3:21%	6:14%	65	0,5	0,0				4,7	13,2	11,7	0,5	10,5	0,5	9,5	0,4
Hessing Stiftung Fachklinik für Orthopädie	Augsburg	<500	fg	3245	<20000	1,308	0,967	74	2	6	8:96%	1:2%	9:1%	75	0,5	0,0				31,8	64,2	24,0	0,4	24,0	0,4	20,5	0,3
Asklepios Klinikum Bad Abbach	Bad Abbach	<200	p	3337	<10000	1,227	0,962	129	3	6	8:95%	1:2%	4:1%	55	5,1	0,0				61,1	104,9	13,2	0,4	11,5	0,3	9,5	0,3
RoMed Klinik Bad Aibling	Bad Aibling	<200	ö	3331	<10000	0,794	0,840	286	6	24	8:17%	6:15%	5:11%	29	0,8	0,0				8,0	11,5	23,8	0,6	14,3	0,4	9,2	0,2
Schön Klinik Harthausen GmbH & Co. KG	Bad Aibling	<50	p	3071	<10000	1,561	0,975	81	2	4	8:92%	1:6%	5:1%	59	2,3	0,0				25,4	49,3	26,2	0,6	13,2	0,4	9,2	0,2
Schön Klinik Bad Aibling GmbH & Co. KH (Neurologie)	Bad Aibling	<200	p	3233	<10000	5,440	0,970	55	2	6	1:69%	-1:19%	3:3%	20	4,5	34,1	B			20,3	60,6	12,4	0,6	7,7	0,4	4,9	0,2
Medi-Therm Kliniken GmbH & Co. KG	Bad Aibling	<50	p	3387	<1000	0,769	0,990	15	1	2	9:34%	7:18%	6:15%		23,0	0,0				101,6	241,4	20,9	0,6	14,1	0,4	6,5	0,3
Capio Franz von Prümmer-Klinik	Bad Brückenau	<50	p	3298	<5000	0,968	0,868	223	7	21	8:22%	5:19%	6:17%	31	1,6	0,0				14,0	24,5	100,0	1,0	88,1	0,9	6,0	0,4
Simssee-Klinik GmbH	Bad Endorf	<200	p	3340	<1000	0,865	0,993	14	1	1	8:97%	21:2%	1:1%		5,6	46,2		P		55,1	92,1	20,4	0,6	12,0	0,4	6,9	0,2
Fachklinik Johannesbad Bad Füssing	Bad Füssing	<50	p	3250	<5000	0,884	0,994	9	1	2	8:72%	1:27%	23:1%		0,0	0,0		P	N	113,2	154,4	88,1	0,9	87,8	0,9	40,1	0,5
Rheumaklinik Ostbayern	Bad Füssing	<50	ö	3316	<1000	0,741	0,989	40	1	2	8:94%	6:1%	1:1%		18,7	0,0				38,0	53,0	29,3	0,9	29,2	0,9	5,3	0,6
Reha-Zentrum Passauer Wolf	Bad Griesbach – Therme	<50	p	3245	<1000	2,072	0,992	10	1	2	1:97%	21:3%			3,9	68,5	B		N	63,5	85,9	100,0	1,0	22,7	1,0	4,2	0,5
Fachklinik Bad Heilbrunn	Bad Heilbrunn	<50	p	3299	<5000	0,989	0,996	12	1	1	10:79%	8:13%	1:8%		5,7	27,0	B			99,7	185,4	58,1	0,8	45,6	0,6	19,5	0,3
St. Elisabeth-Krankenhaus Bad Kissingen	Bad Kissingen	<500	p	3254	<20000	0,822	0,849	327	6	21	5:21%	6:18%	8:17%	26	1,3	0,0				16,5	24,8	85,0	0,9	17,3	0,4	15,5	0,3

21

21

Krankenhausname	Ort	Betten	Träger	Z-Bax	Case-mix	CMI	Spez. Gini	Anz. Basis-DRG	Leist. 25%	Leist. 50%	MDC 1	MDC 2	MDC 3	Part. in %	Budget O	Budget ZE	Budget SE	Bes. Leist. B	Bes. Leist. P	Not-fall	AOK Med	AOK oQ	10 km Marktanteil	10 km HHI	20 km Marktanteil	20 km HHI	30 km Marktanteil	30 km HHI
Klinik Bavaria GmbH & Co KG Rehabilitationsklinik	Bad Kissingen	<50	p	3218	<1000	4,898	0,919	60	7	19	-1:18%	5:18%	1:15%	26		0,2	3,0				20,6	23,9						
Rhön-Saale Klinik gGmbH	Bad Neustadt	<500	ö	3257	<10000	0,826	0,862	275	8	23	6:19%	8:19%	5:10%	30		1,4	3,1	B			57,0	118,9	39,7	0,8	26,2	0,6	17,7	0,4
Herz- u. Gefäßklinik GmbH Bad Neustadt	Bad Neustadt	<500	p	3236	<50000	2,678	0,954	144	3	6	5:90%	-1:3%	1:2%	61		4,4	0,2						46,8	0,8	34,6	0,6	26,5	0,5
Klinik für Handchirurgie Herz- und Gefäßklinik GmbH	Bad Neustadt	<50	p	3287	<10000	1,067	0,977	76	1	3	8:81%	1:7%	21:6%	96		1,2	0,0				81,4	137,9	52,4	0,8	41,4	0,6	31,5	0,5
Neurologische Klinik GmbH Bad Neustadt/Saale	Bad Neustadt	<200	p	3234	<10000	1,838	0,971	79	2	5	1:75%	8:9%	-1:4%	5		7,8	23,3				27,0	53,5	30,8	0,7	20,2	0,5	14,1	0,4
Kliniken des Landkreises Berchtesgadener Land GmbH Kreiskrankenhaus Bad Reichenhall	Bad Reichenhall	<500	ö	3297	<20000	0,896	0,811	339	9	29	5:16%	8:16%	6:13%	28		2,2	0,0				18,7	23,0	91,3	1,0	65,7	0,6	28,6	0,5
Klinik für Schlafstörungen GmbH	Bad Reichenhall	<50	p	3787												0,0	100,0				42,2	126,0						
Georg von Liebig-Krankenhaus	Bad Reichenhall	<50	p	3201	<5000	0,743	0,987	44	1	1	9:83%	23:7%	21:2%	21		3,0	0,0				74,2	108,3	44,8	0,8	37,8	0,7	16,5	0,6
Medical Park Bad Rodach GmbH Co. KG Phase B Akutbereich	Bad Rodach	<50	p	3211	<1000	2,512	0,996	6	1	1	1:100%					10,3	63,2	B			66,8	118,8	100,0	1,0	10,6	0,5	7,6	0,3
Asklepios StadtKlinik Bad Tölz GmbH	Bad Tölz	<500	p	3491	<20000	0,989	0,803	348	10	30	8:18%	5:15%	6:13%	38		2,0	2,5				18,9	23,8	90,3	1,0	47,5	0,5	19,8	0,3
Kiliani-Klinik Dr. Becker Klinikgesellschaft mbh & Co. KG	Bad Windsheim	<50	p	3136	<1000	4,153	0,993	10	1	1	1:85%	-1:15%		14		5,0	54,4			N	101,9	141,1	100,0	1,0	37,4	0,8	10,8	0,3
Klinikum Bamberg	Bamberg	>1000	ö	3321	<50000	1,014	0,756	490	10	35	5:14%	8:13%	6:12%	32		3,8	3,3	B			14,7	24,5	100,0	1,0	76,2	0,7	54,7	0,4
Klinikum Bayreuth GmbH	Bayreuth	>1000	ö	3280	<50000	1,210	0,752	470	11	38	5:17%	1:15%	8:12%	30		5,1	12,2				15,0	33,7	96,4	1,0	63,0	0,6	52,4	0,4
Bezirkskrankenhaus Bayreuth des Bezirks Oberfranken	Bayreuth	<500	ö	3335	<1000	0,768	0,967	67	2	6	1:55%	8:20%	4:9%			1,1	10,9		P		25,9	46,6	9,4	0,9	6,4	0,5	5,3	0,4
Kreiskrankenhaus Berchtesgaden	Berchtesgaden	<200	ö	3300	<5000	0,869	0,905	176	4	14	8:47%	5:13%	6:10%	32		1,4	0,0				7,3	20,5	99,1	1,0	24,4	0,7	24,4	0,7
CJD Asthmazentrum Berchtesgaden	Berchtesgaden	<50	fg													0,0	100,0	B			110,2	311,9						

Table header groupings: *Leistungsdichte Basis-DRG* (25% / 50%); *TOP 3 MDC* (1 / 2 / 3); *Budget-Anteile* (O / ZE / SE); *Bes. Leist.* (B / P); *AOK-Patientenwege (PKW-KM)* (Med / oQ); *Regionale DRG-Marktanteile und -konzentration im Umkreis* — 10 km / 20 km / 30 km (Marktanteil / HHI).

Krankenhausname	Ort	Betten	Träger	Z-Bax	Case-mix	CMI	Spez. Gini	Anz. Basis-DRG	Leistungsdichte 25%	Leistungsdichte 50%	TOP 3 MDC 1	TOP 3 MDC 2	TOP 3 MDC 3	Part. in % O	ZE	SE	Bes. Leist. B	Bes. Leist. P	Notfall	Med	oQ	10 km Marktanteil	10 km HHI	20 km Marktanteil	20 km HHI	30 km Marktanteil	30 km HHI
Schön Klinik Starnberger See GmbH & Co. KG	Berg	<200	p	3308	<5000	0,948	0,925	144	3	11	5:50%	6:11%	17:10%	21	7,8					25,4	34,3	12,5	0,6	2,5	0,2	1,0	0,1
Marianne-Strauß-Klinik Behandlungszentrum Kempfenhausen für Multiple Sklerose Kranke gGmbH	Berg	<200	fg	3225											8,4	91,5	B			82,2	156,2						
Medical Park Chiemsee/ Loipl GmbH & Co. KG Betriebsstätte Loipl	Bischofswiesen	<50	p	3250	<1000	2,040	0,992	9	1	1	1:100%				5,9	77,5	B			72,1	143,5	18,9	0,7	18,9	0,7	18,0	0,6
Wertachkliniken Bobingen u. Schwabmünchen gKU Klinik Bobingen	Bobingen	<200	ö	3270	<10000	0,845	0,871	231	8	21	8:36%	5:13%	6:7%	36	0,4	0,0				10,2	16,3	43,6	0,7	5,5	0,4	4,9	0,4
Kreisklinik Bogen	Bogen	<200	ö	3312	<10000	0,849	0,863	272	7	21	8:29%	5:17%	6:14%	35	1,3	0,0				12,2	23,0						
Veramed Klinik am Wendelstein KG	Brannenburg	<50	p	3322											14,9	85,0	B			184,7	298,0						
Kliniken Ostallgäu Kaufbeuren Haus St. Josef Buchloe	Buchloe	<200	ö	3281	<5000	0,931	0,869	218	7	21	8:28%	6:18%	5:16%	33	1,8	0,0				12,5	21,1	29,2	0,6	9,5	0,3	7,5	0,2
Therapiezentrum Burgau gGmbH	Burgau	<50	fg	3297	<5000	6,049	0,990	17	1	2	1:74%	-1:25%	21:1%	26	5,1	67,3	B		N	56,6	95,9	24,6	0,7	18,9	0,5	11,2	0,3
Asklepios Klinik Burglengenfeld	Burglengenfeld	<200	p	3308	<10000	0,941	0,840	292	7	25	5:22%	6:20%	8:11%	30	2,1	0,0				7,0	23,6	100,0	1,0	28,7	0,6	4,9	0,2
Sana Kliniken des Landkreises Cham	Cham	<500	p	3317	<20000	0,772	0,831	339	9	26	5:15%	8:14%	6:13%	29	2,0	0,6				21,1	25,5	100,0	1,0	100,0	1,0	74,2	0,7
Klinikum Coburg GmbH	Coburg	<1000	ö	3475	<50000	1,140	0,787	431	8	28	5:26%	6:13%	1:8%	32	2,8	0,9				14,1	26,6	100,0	1,0	46,3	0,4	31,5	0,3
HELIOS Amper-Klinikum Dachau	Dachau	<500	p	3223	<50000	1,019	0,789	394	10	32	5:17%	8:13%	3:12%	37	1,8	1,1				12,7	21,3	100,0	1,0	6,0	0,1	4,4	0,1
DONAUISAR Klinikum Deggendorf	Deggendorf	<500	ö	3270	<50000	1,142	0,785	429	8	29	5:15%	6:12%	1:10%	32	3,1	0,0		P		18,8	33,7	91,7	0,9	82,2	0,9	25,1	0,3
Bezirksklinikum Mainkofen	Deggendorf	<1000	ö	3321	<5000	1,018	0,969	76	2	5	1:80%	19:5%	3:4%	32	2,1	38,5	B	P		31,5	45,4	21,3	0,8	19,6	0,8	10,0	0,4
Kreisklinik St. Elisabeth, Dillingen	Dillingen	<200	ö	3309	<10000	0,879	0,822	335	10	28	8:13%	6:12%	5:12%	40	1,2	0,0				9,7	18,2	100,0	1,0	32,8	0,4	13,7	0,2
DONAUISAR Klinikum Dingolfing	Dingolfing	<200	ö	3330	<5000	0,717	0,859	230	8	25	8:18%	6:14%	5:11%	33	1,3	0,0				11,3	20,1	100,0	1,0	57,3	0,6	10,2	0,3

21

Krankenhausname	Ort	Betten	Träger	Z-Bax	Casemix	CMI	Spez. Gini	Anz. Basis-DRG	Leistungsdichte Basis-DRG 25%	50%	TOP 3 MDC 1	2	3	Part. in % O	ZE	SE	Bes. Leist. B	P	Not-fall P	AOK Med	oQ	10 km Marktanteil	HHI	20 km Marktanteil	HHI	30 km Marktanteil	HHI
ANregiomed Klinik Dinkelsbühl	Dinkelsbühl	<500	ö	3323	<20000	0,813	0,842	310	7	24	6:18%	5:16%	8:15%	29	0,8	0,0				29,7	51,4	100,0	1,0	37,6	0,4	26,6	0,3
Klinik Donaustauf	Donaustauf	<200	ö	3303	<5000	1,097	0,978	64	2	3	4:89%	-1:3%	5:3%	14	2,9	2,3			P	69,3	105,6	21,3	0,6	10,1	0,4	8,1	0,3
Donau-Ries-Kliniken	Donauwörth	<500	ö		<20000	0,814	0,824	295	9	28	5:18%	8:15%	6:14%	28	1,1	0,9						100,0	1,0	63,5	0,7	30,1	0,3
Bezirksklinikum Obermain	Ebensfeld	<500	ö	3260	<10000	1,211	0,937	165	2	8	4:44%	8:43%	5:5%	33	3,9	4,6			P	35,1	55,6	45,9	0,7	28,0	0,5	10,4	0,3
Klinik Fränkische Schweiz gemeinnützige GmbH	Ebermannstadt	<50	ö	3241	<5000	0,997	0,936	139	3	9	5:59%	6:9%	4:8%	16	1,0	0,1				13,7	21,0	100,0	1,0	40,2	0,7	4,2	0,2
Kreisklinik Ebersberg gemeinnützige GmbH	Ebersberg	<500	ö	3327	<20000	0,911	0,808	344	10	30	8:17%	5:14%	6:13%	36	1,8	3,6	B		P	13,2	18,3	100,0	1,0	63,7	0,6	6,8	0,2
Rottal Inn Kliniken	Eggenfelden	<1000	ö	3304	<20000	0,916	0,820	337	10	27	5:19%	8:14%	6:13%	32	0,9	0,0				20,7	26,2	100,0	1,0	100,0	1,0	26,9	0,3
Kliniken im Naturpark Altmühltal	Eichstätt	<500	ö	3437	<20000	0,892	0,825	337	8	26	5:18%	8:18%	6:15%	36	2,0	0,0			P	28,9	42,7	100,0	1,0	26,2	0,4	22,1	0,4
Klinikum Landkreis Erding	Erding	<500	ö	3452	<20000	0,932	0,807	363	10	29	5:20%	6:13%	8:13%	31	1,9	1,8				13,7	23,2	100,0	1,0	45,4	0,5	7,0	0,2
Klinikum am Europakanal	Erlangen	<1000	ö	3291	<5000	2,430	0,964	63	3	6	1:64%	8:16%	-1:10%	9	4,7	47,1				22,5	31,0	7,7	0,7	1,9	0,3	1,4	0,2
Waldkrankenhaus St. Marien gGmbH	Erlangen	<500	fg	3262	<20000	1,148	0,849	295	9	24	8:23%	5:19%	6:15%	50	2,0	0,0				18,2	24,7	24,6	0,7	6,0	0,2	5,1	0,2
Zentrale Klinikverwaltung Uni. Erlangen-Nürnberg	Erlangen	>1000	ö	3273	>50000	1,428	0,695	491	15	51	2:11%	5:11%	3:11%	47	8,5	5,0	B		P	30,8	84,3	82,4	0,8	21,7	0,3	18,9	0,2
Kliniken Miltenberg-Erlenbach GmbH, Klinik Erlenbach	Erlenbach	<500	ö	3301	<20000	0,865	0,842	338	7	23	5:21%	6:15%	8:13%	31	1,4	0,0				13,5	21,7	100,0	1,0	23,8	0,4	15,2	0,2
Benedictus Krankenhaus Feldafing GmbH & Co. KG	Feldafing	<50	p	3436	<5000	1,286	0,976	57	1	2	8:62%	1:19%	4:6%	61	3,9	29,9				38,1	84,4	9,7	0,5	3,7	0,4	0,7	0,1
Städtisches Krankenhaus Forchheim	Forchheim	<500	p	3387	<10000	0,911	0,849	266	7	25	6:20%	8:15%	5:9%	34	1,2	0,0				9,8	16,4	100,0	1,0	13,8	0,5	3,4	0,2
Klinikum Freising GmbH	Freising	<500	ö	3289	<20000	0,849	0,822	347	9	26	5:17%	8:13%	6:13%	26	3,8	0,1			P	13,1	18,4	90,9	0,9	48,1	0,5	11,3	0,2
Kliniken am Goldenen Steig	Freyung	<500	ö	3308	<20000	0,807	0,839	333	8	25	8:17%	5:16%	6:12%	29	0,7	0,1			P	17,9	26,4	100,0	1,0	100,0	1,0	30,6	0,5
Salzachklinik Fridolfing	Fridolfing	<50	ö	3345	<5000	0,624	0,893	165	5	17	8:30%	6:16%	5:15%	34	0,9	0,0				13,9	15,0	100,0	1,0	9,5	0,8	4,1	0,4
Krankenhaus Friedberg	Friedberg	<200	ö	3309	<10000	0,848	0,873	237	7	19	6:22%	8:15%	5:14%	31	0,3	0,0				9,4	14,9	23,3	0,5	8,4	0,4	7,1	0,3
Klinikum Fürstenfeldbruck	Fürstenfeldbruck	<500	ö	3421	<20000	0,899	0,801	370	10	32	5:16%	8:15%	6:14%	29	3,2	0,0				8,9	13,1	100,0	1,0	8,0	0,2	3,4	0,1

21

Krankenhausname	Ort	Betten	Träger	Z-Bax	Case-mix	CMI	Spez. Gini	Anz. Basis-DRG	Leistungsdichte Basis-DRG 25%	Leistungsdichte Basis-DRG 50%	TOP 3 MDC 1	TOP 3 MDC 2	TOP 3 MDC 3	Part. in % O	Budget ZE	Budget SE	Bes. Leist. B	Bes. Leist. P	Notfall	AOK Med	AOK oQ	10 km Marktanteil	10 km HHI	20 km Marktanteil	20 km HHI	30 km Marktanteil	30 km HHI
Schön Klinik Nürnberg Fürth	Fürth	<50	p	3313	<5000	1,219	0,920	184	4	10	8:63%	6:15%	10:6%	68	0,5	0,0				9,6	26,4	2,7	0,4	1,8	0,2	1,5	0,2
Kreiskliniken Ostallgäu Haus Füssen	Füssen	<200	ö	3424	<10000	0,837	0,853	272	7	22	5:25%	8:15%	6:12%	32	1,4	0,0				13,3	22,3	86,6	1,0	49,8	0,6	43,4	0,6
Fachklinik Enzensberg	Füssen	<200	p	3219	<5000	0,882	0,996	15	1	1	8:94%	1:6%	23:0%	41	3,7	62,3	B		N	62,0	111,3	82,8	0,8	70,1	0,7	42,2	0,5
Klinikum Garmisch-Partenkirchen GmbH	Garmisch-Partenkirchen	<500	ö	3405	<50000	1,095			8	30	8:24%	5:16%	6:11%		2,3	0,0	B			18,8	36,3	92,2	1,0	85,6	0,9	71,2	0,8
Deutsches Zentrum für Kinder- und Jugendrheumatologie	Garmisch-Partenkirchen	<200	fg	3293	<5000	1,000	0,993	22	1	1	8:94%	10:2%	2:1%	14	6,4	30,1	B			234,5	338,6	70,6	0,9	49,8	0,7	43,0	0,6
Asklepios Fachkliniken München-Gauting	Gauting	<500	p	3316	<10000	0,996	0,981	88	1	2	4:94%	-1:1%	5:1%	30	6,5	11,8				46,0	76,9	51,9	0,7	7,1	0,2	4,4	0,1
GEOMED-KLINIK Krankenhaus Betriebs-gGmbH	Gerolzhofen	<200	ö	3228	<5000	0,847	0,872	199	6	20	8:22%	5:18%	6:15%		2,4	0,0				12,5	17,8	63,4	0,8	8,0	0,4	6,2	0,3
Augenklinik Schweinfurt-Gerolzhofen	Gerolzhofen	<50	p	3220	<1000	0,857	0,997	9	1	1	2:100%			99	0,1	0,0				25,2	39,5						
WolfartKlinik	Gräfelfing	<50	p	3293	<10000	0,943	0,942	146	4	9	8:55%	6:11%	14:10%	79	0,4	0,0				16,5	40,6	5,7	0,3	2,3	0,1	2,2	0,1
Kreiskrankenhaus Günzburg	Günzburg	<500	ö	3298	<20000	0,888	0,834	328	8	25	5:25%	8:15%	6:13%	35	1,7	0,0				11,4	16,4	83,3	0,9	36,6	0,4	8,8	0,2
Bezirkskrankenhaus Günzburg	Günzburg	<500	ö	3127	<10000	1,954	0,963	109	2	5	1:64%	8:25%	-1:2%	51	7,1	9,3	B	P		32,8	63,7	41,5	0,9	22,1	0,4	6,1	0,2
Kreisklinik Gunzenhausen	Gunzenhausen	<200	ö	3343	<10000	1,000	0,876	234	8	20	8:31%	5:28%	1:10%	33	1,4	0,0				16,9	24,0	100,0	1,0	53,5	0,6	16,7	0,3
Isar-Amper-Klinikum gemeinnützige GmbH Klinikum München-Ost	Haar	<1000	ö	3257	<5000	1,991	0,957	82	2	6	1:69%	-1:8%	8:4%	8	1,7	14,2		P		19,1	36,3	3,7	0,5	0,7	0,1	0,6	0,1
Hassberg-Kliniken Haus Hassfurt	Hassfurt	<200	ö	3319	<10000	0,797	0,844	296	8	24	5:22%	6:16%	8:15%	30	0,7	0,0				13,2	23,2	100,0	1,0	25,1	0,6	18,9	0,4
Krankenhaus Agatharied GmbH	Hausham	<500	ö	3274	<20000	0,951	0,823	282	9	28	5:19%	8:17%	6:13%	30	1,2	0,0				15,0	22,8	100,0	1,0	59,8	0,6	25,9	0,3
Privatklinik Dr. Schindlbeck GmbH & Co. KG	Herrsching	<200	p	3295	<5000	0,884	0,915	153	4	13	5:43%	6:11%	4:10%	11	2,7	0,0				17,9	22,3	75,1	0,9	13,9	0,4	3,8	0,2
PsoriSol Therapiezentrum	Hersbruck	<200	p	3327	<5000	0,900	0,995	29	1	1	9:85%	23:12%	5:2%	5	1,3	0,0				111,6	188,3	100,0	1,0	85,4	0,9	23,7	0,4

Krankenhausname	Ort	Betten	Träger	Z-Bax	Case-mix	CMI	Spez. Gini	Anz. Basis-DRG	Leistungs-dichte Basis-DRG 25%	50%	TOP 3 MDC 1	2	3	Part. in % O	Budget-Anteile ZE	SE	Bes. Leist. B	P	Not-fall N	AOK-Patienten-wege (PKW-KM) Med	oQ	10 km Markt-anteil	HHI	20 km Markt-anteil	HHI	30 km Markt-anteil	HHI
m&i-Fachklinik Herzogenaurach GmbH/ Akutkrankenhaus	Herzogen-aurach	<50	p	3247	<1000	0,760	0,997	7	1	1	8:92%	1:8%	4:0%		7,4	38,3	B		N	30,4	50,0	42,3	0,7	3,8	0,2	3,3	0,2
Kreiskrankenhaus Höchstadt	Höchstadt	<50	ö	3310	<5000	0,800	0,861	238	7	21	5:21%	6:19%	8:14%	26	2,3	0,0				6,7	11,8	100,0	1,0	3,3	0,3	2,5	0,2
Sana Klinikum Hof GmbH	Hof	<500	p	3259	<50000	1,065	0,791	351	11	34	5:15%	6:14%	1:11%	29	3,1	0,9				10,6	22,0	100,0	1,0	55,4	0,6	32,0	0,4
Fachklinik Ichenhausen	Ichenhausen	<50	p	3280	<5000	0,993	0,961	66	2	6	1:28%	8:26%	4:21%		6,7	45,9				28,7	60,9	100,0	1,0	11,7	0,4	4,1	0,2
Ilertalklinik Illertissen	Illertissen	<50	ö	3343	<5000	0,544	0,916	192	3	10	14:19%	15:15%	5:13%	16	1,0	0,0				8,9	14,2	100,0	1,0	25,7	0,4	3,5	0,2
Kliniken Oberallgäu gGmbH	Immenstadt	<200	ö	3297	<20000	0,889	0,844	335	10	25	8:26%	5:18%	6:12%	39	1,9	0,0				15,8	29,5	100,0	1,0	39,1	0,6	30,9	0,4
Klinik Dr. Maul	Ingolstadt	<50	p	3305	<5000	0,819	0,929	126	3	11	8:40%	6:23%	13:14%	77	6,0	0,0				7,6	13,4	14,3	0,8	10,4	0,5	5,5	0,2
Klinikum Ingolstadt	Ingolstadt	>1000	ö	3309	<50000	1,093	0,764	462	10	34	5:15%	1:13%	8:13%	36	4,7	5,6	B			10,0	28,2	93,5	0,9	52,2	0,4	39,3	0,3
Klinikum Kaufbeuren-Ostallgäu	Kaufbeuren	<500	ö	3301	<20000	0,990	0,789	390	9	31	5:21%	6:14%	8:11%	33	1,9	0,0				8,9	17,5	91,2	1,0	58,5	0,5	23,8	0,2
Bezirkskrankenhaus Kaufbeuren	Kaufbeuren	<500	ö	3372	<5000	0,909	0,970	78	2	5	1:74%	8:9%	3:6%	1	6,5	2,3		P		16,0	24,8	22,8	0,9	15,2	0,5	6,5	0,2
Goldberg-Klinik Kelheim	Kelheim	<200	ö	3388	<10000	0,774	0,853	306	6	22	5:15%	6:15%	8:10%	20	0,8	0,0				17,2	26,8	100,0	1,0	10,3	0,4	9,9	0,4
Krankenhaus Kemnath	Kemnath	<50	ö	3217	<5000	0,875	0,891	208	5	16	8:29%	6:17%	5:16%	35	0,3	0,0				15,8	25,6	100,0	1,0	25,3	0,7	6,3	0,3
Klinikum Kempten-Oberallgäu gGmbH	Kempten	<500	ö	3407	<50000	1,026	0,775	429	10	33	8:14%	5:12%	6:11%	35	2,9	0,8				12,8	27,7	100,0	1,0	58,9	0,6	24,6	0,3
HELIOS Klinik Kipfenberg	Kipfenberg	<50	p	3197	<5000	8,375	0,989	18	1	2	1:59%	-1:40%	17:0%	40	4,6	58,3	B			63,5	82,9	100,0	1,0	31,1	0,9	6,9	0,5
Klinik Kitzinger Land	Kitzingen	<500	ö	3313	<10000	0,845	0,831	316	9	28	5:18%	6:14%	8:13%	28	0,3	0,0				11,7	16,7	64,2	0,6	11,0	0,4	9,9	0,3
Frankenwaldklinik Kronach	Kronach	<500	p	3225	<20000	1,069	0,829	311	7	26	5:28%	6:15%	8:13%	38	1,7	0,0				12,3	23,1	100,0	1,0	23,4	0,4	13,1	0,3
Kreiskliniken Günzburg-Krumbach Klinik Krumbach	Krumbach	<500	ö	3309	<10000	0,791	0,840	306	9	25	6:20%	5:18%	8:14%	27	2,2	0,0				12,9	17,3	95,5	0,9	37,9	0,5	16,7	0,2
Klinikum Kulmbach mit Fachklinik Stadtsteinach	Kulmbach	<500	ö	3298	<50000	1,099	0,775	417	12	36	8:17%	5:16%	6:12%	37	2,1	0,1				14,9	22,4	100,0	1,0	29,6	0,4	20,7	0,3
DONAUISAR Klinikum Landau	Landau	<200	ö	3244	<5000	0,779	0,886	183	6	19	5:19%	6:16%	8:12%	12	2,7	0,0				10,1	14,0	100,0	1,0	45,3	0,6	6,9	0,3
Klinikum Landsberg a. Lech	Landsberg	<500	ö	3367	<10000	0,810	0,846	300	7	22	6:16%	8:14%	5:13%	26	2,2	1,8				11,3	20,9	76,0	0,7	55,0	0,5	17,3	0,2
Klinikum Landshut	Landshut	<1000	ö	3285	<50000	1,113	0,761	411	13	37	5:16%	1:13%	8:12%	36	3,1	3,9				12,4	24,8	46,2	0,5	38,8	0,4	31,8	0,3

21

Krankenhausname	Ort	Betten	Träger	Z-Bax	Case-mix	CMI	Spez. Gini	Anz. Basis-DRG	Leistungsdichte Basis-DRG 25%	50%	TOP 3 MDC 1	2	3	Part. in % O	Budget-Anteile ZE	SE	Bes. Leist. B	P	Not-fall	AOK-Patienten-wege (PKW-KM) Med	oQ	Regionale DRG-Marktanteile und -konzentration im Umkreis 10 km Marktanteil	HHI	20 km Marktanteil	HHI	30 km Marktanteil	HHI
Krankenhaus Landshut-Achdorf	Landshut	<500	ö	3282	<20000	0,946	0,837	348	6	21	5:26%	8:12%	14:12%	38	2,8	0,0				19,7	29,6	43,4	0,5	36,3	0,4	29,7	0,3
Kinderkrankenhaus St. Marien	Landshut	<200	fg	3300	<5000	0,783	0,922	167	3	10	6:22%	4:18%	1:12%	11	1,1	6,6				31,4	43,8	21,1	0,5	17,7	0,4	14,4	0,3
Krankenhäuser Nürnberger Land gGmbH (Lauf/Hersbruck/Altdorf)	Lauf	<500	ö	3314	<20000	0,779	0,862	298	6	19	6:18%	5:17%	8:15%	25	0,3	1,7				12,4	24,2	100,0	1,0	9,8	0,4	5,2	0,2
Capio Schloßklinik Abtsee GmbH	Laufen	<50	p	3274	<5000	0,798	0,997	7	1	1	5:100%	9:0%		98	0,0	0,0				77,2	119,1	100,0	1,0	98,0	1,0	52,8	0,8
Fachklinik Lenggries GmbH*	Lenggries	<50	p												0,0	0,0	B										
Helmut-G.-Walther-Klinikum gGmbH	Lichtenfels	<500	ö	3313	<20000	0,992	0,821	330	9	28	8:17%	5:17%	6:15%	32	2,8	0,0				13,6	20,1	99,1	1,0	25,8	0,4	13,4	0,2
Asklepios Klinik Lindau GmbH	Lindau	<200	p	3292	<10000	0,969	0,852	259	7	22	8:28%	6:12%	5:9%	41	1,0	0,0				6,1	12,3	100,0	1,0	17,3	0,4	7,1	0,2
Dr. Otto Gessler-Krankenhaus Lindenberg gGmbH	Lindenberg	<200	fg	3304	<10000	0,888	0,830	285	8	26	8:22%	6:14%	5:12%	39	1,2	0,0				9,6	22,2	42,7	0,6	25,2	0,4	9,1	0,3
Gesundheitszentrum Lohr a. Main	Lohr	<500	fg	3334	<20000	0,834	0,848	269	7	23	8:22%	6:17%	5:17%	28	1,3	0,0				19,7	26,2	100,0	1,0	100,0	1,0	29,2	0,5
Kreisklinik Mallersdorf	Mallersdorf-Pfaffenberg	<200	ö	3301	<10000	0,965	0,856	265	8	23	8:31%	5:14%	6:13%	38	0,2	0,0				14,1	22,1	100,0	1,0	100,0	1,0	3,8	0,2
Klinikum Memmingen	Memmingen	<1000	ö	3435	<50000	0,951	0,819	402	9	29	5:14%	6:13%	8:9%	31	2,3	1,7	B			15,2	29,1	100,0	1,0	80,5	0,8	33,7	0,4
Kreisklinik Mindelheim	Mindelheim	<500	ö	3271	<10000	0,880	0,846	274	8	25	5:21%	8:17%	6:13%	27	2,6	0,0				10,1	17,0	100,0	1,0	20,6	0,4	9,0	0,2
Kliniken Kreis Mühldorf a. Inn	Mühldorf	<500	ö	3336	<20000	0,923	0,804	336	10	31	5:15%	6:13%	1:12%	30	2,0	0,0				12,9	18,2	100,0	1,0	40,0	0,6	21,1	0,3
Kliniken Hochfranken, Klinik Münchberg	Münchberg	<500	ö	3323	<20000	1,010	0,866	314	6	19	8:37%	5:20%	6:11%	40	0,9	0,0				22,3	33,8	100,0	1,0	47,3	0,6	23,6	0,3
HELIOS Klinikum München West	München	<500	p	3285	<50000	1,086	0,807	379	9	29	5:21%	3:14%	1:12%	39	1,6	0,1				7,5	15,2	6,1	0,2	3,6	0,1	3,4	0,1
HELIOS Klinik München Perlach	München	<200	p	3282	<10000	1,099	0,868	269	6	18	8:35%	6:14%	5:12%	41	0,3	0,0				4,5	13,2	3,0	0,2	2,1	0,1	1,7	0,1
Deutsches Herzzentrum München	München	<200	ö	3313	<50000	2,827	0,969	59	2	5	5:96%	15:2%	-1:1%	62	3,9	0,0				37,3	95,4	4,5	0,1	3,8	0,1	3,4	0,1

21

Krankenhausname	Ort	Betten	Träger	Z-Bax	Case-mix	CMI	Spez. Gini	Anz. Basis-DRG	Leistungsdichte Basis-DRG 25%	50%	TOP 3 MDC 1	2	3	Part. in % O	Budget-Anteile ZE	SE	Bes. Leist. B	P	Not-fall	AOK-Patienten-wege (PKW-KM) Med	oQ	10 km Markt-anteil	HHI	20 km Markt-anteil	HHI	30 km Markt-anteil	HHI
Kinderzentrum München gemeinnützige GmbH	München	<50	ö												0,0	100,0	B			96,8	246,0						
Klinikum Dritter Orden	München	<1000	fg	3281	<50000	0,933	0,814	402	6	24	6:14%	8:12%	5:11%	33	3,9	2,9				7,8	16,2	6,9	0,1	5,8	0,1	5,4	0,1
Krankenhaus Barmherzige Brüder	München	<500	fg	3279	<20000	1,291	0,823	327	6	25	8:28%	6:16%	11:12%	45	4,5	0,0				8,6	15,4	4,5	0,1	3,7	0,1	3,5	0,1
PrivatKlinik Josephinum	München	<200	fg	3297	<5000	0,920	0,930	119	3	11	8:40%	6:25%	3:14%	67	0,2	0,0				8,8	23,1	1,8	0,1	1,6	0,1	1,3	0,1
Klinik Augustinum München	München	<200	fg	3280	<10000	1,134	0,937	155	3	8	5:66%	6:12%	4:7%	27	2,1	0,3				12,4	45,7	3,0	0,1	2,0	0,1	1,9	0,1
Krankenhaus für Naturheil-weisen	München	<50	fg	3346	<5000	0,819	0,955	89	3	7	8:37%	6:15%	1:14%		13,9	10,8				25,8	90,6	1,3	0,1	1,1	0,1	1,0	0,1
Diakoniewerk München-Maxvorstadt	München	<50	fg	3334	<5000	0,741	0,928	205	2	6	6:31%	8:26%	5:18%	65	11,1	5,5				9,3	21,4	1,5	0,1	1,4	0,1	1,2	0,1
Augenklinik Herzog Carl Theodor	München	<50	fg	3365	<5000	0,502	0,988	32	1	2	2:99%	9:1%	17:0%	96	0,0	0,0				23,1	53,2	15,6	0,3	15,5	0,3	15,3	0,3
Schön Klinik München Schwabing	München	<50	p	3323	<5000	1,234	0,990	22	1	1	1:98%	19:2%	2:0%	96	3,5	62,1	B			48,1	114,7	9,2	0,2	6,0	0,1	5,2	0,1
Max-Planck-Institut für Psychiatrie	München	<200	fg	3324	<1000	0,690	0,976	46	3	5	1:77%	3:10%	19:5%		2,9	7,6		P		8,0	21,5	1,7	0,2	1,3	0,1	1,1	0,1
Clinic Dr. Decker GmbH	München	<50	p	3284	<5000	1,105	0,967	69	3	7	8:78%	1:11%	5:7%	80	3,5	0,0				13,7	70,6	1,7	0,1	1,5	0,1	1,2	0,1
Internistische Klinik Dr. Müller GmbH & Co. KG	München	<200	p	3315	<5000	0,747	0,936	142	3	9	5:44%	6:19%	4:12%	13	2,2	0,0				6,0	10,4	2,6	0,1	2,4	0,1	2,1	0,1
Chirurgische Klinik Dr. Rinecker	München	<500	p	3270	<10000	1,783	0,903	218	4	11	8:49%	5:12%	6:12%	64	1,4	0,0				5,4	11,7	1,5	0,1	1,3	0,1	1,2	0,1
Frauenklinik München West GmbH & Co. KG	München	<50	p	3409	<5000	0,532	0,981	44	2	4	13:49%	14:28%	15:20%	62	0,0	0,0				13,2	24,8	6,0	0,2	3,8	0,1	3,7	0,1
Frauenklinik Dr. Geisenhofer GmbH	München	<50	p	3317	<5000	0,595	0,983	38	1	2	14:40%	15:34%	13:14%	41	0,0	0,0				10,3	20,2	8,8	0,2	7,6	0,1	6,5	0,1
Arabella-Klinik GmbH	München	<50	p	3301	<5000	0,857	0,974	99	3	3	8:47%	3:36%	6:8%	95	0,3	0,0				11,5	38,0	4,1	0,2	3,2	0,1	2,7	0,1
Privatkliniken Dr. Gaertner	München	<50	p	3331	<5000	0,639	0,993	14	1	2	3:98%	4:2%	3:0%	97	0,0	31,0				10,0	21,3	11,8	0,2	7,0	0,1	6,2	0,1
Sana Klinik München-Solln GmbH	München	<200	p	3277	<20000	1,351			2	5	8:98%	9:1%	3:0%	96	1,0	0,0				21,3	54,2						
Paracelsus-Klinik-München	München	<200	p	3250	<5000	1,242	0,955	98	1	4	8:47%	3:18%	6:16%	94	5,6	0,0				16,9	55,4	2,9	0,2	2,2	0,1	1,9	0,1

21

Krankenhausname	Ort	Betten	Träger	Z-Bax	Case-mix	CMI	Spez. Gini	Anz. Basis-DRG	Leistungs-dichte Basis-DRG 25%	50%	TOP 3 MDC 1	2	3	Part. in % O	Budget-Anteile ZE	SE	Bes. Leist. B	P	Not-fall	AOK-Patienten-wege (PKW-KM) Med	oQ	10 km Markt-anteil	HHI	20 km Markt-anteil	HHI	30 km Markt-anteil	HHI
Kliniken Dr. Michael Schreiber GmbH	München	<200	p	3377	<5000	0,926	0,902	162	5	16	8:49%	6:13%	5:9%	57	7,6	0,1				8,7	18,1	1,3	0,1	1,0	0,1	0,8	0,1
Klinikum Rechts der Isar der technischen Universität München	München	>1000	ö	3266	>50000	1,336	0,704	496	15	48	8:14%	1:10%	5:9%	48	7,1	3,9		P		13,3	52,2	11,6	0,2	10,3	0,1	8,7	0,1
Klinikum Schwabing	München	>1000	ö	3316	<50000	0,985	0,789	455	8	28	5:13%	6:10%	9:9%	27	6,8	7,4	B	P		8,1	21,4	8,5	0,2	7,5	0,1	6,4	0,1
Klinik Thalkirchner Straße	München	<200	ö	3259	<5000	0,735	0,972	108	1	4	9:71%	23:8%	8:4%	31	16,3	13,3				13,7	58,7	5,7	0,2	5,4	0,2	4,9	0,1
Klinikum Neuperlach	München	<1000	ö	3263	<50000	1,041	0,831	373	7	23	6:26%	5:21%	7:7%	26	4,0	3,9				6,0	12,2	11,1	0,2	5,7	0,1	4,7	0,1
Klinikum Harlaching	München	<1000	ö	3292	<50000	1,011	0,803	437	7	25	1:13%	5:11%	14:10%	25	4,0	5,2	B	P		7,9	15,6	7,4	0,1	6,7	0,1	6,0	0,1
Klinikum Bogenhausen	München	>1000	ö	3280	<50000	1,355	0,793	435	10	31	5:21%	8:18%	1:13%	37	3,9	10,0	B			10,9	22,8	11,8	0,2	8,6	0,1	7,1	0,1
Artemed Fachklinik München GmbH & Co. KH	München	<50	p	3162	<5000	0,737	0,996	23	1	1	5:75%	9:23%	18:1%	98	0,0	0,0			N	21,5	48,7	11,6	0,2	11,1	0,2	10,4	0,2
Chirurgische Klinik Bogenhausen GmbH	München	<50	p	3279	<5000	1,260	0,934	148	3	10	8:36%	11:19%	13:15%	92	3,3	15,2				40,3	130,3	2,3	0,1	1,8	0,1	1,5	0,1
Schön Klinik München Harlaching	München	<200	p	3115	<20000	1,335	0,967	98	2	5	8:89%	1:8%	21:1%	69	3,4	0,0	B			44,8	118,1	7,1	0,1	6,8	0,1	5,7	0,1
Klinikum der Universität München	München	>1000	ö	3249	>50000	1,510	0,676	516	15	53	5:12%	1:10%	8:9%	44	11,1	2,5		P		19,2	71,2	19,5	0,2	13,8	0,1	13,2	0,1
STARMED Klinik GmbH	München	<50	p	3247	<5000	1,100	0,985	24	2	3	8:73%	6:24%	7:4%	95	2,2	0,0			N	54,2	86,5	0,4	0,1	0,3	0,1	0,2	0,1
Krankenhaus Martha-Maria München gGmbH	München	<200	fg	3237	<10000	1,038	0,948	157	1	4	10:39%	3:20%	4:16%	68	2,9	1,0				23,5	74,0	2,4	0,1	2,0	0,1	1,7	0,1
Rotkreuzklinikum München gGmbH	München	<500	fg	3330	<20000	0,844	0,927	373	3	17	14:21%	15:15%	5:11%	39	4,2	5,0				7,1	13,9	5,4	0,1	4,7	0,1	4,3	0,1
Krankenhaus Neuwittels-bach	München	<200	fg	3349	<5000	0,774	0,972	153	4	11	4:26%	5:25%	6:13%	1	2,9	13,8				8,1	12,2	1,9	0,1	1,6	0,1	1,5	0,1
Maria-Theresia-Klinik München	München	<50	fg	3242	<5000	0,997	0,972	86	2	4	6:58%	10:24%	7:10%	89	0,4	0,0				8,5	21,0	2,4	0,1	2,3	0,1	2,0	0,1
ProSomno Klinik für Schlafmedizin Max Projekt GmbH	München	<50	p	3434	<1000	0,367	0,995	9	1	1	4:76%	19:15%	1:6%		0,0	0,0				9,3	13,0	3,0	0,1	2,5	0,1	2,1	0,1
Thoraxzentrum Bezirk Unterfranken	Münnerstadt	<200	ö	3308	<5000	1,302	0,975	71	2	4	4:79%	23:11%	-1:4%	23	3,1	2,8				45,8	76,6	20,7	0,6	20,7	0,6	10,6	0,3

21

21

Krankenhausname	Ort	Betten	Träger	Z-Bax	Case-mix	CMI	Spez. Gini	Anz. Basis-DRG	LD 25%	LD 50%	MDC 1	MDC 2	MDC 3	Part. in %	O	ZE	SE	Bes. B	Bes. P	Not-fall	AOK Med	AOK oQ	10km Markt-anteil	10km HHI	20km Markt-anteil	20km HHI	30km Markt-anteil	30km HHI
Berufsgenossenschaftliche Unfallklinik Murnau	Murnau	<500	ö	3251	<20000	2,009	0,915	161	3	10	8:61%	1:20%	9:6%	63		2,5	37,9	B			37,8	73,8	100,0	1,0	49,6	0,5	18,2	0,3
Kliniken St. Elisabeth	Neuburg	<500	fg	3418	<20000	0,764	0,852	329	6	22	6:16%	8:12%	5:10%	23		3,4	2,2		P		14,0	22,2	100,0	1,0	18,8	0,4	17,4	0,3
DiaMed Centrum – Clinic Neuendettelsau	Neuendettelsau	<200	fg	3296	<10000	0,872	0,852	268	8	25	8:23%	6:21%	5:10%	38		1,3	0,0				9,4	20,4	100,0	1,0	18,5	0,4	3,3	0,3
Spezialklinik Neukirchen	Neukirchen b. Hl. Blut	<200	p													0,0	100,0	B			347,2	471,7						0,4
Klinikum Neumarkt	Neumarkt i. d. OPf.	<500	ö	3322	<50000	0,970	0,788	376	11	35	5:16%	8:15%	6:15%	37		3,1	0,8	B			14,1	22,7	100,0	1,0	74,1	0,8	37,4	0,4
Klinik Neustadt GmbH	Neustadt	<50	ö	3291	<5000	1,041	0,908	174	4	14	8:43%	6:17%	5:13%	48		0,5	0,0				14,0	24,9	18,9	0,7	7,5	0,4	5,8	0,3
Klinik Neustadt an der Aisch Kliniken des Landkreises Neustadt an der Aisch-Bad Windsheim	Neustadt	<500	ö	3373	<20000	0,855	0,816	323	11	30	8:22%	5:19%	6:13%	34		0,5	0,0				21,1	24,5	100,0	1,0	82,0	0,7	12,1	0,3
Donauklinik Neu-Ulm	Neu-Ulm	<200	ö	3327	<10000	0,748	0,878	266	5	18	6:16%	8:13%	5:11%	29		1,1	0,0				8,0	12,0	14,2	0,5	12,6	0,4	8,3	0,3
Reha-Zentrum Nittenau	Nittenau	<50	p	3129	<1000	2,056	0,994	7	1	2	1:100%					2,7	46,9				50,0	67,0	100,0	1,0	16,3	0,5	2,1	0,3
Klinikum Nürnberg	Nürnberg	>1000	ö	3285	>50000	1,174	0,720	521	12	40	5:15%	4:11%	6:11%	32		4,1	4,3	B		N	8,8	20,5	46,8	0,4	30,3	0,2	27,4	0,2
St. Theresien-Krankenhaus gGmbH	Nürnberg	<500	fg	3327	<20000	0,905	0,836	331	8	26	8:17%	5:17%	6:11%	46		0,5	0,0	B			6,9	12,9	8,4	0,5	4,4	0,2	4,0	0,2
Klinik Hallerwiese	Nürnberg	<200	fg	3268	<10000	0,591	0,946	227	2	3	14:33%	15:26%	6:12%	37		0,5	0,0				5,0	9,1	7,0	0,3	4,6	0,2	4,0	0,2
Cnopf'sche Kinderklinik	Nürnberg	<200	fg	3309	<10000	0,851	0,919	192	3	11	6:14%	1:14%	15:13%	17		0,7	0,0				8,3	49,4	5,5	0,4	3,6	0,2	3,2	0,2
Maximilians-Augenklinik gemeinnützige GmbH	Nürnberg	<50	fg	3278	<5000	0,520	0,995	14	1	1	2:100%			95		0,0	0,0			N	11,9	30,9	23,8	0,6	10,1	0,3	10,0	0,3
Privatklinik Steger AG	Nürnberg	<50	p	3330	<5000	0,891	0,950	88	4	10	5:54%	10:10%	6:8%	18		2,0	0,0				6,0	13,8	2,8	0,5	1,4	0,2	1,3	0,2
Kliniken Dr. Erler GmbH	Nürnberg	<500	fg	3271	<20000	1,253	0,938	176	3	9	8:77%	6:9%	9:4%	75		1,3	0,0				6,1	12,7	10,4	0,3	6,8	0,2	6,0	0,2
Krankenhaus Martha-Maria Nürnberg	Nürnberg	<500	fg	3289	<20000	1,088	0,836	302	7	25	5:25%	8:17%	6:13%	55		1,3	0,0				12,8	26,2	11,8	0,5	5,9	0,2	5,4	0,2
Sana-Klinik Nürnberg GmbH am Birkenwald	Nürnberg	<50	p	3277	<5000	0,770	0,929	166	5	11	8:41%	6:16%	3:15%	70		1,1	0,0			N	8,4	15,6	4,0	0,4	2,7	0,2	2,2	0,2
310Klinik GmbH	Nürnberg	<50	p	3292	<1000	1,031			2	5	6:45%	8:25%	10:10%	95		0,0	0,0				12,1	23,3	2,3	0,4	1,2	0,2	1,1	0,1

Krankenhausname	Ort	Betten	Träger	Z-Bax	Case-mix	CMI	Spez. Gini	Anz. Basis-DRG	Leistungsdichte Basis-DRG 25%	Leistungsdichte Basis-DRG 50%	TOP 3 MDC 1	TOP 3 MDC 2	TOP 3 MDC 3	Part. in % O	Budget-Anteile ZE	Budget-Anteile SE	Bes. Leist. B	Bes. Leist. P	Not-fall	AOK-Patientenwege (PKV-KM) Med	AOK-Patientenwege (PKV-KM) oQ	10 km Marktanteil	10 km HHI	20 km Marktanteil	20 km HHI	30 km Marktanteil	30 km HHI
Klinik Oberammergau – Zentrum für Rheumatologie, Orthopädie und Schmerztherapie	Oberammergau	<50	p	3258	<5000	1,023	0,976	55	2	4	8:93%	1:5%	9:1%	23	5,7	2,0				144,2	261,3	100,0	1,0	23,0	0,6	15,5	0,4
Klinik Bad Trissl GmbH & Co. KG	Oberaudorf	<500	p	3383	<5000	1,137	0,960	110	2	4	9:21%	13:19%	6:15%	16	21,3	6,5	B			84,8	114,4	100,0	1,0	100,0	1,0	9,3	0,3
Helios Schloßbergklinik Oberstaufen GmbH	Oberstaufen	<200	p	4039	<5000	1,202	0,935	84	4	9	6:20%	4:14%	17:10%	5	17,3	0,0				45,3	146,0	100,0	1,0	23,9	0,6	9,3	0,3
Asklepios Klinik Oberviechtach	Oberviechtach	<50	p	3361	<1000	0,600	0,917	139	4	12	8:23%	5:22%	6:18%	24	0,4	0,0				13,7	19,6	100,0	1,0	100,0	1,0	10,7	0,7
Mainklinik Ochsenfurt gGmbH	Ochsenfurt	<200	ö	3301	<10000	0,927	0,857	270	6	21	8:21%	6:18%	5:14%	39	1,0	0,0				13,8	24,0	41,3	0,6	7,6	0,4	7,1	0,4
Fachklinik für Amputationsmedizin Osterhofen	Osterhofen	<50	p	3276	<1000	1,210	0,997	3	1	1	8:71%	1:29%			0,0	90,6	B			55,6	105,2	100,0	1,0	100,0	1,0	100,0	1,0
Kreisklinik Ottobeuren	Ottobeuren	<200	ö	3213	<10000	0,927	0,848	257	9	25	8:24%	6:17%	5:16%	40	3,1	3,5				12,5	19,6	100,0	1,0	20,4	0,5	9,3	0,3
Kreiskrankenhaus Parsberg	Parsberg	<50	ö	3212	<5000	0,778	0,944	111	2	8	5:28%	4:22%	6:21%	1	2,7	0,8				15,5	20,3	100,0	1,0	100,0	1,0	4,5	0,3
Bezirkskrankenhaus Parsberg – Fachklinik für Lungen- und Bronchialheilkunde	Parsberg	<50	ö												0,0	0,0	B										
Klinikum Passau	Passau	<1000	ö	3289	<50000	1,094			9	32	5:21%	6:12%	8:12%	30	4,8	0,0				21,0	29,6	85,4	0,8	55,4	0,5	42,6	0,4
Kinderklinik Dritter Orden	Passau	<50	fg	3200	<5000	0,718	0,922	148	4	12	6:18%	1:13%	3:12%	8	0,9	11,4				24,8	37,6	18,1	0,7	11,3	0,4	8,3	0,3
Privatklinik Dr. Heilge Passau	Passau	<50	ö	3337	<1000	0,612	0,980	59	1	2	8:83%	6:10%	9:2%	43	0,0	0,0				22,5	34,5	13,1	0,7	7,9	0,4	5,8	0,3
Sana Klinik Pegnitz GmbH	Pegnitz	<200	p	3338	<10000	0,886	0,871	214	7	20	8:21%	5:17%	6:17%	35	0,7	0,0				15,5	20,9	84,7	0,8	84,7	0,8	12,4	0,5
Klinik Peißenberg	Peißenberg	<50	fg	3289	<1000	0,791	0,934	102	3	9	5:37%	6:13%	4:10%	5	0,6	0,0				10,0	13,7	28,0	0,6	9,6	0,3	4,3	0,2
Klinik Penzberg	Penzberg	<50	fg	3311	<5000	0,869	0,853	256	7	22	5:22%	5:18%	6:16%	33	1,7	0,0				6,1	16,3	74,9	1,0	9,4	0,3	6,2	0,2
Ilmtalklinik Pfaffenhofen GmbH	Pfaffenhofen	<500	ö	3425	<20000	0,894	0,838	319	8	24	5:21%	6:16%	8:16%	31	0,7	0,0				18,1	35,8	100,0	1,0	68,4	0,6	14,4	0,3
St. Vinzenz Klinik Pfronten im Allgäu GmbH	Pfronten	<50	p	3255	<5000	0,931	0,897	209	6	16	8:49%	6:11%	5:10%	52	0,1	0,0				14,9	35,1	100,0	1,0	48,4	0,6	12,9	0,4
Urologische Klinik München-Planegg	Planegg	<50	p	3284	<5000	1,111	0,972	73	1	5	11:62%	12:32%	13:3%	77	0,4	0,0				21,9	46,0	9,8	0,3	3,3	0,1	3,2	0,1

21

21

Krankenhausname	Ort	Betten	Trä-ger	Z-Bax	Case-mix	CMI	Spez. Gini	Anz. Basis-DRG	Leistungs-dichte Basis-DRG 25%	50%	TOP 3 MDC 1	2	3	Part. in % O	Budget-Anteile ZE	SE	Bes. Leist. B	P	Not-fall	AOK-Patienten-wege (PKW-KM) Med	oQ	10 km Markt-anteil	HHI	20 km Markt-anteil	HHI	30 km Markt-anteil	HHI
RoMed Klinik Prien a. Chiemsee	Prien	<200	ö	3314	<10000	0,948	0,826	290	9	28	6:21%	8:21%	5:12%	39	0,7	0,0				15,1	29,3	92,3	1,0	10,5	0,4	6,9	0,2
Bezirksklinikum Regensburg	Regensburg	<1000	ö	2952	<5000	1,759	0,957	103	2	6	1:76%	-1:4%	17:3%	5	10,5	35,1	B			37,2	76,9	7,7	0,4	6,9	0,4	5,8	0,3
Krankenhaus Barmherzige Brüder Regensburg	Regensburg	<1000	fg	3303	>50000	1,107	0,748	475	11	37	5:15%	6:13%	8:12%	37	3,0	0,8	B			24,6	45,5	45,3	0,5	40,2	0,4	34,3	0,3
Caritas-Krankenhaus St. Josef Regensburg	Regensburg	<500	fg	3299	<20000	0,954	0,828	352	7	25	6:15%	11:11%	14:10%	42	2,5	0,0				12,7	31,8	17,9	0,4	16,1	0,4	13,8	0,3
Evangelisches Krankenhaus Regensburg	Regensburg	<50	ö	3315	<5000	0,744	0,912	191	3	8	3:31%	6:16%	8:12%	70	0,2	0,0				12,9	35,6	5,9	0,4	5,2	0,3	4,4	0,3
Universitätsklinikum Regensburg	Regensburg	<1000	ö	3254	>50000	2,012	0,720	434	15	47	5:18%	3:14%	2:10%	56	10,2	1,4				60,7	96,6	30,5	0,5	28,0	0,4	24,0	0,3
ROmed Klinikum Rosenheim	Rosenheim	<1000	ö	3297	<50000	1,075	0,769	431	10	34	5:17%	8:11%	1:11%	32	2,2	2,2	B			10,1	20,3	68,8	0,6	49,5	0,5	27,0	0,3
Kreisklinik Roth	Roth	<500	ö	3371	<10000	0,841	0,841	325	8	25	8:16%	5:15%	6:15%	32	0,5	4,1	B			14,0	21,8	100,0	1,0	40,9	0,5	4,4	0,2
Krankenhaus Vinzentinum Ruhpolding	Ruhpolding	<50	fg	3311	<5000	0,771	0,918	138	4	13	5:23%	6:15%	4:13%	28	2,7	0,0				16,0	24,7	100,0	1,0	8,6	0,5	7,1	0,4
Juraklinik Scheßlitz	Scheßlitz	<500	ö	3287	<10000	0,930	0,871	238	6	20	5:23%	6:22%	8:18%	37	0,7	0,0		P		25,5	40,7	65,5	0,8	16,6	0,4	13,7	0,3
Krankenhaus Schongau	Schongau	<200	fg	3316	<10000	0,925	0,831	298	9	27	8:19%	6:13%	5:10%	31	0,7	0,1				6,5	22,1	100,0	1,0	49,0	0,5	10,5	0,2
Kreiskrankenhaus Schrobenhausen GmbH	Schroben-hausen	<200	ö	3278	<10000	0,821	0,843	282	9	26	5:19%	8:15%	6:14%	28	1,5	0,0				7,5	15,7	100,0	1,0	18,2	0,3	9,8	0,3
Stadtkrankenhaus Schwabach GmbH	Schwabach	<200	ö	3249	<10000	0,866	0,843	280	8	25	6:18%	8:15%	5:12%	29	0,3	0,0				4,1	14,9	100,0	1,0	4,1	0,3	3,2	0,2
Städtisches Krankenhaus	Schwab-münchen	<200	ö	3259	<10000	0,845	0,870	274	6	18	6:27%	5:20%	14:7%	36	1,4	0,0				9,9	17,2	100,0	1,0	25,1	0,4	4,5	0,3
Asklepios Klinik Lindenlohe	Schwandorf	<200	p	3288	<10000	1,563	0,968	73	2	6	8:97%	1:2%	9:1%	73	1,3	0,0				34,5	49,3	38,1	0,8	29,1	0,5	15,5	0,4
St. Barbara-Krankenhaus Schwandorf	Schwandorf	<500	fg	3324	<20000	0,807	0,832	303	9	27	6:20%	5:16%	8:11%	30	1,0	0,0				19,7	26,8	76,2	0,9	56,2	0,6	26,6	0,4
Orthopädische Fachklinik Schwarzach	Schwarzach	<200	fg	3301	<5000	1,299	0,978	48	2	4	8:94%	1:6%	9:0%	67	0,8	0,0				39,1	54,8	100,0	1,0	24,1	0,4	22,1	0,3
Krankenhaus Rummelsberg gGmbH	Schwarzen-bruck	<500	fg	3313	<20000	1,388	0,914	209	4	13	8:62%	1:21%	4:4%	49	6,0	7,0				29,4	54,7	100,0	1,0	5,7	0,3	4,7	0,2
Leopoldina-Krankenhaus der Stadt Schweinfurt gGmbH	Schweinfurt	<1000	ö	3209	<50000	1,010	0,795	404	9	30	5:15%	6:12%	8:12%	27	2,6	0,9		P		16,5	30,2	71,9	0,7	39,7	0,3	37,2	0,3

Krankenhausname	Ort	Betten	Träger	Z-Bax	Case-mix	CMI	Spez. Gini	Anz. Basis-DRG	Leistungs-dichte Basis-DRG 25%	50%	TOP 3 MDC 1	2	3	Part. in % O	Budget-Anteile ZE	SE	Bes. Leist. B	P	Not-fall	AOK-Patienten-wege (PKW-KM) Med	oQ	10 km Markt-anteil	HHI	20 km Markt-anteil	HHI	30 km Markt-anteil	HHI
Krankenhaus St. Josef	Schweinfurt	<500	fg	3295	<20000	0,863	0,844	301	7	24	5:20%	8:15%	6:15%	38	2,4	0,0				7,9	19,6	29,8	0,6	18,2	0,4	15,1	0,3
Chirurgische Klinik Seefeld	Seefeld	<50	ö	3288	<5000	1,011			5	12	8:45%	6:32%	9:10%	67	0,1	0,0				14,2	19,5	23,8	0,6	8,0	0,4	1,7	0,1
Waldhausklinik Deuringen	Stadtbergen	<50	p	3266	<1000	0,924	0,963	66	3	6	8:44%	1:20%	19:9%		7,9	7,7			N	15,7	35,9	2,0	0,6	1,8	0,5	1,6	0,4
Klinikum Staffelstein	Staffelstein	<50	p	3002	<5000	7,799	0,989	14	1	3	1:59%	-1:41%		40	3,3	41,1				54,0	90,3	23,0	0,7	9,7	0,4	3,8	0,3
Klinikum Starnberg GmbH	Starnberg	<500	ö	3356	<20000	0,768	0,848	358	4	17	14:13%	6:12%	5:12%	35	1,5	0,1				16,8	32,0	55,9	0,7	8,6	0,2	3,4	0,1
Klinikum St. Elisabeth Straubing	Straubing	<500	fg	3316	<50000	1,002	0,785	394	13	33	5:16%	8:15%	6:12%	43	2,4	0,1				15,8	39,2	100,0	1,0	73,6	0,7	35,7	0,4
St. Anna Krankenhaus Sulzbach-Rosenberg	Sulzbach-Rosenberg	<200	ö	3282	<10000	0,853	0,837	280	9	27	8:17%	6:16%	5:12%	30	1,2	0,0				11,2	20,5	100,0	1,0	27,6	0,6	24,0	0,6
Krankenhaus Tirschenreuth	Tirschenreuth	<200	ö	3308	<10000	0,844	0,857	274	7	22	5:18%	8:16%	6:14%	23	1,4	0,0				17,3	20,2	100,0	1,0	100,0	1,0	16,0	0,4
Klinikum Traunstein	Traunstein	<1000	ö	3284	<50000	1,086	0,762	439	11	35	5:17%	6:12%	8:11%	35	3,0	3,5				20,1	28,2	100,0	1,0	57,9	0,5	42,2	0,4
Gesundheitszentrum Treuchtlingen	Treuchtlingen	<50	ö	3291	<1000	0,867	0,944	100	2	9	5:21%	8:20%	6:17%		0,0	0,0				9,3	20,2	100,0	1,0	12,7	0,5	5,2	0,3
Kreisklinik Trostberg	Trostberg	<500	ö	3293	<10000	0,945	0,865	273	7	20	8:37%	6:15%	5:11%	39	1,9	0,0				11,3	19,4	100,0	1,0	31,1	0,7	10,9	0,2
Benedictus Krankenhaus Tutzing GmbH & Co. KG	Tutzing	<200	p	3272	<10000	1,275	0,865	280	5	17	8:39%	5:21%	6:11%	47	2,7	4,9		P		25,3	42,1	91,0	0,9	13,9	0,3	4,1	0,2
Krankenhaus St. Camillus	Ursberg	<50	ö	3264	<1000	0,775	0,949	71	3	7	3:21%	1:19%	6:13%	2	7,7	0,0			N	4,4	36,9	10,6	0,9	8,6	0,7	1,6	0,2
Kreiskrankenhaus Viechtach	Viechtach	<200	ö	3288	<10000	0,906	0,851	265	7	23	6:21%	5:20%	8:16%	41	0,7	0,0				15,8	22,0	100,0	1,0	72,2	0,9	12,4	0,4
Kreiskrankenhaus Vilsbiburg	Vilsbiburg	<200	ö	3286	<10000	0,859	0,868	259	6	21	8:29%	6:14%	1:9%	30	1,3	2,6				14,0	22,1	100,0	1,0	16,7	0,4	9,3	0,2
Landkreis Passau Gesundheitseinrichtungen	Vilshofen	<500	ö	3220	<20000	0,896	0,831	349	8	26	5:20%	8:17%	6:16%	29	1,1	0,0		P		26,7	26,7	100,0	1,0	36,6	0,5	26,7	0,4
Schön Klinik Vogtareuth	Vogtareuth	<500	p	3280	<20000	1,807	0,936	174	4	10	8:68%	5:17%	1:11%	65	2,4	26,1	B			36,0	74,9	94,3	0,9	22,9	0,4	16,6	0,3
Helios Klinik Volkach	Volkach	<50	p	3276	<5000	1,002	0,971	66	1	4	8:67%	6:22%	7:4%	94	0,6	0,0	B			23,2	41,6	55,9	0,7	13,3	0,3	3,6	0,2
Klinik Wartenberg	Wartenberg	<50	p	3277	<5000	1,187	0,940	97	4	9	5:21%	8:17%	4:15%		0,1	24,2				25,6	36,9	100,0	1,0	2,9	0,2	2,6	0,2
Inn-Salzach-Klinikum gGmbH Wasserburg	Wasserburg	<1000	ö	3243	<5000	0,822	0,974	43	2	5	1:78%	8:9%	3:4%		6,5	3,3		P		17,4	29,5	45,5	0,8	15,3	0,4	6,0	0,2
RoMed Klinik Wasserburg	Wasserburg	<200	ö	3367	<10000	0,746	0,860	290	5	18	8:15%	6:14%	14:13%	24	0,9	0,0				12,4	18,3	83,4	0,9	22,2	0,5	8,4	0,2
Klinikum Weiden	Weiden	<1000	ö	3296	<50000	1,110	0,769	424	11	35	5:17%	6:13%	8:11%	33	3,3	1,5				19,0	33,7	100,0	1,0	100,0	1,0	69,8	0,6

21

21

Krankenhausname	Ort	Betten	Trä-ger	Z-Bax	Case-mix	CMI	Spez. Gini	Anz. Basis-DRG	Leistungsdichte 25%	Leistungsdichte 50%	TOP 3 MDC 1	TOP 3 MDC 2	TOP 3 MDC 3	Part. in %	O	ZE	SE	Bes. Leist. B	Bes. Leist. P	Not-fall	AOK Med	AOK oQ	10 km Markt-anteil	10 km HHI	20 km Markt-anteil	20 km HHI	30 km Markt-anteil	30 km HHI
Klinikum Weilheim	Weilheim	<200	fg	3231	<10000	0,961	0,831	316	10	27	5:22%	8:20%	6:13%	42		1,1	0,0				9,0	21,3	84,4	0,8	20,7	0,3	9,4	0,3
Kreiskrankenhaus Weißenburg	Weißenburg	<200	ö	3461	<10000	0,761	0,882	220	6	18	6:26%	5:14%	4:7%	25		1,1	0,0				17,2	22,0	100,0	1,0	56,0	0,6	20,8	0,3
Stiftungsklinik Weißenhorn	Weißenhorn	<200	ö	3264	<10000	0,933	0,855	265	8	25	5:30%	8:17%	6:16%	34		3,3	0,0				10,7	15,6	100,0	1,0	11,7	0,4	8,9	0,3
Krankenhaus Markt Werneck	Werneck	<50	ö	3314	<5000	0,741	0,922	170	3	9	8:48%	5:22%	6:8%	64		1,7	0,0				17,0	42,7	43,0	0,8	6,1	0,5	2,0	0,2
Orthopädisches Krankenhaus Schloß Werneck	Werneck	<200	ö	3234	<10000	1,675	0,978	65	2	3	8:99%	21:0%	1:0%	87		1,0	0,0				44,4	75,9	78,0	0,8	28,4	0,4	10,2	0,2
Kreisklinik Wertingen	Wertingen	<200	ö	3272	<10000	0,918	0,897	222	5	16	8:33%	5:27%	6:11%	35		0,6	0,0				14,5	21,5	100,0	1,0	30,1	0,4	6,6	0,4
Kreiskrankenhaus Wolfratshausen	Wolfratshausen	<200	ö	3301	<10000	0,834	0,849	253	10	27	8:21%	6:15%	5:14%	31		1,0	0,0				9,2	9,2	76,7	0,8	14,0	0,4	1,9	0,1
Kreiskrankenhaus Wörth a. d. Donau	Wörth a. d. Donau	<200	ö	3267	<10000	1,035	0,879	233	7	20	8:35%	5:18%	4:12%	45		0,8	0,0				19,1	29,9	100,0	1,0	20,8	0,7	5,5	0,3
Klinikum der Universität Würzburg	Würzburg	>1000	ö	3267	>50000	1,378	0,687	503	17	53	5:11%	3:10%	2:10%	43		6,8	5,5	B	P		39,9	69,0	58,9	0,5	49,8	0,4	44,7	0,4
Orthopädische Klinik König-Ludwig-Haus	Würzburg	<200	ö	3224	<10000	1,643	0,971	71	2	5	8:97%	9:1%	21:1%	94		2,2	0,0				42,9	70,2	19,1	0,4	15,9	0,3	12,1	0,3
Stiftung Juliusspital	Würzburg	<500	ö	3242	<20000	1,019	0,826	325	10	29	5:18%	6:17%	8:16%	29		3,1	7,1	B			11,5	22,2	18,2	0,5	14,9	0,4	13,1	0,3
Missionsärztliche Klinik	Würzburg	<500	ö	3319	<20000	0,870	0,853	340	4	18	14:13%	4:13%	15:11%	34		2,1	0,0				17,9	43,0	19,9	0,5	16,5	0,4	14,6	0,3
Theresienklinik Würzburg	Würzburg	<50	fg	3058	<5000	0,705	0,948	114	4	8	8:62%	6:14%	9:6%	75		1,0	0,0				17,8	35,7	6,0	0,4	4,8	0,3	4,0	0,3
Berlin		512		3117		1,257	0,780		14	51	5:15%	8:14%	6:10%	39		3,8	2,5	1	9	9								
Franziskus-Krankenhaus	Berlin	<500	fg	3221	<10000	1,128	0,902	229	3	10	11:34%	5:28%	12:10%	53		0,5	0,0				7,1	12,4	2,1	0,2	1,5	0,1	1,3	0,1
Jüdisches Krankenhaus	Berlin	<500	fg	3200	<20000	1,100	0,889	261	3	12	5:49%	1:17%	8:11%	46		3,9	0,0		P		2,8	7,6	3,4	0,2	2,5	0,1	2,2	0,1
Paulinenkrankenhaus	Berlin	<200	fg	3169	<10000	2,901	0,934	118	2	4	5:78%	-1:7%	4:3%	14		3,4	2,5			N	19,3	27,3	2,3	0,3	0,9	0,1	0,8	0,1
Ev. Johannesstift Wichern-Krankenhaus	Berlin	<200	fg	3149	<5000	1,830	0,970	70	2	3	8:27%	5:19%	1:15%			3,3	4,8			N	7,8	14,9	2,0	0,6	0,8	0,2	0,6	0,1
Ev. Krankenhaus Hubertus gGmbH	Berlin	<500	fg	3187	<10000	1,390	0,900	209	3	12	5:36%	8:30%	6:7%	38		0,4	1,0				11,6	18,2	8,0	0,3	1,4	0,2	1,1	0,1
Kliniken im Theodor-Wenzel-Werk	Berlin	<500	fg	3155	<1000	0,945	0,974	40	3	6	1:65%	23:15%	8:15%			2,0	26,7		P	N	17,2	24,5	8,1	0,3	1,3	0,2	1,0	0,1

Krankenhausname	Ort	Betten	Träger	Z-Bax	Case-mix	CMI	Spez. Gini	Anz. Basis-DRG	Leistungsdichte Basis-DRG 25%	50%	TOP 3 MDC 1	2	3	Part. in % O	Budget-Anteile ZE	SE	Bes. Leist. B	P	Not-fall	AOK-Patientenwege (PKW-KM) Med	oQ	10 km Markt-anteil	HHI	20 km Markt-anteil	HHI	30 km Markt-anteil	HHI
Immanuel-Krankenhaus GmbH	Berlin	<500	fg	3243	<10000	1,083	0,966	121	2	4	8:88%	1:5%	19:1%	36	5,1	4,7		P		20,5	42,0	6,2	0,3	2,7	0,2	2,1	0,1
St. Marien-Krankenhaus Lankwitz	Berlin	<500	fg	3215	<10000	1,221	0,869	250	7	21	8:32%	6:18%	5:13%	39	0,1	0,0				5,8	8,0	8,1	0,2	1,6	0,1	1,4	0,1
Dominikus-Krankenhaus GmbH	Berlin	<500	fg	3207	<10000	1,448	0,877	225	5	18	8:33%	6:15%	5:14%	32	0,7	2,2				7,4	10,5	3,6	0,6	1,5	0,2	1,1	0,1
Charité Universitätsmedizin Berlin	Berlin	>1000	ö	3251	>50000	1,551	0,680	520	18	57	8:12%	5:11%	1:10%	42	6,9	2,0		P		9,6	16,3	24,3	0,2	18,2	0,2	16,2	0,1
Caritas-Klinik Pankow	Berlin	<500	fg	3249	<20000	0,888	0,876	290	3	15	5:22%	14:14%	6:14%	29	1,8	0,0				2,9	5,1	3,2	0,3	2,2	0,1	2,0	0,1
Helios Klinikum Berlin-Buch	Berlin	>1000	p	3210	>50000	1,251	0,711	501	12	46	8:15%	5:11%	6:8%	43	5,1	1,6		P		14,8	33,3	50,8	0,5	7,8	0,2	5,8	0,1
St. Joseph Krankenhaus Berlin-Weißensee	Berlin	<500	fg	3151	<1000	0,854	0,985	28	1	1	1:89%	8:7%	23:1%		1,8	45,3		P	N	11,8	160,8	1,7	0,3	1,4	0,2	1,3	0,2
Ev. Lungenklinik Berlin	Berlin	<200	fg	3240	<10000	1,074	0,979	102	1	2	4:92%	5:2%	-1:1%	16	7,8	0,8				21,3	41,0	17,9	0,5	3,1	0,2	2,3	0,1
Sana Klinikum Lichtenberg	Berlin	<1000	p	3242	<50000	0,989	0,822	370	4	19	6:15%	5:14%	14:14%	30	1,6	1,4				5,6	9,9	10,4	0,3	4,3	0,2	3,9	0,1
Malteser Krankenhaus	Berlin	<50	fg	3155	<5000	1,635	0,967	98	1	3	8:34%	5:16%	1:11%		0,9	0,0			N	8,3	12,5	1,0	0,3	0,6	0,1	0,5	0,1
Park-Klinik Weißensee GmbH & Co Betriebs KG	Berlin	<500	p	3239	<20000	1,007	0,822	342	8	28	8:20%	3:17%	6:15%	50	1,2	0,7		P		4,8	8,2	3,5	0,2	2,8	0,2	2,5	0,2
Unfallkrankenhaus Berlin-Marzahn	Berlin	<1000	p	3208	<50000	1,579	0,788	348	12	35	5:17%	8:16%	1:14%	52	2,3	11,6		P	N	6,2	12,9	24,3	0,3	3,7	0,2	3,2	0,2
Klinik für MIC Minimal Invasive Chirurgie	Berlin	<50	p	3153	<10000	1,146	0,974	58	2	5	13:43%	6:38%	7:10%	98	0,3	0,0				24,1	29,9	23,8	0,3	5,6	0,2	4,1	0,1
Augenklinik Berlin Marzahn	Berlin	<50	p	3292	<5000	0,544	0,988	21	1	2	2:100%			81	0,0	0,0		P		10,1	15,0	68,4	0,6	16,1	0,2	16,1	0,2
Vivantes GmbH	Berlin	>1000	ö	3236	>50000	1,140	0,979		11	40	5:15%	8:12%	6:10%	36	2,1	1,8				17,2	25,8	41,4	0,3	25,5	0,2	22,8	0,1
Vitanas Krankenhaus für Geriatrie, Berlin	Berlin	<50	p	3061	<5000	1,897		60	2	3	8:24%	1:20%	5:17%		1,6	0,0			N	9,1	14,4	1,1	0,3	0,7	0,2	0,6	0,1
Augenklinik im Ringcenter GmbH	Berlin	<50	p	3052	<1000	0,551	0,991	14	1	2	2:100%			87	0,0	0,0				10,7	18,7	13,6	0,5	7,5	0,2	7,5	0,2
Bundeswehrkrankenhaus Berlin	Berlin	<200	ö	3167	<20000	1,180	0,784	371	11	34	8:17%	6:15%	3:11%	50	2,7	0,1		P		5,2	10,0	1,8	0,2	1,3	0,1	1,1	0,1
Diabetes Spezialklinik Polikum Holding GmbH	Berlin	<50	p	3205											0,0	100,0				6,6	10,1						

21

21

Krankenhausname	Ort	Betten	Träger	Z-Bax	Case-mix	CMI	Spez. Gini	Anz. Basis-DRG	Leistungsdichte Basis-DRG 25%	Leistungsdichte Basis-DRG 50%	TOP 3 MDC 1	TOP 3 MDC 2	TOP 3 MDC 3	Part. in % O	Budget-Anteile ZE	Budget-Anteile SE	Bes. Leist. B	Bes. Leist. P	Not-fall	AOK-Patientenwege (PKW-KM) Med	AOK-Patientenwege (PKW-KM) oQ	Regional 10 km Marktanteil	Regional 10 km HHI	Regional 20 km Marktanteil	Regional 20 km HHI	Regional 30 km Marktanteil	Regional 30 km HHI
MEDIAN Klinik Berlin	Berlin	<50	p												0,0	100,0	B			27,6	33,7						
Gemeinschaftskrankenhaus Havelhöhe	Berlin	<500	fg	3199	<20000	1,148	0,840	323	5	20	5:17%	4:12%	6:12%	33	6,4	0,3		P		14,7	22,9	10,9	0,3	2,2	0,2	1,6	0,1
Helios Klinikum Emil von Behring GmbH	Berlin	<1000	p	3168	<50000	1,146	0,853	272	5	20	4:35%	8:17%	5:17%	39	3,6	2,2		P		10,8	19,0	24,3	0,3	4,2	0,2	3,4	0,1
Klinik „Helle Mitte"	Berlin	<50	p	3016	<1000	1,557	0,997	6	1	1	8:99%	1:1%		97	0,5	0,0			N	9,5	21,3	22,8	0,4	2,2	0,2	1,7	0,1
Ev. Geriatriezentrum Berlin gGmbH	Berlin	<200	fg	3225	<5000	1,748	0,971	99	1	2	8:35%	1:25%	5:13%		1,0	7,2			N	5,5	12,9	1,1	0,2	0,8	0,2	0,7	0,1
Brandenburg		306		3117		1,079	0,808		13	42	5:18%	8:16%	6:11%	33	3,0	4,5	4	15	2								0,5
MSZ Uckermark, Kreiskrankenhaus Angermünde gGmbH	Angermünde	<200	ö	3254	<5000	0,704	0,939	131	2	8	4:43%	5:17%	6:14%	2	4,2	1,0		P		7,1	35,3	100,0	1,0	19,6	0,8	9,8	0,5
GLG Fachklinik Wolletzsee GmbH	Angermünde	<50	ö	3137											0,0	100,0	B			50,3	103,3						
Helios Klinikum Bad Saarow GmbH	Bad Saarow-Pieskow	<1000	p	3150	<50000	1,149	0,753	415	14	42	5:17%	8:16%	1:9%	40	3,8	0,5				22,1	48,4	100,0	1,0	100,0	1,0	42,0	0,4
KMG Klinikum Mitte GmbH	Bad Wilsnack	<500	p	3324	<20000	1,034	0,834	316	6	26	8:26%	5:25%	6:13%	33	1,2	0,0				32,1	32,1	100,0	1,0	100,0	1,0	43,7	0,5
Kliniken Beelitz, Neurologisches Fachkrankenhaus für Bewegungsstörungen/Parkinson GmbH	Beelitz	<50	p	3225	<1000	1,223	0,997	6	1	1	1:97%	19:3%			0,6	60,8			N	95,7	191,5	98,2	1,0	49,8	0,6	35,9	0,4
Kliniken Beelitz GmbH, Fachkrankenhaus für neurologische Frührehabilitation	Beelitz	<50	p	3194	<5000	10,081	0,988	17	1	2	1:65%	-1:33%	21:1%	32	2,8	40,7			N	56,8	74,8	33,6	1,0	8,8	0,5	5,8	0,3
Immanuel Kliniken Bernau Herzzentrum Brandenburg	Bernau	<500	fg	3188	<50000	1,733	0,873	288	6	16	5:49%	6:10%	8:6%	39	3,9	0,0				18,2	36,5	22,3	0,7	8,5	0,3	1,9	0,1
Brandenburg Klinik Bernau	Bernau	<50	p	3218											0,0	100,0	B			50,3	83,1						
Asklepios Klinik Birkenwerder	Birkenwerder	<200	p	3194	<10000	1,503	0,960	72	3	8	8:60%	5:22%	10:15%	74	0,6	0,0				30,8	55,3	40,4	0,5	3,6	0,2	2,5	0,1
Städtisches Klinikum Brandenburg GmbH	Brandenburg	<500	ö	3257	<50000	1,039			11	37	5:20%	8:13%	6:10%	44	2,3	0,2		P		5,6	23,6	89,7	0,9	84,3	0,8	84,3	0,8
Asklepios Fachklinikum Brandenburg GmbH	Brandenburg	<500	p	3180	<5000	1,130			2	4	1:77%	8:7%	3:3%	2	3,6	10,9				11,0	33,0	36,7	0,7	36,7	0,7	33,4	0,6

Krankenhausname	Ort	Betten	Träger	Z-Bax	Case-mix	CMI	Spez. Gini	Anz. Basis-DRG	Leistungsdichte Basis-DRG 25%	50%	TOP 3 MDC 1	2	3	Part. in % O	Budget-Anteile ZE	SE	Bes. Leist. B	P	Not-fall	AOK-Patientenwege (PKW-KM) Med	oQ	10 km Markt-anteil	HHI	20 km Markt-anteil	HHI	30 km Markt-anteil	HHI
St. Marien-Krankenhaus Brandenburg	Brandenburg	<200	fg	3190	<5000	1,731	0,962	98	2	4	8:24%	5:22%	4:13%		0,0	5,6				5,8	10,6	12,4	0,8	11,1	0,7	6,2	0,5
Carl-Thiem-Klinikum Cottbus gGmbH	Cottbus	>1000	ö	3292	<50000	1,068	0,715	482	16	47	8:13%	5:11%	1:9%	35	3,3	1,6		P		20,6	36,7	93,8	0,9	85,1	0,8	74,3	0,7
Sana-Herzzentrum Cottbus GmbH	Cottbus	<50	p	3164	<20000	3,478			2	4	5:97%	-1:2%	8:1%	68	1,5	0,0				64,1	94,5	39,7	0,8	36,6	0,7	33,5	0,6
Klinikum Barnim, Werner-Forßmann-Krankenhaus	Eberswalde	<500	ö	3275	<50000	1,086	0,735	461	14	43	5:16%	6:11%	8:10%	40	4,8	0,6		P		11,3	23,5	91,7	1,0	91,7	1,0	21,1	0,4
Martin Gropius Krankenhaus GmbH	Eberswalde	<500	ö	3261	<5000	1,033	0,970	85	2	4	1:81%	3:5%	8:3%	1	1,2	9,8		P		13,1	22,3	25,4	0,9	25,4	0,9	11,6	0,4
Städtisches Krankenhaus Eisenhüttenstadt GmbH	Eisenhüttenstadt	<500	fg	3217	<10000	0,913	0,831	295	8	24	5:22%	6:13%	8:13%	22	1,7	3,6		P		6,5	14,2	100,0	1,0	100,0	1,0	23,1	0,5
Elbe-Elster-Klinikum (KKH Finsterwalde/KKH Herzberg/ KKH Elsterwerda) GmbH	Finsterwalde	<500	ö	3203	<20000	0,824	0,851	308	6	22	5:19%	6:17%	8:15%	23	0,8	0,0		P		36,9	41,1	100,0	1,0	52,6	0,5	46,5	0,5
Krankenhaus Forst GmbH	Forst	<500	ö	3174	<10000	0,904	0,843	277	8	24	5:14%	6:12%	8:11%	27	0,5	3,2				5,0	26,7	100,0	1,0	100,0	1,0	12,2	0,4
Ev. Krankenhaus Lutherstift Frankfurt (Oder)/Seelow	Frankfurt	<200	fg	3297	<5000	0,979	0,891	201	5	16	5:21%	6:18%	8:15%	14	3,3	2,7				27,4	45,8	20,6	0,8	20,6	0,8	15,6	0,5
Klinikum Frankfurt (Oder) GmbH	Frankfurt (Oder)	<1000	p	3232	<50000	1,068	0,740	454	13	43	8:15%	5:13%	6:9%	39	5,5	0,8		P		18,9	33,1	88,5	0,8	88,5	0,8	41,4	0,4
Median-Klinik Grünheide	Grünheide	<50	p	3126		0,978									0,0	100,0	B			54,7	79,5						
Naemi-Wilke-Stift Guben	Guben	<200	fg	3218	<10000	0,973	0,893	176	5	17	8:40%	5:20%	6:13%	38	0,1	0,0				14,8	14,8	100,0	1,0	100,0	1,0	32,2	0,4
Oberhavel Kliniken Hennigsdorf/Oranienburg GmbH	Hennigsdorf	<1000	fg	3176	<50000	0,999	0,808	333	9	30	5:20%	6:13%	1:11%	34	3,5	1,3		P		25,2	29,1	62,5	0,7	4,6	0,3	2,6	0,1
Epilepsie-Zentrum Berlin-Brandenburg, Epilepsieklinik Tabor	Lobetal	<50	fg												0,0	0,0	B										
Asklepios Fachklinikum Lübben	Lübben	<500	p	3228	<5000	0,978			2	4	1:79%	8:6%	3:4%		2,5	16,5		P		22,6	52,6	23,4	0,9	19,6	0,6	15,5	0,5
Klinikum Dahme-Spreewald GmbH	Lübben	<500	fg	3201	<50000	0,925	0,813	336	8	29	5:18%	6:15%	8:13%	34	2,2	0,7				45,8	59,2	94,2	1,0	80,2	0,8	74,9	0,7
DRK Krankenhaus Lucken-walde	Luckenwalde	<500	fg	3240	<20000	0,975	0,799	356	10	32	5:15%	6:12%	8:12%	33	2,4	0,0				17,4	26,7	100,0	1,0	100,0	1,0	38,1	0,6

21

Krankenhausname	Ort	Betten	Träger	Z-Bax	Case-mix	CMI	Spez. Gini	Anz. Basis-DRG	Leistungsdichte Basis-DRG 25%	50%	TOP 3 MDC 1	2	3	Part. in % O	Budget-Anteile ZE	SE	Bes. Leist. B	P	Notfall	AOK-Patientenwege (PKW-KM) Med	oQ	10 km Marktanteil	HHI	20 km Marktanteil	HHI	30 km Marktanteil	HHI
Ev. Krankenhaus Ludwigsfelde-Teltow gGmbH	Ludwigsfelde	<500	fg	3249	<10000	0,858	0,832	305	6	25	6:17%	5:14%	8:12%	24	1,3	0,0				16,2	16,7	100,0	1,0	7,9	0,2	2,5	0,1
Havelland Kliniken GmbH	Nauen	<1000	ö	3216	<20000	0,894	0,819	357	8	26	5:18%	6:17%	8:9%	25	1,1	1,3		P		41,2	44,5	100,0	1,0	100,0	1,0	13,8	0,2
Ruppiner Kliniken GmbH	Neuruppin	<1000	ö	3251	<50000	1,104	0,748	453	12	38	5:15%	3:10%	1:10%	35	4,7	1,3		P		28,0	46,3	100,0	1,0	80,0	0,9	51,4	0,6
Oberhavel Klinik Gransee GmbH	Oranienburg	<50	ö	3250	<5000	0,791	0,900	153	5	16	5:25%	6:20%	8:14%	21	1,0	0,0				46,1	46,1	56,8	0,9	2,7	0,7	1,0	0,2
Kreiskrankenhaus Prignitz gGmbH	Perleberg	<500	ö	3298	<20000	0,911	0,824	340	9	27	5:22%	8:14%	6:12%	25	3,4	0,0		P		12,0	29,2	100,0	1,0	100,0	1,0	70,3	0,6
Oberlinklinik gGmbH	Potsdam	<200	fg	3191	<10000	1,739			2	5	8:96%	3:2%	1:1%	85	2,2	2,7				33,6	51,7	32,0	0,4	12,9	0,2	3,8	0,2
Klinikum Westbrandenburg	Potsdam	<50	nb	3183	<5000	0,838	0,924	167	3	9	6:21%	15:14%	4:13%	5	0,7	1,7				63,6	69,3						
MSZ Uckermark, Kreiskrankenhaus Prenzlau GmbH	Prenzlau	<200	ö	3214	<5000	0,979	0,856	256	8	22	5:19%	6:17%	8:16%	24	0,9	0,0				1,8	1,8	100,0	1,0	100,0	1,0	29,9	0,6
Immanuel Klinik Rüdersdorf	Rüdersdorf	<500	fg	3215	<20000	0,896	0,858	265	7	22	6:15%	1:12%	8:12%	26	3,2	4,6		P		9,8	23,7	94,5	0,9	12,3	0,3	3,1	0,2
Asklepios Klinikum Uckermark Schwedt GmbH	Schwedt	<500	p	3232	<20000	1,019	0,772	385	13	40	5:20%	8:12%	6:10%	30	4,7	1,6				6,5	31,6	100,0	1,0	87,9	0,8	87,9	0,8
Sana Kliniken Sommerfeld GmbH Hellmuth-Ulrici-Kliniken	Sommerfeld	<500	p	3190	<10000	1,579	0,978	56	2	3	8:87%	1:9%	19:4%	59	9,1	5,6		P		63,7	95,5	100,0	1,0	56,9	0,6	35,7	0,3
Spremberger Krankenhausgesellschaft mbH, Kreiskrankenhaus Spremberg	Spremberg	<500	p	3271	<5000	0,817	0,878	218	6	20	5:18%	6:17%	8:14%	31	0,7	0,0		P		6,3	18,5	100,0	1,0	8,3	0,4	7,6	0,3
Krankenhaus Märkisch-Oderland GmbH	Strausberg	<500	ö	3215	<20000	0,962	0,842	294	9	25	8:19%	6:18%	5:14%	36	2,2	0,0				21,6	31,5	100,0	1,0	55,5	0,6	8,7	0,2
Johanniter-Krankenhaus im Fläming Treuenbrietzen gGmbH	Treuenbrietzen	<500	fg	3281	<10000	1,168	0,952	161	2	5	4:43%	8:38%	23:8%	18	6,8	4,8		P		54,6	73,1	100,0	1,0	100,0	1,0	32,0	0,5
Ev. Krankenhaus Gottesfriede GmbH	Woltersdorf	<200	fg	3277	<5000	1,788	0,978	63	1	3	8:34%	1:23%	5:14%		0,6	10,7			0	20,5	32,0	28,7	0,9	4,7	0,2	1,2	0,1
Bremen		**446**		**3185**		**1,107**	**0,834**	**478**	**14**	**46**	**8:14%**	**5:14%**	**6:12%**	**37**	**4,2**	**3,5**	**0**	**0**	**0**								
Klinikum Bremen-Mitte gGmbH	Bremen	<1000	ö	3337	<50000	1,204	0,730	478	15	51	1:14%	3:11%	8:11%	43	6,9	4,1				16,2	30,1	31,1	0,3	25,2	0,3	22,6	0,2
Klinikum Bremen-Ost gGmbH	Bremen	<1000	ö	3280	<20000	1,210	0,862	294	6	20	4:30%	1:22%	6:12%	19	5,2	11,4		P		11,1	26,9	14,4	0,3	12,8	0,3	8,9	0,2

21

Krankenhausname	Ort	Betten	Träger	Z-Bax	Case-mix	CMI	Spez. Gini	Anz. Basis-DRG	Leistungsdichte Basis-DRG 25%	50%	TOP 3 MDC 1	2	3	Part. in % O	Budget-Anteile ZE	SE	Bes. Leist. B	P	Not-fall	AOK-Patienten-wege (PKW-KM) Med	oQ	10 km Markt-anteil	HHI	20 km Markt-anteil	HHI	30 km Markt-anteil	HHI
Klinikum Bremen-Nord gGmbH	Bremen	<1000	ö	3295	<20000	0,943	0,838	355	6	23	5:16%	6:14%	14:11%	19	3,2	4,1				7,6	11,1	100,0	1,0	19,7	0,2	8,0	0,2
Klinikum Links der Weser gGmbH	Bremen	<1000	ö	3277	<50000	1,330	0,866	347	4	13	5:42%	14:14%	15:10%	36	4,3	2,2				15,0	25,0	24,8	0,4	17,5	0,3	14,7	0,2
DIAKO Ev. Diakonie-Krankenhaus gGmbH	Bremen	<500	fg	3290	<20000	1,039	0,830	375	9	31	8:19%	6:15%	3:13%	47	3,4	4,8				5,4	18,0	20,7	0,4	10,9	0,2	10,3	0,2
St.-Joseph-Stift	Bremen	<500	fg	3278	<20000	0,876	0,842	342	5	21	3:13%	2:13%	14:13%	44	1,7	3,1				9,5	28,1	16,9	0,3	12,2	0,2	11,9	0,2
Rotes Kreuz Krankenhaus Bremen gGmbH	Bremen	<500	fg	3290	<20000	1,158	0,893	289	7	23	8:32%	5:23%	6:14%	39	3,3	2,1				8,3	19,8	14,5	0,3	10,3	0,2	10,0	0,2
Roland-Klinik	Bremen	<200	fg	3314	<10000	1,279	0,969	64	2	6	8:94%	1:3%	9:2%	82	0,5	0,0				20,1	34,5	18,4	0,3	13,9	0,2	12,8	0,2
Paracelsus-Kurfürstenklinik Bremen	Bremen	<50	p	3294	<5000	1,273	0,968	79	3	6	8:80%	3:13%	1:3%	85	1,1	0,0				12,8	28,2	12,0	0,3	8,3	0,2	7,2	0,2
Klinikum Bremerhaven Reinkenheide	Bremerhaven	<1000	ö	3243	<50000	1,038	0,837	404	10	32	1:15%	8:13%	5:13%	34	4,5	3,3				12,1	22,0	54,3	0,6	49,6	0,5	45,9	0,5
DRK Krankenanstalten Wesermünde	Bremerhaven	<500	fg	3209	<20000	0,968	0,886	239	5	17	6:31%	4:24%	5:9%	19	2,2	0,0				10,6	20,6	29,0	0,5	26,3	0,4	23,8	0,4
St.-Joseph-Hospital gGmbH	Bremerhaven	<500	fg	3290	<10000	0,979	0,862	260	7	22	5:22%	6:17%	8:11%	32	4,9	0,1				6,8	19,8	21,7	0,5	19,8	0,4	17,8	0,4
Hamburg		310		3178		1,280	0,851		15	44	8:21%	5:14%	6:11%	47	2,5	3,2	0	1	0								
Asklepios Klinik St. Georg	Hamburg	<1000	p	3245	>50000	1,790			8	28	5:28%	8:10%	9:10%	54	5,5	2,8				12,1	24,9	16,5	0,3	8,3	0,1	7,1	0,1
Schön Klinik Hamburg-Eilbek	Hamburg	<1000	p	3293	<50000	1,815	0,863	282	6	18	8:45%	6:12%	10:12%	53	1,8	4,4		P		7,7	22,8	12,7	0,2	5,8	0,1	5,0	0,1
Asklepios Klinik Wandsbek	Hamburg	<1000	p	3195	<50000	1,265	0,830	355	9	24	5:24%	1:16%	8:14%	27	1,3	0,8				5,9	10,7	12,8	0,3	6,3	0,2	4,9	0,1
AKK Altonaer Kinderkrankenhaus gGmbH	Hamburg	<200	fg	3322	<20000	1,047	0,885	232	4	16	6:18%	8:18%	4:12%	28	0,8	0,0				18,3	38,6	12,8	0,3	6,3	0,2		
Evangelisches Krankenhaus Alsterdorf gGmbH	Hamburg	<500	fg	3211	<5000	1,253			4	13	8:26%	1:16%	20:14%	21	1,9	44,8				10,8	58,6						
Israelitisches Krankenhaus	Hamburg	<200	fg	3229	<10000	1,072	0,926	185	2	8	6:64%	7:14%	5:4%	42	2,3	0,0				11,8	28,1	5,6	0,2	3,5	0,1	3,1	0,1
HELIOS Endo-Klinik Hamburg GmbH	Hamburg	<500	p	3239	<20000	2,275	0,980	52	1	2	8:99%	21:1%	18:0%	94	5,3	0,0				78,7	204,7	15,7	0,2	10,5	0,1	8,4	0,1
Krankenhaus Jerusalem	Hamburg	<50	p	3232	<5000	0,860	0,988	27	2	3	9:91%	13:9%		99	0,0	0,0				16,3	27,0	18,1	0,3	10,7	0,2	9,0	0,2
Kath. Marienkrankenhaus gGmbH	Hamburg	<1000	fg	3244	<50000	1,046	0,790	402	5	27	3:14%	14:13%	8:9%	43	1,7	1,0				6,5	11,7	14,1	0,2	7,3	0,1	6,3	0,1

21

21

Krankenhausname	Ort	Betten	Träger	Z-Bax	Case-mix	CMI	Spez. Gini	Anz. Basis-DRG	Leistungsdichte Basis-DRG 25%	50%	TOP 3 MDC 1	2	3	Part. in % O	Budget-Anteile ZE	SE	Bes. Leist. B	P	Not-fall	AOK Med	oQ	10 km Markt-anteil	HHI	20 km Markt-anteil	HHI	30 km Markt-anteil	HHI
Wilhelmsburger Krankenhaus Groß Sand	Hamburg	<500	fg	3320	<10000	1,233	0,892	200	4	15	6:28%	8:18%	5:15%	31	1,5	16,7				3,4	13,1	4,7	0,3	2,2	0,1	1,6	0,1
Klinik Dr. Guth	Hamburg	<50	p	3242	<5000	1,138	0,928	168	2	8	8:50%	6:23%	5:8%	83	0,0	0,0				17,4	48,0	4,4	0,4	1,3	0,1	1,0	0,1
Krankenhaus Tabea GmbH	Hamburg	<50	p	3254	<10000	1,028	0,983	61	1	1	5:52%	8:37%	9:9%	93	0,4	0,0				25,4	44,4	32,4	0,6	6,7	0,2	5,6	0,1
Asklepios Klinik Nord Ochsenzoll und Heidberg	Hamburg	>1000	p	3253	<50000	1,098	0,792	421	9	30	2:15%	5:13%	3:12%	38	1,8	2,3				10,3	21,5	30,7	0,4	9,1	0,2	7,5	0,1
Bethesda – Allgemeines Krankenhaus gGmbH Bergedorf	Hamburg	<500	fg	3259	<20000	0,906	0,849	318	7	20	5:20%	6:18%	14:9%	27	1,4	0,0				8,9	10,8	6,6	0,2	4,6	0,2	3,7	0,2
Facharztklinik Hamburg GmbH	Hamburg	<50	fg	3138	<10000	0,921	0,955	105	3	7	8:67%	6:9%	3:7%	99	0,5	0,0				9,8	23,2	4,8	0,2	2,5	0,1	2,2	0,1
Bundeswehrkrankenhaus Hamburg	Hamburg	<200	ö	3178	<10000	0,997	0,817	259	12	33	3:20%	11:13%	8:12%	45	1,2	0,0				5,4	9,5						
Klinik Fleetinsel Hamburg GmbH & Co KG	Hamburg	nb	p		<5000	0,992	0,981	51	2	3	8:89%	5:9%	1:1%	95	0,2	0,0				34,6	101,8						
Stadtteilklinik Hamburg	Hamburg	<50	p	3149	<1000	0,362	0,927	97	2	10	4:22%	3:11%	6:11%	26	0,0	0,0				0,8	6,5						
Hessen		**300**		**3143**		**1,111**	**0,814**		**13**	**42**	**8:15%**	**5:15%**	**6:12%**	**37**	**2,7**	**2,5**	**10**	**8**	**12**								
Kreiskrankenhaus des Vogelsbergkreises in Alsfeld GmbH	Alsfeld	<200	ö	3245	<10000	0,921			7	26	8:21%	5:18%	6:16%	31	0,3	0,0				11,5	22,9	100,0	1,0	47,5	0,6	47,5	0,6
Krankenhaus Bad Arolsen GmbH	Bad Arolsen	<200	ö	3258	<10000	0,841	0,868	252	6	19	4:22%	5:19%	8:15%	19	0,8	0,0				8,5	15,3	85,5	0,9	25,8	0,3	14,7	0,2
MEDICAL PARK Bad Camberg	Bad Camberg	<50	p												2,5	97,4	B			58,9	80,8						
Hessische Berglandklinik Koller GmbH	Bad Endbach	<50	p	3129	<5000	1,859	0,990	26	1	2	8:39%	1:37%	5:13%		0,0	8,9				27,0	42,5	39,2	1,0	13,5	0,6	2,9	0,2
Rheumazentrum Mittelhessen GmbH & Co KG	Bad Endbach	<50	p	3135	<5000	0,754	0,992	26	1	2	8:94%	1:5%	9:0%		0,0	0,0			N	37,8	54,2	96,4	1,0	64,9	0,6	15,1	0,2
Orthopädie Bad Hersfeld GmbH	Bad Hersfeld	<50	ö	3182	<5000	1,464	0,985	33	2	3	8:100%	18:0%	21:0%	94	0,3	0,0				23,0	39,1	100,0	1,0	46,4	0,6	36,4	0,5
Asklepios Schlossberg Klinik Bad König	Bad König	<200	p	2898	<10000	23,049	0,990	11	1	2	-1:82%	1:18%	6:11%	81	2,9	12,8				61,9	78,6	100,0	1,0	26,4	0,3	5,7	0,3

Krankenhausname	Ort	Betten	Trä-ger	Z-Bax	Case-mix	CMI	Spez. Gini	Anz. Basis-DRG	Leistungs-dichte Basis-DRG 25%	50%	TOP 3 MDC 1	2	3	Part. in % O	Budget-Anteile ZE	SE	Bes. Leist. B	P	Not-fall	AOK-Patienten-wege (PKW-KM) Med	oQ	10 km Markt-anteil	HHI	20 km Markt-anteil	HHI	30 km Markt-anteil	HHI
Kerckhoff-Klinik GmbH	Bad Nauheim	<500	fg	3202	<50000	2,423	0,950	127	3	8	5:78%	8:13%	4:6%	56	4,4	0,0				41,0	70,3	63,1	0,8	39,8	0,5	9,1	0,1
GZW Diabetes-Klinik Bad Nauheim gGmbH	Bad Nauheim	<50	ö	3018	<5000	1,123	0,995	17	1	1	10:83%	5:14%	9:2%	16	0,1	0,0			N	43,4	69,9	38,3	0,7	20,0	0,4	4,3	0,1
William Harvey Klinik Bad Nauheim*	Bad Nauheim	<50	p	3217	<5000	1,464	0,981	55	1	2	5:83%	1:4%	4:4%	81	1,7	0,0				30,8	49,7	25,8	0,8	15,6	0,5	3,4	0,1
Gesundheitszentrum Wetterau gGmbH	Bad Nauheim	<1000	ö	3223	<20000	0,925	0,839	308	7	25	6:18%	5:13%	8:13%	24	1,3	0,0				15,6	21,6	71,6	0,9	31,5	0,4	4,7	0,1
Helios Klinik Bad Schwalbach	Bad Schwalbach	<200	p	3500	<5000	0,791	0,874	214	7	20	6:23%	5:19%	8:18%	28	0,4	0,0				11,8	11,9	88,8	0,9	6,5	0,4	3,1	0,2
Otto-Fricke-Krankenhaus	Bad Schwalbach	<200	p	3206	<5000	1,616	0,988	40	1	2	8:59%	1:21%	5:12%		1,5	1,4				23,3	34,2	75,3	0,9	14,0	0,4	6,8	0,2
Kliniken des Main-Taunus-Kreises	Bad Soden	<1000	ö	3208	<50000	1,080	0,808	388	8	27	5:17%	6:13%	8:13%	35	0,9	0,1				11,5	19,2	18,6	0,3	5,8	0,1	3,4	0,1
Werner-Wicker-Klinik	Bad Wildungen	<500	p	3204	<10000	1,977			1	2	8:76%	11:19%	1:3%	43	5,0	51,9			N	156,3	237,0						
Asklepios Fachklinik Fürsten-hof Bad Wildungen	Bad Wildungen	<50	p	3176	<1000	2,580	0,995	8	1	1	1:98%	21:2%			4,5	57,4				47,9	92,8	11,0	0,9	9,6	0,8	5,4	0,4
Heilig-Geist Hospital Bens-heim*	Bensheim	<200	fg	3270	<10000	0,797	0,857	229	7	22	6:16%	8:13%	14:10%	43	0,3	0,0				6,7	12,6	26,0	0,6	12,0	0,3	1,7	0,1
DRK Krankenhaus Bieden-kopf	Biedenkopf	<200	fg	3264	<5000	0,686	0,834	257	8	26	5:18%	6:17%	11:12%	35	0,7	0,0				13,3	18,7	100,0	1,0	32,4	0,4	9,3	0,4
BDH-Klinik Braunfels gGmbH	Braunfels	<50	fg	2856	<5000	1,843	0,977	43	2	4	1:67%	8:21%	-1:4%	4	0,3	16,4				17,5	34,1	17,1	0,6	11,4	0,4	4,1	0,2
MEDIAN Orthopädische Klinik Braunfels	Braunfels	<200	p	3166	<10000	1,550	0,982	51	1	3	8:99%	9:0%	1:0%	67	0,0	0,0				28,0	39,6	82,2	0,8	38,2	0,4	13,4	0,2
Capio Mathilden-Hospital	Büdingen	<500	p	3251	<5000	0,879	0,863	244	7	22	6:20%	8:19%	5:18%	32	0,7	0,0				12,7	17,0	100,0	1,0	24,4	0,6	5,7	0,2
Klinikum Darmstadt GmbH	Darmstadt	<1000	ö	3243	<50000	1,109	0,747	453	13	38	1:13%	5:12%	3:9%	42	2,9	0,2				14,4	22,4	51,7	0,5	37,4	0,4	8,6	0,1
Alice-Hospital Darmstadt	Darmstadt	<200	fg	3313	<10000	0,580	0,890	255	4	12	5:33%	6:19%	14:10%	41	1,4	0,0				10,1	16,2	19,9	0,5	12,7	0,3	3,4	0,1
Darmstädter Kinderkliniken Prinzessin Margaret	Darmstadt	<200	fg	3185	<5000	0,843			2	7	6:22%	15:15%	4:14%	4	3,0	1,6				15,5	25,5	16,8	0,4	10,8	0,3	2,9	0,1
Agaplesion Elisabethenstift Evangelisches Krankenhaus	Darmstadt	<500	fg	3187	<20000	1,135	0,841	286	8	24	8:20%	6:20%	4:12%	34	1,5	2,0				10,5	15,8	19,3	0,5	12,0	0,3	3,1	0,1
St. Rochus Krankenhaus	Dieburg	<50	ö	3004	<5000	1,247	0,914	159	4	11	8:41%	6:14%	14:9%	52	1,8	0,0				7,8	12,3	25,7	0,7	4,0	0,2	1,0	0,1

21

21

Krankenhausname	Ort	Betten	Träger	Z-Bax	Case-mix	CMI	Spez. Gini	Anz. Basis-DRG	Leistungsdichte Basis-DRG 25%	Leistungsdichte Basis-DRG 50%	TOP 3 MDC 1	TOP 3 MDC 2	TOP 3 MDC 3	Part. in %	Budget-Anteile O	Budget-Anteile ZE	Budget-Anteile SE	Bes. Leist. B	Bes. Leist. P	Not-fall	AOK Med	AOK oQ	10 km Markt-anteil	10 km HHI	20 km Markt-anteil	20 km HHI	30 km Markt-anteil	30 km HHI
Dill-Kliniken Dillenburg	Dillenburg	<500	ö	3456	<20000	0,769	0,835	331	8	23	6:15%	8:13%	5:11%	29	1,1	0,0					11,0	16,8	100,0	1,0	66,5	0,7	9,5	0,2
Kaiserin-Auguste-Viktoria-Krankenhaus	Ehringshausen	<50	p	3229	<5000	0,613	0,912	195	4	12	5:27%	6:23%	14:9%	40	0,7	0,0					15,6	24,3	62,8	0,8	9,8	0,3	5,9	0,2
Gesundheitszentrum Odenwaldkreis GmbH	Erbach	<500	ö	3267	<20000	0,956	0,809	347	9	31	8:18%	5:15%	6:14%	34	1,6	0,0					12,5	19,0	100,0	1,0	75,7	0,7	12,5	0,2
Klinikum Werra-Meißner GmbH	Eschwege	<1000	ö	3272	<20000	0,885	0,824	328	10	28	5:21%	6:16%	8:11%	21	1,1	0,1		P		17,8	28,9	100,0	1,0	91,8	0,9	23,6	0,4
Marienkrankenhaus Flörsheim	Flörsheim	<50	fg	3123	<5000	0,625	0,974	90	1	3	8:73%	6:14%	1:8%	42	11,8	0,0					15,0	21,7	22,9	0,8	2,7	0,1	1,4	0,1
Klinikum Frankfurt Höchst GmbH	Frankfurt	>1000	ö	3235	<50000	1,098	0,776	458	8	29	5:13%	8:11%	1:10%	36	2,3	0,7					7,3	14,8	21,7	0,3	9,0	0,1	5,2	0,1
Krankenhaus Nordwest	Frankfurt	<1000	fg	3260	<50000	1,050	0,797	389	9	30	6:17%	1:13%	4:11%	26	2,8	0,2					9,1	16,4	8,3	0,2	6,6	0,1	4,4	0,1
St. Katharinen Krankenhaus GmbH	Frankfurt	<500	fg	3234	<20000	1,095	0,865	286	7	20	8:17%	1:17%	11:17%	35	0,9	1,8					10,2	17,0	7,0	0,2	4,4	0,1	3,0	0,1
Bürgerhospital und Clementine Kinderhospital gGmbH	Frankfurt	<500	fg	3229	<20000	0,832	0,888	331	3	11	14:17%	15:15%	6:12%	34	0,3	5,4	B				8,8	15,4	10,1	0,2	6,4	0,1	4,6	0,1
Hospital Zum Heiligen Geist	Frankfurt	<500	fg	3176	<10000	0,914	0,852	303	5	20	5:18%	14:12%	8:12%	33	0,9	0,9					6,6	10,4	4,9	0,2	3,0	0,1	2,1	0,1
Berufsgenossenschaftliche Unfallklinik Frankfurt am Main	Frankfurt	<500	fg	3185	<20000	1,720	0,947	119	3	8	8:85%	1:6%	9:4%	81	1,5	16,5					21,0	44,8	10,4	0,2	6,6	0,1	5,1	0,1
Krankenhaus Sachsenhausen	Frankfurt	<500	fg	3198	<10000	0,869	0,908	233	4	10	13:16%	10:15%	6:14%	38	0,4	0,0					8,0	17,4	6,0	0,2	3,8	0,1	2,6	0,1
Frankfurter Rotkreuz-Kliniken	Frankfurt	<500	fg	3242	<20000	1,000	0,881	294	6	15	5:37%	8:25%	4:9%	55	2,6	0,0					10,6	21,7	8,4	0,2	5,4	0,1	3,7	0,1
Universitätsklinikum Frankfurt Goethe-Universität	Frankfurt	>1000	ö	3205	>50000	1,560	0,690	506	16	50	1:11%	2:10%	3:10%	45	7,1	2,5	B				13,3	30,2	16,7	0,2	12,2	0,1	8,3	0,1
Orthopädische Universitätsklinik Friedrichsheim gGmbH	Frankfurt	<200	fg	3187	<10000	1,807	0,970	72	2	5	8:98%	1:1%	18:0%	70	1,5	0,0					22,1	41,4	10,8	0,2	7,6	0,1	4,7	0,1
Katharina Kasper ViaSalus GmbH	Frankfurt	<500	fg	3258	<20000	0,933	0,845	333	6	20	3:16%	4:16%	8:12%	39	1,0	0,4					8,0	13,7	7,9	0,2	5,0	0,1	3,5	0,1
Agaplesion Frankfurter Diakonie Kliniken gGmbH	Frankfurt	<1000	fg	3238	<50000	1,056	0,796	433	8	29	5:31%	8:16%	8:9%	41	3,2	1,2		P			7,3	15,2	12,5	0,2	9,3	0,1	6,2	0,1

Krankenhausname	Ort	Betten	Träger	Z-Box	Case-mix	CMI	Spez. Gini	Anz. Basis-DRG	Leistungsdichte Basis-DRG 25%	Leistungsdichte Basis-DRG 50%	TOP 3 MDC 1	TOP 3 MDC 2	TOP 3 MDC 3	Part. in % O	Budget-Anteile ZE	Budget-Anteile SE	Bes. Leist. B	Bes. Leist. P	Notfall	AOK Med	AOK oQ	10 km Marktanteil	10 km HHI	20 km Marktanteil	20 km HHI	30 km Marktanteil	30 km HHI
Jugendberatung und Jugendhilfe e.V.	Frankfurt	<50	fg												0,0	0,0		B									
Evangelisches Hospital für palliative Medizin*	Frankfurt	<50	fg												0,0	0,0		B									
Vitos Klinik Hasselborn	Friedrichsdorf	<50	ö												0,0	0,0		B									
Hospital zum Heiligen Geist gGmbH	Fritzlar	<200	fg	3246	<10000	0,759	0,879	255	5	17	5:20%	6:18%	8:17%	28	1,4	0,0		B		11,0	20,1	100,0	1,0	83,2	0,9	9,2	0,4
Klinikum Fulda gAG	Fulda	<1000	ö	3259	<50000	1,186	0,761	436	11	36	5:14%	1:12%	6:11%	37	2,1	0,1				17,8	30,0	77,5	0,7	65,8	0,6	51,5	0,4
Herz-Jesu-Krankenhaus Fulda gGmbH	Fulda	<500	fg	3202	<20000	1,074	0,862	281	6	21	6:23%	8:21%	5:9%	40	0,6	3,4				11,2	22,2	25,0	0,7	21,1	0,5	16,0	0,4
Neuro-Spine-Center Dr. Al-Hami	Fulda	<50	p	3185	<5000	1,238	0,997	4	1	1	8:100%			80	0,0	0,0			N	41,8	76,0	42,0	0,5	34,9	0,4	31,2	0,3
Dalberg Klinik Fulda	Fulda	nb	p	3189	<1000	1,386			1	1	8:98%	21:1%	18:1%	95	2,2	0,0			N	16,0	32,5						
Main-Kinzig-Kliniken GmbH Gelnhausen	Gelnhausen	<500	ö	3254	<50000	0,905	0,818	359	7	24	5:15%	8:13%	6:11%	30	0,6	0,0				18,8	26,8	100,0	1,0	63,5	0,6	19,0	0,2
Klinikum Gersfeld	Gersfeld	<50	ö	3216	<1000	0,504	0,989	11	1	2	8:71%	12:16%	11:13%	48	0,0	0,0			N	17,5	23,3	100,0	1,0	4,7	0,8	2,0	0,4
Universitätsklinikum Gießen und Marburg GmbH	Gießen	>1000	p	3156	>50000	1,571	0,687	508	17	52	5:14%	1:10%	8:10%	41	5,8	1,1		P		25,7	46,8	66,1	0,6	42,7	0,4	22,0	0,2
Agaplesion Evangelisches Krankenhaus Mittelhessen gGmbH	Gießen	<500	fg	3246	<20000	0,993	0,859	299	7	22	4:26%	8:18%	5:17%	37	3,0	1,3				18,2	33,4	25,5	0,6	14,9	0,3	8,2	0,2
Helios Klinik Oberwald GmbH Grebenhain	Grebenhain	<200	p	3536	<5000	0,813	0,984	57	1	3	5:58%	6:22%	9:9%	74	0,2	0,0			N	36,2	53,2	100,0	1,0	62,1	0,8	27,3	0,4
Kreiskrankenhaus Groß-Gerau GmbH	Groß-Gerau	<500	ö	3239	<10000	1,026	0,873	252	6	18	8:27%	6:15%	5:11%	38	0,3	0,0				10,7	14,8	28,2	0,6	6,1	0,2	1,9	0,1
Kreiskliniken Darmstadt-Dieburg	Groß-Umstadt	<500	ö	3113	<20000	1,234	0,840	304	7	23	8:22%	5:22%	6:14%	34	2,4	0,7				12,4	17,7	79,6	0,8	15,7	0,3	4,8	0,1
Klinikum Hanau GmbH	Hanau	<1000	ö	3248	<50000	0,966	0,807	409	9	29	5:14%	6:12%	1:11%	30	2,5	0,3				9,2	18,3	72,5	0,7	11,3	0,2	6,2	0,1
St. Vinzenz-Krankenhaus Hanau gGmbH	Hanau	<500	fg	3375	<20000	1,052			5	21	8:18%	6:16%	14:12%	29	1,7	0,9				7,3	16,4	29,8	0,7	5,0	0,2	2,7	0,1
Kreiskrankenhaus Bergstraße gGmbH	Heppenheim	<500	ö	3118	<20000	0,918	0,840	279	8	26	5:23%	8:15%	6:15%	31	0,7	0,0				14,0	16,6	45,7	0,4	13,4	0,3	3,9	0,1

21

Krankenhausname	Ort	Betten	Trä-ger	Z-Bax	Case mix	CMI	Spez. Gini	Anz. Basis-DRG	Leistungs-dichte Basis-DRG 25%	50%	TOP 3 MDC 1	2	3	Part. in % O	Budget-Anteile ZE	SE	Bes. Leist. B	P	Not-fall	AOK-Patienten-wege (PKW-KM) Med	oQ	10 km Markt-anteil	HHI	20 km Markt-anteil	HHI	30 km Markt-anteil	HHI
Orthopädische Klinik Hessisch Lichtenau gGmbH	Hessisch Lichtenau	<200	fg	3221	<10000	1,355	0,970	85	1	4	8:95%	1:2%	9:1%	59	0,8	25,3		P		29,3	46,3	100,0	1,0	70,6	0,8	11,4	0,3
Kreiskliniken Kassel GmbH	Hofgeismar	<500	ö	3177	<10000	0,735	0,846	291	7	22	5:18%	6:17%	8:11%	22	1,0	0,0				19,3	28,1	100,0	1,0	51,4	0,6	10,2	0,3
HELIOS St. Elisabeth Klinik Hünfeld	Hünfeld	<200	p	3250	<10000	0,738	0,859	252	6	22	8:16%	6:13%	14:11%	33	1,2	0,0				13,0	21,4	100,0	1,0	16,7	0,5	14,0	0,4
Helios Klinik Idstein	Idstein	<50	p	3286	<5000	0,758	0,883	205	7	21	8:22%	6:21%	5:14%	30	0,4	0,0				8,9	14,0	100,0	1,0	5,5	0,3	1,8	0,1
Lungenfachklinik Immenhausen	Immenhausen	<200	fg	3187	<5000	1,106	0,984	64	1	3	4:91%	5:6%	-1:2%	33	4,5	2,5			N	32,4	57,8	100,0	1,0	11,8	0,3	10,9	0,3
Klinikum Kassel gGmbH	Kassel	>1000	ö	3230	>50000	1,254	0,724	486	13	42	1:12%	5:10%	9:10%	38	3,6	3,7	B	P		17,1	39,9	54,2	0,5	46,9	0,4	37,1	0,3
Vitos Orthopädische Klinik Kassel gemeinnützige GmbH	Kassel	<200	ö	3266	<10000	1,184	0,966	92	2	6	8:94%	1:4%	21:1%	61	0,7	0,0				17,6	39,9	17,6	0,5	15,3	0,4	10,8	0,3
Marienkrankenhaus Kassel	Kassel	<500	fg	3255	<20000	0,890	0,892	262	5	15	6:23%	4:20%	5:17%	43	0,6	0,0				7,1	17,6	20,0	0,5	17,4	0,4	12,8	0,3
Agaplesion Diakonie-Kliniken Kassel	Kassel	<500	fg	3262	<20000	0,949	0,863	301	4	16	5:21%	14:17%	6:13%	31	1,0	0,5				8,8	20,0	20,0	0,5	17,4	0,4	12,8	0,3
Elisabeth-Krankenhaus	Kassel	<200	fg	3219	<10000	0,887	0,887		8	23	5:17%	6:17%	3:12%	45	0,5	0,0				8,1	12,8	14,0	0,5	11,3	0,4	9,4	0,3
Deutsches-Rotes-Kreuz Klinik Kaufungen	Kaufungen	<50	fg	3177	<5000	1,875	0,981	65	1	2	8:40%	1:29%	5:13%		0,1	3,2			N	16,1	24,3	100,0	1,0	2,8	0,4	2,8	0,4
St.-Josef-Krankenhaus Königstein	Königstein	<50	ö	3408	<5000	0,657	0,929	112	4	12	8:54%	6:12%	17:7%	50	3,3	0,0			N	12,9	17,6	16,4	0,8	1,3	0,1	0,7	0,1
St. Marien Krankenhaus Lampertheim*	Lampertheim	<50	fg	2884	<5000	0,993	0,943	114	3	9	5:25%	8:18%	6:14%		0,0	4,8				7,1	15,2	79,8	1,0	2,3	0,2	1,5	0,1
Asklepios Klinik Langen GmbH	Langen	<500	p	3257	<20000	0,900	0,853	298	6	22	5:19%	6:18%	8:12%	29	2,2	0,0				10,5	12,3	100,0	1,0	4,2	0,1	3,2	0,1
Medizinisches Zentrum Eichhof	Lauterbach	<500	fg	3240	<10000	0,995	0,843	303	8	23	5:20%	8:17%	6:16%	35	1,5	0,0				15,9	20,1	100,0	1,0	43,8	0,6	12,0	0,3
Gertrudis-Klinik Biskirchen	Leun-Biskirchen	<50	p	3658	<5000	1,193	0,998	5	1	1	1:100%	8:0%			0,0	8,4			N	102,7	170,6	88,4	0,9	70,0	0,7	49,9	0,5
Asklepios Klinik Lich GmbH	Lich	<500	p	3244	<20000	0,941	0,855	283	6	22	8:21%	6:19%	5:9%	43	1,7	0,0				16,7	24,6	100,0	1,0	9,8	0,3	8,9	0,2
St. Vincenz Krankenhaus	Limburg	<500	fg	3285	<50000	1,027	0,818	328	9	27	6:18%	5:18%	8:10%	30	2,9	0,0				12,4	20,5	80,5	0,7	62,2	0,5	40,0	0,4
Luisen Krankenhaus Lindenfels*	Lindenfels	<200	fg	3252	<5000	0,887	0,886	183	6	18	5:22%	6:19%	6:14%	27	0,3	0,7				9,1	15,7	100,0	1,0	8,6	0,3	2,4	0,2
Schön Klinik Lorsch	Lorsch	<50	p	3104	<10000	1,827	0,982	57	2	3	8:98%	9:1%	18:0%	73	0,6	0,0				15,3	29,1	38,6	0,5	8,7	0,2	3,8	0,1

21

Krankenhausname	Ort	Betten	Trä-ger	Z-Bax	Case-mix	CMI	Spez. Gini	Anz. Basis-DRG	Leistungs-dichte Basis-DRG 25%	50%	TOP 3 MDC 1	2	3	Part. in % O	Budget-Anteile ZE	SE	Bes. Leist. B	P	Not-fall	AOK-Patienten-wege (PKW-KM) Med	oQ	10 km Markt-anteil	HHI	20 km Markt-anteil	HHI	30 km Markt-anteil	HHI
Universitätsklinikum Gießen und Marburg GmbH – Standort Marburg	Marburg	>1000	p	3226	>50000	1,343	0,686	501	16	53	3:11%	5:10%	8:10%	44	5,2	1,8		P		26,1	40,9	87,7	0,8	87,7	0,8	33,5	0,3
Diakonie-Krankenhaus Wehrda	Marburg-Wehrda	<500	fg	3256	<10000	1,019	0,881	234	6	17	8:26%	5:20%	6:12%	31	0,1	0,0				18,8	25,3	19,2	0,8	16,6	0,6	6,9	0,3
Asklepios Neurologische Klinik Bad Salzhausen	Nidda	<50	p	3202	<5000	2,253	0,970	62	2	5	1:72%	-1:9%	8:4%	8	2,1	5,3				20,6	28,8	100,0	1,0	7,1	0,3	3,2	0,3
Sana Klinikum Offenbach GmbH	Offenbach	<1000	p	3301	<50000	1,172	0,776	405	10	32	5:13%	1:13%	8:11%	38	2,8	2,8	B			9,5	16,6	15,7	0,2	9,0	0,1	6,4	0,1
Ketteler Krankenhaus gGmbH	Offenbach	<500	fg	3188	<20000	0,810	0,876	304	4	15	6:28%	4:15%	5:9%	26	2,0	0,0				4,5	11,6	7,6	0,2	3,8	0,1	2,5	0,1
Klinik Dr. Frühauf	Offenbach	<50	p	3177	<1000	0,581	0,985	46	1	2	20:50%	5:21%	10:10%		0,0	0,0			N	9,7	21,6	2,4	0,2	1,1	0,1	0,8	0,1
Kreiskrankenhaus Rotenburg a. d. Fulda	Rotenburg	<200	fg	3231	<10000	0,966	0,865	268	7	20	8:28%	6:21%	4:20%	35	0,8	0,0				10,3	25,4	57,1	0,9	49,8	0,8	37,4	0,7
Scivias Caritas gGmbH Krankenhaus St. Josef Rüdesheim	Rüdesheim am Rhein	<500	fg	3223	<10000	1,096	0,875	233	6	18	8:30%	5:15%	6:13%	40	1,0	0,0		P		14,3	21,4	99,8	1,0	15,3	0,5	3,4	0,2
GPR Rüsselsheim	Rüsselsheim	<500	fg	3251	<50000	0,977	0,785	415	11	33	5:16%	8:13%	6:12%	34	2,1	0,0				8,7	12,4	70,7	0,7	11,2	0,2	4,7	0,1
Gesundheitszentrum Wetterau	Schotten	<200	ö	3185	<5000	0,871	0,887	211	5	16	8:22%	6:20%	5:17%	25	0,2	0,0				12,1	19,0	100,0	1,0	60,2	0,9	19,2	0,4
Hephata-Klinik	Schwalmstadt	<200	fg	3354	<5000	0,658	0,975	59	2	4	1:64%	4:16%	8:6%		1,1	8,2		P		17,4	27,2	100,0	1,0	29,4	0,6	8,2	0,4
Asklepios Klinik Seligenstadt GmbH	Seligenstadt	<200	p	3135	<10000	1,091	0,872	268	6	19	8:29%	5:17%	6:16%	31	0,4	1,6				12,9	19,6	57,8	0,6	7,0	0,2	2,4	0,1
St.-Josef-Krankenhaus	Viernheim	<50	fg	3256	<5000	0,683	0,899	207	5	15	8:39%	3:13%	6:13%	56	0,5	0,0				3,3	12,6	6,3	0,5	1,9	0,2	1,6	0,1
Kreiskrankenhaus Weilburg gGmbH	Weilburg	<200	ö	3233	<10000	1,115	0,878	208	8	20	8:36%	6:19%	5:14%	43	0,4	1,4				14,0	22,6	78,1	1,0	19,0	0,5	8,7	0,3
Vitos Weilmünster gemeinnützige GmbH	Weilmünster	<500	ö	3222	<5000	1,562	0,961	96	3	6	1:57%	8:11%	4:11%	3	3,1	18,5		P		21,7	28,1	100,0	1,0	14,9	0,6	3,7	0,2
Lahn-Dill-Kliniken GmbH	Wetzlar	<1000	ö	3119	<50000	1,060	0,771	410	12	37	5:21%	6:14%	8:13%	32	2,4	0,4				16,8	28,2	93,5	0,9	24,1	0,3	16,5	0,2
HELIOS Dr. Horst Schmidt Kliniken Wiesbaden	Wiesbaden	>1000	ö	3150	>50000	1,170	0,753	469	10	35	1:14%	5:10%	3:9%	34	2,0	1,8	B			13,1	28,9	30,1	0,4	23,8	0,3	17,4	0,2
Asklepios Klinik Wiesbaden GmbH	Wiesbaden	<500	p	3243	<20000	1,022	0,832	282	8	25	8:18%	6:10%	3:9%	42	2,9	1,4				6,5	16,5	10,5	0,4	8,0	0,3	5,3	0,2

21

Krankenhausname	Ort	Betten	Trä-ger	Z-Bax	Case-mix	CMI	Spez. Gini	Anz. Basis-DRG	Leistungs-dichte Basis-DRG 25%	50%	TOP 3 MDC 1	2	3	Part. in % O	Budget-Anteile ZE	SE	Bes. Leist. B	P	Not-fall	AOK-Patienten-wege (PKW-KM) Med	oQ	10 km Markt-anteil	HHI	20 km Markt-anteil	HHI	30 km Markt-anteil	HHI
St.-Josefs-Hospital Wiesbaden GmbH	Wiesbaden	<500	fg	3273	<50000	1,120	0,827	368	6	24	8:22%	6:18%	5:17%	49	1,3	0,0				8,5	20,3	17,4	0,4	13,4	0,3	6,6	0,1
DKD HELIOS Klinik Wiesbaden	Wiesbaden	<50	p	3190	<10000	1,254	0,902	223	4	13	5:19%	4:18%	6:14%	61	10,6	12,2				25,0	58,1	11,1	0,5	4,0	0,2	2,3	0,1
HELIOS Aukamm-Klinik Wiesbaden	Wiesbaden	<50	p	3193	<5000	1,129	0,983	37	1	3	8:98%	1:1%	18:1%	98	0,8	0,0				19,3	52,0	15,4	0,4	6,8	0,2	3,9	0,1
MEDIAN Klinik NRZ Wiesbaden GmbH	Wiesbaden	<50	p												0,0	100,0	B			39,8	55,6						
Mecklenburg-Vorpommern		347		3117		1,093	0,783		12	42	5:16%	8:13%	6:11%	34	3,4	4,5	1	8	2								
Sana-Krankenhaus Rügen GmbH	Bergen	<500	p	3348	<10000	0,757	0,846	301	7	21	6:16%	5:14%	8:11%	23	1,6	0,0				21,3	23,2	100,0	1,0	100,0	1,0	34,4	0,6
Warnow-Klinik Bützow gGmbH	Bützow	<50	fg	3250	<5000	0,881	0,898	157	6	17	5:21%	6:20%	8:14%	19	3,6	0,0				6,3	17,8	100,0	1,0	20,0	0,7	5,6	0,3
Krankenhaus am Crivitzer See GmbH	Crivitz	<50	p	3189	<5000	0,843	0,903	210	4	12	8:25%	6:15%	14:12%	32	1,1	0,0				21,5	29,6	100,0	1,0	10,0	0,8	8,6	0,7
Kreiskrankenhaus Demmin	Demmin	<500	ö	3290	<10000	0,780	0,851	312	6	20	6:15%	5:11%	8:10%	30	0,7	1,6				15,8	25,2	100,0	1,0	100,0	1,0	62,5	0,6
Klinikum der Ernst-Moritz-Arndt-Universität Greifswald	Greifswald	<1000	ö	3339	<50000	1,404	0,684	514	18	54	8:13%	1:12%	5:11%	39	6,0	2,7		P		34,6	58,4	99,6	1,0	72,9	0,7	61,2	0,6
BDH-Klinik Greifswald GmbH	Greifswald	<50	fg	3054	<5000	4,400	0,980	23	1	4	1:48%	-1:30%	11:13%	38	0,7	65,6			N	68,6	109,5	4,2	0,9	3,8	0,8	2,9	0,6
KMG Klinikum Güstrow GmbH	Güstrow	<500	p	3294	<20000	0,978	0,812	374	9	27	5:22%	6:12%	8:11%	32	1,4	0,2		P		21,7	27,1	100,0	1,0	84,1	0,8	70,6	0,6
Krankenhaus Bad Doberan GmbH	Hohenfelde	<200	p	3254	<10000	0,848	0,870	248	7	20	5:21%	6:18%	8:13%	23	0,8	0,0				16,8	20,6	100,0	1,0	17,1	0,5	15,9	0,4
Klinikum Karlsburg	Karlsburg	<500	p	3227	<20000	2,021	0,963	113	2	4	5:71%	10:23%	11:2%	40	4,4	0,0	B			55,4	87,4	100,0	1,0	31,2	0,6	31,2	0,6
Helios Klinik Leezen	Leezen	<200	p												0,0	100,0				76,1	174,1						
Dietrich-Bonhoeffer-Klinikum Neubrandenburg	Neubrandenburg	<1000	fg	3312	<50000	1,095	0,736	472	14	43	8:16%	5:12%	6:10%	38	4,5	3,0		P		27,2	45,1	100,0	1,0	100,0	1,0	84,6	0,8
DRK-Krankenhaus Mecklenburg-Strelitz gGmbH	Neustrelitz	<200	fg	3233	<10000	0,966			8	22	5:23%	8:14%	6:12%	32	1,8	0,0				11,0	23,8	100,0	1,0	100,0	1,0	18,9	0,7

21

Krankenhausname	Ort	Betten	Träger	Z-Bax	Case-mix	CMI	Spez. Gini	Anz. Basis-DRG	Leistungsdichte Basis-DRG 25%	50%	TOP 3 MDC 1	2	3	Part. in % O	Budget-Anteile ZE	SE	Bes. Leist. B	P	Not-fall	AOK-Patienten-wege (PKW-KM) Med	oQ	10 km Markt-anteil	HHI	20 km Markt-anteil	HHI	30 km Markt-anteil	HHI
Asklepios Klinik Parchim	Parchim	<200	p	3243	<10000	0,855	0,854	278	5	21	6:16%	5:16%	8:13%	25	1,1	0,0				14,2	16,3	100,0	1,0	100,0	1,0	41,0	0,5
Asklepios Klinik Pasewalk GmbH i. G.	Pasewalk	<500	p	3290	<20000	0,886	0,822	327	7	26	6:14%	5:13%	8:12%	26	1,2	0,7		P		23,3	32,0	100,0	1,0	100,0	1,0	48,3	0,5
MediClin Krankenhaus Plau am See	Plau	<200	p	3138	<10000	1,533			6	19	8:33%	1:24%	5:10%	38	2,7	11,8				27,3	55,2	100,0	1,0	100,0	1,0	32,0	0,5
Bodden-Kliniken Ribnitz-Damgarten GmbH	Ribnitz-Damgarten	<200	ö	3186	<10000	0,882	0,884	216	7	19	5:19%	6:17%	8:16%	32	1,0	0,0				18,2	29,5	100,0	1,0	100,0	1,0	100,0	1,0
Klinikum Südstadt	Rostock	<500	ö	3326	<50000	1,001	0,841	337	3	19	14:19%	15:13%	5:12%	34	2,5	3,8				15,0	27,9	45,3	0,7	39,7	0,6	37,6	0,5
Klinikum der Universität Rostock	Rostock	>1000	ö	3213	>50000	1,401	0,723	472	14	45	5:15%	8:13%	1:13%	45	5,8	1,9				16,0	40,6	67,5	0,7	59,8	0,6	56,9	0,6
Fachklinik Waldeck Schwaan	Schwaan	<50	ö	2602	<5000	11,673	0,991	8	1	2	-1:57%	1:43%		56	2,0	15,2			N	51,3	129,1	100,0	1,0	8,1	0,4	7,6	0,4
Helios- Kliniken Schwerin, Klinikum Schwerin	Schwerin	>1000	p	3275	>50000	1,086	0,719	464	15	47	5:16%	8:13%	4:11%	39	3,1	0,8				23,6	42,3	100,0	1,0	92,9	0,9	70,5	0,6
Helios Hanseklinikum Stralsund	Stralsund	<1000	p	3237	<50000	1,018			11	35	5:16%	6:13%	1:10%	29	4,3	1,6		P		11,0	36,7	100,0	1,0	100,0	1,0	58,6	0,5
DRK-Krankenhaus Grimmen GmbH	Süderholz	<50	fg	3205	<5000	0,859	0,879	228	5	20	5:23%	8:21%	6:18%	32	1,8	0,0				13,5	30,2	100,0	1,0	18,4	0,7	10,3	0,4
DRK-Krankenhaus Teterow gGmbH	Teterow	<50	fg	3383	<5000	0,803			5	17	5:21%	6:17%	8:11%	22	2,3	0,0		P		12,4	23,8	100,0	1,0	100,0	1,0	15,1	0,4
Ameos Diakonie Klinikum Anklam-Ueckermünde gGmbH	Ueckermünde	<500	fg	3201	<10000	0,795	0,880	240	5	18	1:17%	5:16%	6:15%	22	0,6	0,0		P		22,6	34,1	100,0	1,0	100,0	1,0	45,3	0,6
Müritz-Klinikum GmbH Waren	Waren	<500	p	3226	<10000	0,838	0,815	292	9	29	6:14%	5:11%	3:9%	36	0,7	0,0		P		21,6	29,5	83,8	0,9	83,8	0,9	48,0	0,6
SANA Hanseklinikum Wismar	Wismar	<500	p	3144	<20000	0,930	0,804	372	9	29	5:18%	6:14%	1:10%	26	3,5	1,0		P		14,0	28,7	100,0	1,0	100,0	1,0	27,2	0,6
Kreiskrankenhaus Wolgast gGmbH	Wolgast	<200	ö	3428	<10000	0,787	0,866	295	6	18	5:16%	6:16%	8:12%	21	0,5	0,0				18,2	34,9	100,0	1,0	68,9	0,9	22,6	0,7
Niedersachsen		223		3117		1,073	0,820		12	40	5:16%	8:15%	6:12%	36	3,1	1,5	0	12	23								
Aller-Weser-Klinik	Achim	<200	ö	3259	<10000	0,945	0,858	249	7	22	8:26%	6:15%	5:14%	40	0,6	0,0				13,8	21,4	35,0	0,7	6,0	0,3	3,7	0,2
AMEOS Klinikum Alfeld	Alfeld	<200	p	3274	<10000	0,901	0,837	298	8	23	5:16%	8:16%	8:13%	28	1,0	0,0				11,3	13,4	100,0	1,0	11,6	0,3	9,3	0,3

21

21

Krankenhausname	Ort	Betten	Träger	Z-Bax	Case-mix	CMI	Spez. Gini	Anz. Basis-DRG	Leistungsdichte Basis-DRG 25%	50%	TOP 3 MDC 1	2	3	Part. in % O	Budget-Anteile ZE	SE	Bes. Leist. B	P	Not-fall	AOK-Patientenwege (PKW-KM) Med	oQ	10 km Marktanteil	HHI	20 km Marktanteil	HHI	30 km Marktanteil	HHI
Marienhospital Ankum-Bersenbrück	Ankum	<200	fg	3315	<5000	0,714	0,891	243	3	13	14: 17%	6: 14%	8: 14%	28	0,9	0,0				14,2	16,3	100,0	1,0	33,8	0,6	12,2	0,2
Ubbo-Emmius-Klinik Aurich	Aurich	<500	ö	3255	<20000	0,905	0,829	365	6	23	8: 15%	6: 14%	14: 11%	29	0,7	0,0				12,3	25,1	100,0	1,0	100,0	1,0	21,5	0,2
Paulinenkrankenhaus	Bad Bentheim	<50	fg	3361	<5000	1,208	0,977	50	2	3	8: 96%	1: 2%	18: 1%	69	0,0	0,0				21,7	31,6	96,8	1,0	20,2	0,3	8,8	0,2
Fachklinik Bad Bentheim	Bad Bentheim	<50	p	3089	<5000	1,104	0,997	7	1	3	9: 97%	8: 3%	17: 0%		0,0	0,0			N	134,9	204,1	99,6	1,0	43,9	0,5	34,1	0,4
Diana-Klinik	Bad Bevensen	<50	p	2939	<5000	2,010	0,989	17	1	2	1: 40%	8: 28%	5: 19%	59	0,1	0,0				36,7	52,9	48,5	1,0	15,3	0,8	8,3	0,5
Herz- und Gefäßzentrum Bad Bevensen	Bad Bevensen	<200	p	3124	<20000	2,431	0,947	108	3	8	5: 88%	1: 3%	-1: 2%		4,3	0,0			N	39,7	56,3	98,3	1,0	47,5	0,7	28,7	0,5
Klinik Fallingbostel	Bad Fallingbostel	<50	p	3121	<1000	0,611	0,994	12	1	2	5: 98%	4: 2%	-1: 0%		0,0	1,7				71,4	84,7	57,2	0,9	41,6	0,6	41,6	0,6
Helios Klinik Bad Gandersheim	Bad Gandersheim	<50	p	3326	<5000	1,004	0,857	235	6	21	8: 19%	6: 18%	5: 15%	35	2,5	0,0				17,7	23,5	100,0	1,0	14,4	0,3	8,5	0,2
Asklepios Harzkliniken GmbH Fritz-König-Stift	Bad Harzburg	<50	p	3238	<5000	1,399	0,959	120	2	4	8: 82%	5: 5%	4: 3%	62	0,4	0,0				21,8	36,9	100,0	1,0	23,1	0,7	8,5	0,3
Orthopädische Klinik Dr. Muschinsky	Bad Lauterberg	<50	p	3331	<1000	0,638	0,997	8	1	1	8: 86%	1: 14%			0,0	0,0				19,2	35,2	100,0	1,0	62,2	0,6	24,3	0,3
Fachklinik für Diabetes und Stoffwechselkrankheiten	Bad Lauterberg	<50	fg	3290	<5000	0,974	0,996	26	1	1	10: 93%	5: 5%	6: 1%	5	0,0	0,0				65,3	109,4	99,8	1,0	42,5	0,7	23,5	0,5
Kirchberg-Klinik	Bad Lauterberg	<50	p	3218	<1000	0,664	0,994	14	1	2	5: 100%				0,0	0,0				76,9	91,6	93,4	1,0	34,8	0,6	20,2	0,4
Deister-Süntel-Klinik, AWO Gesundheitsdienste gGmbH	Bad Münder	<50	fg	3328	<5000	0,990	0,930	152	5	14	5: 31%	4: 11%	11: 9%	6	8,2	0,0				5,7	22,6	37,4	0,7	13,0	0,5	1,6	0,1
AGAPLESION Evang. Bathildiskrankenhaus Bad Pyrmont gGmbH	Bad Pyrmont	<500	p	3181	<20000	1,171	0,847	306	7	23	8: 29%	1: 17%	5: 15%	31	1,4	0,5				15,6	24,7	100,0	1,0	100,0	1,0	13,7	0,3
Schüchtermann Klinik	Bad Rothenfelde	<200	p	3173	<50000	3,222	0,969	78	2	5	5: 95%	-1: 2%	4: 1%	62	5,1	0,5				46,7	85,0	76,0	0,9	25,5	0,4	6,7	0,2
Augenklinik Dr. Georg	Bad Rothenfelde	<50	p	3057	<1000	0,443	0,988	16	1	2	2: 100%			76	0,0	0,0			N	27,3	39,2	99,7	1,0	34,8	0,6	13,2	0,4
Johann-Wilhelm-Ritter Klinik	Bad Rothenfelde	<50	p	3211	<1000	0,975	0,998	4	1	1	9: 100%				0,0	0,0				36,5	69,5	90,7	1,0	46,2	0,4	17,5	0,2
HELIOS Klinik Bad Salzdetfurth GmbH	Bad Salzdetfurth	<50	p	3239	<1000	0,986	0,947	99	2	5	8: 25%	1: 19%	6: 17%		4,1	0,4				29,7	53,8	4,3	0,5	3,3	0,3	1,5	0,1

Krankenhausname	Ort	Betten	Träger	Z-Bax	Case-mix	CMI	Spez. Gini	Anz. Basis-DRG	Leistungsdichte 25%	Leistungsdichte 50%	TOP 1 MDC	TOP 2 MDC	TOP 3 MDC	Part. in % O	Budget ZE	Budget SE	Bes. Leist. B	Bes. Leist. P	Not-fall	AOK Med	AOK oQ	10 km Markt-anteil	10 km HHI	20 km Markt-anteil	20 km HHI	30 km Markt-anteil	30 km HHI
St. Ansgar Klinik Bassum	Bassum	<500	fg	3255	<5000	0,936	0,887	229	5	16	6:24%	5:16%	8:10%	38	0,3	0,1		P		13,9	24,3	100,0	1,0	54,0	0,7	4,4	0,2
Krankenhaus Borkum	Borkum	<50	ö	4599	<1000	0,403	0,942	97	4	11	5:19%	6:15%	4:13%		0,0	0,0				8,7	8,7	100,0	1,0	100,0	1,0	100,0	1,0
St. Bernhard-Hospital Brake	Brake	<200	fg	3211	<10000	1,046	0,861	262	6	20	6:19%	5:17%	8:15%	30	2,0	0,0				13,1	17,3	100,0	1,0	24,1	0,5	4,1	0,2
Niels Stensen Kliniken Bramsche GmbH	Bramsche	<50	fg	3283	<5000	0,938	0,890	218	5	15	8:19%	6:17%	5:15%	22	3,9	0,0				2,6	19,4	100,0	1,0	6,0	0,2	4,3	0,2
Städtisches Klinikum Braunschweig	Braunschweig	>1000	ö	3247	>50000	1,297	0,721	502	14	43	5:14%	1:12%	3:10%	39	3,1	0,4		P		9,0	27,9	59,1	0,5	44,2	0,4	31,0	0,2
Krankenhaus Marienstift gGmbH	Braunschweig	<200	fg	3296	<10000	0,791	0,885	242	4	15	6:18%	14:15%	15:10%	36	2,1	0,0				6,2	12,3	10,5	0,5	9,0	0,4	5,3	0,2
Krankenhaus St. Vinzenz	Braunschweig	<200	fg	3346	<5000	0,707	0,914	196	5	13	4:29%	5:22%	14:10%	28	1,1	1,0				6,2	13,1	7,7	0,4	6,5	0,4	3,8	0,2
Herzogin-Elisabeth-Hospital (HEH)	Braunschweig	<500	fg	3198	<20000	1,304	0,892	229	5	14	8:45%	6:17%	5:13%	62	1,5	0,0				12,7	27,5	13,8	0,4	11,6	0,4	7,0	0,2
Venenzentrum Braunschweig	Braunschweig	<50	p	3214	<5000	0,718	0,997	11	1	1	5:94%	6:5%	9:1%	98	0,0	0,0			N	27,5	37,7	50,2	0,6	45,8	0,5	31,6	0,3
Augenklinik Dr. Hoffmann	Braunschweig	<50	p		<1000	0,435	0,988	18	2	3	2:100%				0,0	0,0			N	43,9	59,6	36,3	0,6	36,2	0,6	33,6	0,6
OsteMed Klinik Bremervörde	Bremervörde	<200	ö	3253	<5000	0,806	0,862	250	6	20	5:16%	6:15%	8:14%	88	1,0	0,0				5,8	16,3	100,0	1,0	100,0	1,0	16,8	0,6
Krankenhaus BUCHHOLZ und Winsen gGmbH (Buchholz)	Buchholz	<500	ö	3200	<20000	0,899	0,806	369	9	30	5:17%	6:13%	8:13%	23	2,0	1,0				14,0	20,8	99,3	1,0	23,0	0,4	6,8	0,2
Agaplesion Ev. Krankenhaus Bethel gGmbH	Bückeburg	<200	fg	3267	<10000	0,910	0,862	270	6	21	8:25%	6:16%	5:13%	30	0,1	0,0				14,1	20,8	68,5	0,7	11,3	0,4	8,5	0,3
Klinikum Großburgwedel	Burgwedel	<500	ö	3195	<20000	0,933	0,830	323	7	25	8:15%	6:14%	11:12%	49	1,1	0,0				16,0	25,8	71,5	0,7	6,4	0,2	4,7	0,1
Elbe Klinikum Buxtehude	Buxtehude	<500	ö	3222	<20000	0,911	0,829	327	8	26	8:17%	6:15%	5:13%	33	1,0	2,6				11,7	21,5	100,0	1,0	12,0	0,3	4,2	0,1
Allgemeines Krankenhaus Celle	Celle	<1000	fg	3251	<50000	1,070	0,774	429	11	35	5:15%	6:14%	8:12%	38	1,7	0,5				15,7	23,6	100,0	1,0	100,0	1,0	58,7	0,5
Asklepios Harzkliniken GmbH Robert-Koch-Krankenhaus	Clausthal-Zellerfeld	<50	p	3238	<5000	1,369	0,948	100	2	7	8:30%	5:19%	4:11%	34	1,5	0,2				23,3	28,5	100,0	1,0	5,4	0,4	3,3	0,3
St. Josefs-Hospital Cloppenburg gGmbH	Cloppenburg	<500	fg	3251	<20000	0,974	0,829	343	8	25	5:19%	8:13%	6:13%	39	1,4	0,0				10,9	19,1	97,0	1,0	97,0	1,0	18,2	0,3
Krankenhaus Lindenbrunn	Coppenbrügge	<200	fg	3160	<5000	1,340	0,965	68	2	6	1:66%	4:10%	8:8%		7,9	61,1			N	35,8	58,1	27,7	0,8	13,7	0,4	2,0	0,2

21

Krankenhausname	Ort	Betten	Träger	Z-Bax	Case-mix	CMI	Spez. Gini	Anz. Basis-DRG	Leistungsdichte Basis-DRG 25%	50%	TOP 3 MDC 1	2	3	Part. in % O	Budget-Anteile ZE	SE	Bes. Leist. B	P	Not-fall	AOK-Patientenwege (PKW-KM) Med	oQ	10 km Markt-anteil	HHI	20 km Markt-anteil	HHI	30 km Markt-anteil	HHI
Helios Krankenhaus Cuxhaven	Cuxhaven	<500	p	3282	<20000	1,038	0,797	362	10	29	5:17%	6:14%	8:11%	32	4,3	0,1				2,0	11,7	79,5	0,9	59,2	0,7	42,7	0,6
HELIOS Seehospital Sahlenburg	Cuxhaven	<50	p	3254	<5000	1,230	0,977	62	2	4	8:99%	1:1%	9:0%	42	1,7	0,0				43,6	67,4	66,6	0,7	55,1	0,6	32,0	0,5
Krankenhaus St. Elisabeth gGmbH	Damme	<500	fg	3305	<20000	0,893	0,850	321	8	21	1:20%	8:19%	6:10%	27	1,4	1,2				15,5	25,7	100,0	1,0	34,2	0,4	11,9	0,2
Elbe-Jeetzel-Klinik, Dannenberg	Dannenberg (Elbe)	<50	p	3130	<5000	0,788	0,848	285	6	23	8:20%	5:15%	6:15%	27	1,0	0,0				14,3	22,9	100,0	1,0	100,0	1,0	24,3	0,7
Klinikum Delmenhorst	Delmenhorst	<500	ö	3265	<20000	0,914	0,807	354	10	28	6:15%	5:12%	8:11%	31	2,8	0,7				6,2	7,9	60,5	0,6	8,6	0,2	5,3	0,1
St. Josef-Stift Delmenhorst	Delmenhorst	<200	fg	3291	<10000	0,810	0,856	283	5	21	6:15%	5:13%	14:13%	32	0,8	0,0				4,6	6,5	39,0	0,6	5,7	0,2	3,4	0,1
Lungenklinik Diekholzen GmbH	Diekholzen	<50	ö	3296	<5000	0,942	0,983	31	1	3	4:93%	5:2%	-1:2%	16	3,3	10,6				37,0	52,1	30,8	0,4	27,9	0,4	18,6	0,2
St. Ansgar Klinik Diepholz	Diepholz	<200	fg	3076	<10000	0,898	0,840	299	9	24	5:23%	8:17%	6:11%	38	0,5	0,0				17,7	22,9	100,0	1,0	16,2	0,4	14,0	0,4
St. Anna-Hospital Dinklage	Dinklage	<50	fg	3123	<1000	0,875	0,985	22	2	4	8:99%	21:1%	9:0%	99	2,4	0,0			N	12,4	21,1	42,3	0,6	11,2	0,2	8,0	0,1
Klinikum Osnabrücker Land, Dissen*	Dissen	<200	ö	3288	<5000	0,769	0,852	273	8	22	8:16%	11:13%	6:13%	32	0,9	0,1				10,6	13,7	67,5	0,9	11,7	0,3	2,7	0,1
Krankenhaus St. Martini	Duderstadt	<200	fg	3274	<10000	0,947	0,860	266	7	21	5:23%	6:15%	8:14%	28	1,1	0,0				13,3	17,6	100,0	1,0	32,1	0,6	6,3	0,3
Einbecker Bürgerspital GmbH	Einbeck	<200	ö	3121	<5000	0,910	0,865	229	6	19	6:23%	8:20%	5:17%	27	0,4	0,0				3,4	23,5	100,0	1,0	20,3	0,3	10,1	0,2
Klinikum Emden Hans-Susemihl-Krankenhaus gGmbH	Emden	<500	ö	3253	<20000	0,925	0,841	324	7	23	1:21%	8:14%	6:12%	26	3,6	0,9		P		7,8	20,7	100,0	1,0	100,0	1,0	20,0	0,3
St. Marien-Hospital gGmbH Friesoythe	Friesoythe	<200	fg	3284	<10000	0,915	0,879	252	5	17	8:17%	6:15%	5:12%	29	2,0	0,1			N	17,0	24,4	100,0	1,0	100,0	1,0	15,5	0,3
STENUM Ortho Gmbh	Ganderkesee	<50	p	3129	<5000	1,786	0,983	40	2	4	8:100%	9:0%	21:0%	67	1,3	0,1				43,8	75,7	35,7	0,5	6,5	0,2	3,8	0,1
Klinikum Robert-Koch Gehrden	Gehrden	<500	ö	3248	<20000	0,905	0,821	347	8	26	5:22%	6:14%	11:11%	34	1,2	0,0				11,9	18,8	100,0	1,0	8,1	0,2	5,5	0,1
Klinikum Osnabrücker Land, Georgsmarienhütte	Georgsmarienhütte	<50	ö	3295	<5000	1,016	0,978	56	1	3	20:51%	1:12%	5:9%		1,6	0,0				16,0	31,7	5,7	0,3	4,3	0,2	2,7	0,1
Franziskus Hospital Hardenberg	Georgsmarienhütte	<500	fg	3219	<20000	0,949	0,854	306	6	22	8:22%	6:18%	9:10%	42	3,3	0,0				12,9	22,9	19,7	0,4	12,8	0,2	11,3	0,2
HELIOS Klinikum Gifhorn	Gifhorn	<500	p	3265	<20000	0,927	0,817	371	7	27	5:16%	6:14%	8:11%	30	1,8	0,0				12,0	19,3	100,0	1,0	41,0	0,6	14,0	0,3

21

Krankenhausname	Ort	Betten	Träger	Z-Bax	Case-mix	CMI	Spez. Gini	Anz. Basis-DRG	Leistungsdichte Basis-DRG 25%	50%	TOP 3 MDC 1	2	3	Part. in % O	Budget-Anteile ZE	SE	Bes. Leist. B	P	Not-fall	AOK-Patientenwege (PKW-KM) Med	oQ	10 km Markt-anteil	HHI	20 km Markt-anteil	HHI	30 km Markt-anteil	HHI
Asklepios Harzkliniken GmbH Dr. Herbert-Nieper-Krankenhaus	Goslar	<500	p	3294	<20000	0,967	0,806	375	11	30	5:22%	6:15%	8:10%	36	2,1	0,0				13,6	18,8	100,0	1,0	45,1	0,5	23,2	0,3
Universitätsmedizin Göttingen	Göttingen	>1000	ö	3231	>50000	1,502	0,700	506	18	54	1:15%	5:14%	8:10%	41	7,8	2,7				32,7	56,7	60,9	0,6	53,3	0,5	40,8	0,4
Evang. Krankenhaus Göttingen-Weende gGmbH	Göttingen	<500	fg	3152	<50000	1,130	0,811	360	9	30	8:22%	4:21%	6:13%	39	3,0	0,5				20,6	32,1	27,2	0,6	23,5	0,5	17,5	0,3
Krankenhaus Neu-Mariahilf gGmbH	Göttingen	<200	fg	3193	<10000	1,009	0,901	224	3	10	8:23%	5:22%	14:12%	50	1,1	0,0				17,6	34,1	10,4	0,5	9,0	0,4	7,4	0,3
Agaplesion Krankenhaus Neu-Bethlehem gGmbH	Göttingen	<50	fg	3303	<10000	0,765	0,916	216	3	10	5:39%	14:13%	15:11%	55	1,4	0,0				17,5	34,4	15,8	0,5	13,6	0,4	11,3	0,3
Johanniter-Krankenhaus Gronau gGmbH	Gronau	<200	fg	3243	<5000	1,129	0,885	206	6	15	5:22%	8:19%	6:16%	27	0,3	0,0				11,4	14,9	73,2	0,9	8,3	0,3	5,1	0,2
Median Reha-Zentrum Gyhum	Gyhum	<50	p	3175	<1000	1,324	0,968	55	2	3	1:31%	6:28%	8:13%		2,1	0,0			N	53,6	90,2	17,8	0,9	3,4	0,7	1,8	0,4
Sana Klinikum Hameln-Pyrmont	Hameln	<500	fg	3253	<50000	0,966	0,795	394	9	30	5:18%	6:13%	8:13%	33	1,9	0,0				12,1	17,9						
Krankenhaus Hann. Münden gGmbH	Hann. Münden	<200	fg	3366	<5000	0,866	0,842	269	8	26	8:19%	6:16%	3:14%	44	1,0	0,0				6,5	14,8	62,6	0,8	6,0	0,4	3,2	0,2
Nephrologisches Zentrum Niedersachsen	Hann. Münden	<200	fg	3273	<10000	1,196	0,909	201	4	12	11:31%	5:24%	-1:12%	38	10,2	0,0				33,3	68,6	62,8	0,8	8,5	0,4	4,4	0,2
Sophienklinik Vahrenwald	Hannover	<50	p	3246	<1000	0,570	0,980	28	2	4	8:53%	6:30%	9:12%	98	0,0	0,0			N	12,9	30,5	3,6	0,2	2,8	0,2	2,6	0,1
Sophienklinik	Hannover	<50	p	3330	<5000	0,633	0,970	75	2	5	8:78%	6:6%	3:5%	59	0,0	0,0				9,5	16,4	3,9	0,2	3,2	0,2	2,5	0,1
DRK-Krankenhaus Clementinenhaus	Hannover	<200	fg	3226	<20000	0,998	0,890	254	5	15	5:31%	6:21%	8:14%	44	1,0	0,0				6,3	13,9	6,9	0,2	5,7	0,2	4,7	0,1
Auf der Bult Kinder- und Jugendkrankenhaus	Hannover	<500	fg	3225	<10000	0,934	0,901	243	3	11	6:18%	1:17%	3:14%	20	4,6	9,4		P		12,9	32,1	6,1	0,2	5,1	0,2	3,9	0,1
Diakoniekrankenhaus Henriettenstiftung gGmbH	Hannover	<1000	fg	3297	<50000	0,981	0,805	393	6	28	5:14%	14:13%	1:12%	35	1,3	0,5				8,1	16,0	10,4	0,2	8,8	0,2	6,8	0,1
Diakoniekrankenhaus Friederikenstift gGmbH	Hannover	<500	fg	3271	<50000	1,012	0,808	392	6	26	8:24%	1:11%	14:10%	41	2,9	0,6				6,5	13,0	10,7	0,2	9,0	0,2	6,9	0,1
Klinikum Oststadt-Heidehaus*	Hannover	<500	ö	3240	<20000	1,233			4	12	4:46%	5:19%	6:9%	24	3,8	1,0				13,8	23,7	9,1	0,2	7,1	0,2	6,4	0,1

21

21

Krankenhausname	Ort	Betten	Träger	Z-Bax	Case-mix	CMI	Spez. Gini	Anz. Basis-DRG	Leistungsdichte Basis-DRG 25%	50%	TOP 3 MDC 1	2	3	Part. in %	O	ZE	SE	Bes. Leist. B	P	Not-fall	AOK Med	oQ	10 km Marktanteil	HHI	20 km Marktanteil	HHI	30 km Marktanteil	HHI
Klinikum Siloah*	Hannover	<500	ö	3230	<20000	1,054			7	19	6:28%	5:23%	11:13%	38		2,4	0,0				7,5	13,0	11,3	0,2	9,3	0,2	7,0	0,1
Klinikum Nordstadt	Hannover	<500	ö	3256	<50000	1,056	0,797	395	10	30	1:15%	3:14%	8:13%	44		0,9	0,3				8,8	17,6	13,2	0,2	10,5	0,2	9,6	0,2
Medizinische Hochschule Hannover	Hannover	>1000	ö	3179	>50000	1,771	0,672	519	16	55	5:13%	1:11%	8:9%	44		11,3	2,8		P		26,1	65,7	25,5	0,2	21,6	0,2	16,8	0,1
Vinzenzkrankenhaus	Hannover	<500	fg	3245	<20000	0,931	0,833	348	7	21	5:21%	6:13%	11:12%	34		0,5	0,0				7,4	13,8	9,1	0,2	7,5	0,2	5,5	0,1
Lister Krankenhaus	Hannover	<50	fg	3236	<1000	0,438	0,989	44	1	2	3:88%	2:11%	21:1%	97		0,0	0,0			N	14,7	26,1	8,7	0,3	8,0	0,3	7,7	0,3
Annastift Hannover	Hannover	<200	fg	3211	<10000	1,600	0,966	83	3	6	8:97%	1:1%	18:1%	81		4,0	0,0				36,4	77,0	13,8	0,2	12,0	0,2	9,1	0,1
Klinikum Oststadt-Heidehaus-Siloah	Hannover	<1000	ö	3239	<50000	1,128	0,848	333	8	22	4:23%	5:21%	6:20%	32		3,1	0,5				9,2	16,4						
St. Vinzenz – Hospital	Haselünne	<200	fg	3313	<5000	0,769	0,937	104	3	10	5:27%	4:22%	6:15%	1		1,0	0,4		P		2,6	14,0	100,0	1,0	5,6	0,3	5,6	0,3
HELIOS St. Marienberg Klinik Helmstedt	Helmstedt	<500	p	3144	<20000	0,992	0,801	338	11	34	5:17%	8:17%	6:15%	29		1,8	0,0				14,3	22,5	100,0	1,0	100,0	1,0	23,8	0,4
HELIOS Klinik Herzberg/Osterode GmbH	Herzberg am Harz	<500	p	3278	<20000	0,911	0,835	321	7	23	5:18%	6:16%	8:13%	24		1,6	0,0				9,8	21,7	100,0	1,0	46,0	0,6	10,5	0,3
BDH-Klinik Hessisch Oldendorf	Hessisch Oldendorf	<200	fg	3167	<5000	4,517	0,985	25	1	2	1:83%	-1:15%	21:2%	15		4,3	46,2				47,6	71,2	100,0	1,0	34,0	0,4	7,5	0,3
St. Bernward Krankenhaus	Hildesheim	<1000	fg	3245	<50000	1,000	0,801	405	9	27	5:15%	1:12%	6:11%	29		1,8	0,8				12,7	25,6	49,4	0,6	40,6	0,4	9,0	0,1
HELIOS Klinikum Hildesheim GmbH	Hildesheim	<1000	p	3271	<50000	1,097	0,772	442	10	33	8:17%	5:16%	6:12%	37		2,4	0,7				15,8	23,7	47,0	0,6	38,7	0,4	8,9	0,1
AGAPLESION Evangelisches Krankenhaus	Holzminden	<200	fg	3223	<10000	0,972	0,807	341	9	29	5:20%	8:13%	6:11%	30		1,6	0,0				16,0	20,8	27,2	0,6	27,2	0,6	19,1	0,4
Waldklinik Jesteburg	Jesteburg	<50	p	3160	<1000	3,772	0,990	14	1	2	1:88%	-1:12%		12		4,7	74,9			N	60,6	113,2	13,7	0,9	5,1	0,4	1,4	0,2
Klinikum Agnes-Karll Laatzen	Laatzen	<500	ö	3239	<20000	1,040	0,869	269	6	20	8:28%	1:16%	5:15%	32		1,3	0,1				8,1	14,5	9,3	0,3	6,4	0,2	4,6	0,1
Seepark Klinik Debstedt	Langen-Debstedt	<500	fg	3296	<10000	1,130	0,943	126	4	8	8:54%	11:28%	1:8%	61		2,8	0,2		P		19,2	40,5	42,0	0,5	37,8	0,4	27,2	0,3
Paracelsus-Klinik am Silbersee	Langenhagen	<50	p	3245	<5000	0,952	0,895	214	5	15	8:34%	5:13%	6:13%	42		0,4	0,0				9,9	21,1	3,0	0,2	2,5	0,2	2,3	0,1
Geriatrie Langenhagen	Langenhagen	<50	ö	3205	<5000	1,515	0,977	53	1	3	1:37%	5:24%	8:14%			0,7	0,4				16,1	30,3	1,7	0,1	1,1	0,1	1,1	0,1
Kreiskrankenhaus Leer	Leer	<500	ö	3236	<20000	0,875	0,858	342	6	18	5:23%	6:16%	8:14%	24		1,0	0,0		P		15,3	22,5	54,3	0,6	37,3	0,4	21,9	0,3

Krankenhausname	Ort	Betten	Träger	Z-Bax	Case-mix	CMI	Spez. Gini	Anz. Basis-DRG	Leistungsdichte Basis-DRG 25%	Leistungsdichte Basis-DRG 50%	TOP 3 MDC 1	TOP 3 MDC 2	TOP 3 MDC 3	Part. in % O	Budget-Anteile ZE	Budget-Anteile SE	Budget-Anteile B	Budget-Anteile P	Bes. Leist.	Not-fall	AOK-Patientenwege (PKW-KM) Med	AOK-Patientenwege (PKW-KM) oQ	10 km Markt-anteil	10 km HHI	20 km Markt-anteil	20 km HHI	30 km Markt-anteil	30 km HHI
Borromäus-Hospital gGmbH	Leer	<500	fg	3260	<20000	0,879	0,821	364	7	26	8:17%	11:15%	6:14%	45	0,9	0,0					19,2	26,7	47,8	0,6	35,4	0,4	20,7	0,3
Klinikum Lehrte	Lehrte	<200	ö	3277	<10000	0,902	0,857	260	9	25	8:19%	6:18%	5:18%	34	0,9	0,0					7,0	13,0	100,0	1,0	4,6	0,2	3,3	0,1
Residenz Kliniken GmbH	Lilienthal	<50	p	3224	<10000	1,165	0,895	209	4	14	5:42%	6:15%	8:15%	43	0,2	0,0					10,1	17,7	7,6	0,5	3,8	0,3	3,0	0,2
Bonifatius Hospital, Lingen	Lingen (Ems)	<500	fg	3256	<50000	1,157	0,788	408	8	30	5:18%	8:16%	6:11%	41	1,7	0,0					14,8	25,4	99,2	1,0	32,2	0,3	22,5	0,3
Hedon-Klinik GmbH & Co. KG	Lingen (Ems)	<50	p	3154	<1000	2,021	0,992	16	1	2	1:99%	-1:1%			6,5	79,9					84,7	145,3	38,7	0,6	35,6	0,5	9,9	0,3
St. Franziskus-Hospital Lohne	Lohne	<200	fg	3252	<10000	0,861	0,845	295	7	25	8:20%	11:17%	6:12%	43	1,2	0,0					8,5	17,4	32,3	0,7	18,8	0,4	11,0	0,2
St. Anna Stift	Löningen	<50	fg	3244	<5000	0,799	0,876	239	6	18	11:21%	6:17%	5:16%	38	0,2	0,0					14,5	24,1	100,0	1,0	24,0	0,5	13,1	0,3
Privatklinik Dr. Havemann	Lüneburg	<50	p	3259	<1000	0,600	0,975	49	2	4	13:34%	14:27%	15:21%	54	0,0	0,0				N	7,9	13,9	7,2	0,9	5,0	0,5	3,8	0,4
Städtisches Klinikum Lüneburg	Lüneburg	<500	ö	3143	<50000	1,057	0,774	434	9	30	6:13%	5:13%	1:10%	34	2,7	0,1					11,4	26,6	89,8	0,9	60,1	0,5	43,8	0,4
Orthoklinik Lüneburg	Lüneburg	<50	ö	3226	<5000	1,110	0,984	32	2	3	8:99%	1:0%	23:0%	92	0,4	0,0				N	13,9	32,3	27,5	0,6	16,1	0,4	13,9	0,3
Christliches Klinikum Melle GmbH	Melle	<200	fg	3293	<10000	0,890	0,860	294	6	19	8:24%	6:13%	5:12%	41	1,3	0,0					5,3	17,1	100,0	1,0	17,7	0,3	3,6	0,1
Ludmillenstift	Meppen	<500	fg	3240	<20000	1,084	0,814	380	8	26	8:19%	1:13%	6:12%	34	2,9	5,3					18,9	26,2	100,0	1,0	46,2	0,5	34,9	0,4
Flüggenhofseeklinik	Munster	<50	p	3314	<1000	0,325	0,992	7	1	2	3:84%	21:16%		73	0,0	0,0				N	14,6	20,5	100,0	1,0	63,9	0,7	28,9	0,5
Altus-Klinik*	Munster	<50	p	3246	<1000	0,550	0,996	21	1	1	5:95%	6:2%	8:1%	94	0,0	0,0				N	31,4	49,1	100,0	1,0	76,3	0,9	72,8	0,9
Klinikum Neustadt a. Rbge.	Neustadt a. Rbge.	<500	ö	3259	<20000	0,835	0,845	323	7	22	5:20%	6:16%	8:11%	23	0,8	0,0					13,8	16,7	100,0	1,0	98,6	1,0	6,4	0,1
HELIOS Kliniken Mittelweser GmbH, Krankenhaus Nienburg	Nienburg	<500	p	3221	<20000	0,981	0,830	335	8	26	5:19%	1:13%	8:13%	29	1,6	0,1		P			14,7	25,5	100,0	1,0	87,7	0,8	31,7	0,3
Ubbo-Emmius-Klinik Norden	Norden	<500	ö	3158	<10000	0,770	0,882	246	6	17	5:22%	6:20%	4:12%	16	1,1	0,0					6,9	13,6	100,0	1,0	79,5	0,8	24,3	0,4
Helios-Klinik Wesermarsch	Nordenham	<200	p	3266	<5000	0,863	0,846	275	8	22	8:17%	6:13%	5:12%	29	0,8	0,1					3,9	17,6	100,0	1,0	10,3	0,4	5,9	0,2
Allergie- und Hautklinik	Norderney	<50	p	3640	<5000	0,609	0,918	144	3	12	9:32%	5:15%	8:10%	17	0,9	0,0					5,3	68,6	100,0	1,0	23,5	0,8	23,5	0,8
Euregio-Klinik Albert-Schweitzer-Straße GmbH	Nordhorn	<500	ö	3135	<20000	0,906	0,809	387	8	27	5:17%	6:14%	8:12%	30	1,3	0,0					12,3	19,8	100,0	1,0	46,5	0,5	31,6	0,4
Helios Albert-Schweitzer-Klinik Northeim	Northeim	<500	p	3197	<20000	1,050	0,801	341	11	33	5:24%	8:15%	6:12%	42	2,8	0,0					13,1	30,0	100,0	1,0	13,9	0,4	10,5	0,2

21

21

Krankenhausname	Ort	Betten	Träger	Z-Box	Case-mix	CMI	Spez. Gini	Anz. Basis-DRG	Leistungsdichte Basis-DRG 25%	50%	TOP 3 MDC 1	2	3	Part. in % O	Budget-Anteile ZE	SE	Bes. Leist. B	P	Not-fall	AOK Med	oQ	10 km Markt-anteil	HHI	20 km Markt-anteil	HHI	30 km Markt-anteil	HHI
Klinikum Oldenburg	Oldenburg	<1000	ö	3245	>5000	1,433	0,748	465	12	37	5:21%	3:11%	6:10%	42	7,2	1,2		P		26,6	58,1	52,6	0,6	52,6	0,6	25,2	0,3
Pius-Hospital Oldenburg	Oldenburg	<500	fg	3196	<50000	1,193	0,813	348	10	31	6:15%	4:14%	8:12%	58	5,4	1,7				20,8	45,2	32,0	0,6	32,0	0,6	14,4	0,2
Evang. Krankenhaus Oldenburg	Oldenburg	<500	fg	3164	<20000	1,117	0,851	318	6	20	1:23%	8:21%	3:14%	39	2,8	3,1				17,5	34,0	28,5	0,5	28,5	0,5	13,1	0,2
Paracelsus- Klinik Osnabrück	Osnabrück	<200	p	3265	<10000	1,039	0,874	259	6	17	1:23%	8:21%	3:18%	54	6,2	0,8				16,5	34,2	12,8	0,4	9,8	0,3	6,4	0,2
Marienhospital Osnabrück	Osnabrück	<1000	fg	3257	<50000	1,095	0,791	410	10	31	5:22%	6:11%	8:10%	41	4,8	0,1				10,0	26,6	34,0	0,4	24,0	0,3	18,1	0,2
Klinikum Osnabrück GmbH	Osnabrück	<1000	ö	3208	<50000	1,301	0,745	455	11	39	8:17%	1:14%	5:12%	39	3,4	3,4				14,3	29,6	32,7	0,4	22,6	0,3	19,0	0,2
Christliches Kinderhospital Osnabrück	Osnabrück	<200	fg	3236	<10000	0,998	0,909	211	3	12	6:20%	4:14%	1:12%	13	1,8	4,4				24,2	34,5	11,7	0,4	8,1	0,2	6,0	0,2
Krankenhaus St. Raphael	Ostercappeln	<200	fg	3265	<10000	1,056	0,884	255	5	15	4:36%	6:15%	5:13%	36	1,9	0,5				13,3	25,4	100,0	1,0	8,6	0,2	6,2	0,2
Kreiskrankenhaus Osterholz	Osterholz	<200	ö	3310	<10000	0,774			7	21	5:15%	8:15%	6:14%	22	0,6	0,0				9,0	16,2	100,0	1,0	6,5	0,3	4,1	0,2
Krankenhaus Land Hadeln	Otterndorf	<50	p	3228	<5000	0,961	0,853	231	7	24	8:23%	6:20%	5:17%	40	0,9	0,1				16,1	28,1	100,0	1,0	31,8	0,6	23,6	0,6
Marien Hospital Papenburg Aschendorf gGmbH	Papenburg – Aschendorf	<500	fg	3271	<20000	0,918	0,842	323	6	21	5:20%	8:16%	6:15%	28	1,3	0,1		P		10,7	16,2	100,0	1,0	27,0	0,4	20,7	0,3
Klinikum Peine gGmbH	Peine	<500	fg	3233	<20000	1,061	0,825	329	9	26	5:25%	6:15%	8:12%	31	2,5	0,0				7,1	13,3	100,0	1,0	17,4	0,4	6,6	0,2
Christliches Krankenhaus Quakenbrück e.V.	Quakenbrück	<500	fg	3073	<20000	1,230	0,861	284	6	19	5:27%	8:17%	1:16%	31	1,3	0,3		P		17,0	30,9	100,0	1,0	52,5	0,5	16,0	0,2
Kreiskrankenhaus Rinteln	Rinteln	<50	ö	3310	<5000	0,730	0,885	206	7	19	5:19%	6:17%	8:12%	19	0,2	0,0				8,9	16,7	34,4	0,7	5,6	0,4	3,9	0,3
Agaplesion Diakonie-klinikum Rotenburg	Rotenburg	<1000	fg	3239	<50000	1,049	0,763	460	11	35	5:12%	1:12%	8:12%	35	1,9	1,1				27,6	36,9	100,0	1,0	98,8	1,0	50,0	0,4
St. Elisabeth-Krankenhaus Salzgitter gGmbH	Salzgitter	<200	fg	3283	<10000	0,787	0,867	243	7	20	5:18%	6:17%	8:12%	24	0,5	0,0				3,0	13,9	100,0	1,0	13,4	0,3	5,3	0,2
HELIOS Klinikum Salzgitter GmbH	Salzgitter	<500	p	3214	<20000	0,999	0,810	384	9	26	5:16%	8:15%	6:12%	32	1,3	0,0				7,5	13,9	100,0	1,0	13,2	0,3	8,5	0,2
Nordwest-Krankenhaus Sanderbusch gGmbH	Sande	<500	ö	3180	<20000	1,150	0,844	319	8	23	1:24%	8:22%	5:13%	27	2,0	1,7				15,9	24,9	41,8	0,5	30,6	0,3	21,0	0,2
Krankenhaus Scharnebeck*	Scharnebeck	<50	p	3280	<1000	0,643	0,982	27	2	4	8:88%	6:6%	5:2%	98	0,0	0,0			N	17,5	21,6	21,8	0,7	16,7	0,5	8,9	0,3
Asklepios Kliniken Schildautal GmbH	Seesen	<500	p	3241	<20000	1,328	0,878	268	5	16	1:31%	5:20%	8:19%	25	2,8	10,0				22,6	38,2	100,0	1,0	38,7	0,5	16,4	0,2
Hümmling Hospital Sögel	Sögel	<200	ö	3273	<10000	0,812	0,853	285	8	22	8:20%	6:16%	5:13%	36	0,9	0,0				18,8	23,2	100,0	1,0	53,9	0,5	16,7	0,3

Krankenhausname	Ort	Betten	Trä-ger	Z-Box	Case-mix	CMI	Spez. Gini	Anz. Basis-DRG	Leistungsdichte Basis-DRG 25%	50%	TOP 3 MDC 1	2	3	Part. in % O	Budget-Anteile ZE	SE	Bes. Leist. B	P	Not-fall	AOK-Patientenwege (PKW-KM) Med	oQ	10 km Markt-anteil	HHI	20 km Markt-anteil	HHI	30 km Markt-anteil	HHI
Heidekreis-Klinikum Soltau	Soltau	<200	ö	3234	<10000	1,059	0,875	240	8	19	5: 30%	8: 23%	1: 10%	24	2,4	0,0				19,7	21,8	90,1	0,9	77,5	0,9	41,5	0,6
MediClin Klinikum Soltau	Soltau	<50	p	3201	<1000	1,010	0,980	42	1	3	8: 49%	1: 42%	5: 4%	1	7,8	50,3			N	27,3	68,0	37,5	0,8	36,8	0,7	22,2	0,5
Klinikum Springe	Springe	<50	ö	3279	<5000	0,822	0,860	246	7	23	8: 24%	6: 19%	5: 18%	29	0,4	0,0				6,6	11,1	67,8	0,7	20,8	0,4	2,3	0,1
Elbe Klinikum Stade	Stade	<1000	ö	3220	<50000	1,010	0,780	413	11	33	5: 16%	8: 13%	1: 13%	35	2,0	0,1			N	18,2	26,5	92,9	1,0	92,9	1,0	25,6	0,3
Klinik Dr. Witwity	Stade	<50	p	3166	<5000	0,922	0,993	13	1	2	8: 100%			100	0,0	0,0				154,8	309,5	52,6	0,7	44,6	0,5	14,4	0,2
Klinik Dr. Hancken	Stade	<50	p	3235	<5000	0,927	0,965	91	1	3	10: 36%	4: 13%	6: 12%	51	11,5	5,6			N	24,9	41,4	19,6	0,9	10,2	0,4	3,4	0,2
Augenklinik Stadthagen GmbH	Stadthagen	<50	p	3272	<1000	0,437	0,994	14	1	2	2: 100%			97	0,0	0,0				23,8	33,1	100,0	1,0	99,5	1,0	47,5	0,6
Kreiskrankenhaus Stadthagen	Stadthagen	<200	ö	3279	<10000	0,929	0,860	280	7	21	5: 29%	6: 14%	8: 11%	29	0,9	0,0				9,1	15,5	100,0	1,0	40,4	0,5	9,1	0,3
HELIOS Kliniken Mittelweser GmbH, Krankenhaus Stolzenau	Stolzenau	<50	p	3195	<5000	0,832	0,937	125	3	8	6: 18%	5: 15%	1: 14%		1,1	0,0				14,6	21,8	100,0	1,0	20,7	0,7	4,0	0,3
St. Ansgar Klinik Sulingen	Sulingen	<200	fg	3089	<10000	1,097	0,899	198	6	17	8: 41%	5: 12%	4: 10%	31	0,7	0,0				13,5	23,5	100,0	1,0	61,2	0,7	22,8	0,3
Elisabeth-Krankenhaus	Thuine	<200	fg	3290	<5000	1,002	0,870	242	6	17	6: 23%	8: 19%	5: 14%	36	3,4	0,3				14,5	19,1	97,0	1,0	24,7	0,6	5,8	0,2
Klinik Veerssen	Uelzen	<50	p	3222	<1000	0,733	0,978	46	2	4	8: 86%	1: 6%	9: 3%	93	0,4	0,0				20,7	38,7	24,9	0,8	20,0	0,7	18,3	0,6
HELIOS Klinikum Uelzen	Uelzen	<500	p	3284	<20000	1,026	0,827	341	8	26	1: 16%	5: 15%	8: 13%	25	1,5	0,4			N	16,8	29,3	94,6	1,0	72,6	0,8	72,3	0,8
St. Johannes-Hospital	Varel	<200	fg	3227	<10000	0,912	0,840	285	9	26	8: 17%	5: 15%	6: 14%	41	1,6	0,0				11,0	21,9	100,0	1,0	16,5	0,4	7,0	0,2
St. Marien-Hospital Vechta	Vechta	<500	fg	3292	<20000	0,831	0,835	376	6	21	5: 18%	6: 13%	14: 11%	30	1,7	0,1				15,5	26,3	74,2	0,7	59,2	0,5	26,8	0,3
Aller-Weser-Klinik Verden	Verden	<200	ö	3200	<10000	0,787	0,863	268	7	21	5: 17%	6: 16%	8: 11%	23	0,6	0,0				10,9	13,9	100,0	1,0	60,2	0,6	10,2	0,3
Heidekreis-Klinikum Walsrode	Walsrode	<500	ö	3282	<10000	0,755	0,864	305	5	18	6: 22%	5: 11%	14: 10%	21	2,3	0,0				16,4	30,5	94,2	1,0	94,2	1,0	21,1	0,4
Rheiderland-Krankenhaus	Weener/Ems	<50	fg	3237	<5000	1,053	0,943	137	2	6	5: 43%	20: 23%	6: 7%	34	0,5	0,0				13,5	29,9	23,4	0,8	8,1	0,4	6,1	0,3
Ammerland Klinik Westerstede	Westerstede	<500	ö	3211	<20000	1,049	0,808	361	10	29	5: 24%	6: 13%	1: 13%	40	2,4	0,2				20,3	41,5	89,8	0,9	89,8	0,9	18,7	0,3
Bundeswehrkrankenhaus Westerstede	Westerstede	<50	ö	3035	<5000	1,301	0,922	170	5	11	8: 60%	4: 19%	1: 6%	52	1,5	0,2				19,1	27,3	30,3	0,9	30,3	0,9	6,2	0,3
Krankenhaus Johanneum	Wildeshausen	<200	fg	3252	<10000	0,891	0,847	281	8	23	8: 16%	6: 14%	5: 13%	30	2,4	0,0				11,1	17,6	100,0	1,0	36,8	0,6	7,3	0,2
St. Willehad-Hospital*	Wilhelmshaven	nb	fg	3384	<10000	0,956	0,823	315	8	29	8: 19%	5: 17%	6: 14%	34	3,5	0,0				4,9	12,9	22,0	0,5	18,6	0,4	14,2	0,3

21

21

Krankenhausname	Ort	Betten	Träger	Z-Box	Case-mix	CMI	Spez. Gini	Anz. Basis-DRG	Leistungsdichte Basis-DRG 25%	Leistungsdichte Basis-DRG 50%	TOP 3 MDC 1	TOP 3 MDC 2	TOP 3 MDC 3	Part. in % O	Budget-Anteile ZE	Budget-Anteile SE	Bes. Leist. B	Bes. Leist. P	Not-fall	AOK-Patientenwege (PKW-KM) Med	AOK-Patientenwege (PKW-KM) oQ	10 km Marktanteil	10 km HHI	20 km Marktanteil	20 km HHI	30 km Marktanteil	30 km HHI
Reinhard-Nieter-Krankenhaus	Wilhelmshaven	<1000	ö	3283	<20000	0,934	0,822	372	8	23	5:22%	6:17%	11:9%	28	1,2	0,7		P		7,8	19,5	44,1	0,5	31,5	0,3	28,7	0,3
Krankenhaus Buchholz und WINSEN gGmbH	Winsen/Luhe	<500	ö	3224	<20000	0,902	0,818	323	8	28	8:22%	6:13%	3:12%	41	1,5	0,1				8,8	23,2	100,0	1,0	17,6	0,3	5,4	0,1
HELIOS Klinik Wittingen	Wittingen	<50	p	3345	<5000	0,679	0,889	205	5	16	6:18%	5:17%	8:15%	17	1,6	0,0				12,5	19,6	100,0	1,0	100,0	1,0	75,2	0,9
Kreiskrankenhaus Wittmund	Wittmund	<200	ö	3161	<10000	0,888	0,863	265	7	19	8:26%	6:15%	5:14%	37	0,7	0,0				19,2	21,6	100,0	1,0	23,6	0,5	14,5	0,3
Städtisches Klinikum Wolfenbüttel	Wolfenbüttel	<500	ö	3262	<20000	0,917	0,843	303	7	23	5:20%	6:17%	8:14%	29	0,9	0,0				12,3	21,2	17,7	0,5	14,0	0,3	10,8	0,2
Städtisches Klinikum Wolfsburg	Wolfsburg	<1000	ö	3230	<50000	0,980	0,775	442	9	32	5:17%	6:12%	3:10%	37	2,1	1,3				11,4	23,8	100,0	1,0	61,0	0,6	20,8	0,3
OsteMed Martin-Luther-Krankenhaus	Zeven	<50	p	3275	<5000	0,799	0,879	215	6	19	5:21%	6:18%	8:17%	19	1,2	0,3				2,3	19,4	95,9	0,9	95,9	0,9	13,8	0,6
Nordrhein-Westfalen		377		3117		1,091	0,827		13	44	5:16%	8:15%	6:12%	36	3,2	1,5	26	60	11								
Universitätsklinikum Aachen	Aachen	>1000	ö	3184	>50000	1,671	0,696	510	17	53	5:18%	1:12%	8:9%	40	6,9	2,5	B			20,5	37,0	43,6	0,4	32,0	0,3	25,9	0,2
Marien-Hospital Aachen	Aachen	<500	fg	3190	<20000	1,031	0,810	341	9	27	8:18%	6:13%	9:13%	53	1,1	0,0				6,6	14,0	12,2	0,3	10,7	0,3	6,9	0,2
St.-Franziskus-Krankenhaus	Aachen	<200	fg	3172	<10000	0,952	0,882	243	5	18	8:29%	11:14%	4:12%	52	0,9	0,0				8,1	13,8	7,6	0,3	5,7	0,2	3,9	0,2
St.-Marien-Krankenhaus Ahaus-Vreden	Ahaus	<500	fg	3212	<20000	0,916	0,798	367	10	31	8:18%	5:13%	6:11%	35	2,3	0,0				15,3	18,7	100,0	1,0	25,8	0,4	18,4	0,3
St.-Vincenz-Gesellschaft mbH	Ahlen	<500	fg	3233	<20000	0,798	0,845	320	6	21	6:15%	1:12%	4:11%	23	1,6	0,0				6,3	13,9	30,7	0,6	14,2	0,3	4,3	0,1
St.-Vinzenz-Krankenhaus	Altena	<200	fg	3215	<5000	0,879	0,877	218	6	20	8:27%	6:18%	5:16%	30	1,7	0,0				2,2	8,5	5,8	0,4	2,8	0,2	1,2	0,1
Krankenhaus St. Barbara Attendorn GmbH	Attendorn	<500	p	3227	<10000	0,966	0,852	291	6	23	8:27%	5:18%	6:10%	33	0,9	1,7				15,8	18,9	67,7	0,7	13,9	0,4	7,2	0,2
Helios Klinik Bad Berleburg, Wittgensteiner Akutkliniken „Bad Berleburg" GmbH	Bad Berleburg	<200	p	3168	<10000	0,910	0,845	259	8	25	5:23%	8:17%	6:16%	35	0,7	0,0				1,1	26,0	100,0	1,0	28,7	0,5	28,7	0,5
Katholisches Krankenhaus im Siebengebirge	Bad Honnef	<500	fg	3161	<10000	0,911	0,843	296	8	24	8:17%	6:15%	5:13%	38	1,6	0,8				15,0	15,0	23,1	0,4	4,3	0,2	3,1	0,1
Karl-Hansen-Klinik	Bad Lippspringe	<500	fg	3217	<10000	0,986	0,956	138	2	5	3:46%	4:40%	-1:2%	31	1,8	7,1				31,7	49,3	22,6	0,5	13,8	0,3	13,3	0,3
Zweckverband Krankenhaus Bad Oeynhausen	Bad Oeynhausen	<500	ö	3238	<20000	0,963	0,854	290	7	20	5:22%	6:17%	8:15%	26	2,1	0,1				7,2	8,5	22,0	0,6	8,9	0,3	4,2	0,2

Krankenhausname	Ort	Betten	Träger	Z-Bax	Case-mix	CMI	Spez. Gini	Anz. Basis-DRG	LD 25%	LD 50%	TOP3 MDC 1	TOP3 MDC 2	TOP3 MDC 3	Part. % O	Budget ZE	Budget SE	Bes.L. B	Bes.L. P	Not-fall	AOK Med	AOK oQ	10km Markt	10km HHI	20km Markt	20km HHI	30km Markt	30km HHI
Auguste-Viktoria-Klinik	Bad Oeynhausen	<200	fg	3203	<10000	1,612	0,976	56	2	4	8:97%	1:2%	21:1%	67	0,9	0,0				24,1	38,3	42,1	0,7	8,8	0,2	4,8	0,2
Herz- und Diabeteszentrum Nordrhein Westfalen Universitätsklinik der Ruhr-Universität Bochum	Bad Oeynhausen	<500	fg	3157	<50000	3,291	0,953	176	2	5	5:74%	10:13%	4:5%	48	13,4					43,6	98,1	34,0	0,7	16,8	0,3	8,4	0,2
Rheuma-Klinik Dr. Lauven	Bad Oeynhausen	<50	p	3167	<1000	0,843	0,997	3	1	1	8:100%				0,0	0,0			N	21,8	26,2	36,9	0,5	13,6	0,2	7,0	0,1
Artemed Fachklinik Prof. Dr. Dr. Salfeld GmbH Bad Oeynhausen	Bad Oeynhausen	<50	p	2921	<5000	0,715	0,998	2	1	1	5:100%			100	0,0	0,0			N	52,9	79,6	85,3	0,7	81,5	0,7	77,2	0,6
St.-Elisabeth-Hospital Beckum GmbH	Beckum	<500	fg	3171	<10000	0,959	0,866	283	5	18	8:26%	5:17%	6:15%	29	1,4	0,0				2,4	14,5	100,0	1,0	10,1	0,3	4,6	0,1
St.-Hubertus-Stift	Bedburg	<50	fg	3229	<5000	0,868	0,906	154	5	14	5:22%	8:18%	6:16%	19	0,3					3,6	14,8	33,8	0,6	7,9	0,2	1,0	0,1
LVR-Klinik Bedburg-Hau	Bedburg-Hau	<500	ö	3216	<5000	0,942	0,973	73	2	5	1:81%	3:6%	5:3%		1,9	0,1		P		9,5	15,0	22,2	0,7	22,2	0,7	12,3	0,3
Krankenhaus Maria Hilf	Bergheim	<500	fg	3225	<10000	0,879	0,861	274	7	22	6:15%	5:15%	8:15%	26	0,6	0,0				6,0	15,3	72,8	0,7	7,3	0,2	1,8	0,1
Vinzenz-Pallotti-Hospital	Bergisch Gladbach	<500	fg	3229	<10000	0,859	0,880	295	2	12	14:22%	8:17%	15:14%	31	1,6	0,0				12,3	22,5	15,3	0,4	3,1	0,1	1,8	0,1
Ev. Krankenhaus gGmbH	Bergisch Gladbach	<500	fg	3213	<20000	0,983	0,854	316	6	20	5:37%	8:12%	6:11%	37	0,9	0,0		P		6,8	13,7	12,2	0,3	3,7	0,1	2,4	0,1
Städtische Kliniken Bielefeld gGmbH Klinikum Mitte	Bielefeld	<1000	ö	3236	>50000	1,013	0,768	435	12	38	8:15%	5:15%	6:13%	44	2,2	0,1	B			12,6	18,5	41,1	0,5	26,6	0,3	17,0	0,2
Ev. Krankenhaus Bielefeld gGmbH	Bielefeld	>1000	fg	3207	>50000	1,244			10	33	1:19%	6:11%	5:10%	27	3,2	2,3	B	P		9,3	17,6	36,4	0,5	23,5	0,3	15,1	0,2
Frauenklinik Dr. Hartog	Bielefeld	<50	p	3165	<1000	0,628	0,978	33	2	5	13:35%	14:23%	15:21%	64	0,0	0,0			N	8,6	16,0	6,3	0,4	4,0	0,2	2,8	0,1
Krankenhaus Mara gGmbH	Bielefeld	<200	fg	3143												100,0	B			26,6	136,8						
Katholische Hospitalvereinigung Ostwestfalen	Bielefeld	<500	fg	3215	<50000	0,977	0,809	396	9	28	6:17%	6:15%	8:12%	37	1,5	0,0		P		16,6	34,6	25,2	0,4	16,2	0,3	10,2	0,2
St.-Agnes-Hospital	Bocholt	<500	fg	3169	<50000	1,025	0,812	384	8	26	5:26%	6:15%	8:10%	34	1,9	0,0				6,8	18,3	100,0	1,0	61,9	0,6	27,3	0,3
Berufsgenossenschaftliches Universitätsklinikum Bergmannsheil GmbH	Bochum	<1000	fg	3080	<50000	1,783	0,814	327	11	31	5:27%	8:23%	1:12%	42	3,2	6,2		P		7,7	26,4	7,6	0,2	2,9	0,1	1,8	0,0

21

Krankenhausname	Ort	Betten	Träger	Z-Bax	Case-mix	CMI	Spez. Gini	Anz. Basis-DRG	Leistungsdichte Basis-DRG 25%	50%	TOP 3 MDC 1	2	3	Part. in % O	Budget-Anteile ZE	SE	Bes. Leist. B	P	Not-fall	AOK-Patientenwege (PKW-KM) Med	oQ	10 km Markt-anteil	HHI	20 km Markt-anteil	HHI	30 km Markt-anteil	HHI
St. Josefs-Hospital Linden	Bochum	<200	p	3218	<10000	0,913	0,921	177	2	6	4: 21%	6: 19%	5: 16%	44	0,9	0,0		P		7,6	14,9	3,8	0,2	1,0	0,1	0,5	0,0
St. Josef- u. St. Elisabeth-Hospital Bochum gGmbH	Bochum	>1000	fg	3190	>50000	1,105	0,786	434	10	33	8: 16%	5: 16%	1: 11%	30	4,0	0,5				10,2	19,6	15,1	0,2	5,2	0,1	3,5	0,0
St. Marien-Hospital Wattenscheid gGmbH*	Bochum	<50	fg	3248	<5000	1,551	0,966	87	1	4	8: 33%	1: 21%	5: 13%		7,2	0,0				7,9	11,5	1,3	0,2	0,5	0,1	0,3	0,0
Augusta-Kranken-Anstalt gGmbH	Bochum	<1000	fg	3226	<20000	1,119	0,861	358	9	29	5: 17%	11: 16%	6: 14%	36	3,5	0,1		P		7,2	10,3	10,2	0,2	3,8	0,1	2,4	0,0
Martin-Luther-Krankenhaus Bochum-Wattenscheid gGmbH	Bochum	<500	fg	3214	<10000	0,982	0,866	243	6	21	8: 21%	6: 20%	5: 19%	36	0,9	0,0		P		0,9	3,8	2,8	0,2	1,0	0,1	0,6	0,0
Universitätsklinikum Knappschaftskrankenhaus Bochum GmbH	Bochum	<500	ö	3156	<50000	1,295	0,819	342	7	27	2: 22%	8: 17%	8: 16%	46	5,3	0,8				11,9	25,0	12,7	0,2	3,9	0,1	2,0	0,1
Universitätsklinikum Bonn	Bonn	>1000	ö	3192	>50000	1,688	0,719	499	15	47	5: 13%	1: 12%	8: 9%	45	9,0	2,6				25,5	58,2	35,8	0,4	22,6	0,2	10,0	0,1
Gemeinschaftskrankenhaus St. Elisabeth/St. Petrus/St. Johannes gGmbH	Bonn	<500	fg	3242	<50000	1,178	0,852	327	7	20	8: 30%	5: 28%	6: 12%	49	1,3	0,6				7,6	17,2	15,0	0,3	9,2	0,1	3,7	0,1
Malteser Krankenhaus Seliger Gerhard Bonn/Rhein-Sieg	Bonn	<500	fg	3092	<20000	1,042	0,825	341	8	25	4: 17%	8: 17%	11: 12%	43	1,5	3,1	B			14,5	21,0	12,4	0,3	6,7	0,2	2,9	0,1
GFO Kliniken Bonn	Bonn	<500	fg	3124	<50000	0,913	0,836	355	5	22	5: 20%	6: 17%	8: 11%	36	1,2	0,0		P		14,3	19,3	20,7	0,3	12,1	0,2	5,7	0,1
Johanniter-Krankenhaus Friedr.-Wilhelm-Stift GmbH	Bonn	<500	fg	3215	<20000	0,995	0,830	316	8	26	6: 17%	2: 9%	8: 9%	41	6,8	0,5				11,5	20,7	10,5	0,3	7,5	0,2	3,3	0,1
Ev. Krankenhaus Bonn-Bad Godesberg	Bonn	<500	fg	3210	<20000	1,045	0,823	303	7	28	3: 18%	8: 17%	11: 14%	46	0,8	0,0				9,4	20,3	10,5	0,3	6,4	0,2	4,0	0,1
MediClin Robert Janker Klinik	Bonn	<50	p	2972	<5000	1,724	0,957	75	2	6	1: 33%	4: 15%	7: 15%	63	8,8	0,0				19,9	40,3	6,1	0,4	4,0	0,2	1,9	0,1
LVR-Klinik Bonn	Bonn	<1000	ö	3175	<5000	1,209	0,974	73	2	4	1: 85%	3: 3%	5: 3%	1	2,2	28,2		P		13,2	29,6	6,0	0,2	4,8	0,2	1,8	0,1
Augenklinik Dardenne	Bonn	<50	p	3144	<1000	0,677	0,992	14	1	2	2: 100%			98	0,0	0,0			N	39,0	74,8	12,3	0,4	12,1	0,4	8,0	0,3
St.-Marien-Hospital Borken GmbH	Borken	<500	fg	3151	<20000	1,031	0,843	314	8	24	8: 28%	1: 17%	6: 11%	34	2,0	1,2				12,1	19,9	100,0	1,0	35,0	0,5	9,6	0,2
Krankenhaus Zur Heiligen Familie	Bornheim	<50	fg	3130	<5000	1,826	0,971	63	2	4	1: 30%	8: 17%	5: 16%		0,2	0,0				14,8	21,1	7,5	0,4	0,6	0,1	0,3	0,0

21

Krankenhausname	Ort	Betten	Trä-ger	Z-Bax	Case-mix	CMI	Spez. Gini	Anz. Basis-DRG	Leistungs-dichte Basis-DRG 25%	50%	TOP 3 MDC 1	2	3	Part. in % O	Budget-Anteile ZE	SE	Bes. Leist. B	Not-fall P	AOK-Patienten-wege (PKW-KM) Med	oQ	10 km Markt-anteil	HHI	20 km Markt-anteil	HHI	30 km Markt-anteil	HHI
Knappschaftskrankenhaus Bottrop gGmbH	Bottrop	<500	ö	3237	<20000	1,256	0,884	314	10	29	5:19%	1:17%	6:13%	33	4,3	0,0			4,3	7,2	11,9	0,2	3,5	0,1	2,3	0,1
Marienhospital Bottrop gGmbH	Bottrop	<500	fg	3265	<20000	0,909	0,841	335	6	22	6:17%	5:15%	8:15%	31	0,8	0,0			3,5	7,8	12,8	0,2	3,0	0,1	1,7	0,1
Städt. Krankenhaus Maria-Hilf-Brilon	Brilon	<500	ö	3274	<10000	0,806	0,838	335	7	22	8:17%	5:17%	6:13%	32	0,8	0,0			14,8	23,6	63,2	0,8	45,8	0,5	16,2	0,2
Marienhospital Brühl GmbH	Brühl	<500	fg	3227	<10000	0,819	0,848	293	6	21	6:18%	5:16%	8:12%	32	0,3	0,0			1,5	9,5	31,2	0,4	2,3	0,1	1,4	0,1
Lukas-Krankenhaus Bünde	Bünde	<500	fg	3212	<20000	1,007	0,828	334	8	27	5:21%	8:19%	6:19%	38	1,6	2,4	B		5,3	11,9	98,5	1,0	13,7	0,3	4,8	0,2
Ev. Krankenhaus Castrop-Rauxel	Castrop-Rauxel	<500	fg	3108	<20000	1,006	0,863	291	7	20	8:24%	1:16%	6:15%	28	1,9	2,2		P	6,4	14,0	8,8	0,2	2,1	0,1	1,3	0,0
Christophorus-Kliniken GmbH Betriebsteil St. Vincenz-Hospital GmbH	Coesfeld	<1000	fg	3227	<50000	0,871	0,822	379	7	25	5:16%	6:15%	1:10%	20	1,5	1,9		P	16,5	19,3	100,0	1,0	55,3	0,5	22,1	0,3
Vestische Kinder- und Jugendklinik Datteln	Datteln	<500	fg	3626											0,4	99,5	B	P	20,6	26,2						
St.-Vincenz-Krankenhaus	Datteln	<500	fg	3194	<20000	0,862	0,834	343	5	22	14:15%	6:11%	5:11%	40	1,1	0,0			7,5	15,7	32,0	0,5	4,2	0,1	2,4	0,1
Klinikum Lippe GmbH – Detmold	Detmold	>1000	ö	3239	<50000	1,088	0,755	467	12	39	5:16%	8:14%	6:11%	37	2,7	0,6		P	13,3	22,5	100,0	1,0	84,3	0,9	14,5	0,2
St.-Vincenz-Hospital gGmbH	Dinslaken	<500	fg	3200	<20000	0,850	0,849	263	6	21	8:17%	6:16%	4:11%	27	1,2	0,0		P	4,6	11,7	17,1	0,4	4,4	0,1	1,9	0,1
Klinikum Dortmund gGmbH	Dortmund	>1000	ö	3123	>50000	1,378	0,734	489	16	47	8:13%	5:12%	3:9%	45	1,8	0,6			8,1	20,0	36,8	0,3	11,4	0,1	7,3	0,1
St.-Josefs-Hospital	Dortmund	<500	fg	3134	<20000	1,012	0,816	346	8	27	6:16%	11:12%	5:10%	32	2,0	0,0			5,8	9,9	12,0	0,4	2,8	0,1	1,8	0,1
Kath.-Krankenhaus Dortmund West	Dortmund	<500	fg	3171	<20000	0,873	0,848	313	6	22	8:22%	6:16%	5:14%	31	1,1	0,0			6,1	14,4	8,4	0,2	3,3	0,1	1,9	0,1
Knappschaftskrankenhaus Lütgendortmund	Dortmund	<500	fg	3214	<10000	0,958	0,877	235	5	17	6:23%	8:21%	5:14%	39	0,9	0,0		P	4,4	11,5	3,0	0,2	1,3	0,1	0,7	0,0
Hüttenhospital Dortmund-Hörde	Dortmund	<200	ö	3141	<10000	1,663	0,961	116	2	5	1:25%	5:15%	8:14%		2,3	5,7			8,0	12,0	5,7	0,3	1,4	0,1	0,8	0,1
Klinikum Westfalen GmbH	Dortmund	<1000	ö	3189	<50000	1,109	0,802	402	11	30	8:18%	6:14%	4:13%	33	1,8	0,0	B		13,9	18,8	16,1	0,3	5,8	0,1	3,2	0,1
St. Johannes-Hospital Dortmund	Dortmund	<1000	fg	3182	<50000	1,210	0,870	361	7	21	5:35%	2:15%	6:10%	47	2,6	0,6			8,2	15,6	23,3	0,3	7,2	0,1	4,6	0,1
St.-Elisabeth-Krankenhaus	Dortmund	<50	fg	3221	<5000	1,525	0,969	82	2	3	1:28%	8:24%	5:23%		0,6	6,2			10,5	16,4	3,6	0,2	1,2	0,1	0,4	0,1

21

21

Krankenhausname	Ort	Betten	Träger	Z-Bax	Case-mix	CMI	Spez. Gini	Anz. Basis-DRG	Leistungsdichte 25%	Leistungsdichte 50%	TOP 3 MDC 1	TOP 3 MDC 2	TOP 3 MDC 3	Part. in % O	Budget ZE	Budget SE	Bes. Leist. B	Bes. Leist. P	Not-fall	AOK Med	AOK oQ	10 km Marktanteil	10 km HHI	20 km Marktanteil	20 km HHI	30 km Marktanteil	30 km HHI
Marien Hospital Dortmund-Hombruch	Dortmund	<500	fg	3231	<5000	0,830	0,956	119	2	5	20:31%	5:21%	10:15%	4	2,1	0,0			P	6,1	11,2	3,5	0,2	1,3	0,1	0,7	0,0
Ortho-Klinik Dortmund	Dortmund	<200	fg		<5000	1,037			3	12	8:51%	5:12%	20:8%	36	1,1	0,0						6,6	0,4	1,4	0,1	0,9	0,1
Berufsgenossenschaftliche Unfallklinik Duisburg-Buchholz	Duisburg	<500	ö	3161	<5000	1,579	0,944	133	2	8	8:79%	1:7%	9:6%	88	1,3	35,0				20,8	41,5	6,5	0,2	1,2	0,1	0,7	0,0
HELIOS Klinikum Duisburg	Duisburg	>1000	p	3230	<50000	1,077	0,848	422	9	28	8:15%	6:14%	5:13%	28	4,7	0,0			P	4,6	7,9	16,2	0,2	6,9	0,1	3,7	0,1
Evangelisches Klinikum Niederrhein gGmbH	Duisburg	>1000	fg	3226	>50000	1,507	0,814	422	10	29	5:29%	4:12%	8:10%	44	4,2	0,0			P	9,6	17,1	26,9	0,3	8,6	0,1	4,7	0,1
Evang. Krankenhaus Bethesda	Duisburg	<500	fg	3272	<20000	1,001	0,845	327	6	20	4:16%	8:15%	6:13%	40	1,1	0,0				3,8	8,0	12,4	0,2	3,2	0,1	2,0	0,0
Johanniter-Krankenhaus Duisburg-Rheinhausen	Duisburg	<500	fg	3227	<20000	1,098	0,848	322	6	21	5:35%	6:16%	8:12%	29	4,0	0,8				4,1	7,1	9,8	0,2	2,9	0,1	1,3	0,0
Malteser Klinikum Duisburg	Duisburg	<1000	fg	3167	<50000	1,054	0,795	421	10	33	3:22%	5:15%	6:13%	41	2,8	0,4				15,0	19,2	23,7	0,3	3,7	0,1	2,2	0,0
Krankenhaus Düren gGmbH	Düren	<500	ö	3206	<20000	1,086	0,809	384	8	27	5:20%	6:16%	11:11%	34	2,9	0,0				6,2	12,7	41,9	0,5	19,9	0,2	8,1	0,1
St.-Marien-Hospital gGmbH Düren-Birkesdorf	Düren	<500	fg	3219	<20000	0,799	0,860	315	5	18	6:19%	14:11%	4:11%	21	2,1	0,6			P	10,2	17,4	38,4	0,5	18,4	0,2	8,0	0,1
St.-Augustinus-Krankenhaus GmbH	Düren	<500	fg	3161	<20000	1,065	0,872	264	6	19	8:30%	1:22%	6:14%	27	1,9	0,3				7,7	14,1	30,0	0,5	16,2	0,3	5,6	0,1
Universitätsklinikum Düsseldorf	Düsseldorf	>1000	ö	3242	>50000	1,677	0,685	511	15	52	5:15%	1:12%	8:9%	44	11,1	1,2	B			11,9	23,4	27,5	0,3	12,4	0,1	5,2	0,1
St.-Martinus-Krankenhaus	Düsseldorf	<500	fg	3207	<10000	1,070	0,872	252	5	18	2:29%	8:16%	6:14%	49	2,4	1,7				5,0	11,7						
Marien-Hospital Düsseldorf	Düsseldorf	<500	fg	3234	<20000	0,893	0,838	376	7	25	6:14%	1:12%	2:11%	33	3,8	2,4	B			4,4	6,9	11,3	0,2	6,0	0,1	2,1	0,1
St.-Vinzenz-Krankenhaus	Düsseldorf	<500	fg	3210	<10000	1,021	0,887	246	4	17	8:44%	6:19%	5:8%	37	1,3	2,9				3,8	6,8	8,0	0,2	3,1	0,1	1,3	0,0
Florence-Nightingale-Krankenhaus	Düsseldorf	<1000	fg	3225	<20000	0,903	0,862	325	4	15	4:26%	6:12%	14:12%	30	2,2	6,2	B			11,1	16,5	19,4	0,3	5,2	0,1	2,1	0,0
Evangelisches Krankenhaus Düsseldorf	Düsseldorf	<1000	fg	3228	<50000	0,902	0,831	394	7	26	6:17%	5:14%	3:10%	34	1,8	1,3	B		P	5,4	9,1	17,9	0,3	7,7	0,1	3,1	0,1
Paracelsus Klinik Golzheim	Düsseldorf	<200	p	3222	<5000	0,882	0,977	68	1	3	11:74%	12:24%	9:0%	60	1,1	0,0	B		P	8,9	13,3	11,6	0,2	6,2	0,1	2,1	0,0
LVR-Klinikum Düsseldorf	Düsseldorf	<1000	ö	2542	<5000	0,952	0,970	54	2	6	1:79%	19:6%	8:5%		1,3	0,3			P	13,8	21,1	3,7	0,3	0,7	0,1	0,3	0,0

Krankenhausname	Ort	Betten	Trä-ger	Z-Bax	Case-mix	CMI	Spez. Gini	Anz. Basis-DRG	Leistungsdichte Basis-DRG 25%	50%	TOP 3 MDC 1	2	3	Part. in % O	Budget-Anteile ZE	SE	Bes. Leist. B	P	Not-fall	AOK-Patientenwege (PKW-KM) Med	oQ	Regionale DRG-Marktanteile und -konzentration im Umkreis 10 km Markt-anteil	HHI	20 km Markt-anteil	HHI	30 km Markt-anteil	HHI
Krankenhaus Moersenbroich-Rath GmbH	Düsseldorf	<500	fg	3157	<20000	1,396	0,895	235	5	17	5: 49%	8: 24%	6: 9%	49	2,4	0,0		P		6,6	10,5	9,5	0,3	2,9	0,1	1,3	0,0
Luisenkrankenhaus GmbH & Co. KG	Düsseldorf	<50	p	2950	<5000	1,262			2	3	9: 90%	21: 10%	18: 0%	84	0,0	0,0				21,5	55,9						0,1
St. Franziskus-Krankenhaus Eitorf GmbH	Eitorf	<200	p	3122	<5000	0,794	0,894	212	5	15	6: 20%	5: 18%	8: 17%	23	1,2	0,0				12,3	21,9	100,0	1,0	15,4	0,4	1,9	
St.-Willibrord-Spital Emmerich-Rees GmbH	Emmerich	<500	fg	3217	<20000	0,945			5	20	8: 35%	4: 14%	6: 11%	32	1,6	0,2				13,0	17,1						
Marienhospital GmbH	Emsdetten	<500	fg	3225	<10000	1,009	0,878	240	6	17	8: 25%	6: 22%	5: 12%	37	3,1	0,0				9,9	15,4	100,0	1,0	14,5	0,3	4,6	0,2
Katholische Kliniken Oberberg KKO	Engelskirchen	<500	fg	3204	<10000	1,110	0,863	277	7	20	8: 25%	11: 16%	6: 14%	35	0,4	0,6				16,9	21,6	100,0	1,0	15,7	0,3	3,8	0,1
Ev. Krankenhaus Enger gGmbH	Enger	<50	fg	3147	<5000	1,809	0,980	62	1	2	8: 48%	1: 21%	5: 12%		4,4	0,0			N	10,2	17,4	8,4	0,6	1,7	0,2	1,3	0,2
Marien-Hospital	Erftstadt	<200	fg	3218	<10000	0,799	0,903	199	5	14	5: 40%	6: 16%	8: 12%	22	2,2	0,0				4,5	15,9	48,2	0,6	3,6	0,1	1,3	0,1
Hermann-Josef-Krankenhaus	Erkelenz	<500	p	3204	<20000	0,920	0,822	318	8	26	5: 20%	6: 15%	11: 10%	32	2,6	0,7				9,9	17,6	100,0	1,0	12,3	0,2	6,8	0,1
St.-Antonius-Hospital	Eschweiler	<500	fg	3230	<20000	0,969	0,852	369	9	29	5: 27%	8: 15%	6: 11%	43	2,9	0,0				10,0	14,5	39,7	0,5	11,8	0,2	10,1	0,1
Universitätsklinikum Essen	Essen	>1000	ö	3154	>50000	1,751	0,703	501	19	52	5: 11%	1: 10%	2: 10%	46	9,1	0,8	B			14,4	40,0	17,5	0,2	6,6	0,1	3,8	0,0
Kath. Krankenhaus St. Josef Essen Werden	Essen	<200	fg	3233	<10000	0,997	0,875	244	5	16	6: 24%	8: 23%	3: 22%	45	2,5	0,0				8,8	14,9	4,4	0,2	1,3	0,1	0,6	0,0
Katholisches Krankenhaus Philippusstift gGmbH Essen-Borbeck	Essen	<500	fg	3198	<20000	1,129	0,865	261	7	20	5: 31%	1: 16%	8: 15%	29	1,3	0,0		P		3,9	4,1	5,4	0,1	2,0	0,1	1,1	0,0
Elisabeth-Krankenhaus Essen GmbH	Essen	<1000	fg	3231	<50000	1,107	0,853	384	6	20	5: 30%	6: 12%	14: 11%	31	2,2	0,4				5,8	9,0	13,3	0,2	4,7	0,1	2,5	0,0
Ev.-Krankenhaus Lutherhaus gGmbH	Essen	<500	fg	3125	<20000	1,112	0,844	318	6	23	8: 21%	6: 16%	11: 15%	43	1,1	0,0				3,3	9,3	5,6	0,2	2,1	0,1	1,1	0,0
Kliniken Essen Mitte Ev.-Huyssens-Stiftung/ Knappschaft gGmbH/ Akademisches Lehrkrankenhaus	Essen	<1000	fg	3186	<50000	1,168	0,833	343	7	25	4: 21%	6: 14%	9: 9%	40	5,4	6,6	B	P		7,2	16,2	10,5	0,2	3,9	0,1	2,1	0,0
Ev-Krankenhaus Essen-Werden gGmbH	Essen	<500	fg	3135	<10000	1,294	0,904	199	5	13	8: 26%	2: 25%	5: 14%	46	7,4	3,9		P		8,0	14,3	4,4	0,2	1,3	0,1	0,6	0,0

21

21

Krankenhausname	Ort	Betten	Träger	Z-Bax	Case-mix	CMI	Spez. Gini	Anz. Basis-DRG	Leistungsdichte Basis-DRG 25%	50%	TOP 3 MDC 1	2	3	Part. in % O	Budget-Anteile ZE	SE	Bes. Leist. B	P	Not-fall	AOK-Patienten-wege (PKW-KM) Med	oQ	10 km Markt-anteil	HHI	20 km Markt-anteil	HHI	30 km Markt-anteil	HHI
Alfred Krupp von Bohlen und Halbach Krankenhaus gemeinnützige GmbH	Essen	<1000	fg	3184	<50000	1,247	0,806	389	8	28	8:20%	5:15%	1:15%	47	5,4	0,0				9,5	15,8	11,4	0,2	3,7	0,1	2,1	0,0
Kath. Kliniken Essen-Nord gGmbH	Essen	<1000	fg	3254	<20000	0,969	0,823	366	7	24	5:23%	8:14%	6:13%	31	2,1	0,0				4,1	6,6	6,4	0,1	2,6	0,1	1,8	0,0
Katholische Kliniken Ruhrhalbinsel gGmbH	Essen	<500	fg	3173	<20000	1,012			8	22	8:29%	1:16%	6:11%	43	0,9	0,1		P		9,5	14,4	9,4	0,2	2,6	0,1	1,4	0,0
Ruhrlandklinik, Westdeutsches Lungenzentrum am Universitätsklinikum Essen gGmbH	Essen	<500	fg	3106	<20000	1,534	0,975	100	2	4	4:92%	-1:3%	17:1%	29	3,1	0,4		P		35,5	65,1	14,3	0,3	4,1	0,1	2,0	0,0
Marien-Hospital	Euskirchen	<500	fg	3211	<20000	0,973	0,827	336	8	27	5:21%	1:14%	6:14%	31	1,2	1,4	B	P		11,9	20,2	100,0	1,0	28,3	0,4	5,9	0,1
St.-Katharinen-Hospital	Frechen	<500	fg	3207	<20000	0,976	0,820	340	9	27	5:17%	1:15%	8:11%	28	1,5	0,1				11,4	20,8	14,4	0,3	4,5	0,1	2,9	0,1
St.-Elisabeth-Krankenhaus	Geilenkirchen	<500	fg	3216	<10000	0,904	0,876	226	5	18	8:32%	6:21%	5:14%	39	1,2	0,0				6,6	15,9	100,0	1,0	14,8	0,2	6,4	0,1
St.-Clemens-Hospital Geldern	Geldern	<500	fg	3262	<20000	0,837	0,883	319	5	20	6:17%	11:11%	14:10%	26	2,0	0,0		P		12,6	14,9	71,1	0,8	30,1	0,4	7,2	0,1
Marienhospital GmbH	Gelsenkirchen	<1000	fg	3235	<50000	0,955	0,822	402	6	22	5:31%	6:10%	3:9%	31	3,3	0,0				5,3	8,5	9,4	0,2	3,6	0,1	2,2	0,0
Ev Kliniken Gelsenkirchen GmbH	Gelsenkirchen	<500	fg	3141	<20000	0,977	0,834	341	7	23	9:18%	1:17%	6:11%	34	0,8	0,2		P		4,0	7,1	5,6	0,2	2,1	0,1	1,3	0,0
Sankt Marien-Hospital Buer gGmbH	Gelsenkirchen-Buer	<500	fg	3242	<20000	1,050	0,853	304	6	20	5:18%	8:17%	6:14%	44	2,2	0,0				4,7	7,2	6,6	0,2	2,2	0,1	1,3	0,0
Bergmannsheil und Kinderklinik Buer GmbH	Gelsenkirchen-Buer	<500	fg	3181	<20000	1,054	0,848	309	6	22	8:28%	6:15%	4:10%	38	1,3	3,3		P		7,9	10,6	8,6	0,2	3,5	0,1	2,1	0,0
Elisabeth-Krankenhaus GmbH	Gelsenkirchen-Erle	<500	fg	3270	<5000	1,299	0,937	123	3	8	5:21%	8:15%	10:15%	8	0,3	0,0		P		4,5	8,5	1,4	0,2	0,6	0,1	0,4	0,0
Hospital Zum Hl. Geist gGmbH	Geseke	<50	fg	3258	<5000	0,658	0,920	168	3	11	8:28%	5:20%	6:12%	17	0,1	0,0				1,7	13,5	34,3	0,6	5,1	0,2	3,4	0,2
Katholischen Kliniken Emscher-Lippe	Gladbeck	<1000	fg	3198	<50000	1,024	0,792	399	11	33	6:15%	1:13%	8:12%	28	4,1	2,0	B	P		3,7	8,2	20,9	0,3	3,4	0,1	2,4	0,1
Wilhelm-Anton-Hospital	Goch	<500	fg	3274	<10000	0,805	0,911	217	3	11	4:33%	6:25%	7:7%	17	4,7	0,2				17,2	21,7	80,5	1,0	21,6	0,3	16,4	0,3
Maria-Josef-Hospital GmbH	Greven	<500	fg	3238	<10000	0,869	0,841	285	8	26	8:21%	5:16%	6:14%	31	0,6	0,0				3,5	13,2	100,0	1,0	6,2	0,3	4,6	0,2
St. Antonius-Hospital GmbH	Gronau	<500	fg	3237	<20000	0,927	0,837	317	6	23	5:16%	6:15%	8:10%	37	1,4	0,1				3,3	12,8	98,0	1,0	41,7	0,5	14,5	0,3

Krankenhausname	Ort	Betten	Träger	Z-Bax	Case-mix	CMI	Spez. Gini	Anz. Basis-DRG	Leistungsdichte Basis-DRG 25%	50%	TOP 3 MDC 1	2	3	Part. in % O	Budget ZE	SE	Bes. Leist. B	P	Not-fall	AOK-Patientenwege (PKW-KM) Med	oQ	Regional 10 km Markt-anteil	HHI	20 km Markt-anteil	HHI	30 km Markt-anteil	HHI
Lukas-Krankenhaus	Gronau	<200	fg	3073	<5000	1,585	0,978	56	1	3	1:29%	8:28%	5:16%		0,7	5,9		P		3,4	23,5	22,1	0,9	9,2	0,5	3,3	0,2
Klinikum Oberberg	Gummersbach	>1000	ö	3206	<50000	1,000	0,826	399	9	29	5:20%	6:13%	1:12%	30	2,1	0,1		P		15,7	26,1	100,0	1,0	35,4	0,4	16,9	0,2
Städtisches Klinikum Gütersloh	Gütersloh	<500	ö	3265	<20000	0,972	0,797	356	9	33	5:27%	6:13%	8:12%	41	2,0	0,0				10,3	13,9	54,2	0,6	12,1	0,3	8,4	0,2
St.-Elisabeth-Hospital	Gütersloh	<500	fg	3232	<20000	0,948	0,864	336	7	26	8:20%	6:13%	1:12%	32	2,0	0,1				11,9	19,2	54,5	0,6	13,1	0,3	8,9	0,2
Westfälische Klinik Gütersloh	Gütersloh	<500	ö	3059	<5000	1,457	0,962	83	2	3	1:52%	8:22%	5:7%		1,5	9,4		P		8,5	16,1	8,2	0,6	1,9	0,3	1,3	0,2
St.-Josef-Krankenhaus	Haan	<500	fg	3295	<10000	1,043	0,884	263	3	15	5:22%	10:16%	4:15%	30	1,7	0,8				7,4	12,1	12,2	0,3	2,8	0,1	1,2	0,0
Allgemeines Krankenhaus Hagen gGmbH	Hagen	<1000	fg	3254	<50000	0,965	0,794	409	9	30	6:16%	5:13%	8:11%	30	2,8	0,0				6,4	11,5	29,1	0,4	7,1	0,1	2,8	0,1
Kath. Krankenhaus Hagen gGmbH	Hagen	<1000	fg	3209	<50000	1,052	0,785	351	12	35	3:15%	1:15%	5:14%	46	3,1	1,4		P		7,1	14,5	29,9	0,4	7,3	0,1	2,8	0,1
Helios Klinik Hagen-Ambrock Fachklinik für Pneumologie	Hagen	<50	p	3095	<5000	2,190	0,984	30	1	3	4:89%	-1:8%	5:2%	20	2,7	0,2				20,7	31,5	17,5	0,4	3,9	0,1	1,7	0,1
Ev. Krankenhaus Elsey gGmbH	Hagen-Elsey	<200	fg	3210	<5000	0,892	0,915	210	1	8	20:37%	6:14%	8:12%	22	0,2	0,0				8,3	23,9	6,2	0,3	1,8	0,1	0,8	0,1
Ev. Krankenhaus Hagen-Haspe	Hagen-Haspe	<500	fg	3205	<20000	0,952	0,859	303	7	20	8:28%	6:18%	13:9%	35	1,1	0,2				8,6	17,3	14,6	0,3	2,9	0,1	1,3	0,1
St. Marien-Hospital Hamm gGmbH	Hamm	<1000	fg	3180	<20000	1,169	0,819	340	8	27	5:24%	8:16%	1:15%	30	4,0	0,0				8,6	13,7	30,3	0,5	12,7	0,2	6,7	0,1
Ev. Krankenhaus Hamm	Hamm	<500	fg	3221	<20000	0,919	0,823	385	6	22	5:18%	6:16%	14:9%	24	3,3	0,5				7,4	11,9	37,7	0,5	15,8	0,2	8,3	0,1
Klinik für Manuelle Therapie Hamm e.V.	Hamm	<200	fg	3159	<5000	1,078	0,994	13	1	2	8:65%	1:34%	19:1%		9,3	3,7			N	74,0	113,1	41,2	0,5	22,0	0,4	13,4	0,2
St. Barbara-Klinik Hamm-Heessen GmbH	Hamm	<1000	fg	3211	<50000	1,093	0,846	389	8	28	8:21%	6:12%	11:9%	48	3,1	0,0				12,4	14,6	36,9	0,4	24,3	0,3	10,2	0,1
Ev. Krankenhaus Hattingen gGmbH	Hattingen	<500	fg	3194	<20000	1,019	0,835	318	7	26	8:29%	1:15%	6:13%	37	1,1	3,2				6,0	14,1	17,2	0,3	1,8	0,1	1,0	0,0
Städtisches Krankenhaus Heinsberg	Heinsberg	<500	ö	3206	<10000	0,812	0,849	264	7	22	5:19%	6:16%	8:10%	27	1,4	0,0				1,6	13,8	100,0	1,0	25,2	0,4	5,7	0,2
Paracelsus-Klinik Hemer GmbH	Hemer	<200	p	3257	<10000	0,992	0,876	243	5	17	8:28%	6:16%	5:15%	34	1,5	0,0				3,3	7,7	17,1	0,6	5,4	0,2	1,8	0,1

21

21

Krankenhausname	Ort	Betten	Trä-ger	Z-Bax	Case-mix	CMI	Spez. Gini	Anz. Basis-DRG	Leistungs-dichte Basis-DRG 25%	Leistungs-dichte Basis-DRG 50%	TOP 3 MDC 1	TOP 3 MDC 2	TOP 3 MDC 3	Part. in % O	Budget-Anteile ZE	Budget-Anteile SE	Bes. Leist. B	Bes. Leist. P	Not-fall	AOK-Patienten-wege (PKW-KM) Med	AOK-Patienten-wege (PKW-KM) oQ	10 km Markt-anteil	10 km HHI	20 km Markt-anteil	20 km HHI	30 km Markt-anteil	30 km HHI
Lungenklinik Hemer des Deutschen Gemeinschafts-Diakonieverbandes GmbH	Hemer	<500	fg	3185	<10000	1,281	0,982	51	1	3	4:94%	-1:2%	23:1%	26	4,3	1,1				26,7	53,5	57,4	0,6	25,8	0,3	10,6	0,1
Gemeinnütziges Gemein-schaftskrankenhaus	Herdecke	<500	fg	3237	<20000	1,001	0,849	318	6	20	1:16%	5:12%	14:11%	22	3,4	11,1		P		12,0	26,2	11,4	0,3	3,2	0,1	1,2	0,0
Klinikum Herford	Herford	<1000	ö	3230	<50000	1,033	0,793	426	10	29	6:15%	5:13%	1:11%	29	3,1	0,3				12,1	18,1	53,5	0,6	13,6	0,2	9,0	0,2
Kath. Krankenhaus Marien-hospital	Herne	<1000	fg	3114	<50000	1,085	0,822	415	8	30	5:20%	11:18%	4:12%	38	4,4	0,9		P		5,6	12,8	8,4	0,2	3,1	0,1	2,1	0,1
Ev. Krankenhaus Herne	Herne	<500	fg	3087	<50000	1,253	0,825	334	8	27	4:22%	6:17%	5:13%	39	2,9	1,5	B			4,8	8,6	8,1	0,2	2,7	0,1	1,8	0,0
Rheumazentrum Ruhrgebiet St.Josefs-Krankenhaus	Herne	<200	fg	2796	<10000	0,960	0,988	55	2	3	8:97%	4:1%	1:0%		4,8	0,0			N	18,3	32,7	5,2	0,2	2,1	0,1	1,3	0,1
St. Anna-Hospital	Herne Wanne-Eickel	<500	fg	3240	<50000	0,908	0,923	298	2	5	8:69%	6:6%	14:4%	38	0,3	0,0				11,2	26,9	11,9	0,2	5,0	0,1	2,9	0,0
St. Elisabeth-Hospital Herten gGmbH	Herten	<500	fg	3230	<20000	1,106	0,876	275	5	16	8:38%	5:20%	6:12%	31	1,1	0,0				3,8	12,2	5,7	0,2	2,4	0,1	1,4	0,0
St-Josefs-Krankenhaus Hilden GmbH	Hilden	<500	fg	3187	<10000	0,897	0,851	282	7	25	6:18%	8:14%	5:12%	37	0,7	0,0				2,5	9,4	11,6	0,3	2,6	0,1	1,0	0,0
Capio Klinik im Park	Hilden	<50	p	2938	<5000	0,752	0,997	14	1	1	5:99%	9:1%	21:0%	99	0,0	0,0				23,6	45,0	56,2	0,6	21,7	0,3	9,9	0,1
Katholische Kliniken Weser-Egge	Höxter	<500	fg	3237	<50000	0,989	0,830	415	9	32	5:17%	8:17%	6:14%	30	1,3	0,3				21,8	32,2	76,2	0,7	76,2	0,7	60,0	0,5
Sana-Krankenhaus Hürth GmbH	Hürth	<200	p	3220	<10000	0,922	0,878	243	6	18	5:31%	6:18%	8:17%	23	2,4	0,0				3,5	3,5	4,4	0,2	2,0	0,1	1,1	0,1
Klinikum Ibbenbüren gGmbH	Ibbenbüren	<500	fg	3219	<20000	1,058	0,831	378	10	28	5:15%	1:13%	6:13%	28	3,4	0,4				11,6	19,2	100,0	1,0	22,1	0,3	11,4	0,2
Ev. Krankenhaus Bethanien Iserlohn gGmbH	Iserlohn	<500	fg	3268	<10000	0,822	0,900	230	5	13	5:16%	1:15%	14:14%	14	0,2	4,6				8,7	11,5	23,4	0,4	6,0	0,1	2,8	0,1
Katholische Kliniken im Märkischen Kreis	Iserlohn	<1000	fg	3226	<20000	0,856	0,820	364	7	28	6:21%	5:14%	8:14%	31	0,5	0,0				13,9	14,0	39,4	0,4	9,9	0,2	4,4	0,1
Marienhospital Letmathe	Iserlohn-Letmathe	<50	ö	3112	<5000	0,938	0,888	201	5	17	6:19%	8:19%	1:18%	30	5,0	0,0				6,2	15,5	5,2	0,2	1,7	0,1	0,8	0,1
Augusta-Hospital Anholt GmbH	Isselburg-Anholt	<50	fg	3197	<5000	1,598	0,996	13	1	1	1:100%	19:0%	8:0%		3,6	12,1				49,6	81,6	100,0	1,0	77,8	1,0	24,0	0,4

Krankenhausname	Ort	Betten	Träger	Z-Bax	Case-mix	CMI	Spez. Gini	Anz. Basis-DRG	Leistungsdichte Basis-DRG 25%	50%	TOP 3 MDC 1	2	3	Part. in % O	Budget-Anteile ZE	SE	Bes. Leist. B	P	Not-fall	AOK-Patienten-wege (PKW-KM) Med	oQ	10 km Markt-anteil	HHI	20 km Markt-anteil	HHI	30 km Markt-anteil	HHI
Krankenhaus St. Elisabeth	Jülich	<200	fg	3157	<10000	0,905	0,865	235	7	22	5:22%	6:20%	8:16%	26	1,7	0,0				0,3	11,1	62,9	0,6	6,0	0,2	2,9	0,1
St.-Nikolaus-Hospital	Kalkar	<50	fg	3438	<1000	0,681	0,954	63	3	8	5:29%	6:15%	4:15%		4,0	0,0		P		12,0	14,9	20,3	0,9	2,3	0,4	0,9	0,2
St.-Bernhard-Hospital Kamp-Lintfort GmbH	Kamp-Lintfort	<500	fg	3236	<20000	1,100	0,864	281	5	21	8:28%	5:27%	6:16%	32	2,7	0,3				12,1	19,8	29,7	0,5	5,9	0,1	3,1	0,1
Hospital zum Heiligen Geist	Kempen	<500	fg	3169	<10000	0,852	0,870	267	7	22	8:16%	6:13%	5:12%	39	1,3	7,3				6,0	12,1	48,4	0,6	4,2	0,2	2,1	0,1
Marienhospital gGmbH Kevelaer	Kevelaer	<500	fg	3265	<10000	0,998	0,869	242	7	20	5:30%	1:20%	6:13%	39	1,0	0,1				7,5	19,4	50,5	0,7	29,2	0,4	8,4	0,2
St.-Antonius-Hospital gGmbH	Kleve	<500	fg	3350	<20000	0,773	0,918	316	7	21	5:24%	8:11%	11:10%	27	1,2	0,0				9,3	14,1	92,5	1,0	72,6	0,8	57,0	0,6
Universitätsklinikum Köln	Köln	>1000	ö	3168	>50000	1,749	0,710	515	15	45	5:14%	2:13%	1:13%	50	8,5	2,6	B	P		17,2	39,1	18,9	0,2	12,4	0,1	8,1	0,1
Kliniken der Stadt Köln gGmbH Betriebsteil Holweide	Köln	<500	ö	3265	<50000	1,063	0,817	397	6	23	14:14%	11:11%	6:11%	42	2,2	0,0				7,1	13,3	8,9	0,1	5,1	0,1	3,2	0,1
Eduardus-Krankenhaus gGmbH	Köln	<500	fg	3185	<10000	1,166	0,905	214	4	12	8:54%	6:10%	5:9%	57	0,2	0,0				8,8	16,0	4,4	0,1	2,7	0,1	1,6	0,1
St.-Agatha-Krankenhaus	Köln	<200	fg	3207	<5000	0,987	0,903	200	2	11	10:21%	8:16%	6:14%	41	0,4	0,0		P		3,0	10,9	2,5	0,1	1,6	0,1	1,0	0,1
Heilig-Geist-Krankenhaus	Köln	<500	fg	3221	<20000	0,901	0,851	313	6	19	11:16%	6:14%	1:13%	28	0,9	0,0				7,3	7,9	6,8	0,1	3,8	0,1	2,4	0,1
Krankenhaus der Augustinerinnen	Köln	<500	fg	3260	<20000	1,090	0,864	306	3	14	8:19%	14:15%	4:14%	36	1,1	0,1				5,7	14,0	5,1	0,1	3,1	0,1	2,1	0,1
St.-Vinzenz-Hospital GmbH	Köln	<500	fg	3108	<20000	1,242	0,842	315	7	21	5:36%	8:13%	6:9%	46	1,5	0,0				5,2	12,5	6,5	0,1	4,2	0,1	2,6	0,1
St.-Antonius-Krankenhaus	Köln	<500	fg	3144	<10000	0,965	0,875	224	6	20	5:21%	8:18%	6:17%	36	1,0	0,0				5,1	7,6	3,9	0,1	2,6	0,1	1,7	0,1
St.-Franziskus-Hospital GmbH	Köln	<500	fg	3208	<20000	1,000	0,854	295	7	23	8:31%	3:18%	6:15%	48	0,6	0,0				4,3	11,3	6,4	0,1	3,9	0,1	2,5	0,1
St.-Elisabeth-Krankenhaus	Köln	<500	fg	3218	<20000	0,864	0,824	383	6	21	3:15%	2:12%	6:11%	56	0,8	0,0				10,2	21,3	10,7	0,2	5,7	0,1	3,7	0,1
Ev. Krankenhaus Kalk	Köln	<500	fg	3216	<20000	0,924	0,845	336	6	21	5:18%	6:18%	14:11%	30	1,6	0,1				3,4	11,8	5,2	0,1	3,7	0,1	2,2	0,1
Krankenhaus Porz am Rhein	Köln	<500	fg	3214	<50000	0,943	0,848	345	5	19	5:28%	6:15%	8:9%	31	1,8	0,0				5,7	14,4	11,4	0,2	4,7	0,1	3,5	0,1
Kliniken der Stadt Köln gGmbH Betriebsteil Merheim	Köln	<1000	ö	3199	<50000	1,630	0,786	364	12	37	8:22%	4:16%	5:14%	51	5,4	3,1				14,3	26,7	14,3	0,2	9,0	0,1	5,4	0,1
Kliniken der Stadt Köln gGmbH Betriebsteil Riehl	Köln	<500	ö	3236	<20000	0,838	0,886	211	4	17	6:20%	4:14%	1:10%	18	1,4	2,1		P		14,5	26,4	7,1	0,1	5,1	0,1	3,1	0,1

21

21

Krankenhausname	Ort	Betten	Träger	Z-Bax	Case-mix	CMI	Spez. Gini	Anz. Basis-DRG	Leist. 25%	Leist. 50%	MDC 1	MDC 2	MDC 3	Part. O	Budget ZE	Budget SE	Bes. B	Bes. P	Not-fall	AOK Med	AOK oQ	10km Markt-anteil	10km HHI	20km Markt-anteil	20km HHI	30km Markt-anteil	30km HHI
Malteser-Krankenhaus St.-Hildegardis	Köln	<500	fg	3193	<10000	0,893	0,866	305	3	15	4:29%	8:17%	5:14%	31	1,8	0,7				8,5	17,0	4,9	0,1	3,2	0,1	2,0	0,1
Dreifaltigkeits-Krankenhaus	Köln	<50	fg	3179	<10000	1,412	0,975	48	3	5	8:99%	1:1%	21:0%	87	1,4	0,0				18,0	32,1	8,4	0,1	4,4	0,1	2,9	0,1
Helios Klinikum Krefeld	Krefeld	>1000	p	3190	>50000	1,297	0,707	494	14	47	5:15%	6:11%	1:10%	37	4,5	1,4				5,8	14,1	59,5	0,5	11,8	0,1	7,1	0,1
Malteser Krankenhaus St. Josefshospital	Krefeld	<500	fg	3244	<20000	0,942	0,818	339	7	26	8:18%	11:16%	6:12%	54	1,4	0,0				7,0	13,2	9,7	0,3	2,5	0,1	1,4	0,0
Klinik Königshof	Krefeld	<200	fg	3222	<1000	0,967	0,988	23	1	2	1:82%	4:14%	3:2%		0,0	0,0		P		6,4	15,5	7,7	0,5	1,4	0,1	1,0	0,1
Krankenhaus Maria-Hilf	Krefeld	<1000	fg	3127	<20000	1,016	0,832	309	9	26	6:20%	5:15%	8:13%	29	1,3	7,2		P		4,4	10,0	18,1	0,4	3,2	0,1	2,1	0,1
St.-Martinus-Krankenhaus	Langenfeld	<200	ö	3245	<10000	0,762	0,854	281	7	21	6:17%	8:14%	5:14%	33	0,4	0,0		P		2,8	7,4	17,3	0,3	2,6	0,1	1,2	0,0
Westfälische Klinik Lengerich	Lengerich	<500	ö	3270	<5000	0,890	0,976	53	2	5	1:77%	4:8%	8:6%		1,7	7,2		P		10,7	24,8	40,9	0,8	4,8	0,2	2,8	0,1
Helios Klinik Lengerich GmbH	Lengerich	<200	p	3161	<10000	0,938	0,875	258	5	17	8:38%	6:21%	5:11%	40	2,1	0,0				8,3	16,3	83,2	0,9	8,8	0,3	4,4	0,1
Klinikum Leverkusen gGmbH	Leverkusen	<1000	ö	3219	<50000	1,052	0,795	427	9	29	5:18%	6:16%	1:8%	30	3,0	1,2	B			9,9	16,1	22,5	0,2	7,4	0,1	4,6	0,1
St.-Josef-Krankenhaus	Linnich	<200	fg	3303	<5000	0,932	0,941	235	7	21	5:21%	6:20%	8:20%	27	2,2	0,0				9,8	12,0	63,5	0,7	17,3	0,3	4,2	0,1
Dreifaltigkeits-Hospital gem. GmbH	Lippstadt	<500	fg	3251	<20000	1,091	0,872	357	8	30	5:25%	8:21%	11:11%	42	1,5	0,7				7,4	16,7	62,0	0,8	37,1	0,4	11,4	0,2
Ev. Krankenhaus Lippstadt	Lippstadt	<500	fg	3250	<20000	0,857	0,841	325	6	22	6:16%	1:14%	14:10%	25	1,5	0,0				10,0	19,6	60,6	0,7	40,3	0,4	9,3	0,1
Krankenhaus Lübbecke	Lübbecke	<500	ö	3327	<20000	0,824	0,836	342	8	23	6:15%	5:13%	11:13%	29	1,4	0,0		P		11,7	21,3	100,0	1,0	19,0	0,4	11,3	0,3
Klinikum Lüdenscheid	Lüdenscheid	<1000	ö	3224	<50000	0,995	0,763	452	13	38	5:16%	6:12%	4:10%	33	3,1	0,1		P		13,9	20,3	69,2	0,7	34,8	0,3	13,2	0,2
Berglandklinik Lüdenscheid	Lüdenscheid	<50	p	3266	<1000	0,433	0,977	66	2	3	14:49%	15:22%	13:19%	31	0,0	0,0			N	5,5	14,6	23,7	0,6	10,1	0,3	3,4	0,1
Sportklinik Hellersen	Lüdenscheid	<500	fg	3243	<10000	1,066	0,975	59	1	5	8:96%	1:3%	21:0%	64	0,8	0,0				18,6	46,4	55,5	0,6	30,8	0,3	12,4	0,1
St. Marien-Hospital Lüdinghausen GmbH	Lüdinghausen	<200	fg	3215	<10000	0,976	0,862	254	7	22	8:27%	5:17%	6:14%	28	0,6	0,7				10,9	12,9	100,0	1,0	10,2	0,3	1,5	0,1
St. Marien-Hospital	Lünen	<1000	fg	3117	<50000	1,173	0,782	385	11	36	5:21%	6:13%	8:11%	35	2,7	1,9				5,7	10,9	37,6	0,4	8,4	0,1	3,3	0,1
Katholisches Klinikum Ruhrgebiet Nord	Marl	>1000	fg	3198	<50000	0,983	0,829	394	10	30	5:19%	6:16%	8:16%	32	1,9	0,4				12,6	16,9	31,0	0,3	11,4	0,1	4,5	0,1
St. Marien-Hospital Marsberg	Marsberg	<200	fg	3177	<5000	0,995	0,845	258	10	25	8:28%	6:16%	5:14%	35	0,9	0,0				2,1	17,1	100,0	1,0	39,6	0,6	5,1	0,2

Krankenhausname	Ort	Betten	Träger	Z-Bax	Case-mix	CMI	Spez. Gini	Anz. Basis-DRG	Leistungs-dichte Basis-DRG		TOP 3 MDC			Part. in %	Budget-Anteile		Bes. Leist.		Not-fall	AOK-Patienten-wege (PKW-KM)		Regionale DRG-Marktanteile und -konzentration im Umkreis					
									25%	50%	1	2	3	O	ZE	SE	B	P		Med	oQ	10 km		20 km		30 km	
																						Markt-anteil	HHI	Markt-anteil	HHI	Markt-anteil	HHI
Kreiskrankenhaus Mechernich	Mechernich	<500	ö	3204	<20000	1,015	0,801	395	9	27	5: 17%	8: 16%	6: 12%	33	1,7	0,7				16,5	22,9	100,0	1,0	48,4	0,5	16,1	0,2
St. Elisabeth-Hospital Meerbusch-Lank	Meerbusch	<200	fg	3143	<5000	1,223			2	4	8: 98%	4: 1%	1: 0%	47	0,1	7,2				19,6	32,7	6,9	0,2	2,2	0,1	0,9	0,0
St. Walburga-Krankenhaus GmbH	Meschede	<500	fg	3219	<10000	0,803	0,838	292	9	26	6: 21%	5: 15%	8: 12%	29	1,8	0,0				11,7	24,7	100,0	1,0	49,3	0,5	12,0	0,2
Ev.-Krankenhaus Mettmann GmbH	Mettmann	<500	fg	3292	<10000	0,905	0,842	293	8	24	5: 18%	8: 16%	6: 16%	27	2,4	0,0				2,5	7,7	14,6	0,4	2,5	0,1	1,1	0,0
Johannes Wesling Klinikum Minden	Minden	<1000	ö	3226	<50000	1,090	0,759	486	12	36	5: 12%	1: 11%	6: 10%	32	3,6	0,1				17,4	29,4	94,7	1,0	48,2	0,5	27,2	0,3
Innenstadtklinik Minden	Minden	<50	p	3219	<5000	0,914	0,959	75	3	7	8: 52%	6: 15%	10: 12%	88	0,4	0,0				13,6	26,2	12,8	0,9	4,8	0,4	2,9	0,2
St.-Josef-Krankenhaus Moers	Moers	<500	fg	3103	<20000	0,845	0,834	327	8	24	1: 16%	5: 14%	6: 11%	33	1,1	0,0		P		5,9	11,9	19,4	0,3	5,7	0,1	2,3	0,0
Krankenhaus Bethanien	Moers	<1000	fg	3165	<50000	1,060	0,881	370	6	22	4: 23%	5: 19%	6: 14%	31	1,5	0,0				6,0	12,6	29,2	0,4	7,7	0,1	3,7	0,1
Städtische Kliniken Mönchengladbach GmbH	Mönchenglad-bach	<1000	ö	3225	<50000	0,950	0,819	365	5	23	6: 14%	5: 14%	14: 12%	26	0,8	0,6				6,8	18,0	31,1	0,5	13,1	0,2	5,6	0,1
Krankenhaus Maria Hilf GmbH I u. II	Mönchenglad-bach	<1000	fg	3215	<50000	1,112	0,824	419	9	28	4: 16%	5: 15%	1: 14%	37	2,8	0,8				7,7	22,1	43,6	0,4	17,0	0,2	9,5	0,1
Evang. Krankenhaus Bethesda	Mönchenglad-bach	<500	fg	3175	<20000	0,918	0,841	270	9	27	6: 19%	5: 18%	13: 11%	48	0,7	0,0				5,0	14,3	12,7	0,3	4,8	0,1	2,8	0,1
Krankenhaus Neuwerk Maria von den Aposteln	Mönchenglad-bach	<500	fg	3223	<20000	0,855	0,841	338	5	24	8: 23%	6: 17%	14: 9%	32	0,1	0,0				10,2	15,6	14,9	0,3	5,8	0,1	3,0	0,1
St.-Marien-Hospital Mülheim an der Ruhr GmbH	Mülheim	<500	fg	3336	<10000	1,034	0,927	277	7	21	8: 25%	5: 19%	6: 18%	29	1,1	0,0		P		4,9	6,0	10,7	0,2	3,3	0,1	1,6	0,0
Evangelisches Krankenhaus Mülheim an der Ruhr GmbH	Mülheim	<1000	fg	3204	<50000	1,135	0,779	411	9	33	5: 19%	2: 17%	8: 13%	47	2,8	0,1				4,8	6,4	11,5	0,2	3,3	0,1	1,6	0,0
Universitätsklinikum Münster	Münster	>1000	ö	3206	>50000	1,726	0,673	515	19	54	8: 13%	5: 13%	1: 12%	49	7,7	3,7		P		49,1	88,4	37,1	0,4	33,4	0,4	22,8	0,2
Clemenshospital GmbH	Münster	<500	fg	3187	<20000	1,094	0,829	360	5	21	4: 18%	8: 14%	6: 13%	29	2,1	5,9				17,0	31,5	14,5	0,3	12,5	0,3	8,0	0,2
Herz-Jesu-Krankenhaus Hiltrup GmbH	Münster	<500	fg	3240	<20000	0,871	0,837	367	9	25	1: 18%	6: 14%	8: 12%	34	3,3	0,2				18,1	29,4	16,0	0,4	13,8	0,3	7,5	0,2
Raphaelsklinik GmbH	Münster	<500	fg	3151	<20000	1,079	0,848	309	7	21	8: 24%	5: 15%	6: 15%	50	1,5	0,0				9,5	31,2	11,0	0,4	9,8	0,3	7,3	0,2

21

Krankenhausname	Ort	Betten	Trä-ger	Z-Bax	Case-mix	CMI	Spez. Gini	Anz. Basis-DRG	Leistungs-dichte Basis-DRG 25%	50%	TOP 3 MDC 1	2	3	Part. in % O	Budget-Anteile ZE	SE	Bes. Leist. B	P	Not-fall	AOK-Patienten-wege (PKW-KM) Med	oQ	10 km Markt-anteil	HHI	20 km Markt-anteil	HHI	30 km Markt-anteil	HHI
Ev. Krankenhaus Johannisstift gGmbH	Münster	<200	fg	3249	<10000	1,347	0,890	218	5	17	8:34%	1:16%	6:10%	38	1,2	2,8				8,2	12,4	5,5	0,3	4,9	0,3	3,4	0,2
LWL-Klinik Münster	Münster	<500	ö	3246	<1000	0,698	0,963	81	1	5	20:44%	4:16%	10:7%		3,6	0,0		P		8,6	12,9	1,6	0,3	1,4	0,2	0,8	0,1
St. Franziskus-Hospital GmbH	Münster	<1000	fg	3196	<50000	1,083	0,832	410	7	26	8:17%	5:16%	6:12%	47	5,2	0,0				18,3	34,2	24,5	0,4	22,0	0,3	16,2	0,2
Fachklinik Hornheide	Münster-Handorf	<200	fg	3179	<10000	1,062	0,966	101	1	3	9:75%	3:7%	2:6%	88	1,2	0,0				75,1	105,1	17,4	0,5	13,4	0,4	10,1	0,3
Städt. Krankenhaus Nettetal GmbH	Nettetal	<200	ö	3235	<10000	0,937	0,867	249	7	21	8:27%	6:20%	5:17%	35	1,2	0,0				2,0	14,3	48,2	0,5	7,4	0,2	3,4	0,1
Johanna-Etienne-Krankenhaus	Neuss	<500	fg	3128	<20000	1,121			8	31	1:16%	5:15%	8:15%	37	1,5	0,2				5,1	15,3	12,0	0,3	4,3	0,1	2,6	0,1
Städtische Kliniken Neuss Lukaskrankenhaus GmbH	Neuss	<1000	ö	3223	<50000	0,933	0,804	424	7	26	5:18%	6:13%	3:8%	39	1,8	0,3				7,8	13,5	18,3	0,3	6,4	0,1	3,8	0,1
Rheintor Klinik Städtische Kliniken Neuss Lukas-krankenhaus GmbH	Neuss	<50	ö	3038	<5000	1,592			1	2	8:96%	3:3%	1:1%	98	0,1	0,0				11,5	23,1						
HELIOS St.-Elisabeth Klinik Oberhausen	Oberhausen	<500	p	3131	<10000	0,967	0,877	257	5	16	8:25%	9:25%	5:12%	43	1,5	0,0				3,9	11,5	4,7	0,2	1,8	0,1	0,9	0,0
Katholische Kliniken Oberhausen*	Oberhausen	<500	fg	3200	<20000	1,015	0,840	313	7	25	1:19%	6:17%	8:16%	26	1,1	0,1		P		6,8	10,5	6,5	0,2	2,0	0,1	1,3	0,0
Katholisches Klinikum Oberhausen	Oberhausen	<1000	fg	3158	<20000	0,931	0,836	326	6	22	6:18%	5:12%	8:11%	22	1,3	1,1				3,9	5,2	8,7	0,2	2,7	0,1	1,4	0,0
Evangelisches Krankenhaus Oberhausen	Oberhausen	<1000	fg	3187	<50000	1,067			6	24	5:22%	6:11%	14:11%	32	2,1	0,5				2,9	6,6	8,0	0,2	3,4	0,1	1,8	0,0
Pius-Hospital	Ochtrup	<50	fg	3245	<5000	0,717	0,947	117	2	6	9:23%	5:22%	6:16%		5,0	0,0				0,9	39,5	100,0	1,0	7,0	0,4	2,8	0,2
Marien-Hospital*	Oelde	<200	fg	3239	<10000	0,754	0,855	298	6	19	6:15%	8:14%	5:10%	29	1,3	0,0				12,5	12,8	100,0	1,0	11,8	0,2	4,6	0,1
Klinikum Katholische Hospi-talgesellschaft Südwestfalen	Olpe	<500	fg	3231	<20000	0,969	0,845	381	9	31	5:20%	6:14%	8:11%	39	2,9	0,0		P		27,0	30,4	100,0	1,0	29,1	0,4	11,2	0,2
Elisabeth-Klinik Bigge	Olsberg	<200	fg	3180	<10000	1,140	0,942	137	3	8	8:81%	5:4%	1:4%	51	0,9	4,5				28,4	45,0	49,6	0,7	22,2	0,3	14,1	0,2
St.-Vincenz-Krankenhaus	Paderborn	<1000	fg	3236	<50000	0,823	0,825	394	7	26	5:17%	6:14%	1:11%	24	3,3	0,0				10,6	21,7	50,8	0,6	42,4	0,4	21,2	0,2
Brüderkrankenhaus St. Josef Paderborn	Paderborn	<500	fg	3216	<50000	0,963	0,819	366	8	26	8:21%	6:15%	5:15%	36	5,4	2,1				9,6	21,7	34,0	0,5	28,4	0,4	14,6	0,2

21

Krankenhausname	Ort	Betten	Träger	Z-Bax	Case-mix	CMI	Spez. Gini	Anz. Basis-DRG	Leistungsdichte 25%	Leistungsdichte 50%	TOP 3 MDC 1	TOP 3 MDC 2	TOP 3 MDC 3	Part. in % (O)	Budget ZE	Budget SE	Bes. Leist. B	Bes. Leist. P	Not-fall	AOK Med	AOK oQ	10 km Marktanteil	10 km HHI	20 km Marktanteil	20 km HHI	30 km Marktanteil	30 km HHI
St.-Johannis-Stift	Paderborn	<500	fg	3223	<10000	0,891	0,880	274	4	13	5:19%	14:17%	6:12%	27	0,6	2,8				7,8	16,7	14,3	0,5	11,7	0,4	6,0	0,2
Krankenhaus Plettenberg gGmbH	Plettenberg	<200	fg	3184	<5000	0,907	0,867	237	7	21	5:24%	8:21%	6:16%	33	0,1	0,0				2,8	13,5	30,5	0,4	9,0	0,4	3,7	0,2
Institut für Venenchirurgie Porta Westfalica	Porta Westfalica	<50	p	3183	<1000	0,757	0,998	1	1	1	5:100%			100	0,0	0,0			N	18,1	26,4	13,9	0,7	13,7	0,7	13,5	0,7
Sana Krankenhaus Radevormwald	Radevormwald	<200	p	3205	<10000	1,097	0,873	222	6	19	8:29%	6:17%	5:15%	33	2,1	0,0				3,3	12,9	37,7	0,6	2,5	0,2	0,9	0,1
St.-Marien-Krankenhaus GmbH	Ratingen	<500	fg	3255	<10000	0,973	0,851	283	7	23	6:21%	5:14%	8:11%	33	1,4	0,0				2,5	7,1	8,7	0,3	1,6	0,1	0,9	0,0
Fachkrankenhaus & Altenhilfe Ratingen gGmbH	Ratingen	<200	fg	3212	<5000	1,369	0,964	98	3	6	8:96%	1:1%	9:1%	61	1,9	4,5				11,7	21,2	11,8	0,3	2,0	0,1	1,1	0,0
Prosper-Hospital	Recklinghausen	<1000	fg	3280	<20000	1,017	0,856	391	9	28	6:19%	3:14%	11:12%	40	2,5	1,2				7,4	14,0	12,7	0,2	5,7	0,1	2,8	0,1
Elisabeth-Krankenhaus GmbH	Recklinghausen	<500	fg	3181	<20000	1,053	0,872	254	5	18	5:47%	8:16%	1:12%	32	1,6	1,3	B			5,4	11,7	6,2	0,2	2,0	0,1	1,3	0,0
Klinikum Vest GmbH	Recklinghausen	<1000	fg	3144	<50000	1,181	0,777	411	13	37	8:18%	1:16%	5:10%	37	2,9	0,6				10,7	20,2	17,6	0,3	6,4	0,1	3,1	0,1
Ev. Stiftung Tannenhof	Remscheid	<500	fg	3193	<1000	0,914	0,969	51	3	6	1:63%	19:20%	8:12%	1	0,7	18,8		P		10,6	16,7	4,5	0,5	2,0	0,2	0,6	0,1
Gesundheitszentrum Rheine	Rheine	<1000	fg	3215	<50000	1,031	0,812	421	8	24	5:20%	6:14%	14:9%	29	3,3	2,0		P		8,6	20,5	100,0	1,0	42,1	0,4	23,3	0,2
St.-Antonius-Krankenhaus	Schleiden	<200	fg	3288	<5000	0,904	0,889	216	4	14	8:35%	5:16%	6:14%	40	0,8	0,0				14,9	23,6	100,0	1,0	21,0	0,5	11,0	0,3
Fachkrankenhaus Kloster-Grafschaft	Schmallenberg-Grafschaft	<200	fg	3249	<10000	0,786	0,966	117	2	4	4:63%	5:11%	6:8%	2	1,1	15,9	B			33,1	57,6	100,0	1,0	55,2	0,6	29,4	0,4
Helios Klinikum Schwelm	Schwelm	<500	p	3183	<20000	0,988	0,813	346	9	29	8:19%	5:13%	6:13%	33	2,6	0,9				8,9	9,4	15,5	0,4	5,9	0,1	1,7	0,1
Marienkrankenhaus Schwerte gGmbH	Schwerte	<500	fg	3159	<20000	0,949	0,846	306	5	23	8:31%	6:13%	5:9%	50	1,6	0,0				2,7	12,8	31,5	0,3	3,6	0,1	2,1	0,1
Marienkrankenhaus Schwerte – Schützenstraße	Schwerte	<200	fg	3149	<5000	0,889	0,930	146	3	8	4:23%	8:15%			0,3	5,4		P		2,3	15,4	11,0	0,3	1,2	0,1	0,7	0,1
St.-Josef-Stift	Sendenhorst	<500	fg	3177	<20000	1,365	0,978	69	2	4	8:98%	18:0%	21:0%	35	3,6	0,0				67,1	106,5	72,1	0,9	12,0	0,2	9,9	0,2
HELIOS Klinikum Siegburg	Siegburg	<500	p	3175	<50000	1,340	0,843	321	6	22	5:43%	6:13%	8:9%	37	2,0	0,0				9,9	16,2	42,0	0,5	7,8	0,2	3,3	0,1
Kreisklinikum Siegen gGmbH	Siegen	<1000	ö	3156	<50000	1,116	0,871	298	8	24	1:21%	8:15%	5:15%	32	3,0	0,1				13,5	25,0	34,1	0,5	23,6	0,3	18,1	0,2
St.-Marien-Krankenhaus gGmbH	Siegen	<500	fg	3209	<50000	1,106	0,836	345	7	23	5:32%	8:17%	6:11%	47	6,0	0,0				13,4	21,4	31,2	0,5	26,5	0,4	14,7	0,2

21

21

Krankenhausname	Ort	Betten	Träger	Z-Box	Case-mix	CMI	Spez. Gini	Anz. Basis-DRG	Leistungsdichte Basis-DRG 25%	50%	TOP 3 MDC 1	2	3	Part. in % O	Budget-Anteile ZE	SE	Bes. Leist. B	P	Not-fall	AOK-Patientenwege (PKW-KM) Med	oQ	10 km Marktanteil	HHI	20 km Marktanteil	HHI	30 km Marktanteil	HHI
DRK Kinderklinik Siegen gGmbH	Siegen	<200	fg	3777	<5000	0,809	0,914	200	3	11	6:18%	1:17%	4:17%	13	1,0	32,5		P		26,8	43,9	13,2	0,4	10,9	0,3	6,0	0,2
Diakonie Klinikum GmbH	Siegen	<1000	fg	3242	<50000	1,064	0,780	433	9	34	8:15%	6:14%	9:10%	40	2,1	1,5	B			20,0	38,2	40,3	0,5	34,4	0,4	20,6	0,2
Eifelklinik St.-Brigida	Simmerath	<50	p	3216	<10000	0,941	0,884	219	5	16	8:23%	5:23%	6:13%	39	0,2	0,0				14,3	16,2	100,0	1,0	25,5	0,5	3,5	0,1
Klinikum Stadt Soest gGmbH	Soest	<500	ö	3188	<20000	1,009	0,793	336	10	34	8:21%	6:14%	5:14%	37	1,7	1,4				11,2	20,6	61,3	0,6	28,7	0,4	6,9	0,1
Marienkrankenhaus gGmbH	Soest	<500	fg	3190	<20000	1,081	0,850	325	6	21	5:27%	4:23%	6:14%	34	1,9	0,1				12,2	22,2	45,8	0,6	18,1	0,3	6,3	0,1
Städtisches Klinikum Solingen	Solingen	<1000	ö	3291	<50000	0,997	0,833	423	10	31	5:16%	6:13%	3:11%	33	3,1	0,1				4,7	7,2	45,4	0,5	11,6	0,2	4,0	0,1
Krankenhaus Bethanien gGmbH	Solingen	<200	fg	3106	<10000	1,237	0,978	83	1	3	4:87%	-1:5%	5:3%	14	2,1	2,0		P		16,3	30,0	18,7	0,3	4,0	0,1	2,0	0,0
Krankenhaus und MVZ Maria-Hilf Stadtlohn GmbH	Stadtlohn	<200	fg	3220	<10000	0,921	0,867	231	6	19	8:22%	5:21%	6:13%	32	0,8	0,1				8,4	13,9	100,0	1,0	12,5	0,4	8,2	0,2
Marienhospital Steinfurt gGmbH	Steinfurt-Borghorst	<500	fg	3247	<10000	0,818	0,851	267	7	22	5:21%	8:16%	6:9%	25	0,3	0,0				9,1	12,2	100,0	1,0	18,1	0,4	3,7	0,2
Bethlehem Gesundheitszentrum Stolberg gGmbH	Stolberg	<500	fg	3232	<20000	0,802	0,865	308	5	18	8:14%	6:14%	14:12%	23	1,7	0,1				4,0	8,8	22,5	0,4	8,2	0,2	7,5	0,1
Sauerlandklinik Hachen	Sundern	<200	fg	3110	<5000	1,113	0,996	10	1	1	1:100%	8:0%	11:0%		0,5	0,0			N	92,6	163,1	57,5	0,8	38,2	0,5	16,0	0,2
Neurologische Klinik Sorpesee	Sundern	<50	p	2977	<1000	1,084	0,991	15	1	2	1:94%	8:4%	3:2%		1,8	20,7			N	40,5	108,0	19,4	0,8	6,4	0,4	2,9	0,2
Antoniuszentrum GmbH	Tönisvorst	<50	ö	3251	<5000	0,676	0,897	156	5	16	5:27%	6:19%	8:13%	15	0,0	0,0	B			5,6	7,9	6,1	0,3	1,4	0,1	0,8	0,1
St. Josef-Hospital	Troisdorf	<500	fg	3219	<20000	0,918	0,830	328	8	26	8:19%	6:15%	11:14%	45	0,5	3,3				8,5	17,5	36,7	0,5	4,9	0,1	2,9	0,1
St. Johannes-Krankenhaus	Troisdorf	<200	fg	3234	<10000	0,784	0,874	280	5	18	1:20%	6:14%	14:12%	20	1,0	0,1				9,9	14,7	10,9	0,2	3,3	0,1	2,0	0,1
Katharinen-Hospital gGmbH	Unna	<500	fg	3221	<20000	0,895	0,898	332	5	20	5:34%	6:13%	14:8%	31	2,1	1,5				9,6	21,4	57,1	0,6	9,0	0,1	4,8	0,1
Ev. Krankenhaus Unna	Unna	<500	fg	3162	<20000	1,090	0,861	264	7	22	8:23%	1:21%	5:15%	32	1,2	3,1	B			7,9	11,6	36,6	0,5	5,1	0,1	2,8	0,1
Fachklinik für Kinderneurologie und Sozialpädiatrie Königsborn	Unna	<50	fg	3118											0,0	100,0	B			26,7	47,7						
Klinik Niederberg	Velbert	<1000	ö	3271	<20000	0,879	0,833	374	6	20	5:15%	6:13%	11:11%	31	3,2	0,0				6,2	10,3	16,1	0,4	3,1	0,1	1,5	0,0
LVR Klinik für Orthopädie Viersen	Viersen	<200	ö	3227	<5000	1,265	0,984	47	1	3	8:99%	1:1%	21:0%	64	1,8	0,0		P		19,8	31,7	29,2	0,3	10,1	0,2	4,9	0,1

Krankenhausname	Ort	Betten	Träger	Z-Bax	Case mix	CMI	Spez. Gini	Anz. Basis-DRG	Leistungsdichte Basis-DRG 25%	50%	TOP 3 MDC 1	2	3	Part. in % O	Budget-Anteile ZE	SE	Bes. Leist. B	P	Not-fall	AOK-Patientenwege (PKW-KM) Med	oQ	Reg. 10 km Marktanteil	HHI	20 km Marktanteil	HHI	30 km Marktanteil	HHI
St-Irmgardis-Krankenhaus Süchteln	Viersen	<200	fg	3166	<5000	0,833	0,868	229	6	20	8:21%	6:20%	5:17%	28	1,1	0,0				5,7	8,8	12,2	0,3	4,0	0,2	1,7	0,1
Allgemeines Krankenhaus Viersen GmbH	Viersen	<500	fg	3214	<20000	0,811	0,845	322	7	21	5:18%	6:12%	8:10%	32	1,6	0,0				6,1	17,4	20,9	0,4	8,4	0,2	3,5	0,1
St. Laurentius-Stift	Waltrop	<200	fg	3157	<5000	1,425	0,956	88	2	6	1:22%	8:21%	5:20%		0,5	9,4		P		9,8	11,4	4,3	0,3	0,7	0,1	0,4	0,1
Klinikum Warburg GmbH	Warburg	<200	p	3158	<10000	0,917	0,853	239	7	24	5:23%	8:17%	6:16%	30	1,0	0,0				13,1	17,9	80,9	0,9	27,1	0,4	11,5	0,3
Josephs-Hospital	Warendorf	<500	fg	3222	<20000	0,894	0,828	324	7	24	5:27%	6:16%	8:13%	33	1,4	0,0				10,7	18,4	100,0	1,0	42,8	0,6	5,3	0,2
Krankenhaus Maria-Hilf	Warstein	<200	fg	3178	<10000	0,941	0,844	278	7	24	5:17%	8:16%	6:14%	27	4,7	0,0				9,6	12,4	100,0	1,0	19,3	0,4	5,3	0,2
Märkische Kliniken GmbH Stadtklinik Werdohl	Werdohl	<200	ö	3259	<5000	0,737	0,883	222	5	17	5:22%	8:20%	6:15%	20	0,6	0,0				2,9	9,2	9,5	0,5	4,5	0,3	2,2	0,1
Mariannen-Hospital gGmbH	Werl	<200	fg	3218	<10000	1,046	0,876	229	6	20	5:23%	8:20%	6:17%	31	0,1	0,0				0,8	9,0	100,0	1,0	3,9	0,2	2,1	0,1
Krankenhaus Wermelskirchen GmbH	Wermelskirchen	<500	ö	3224	<10000	0,861	0,830	303	7	26	6:20%	8:14%	5:14%	34	1,0	0,0				2,5	11,5	92,3	1,0	3,6	0,2	1,7	0,1
St. Christophorus-Krankenhaus GmbH	Werne	<500	fg	3201	<20000	1,038	0,873	248	5	18	8:38%	4:14%	6:14%	38	0,8	0,0				10,0	14,5	30,8	0,5	7,2	0,1	3,2	0,1
Marien-Hospital gGmbH	Wesel	<500	fg	3243	<20000	0,883	0,817	362	8	24	5:24%	6:13%	4:13%	29	1,3	1,4		P		9,6	17,0	59,9	0,7	20,0	0,3	5,4	0,1
Ev. Krankenhaus Wesel	Wesel	<500	fg	3226	<20000	1,020	0,862	335	8	29	1:21%	6:17%	8:17%	31	3,3	0,1				11,1	16,0	56,3	0,7	23,6	0,4	4,5	0,1
Dreifaltigkeits-Krankenhaus	Wesseling	<200	fg	3162	<10000	1,050	0,851	272	9	25	6:22%	8:16%	5:15%	40	0,4	0,0				9,0	10,7	16,8	0,2	2,3	0,1	1,8	0,1
Orthopädische Klinik Volmarstein	Wetter	<200	fg	3156	<10000	1,508	0,968	72	2	5	8:97%	1:2%	18:0%	79	2,8	0,0				19,3	36,6	17,0	0,2	4,2	0,1	1,8	0,1
St.-Franziskus-Hospital	Winterberg	<50	fg	3244	<5000	0,956	0,863	218	8	22	5:23%	8:19%	6:16%	24	0,3	0,0				15,0	24,1	100,0	1,0	21,5	0,5	9,8	0,3
Helios Klinik Wipperfürth	Wipperfürth	<200	p	3235	<10000	0,777	0,851	360	5	18	6:18%	5:13%	8:13%	28	1,1	0,0				8,5	16,4	71,5	0,7	17,2	0,3	2,2	0,1
Marien-Hospital Witten gGmbH	Witten	<500	fg	3074	<50000	0,946	0,821	333	5	17	5:23%	6:13%	14:12%	34	1,3	0,1				4,3	11,6	13,8	0,2	4,1	0,1	2,1	0,0
Ev. Krankenhaus Witten gGmbH	Witten	<500	fg	3183	<20000	1,129	0,821	333	8	28	11:21%	6:16%	8:14%	35	2,3	1,8				3,8	8,9	6,8	0,2	2,0	0,1	1,0	0,0
Helios Klinikum Wuppertal GmbH	Wuppertal	<1000	p	3213	>50000	1,263	0,760	452	13	37	5:20%	6:10%	1:9%	41	2,8	0,2				7,0	17,5	51,6	0,5	18,4	0,2	5,1	0,1
Klinikverbund St. Antonius und St. Josef GmbH	Wuppertal	<1000	fg	3255	>50000	0,994	0,837	383	7	22	8:24%	6:14%	14:11%	39	1,8	5,4	B			5,8	12,5	24,4	0,4	9,2	0,2	2,6	0,1

21

21

Krankenhausname	Ort	Betten	Träger	Z-Bax	Case-mix	CMI	Spez. Gini	Anz. Basis-DRG	Leist.-dichte 25%	50%	TOP 3 MDC 1	2	3	Part. in %	Budget O	ZE	SE	Bes.Leist. B	P	Not-fall	AOK Med	oQ	10 km Markt	10 km HHI	20 km Markt	20 km HHI	30 km Markt	30 km HHI
Agaplesion Krankenhaus Bethesda	Wuppertal	<500	fg	3181	<20000	1,077	0,839	325	8	23	5:17%	8:17%	6:15%	39		1,2	0,0				6,2	9,8	19,6	0,5	5,4	0,1	1,6	0,1
Medizinisches Zentrum StädteRegion Aachen gGmbH, Würselen	Würselen	<1000	ö	3607	<50000	1,063	0,812	360	9	29	8:20%	1:15%	5:13%	27		1,8	1,4	B			9,6	16,2	19,2	0,3	17,8	0,2	11,8	0,1
St.-Josef-Hospital	Xanten	<200	fg	3207	<10000	0,937	0,887	218	5	17	8:29%	6:16%	5:15%	35		0,6	2,1				8,8	18,3	100,0	1,0	7,9	0,2	2,9	0,1
Rheinland-Pfalz		350		3325		1,015	0,816		12	38	5:17%	8:14%	6:13%	33		2,5	1,8	6	15	6								
DRK Krankenhaus Alzey	Alzey	<200	fg	3492	<5000	0,746	0,879	254	5	16	6:20%	5:18%	4:14%	24		1,0	0,0				11,8	17,3	80,4	0,9	12,1	0,4	5,2	0,2
Rheinhessen-Fachklinik Alzey	Alzey	<1000	ö	3440	<5000	0,895	0,974	61	2	5	1:69%	8:19%	3:5%			0,5	0,2	P			19,8	31,7	57,5	0,9	15,1	0,4	5,1	0,2
Rhein-Mosel-Fachklinik	Andernach	<500	ö	3432	<5000	0,994	0,973	77	2	5	1:84%	3:4%	8:3%	1		2,2	3,5				15,7	26,5	20,5	0,4	6,7	0,2	4,9	0,1
Kamillus-Klinik	Asbach	<200	fg	3437	<5000	0,839	0,955	113	1	6	1:58%	4:14%	5:8%			2,1	0,0				19,2	37,4	100,0	1,0	24,4	0,3	3,4	0,1
Capio Mosel-Eifel-Klinik	Bad Bertrich	<50	p	3367	<5000	0,799	0,997	11	1	1	5:95%	9:4%	21:1%	92		0,0	0,0			N	70,0	116,8	100,0	1,0	77,7	0,7	77,7	0,7
Krankenhaus St. Marienwörth	Bad Kreuznach	<500	fg	3594	<10000	0,834	0,837	314	8	26	6:18%	4:11%	8:11%	30		1,9	0,0	P			8,2	20,3	33,2	0,6	28,8	0,5	16,7	0,3
ACURA Rheumazentrum Bad Kreuznach	Bad Kreuznach	<200	p	3630	<5000	0,993	0,988	40	1	3	8:94%	4:2%	16:1%			19,0	4,2				68,3	101,9	23,0	0,6	16,8	0,4	11,2	0,3
Diakonie-Krankenhaus	Bad Kreuznach	<1000	fg	3445	<20000	0,837	0,823	371	7	25	8:19%	5:14%	6:13%	30		1,8	0,0				19,1	36,3	64,1	0,6	45,7	0,4	33,5	0,3
Geriatrische Fachklinik Rheinhessen-Nahe Zentrum für Akutbehandlungen und Rehabilitation	Bad Kreuznach	<50	ö	3372	<5000	1,986	0,982	46	1	2	1:38%	5:18%	8:15%			3,5	0,0	P			18,9	43,2	6,2	0,6	4,9	0,4	3,1	0,2
Marienhaus Klinikum im Kreis Ahrweiler	Bad Neuenahr-Ahrweiler	<500	fg	3499	<20000	0,931	0,814	358	9	28	5:19%	8:17%	6:12%	29		1,2	0,0				19,3	41,1	59,1	0,6	10,1	0,3	5,7	0,1
Venen-Clinic	Bad Neuenahr-Ahrweiler	<50	p	3427	<5000	0,700	0,995	16	1	1	5:81%	6:16%	9:2%	93		0,0	0,0			N	43,7	67,7	48,4	0,5	22,4	0,3	15,7	0,2
Gefäßzentrum Dr. Bauer	Bad Neuenahr-Ahrweiler	<50	p	3418	<5000	1,239	0,991	23	1	1	5:89%	9:8%	6:2%	88		0,0	0,0	P			42,7	58,5	33,1	0,5	10,3	0,3	6,2	0,2
DRK-Elisabeth-Krankenhaus	Birkenfeld	<200	fg	3641	<5000	0,718			3	13	8:27%	5:16%	6:13%	20		7,3	0,0				6,7	22,5	100,0	1,0	20,1	0,5	11,0	0,3
Krankenhaus-Verbund Bitburg/Neuerburg	Bitburg	<1000	fg	3480	<20000	0,809	0,829	339	8	27	5:18%	8:17%	6:15%	28		1,7	0,1	P			21,6	37,1	100,0	1,0	100,0	1,0	20,6	0,3
Marienkrankenhaus Cochem	Cochem	<200	fg	3448	<5000	0,928	0,686	246	7	21	5:22%	6:18%	11:14%	32		0,0	0,0				16,1	24,7	100,0	1,0	34,8	0,7	13,1	0,4

Krankenhausname	Ort	Betten	Träger	Z-Bax	Case-mix	CMI	Spez. Gini	Anz. Basis-DRG	Leistungs-dichte Basis-DRG 25%	50%	TOP 3 MDC 1	2	3	Part. in % O	Budget-Anteile ZE	SE	Bes. Leist. B	P	Not-fall	AOK-Patienten-wege (PKW-KM) Med	oQ	10 km Markt-anteil	HHI	20 km Markt-anteil	HHI	30 km Markt-anteil	HHI
Krankenhaus Maria Hilf	Daun	<500	fg	3546	<10000	0,952	0,830	318	8	26	8:19%	5:16%	6:14%	32	0,9	0,1		P		17,0	22,4	100,0	1,0	72,8	1,0	25,3	0,5
Ev. und Johanniter-Krankenhaus Dierdorf-Selters gGmbH	Dierdorf	<200	fg	3435	<10000	0,807	0,855	251	7	23	5:17%	1:17%	8:16%	29	0,6	1,9	B			13,6	21,3	100,0	1,0	16,7	0,3	5,1	0,1
DRK Krankenhaus Diez	Diez	<200	fg	3492	<5000	0,807	0,871	255	5	17	8:19%	6:14%	5:12%	29	0,9	0,0				9,9	16,8	22,7	0,7	20,3	0,6	6,1	0,3
Stadtklinik Frankenthal	Frankenthal	<500	ö	3385	<5000	2,352	0,598	308	32	89	8:15%	6:11%	5:10%	50	3,4	0,0				3,4	6,0	24,2	0,7	5,1	0,2	2,7	0,1
Gesellschaft MikroNeuro-Chirurgie, Dr. Klein	Gensingen	<50	p	3452	<5000	1,396	0,997	5	1	1	8:100%	1:0%	21:0%	98	0,2	0,0			N	84,5	125,6	76,3	0,7	76,3	0,7	29,0	0,2
Kreiskrankenhaus Grünstadt	Grünstadt	<200	ö	3495	<10000	0,740	0,865	301	5	19	8:16%	6:15%	5:13%	32	0,5	0,0				12,9	14,0	100,0	1,0	19,1	0,4	4,8	0,2
DRK Krankenhaus Altenkirchen/Hachenburg*	Hachenburg	<500	fg	3459	<10000	0,734	0,840	311	7	23	6:17%	8:16%	5:13%	27	0,5	1,2		P		16,9	22,9	100,0	1,0	40,7	0,4	13,8	0,3
St. Josef-Krankenhaus	Hermeskeil	<200	fg	3441	<5000	0,883	0,867	254	6	19	5:21%	8:19%	6:16%	27	2,3	0,0				13,7	17,3	100,0	1,0	30,5	0,4	6,0	0,2
Klinikum Idar-Oberstein	Idar-Oberstein	<1000	p	3434	<20000	0,966	0,804	372	10	28	5:16%	6:15%	8:12%	29	2,3	0,0		P		8,8	24,0	100,0	1,0	77,7	0,7	56,8	0,5
Westpfalz-Klinikum GmbH Standorte I + II	Kaiserslautern	>1000	p	3427	>50000	1,193	0,778	480	11	36	5:15%	8:12%	6:11%	36	2,7	1,9				20,9	39,1	97,7	1,0	69,3	0,6	50,9	0,4
Lutrina Klinik	Kaiserslautern	<50	p	3385	<1000	0,595	0,988	23	2	3	8:82%	6:15%	9:1%	99	0,2	0,0	B		N	34,1	57,2	22,9	0,8	15,2	0,5	8,5	0,2
DRK Krankenhaus Kirchen*	Kirchen	<500	fg	3457	<10000	0,760	0,851	311	5	18	6:15%	4:12%	5:12%	18	0,1	20,0				15,3	18,0	100,0	1,0	12,6	0,3	9,8	0,2
Pfalzklinikum für Psychiatrie und Neurologie	Klingenmünster	<1000	ö	3292	<5000	0,804	0,979	26	2	5	1:86%	8:7%	3:4%		1,3	4,9				17,3	25,4	27,8	0,5	27,8	0,5	10,0	0,3
Gemeinschaftsklinikum Mayen-Koblenz Kemperhof	Koblenz	<1000	ö	3391	<50000	0,952			8	30	6:17%	5:15%	8:9%	32	2,8	0,8				32,9	45,3	34,8	0,4	22,1	0,4	19,5	0,2
Stiftungsklinikum Mittelrhein	Koblenz	<1000	fg	3421	<50000	1,161	0,808	367	9	31	5:23%	8:19%	6:15%	40	4,0	5,5		P		26,8	39,0	21,2	0,4	13,9	0,2	12,4	0,2
Bundeswehrzentralkrankenhaus	Koblenz	<200	ö	3406	<20000	1,467	0,758	377	14	44	5:21%	8:14%	3:12%	51	2,5	0,4			N	23,9	40,4	9,8	0,3	8,6	0,2	7,8	0,2
St. Elisabeth Krankenhaus	Lahnstein	<500	fg	3545	<5000	0,730	0,872	247	4	16	6:25%	5:11%	8:9%	37	0,1	0,0		P		9,9	16,3	5,6	0,3	4,0	0,2	3,2	0,2
Medizinisches Zentrum Lahnhöhe	Lahnstein	<50	p	3402	<5000	1,030	0,994	16	1	1	8:88%	1:12%	23:0%		8,6	0,0		P		34,4	56,3	34,3	0,5	25,4	0,3	16,2	0,2
Vinzentius-Krankenhaus	Landau	<500	fg	3516	<20000	0,790	0,830	332	6	22	6:14%	5:12%	8:12%	25	0,9	0,0				11,5	17,7	49,6	0,6	31,8	0,4	10,1	0,3
Klinikum Landau-Südliche Weinstrasse GmbH	Landau	<500	ö	3428	<20000	1,070	0,834	320	6	24	8:24%	5:21%	6:14%	26	2,0	0,0				17,1	26,0	51,3	0,6	33,7	0,4	14,0	0,3

21

Krankenhausname	Ort	Betten	Träger	Z-Bax	Case-mix	CMI	Spez. Gini	Anz. Basis-DRG	Leistungsdichte Basis-DRG 25%	50%	TOP 3 MDC 1	2	3	Part. in % O	Budget-Anteile ZE	SE	Bes. Leist. B	P	Not-fall	AOK-Patientenwege (PKW-KM) Med	oQ	10 km Markt-anteil	HHI	20 km Markt-anteil	HHI	30 km Markt-anteil	HHI
Nardini Klinikum, Landstuhl	Landstuhl	<500	fg	3452	<20000	0,873			7	25	8:21%	6:15%	5:15%	32	2,4	1,2				27,8	43,9	100,0	1,0	17,4	0,4	11,6	0,2
Verbund-Krankenhaus Linz-Remagen	Linz	<500	fg	3436	<10000	0,943	0,886	226	6	18	8:33%	4:16%	6:16%	37	0,7	0,0				10,4	15,8	51,3	0,6	8,6	0,2	3,1	0,1
Klinikum der Stadt Ludwigshafen am Rhein gGmbH	Ludwigshafen	<1000	ö	3480	>50000	1,280	0,767	450	13	40	5:19%	6:10%	3:10%	43	3,3	1,4				9,4	22,8	26,0	0,3	13,9	0,2	10,9	0,1
St. Marien- und St. Anna-stiftskrankenhaus	Ludwigshafen	<500	fg	3457	<20000	0,956	0,844	348	4	19	8:16%	6:14%	5:11%	28	0,5	3,6	B			7,6	12,6	13,4	0,3	7,3	0,2	5,1	0,1
Klinikum der Johannes Gutenberg-Universität	Mainz	>1000	ö	3409	>50000	1,430	0,690	508	18	52	5:17%	2:9%	1:9%	45	5,8	1,7	B	P		18,5	45,1	44,0	0,4	33,2	0,3	23,1	0,2
DRK Schmerz-Zentrum Mainz	Mainz	<50	fg	3409	<5000	1,369	0,992	26	1	2	8:77%	1:21%	19:1%	36	0,3	47,0				40,3	92,0	10,0	0,5	4,6	0,2	2,1	0,1
Glantal-Klinik Meisenheim	Meisenheim	<200	ö	3548	<5000	0,691	0,916	160	5	13	1:33%	8:16%	5:15%	10	0,5	0,9				13,4	23,2	100,0	1,0	16,8	0,8	4,6	0,3
Krankenhaus Hetzelstift	Neustadt	<500	fg	3434	<20000	0,977	0,811	356	10	28	5:20%	6:16%	11:9%	34	2,3	0,0				9,2	11,5	100,0	1,0	34,6	0,4	6,6	0,2
DRK Krankenhaus Neuwied	Neuwied	<500	fg	3436	<20000	0,954	0,851	358	5	19	5:32%	8:14%	4:13%	29	2,5	0,0				9,9	22,3	23,2	0,4	8,7	0,2	6,9	0,2
Marienhaus Kliniken GmbH	Neuwied	<1000	fg	3476	<50000	0,975	0,822	425	7	26	8:18%	5:14%	6:11%	39	1,4	1,1		P		12,3	24,7	41,3	0,4	16,1	0,2	12,9	0,2
Loreley-Kliniken St. Goar-Oberwesel	Oberwesel	<500	fg	3405	<5000	0,839	0,943	181	1	3	8:70%	6:10%	5:5%	22	15,5	0,0				25,6	51,5	100,0	1,0	100,0	1,0	6,2	0,3
Städtisches Krankenhaus Pirmasens gGmbH	Pirmasens	<500	ö	3430	<20000	0,884	0,827	321	8	24	5:21%	6:16%	8:10%	29	1,8	0,0		P		7,2	12,4	77,1	0,7	77,1	0,7	12,3	0,3
St. Joseph-Krankenhaus	Prüm	<200	fg	3696	<5000	0,876	0,868	251	7	19	5:19%	8:18%	6:15%	20	2,3	0,0				12,2	24,3	100,0	1,0	100,0	1,0	22,4	0,7
Krankenhaus Maria Stern*	Remagen	<200	fg	3457	<5000	0,761	0,892	205	4	16	8:23%	6:20%	4:15%	29	1,7	0,0				7,5	15,5	17,6	0,3	4,7	0,2	2,9	0,1
St. Elisabeth-Krankenhaus Rodalben	Rodalben	<200	fg	3426	<10000	1,058	0,892	223	5	15	8:37%	6:16%	5:15%	34	2,2	0,0				10,5	16,7	30,0	0,7	15,9	0,5	5,3	0,3
Kreiskrankenhaus St. Franziskus Saarburg GmbH	Saarburg	<500	ö	3458	<10000	0,768	0,846	280	9	25	8:21%	6:19%	5:14%	32	0,9	0,0		P		11,4	17,0	100,0	1,0	12,9	0,4	11,5	0,4
Hunsrück Klinik Kreuznacher Diakonie	Simmern	<500	fg	3611	<10000	0,735	0,850	288	7	22	5:16%	6:14%	4:12%	26	0,7	0,0				14,0	20,7	100,0	1,0	100,0	1,0	15,7	0,3
Ahrtal-Klinik	Sinzig	<50	p	1864	<1000	0,554	0,990	16	1	3	5:93%	9:4%	4:2%	29	0,0	0,0			N	10,8	17,6	21,1	0,3	6,5	0,2	3,6	0,1
Diakonissen-Stiftungs-Krankenhaus Speyer	Speyer	<500	fg	3396	<50000	1,025	0,848	358	4	18	5:21%	14:14%	6:14%	29	0,9	2,0				11,5	19,7	100,0	1,0	16,4	0,3	6,8	0,1

21

Krankenhausname	Ort	Betten	Träger	Z-Box	Case-mix	CMI	Spez. Gini	Anz. Basis-DRG	Leistungsdichte Basis-DRG 25%	50%	TOP 3 MDC 1	2	3	Part. in % O	Budget-Anteile ZE	SE	Bes. Leist. B	P	Notfall	AOK-Patientenwege (PKW-KM) Med	oQ	10 km Marktanteil	HHI	20 km Marktanteil	HHI	30 km Marktanteil	HHI
Klinikum Mutterhaus der Borromäerinnen gGmbH	Trier	<1000	fg	3355	<50000	0,991	0,779	413	10	34	6:14%	3:13%	8:11%	41	0,7	1,9		P		22,9	41,2	55,3	0,7	47,7	0,6	33,7	0,4
Krankenhaus der Barmherzigen Brüder Trier	Trier	<1000	fg	3447	<50000	1,380	0,826	409	10	32	5:26%	8:13%	1:13%	44	3,3	1,0				27,9	50,7	61,6	0,7	53,7	0,6	38,9	0,4
BDH-Klinik Vallendar GmbH	Vallendar	<50	fg	3673	<1000	2,510	0,995	8	1	1	1:100%				2,4	81,4	B			44,7	69,6						
Verbundkrankenhaus Bernkastel-Wittlich	Wittlich	<1000	fg	3580	<20000	0,879	0,820	381	8	26	5:19%	6:13%	8:13%	26	1,0	0,2		P		16,4	28,9	100,0	1,0	64,1	0,7	31,2	0,3
Klinikum Worms gGmbH	Worms	<1000	ö	3440	<50000	0,909	0,812	402	7	24	6:13%	5:13%	14:10%	27	0,7	0,1				7,5	17,4	100,0	1,0	28,4	0,4	10,6	0,2
Verbund KH Mittelmosel, Zell	Zell	<500	fg	3445	<10000	0,860	0,844	286	7	21	5:22%	8:15%	1:14%	27	1,7	2,7				24,2	30,3	100,0	1,0	21,9	0,5	17,3	0,4
Saarland		340		3208		1,098	0,816		14	42	5:16%	8:13%	6:11%	34	3,3	1,5	0	8	0								
Universitätsklinikum des Saarlandes	Homburg	>1000	ö	3362	>50000	1,498	0,693	501	16	49	5:12%	1:11%	8:10%	44	6,8	0,5		P		21,8	42,6	82,2	0,8	43,2	0,4	23,9	0,2
Caritas-Krankenhaus Lebach	Lebach	<200	fg	3443	<10000	0,911	0,865	225	7	22	8:18%	6:17%	5:17%	26	1,6	0,0				6,4	16,9	100,0	1,0	7,6	0,2	4,5	0,1
SHG Kliniken Merzig Von-Fellenberg-Stift	Merzig	<500	ö	3386	<20000	0,886	0,859	291	7	21	1:19%	8:19%	5:11%	25	1,1	2,4		P		9,2	19,6	97,9	1,0	19,2	0,3	12,9	0,2
DRK Klinik Mettlach	Mettlach	<50	fg	2903	<1000	1,380	0,975	32	2	4	1:37%	8:33%	19:11%		6,8	8,2				12,2	24,4	10,9	0,9	7,3	0,6	1,4	0,6
Städtisches Klinikum Neunkirchen gGmbH	Neunkirchen	<500	ö	3357	<20000	0,963	0,827	315	10	27	5:15%	1:14%	6:12%	31	2,9	0,3				4,2	14,3	35,1	0,4	8,9	0,2	6,6	0,1
Saarland Klinik kreuznacher diakonie Fliedner Krankenhaus Neunkirchen	Neunkirchen	<200	fg	3450	<5000	0,935	0,942	100	4	9	5:33%	10:16%	4:13%	12	0,4	0,0				5,3	12,8	9,5	0,4	2,6	0,2	1,7	0,1
Marienhausklinik St. Josef Kohlhof	Neunkirchen	<200	fg	3399	<10000	0,690	0,881	246	4	14	6:19%	14:14%	15:11%	25	0,8	13,0		P		12,1	17,5	17,7	0,5	10,0	0,2	6,1	0,1
Knappschafts-Krankenhaus Püttlingen	Püttlingen	<500	ö	3356	<20000	1,030	0,831	352	8	26	8:24%	1:18%	6:14%	27	1,7	2,7		P		11,0	15,6	17,6	0,3	10,8	0,2	7,6	0,1
Klinikum Saarbrücken gGmbH	Saarbrücken	<1000	ö	3409	<50000	1,189	0,760	448	11	35	5:13%	1:13%	8:12%	36	1,4	0,2				12,8	20,3	35,4	0,4	20,0	0,2	10,9	0,2
Saarland-Heilstätten GmbH Kliniken-Sonnenberg	Saarbrücken	<500	ö	3307	<5000	1,441	0,944	121	2	8	1:36%	8:30%	5:9%	28	4,2	28,2				13,2	21,1	11,1	0,5	5,7	0,2	2,9	0,1
Saarland Klinik kreuznacher diakonie EVK Saarbrücken	Saarbrücken	<200	fg	3357	<10000	0,958	0,886	194	6	18	8:25%	6:18%	5:15%	31	0,4	0,0				4,6	10,9	11,0	0,4	4,7	0,2	3,1	0,1

21

21

Krankenhausname	Ort	Betten	Träger	Z-Bax	Case-mix	CMI	Spez. Gini	Anz. Basis-DRG	Leist.-dichte 25%	Leist.-dichte 50%	TOP 3 MDC 1	TOP 3 MDC 2	TOP 3 MDC 3	Part. in %	O	ZE	SE	B	P	Not-fall	Med	oQ	10 km Markt-anteil	10 km HHI	20 km Markt-anteil	20 km HHI	30 km Markt-anteil	30 km HHI
CaritasKlinikum Saarbrücken	Saarbrücken	<1000	fg	3382	<50000	0,961	0,789	397	9	30	5:16%	3:14%	6:11%	42		2,8	1,3		P		9,8	18,4	28,2	0,3	16,8	0,2	11,7	0,2
Krankenhaus Saarlouis vom DRK	Saarlouis	<500	fg	3362	<10000	0,853	0,841	262	7	25	6:13%	5:11%	1:10%	34		1,1	0,0				8,6	14,4	24,1	0,4	11,7	0,2	7,7	0,2
Marienhaus Klinikum Saarlouis – Dillingen	Saarlouis	<1000	fg	3388	<50000	0,942	0,838	319	7	25	5:21%	8:18%	6:14%	28		2,1	0,0				10,0	20,6	40,4	0,4	22,3	0,3	15,6	0,2
Marien-Krankenhaus St. Wendel	St. Wendel	<500	fg	3374	<10000	0,858	0,858	269	7	21	6:18%	5:13%	8:11%	28		2,1	0,0		P		15,1	22,5	66,3	0,7	11,1	0,3	5,1	0,1
Knappschafts-Krankenhaus Sulzbach	Sulzbach	<500	fg	3341	<20000	0,883	0,842	354	7	22	2:26%	1:12%	11:10%	44		1,3	0,0				12,1	26,8	19,7	0,4	10,0	0,2	6,4	0,2
SHG Kliniken Völklingen	Völklingen	<500	ö	3346	<50000	1,569	0,945	229	5	14	5:51%	11:18%	4:14%	38		2,5	0,0		P		11,7	30,9	23,1	0,4	12,7	0,2	9,9	0,2
Marienhauskliniken St. Elisabeth-Krankenhaus Wadern/St. Josef Losheim am See	Wadern	<200	fg	3418	<10000	0,798	0,910	223	2	10	8:30%	5:20%	6:16%	12		6,7	0,0				15,8	17,6	100,0	1,0	37,9	0,4	7,0	0,1
St. Nikolaus-Hospital	Wallerfangen	<200	fg	3310	<1000	1,562	0,976	21	2	5	8:32%	1:31%	19:13%			1,8	3,2		P		14,2	16,6	4,6	0,6	1,6	0,2	1,0	0,1
Sachsen		354		3117		1,109	0,804		13	42	5:16%	8:15%	6:12%	36		3,6	2,2	4	15	2	11,2	16,8	100,0	1,0	57,5	0,6	9,5	0,3
EKA Erzgebirgsklinikum Annaberg gGmbH	Annaberg-Buchholz	<500	fg	3255	<20000	0,922	0,836	313	8	23	5:19%	6:15%	8:11%	25		1,8	0,0				11,2	16,8	100,0	1,0	57,5	0,6	9,5	0,3
Sächsisches Krankenhaus für Psychiatrie und Neurologie Arnsdorf	Arnsdorf	<500	ö	3227	<5000	1,085	0,972	59	2	5	1:76%	8:11%	19:5%	1		4,6	2,0		P		27,3	37,8	65,1	0,8	6,1	0,2	4,9	0,2
HELIOS Klinikum Aue	Aue	<1000	p	3243	<50000	1,011	0,760	441	10	37	5:14%	8:11%	6:10%	35		3,0	1,2				10,7	21,2	100,0	1,0	46,7	0,4	15,1	0,2
MediClin Waldkrankenhaus Bad Düben – Fachkrankenhaus für Orthopädie	Bad Düben	<200	p	3168	<5000	1,326	0,970	77	2	5	8:93%	1:5%	9:1%	62		1,4	0,0				29,7	38,5	100,0	1,0	34,3	0,5	12,8	0,3
Oberlausitz-Kliniken gGmbH, KH Bautzen	Bautzen	<500	ö	4172	<20000	0,832	0,808	378	11	29	5:18%	6:14%	1:9%	29		1,7	0,4		P		12,7	17,7	100,0	1,0	71,2	0,7	41,6	0,4
Neurologisches Rehabilitationszentrum Leipzig	Bennewitz	<50	p	2376	<5000	3,143	0,991	17	1	2	1:85%	-1:14%	21:1%	14		0,7	60,3				56,3	87,0						
Oberlausitz-Kliniken gGmbH, KH Bischofswerda	Bischofswerda	<200	ö	4054	<10000	0,939	0,853	274	7	23	8:27%	5:15%	6:12%	35		0,8	0,0				9,3	15,3	100,0	1,0	14,8	0,3	7,0	0,3
Sana Kliniken Leipziger Land GmbH	Borna	<500	p	3178	<50000	1,039	0,783	359	9	32	5:15%	6:13%	8:12%	32		2,1	0,4				17,5	24,4	100,0	1,0	38,3	0,5	13,8	0,2

Krankenhausname	Ort	Betten	Trä-ger	Z-Bax	Case-mix	CMI	Spez. Gini	Anz. Basis-DRG	Leistungsdichte Basis-DRG 25%	50%	TOP 3 MDC 1	2	3	Part. in % O	Budget-Anteile ZE	SE	Bes. Leist. B	P	Not-fall	AOK-Patienten-wege (PKV-KM) Med	oQ	10 km Markt-anteil	HHI	20 km Markt-anteil	HHI	30 km Markt-anteil	HHI
Kliniken Erlabrunn gGmbH	Breitenbrunn	<500	p	3255	<20000	1,048	0,849	297	6	22	8:31%	5:15%	6:13%	33	1,3	1,2				19,2	25,7	100,0	1,0	31,7	0,6	12,8	0,3
Zeisigwaldkliniken Bethanien Chemnitz	Chemnitz	<500	fg	3239	<20000	1,251	0,871	275	6	18	8:37%	11:22%	6:15%	49	2,8	0,1				10,8	21,0	18,7	0,7	12,0	0,3	8,5	0,2
Klinikum Chemnitz gGmbH	Chemnitz	>1000	ö	3215	>50000	1,193	0,752	472	11	38	5:18%	1:11%	8:11%	33	3,9	1,1				12,1	29,6	65,9	0,6	48,5	0,4	38,4	0,3
DRK-Krankenhaus Chemnitz-Rabenstein	Chemnitz	<500	fg	3235	<20000	0,733	0,877	266	4	16	9:21%	14:13%	15:11%	30	1,9	3,0				13,1	21,3	17,1	0,6	12,8	0,4	7,0	0,2
Fachkrankenhaus Coswig GmbH	Coswig	<200	p	3082	<10000	1,118	0,979	74	1	3	4:93%	-1:1%	5:1%	21	7,3	4,2				32,9	60,8	23,0	0,5	9,0	0,2	7,2	0,2
Kreiskrankenhaus Delitzsch GmbH	Delitzsch	<500	ö	4129	<20000	0,843	0,845	305	8	23	5:19%	6:18%	8:12%	30	1,2	0,0				28,1	31,9	100,0	1,0	17,4	0,4	5,7	0,1
Klinikum Döbeln	Döbeln	<200	p	3216	<10000	1,006	0,858	260	7	21	8:30%	5:21%	6:15%	44	1,2	0,0				7,6	18,0	100,0	1,0	27,2	0,3	11,8	0,2
Krankenhaus St. Joseph-Stift Dresden	Dresden	<500	fg	4031	<20000	0,966	0,877	277	3	13	6:21%	14:13%	15:11%	38	5,4	2,7				6,0	10,1	11,2	0,3	7,7	0,2	7,0	0,2
Diakonissenkrankenhaus Dresden	Dresden	<500	fg	3323	<20000	0,896	0,844	307	4	20	6:17%	11:13%	14:12%	40	1,9	0,0				9,0	15,5	9,5	0,3	7,1	0,2	6,5	0,2
Krankenhaus Dresden-Friedrichstadt Städtisches Klinikum	Dresden	<1000	ö	3308	<50000	1,139	0,750	456	14	39	8:18%	5:15%	6:10%	47	4,1	1,8		P		7,5	25,0	20,9	0,3	17,7	0,2	16,4	0,2
Universitätsklinikum Carl Gustav Carus Dresden an der Technischen Universität Dresden	Dresden	>1000	ö	3230	>50000	1,438	0,700	494	13	44	8:12%	1:12%	3:8%	47	6,6	4,8		P		17,7	55,3	37,9	0,4	26,8	0,2	23,9	0,2
St.-Marien-Krankenhaus Dresden	Dresden	<200	fg	3188	<5000	0,947	0,976	30	3	6	1:64%	8:28%	19:4%	21	2,7	11,0		P		14,9	31,9	9,1	0,3	7,2	0,2	5,4	0,1
Städtisches Krankenhaus Dresden-Neustadt	Dresden	<1000	ö	3228	<50000	0,970	0,821	396	6	22	5:16%	8:12%	1:12%	61	1,8	0,1		P		8,7	18,4	15,8	0,3	12,3	0,2	11,3	0,2
Herzzentrum Dresden GmbH Universitätsklinik	Dresden	<500	p	3199	<50000	2,737	0,966	73	3	6	5:94%	-1:2%	4:2%	28	2,7	0,0				31,9	65,0	30,5	0,4	20,6	0,3	18,4	0,2
Kreiskrankenhaus Freiberg gGmbH	Freiberg	<500	p	3232	<20000	0,948	0,810	370	8	27	5:15%	6:13%	8:12%	28	1,0	0,0				12,9	17,6	100,0	1,0	100,0	1,0	18,2	0,2
HELIOS Weißeritztal-Kliniken GmbH	Freital	<500	p	3987	<20000	0,998	0,828	312	8	26	5:17%	8:16%	6:15%	31	1,5	0,4				12,7	20,7	36,4	0,6	10,9	0,2	8,0	0,2
Rudolf Virchow Klinikum Glauchau gGmbH	Glauchau	<500	ö	3249	<20000	0,865	0,832	277	8	27	6:17%	5:16%	8:13%	28	4,4	0,2				8,1	14,5	60,4	0,6	10,4	0,2	5,4	0,2

21

21

Krankenhausname	Ort	Betten	Trä-ger	Z-Bax	Case-mix	CMI	Spez. Gini	Anz. Basis-DRG	Leistungs-dichte Basis-DRG 25%	50%	TOP 3 MDC 1	2	3	Part. in % O	Budget-Anteile ZE	SE	Bes. Leist. B	P	Not-fall	AOK-Patienten-wege (PKW-KM) Med	oQ	10 km Markt-anteil	HHI	20 km Markt-anteil	HHI	30 km Markt-anteil	HHI
Malteser Krankenhaus St. Carolus	Görlitz	<200	fg	3246	<10000	0,921	0,873	236	5	18	11:26%	5:17%	6:15%	32	1,9	1,0				6,1	31,5	29,2	0,7	24,5	0,5	13,3	0,4
Städtisches Klinikum Görlitz gGmbH	Görlitz	<1000	ö	3294	<50000	1,048	0,746	437	12	40	5:13%	8:11%	1:10%	39	5,0	3,2		P		15,6	29,5	78,2	0,8	62,9	0,6	60,6	0,6
Elbland Reha- und Präven-tions-GmbH	Großenhain	<50	ö	3216	<1000	2,488	0,991	13	1	2	1:93%	-1:4%	8:2%	4	0,1	53,8			N	30,3	55,0	8,8	0,8	2,5	0,3	1,2	0,2
Fachkrankenhaus für Psy-chiatrie, Psychotherapie und Neurologie Großschweidnitz	Großschweid-nitz	<500	ö	3106	<5000	0,857	0,980	38	2	4	1:66%	8:29%	19:3%	30	1,1	6,5		P		19,5	25,6	100,0	1,0	31,8	0,8	10,8	0,3
Diakoniekrankenhaus Chem-nitzer Land Hartmannsdorf – DIAKOMED gGmbH	Hartmannsdorf	<500	fg	3255	<10000	0,950	0,855	273	8	22	8:19%	5:19%	6:14%	30	0,5	0,0				6,4	15,7	13,4	0,6	7,8	0,3	6,1	0,2
Lausitzer Seenland Klinikum GmbH	Hoyerswerda	<500	ö	3210	<50000	0,961	0,795	388	11	31	5:14%	8:14%	6:11%	32	2,9	0,7				15,9	28,8	100,0	1,0	83,1	0,8	36,4	0,3
Malteser Krankenhaus St. Johannes Kamenz	Kamenz	<200	fg	4104	<10000	0,846	0,867	252	6	19	5:19%	6:14%	8:10%	24	4,2	0,4				3,1	17,1	100,0	1,0	52,2	0,6	12,9	0,3
Klinikum St. Georg GmbH Leipzig	Leipzig	>1000	ö	3252	<50000	1,177	0,749	470	12	35	8:13%	4:13%	5:12%	34	4,2	5,0	B	P		9,7	14,9	29,3	0,4	25,2	0,3	16,0	0,2
HELIOS Park-Klinikum Leipzig	Leipzig	<1000	p	3226	<20000	1,529	0,870	282	4	18	5:29%	8:26%	6:12%	56	4,8	0,3				8,5	22,5	11,7	0,3	9,2	0,3	7,5	0,2
Universitätsklinikum Leipzig AöR	Leipzig	>1000	ö	3303	>50000	1,467	0,693	507	14	46	8:13%	1:10%	5:8%	43	8,4	2,0		P		9,6	37,8	32,3	0,4	30,2	0,4	20,3	0,2
St. Elisabeth Krankenhaus Leipzig GmbH	Leipzig	<500	fg	3221	<20000	0,929	0,854	313	4	20	8:17%	6:14%	11:12%	44	2,2	0,0				7,5	10,7	16,4	0,3	15,1	0,3	9,6	0,2
Evangelisches Diakonissenkrankenhaus Leipzig gGmbH	Leipzig	<500	fg	3198	<20000	1,038	0,829	317	10	29	8:20%	6:16%	5:16%	52	2,5	0,0				5,1	7,9	10,1	0,3	10,1	0,3	5,7	0,2
Herzzentrum Leipzig	Leipzig	<500	p	3151	>50000	3,117			2	6	5:91%	-1:3%	4:1%	57	7,1	0,6				42,7	82,0	21,4	0,4	16,9	0,3	14,1	0,2
HELIOS Klinik Leisnig	Leisnig	<200	p	3996	<10000	0,943	0,842	235	6	24	5:16%	4:14%	6:14%	29	0,9	0,0				16,9	22,3	91,4	1,0	26,2	0,4	10,7	0,2
DRK Krankenhaus Lichtenstein	Lichtenstein	<200	fg	3236	<10000	0,880	0,845	294	6	23	6:17%	8:15%	5:12%	29	1,5	0,0				10,4	15,0	44,4	0,6	7,1	0,2	3,8	0,1
Elblandklinikum Meißen	Meißen	<500	ö	3246	<20000	0,939	0,837	345	7	23	6:15%	8:14%	5:14%	23	1,5	1,1		P		10,0	21,1	77,0	0,9	17,4	0,3	8,7	0,2

Krankenhausname	Ort	Betten	Trä-ger	Z-Box	Case-mix	CMI	Spez. Gini	Anz. Basis-DRG	Leistungsdichte Basis-DRG 25%	50%	TOP 3 MDC 1	2	3	Part. in % O	Budget-Anteile ZE	SE	Bes. Leist. B	P	Not-fall	AOK Med	oQ	10 km Markt-anteil	HHI	20 km Markt-anteil	HHI	30 km Markt-anteil	HHI
Landkreis Mittelsachsen Krankenhaus gGmbH Krankenhaus Mittweida	Mittweida	<500	ö	3672	<10000	0,905	0,846	296	7	24	6:18%	5:15%	8:14%	30	0,8	0,1		P		14,7	18,2	100,0	1,0	12,5	0,4	9,0	0,3
Asklepios Orthopädische Klinik Hohwald	Neustadt in Sachsen	<200	p	3262	<10000	1,446	0,980	54	2	3	8:99%	1:1%	21:0%	73	2,7	0,0				35,7	49,0	77,3	0,8	35,2	0,4	26,8	0,3
Klinik am Tharandter Wald	Niederschöna, OT Hetzdorf	<50	p	3110											0,0	100,0	B			68,5	101,4						
Krankenhaus der Diakonissenanstalt „Emmaus" Niesky	Niesky	<200	fg	4386	<5000	0,804	0,889	194	6	17	5:19%	6:17%	8:16%	21	1,2	0,3				8,5	17,8	100,0	1,0	17,6	0,5	8,9	0,3
Klinikum Mittleres Erzgebirge gGmbH Haus Olbernhau	Olbernhau	<50	ö	3209	<5000	0,860	0,885	195	7	19	6:20%	8:19%	5:17%	25	0,4	0,0				12,8	18,4	100,0	1,0	100,0	1,0	11,0	0,3
Collm Klinik Oschatz gGmbH	Oschatz	<200	ö	3974	<10000	0,997	0,857	240	7	22	8:28%	5:18%	6:12%	40	1,8	0,0		P		9,5	17,3	100,0	1,0	24,6	0,4	13,7	0,3
HELIOS Klinikum Pirna GmbH	Pirna	<500	p	4005	<20000	0,989	0,800	336	10	33	5:17%	8:14%	6:10%	40	2,1	0,1				12,4	18,4	100,0	1,0	15,6	0,4	8,1	0,2
Krankenhaus Bethanien Plauen	Plauen	<50	fg	3268	<5000	0,648	0,944	122	3	8	3:51%	8:17%	6:10%	73	0,3	0,0				17,3	34,5	26,7	0,8	12,3	0,4	7,8	0,2
HELIOS Vogtland-Klinikum Plauen	Plauen	<1000	p	3210	<50000	1,082	0,756	437	11	39	5:15%	8:13%	6:9%	32	3,8	0,3				7,5	22,1	90,2	0,9	35,3	0,3	26,3	0,3
HELIOS Klinik Schloss Pulsnitz	Pulsnitz	<50	p												0,0	100,0	B			75,4	120,6						
Asklepios-ASB Klinik Radeberg	Radeberg	<200	p	3970	<10000	0,987	0,869	226	6	21	5:24%	6:18%	8:17%	26	1,1	0,0				8,0	9,1	75,6	0,9	4,5	0,2	3,5	0,2
Kleinwachau Sächsisches Epilepsiezentrum Radeberg gGmbH	Radeberg, OT Liegau-Augustusbad	<50	fg												0,0	100,0	B			94,3	136,1						
Elblandklinikum Radebeul	Radebeul	<500	ö	3975	<20000	0,986	0,829	360	8	24	8:20%	2:19%	5:12%	51	0,5	0,6		P		9,2	23,8	14,1	0,4	6,4	0,2	5,4	0,2
Fachkrankenhaus für Geriatrie	Radeburg	<50	p	3261	<1000	1,541	0,969	40	2	5	5:24%	8:20%	1:15%		0,0	0,0				27,2	66,8	100,0	1,0	1,3	0,2	1,0	0,1
Paracelsus-Klinik Reichenbach GmbH	Reichenbach	<200	p	3279	<10000	0,938	0,835	280	9	26	8:17%	6:16%	11:15%	42	1,9	0,4				4,2	11,6	39,3	0,6	7,7	0,2	5,2	0,1
Elblandklinikum Riesa	Riesa	<500	ö	3992	<20000	0,978	0,789	410	9	32	5:20%	6:11%	3:10%	36	2,9	0,4			N	12,9	22,7	100,0	1,0	40,4	0,5	28,4	0,4

21

Krankenhausname	Ort	Betten	Träger	Z-Bax	Case-mix	CMI	Spez. Gini	Anz. Basis-DRG	Leistungsdichte Basis-DRG		TOP 3 MDC			Part. in %	Budget-Anteile		Bes. Leist.		Not-fall	AOK-Patientenwege (PKW-KM)		Regionale DRG-Marktanteile und -konzentration im Umkreis					
									25%	50%	1	2	3	O	ZE	SE	B	P		Med	oQ	10 km Markt-anteil	HHI	20 km Markt-anteil	HHI	30 km Markt-anteil	HHI
Klinikum Obergölitzsch Rodewisch	Rodewisch	<500	ö	4101	<20000	0,899	0,838	326	7	26	6:18%	5:14%	8:13%	31	2,5	0,0				10,0	13,6	93,0	0,9	25,9	0,4	8,8	0,1
Sächsisches Krankenhaus für Psychiatrie und Neurologie Rodewisch	Rodewisch	<500	ö	3115	<1000	0,799	0,974	45	2	5	1:78%	8:7%	3:4%		4,1	4,9		P		13,2	24,9	38,6	0,7	11,1	0,3	3,9	0,1
Orthopädisches Zentrum Martin-Ulbrich-Haus Rothenburg gGmbH	Rothenburg	<50	fg	3213	<5000	1,442	0,978	48	2	3	8:98%	1:1%	9:0%	70	1,6	0,0				41,4	64,3	100,0	1,0	46,5	0,5	44,1	0,5
Sächsisches Krankenhaus für Psychiatrie und Neurologie Altscherbitz	Schkeuditz	<500	ö	3262	<5000	0,868	0,971	69	2	5	1:72%	8:10%	19:7%		1,4	7,9		P		13,5	22,8	24,0	0,6	2,9	0,2	1,8	0,1
HELIOS Klinik Schkeuditz	Schkeuditz	<200	p	3173	<10000	1,008	0,871	281	5	16	6:16%	8:15%	5:11%	43	1,7	0,0				11,9	17,9	44,9	0,6	5,8	0,2	3,8	0,1
Sächsische Schweiz Klinik Sebnitz	Sebnitz	<200	p	4110	<10000	0,905	0,841	265	8	27	5:16%	6:15%	8:13%	30	1,2	1,1				9,6	20,7	66,5	0,9	38,2	0,5	11,5	0,3
Kreiskrankenhaus Stollberg gGmbH	Stollberg	<500	ö	4133	<10000	0,868	0,830	321	9	26	3:16%	5:15%	6:14%	35	0,9	0,4				11,1	13,4	100,0	1,0	7,9	0,3	5,0	0,2
Kreiskrankenhaus Torgau „Johann Kentmann" gGmbH	Torgau	<500	ö	4256	<10000	0,802	0,846	258	7	23	5:17%	6:15%	8:12%	32	1,5	0,0				11,7	19,1	100,0	1,0	100,0	1,0	38,6	0,5
Kreiskrankenhaus Weißwasser gGmbH	Weißwasser	<200	ö	4162	<10000	0,825	0,857	261	6	20	5:19%	6:14%	4:11%	20	1,1	0,1				20,1	20,1	100,0	1,0	64,0	0,6	19,4	0,4
Pleißental-Klinik GmbH	Werdau	<500	ö	3212	<10000	0,846	0,850	329	6	22	6:16%	8:14%	5:11%	27	1,1	0,0				10,2	11,9	23,1	0,5	12,6	0,2	5,9	0,1
Fachkrankenhaus Hubertusburg gGmbH	Wermsdorf	<500	ö	3386	<5000	1,095	0,958	79	3	7	1:56%	6:9%	4:8%	2	5,7	7,0		P		20,7	35,7	100,0	1,0	13,7	0,4	9,2	0,3
Muldentalkliniken GmbH – Gemeinnützige Gesellschaft	Wurzen	<500	ö	3835	<20000	0,826	0,838	345	8	25	5:17%	6:16%	8:15%	28	1,4	0,0				16,0	22,7	100,0	1,0	88,2	0,9	10,2	0,2
Klinikum Oberlausitzer Bergland gGmbH	Zittau	<500	ö	4235	<20000	0,806	0,832	337	8	25	5:17%	6:15%	8:12%	22	5,6	0,4				15,2	25,2	100,0	1,0	100,0	1,0	76,2	0,7
Diakoniewerk Zschadraß	Zschadraß	<200	fg	3185	<1000	0,750	0,983	37	2	3	1:72%	8:19%	19:2%	35	0,2	0,0				20,9	35,7	41,7	0,8	20,9	0,5	3,6	0,2
Klinikum Mittleres Erzgebirge gGmbH Haus Zschopau	Zschopau	<500	ö	4040	<10000	0,909	0,831	274	8	25	2: %	6:16%	5:15%		1,0	0,0				14,3	19,3	100,0	1,0	11,7	0,5	6,7	0,2
Heinrich-Braun-Klinikum	Zwickau	<1000	ö	3198	<50000	1,137	0,731	467	13	43	5:14%	8:13%	6:11%	39	4,6	1,0				11,8	25,0	65,6	0,6	37,0	0,3	19,5	0,2
Paracelsus-Klinik Zwickau	Zwickau	<200	p	3671	<10000	1,145	0,866	265	5	19	8:27%	1:25%	4:13%	35	2,9	0,3				7,0	18,3	19,4	0,5	12,6	0,3	5,5	0,1

21

Krankenhausname	Ort	Betten	Träger	Z-Bax	Case-mix	CMI	Spez. Gini	Anz. Basis-DRG	Leistungsdichte Basis-DRG 25%	Leistungsdichte Basis-DRG 50%	TOP 3 MDC 1	TOP 3 MDC 2	TOP 3 MDC 3	Part. in %	Budget ZE	Budget SE	Bes. Leist. B	Bes. Leist. P	Not-fall	AOK Med	AOK oQ	10 km Markt-anteil	10 km HHI	20 km Markt-anteil	20 km HHI	30 km Markt-anteil	30 km HHI
Sachsen-Anhalt		368		3117		1,044	0,816		12	40	5: 17%	8: 14%	6: 13%	33	3,1	1,5	0	13	0	23,7	41,1	100,0	1,0	13,7	0,5	6,9	0,3
Lungenklinik Ballenstedt/ Harz gGmbH	Ballenstedt	<200	fg	3190	<5000	0,847	0,978	87	2	3	4: 80%	23: 7%	5: 5%	9	6,1	2,6						100,0	1,0	13,7	0,5	6,9	0,3
AMEOS Klinikum Bernburg GmbH	Bernburg	<500	p	3228	<20000	1,024	0,868	264	6	20	1: 22%	5: 20%	6: 15%	21	1,5	0,0				3,2	18,3	94,5	1,0	26,3	0,4	20,1	0,3
Waldklinik Bernburg GmbH	Bernburg	<50	p	3259	<1000	1,159	0,998	3	1	1	1: 100%				0,0	0,0				89,2	139,7	80,4	0,8	74,5	0,7	71,7	0,7
Gesundheitszentrum Bitterfeld/Wolfen gGmbH	Bitterfeld	<1000	ö	3211	<20000	0,951	0,822	366	7	26	5: 24%	6: 14%	8: 10%	25	2,2	0,6		P		12,2	15,3	100,0	1,0	52,0	0,6	13,3	0,2
Helios Klinik Jerichower Land GmbH	Burg	<500	p	3320	<10000	0,883	0,827	292	7	27	6: 17%	8: 17%	5: 13%	26	2,3	0,0				14,6	17,2	74,7	0,9	74,7	0,9	10,2	0,3
AWO Krankenhaus Calbe	Calbe	<200	ö	3204	<5000	1,072	0,935	125	4	10	5: 31%	6: 12%	8: 11%		1,2	0,0				13,5	20,3	100,0	1,0	14,8	0,5	4,1	0,2
MediClin Herzzentrum Coswig	Coswig	<200	p	3161	<20000	2,600	0,968	86	2	4	5: 93%	-1: 3%	4: 1%	59	3,3	0,0				34,6	59,3	100,0	1,0	43,1	0,7	16,1	0,3
Städtisches Klinikum Dessau	Dessau	<1000	ö	3218	<50000	1,032	0,781	418	12	33	5: 15%	8: 11%	2: 10%	37	3,5	0,4				13,6	25,7	86,0	0,9	55,1	0,5	39,6	0,4
Diakonissenkrankenhaus Dessau gGmbH	Dessau	<200	fg	3165	<10000	0,974	0,900	205	4	14	11: 30%	6: 24%	12: 11%	48	2,9	0,2				14,1	23,3	24,8	0,8	18,8	0,6	9,0	0,3
Diakonie-Krankenhaus Harz GmbH Elbingerode	Elbingerode	<200	p	3269	<1000	0,825	0,984	65	1	1	20: 72%	1: 2%	10: 4%		1,9	0,0		P		137,5	155,1	100,0	1,0	5,7	0,5	3,6	0,3
Helios Fachklinik Vogelsang-Gommern GmbH	Gommern	<200	p	3195	<10000	1,000	0,974	65	2	5	8: 95%	1: 2%	19: 1%	42	0,4	2,9				36,3	66,3	41,4	0,6	16,6	0,3	13,6	0,2
Ameos Klinikum St. Salvator Halberstadt GmbH	Halberstadt	<500	p	3236	<50000	0,920	0,802	392	10	28	3: 17%	5: 14%	8: 13%	37	1,5	0,2		P		14,3	24,5	100,0	1,0	42,6	0,6	37,2	0,5
Krankenhaus des Evange- lischen Diakoniewerk Halle	Halle	<500	fg	3307	<10000	1,208	0,907	216	4	11	4: 20%	5: 20%	6: 20%	32	4,8	0,8				6,9	17,3	9,5	0,3	7,6	0,3	5,0	0,2
Berufsgenossenschaftliche Kliniken Bergmannstrost	Halle	<500	fg	3226	<20000	1,757	0,844	269	7	25	8: 36%	1: 22%	6: 8%	47	1,9	17,1		P		5,4	23,8	14,4	0,4	10,7	0,3	6,8	0,2
Krankenhaus St. Elisabeth & St. Barbara	Halle	<1000	fg	3253	<50000	0,957	0,846	366	5	19	5: 22%	6: 16%	14: 10%	30	4,8	0,7				7,0	14,2	28,2	0,4	23,0	0,3	16,2	0,2
Krankenhaus Martha-Maria Halle-Dölau gGmbH	Halle	<1000	fg	3275	<50000	1,219	0,793	383	9	32	8: 16%	1: 14%	4: 13%	39	2,6	0,3				13,9	37,3	24,2	0,4	20,0	0,3	16,9	0,3
KMG Klinikum Havelberg GmbH	Havelberg	<50	p	3191	<5000	0,745	0,890	175	5	18	8: 24%	5: 21%	6: 17%	24	0,9	0,0				5,4	24,1	100,0	1,0	100,0	1,0	8,1	0,4

21

21

Krankenhausname	Ort	Betten	Träger	Z-Bax	Case-mix	CMI	Spez. Gini	Anz. Basis-DRG	Leistungsdichte Basis-DRG 25%	50%	TOP 3 MDC 1	2	3	Part. in % O	Budget-Anteile ZE	SE	Bes. Leist. B	P	Not-fall	AOK-Patientenwege (PKW-KM) Med	oQ	10 km Markt-anteil	HHI	20 km Markt-anteil	HHI	30 km Markt-anteil	HHI
AWO Fachkrankenhaus Jerichow	Jerichow	<500	fg	3270	<1000	0,915	0,980	26	2	5	1:64%	8:30%	3:2%		0,4	7,5			P	22,2	34,0	100,0	1,0	12,3	0,9	8,2	0,5
Helios Klinik Köthen GmbH	Köthen	<500	p	3208	<20000	1,009	0,842	304	7	22	5:22%	8:21%	6:14%	37	3,1	0,0				3,5	16,5	100,0	1,0	23,1	0,5	7,1	0,2
Lungenklinik Lostau	Lostau	<200	fg	3225	<10000	1,268	0,972	102	1	4	4:78%	23:10%	5:5%	20	4,8	1,4				38,0	65,7	44,4	0,8	9,1	0,3	7,2	0,3
Klinik Bosse Wittenberg	Lutherstadt Wittenberg	<500	fg	3265	<1000	0,654	0,980	29	2	4	1:72%	8:14%	5:7%		5,0	42,3			P	16,7	27,9	37,1	0,7	36,8	0,7	26,7	0,6
Paul Gerhardt Diakonie Krankenhaus und Pflege GmbH	Lutherstadt Wittenberg	<500	fg	3252	<20000	0,962			10	30	5:18%	6:14%	8:13%	28	2,1	0,4				10,6	22,9	93,4	0,9	79,0	0,9	49,5	0,6
Klinik des Westens Magdeburg	Magdeburg	<50	p	3117	<1000	0,733	0,978	29	2	5	13:72%	9:12%	5:7%	88	0,1	0,0			P	5,7	18,6	4,3	0,4	3,7	0,3	3,2	0,3
Otto-von-Guericke Universität	Magdeburg	>1000	ö	3266	>50000	1,394	0,677	497	18	55	8:14%	5:11%	1:9%	49	6,7	1,2				18,5	43,8	48,6	0,5	39,2	0,4	30,8	0,3
Klinikum in den Pfeifferschen Stiftungen GmbH	Magdeburg	<500	fg	3292	<20000	1,123	0,880	252	5	14	8:30%	5:27%	6:14%	36	1,3	0,5			P	8,5	12,5	14,4	0,4	11,9	0,3	9,5	0,3
Klinikum Magdeburg GmbH	Magdeburg	<1000	ö	3236	<50000	1,159	0,769	422	11	36	5:18%	8:12%	6:11%	38	4,9	1,3				8,9	21,1	33,4	0,4	24,1	0,3	21,2	0,3
Klinik St. Marienstift Magdeburg	Magdeburg	<200	fg	3226	<10000	0,773	0,919	153	3	11	6:22%	13:14%	14:12%	53	1,0	0,3				10,7	32,5	18,0	0,4	14,5	0,3	11,4	0,2
Carl-von-Basedow-Klinikum Saalekreis GmbH	Merseburg	<1000	ö	3224	<50000	1,011	0,814	363	9	29	5:20%	6:15%	8:12%	28	2,4	1,5			P	13,8	45,1	100,0	1,0	17,6	0,3	7,8	0,1
Klinikum Burgenlandkreis gGmbH	Naumburg	<1000	fg	3176	<50000	0,888	0,821	354	9	28	5:19%	8:14%	6:14%	26	2,0	0,3			P	26,1	32,3	100,0	1,0	97,6	1,0	38,1	0,4
Helios Bördeklinik GmbH	Oschersleben	<500	p	3272	<10000	0,963	0,845	250	8	26	5:22%	8:17%	6:16%	26	1,2	0,0				11,1	20,8	100,0	1,0	100,0	1,0	5,7	0,2
Harzklinikum Dorothea Christiane Erxleben GmbH	Quedlinburg	<1000	ö	3224	<50000	0,984	0,797	399	9	30	5:20%	6:16%	8:11%	29	3,6	1,8			P	23,2	31,0	100,0	1,0	57,2	0,6	43,8	0,4
Altmark-Klinikum gGmbH	Salzwedel	<500	ö	3287	<20000	0,797	0,830	310	8	25	6:18%	8:15%	5:14%	24	0,7	0,0				33,3	49,1	100,0	1,0	100,0	1,0	77,4	0,7
Helios Kliniken Mansfeld-Südharz GmbH	Sangerhausen	<1000	p	3212	<50000	0,917	0,801	353	10	31	5:16%	8:14%	6:13%	31	2,7	0,3				28,6	34,7	100,0	1,0	59,9	0,6	57,0	0,6
AMEOS Klinikum Schönebeck GmbH	Schönebeck	<500	p	3237	<20000	0,777	0,852	317	7	21	5:26%	6:14%	8:11%	31	1,3	0,7				4,8	23,2	75,2	0,9	13,3	0,3	10,0	0,2
Diakoniekrankenhaus Seehausen gGmbH	Seehausen	<200	fg	3251	<5000	0,751	0,885	191	7	19	5:22%	6:17%	8:14%	23	1,0	0,0				14,6	21,2	100,0	1,0	100,0	1,0	29,5	0,5

Krankenhausname	Ort	Betten	Träger	Z-Bax	Case-mix	CMI	Spez. Gini	Anz. Basis-DRG	Leistungsdichte Basis-DRG 25%	50%	TOP 3 MDC 1	2	3	Part. in % O	Budget-Anteile ZE	SE	Bes. Leist. B	P	Not-fall	AOK-Patientenwege (PKW-KM) Med	oQ	10 km Markt-anteil	HHI	20 km Markt-anteil	HHI	30 km Markt-anteil	HHI
SALUS gGmbH Fachklinikum Uchtspringe	Uchtspringe	<500	p	3262	<5000	0,669	0,983	31	2	3	1:53%	4:21%	8:19%		0,9	14,5		P		28,9	48,6	100,0	1,0	38,5	0,8	38,5	0,8
Helios Klinik Zerbst/Anhalt GmbH	Zerbst	<500	p	3225	<10000	0,866	0,859	249	5	21	8:25%	6:17%	5:15%	29	0,9	0,0				4,9	24,4	100,0	1,0	22,3	0,6	11,8	0,3
Schleswig-Holstein		286		3117		1,120	0,808		15	43	8:17%	5:16%	6:11%	39	2,8	2,9	5		0								
Klinikum Bad Bramstedt GmbH	Bad Bramstedt	<500	ö	3277	<10000	1,312	0,940	154	1	4	8:83%	1:4%	5:3%	30	5,5	0,0				43,9	91,9	56,4	0,8	25,7	0,6	7,6	0,2
Asklepios Klinik Bad Oldesloe	Bad Oldesloe	<200	p	3162	<10000	1,041	0,836	308	9	25	5:19%	8:16%	6:15%	29	1,2	0,0				9,7	16,5	100,0	1,0	20,4	0,6	7,5	0,3
Helios Agnes Karll Krankenhaus Bad Schwartau	Bad Schwartau	<50	p	3181	<5000	0,807	0,921	193	2	10	8:54%	11:10%	6:7%	76	0,7	3,7				10,6	16,3	20,0	0,7	19,7	0,7	5,8	0,2
Segeberger Kliniken GmbH	Bad Segeberg	<500	p	3165	<50000	1,439	0,829	360	7	25	5:40%	6:10%	1:8%	36	2,1	3,2		P		14,0	30,4	100,0	1,0	67,2	0,7	17,8	0,2
Medizinische Klinik Borstel	Borstel	<50	fg	3175	<5000	1,094	0,977	85	1	3	4:87%	-1:4%	5:3%	13	2,5	13,4	B			33,3	63,5	100,0	1,0	13,7	0,5	4,3	0,2
HELIOS Ostseeklinik Damp	Damp	<500	p	3326	<10000	1,309	0,965	105	3	5	8:90%	1:7%	5:0%	66	2,0	0,0	S		5	55,9	89,0	100,0	1,0	100,0	1,0	10,8	0,6
Sana Kliniken Ostholstein	Eutin	<500	p	3574	<20000	0,916	0,817	363	7	26	5:19%	6:13%	8:10%	30	1,8	4,9				27,0	46,2	98,6	1,0	61,6	0,7	31,0	0,4
St-Elisabeth-Krankenhaus	Eutin	<50	fg	3071	<5000	1,637	0,976	71	1	2	8:44%	5:21%	1:9%		0,5	19,5	B			25,5	42,8	14,2	0,8	10,0	0,6	5,7	0,3
Ev-luth. Diakonissen-krankenhaus	Flensburg	<1000	fg	3231	<50000	0,991	0,820	381	9	26	5:19%	8:17%	1:13%	35	2,4	0,5		P		9,7	28,1	77,7	0,9	77,7	0,9	77,7	0,9
Malteser Krankenhaus St-Franziskus Hospital	Flensburg	<500	fg	3184	<20000	1,244	0,867	304	6	17	6:29%	4:19%	7:10%	33	4,0	3,5	B			9,8	26,9	42,3	0,8	42,3	0,8	42,3	0,8
Katharinen Hospiz am Park	Flensburg	<50	fg												0,0	100,0	B			5,1	17,3						
Johanniter-Krankenhaus Geesthacht/Lauenburg	Geesthacht	<500	fg	3298	<10000	0,868	0,841	306	7	23	5:16%	6:15%	8:12%	27	0,7	0,1	B			12,8	18,4	98,5	1,0	24,1	0,4	4,7	0,1
Vitanas Klinik für Geriatrie Geesthacht	Geesthacht	<50	p	3172	<5000	1,871	0,980	57	1	2	8:39%	5:17%	1:15%		0,0	11,7				19,2	22,6	21,5	0,9	6,9	0,4	1,3	0,1
HELIOS Klinik Geesthacht	Geesthacht	<50	p	3133											0,0	100,0	B			105,3	215,9						
Parklinik Manhagen	Großhansdorf	<50	p	3277	<20000	0,627	0,980	66	2	3	2:60%	8:39%	9:0%	76	0,1	0,0				25,3	35,9	90,6	0,9	29,1	0,3	18,5	0,2
Krankenhaus Großhansdorf	Großhansdorf	<200	fg	3173	<10000	1,427	0,977	79	2	4	4:91%	16:2%	-1:2%	29	3,9	3,4				41,5	82,0	57,1	0,9	10,0	0,2	5,7	0,1
Westküstenklinik Heide	Heide	<1000	ö	3266	<50000	1,031	0,791	359	11	32	5:18%	8:15%	6:14%	30	2,3	3,3		P		18,1	37,1	100,0	1,0	100,0	1,0	100,0	1,0
Klinik Dr. Winkler	Husum	<50	p	3302	<1000	0,627	0,981	39	1	3	8:88%	6:7%	5:2%	98	0,0	0,0				19,3	32,8	23,1	0,8	23,1	0,8	23,1	0,8

21

21

Krankenhausname	Ort	Betten	Träger	Z-Bax	Case-mix	CMI	Spez. Gini	Anz. Basis-DRG	Leistungs-dichte Basis-DRG 25%	50%	TOP 3 MDC 1	2	3	Part. in % O	Budget-Anteile ZE	SE	Bes. Leist. B	P	Not-fall	AOK-Patienten-wege (PKW-KM) Med	oQ	10 km Markt-anteil	HHI	20 km Markt-anteil	HHI	30 km Markt-anteil	HHI
Zweckverb. Krankenhaus Itzehoe	Itzehoe	<1000	ö	3241	<50000	1,015	0,788	374	10	32	5:16%	6:14%	8:10%	30	1,2	7,3			P	16,4	23,3	100,0	1,0	100,0	1,0	78,9	0,9
Paracelsus-Klinik Henstedt-Ulzburg/Kaltenkirchen	Kaltenkirchen	<500	p	3222	<10000	0,926	0,863	268	5	21	8:19%	6:17%	14:10%	37	0,9	0,0				11,5	16,6	61,7	0,8	23,7	0,6	3,4	0,1
Park-Klinik GmbH	Kiel	<50	p	3276	<5000	0,612	0,960	73	2	8	6:33%	13:25%	9:15%	90	2,0	0,0				13,8	36,5	7,9	0,5	7,3	0,5	7,2	0,5
Lubinus-Klinik	Kiel	<200	p	3219	<20000	1,196	0,951	127	3	8	8:86%	9:4%	6:3%	90	0,4	0,0				23,8	46,5	14,4	0,6	13,5	0,5	12,2	0,5
Klinik Flechsig GmbH & Co. KG	Kiel	<50	p	3370	<1000	0,443	0,991	25	1	2	3:99%	2:0%	9:0%	98	0,0	0,0				11,1	25,4	11,9	0,7	11,7	0,7	11,7	0,7
Ostseeklinik Kiel GmbH	Kiel	<50	p	3278	<5000	0,729	0,960	98	3	7	8:62%	6:15%	11:11%	97	0,3	0,0				7,4	23,3	8,7	0,5	8,2	0,5	6,1	0,3
Universitätsklinikum Schleswig-Holstein Campus Kiel und Lübeck	Kiel	>1000	ö		>50000	1,463	0,662	539	19	57	5:15%	1:11%	8:10%	45	5,7	2,0						71,0	0,6	67,0	0,6	64,0	0,6
nordBLICK Augenklinik	Kiel	<50	p		<1000	0,408	0,989	17	1	3	2:100%	9:0%		76	0,0	72,0						19,0	0,7	18,9	0,7	18,9	0,7
Marien-Krankenhaus Lübeck	Lübeck	<50	fg	3381	<5000	0,430	0,964	128	2	5	14:24%	15:22%	3:18%	55	0,0	0,0				7,1	12,4	41,1	0,8	40,8	0,8	18,8	0,3
DRK Therapiezentrum Marli GmbH	Lübeck	<500	p	3291	<5000	1,729	0,963	115	2	3	8:29%	5:19%	1:18%		0,7	5,3				9,1	14,5	22,7	0,8	22,3	0,8	7,4	0,2
Sana Kliniken Lübeck GmbH	Lübeck	<500	p	3218	<20000	1,151	0,811	350	10	30	5:22%	8:15%	6:14%	36	2,4	0,0				7,6	12,7	70,9	0,7	51,7	0,5	23,8	0,3
FEK-Friedrich-Ebert-Krankenhaus Neumünster GmbH	Neumünster	<1000	ö	3225	<50000	1,070	0,787	432	10	30	5:17%	6:13%	8:10%	29	2,9	0,9		P		7,7	20,1	98,2	1,0	78,0	0,9	24,5	0,3
Klinik Klosterstraße	Neumünster	<50	p		<1000	0,662	0,976	42	1	4	13:65%	9:11%	6:11%	90	0,0	0,0						18,1	0,8	18,1	0,8	2,2	0,3
Klinikum Neustadt	Neustadt	<500	p	3097	<20000	1,407	0,851	320	5	19	8:38%	5:17%	6:11%	49	0,7	0,7				20,7	44,6	99,4	1,0	42,4	0,6	23,9	0,4
Kinderzentrum Pelzerhaken	Pelzerhaken, Neustadt in Holstein	<50	fg	3415											0,0	100,0	B			101,4	154,6						
Regio Kliniken GmbH	Pinneberg	<1000	p	3239	<50000	1,035	0,787	442	9	30	5:18%	6:14%	8:14%	34	1,0	0,5				16,6	21,9	50,4	0,5	12,4	0,2	7,7	0,1
Klinik Preetz Krankenhaus des Kreises Plön	Preetz	<200	ö	3249	<10000	0,854	0,856	280	7	22	5:19%	6:17%	8:12%	29	0,2	0,0				13,9	22,0	96,2	1,0	6,9	0,5	5,2	0,3
DRK Krankenhaus Mölln/Ratzeburg	Ratzeburg	<200	fg	3255	<10000	0,897	0,847	303	8	22	5:23%	6:16%	8:11%	28	1,1	0,0				10,7	22,6	98,3	1,0	37,0	0,6	27,4	0,5
DRK Röpersberg Klinik, Klinik für Geriatrie Ratzeburg GmbH	Ratzeburg	<50	p	3160	<5000	1,853	0,981	48	1	3	8:31%	5:18%	1:15%		0,7	0,0				22,1	36,6	28,6	0,6	12,7	0,9	9,3	0,5

Krankenhausname	Ort	Betten	Träger	Z-Bax	Case-mix	CMI	Spez. Gini	Anz. Basis-DRG	Leistungsdichte Basis-DRG 25%	50%	TOP 3 MDC 1	2	3	Part. in % O	Budget-Anteile ZE	SE	Bes. Leist. B	P	Not-fall	AOK-Patienten-wege (PKW-KM) Med	oQ	Regional 10 km Markt-anteil	HHI	20 km Markt-anteil	HHI	30 km Markt-anteil	HHI
Krankenhaus Reinbek St.-Adolf-Stift	Reinbek	<500	fg	3238	<20000	1,009	0,821	310	8	27	5:20%	6:19%	8:9%	32	2,6	1,5				9,4	20,5	79,8	0,9	8,4	0,2	5,0	0,1
Kreiskrankenhäuser und Kreisseniorenreinrichtungen Rendsburg-Eckernförde gGmbH	Rendsburg	<1000	ö	3108	<50000	0,958	0,790	411	10	30	5:16%	6:13%	8:11%	35	1,2	0,7				21,8	27,6	100,0	1,0	100,0	1,0	43,7	0,4
HELIOS Klinikum Schleswig	Schleswig	<500	p	3242	<20000	1,076	0,813	355	9	30	5:24%	6:13%	1:12%	33	2,7	2,0				12,9	23,0	100,0	1,0	100,0	1,0	31,1	0,6
DRK Krankenhaus für Geriatrie und Neurologie	Süsel	<200	fg	3136	<5000	2,419	0,984	41	1	3	8:31%	1:23%	5:15%	3	1,5	26,1				25,0	37,2	12,7	0,6	12,0	0,5	5,9	0,3
Curschmann-Klinik	Timmendorfer Strand	<50	p	3294	<1000	0,610			1	3	5:35%	6:34%	4:11%	16	0,0	0,0				85,3	192,4	100,0	1,0	1,3	0,3	1,3	0,3
Nordseeklinik Westerland	Westerland	<200	p	3535	<5000	0,750	0,877	242	4	17	5:19%	9:16%	6:12%	17	0,1	0,0				9,1	110,4	100,0	1,0	100,0	1,0	100,0	1,0
Klinikum Nordfriesland gGmbH	Wyk	<50	ö	11363	<1000	0,547	0,897	150	6	18	5:22%	6:12%	1:9%	10	0,0	0,0				6,7	6,7	100,0	1,0	100,0	1,0	100,0	1,0
Thüringen		384		3112		1,113	0,793		13	43	5:16%	8:15%	6:12%	35	3,3	1,8	6	1	0								0,2
Klinikum Altenburger Land GmbH	Altenburg	<500	ö	3205	<20000	1,014	0,820	357	9	27	5:18%	1:15%	8:14%	23	3,1	1,0				8,7	16,4	100,0	1,0	34,9	0,4	12,1	0,2
Robert-Koch-Krankenhaus Apolda GmbH	Apolda	<500	ö	3225	<10000	0,894			7	24	8:19%	5:15%	6:13%	33	0,4	1,3				1,8	19,2	100,0	1,0	14,9	0,5	7,9	0,3
Marienstift Arnstadt, Orthopädische Klinik	Arnstadt	<50	fg	3167	<5000	1,397	0,974	55	2	5	8:99%	1:1%	9:0%	81	2,0	1,9				40,5	76,3	56,5	0,7	23,8	0,4	11,5	0,2
Ilm-Kreis-Kliniken Arnstadt Ilmenau gGmbH	Arnstadt	<500	ö	3226	<20000	0,908	0,825	358	8	26	5:18%	6:15%	8:12%	29	1,1	0,0				23,8	26,0	87,1	0,9	23,1	0,5	12,1	0,2
Zentralklinik Bad Berka GmbH	Bad Berka	<1000	p	3172	<50000	2,011	0,855	310	6	19	5:34%	4:17%	8:15%	47	4,7	5,3	B			58,4	89,4	52,8	0,6	40,8	0,5	13,2	0,2
DRK – Manniske Krankenhaus	Bad Frankenhausen	<500	fg	3236	<50000	0,920	0,821	378	8	26	6:22%	5:17%	8:13%	29	1,6	0,0				30,4	32,8	100,0	1,0	42,0	0,6	28,9	0,4
Gräfliche Kliniken Moritz Klinik Bad Klosterlausnitz	Bad Klosterlausnitz	<50	p		<1000	2,662	0,995	8	1	1	1:99%	21:1%			7,1	72,2	B			44,2	59,0						
Hufeland-Klinikum GmbH Bad Langensalza	Bad Langensalza	<500	ö	3210	<50000	0,982	0,825	346	9	26	5:22%	8:16%	6:16%	35	1,3	0,0				27,6	27,6	100,0	1,0	52,9	0,6	19,4	0,3
m&i Fachklinik Bad Liebenstein	Bad Liebenstein	<50	p	3269	<1000	2,504	0,994	11	1	1	1:97%	8:2%	21:1%	35	7,9	82,3	B			49,2	90,3	16,0	0,9	4,8	0,3	2,4	0,2

21

Krankenhausname	Ort	Betten	Träger	Z-Box	Case-mix	CMI	Spez. Gini	Anz. Basis-DRG	Leistungsdichte Basis-DRG 25%	Leistungsdichte Basis-DRG 50%	TOP 3 MDC 1	TOP 3 MDC 2	TOP 3 MDC 3	Part. in % O	Budget-Anteile ZE	Budget-Anteile SE	Bes. Leist. B	Bes. Leist. P	Not-fall	AOK-Patientenwege (PKW-KM) Med	AOK oQ	10 km Markt-anteil	10 km HHI	20 km Markt-anteil	20 km HHI	30 km Markt-anteil	30 km HHI
RMH Heinrich-Mann-Klinik Bad Liebenstein	Bad Liebenstein	<50	p												0,0	0,0	B										
Klinikum Bad Salzungen	Bad Salzungen	<500	ö	3213	<20000	0,866	0,832	321	8	24	5:17%	6:13%	8:12%	26	1,7	0,0				14,7	22,6	99,6	1,0	67,0	0,6	31,1	0,3
MEDIAN Klinik Bad Tennstedt	Bad Tennstedt	<50	p												0,0	0,0	B										
HELIOS Klinik Blankenhain	Blankenhain	<200	p	3215	<10000	1,161	0,843	254	8	27	11:22%	8:19%	5:15%	51	1,2	0,4				18,8	30,4	31,3	0,8	11,0	0,4	4,6	0,2
Helios Klinik Bleicherode	Bleicherode	<50	p	3247	<5000	1,277	0,979	42	1	4	8:93%	1:7%	9:0%	56	0,6	0,0				33,9	48,2	100,0	1,0	50,1	0,5	33,6	0,3
St. Georg Klinikum gGmbH	Eisenach	<500	fg	3206	<50000	0,960	0,797	356	10	32	5:20%	6:16%	8:11%	31	3,0	0,0				10,8	20,1	100,0	1,0	99,7	1,0	19,2	0,2
Waldkrankenhaus „Rudolf Elle" gGmbH	Eisenberg	<500	ö	3179	<20000	1,316	0,888	230	4	16	8:58%	6:12%	5:10%	55	1,8	0,0				14,4	36,2	100,0	1,0	27,6	0,7	11,2	0,3
Katholisches Krankenhaus St. Johann Nepomuk	Erfurt	<500	fg	3206	<20000	0,953	0,837	326	7	24	5:20%	8:18%	8:11%	36	2,5	0,0				6,3	11,3	29,1	0,7	16,9	0,4	11,5	0,3
HELIOS Klinikum Erfurt	Erfurt	>1000	p	3208	>50000	1,199	0,708	463	15	48	5:12%	8:12%	1:10%	39	2,8	0,2				11,6	42,9	76,4	0,7	58,0	0,5	28,6	0,3
SRH Krankenhaus Waltershausen-Friedrichroda GmbH	Friedrichroda	<200	p	3416	<10000	0,817	0,847	276	8	23	5:19%	6:16%	8:13%	28	1,8	0,0				9,9	18,5	100,0	1,0	26,2	0,4	8,7	0,2
SRH Wald-Klinikum Gera	Gera	<1000	p	3201	<50000	1,068	0,759	431	11	37	5:14%	4:12%	8:11%	35	5,4	0,5		P		10,6	26,1	99,7	1,0	78,9	0,8	42,0	0,4
HELIOS Kreiskrankenhaus Gotha/Ohrdruf	Gotha	<500	p	3200	<20000	0,956	0,815	292	8	30	5:18%	6:15%	8:14%	31	2,5	0,0				6,2	14,9	100,0	1,0	38,9	0,4	12,6	0,2
Kreiskrankenhaus Greiz GmbH	Greiz	<500	ö	3225	<20000	0,964	0,816	307	9	28	5:19%	6:14%	8:10%	29	2,4	0,0				10,9	21,0	63,7	0,6	15,3	0,3	8,3	0,2
HELIOS Fachkliniken Hildburghausen	Hildburghausen	<1000	p	3240	<5000	0,826	0,982	30	2	4	1:77%	8:17%	3:2%		3,2	1,8				18,2	28,9	62,3	0,8	27,0	0,5	13,1	0,3
REGIOMED KLINIKEN Klinik Hildburghausen	Hildburghausen	<500	ö	3239	<10000	0,904	0,858	273	7	22	6:23%	8:19%	8:11%	27	2,1	0,0				14,9	23,1	85,4	1,0	28,3	0,6	12,4	0,3
Klinikum der Friedrich-Schiller-Universität Jena	Jena	>1000	ö	3202	>50000	1,527	0,675	526	17	53	5:13%	1:9%	8:9%	42	7,8	2,6				34,4	63,1	100,0	1,0	57,6	0,5	41,7	0,4
St.-Elisabeth-Krankenhaus	Lengenfeld u. Stein	<200	fg	3210	<5000	1,944	0,991	20	1	2	8:48%	1:20%	5:19%		0,5	2,6				31,3	54,5	100,0	1,0	32,0	0,5	25,2	0,4
Fachkrankenhaus für Dermatologie Schloß Friedensburg GmbH	Leutenberg	<50	ö												0,0	0,0	B										

21

Krankenhausname	Ort	Betten	Träger	Z-Bax	Case-mix	CMI	Spez. Gini	Anz. Basis-DRG	Leistungsdichte Basis-DRG 25%	50%	TOP 3 MDC 1	2	3	Part. in % O	Budget-Anteile ZE	SE	Bes. Leist. B	P	Not-fall	AOK-Patienten-wege (PKW-KM) Med	oQ	10 km Markt-anteil	HHI	20 km Markt-anteil	HHI	30 km Markt-anteil	HHI
HELIOS Klinikum Meiningen	Meiningen	<1000	p	3242	<50000	1,224	0,772	411	12	36	5:16%	8:15%	6:14%	40	4,0	0,8				20,8	30,1	99,3	1,0	71,4	0,7	22,5	0,3
Sozialwerk Meiningen gGmbH Geriatrische Fachklinik Georgenhaus	Meiningen	<200	fg	3212	<5000	1,877	0,991	23	1	2	8:48%	1:31%	5:11%		0,4	4,8				30,7	44,7	51,8	0,9	41,8	0,7	19,7	0,4
Ökumenisches Hainichklinikum gGmbH	Mühlhausen	<1000	fg	3180	<5000	0,794	0,978	32	2	4	1:80%	19:5%	5:4%		1,6	0,1				20,9	31,2	100,0	1,0	60,4	0,7	18,6	0,3
Ev. Fachkrankenhaus für Atemwegserkrankungen	Neustadt	<50	fg	3197	<5000	1,253	0,987	27	1	2	4:91%	5:4%	-1:4%	6	1,6	5,6				37,9	59,4	31,4	0,8	31,4	0,8	17,8	0,5
Südharz Klinikum Nordhausen	Nordhausen	<1000	ö	3202	<50000	1,089	0,742	500	11	39	5:14%	6:11%	1:9%	38	2,8	0,4				14,6	26,8	91,6	0,9	80,8	0,9	43,4	0,6
Eichsfeld Klinikum gGmbH	Reifenstein	<500	fg	3226	<20000	0,871	0,844	341	7	20	5:18%	6:17%	11:9%	29	1,6	0,4				25,5	28,1	100,0	1,0	76,7	0,9	38,8	0,4
Kreiskrankenhaus Ronneburg	Ronneburg	<200	ö	3228	<5000	1,852	0,995	21	1	1	8:79%	1:17%	5:3%		0,0	1,0				21,1	31,2	39,7	1,0	33,7	0,7	11,8	0,2
Thüringen Kliniken „Georgius Agricola" GmbH	Saalfeld	<1000	ö	3138	<50000	1,063	0,785	400	10	35	5:17%	6:16%	8:15%	32	1,6	0,4				19,9	25,8	100,0	1,0	97,1	1,0	49,3	0,6
Kreiskrankenhaus Schleiz gGmbH	Schleiz	<200	ö	3243	<5000	0,830	0,862	213	7	22	5:17%	8:15%	6:14%	24	1,2	0,0				17,7	21,6	100,0	1,0	100,0	1,0	14,2	0,4
Elisabeth Klinikum Schmalkalden GmbH	Schmalkalden	<200	ö	3212	<10000	0,890	0,846	258	8	25	5:21%	6:16%	8:13%	29	1,6	0,0				9,9	15,1	100,0	1,0	17,4	0,3	9,7	0,2
Medinos Kreiskrankenhäuser Sonneberg und Neuhaus gGmbH	Sonneberg	<500	ö	3230	<20000	0,968	0,826	301	8	28	5:22%	8:16%	6:13%	33	2,2	4,5				13,8	25,2	85,8	0,8	31,2	0,4	25,0	0,3
Asklepios Fachklinikum Stadtroda GmbH	Stadtroda	<500	p	3255	<5000	0,844	0,982	46	1	3	1:85%	8:5%	19:2%		1,7	37,3	B			32,0	59,4	100,0	1,0	13,3	0,7	6,7	0,4
SRH Zentralklinikum Suhl GmbH	Suhl	<1000	p	3261	<50000	1,047	0,746	441	12	41	5:14%	3:10%	6:10%	41	3,6	0,3				14,0	32,0	100,0	1,0	71,7	0,7	40,7	0,4
KMG Rehabilitationszentrum Sülzhayn	Sülzhayn	<50	p												0,0	0,0											
Capio Klinik a. d. Weißenburg	Uhlstädt-Kirchhasel	<50	p	3221	<5000	1,093	0,990	15	1	2	8:90%	1:9%	6:0%		2,6	0,0				43,1	64,0	100,0	1,0	46,9	0,6	16,8	0,3
Sophien- und Hufeland Klinikum gGmbH	Weimar	<1000	fg	3227	<20000	0,914	0,826	356	7	25	1:17%	8:13%	5:12%	29	2,6	0,2				9,1	25,1	51,5	0,7	21,1	0,4	11,4	0,2

21

Der Krankenhaus-Report 2016 im Internet

Alle Tabellen und Abbildungen des Krankenhaus-Reports 2016 stehen im Kranken-haus-Report-Internetportal unter der Adresse http:\\\www.krankenhaus-report-on-line.de zur Verfügung und können unter Berücksichtigung des Copyrights herunter-geladen und in eigene Arbeiten übernommen werden. Mit den Daten können eigene Berechnungen durchgeführt werden.

Registrierung:
Rufen Sie bitte die oben genannte Internetseite auf und lassen Sie sich registrieren. Folgen Sie dem Link: „Dann registrieren Sie sich [hier]!" Es öffnet sich ein Formu-lar zur Registrierung. Bitte füllen Sie die mit einem Stern markierten Pflichtfelder aus und klicken Sie dann auf den Button „absenden". Sobald Ihre Angaben vom Schattauer-Verlag überprüft wurden, erhalten Sie per E-Mail die Zugangsberechti-gung zum Internetportal. Jetzt kommen Sie auf das Internetportal und können die unten aufgeführten Materialien herunterladen.

Sollten Sie schon im Internetportal des Krankenhaus-Reports registriert sein, so müssen Sie sich nicht erneut registrieren.

Im Internetportal zum Krankenhaus-Report 2016 finden Sie:
* Inhaltsverzeichnis
* Zusammenfassungen der Beiträge (deutsch/englisch)
* alle Abbildungen im EPS- und PDF-Format
* alle Tabellen im XLS- und PDF-Format
* das Krankenhaus-Directory 2014 mit erweiterten Informationen im PDF-For-mat
* die Krankenhauspolitische Chronik 2001 bis 7/2015

Zusätzlich zum Buch finden Sie im Internetportal:
* Inhaltsverzeichnisse der Krankenhaus-Reporte 1993 bis 2015
* Zusammenfassungen der Krankenhaus-Reporte 1997 bis 2015

Ergänzende Tabellen zu Kapitel 18, 19 und 20:
Kapitel 18
Tabelle 18–a: Zentrale Indikatoren der Krankenhäuser für 2003–2013
Tabelle 18–b: Bettendichte im Ländervergleich 2003 und 2013
Tabelle 18–c: Personal nach Trägerschaft 2013
Tabelle 18–d: Krankenhäuser nach Trägerschaft 1991 bis 2013

Kapitel 19
Tabelle 19–a: Patienten nach Krankheitsklasse und Wohnort je 100 000 Einwohner 2013 – rohe Rate –

Kapitel 20

Tabelle 20–a: Ausgewählte Hauptdiagnosen und ihre zehn häufigsten Nebendiagnosen der Krankenhauspatienten 2013

Tabelle 20–b: Die 50 häufigsten Nebendiagnosen der Krankenhauspatienten 2013 – insgesamt –

Tabelle 20–c: Die 50 häufigsten Nebendiagnosen der Krankenhauspatienten 2013 – männlich –

Tabelle 20–d: Die 50 häufigsten Nebendiagnosen der Krankenhauspatienten 2013 – weiblich –

Tabelle 20–e: Die 50 häufigsten Operationen (Dreisteller) – insgesamt –

Tabelle 20–f: Die 50 häufigsten Operationen (Dreisteller) – männlich –

Tabelle 20–g: Die 50 häufigsten Operationen (Dreisteller) – weiblich –

Tabelle 20–h: Die Operationen mit den größten Veränderungen von 2012 auf 2013 (Dreisteller)

Tabelle 20–i: Die 50 häufigsten Operationen (Viersteller) – insgesamt –

Tabelle 20–j: Die 50 häufigsten Operationen (Viersteller) – männlich –

Tabelle 20–k: Die 50 häufigsten Operationen (Viersteller) – weiblich –

Tabelle 20–l: Die Operationen mit den größten Veränderungen von 2012 auf 2013 (Viersteller)

Tabelle 20–m: Fallpauschalen nach MDCs und Bundesländern

Tabelle 20–n: Casemix nach MDCs und Bundesländern

Tabelle 20–o: Casemix-Index nach Fachabteilungen und Altersgruppen – insgesamt –

Tabelle 20–p: Casemix-Index nach Fachabteilungen und Altersgruppen – männlich –

Tabelle 20–q: Casemix-Index nach Fachabteilungen und Altersgruppen – weiblich –

Krankenhaus-Directory (Kapitel 21)

Die Internetversion enthält die folgenden zusätzlichen Spalten:

CMI Abw. Land	Vergleich zwischen dem individuellen CMI und dem entsprechenden Landeswert
Leistungsdichte Basis-DRG 75 %	Gibt an, mit wie vielen Basis-DRGs 75 % aller Leistungen eines Hauses erbracht werden
TOP 5 MDC	Weist die fünf stärksten MDCs mit ihrer Nummer und ihrem Prozentanteil an allen DRG-Leistungen aus (im Buch sind nur die drei stärksten MDC ausgewiesen)
Partitionen A und M in %	A = andere und M = medizinische Partition
Besondere Leistungen Spalten N und H	N = neue Untersuchungs- und Behandlungsmethoden H = hochspezialisierte Leistungen

QSR-Behandlungsergebnisse: Weist jeweils Fälle und Ergebnis der Qualitätsbe-
- Hüftendoprothese   wertung aus
- Oberschenkelfraktur
- Knie-TEP
- Gallenblasenentfernung
  bei Gallensteinen
- Perkutane Koronarinter-
  vention (PCI)
- Appendektomie

Informationen zum Krankenhaus-Report finden Sie auch unter http://www.wido.de/
khreport.html.

Autorenverzeichnis

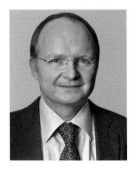

Prof. Dr. oec. Volker Erik Amelung
Institut für Epidemiologie, Sozialmedizin und Gesundheitssystemforschung, Medizinische Hochschule Hannover, Carl-Neuberg-Straße 1, 30625 Hannover

Studium der BWL an der Hochschule St. Gallen und an der Universität Paris-Dauphine. Nach der Promotion an der Hochschule für Wirtschaft und Politik in Hamburg beschäftigt. Über mehrere Jahre Gastwissenschaftler an der Columbia University in New York. Seit 2001 Universitäts-Professor an der Medizinischen Hochschule Hannover für Gesundheitsmanagement und Gesundheitssystemforschung. Seit 2007 Vorstandsvorsitzender des Bundesverbandes Managed Care. Im Jahr 2011 Gründung des privaten Instituts für angewandte Versorgungsforschung GmbH (inav) in Berlin. Vorstandsmitglied des Center for Health Economics Research Hannover (CHERH).

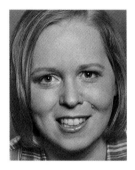

Dr. iur. Susanne Armbruster, MPH
Kassenärztliche Bundesvereinigung (KBV), Herbert-Lewin-Platz 2, 10623 Berlin

1990–1996 Studium der Rechtswissenschaft an den Universitäten München, Salamanca und Würzburg. 1998 Diplôme d'études spécialisées en sciences de la santé an Université Libre de Bruxelles. 1999 Magistra Public Health an der TU Berlin. 1999–2002 Stipendium der Deutschen Forschungsgemeinschaft zur Promotion (2004) am Graduiertenkolleg „Bedarfsgerechte und kostengünstige Gesundheitsversorgung". 2002–2004 Mitarbeiterin im Geschäftsbereich Krankenversicherung der Münchener Rückversicherungs-Gesellschaft AG. Seit 2004 Mitarbeiterin der KBV, seit 2008 Abteilungsleiterin Flexible Versorgungsformen und Patientenorientierung.

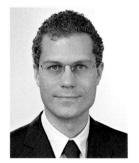

Dr. rer. pol. Boris Augurzky
Rheinisch-Westfälisches Institut für Wirtschaftsforschung e. V. (RWI), Hohenzollernstraße 1–3, 45128 Essen

Studium der VWL und Mathematik an der Universität Heidelberg. 2001–2003 als Berater bei der Boston Consulting Group tätig. Seit 2003 Leiter des Bereichs Gesundheit am RWI. Forschungsinteressen: angewandte ökonometrische Fragestellungen im Bereich der Gesundheitsökonomie mit dem Fokus auf dem stationären Gesundheitssektor. Autor des Krankenhaus Rating Reports.

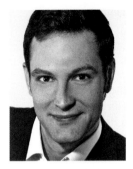

Prof. Dr. rer. pol. Andreas Beivers
Hochschule Fresenius München, Infanteriestraße 11a, 80797 München

Studium der VWL an der Ludwig-Maximilians-Universität München. 2004–2009 zunächst wissenschaftlicher Mitarbeiter, dann Bereichsleiter für stationäre Versorgung am Institut für Gesundheitsökonomik in München. Promotion an der Universität der Bundeswehr München. Seit 2010 Studiendekan für Gesundheitsökonomik an der Hochschule Fresenius in München. Im März 2011 Berufung zum Professor an der Hochschule Fresenius durch das Hessische Kultusministerium.

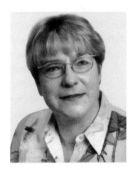

Ute Bölt
Gruppe H1 Gesundheit, Statistisches Bundesamt, Graurheindorfer Straße 198, 53117 Bonn

Diplom-Verwaltungswirtin (FH). Seit 1978 Beamtin des Landschaftsverbandes Rheinland. 1992 Wechsel in das Bundesministerium des Innern, Abteilung Öffentlicher Dienst. Federführende Erstellung des Ersten Versorgungsberichts der Bundesregierung zur Prognose der künftigen Entwicklung der Versorgungskosten. Seit 1999 Mitarbeiterin des Statistischen Bundesamtes in der Gruppe H1 Gesundheit. Schwerpunkt: methodische Weiterentwicklung der Krankenhausstatistik.

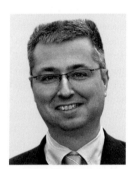

Dirk Bürger
AOK-Bundesverband, Rosenthaler Straße 31, 10178 Berlin

1986–2000 Fachkrankenpfleger in der Abteilung für Anästhesie und Intensivmedizin des Marienhospitals in Bottrop/NRW. 2001–2009 wissenschaftlicher Mitarbeiter und Büroleiter des Bundestagsabgeordneten und stellvertretenden Vorsitzenden des Gesundheitsausschusses des Deutschen Bundestages Dr. med. Hans Georg Faust. 2009–2010 wissenschaftlicher Mitarbeiter und Büroleiter des Bundestagsabgeordneten Rudolf Henke, CDU/CSU-Bundestagsfraktion, Mitglied des Gesundheitsausschusses. Seit 2010 Referent für Gesundheitspolitik beim AOK-Bundesverband, Stabsbereich Politik und Unternehmensentwicklung.

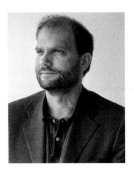

Prof. Dr. med. Reinhard Busse, MPH, FFPH
Lehrstuhl Management im Gesundheitswesen – WHO Collaborating Centre for Health Systems Research and Management, Technische Universität (TU) Berlin, Straße des 17. Juni 135, 10623 Berlin

Lehrstuhlinhaber für Management im Gesundheitswesen an der TU Berlin. 1999 Habilitation für Epidemiologie, Sozialmedizin und Gesundheitssystemforschung an der Medizinischen Hochschule Hannover. Assoziierter Leiter für Forschungspolitik des Europäischen Observatoriums für Gesundheitssysteme und Gesundheitspolitik und Leiter des Berliner Zentrums. Zahlreiche Ämter, u. a. seit 2006 Dekan der Fakultät VII „Wirtschaft und Management" der TU Berlin sowie 2007–2008 Mitglied im Wissenschaftlichen Beirat zur Weiterentwicklung des Risikostrukturausgleichs beim Bundesversicherungsamt. Forschungsschwerpunkte: Gesundheitssystemforschung und das Spannungsfeld zwischen Markt und Regulation sowie Health Technology Assessment (HTA).

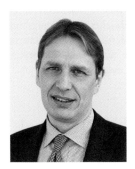

Hendrik Dräther
Wissenschaftliches Institut der AOK (WIdO), Rosenthaler Straße 31, 10178 Berlin

Studium der Angewandten Systemwissenschaften im Fachbereich Mathematik der Universität Osnabrück. Anschließend wissenschaftlicher Mitarbeiter in der Wirtschaftswissenschaftlichen Abteilung des Zentrums für Sozialpolitik der Universität Bremen. Seit 2002 wissenschaftlicher Mitarbeiter im WIdO, Forschungsbereich Gesundheitspolitik und Systemanalysen. Seit 2009 Leiter des Forschungsbereichs Ambulante Analysen und Versorgung im WIdO. Arbeitsschwerpunkte: Finanzierung des Gesundheits- und Pflegesystems und Vergütung der Leistungserbringer in der ambulanten Versorgung.

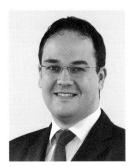

Dr. med. Tobias Freund
Abteilung Allgemeinmedizin und Versorgungsforschung, Universitätsklinikum Heidelberg, Voßstraße 2, 69115 Heidelberg

Studium der katholischen Theologie in Frankfurt am Main und Mainz. 2001–2007 Studium der Humanmedizin an der Charité Universitätsmedizin in Berlin. 2007 Promotion zum Dr. med. in Berlin. 2007–2009 wissenschaftlicher Mitarbeiter am Institut für Allgemeinmedizin der Charité Berlin und Tätigkeit als Assistenzarzt für Innere Medizin und Allgemeinmedizin am Klinikum Bayreuth. Seit 2009 als Assistenzarzt für Innere Medizin und Allgemeinmedizin und als wissenschaftlicher Mitarbeiter in der Abteilung für Allgemeinmedizin und Versorgungsforschung der Universitätsklinik Heidelberg beschäftigt.

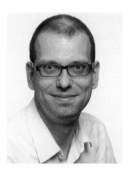

Jörg Friedrich
**Wissenschaftliches Institut der AOK (WIdO),
Rosenthaler Straße 31, 10178 Berlin**

Studium der Sozialwissenschaften in Hannover. 1996–1999
Stabsstelle der Pflegedienstleitung des Agnes-Karll-Kranken-
hauses Laatzen. 1999–2002 Abteilung Stationäre Leistungen,
Rehabilitation des AOK-Bundesverbandes. Seit 2002 wissenschaftlicher Mitarbeiter im WIdO. Seit 2006 Leiter des Forschungsbereichs Krankenhaus.

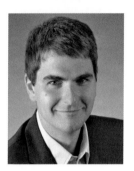

Dr. rer. oec. Dipl.-Ing. Alexander Geissler
**Fachgebiet Management im Gesundheitswesen,
Technische Universität (TU) Berlin, Straße des 17. Juni 135,
10623 Berlin**

Studium des Wirtschaftsingenieurwesens u. a. mit dem Schwerpunkt Management im Gesundheitswesen an der TU Berlin.
2013 Promotion mit dem Schwerpunkt Vergleich international
eingesetzter Krankenhausvergütungs- und Patientenklassifika-
tionssysteme. Seit 2008 wissenschaftlicher Mitarbeiter am
Fachgebiet Management im Gesundheitswesen. Forschungsschwerpunkte: Gesundheitssystemvergleiche, Gesundheitsökonomie und Versorgungsforschung mit Fokus auf dem stationären Sektor.

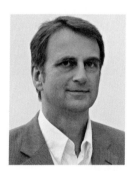

Prof. Dr. med. Max Geraedts, M. san.
**Institut für Gesundheitssystemforschung, Private
Universität Witten/Herdecke gGmbH, Alfred-Herrhausen-
Straße 50, 58448 Witten**

Studium der Medizin in Marburg und der Gesundheitswissenschaften und Sozialmedizin in Düsseldorf. Ärztliche Tätigkeit
am Universitätsklinikum Marburg. Wissenschaftlicher Mitarbeiter am Institut für Medizinische Informationsverarbeitung
der Universität Tübingen. DFG-Forschungsstipendium und
Postdoctoral Fellowship „Health Services Research" am Institute for Health Policy Studies der University of California, San
Francisco. Habilitation für das Fach Gesundheitssystemforschung an der Eberhard-Karls-Universität Tübingen. 2000–
2008 Professur für Public Health an der Heinrich-Heine-Uni-
versität Düsseldorf. Seit 2009 Lehrstuhlinhaber für Gesundheitssystemforschung an der Universität Witten/Herdecke.

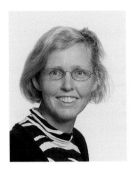

Bettina Gerste
Wissenschaftliches Institut der AOK (WIdO), Rosenthaler Straße 31, 10178 Berlin

Studium der Soziologie und Ethnologie an der Universität Köln. Währenddessen Tätigkeit am Forschungsinstitut für Soziologie in Köln. Seit 1992 im WIdO in verschiedenen Projekten tätig, seit 2006 im Bereich Integrierte Analysen.

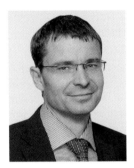

Dr. med. Bernhard Gibis, MPH
Kassenärztliche Bundesvereinigung (KBV), Herbert-Lewin-Platz 2, 10623 Berlin

Leiter des Dezernats 4, Geschäftsbereich Sicherstellung und Versorgungsstruktur, der KBV. Nach dem Abschluss der Facharztweiterbildung Gynäkologie und Geburtshilfe MPH-Abschluss in Hannover. Mitarbeiter der KBV seit 1998, mehrjährige Auslandsaufenthalte zu Themen der evidenzbasierten Medizin (insb. HTA) und Versorgungsplanung als Mitarbeiter internationaler Forschungseinrichtungen, zuletzt 2007/2008 für die WHO, Regionalbüro Europa (Leitung Health Information Unit). Mitglied einschlägiger Fachgesellschaften, Reviewtätigkeit für nationale und internationale Zeitschriften. Schwerpunktthemen: kooperative Versorgungsformen und Bedarfsplanungssysteme.

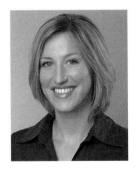

Lena Harries, MPH
Institut für Epidemiologie, Sozialmedizin und Gesundheitssystemforschung, Integriertes Forschungs- und Behandlungszentrum Transplantation (IFB-Tx), Medizinische Hochschule Hannover, Carl-Neuberg-Straße 1, 30625 Hannover

Public-Health-Studium (B.A.) an der Universität Bremen. 2014 Master-Abschluss in Public Health an der Medizinischen Hochschule Hannover mit den Schwerpunkten Gesundheitsökonomie und Versorgungsmanagement. 2011–2015 als (Senior) Projektmanagerin im Bereich der Erstellung von AMNOG-Nutzendossiers bei der Unternehmensberatung Xcenda tätig. Seit 2015 an der Medizinischen Hochschule Hannover als wissenschaftliche Mitarbeiterin im Rahmen eines gesundheitsökonomischen Forschungsauftrags zu Organtransplantationen beschäftigt.

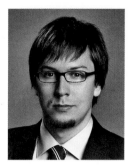

Matthias Hofmann
Kassenärztliche Bundesvereinigung (KBV), Herbert-Lewin-Platz 2, 10623 Berlin

Studium der Soziologie, Medien- und Kommunikationswissenschaften und VWL an der Martin-Luther-Universität Halle-Wittenberg mit den Schwerpunkten Gesundheitssoziologie und demografischer Wandel. Seit 2011 Referent bei der KBV, Themenbereiche u. a. ärztliche Kooperationen und Entwicklung von Versorgungskonzepten.

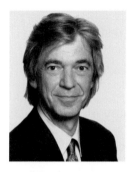

Prof. Dr. rer. pol. Klaus Jacobs
Wissenschaftliches Institut der AOK (WIdO), Rosenthaler Straße 31, 10178 Berlin

Studium der VWL in Bielefeld. Promotion an der FU Berlin. 1981–1987 wissenschaftlicher Mitarbeiter an der FU Berlin und am Wissenschaftszentrum Berlin für Sozialforschung (WZB). 1988–2002 Gesundheitsökonom im Institut für Gesundheits- und Sozialforschung (IGES), Berlin. Seit März 2002 Geschäftsführer des WIdO.

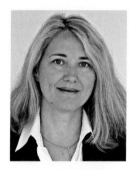

Dr. rer. nat. Elke Jeschke
Wissenschaftliches Institut der AOK (WIdO), Rosenthaler Straße 31, 10178 Berlin

Promotion im Fachbereich Organische Chemie an der Universität Rostock. 1995–2010 als wissenschaftliche Mitarbeiterin und Projektkoordinatorin in verschiedenen wissenschaftlichen Einrichtungen tätig. 2009 Abschluss als Master of Science in Epidemiologie. Seit 2011 beim WIdO und dort Projektleiterin des QSR-Verfahrens.

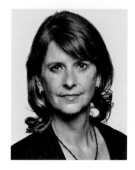

Dr. med. Regina Klakow-Franck
Gemeinsamer Bundesausschuss (G-BA), Wegelystraße 8, 10623 Berlin

Fachärztin für Gynäkologie und Geburtshilfe und Magister Artium (Germanistik, Philosophie und Anglistik). 2004–2012 bei der Bundesärztekammer Abteilungsleiterin für das Dezernat „Qualitätssicherung", ab 2005 parallel stellvertretende Hauptgeschäftsführerin und ab 2008 zusätzlich Abteilungsleiterin für das Dezernat „Gebührenordnung". Seit 2012 Unparteiisches Mitglied im G-BA und Vorsitzende der Unterausschüsse „Qualitätssicherung", „Ambulante Spezialfachärztliche Versorgung" und „Disease-Management-Programme".

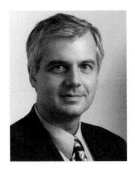

Jürgen Klauber
**Wissenschaftliches Institut der AOK (WIdO),
Rosenthaler Straße 31, 10178 Berlin**

Studium der Mathematik, Sozialwissenschaften und Psychologie in Aachen und Bonn. Seit 1990 im WIdO. 1992–1996 Leitung des Projekts GKV-Arzneimittelindex im WIdO, 1997–1998 Leitung des Referats Marktanalysen im AOK-Bundesverband. Ab 1998 stellvertretender Institutsleiter und ab 2000 Leiter des WIdO. Inhaltliche Tätigkeitsschwerpunkte: Themen des Arzneimittelmarktes und stationäre Versorgung.

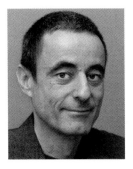

Prof. Dr. med. David Klemperer
**Fakultät Sozial- und Gesundheitswissenschaften,
Ostbayerische Technische Hochschule Regensburg,
Seybothstraße 2, 93053 Regensburg**

Facharzt für Innere Medizin und für Öffentliches Gesundheitswesen. 1983–1991 Assistenzarzt in Krankenhäusern. 1991–2000 öffentlicher Gesundheitsdienst. 2000–2001 Referent für Fragen der Gesundheitsplanung und Steuerung im Gesundheitswesen beim Senator für Gesundheit Bremen. Seit 2001 Hochschullehrer an der Hochschule Regensburg. Wissenschaftliche Schwerpunkte: Patientenorientierung, evidenzbasierte Medizin, Shared Decision Making, regionale Versorgungsunterschiede, Interessenkonflikte in der Medizin. Past President Deutsches Netzwerk Evidenzbasierte Medizin, Vorstandsmitglied der Deutschen Gesellschaft für Sozialmedizin und Prävention. Gremientätigkeit: u. a. Ständige Kommission „Leitlinien" der AWMF, Fachausschuss für Transparenz und Unabhängigkeit in der Medizin der Arzneimittelkommission der deutschen Ärzteschaft, Choosing Wisely International Roundtable, Scientific Steering Committee der Preventing Overdiagnosis Conference, wissenschaftlicher Beirat der Unabhängigen Patientenberatung Deutschland.

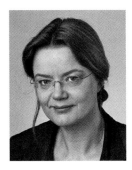

Prof. Dr. med. Ina Kopp
**Institut für Medizinisches Wissensmanagement
(AWMF-IMWi), Philipps-Universität, Karl-von-Frisch-
Straße 1, 35043 Marburg**

Leiterin des Instituts für Medizinisches Wissensmanagement der AWMF-IMWi seit dessen Gründung 2009. Zu den Aufgaben des Instituts gehören die Weiterentwicklung der Methodik für die Erstellung, Implementierung, Evaluierung und Fortschreibung von Leitlinien, die Förderung, Koordination von Leitlinien durch die 173 in der AWMF vertretenen Fachgesellschaften sowie die Konzeption neuer Projekte im Rahmen der Vernetzung von medizinischem Wissensmanagement und klinischer Entscheidungsfindung. Seit 2012 Mitglied des Vorstands des Guidelines International Network (G-I-N), seit 2014 als Vorsitzende.

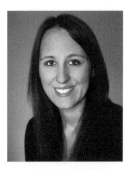

Rike Kraska
Institut für Gesundheitssystemforschung, Private Universität Witten/Herdecke gGmbH, Alfred-Herrhausen-Straße 50, 58448 Witten

Studium der Biomathematik mit den Schwerpunkten Stochastik/Statistik und Molekularbiologie an der Universität Greifswald. Seit 2014 wissenschaftliche Mitarbeiterin am Institut für Gesundheitssystemforschung an der Universität Witten/Herdecke mit Arbeitsschwerpunkten im Bereich Qualitätsforschung und Sekundärdatenanalysen.

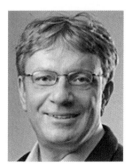

Prof. Dr. rer. pol. Christian Krauth
Institut für Epidemiologie, Sozialmedizin und Gesundheitssystemforschung, Medizinische Hochschule Hannover, Carl-Neuberg-Straße 1, 30625 Hannover

Studium der VWL, Politikwissenschaft und Philosophie an der Westfälischen Wilhelms-Universität Münster. 1988–1993 wissenschaftlicher Mitarbeiter am Institut für Finanzwissenschaft der Universität Münster. 1994 Promotion zum Doktor der Wirtschaftswissenschaften. Seit 1994 an der Medizinischen Hochschule Hannover tätig, zunächst als wissenschaftlicher Mitarbeiter am Institut für Epidemiologie, Sozialmedizin und Gesundheitssystemforschung. Seit 1997 Leiter des Forschungsschwerpunkts Gesundheitsökonomie und seit 2007 Leiter des Forschungsschwerpunkts Gesundheitsökonomie und Gesundheitspolitik. 2005 Habilitation über „Gesundheitsökonomische Evaluation bei chronischen Erkrankungen" und Venia Legendi für Gesundheitsökonomie und Public Health. Vorstandsmitglied des Center for Health Economics Research Hannover (CHERH) und bei der Deutschen Gesellschaft für Gesundheitsökonomie e. V. (dggö) Vorsitzender des Ausschusses für Versorgungsforschung.

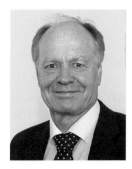

Dr. rer. pol. Wulf-Dietrich Leber
GKV-Spitzenverband, Reinhardtstraße 28, 10117 Berlin

Studium der Physik und der VWL in Aachen und Kiel. 1986–1990 wissenschaftlicher Mitarbeiter beim Sachverständigenrat für die Konzertierte Aktion im Gesundheitswesen sowie Promotion über Risikostrukturausgleich. Seit 1990 Leiter der Dependance des AOK-Bundesverbandes in Berlin und Leiter der Grundsatzabteilung beim AOK-Landesverband Sachsen-Anhalt in Magdeburg. Projektleiter des AOK-Hausarztmodells und 1998–2004 Leiter der Abteilung „Stationäre Leistungen, Rehabilitation" im AOK-Bundesverband, seit 2005 Leiter des Geschäftsbereichs Gesundheit. Seit 2008 Abteilungsleiter Krankenhäuser beim GKV-Spitzenverband.

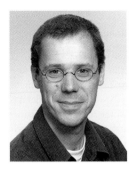

Dr. rer. pol. Gregor Leclerque
Wissenschaftliches Institut der AOK (WIdO), Rosenthaler Straße 31, 10178 Berlin

Studium der VWL. 1997–2002 wissenschaftlicher Mitarbeiter an der Professur für Verteilungs- und Sozialpolitik, Johann-Wolfgang-Goethe-Universität, Frankfurt am Main. Promotion zum Thema „Arbeitnehmervertretungen in Japan". 2003–2006 wissenschaftlicher Mitarbeiter am Institut für Wirtschaft, Arbeit und Kultur (IWAK), Frankfurt am Main. Seit 2007 wissenschaftlicher Mitarbeiter im Forschungsbereich Krankenhaus des WIdO.

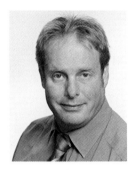

Jürgen Malzahn
AOK-Bundesverband, Rosenthaler Straße 31, 10178 Berlin

Studium der Humanmedizin in Berlin und Frankfurt am Main. Seit 1997 im AOK-Bundesverband tätig, dort bis zum Jahr 2000 im Referat Krankenhaus-Fallmanagement beschäftigt, dann Wechsel in das Referat Krankenhäuser und spätere Übernahme der Referatsleitung. Seit 2007 Abteilungsleiter Stationäre Einrichtungen/Rehabilitation.

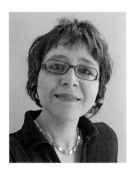

Ulla Mielke
Wissenschaftliches Institut der AOK (WIdO), Rosenthaler Straße 31, 10178 Berlin

Ausbildung und anschließend zweijährige Tätigkeit als Apothekenhelferin. Ausbildung zur Bürokauffrau im AOK-Bundesverband. Ab 1987 Mitarbeiterin im damaligen Selbstverwaltungsbüro des AOK-Bundesverbandes. Seit 1991 Mitarbeiterin des WIdO im Bereich Mediengestaltung. Verantwortlich für die grafische Gestaltung des Krankenhaus-Reports und die Aufbereitung der Daten für das Internetportal.

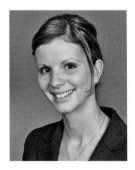

Carina Mostert
Wissenschaftliches Institut der AOK (WIdO), Rosenthaler Straße 31, 10178 Berlin

Studium an den Universitäten Bielefeld und Duisburg-Essen. Masterabschluss im Jahr 2012 im Studiengang Medizinmanagement. 2009–2011 wissenschaftliche Hilfskraft beim Rheinisch-Westfälischen-Institut für Wirtschaftsforschung (RWI). Seit 2012 wissenschaftliche Mitarbeiterin im Forschungsbereich Krankenhaus des WIdO.

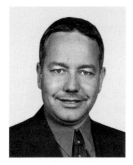

Olaf Neubert
Abteilung Krankenhäuser, GKV-Spitzenverband, Reinhardtstraße 28, 10117 Berlin

1995–2003 Studium der Kommunikationswissenschaften und VWL an der TU Dresden. Anschließend Tätigkeit als Unternehmensberater für Risikomanagement und Simulationsrechnung, 2005–2008 Forschungstätigkeit am Institut für Wirtschaftsforschung Halle, 2008–2010 Referent bei der Krankenhausgesellschaft Sachsen-Anhalt im Bereich Krankenhausstatistik und Krankenhausfinanzierung. Seit 2010 Fachreferent in der Abteilung Krankenhäuser beim GKV-Spitzenverband. Arbeitsschwerpunkte: Weiterentwicklung der Vergütungssysteme (DRG, PEPP), Analyse von Versorgungsdaten und Qualitätssicherung der Krankenhäuser.

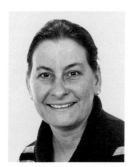

Dr. med. Monika Nothacker, MPH
Institut für Medizinisches Wissensmanagement (AWMF-IMWi), Philipps-Universität, Karl-von-Frisch-Straße 1, 35043 Marburg

Fachärztin für Gynäkologie und Geburtshilfe, 2001–2003 berufsbegleitendes Studium der Gesundheitswissenschaften an der TU Berlin. 2003–2005 Oberärztin am Urban-Klinikum Berlin. 2005–2006 Projektmanagerin/Bereichsleitung des Bereichs Benchmarking und Qualitätssicherung des Westdeutschen Brustzentrums, Düsseldorf. 2006–2012 wissenschaftliche Mitarbeiterin im Bereich EbM und Leitlinien, ab 2010 zusätzlich Bereichsleitung Wissensmanagement/Internationales Qualitätsmanagement. Seit 2012 stellvertretende Leiterin des AWMF-IMWi, Referentin des Präsidiums der AWMF.

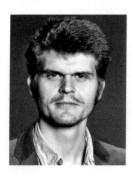

Dr. med. Wilm Quentin, MSc HPPF
Fachgebiet Management im Gesundheitswesen, Technische Universität (TU) Berlin, Straße des 17. Juni 135, 10623 Berlin

Seit 2009 wissenschaftlicher Mitarbeiter am Fachgebiet Management im Gesundheitswesen an der TU Berlin. Managing Editor der Zeitschrift „Health Policy", Mitherausgeber der Health Care Systems in Transition Series des European Observatory on Health Systems and Policies und einer der Koordinatoren des EuroDRG-Projekts. Publikation international vergleichender Arbeiten über Gesundheitssysteme, Krankenhausfinanzierung und Kosten von Krankheiten und Interventionen.

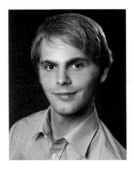

Dipl.-Ges.oec. Antonius Reifferscheid
Lehrstuhl für Medizinmanagement, Universität Duisburg-Essen, Schützenbahn 70, 45127 Essen

Studium der Gesundheitsökonomie mit dem Schwerpunkt Unternehmensentwicklung und Organisation an der Universität zu Köln. Anschließende Tätigkeit bei der Sana Kliniken AG als Referent der Stabstelle Medizinstrategie und Mitarbeiter Sana Consulting. 2010–2011 wissenschaftlicher Mitarbeiter am Lehrstuhl für Dienstleistungsmanagement und Handel der Universität Duisburg-Essen. Seit 2012 wissenschaftlicher Mitarbeiter im Arbeitsbereich „Management von Gesundheitseinrichtungen" und „Betriebliches Gesundheitsmanagement" am Lehrstuhl für Medizinmanagement der Universität Duisburg-Essen.

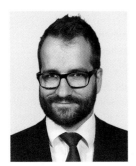

Marcel Richter
Abteilung Krankenhäuser, GKV-Spitzenverband, Reinhardtstraße 28, 10117 Berlin

Ausbildung und Fortbildungsstudium zum Krankenkassenbetriebswirt (Schwerpunkte Controlling und Management) in der gesetzlichen Krankenversicherung. Im Anschluss Studium der BWL mit dem Schwerpunkt Empirische Sozialforschung in Berlin und St. Gallen. 2002–2006 als Krankenhausreferent und 2007–2010 als Fachbereichsleiter für den Vertragsbereich Krankenhaus und Ärzte bei gesetzlichen Krankenkassen beschäftigt. Seit 2010 Fachreferent in der Abteilung Krankenhäuser (Krankenhausvergütung) beim GKV-Spitzenverband.

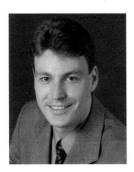

Torsten Schelhase
Gruppe H1 Gesundheit, Statistisches Bundesamt, Graurheindorfer Straße 198, 53117 Bonn

Studium der Geografie mit Schwerpunkten Wirtschafts- und Sozialgeografie in Bayreuth und Bonn. 2002–2003 bei der Kassenärztlichen Bundesvereinigung im Bereich Bedarfsplanung tätig. Seit 2003 Mitarbeiter im Statistischen Bundesamt, seit 2005 Leiter des Referats Krankenhausstatistik/Todesursachenstatistik in der Gruppe H1 Gesundheit.

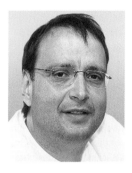

PD Dr. med. Harald Schrem
Klinik für Allgemein-, Viszeral- und Transplantationschirurgie, Integriertes Forschungs- und Behandlungszentrum Transplantation (IFB-Tx), Medizinische Hochschule Hannover, Carl-Neuberg-Straße 1, 30625 Hannover

Studium der Humanmedizin an der FU Berlin. Als Chirurg an
der Charité Berlin, am Universitätsklinikum Mannheim und an
der Ruhr-Universität Bochum tätig. Seit 1999 an der Medizinischen Hochschule Hannover. Seit 2012 Oberarzt an der Klinik
für Allgemein-, Viszeral- und Transplantationschirurgie sowie
wissenschaftlicher Leiter der Core Facility Qualitätsmanagement des IFB-Tx. 2013 Habilitation über „Erfolgsfaktoren und
Limitationen für die Lebertransplantation" und Venia Legendi
für Chirurgie.

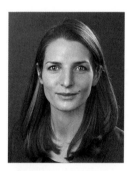

Wiebke Schüttig
Fachbereich Health Services Management, Ludwig-
Maximilians-Universität München, Schackstraße 4,
80539 München

Studium der Economics und Industrial and Network Economics an der TU Berlin. Seit 2013 wissenschaftliche Mitarbeiterin und Doktorandin am Fachbereich Health Services Management der Fakultät für BWL an der Ludwig-Maximilians-Universität.

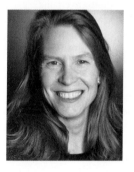

Susanne Sollmann
Wissenschaftliches Institut der AOK (WIdO),
Rosenthaler Straße 31, 10178 Berlin

Studium der Anglistik und Kunsterziehung an der Rheinischen
Friedrich-Wilhelms-Universität Bonn und am Goldsmiths College, University of London. 1986–1988 wissenschaftliche
Hilfskraft am Institut für Informatik der Universität Bonn. Seit
1989 Mitarbeiterin des WIdO u. a im Projekt Krankenhausbe-
triebsvergleich und im Forschungsbereich Krankenhaus. Verantwortlich für Lektorat und Redaktion des Krankenhaus-Reports.

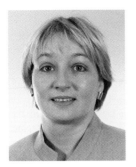

Jutta Spindler
Gruppe H1 Gesundheit, Statistisches Bundesamt, Graurheindorfer Straße 198, 53117 Bonn

Studium der Sozialwissenschaften mit den Schwerpunkten Empirische Sozialforschung und Sozialstrukturanalyse in Duisburg. Wissenschaftliche Mitarbeiterin u. a. an den Universitäten Köln und Duisburg in berufs- und medizinsoziologischen Forschungsprojekten und Leitung der Geschäftsstelle eines Modellprojekts zur Verbesserung regionaler Ausbildungschancen von Jugendlichen. Seit 2002 im Statistischen Bundesamt zunächst in der Gruppe Mikrozensus, seit 2006 in der Gruppe H1 Gesundheit zuständig für die Organisation und Koordination im Bereich der Gesundheitsstatistiken sowie für die konzeptionelle und methodische Weiterentwicklung der Statistiken.

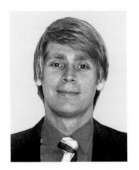

Niels Straub, MPH
Institut für Marktforschung, Statistik und Prognose (IMSP), Laimer Straße 47, 80639 München

1998–2002 Studium der VWL und 2004–2006 postgraduales Studium Public Health an der LMU München. 2002–2006 wissenschaftlicher Mitarbeiter am Institut für Wirtschaftsanalyse und Kommunikation (IWK München). Seit 2006 Geschäftsführer des IMSP. Tätigkeitsschwerpunkte: gesundheitsökonomische Modellierungen und Versorgungsforschung.

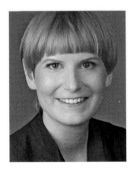

Prof. Dr. rer. oec. Leonie Sundmacher
Fachbereich Health Services Management, Ludwig-Maximilians-Universität München, Schackstraße 4, 80539 München

Studium der VWL, Gesundheitsökonomie und Politikwissenschaft an der University of York und an der FU in Berlin. 2010 Promotion im Fach Wirtschaftswissenschaften an der TU in Berlin. 2012–2013 Juniorprofessur für das Fachgebiet Versorgungsforschung und Qualitätsmanagement im ambulanten Sektor an der TU Berlin. Seit Oktober 2013 Leiterin des Fachbereichs Health Services Management an der Fakultät für BWL der Universität München. Forschungsschwerpunkt: Management im Gesundheitswesen, vor allem intersektorales Qualitätsmanagement und regionale Versorgungsforschung.

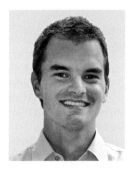

Dominik Thomas, M. A.
Lehrstuhl für Medizinmanagement, Universität Duisburg-Essen, Schützenbahn 70, 45127 Essen

Bachelor- und Masterstudium im Medizinmanagement an der Universität Duisburg-Essen. Seit 2008 Tätigkeit am Lehrstuhl für Medizinmanagement, zunächst als wissenschaftliche Hilfskraft in den Schwerpunktbereichen Gesundheitssystemvergleich, Gesundheitspolitik und Versorgungsforschung; später als wissenschaftlicher Mitarbeiter und Teil der Arbeitsgruppenleitung der Bereiche „Management von Gesundheitseinrichtungen" und „Betriebliches Gesundheitsmanagement".

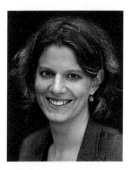

Hanna Tillmanns
Wissenschaftliches Institut der AOK (WIdO), Rosenthaler Straße 31, 10178 Berlin

2000–2006 Studium der VWL und International Business Administration an der Europauniversität Viadrina Frankfurt (Oder), Universidad de Oviedo und Universität Wien. 2007–2012 Referentin beim Institut des Bewertungsausschusses. Seit 2012 wissenschaftliche Mitarbeiterin im Forschungsbereich Ambulante Analysen und Versorgung des WIdO.

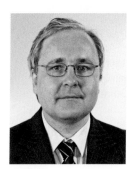

Prof. Dr. rer. pol. Jürgen Wasem
Lehrstuhl für Medizinmanagement, Universität Duisburg-Essen, Schützenbahn 70, 45127 Essen

Diplom-Volkswirt. 1985–1989 Referententätigkeit im Bundesministerium für Arbeit und Sozialordnung. 1991–1994 Max-Planck-Institut für Gesellschaftsforschung. 1989–1991 und 1994–1997 Fachhochschule Köln. 1997–1999 Universität München. 1999–2003 Universität Greifswald. Seit 2003 Inhaber des Alfried Krupp von Bohlen und Halbach-Stiftungslehrstuhls für Medizinmanagement der Universität Duisburg-Essen. Vorsitzender der Deutschen Gesellschaft für Disease Management und Mitglied im Vorstand der Deutschen Gesellschaft für Sozialmedizin und Prävention sowie des Geschäftsführenden Vorstands der Gesellschaft für Sozialen Fortschritt.

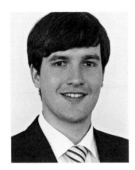

Christian Wehner
AOK-Bundesverband, Rosenthaler Straße 31, 10178 Berlin

Studium der Gesundheitsökonomie an den Universitäten Bayreuth, Massey (Neuseeland) und Stellenbosch (Südafrika). 2007–2011 Referent für das Krankenhausverhandlungsmanagement und für die ambulante Vergütung im AOK-Bundesverband. Seit 2011 Referatsleiter Stationäre Versorgung für den Bereich Krankenhauspolitik und -finanzierung im AOK-Bundesverband. Seit 2012 Dozent an der SRH Hochschule Berlin sowie seit 2015 an der Berlin Business School. Verschiedene Beratungsprojekte als Senior Consultant im Auftrag der AOK International Consulting für die Nationalen Krankenversicherungen in Abu Dhabi (2012) und in Griechenland (2014/2015).

Index

Krankenhaus-Report bei Schattauer

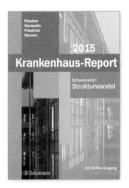

Jürgen Klauber, Max Geraedts, Jörg Friedrich,
Jürgen Wasem (Hrsg.)

Krankenhaus-Report 2015

Strukturwandel

Nachdem die Finanzierungsreform im Krankenhaussektor mit der Etablierung der G-DRGs fast abgeschlossen ist, sind jetzt geeignete Strukturen gefragt, um die bedarfsgerechte stationäre Krankenversorgung auch zukünftig zu gewährleisten.

Der Krankenhaus-Report 2015 widmet sich dem notwendigen Strukturwandel in der deutschen Krankenhauslandschaft. Namhafte Autoren untersuchen die derzeitige Entwicklung und durchleuchten die Problembereiche. Der Report präsentiert konkrete Ansatzpunkte und Strategien, mit denen der Strukturwandel aktiv gestaltet werden kann.

Aktuell, fundiert, umfassend: eine solide Diskussions- und Handlungsgrundlage für Krankenhausmanager, Gesundheitspolitiker und -ökonomen.

2015. 569 Seiten, 90 Abb., 98 Tab., kart., mit Online-Zugang
€ 54,99 (D) / € 56,60 (A) | ISBN 978-3-7945-3091-5

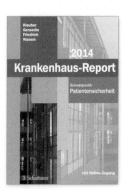

Jürgen Klauber, Max Geraedts, Jörg Friedrich,
Jürgen Wasem (Hrsg.)

Krankenhaus-Report 2014

Patientensicherheit

Die Medien berichten immer wieder über krankenhausbedingte Gesundheitsgefahren. Der Krankenhaus-Report 2014 berichtet kritisch, aber vorurteilsfrei über Gesundheitsgefährdungen, denen Patienten im Krankenhausbetrieb ausgesetzt sind. Er untersucht das Ausmaß unerwünschter Ereignisse, identifiziert Fehlerquellen, beispielsweise im Bereich der Hygiene und Medikamentengabe, berücksichtigt den Einfluss von Fehlermanagement und -kultur und thematisiert auch rechtliche Aspekte wie die Haftung für Behandlungsfehler. Weiterhin analysieren die Autoren die Auswirkungen des Vergütungssystems und des Personaleinsatzes auf die Patientensicherheit, den Umgang mit Innovationen sowie den Entwicklungsstand verlässlicher Qualitätsindikatoren.

2014. 528 Seiten, 83 Abb., 64 Tab., kart, mit Online-Zugang
€ 54,99 (D) / € 56,60 (A) | ISBN 978-3-7945-2972-8

Schattauer   www.schattauer.de